『十五』国家古籍整理重点图书

主编◎ 林慧光

杨士瀛

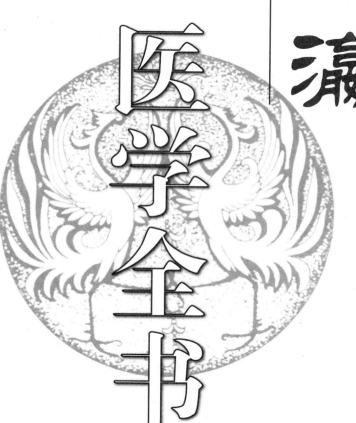

医学全书

唐宋金元名医全书大成

总主编◎ 胡国臣

中国中医药出版社

图书在版编目（CIP）数据

杨士瀛医学全书/林慧光主编.—2版.—北京：中国中医药出版社，2015.2（2016.7 重印）

（唐宋金元名医全书大成）

ISBN 978 - 7 - 5132 - 2312 - 6

Ⅰ.①杨… Ⅱ.①林… Ⅲ.①中国医药学－古籍－中国－宋代

Ⅳ.①R2 - 52

中国版本图书馆 CIP 数据核字（2015）第 019874 号

中 国 中 医 药 出 版 社 出 版

北京市朝阳区北三环东路 28 号易亨大厦 16 层

邮政编码 100013

传真 010 64405750

山东临沂新华印刷物流集团有限责任公司印刷

各地新华书店经销

*

开本 787 × 1092 1/16 印张 35.625 字数 774 千字

2015 年 2 月第 2 版 2016 年 7 月第 2 次印刷

书 号 ISBN 978 - 7 - 5132 - 2312 - 6

*

定价 108.00 元

网址 www.cptcm.com

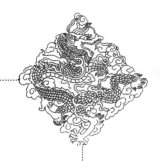

《杨士瀛医学全书》编委会

主　　编　林慧光

副 主 编　俞宜年　肖培新　颜　新

编　　委　（以姓氏笔画为序）

王怡权　杨朝阳　李宇涛　肖培新

张亮亮　林慧光　房文铮　俞宜年

袁卫玲　徐宾宏　颜　新

前　言

　　《唐宋金元名医全书大成》是集唐宋金元4个朝代22位著名医学家医学著作而成的丛书。唐宋金元时期是中国封建社会发展中的鼎盛时期,国家统一,经济繁荣,科学文化发展迅猛,中医药学也同时得到巨大的发展。在继承古代医学成就的基础上,学术争鸣,新的学派不断涌现,使中医药学特别是在方剂学及临床各科都有长足的发展,为后世中医药学的发展奠定了坚实的基础,并做出了巨大贡献。

　　唐宋金元时期是继承与发扬中医药学的最佳时期,呈现出一派继承不泥古、发扬不离宗的空前学术繁荣景象。学术的争鸣,学派的创立,有力地推动了中医药学的迅猛发展。一是伤寒学派:以研究张仲景的《伤寒论》为指归,各自从不同角度用不同方法进行研究和发挥。如唐代医家孙思邈创制了“方证同条,比类相附”的研究方法,以揭示六经辨证的规律,更重视太阳病桂枝、麻黄、青龙三法的运用;朱肱重视经络的作用,著《南阳活人书》,称曰:“治伤寒须先识经络,不识经络,触途冥行,不知邪气之所在。”其又重视病与证的鉴别诊断,同时强调脉与证合参以辨阴阳表里;庞安时曾著《伤寒总病论》,强调冬伤于寒杀厉之气,即发病为伤寒,春发为温病,夏发为暑病,长夏发为湿病,于八节可为中风,又强调人的体质强弱、宿病之寒热、地域之高低南北、气候季节等对伤寒发病与转归的影响;许叔微对《伤寒论》的八纲辨证最有研究,著有《伤寒百证歌》《伤寒发微论》《伤寒九十论》等;成无己是注解《伤寒论》的第一家,著有《注解伤寒论》《伤寒明理论》,其注释以经释论,重视对伤寒症状的鉴别,其于定体、分形、析证、明理,颇有独到见解。综上诸家对伤寒学的研究,对外感热病的辨证论治体系的发展,具有深远的影响。二是寒凉学派:以刘完素为代表强调“六气皆能化火”,治病善用寒凉,促进了病机学说的发展,著有《素问玄机原病式》《医方精要宣明论》《三消论》等,为攻邪派及养阴派学说的形成奠定了基础。三是补土学派:是以李东垣为代表,师承了张元素的脏腑辨证学说,专注脾胃的研究,创立了著名的“脾胃内伤,百病由生”的理论,提出了升阳泻火、甘温除热之法,创立了补中益气汤、升阳益胃汤等名方;其弟子王好古在其学术思想的基础上又提出了阴证学说,罗天益又揭示了脾胃与其他四脏以及营卫津液的关系,并重视三焦分治。这都丰富了中医学的脏腑学说,推动了脏腑病机、辨证治疗的发展。四是攻邪学派:以张子和为代表,强调邪留则正伤,邪去则正安之理,治病以攻击病邪为首任,提出了汗、吐、下三法,充实和发展了中医辨证论治体系。五是滋阴学派:以朱丹溪为代表,强调"阳常有余,阴常不足"论,治疗以滋阴降火为主,强调保存阴气对人体健康的重要意义,其"相火论"成为后来温补学派诸家论命门之火的理论依据。

方剂学在唐宋金元时期得到了空前的发展,官修民著纷纷面世,是方剂学发展史上内容最为丰富,观点最为新颖,理论最为系统的时期。尤其是唐代著名医学家孙思邈的巨著——《备急千金要方》凡三十卷,计233门,收载方剂约5300首,广泛搜集和保存了前代医家的大量方剂及当时流传于民间的许多有效良方;而其后的《千金翼方》中又有不少补充,使许多名方得以流传后世。宋代林亿赞之为:"上极文字之初,下迄有隋之世,或经或方,无不采撷,集诸家之秘要,去众说之所未至……厚德过于千金,遗法传于百代。"还有唐代王焘所著的《外台秘要》,凡四十卷,计1104门,其资料丰富,条理分明,方法严谨,体例统一,对所引用理论,以及6000余首医方等都一一注明原始出处和来源等,并注明校勘正误,唐以前医方赖《外台秘要》得以保存者甚多。宋代则出现了国家官修的大型方书,有《太平圣惠方》,全书为一百卷,1670门,收方16834首,为现存的第一部国家官修的方书。还有《圣济总录》《太平惠民和剂局方》。同时这一时期医家方书辈出,有陈无择的《三因极一病证方论》,载方1500余首,按"三因"和病证归类,强调了审证求因而施治。钱乙在《小儿药证直诀》一书中化裁和创制了许多治疗小儿疾病的新方。严用和强调不能概以古方治今病,结合自己30余年的临床经验将古人有效方剂总结而著成《济生方》《济生续方》,载方450首。许叔微的《普济本事方》选方300余首。金元四大家的学术思想更丰富了方剂学的内容,如刘完素创制具寒凉派特色的代表方剂桂苓甘露饮、益元散等;张子和创制的具有攻下特点的代表方剂三圣散、禹功散等;李东垣创制的具有补土派特点的代表方剂补中益气汤、升阳益胃汤等;朱丹溪创制的具有滋阴派特色的代表方剂大补阴丸、虎潜丸等,至今仍是临床医生常用的治疗方剂。总之,这一时期的方书为后世方剂学的发展作出了巨大的贡献。

妇科学在唐代得到了长足的发展,特别是孙思邈所著《备急千金要方》,把妇产一门列入卷首,并强调妇科必须另立一科的必要性,其曰:"妇人之别有方者,以其胎妊、生产、崩伤之异故也,是以妇人之病,比之男子十倍难疗……所以别立方也。"并以540余首方药对求子、妊娠、产难、胞衣不出、月经、带下、杂病等证候予以治疗。同时对难产、产后护理也作了精辟论述。宋代产科已发展为在太医局设置的九科中的独立专科,同时妇产科专著不断面世,尤其是陈自明的《妇人大全良方》,为当时妇产科的代表作。全书分8门,总260余论,系统论述了调经、众疾、求嗣、胎教、妊娠、坐月、难产、产后等病证的病因与治疗。对妇产科的发展影响颇大。金元四大家对妇产科各有独到之处,如刘河间对女子"不月"之治疗,提出"先泻心火,血自下也"。其还十分重视女性不同年龄阶段的生理特点,并强调肾、肝、脾三脏的作用,对当今研究女性青春、育龄、更年期都具有十分重要的意义。张子和对妇人精血不足,认为"当补之以食,大忌有毒之药,偏盛而成夭阏"。李东垣治妇科经、带疾病,以补脾益气、升阳摄血、升阳除湿等法,收效卓著。朱丹溪对妇科病强调"滋阴降火",反对滥用辛热,对胎前病提出"清热养血"法,以黄芩、白术为安胎圣药,至今对临床仍具有指导意义。

儿科学的独立发展,始于晋唐而盛于宋。唐宋时期儿科已为独立之科,称为少小科或小方脉科。唐·孙思邈在《备急千金要方》中载有儿科用方 320 首,并强调胎教、胎养。王焘的《外台秘要》中,"小儿诸疾"专卷,分 86 门,着重论述了小儿初生调护、喂养、保育以及惊悸、夜啼、中风、咳嗽、天行、伤寒等,载方 400 首。宋时专著日益增多,特别是北宋儿科专家钱乙,在《小儿药证直诀》中,明析儿科生理病理特点,发展了儿科诊断方法,确立儿科五脏辨证纲领。南宋刘昉的《幼幼新书》是现存的宋代儿科巨著,全书 40 卷,包括病源形色、禀受诸病、惊风急慢、斑疹麻痘以及眼目耳鼻、口唇、齿诸条,对痈疽、外伤尤为重视。金元四大家对儿科亦有不同创见,丰富了儿科内容。

外科学在唐宋金元时期有了很大发展,有多家专著或方论,但主要是陈自明的《外科精要》,强调外疡的整体疗法,创托里排脓诸方至今仍为医家所宗。及朱丹溪的《外科精要发挥》,特别是危亦林的《世医得效方》中,有关外科方面的内容非常丰富,其中有关正骨的篇章,可谓当代比较成熟的创伤外科学。

骨伤科学在唐宋金元时期的发展,集中反映在唐·蔺道人的《理伤续断方》中,特别是元代危亦林的《世医得效方》,其在《正骨兼金镞》里,充分反映了元代骨伤科的治疗水平,其对治疗损伤骨关节,要用草乌散使之"麻倒不识痛,或用刀割开,或用剪剪去骨锋者,以手整顿骨节归原……或用凿凿开取出,后用盐汤或盐水与服立醒。"并强调"服后麻不倒,可加曼陀罗花……若其人如酒醉,即不可加药。"在骨折的诊断技术和闭合复位手法上,其对关节脱臼的复位方面,除一般关节复位外,特别对髋关节脱臼创造性地提出了悬吊复位法。其最为突出的贡献为脊柱骨折悬吊复位法,这一创见在世界骨伤科学史上也是罕见的。

在这一时期,其他临床各科也都有所发展,特别是在养生学方面,有很多论述,尤其是孙思邈,不但在其著作中有很多有关养生的论述及养生方法,而且自己就活到了百岁以上。

唐宋金元时期是中医药学发展的昌盛时期,是中医药学派创立的关键时期,为后世中医药学发展奠定了坚实基础。为了让后人了解唐宋金元名医的成长过程,以及各位医家的学术思想,特编撰了《唐宋金元名医全书大成》。

　　全书共收录了22位医家,集成20册医学全书(钱乙、刘昉两位医家为一册,庞安时、朱肱两位医家为一册),其中唐代3位医家,两宋时期9位医家,金元时期10位医家。收录原则:收入医家的全部存世著作;对该医家有争议的著作,当考镜源流,分辨正伪,尽量做到正本清源;在正本清源的基础上,对其弟子收集其遗论整理而成又确能反映其学术思想的亦可收入。

　　本书为国家新闻出版总署"十五"重点规划图书之一,在编写和论证过程中得到了国家中医药管理局李振吉副局长、洪净副司长,中国中医研究院医史文献研究所马继兴教授、余瀛鳌教授、李经纬教授,上海中医药大学严世芸教授,北京中医药大学鲁兆麟教授的指导帮助,在此表示衷心感谢。

　　本书由于作者较多,工程量较大,不足之处在所难免,望各位专家及读者多多指教。

《唐宋金元名医全书大成》编委会

校 注 说 明

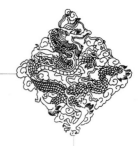

　　《仁斋直指方论》，又名《仁斋直指》、《仁斋直指方》，撰于宋景定五年（公元 1264 年）。原刊本久佚，现存主要版本有：明嘉靖二十九年（公元 1550 年）朱崇正刊本、明刻本、两种日本抄本、《四库全书》本、1989 年福建科学技术出版社校注本。这次校勘以明嘉靖年间朱崇正刊刻的《新刊仁斋直指附遗方论》为底本，以《四库全书》本为主校本，以福建科学技术出版社 1989 年校注本为参校本，并参考其他如《普济方》、《明医杂著》等有关各书进行校勘。

　　《仁斋小儿方论》，又名《仁斋直指小儿方论》、《婴儿指要》，撰于宋景定元年（公元 1260 年）。原刊本久佚，今传本为明代朱崇正重校复刻本。本次校勘以明嘉靖年间朱崇正刊刻的《新刊仁斋直指小儿附遗方论》为底本，以福建科学技术出版社 1986 年校注本为主校本，并参考其他如《小儿药证直诀》、《普济方》等有关各书进行校勘。

　　《仁斋伤寒类书》，又名《仁斋伤寒类书活人总括》，撰于宋景定元年（公元 1260 年）。原刊本久佚，现存有元刻本、明嘉靖二十九年（公元 1550 年）朱崇正刻本、《四库全书》本、清道光八年《鲍氏汇校医学四种》本。这次校勘以《四库全书》本为底本，并参考《伤寒论》、《南阳活人书》等有关各书进行校勘。

　　《医脉真经》，又名《医学真经》，撰于宋景定二年（公元 1261 年）。原刊本久佚，现存明嘉靖二十九年（公元 1550 年）朱崇正刻本。本次校勘以为明代朱崇正刻本为底本，并参考其他如《脉经》等有关各书进行校勘。由于年代久远，版本受损，有些字无以辨认，引之为憾。卷二"药象门"为朱崇正新增，多为李东垣著作内容，这次一同收入。

　　以上杨氏 4 种医籍，均予以全书总校，具体问题的处理，详见以下各点：

　　1. 底本中确系明显之错字、俗字，或笔画小误者，均予径改，不出注。如系底本错讹脱衍，需辨明者，则据校本改正或增删，并出注说明。

　　2. 底本与校本不一，而文义均通者，不出注，悉从底本，难于肯定何者为是者，原文不动，出注说明。

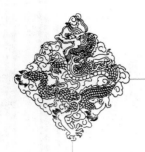

3. 底本与校本有异，属底本讹误，均予校补，出注说明。

4. 底本目录与正文内容有异者，互相增补，出注说明。

5. 凡属生假字、词，加注音及注释。

6. 凡属通假字，原文不动，首见出注说明。

7. 由于版式变更，原方位词如"左"、"右"等一律改作"下"、"上"，不出注。

8. 虽然，《杨士瀛医学全书》底本多是采用明代朱崇正刊本，但具体书名考虑到读者阅读习惯，仍以流传较广的《仁斋直指方论》、《仁斋小儿方论》、《仁斋伤寒类书》、《医脉真经》命名。

在整理本书的过程中，发现书中有些内容不尽符合今人的看法，我们本着古为今用、保持原貌的原则，未予改动，祈望读者自裁。另外，限于我们的整理水平，书中难免有误，敬请读者批评指正。

校注者
2005 年 10 月

总 目 录

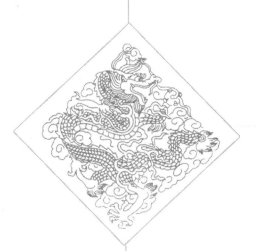

仁斋直指方论

仁斋直指方论①序

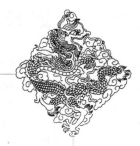

　　余始撰《活人总括》、《婴儿指要》，俗皆以沽名讥。及《脉书》一行，于是敛肃而相告曰：诚不易也。谁肯倾囷②竭廪以徇人哉？余曰：尔③亦知有天乎？天将寓其④济人利物之心，故资我以心通意晓之学。既得于天，还以事之，是盖造物初心之所期也。或者隙光自耀，藏诸己而不溥⑤诸人政，恐玉毁椟中，草木俱腐矣。虽然人有四百四病，或出于前三册之外者，可不原证择方，揭为直指之捷径乎！明白易晓之谓直，发踪以示之谓指。剖前哲未言之蕴，摘诸家已效之方，济以家传，参之《肘后》，使读者心目了然；对病识证，因证得药，犹绳墨诚陈之不可欺，庶几仁意周流，亹⑥亹相续，非深愿欤？余尝慨而作曰：天之予人以是物，必使之有以用是物，有是物而不能用，非惟咈⑦天，抑亦自弃其天者也。并书此为同志勉。

景定甲子良月朔，三山杨士瀛登父序

---

①　方论：底本原无，据书名加。

②　囷：音 qūn，古代的一种圆形谷仓。

③　尔：四库本作"而"。

④　其：四库本作"夫"。

⑤　溥：音 pǔ，原意指"广大"、"普遍"，引申意为使广为流传。

⑥　亹：音 wěi，亹亹指勤勉的样子，或行进的状态。

⑦　咈：音 fú，违背、抵触之意。

仁斋直指方论目录

仁斋直指方论卷之一

三山名医仁斋杨士瀛登父编撰
新安后学惠斋朱崇正宗儒附遗

总　　论

五脏所主论

夫在天之风，在地为木，在人为肝，惟肝则主风。在天之热，暄①、暑、炽、燠②，热之用也。在地为火，在人为心，惟心则主热。在天之湿，在地为土，在人为脾，惟脾则主湿。在天之燥，在地为金，在人为肺，惟肺则主燥。在天之寒，在地为水，在人为肾，惟肾则主寒。吁！此天地自然之气也。气之愆③伏，乘虚入人，而人不能克，百病之所由生。故风喜伤肝，热喜伤心，湿喜伤脾，燥喜伤肺，寒喜伤肾，而暑喜④伤心包络。心包络曰膻中，在胸膈间。盖心主暑，故暑气伏于三焦膈胃之间。其或风气之胜，木邪乘土，则脾病生焉。热气之胜，火邪乘金，则肺病生焉。湿气之胜，土邪乘水，则肾病生焉。燥气之胜，金邪乘木，则肝病生焉。寒气大来，心火亦为肾水所乘矣。左关为人迎，可以知风、寒、暑、湿、热、燥所从入之门。右关为气口，可以别脏气郁畅与食气聚散盈虚之候。若乃忧愁思虑，易耗心神。恚怒气逆，易损肝气。纵欲强志，肾之戕。形寒饮冷，肺之害。饥饱劳倦，脾之伤。外之

六气相乘，内之七情相感，凡是数者皆为五脏之邪。因其所主，而寻其某脏所受之处，则得之矣。心主血，所藏者神，上应舌，外应诸掌，其声言，其色赤，其臭焦，其味苦，其液汗。肝主筋，所藏者魂，上应眼，外应爪甲，其声呼，其色青，其臭燥⑤，其味酸，其液泣。肾主骨，所藏者精与志，上应耳，外应腰背，其声呻，其色黑，其臭腐，其味咸，其液唾。肾冷多唾，肾热多渴。肺主气，所藏者魄，上应鼻，外应皮毛，其声哭，其色白，其臭腥，其味辛，其液涕。脾主肌肉，所藏者意与智，上应口，外应四肢，其声歌，其色黄，其臭香，其味甘，其液涎。故心肺在上主脉气也，肝肾在下藏精血也，脾居中州又所以为精血脉气之养也。心之平脉浮大而散，肝之平脉弦细而长，肾之平脉沉濡而滑，肺之平脉短涩而浮，脾之平脉和缓而大。平者，五脏本然之正脉也。春弦、夏钩、叔和云：夏洪，取火脉来盛之义。秋毛、冬石，以其四时当旺者，象之木、火、金、水，四时各旺七十

----

① 暄：音 xuān，温暖之意。
② 燠：音 yù，指暖、热。
③ 愆：音 qiān，原指错过，可引申为当至而不至、非其时而至之意。
④ 喜：四库本作"气"。
⑤ 燥：四库本作"臊"。

有二日。土为季脉，每季之月寄旺一十八日。春则弦缓，夏则洪缓，秋则微缓，冬则沉缓。合四季而论，则亦七十有二日矣。春弦者，端直之状，细弱而长是也。夏钩者，浮大而散，来疾去迟是也。秋毛者，稀软之状，轻虚以浮是也。冬石者，沉濡而滑，举指来疾是也。土之脉，温厚气行乎脏腑之中，平和不可得见，其衰则现焉。所谓弦、钩、毛、石，盖应时而略见耳。其中须有谷神胃气之和。若弦如张弓弦，钩如操带钩，毛如风吹毛，石来如夺索、去如弹石，此皆危脉也。此绝无胃气也。胃气亏绝，其能久乎？若夫春得金脉，夏得水脉，秋得火脉，冬得土脉，四季得木脉，其与心之脉克肺，肺之脉克肝，肝之脉克脾，脾之脉克肾，肾之脉克心，此皆贼邪也。一脏无气，况可以为人乎？然则诸腑之脉可得闻欤？曰：小肠微洪，大肠微涩，膀胱微沉，胃微缓而胆微弦急。此无他，腑与脏合气，同气相求，斯有得其近似者矣。抑古人所谓九脏者又何如耶？曰：形脏四，一者头角，二者耳目，三者口齿，四者胸中。神脏五，在心藏神，在肝藏魂，在肾藏志，肺藏魄而脾藏意。然脏者，神之舍，色者，神之旗，五脏已败，其色必夭，槁怪异常，夭必亡矣，抑犹有说焉？微、迟、濡、弱，其候虽不同，而为寒为虚一也；数、实、长、洪，其形虽不类，而为热为实一也。诸脉皆弦，吾知其病出于肝；诸脉皆缓，吾知其病出于脾；诸脉皆涩，吾知其病出于肺。脉皆浮洪，病不在心乎？脉皆沉滑，病不在肾乎？若合腑脏而观，假如数在左寸，数主热也，沉之而得，则热入于心，浮之而得，则热入小肠；迟在左尺，迟主寒也，沉之而得，则寒入于肾，浮之而得，则寒入膀胱。其余以此推之。噫！此通变法也，安得圆机之士与之论此哉！

五脏病证虚实论

五脏各有所主，至其病证，莫不随所主而见焉。面赤喜笑，舌破口干，烦躁掌热，心痛而踠[1]，脐上有动气者，心家病也。面青多怒，胁下痛硬，咳逆目眩，肢节挛急，转筋溲难，脐左有动气者，肝家病也。肝乘脾，挟水气，故咳逆。足厥阴下终于阴器，故溲难。面黑而恐，呵欠呻吟，齿痛骨痿，耳鸣精泄，足胫寒，腰脊痛，小腹急疼，瘕泄而里急后重，脐下有动气者，肾家病也。面白善嚏，忧愁欲哭，喘嗽气逆，咽喉不利，洒淅恶寒，时作寒热，脐右有动气者，肺家病也。面黄善思，善噫、善嗜，中脘胀满，饮食不消，身体肿重，肢节酸疼，怠惰嗜卧，四肢不收，当脐动气，是非脾家之病乎？东莱先生[2]有曰：肝受病则目不能视，肾受病则耳不能听，脾受病则口不能食，心受病则舌不能举。五脏病证，以此观之，不待智者而后知矣。然而，心之恶热者何？热则脉溃浊也。肝之恶风者何？风则筋燥急也。肾何以恶燥？燥则精涸竭也。肺何以恶寒？寒则气留滞也。脾何以恶湿？湿伤肌肉，肉伤则痿肿也。五脏之病，推原及本，安有不从所受中来哉？是以脏气有余谓之实，脏气不足谓之虚。心实之候：口干，喜笑，身热，汗血，痛满乎腷胁膺背之间。肝实之候：目赤，多怒，头眩，耳聋，痛

---

① 踠："踠"通"哕"，指干呕。《类证活人书》卷十："干呕者，今人所谓踠也。"

② 东莱先生：即吕祖谦（1137～1181），南宋哲学家、文学家，为学主"明理躬行"，治经、史以致用，反对空谈阴阳性命之学。与朱熹、张栻齐名，时称"东南三贤"，著有《东莱集》、《东莱左传博议》等。又有吕本中（1084～1145），字居仁，号紫微，亦称"东莱先生"，为江西诗派著名诗人。此处恐非后者。

引乎两胁小腹之下。肾实之候：腹膨，体肿，少气不言，骨痛，飧泄而小便黄。肺实之候：喘促咳嗽，上气鼻张，胫股肩疼而胸中满。脾气一实，必至肢体重着而不举，腹胀，尿秘而苦饥。故曰：脏气有余谓之实者，此也。心虚则恍惚，多惊，忧烦，少色，咳唾，舌强，腰背酸疼。肝虚则眼昏，胸痛，筋胁拘挛，恐惧面青，如人将捕。肾虚则心悬如饥，胸痛引脊，厥逆，溲变，胁①冷，耳鸣。肺虚则呼吸少气，鼻涕，嗌干，肺中声鸣，喘乏咳血。唾中有红缕者，此肺损，为热气所伤也。若胁下痛而唾鲜血者，此热气伤肝也。其或吐逆泄利，饮食不消，腹胀肠鸣，四肢无力，则脾虚之证生焉。故曰：脏气不足谓之虚者，此也。大抵实者泻之，虚者补之，无过不及，以平为期。否，则实实虚虚，损不足而益有余。如东坡先生所谓：至虚有盛势，大实有羸状。差之毫厘，疑似之间，便有死生祸福之畏。吁！何②畏哉？至若心病而直视，面黧，肝病而舌卷、囊缩，肾病而腰折、骨枯，肺病而毛焦、气出，脾病而脐突、唇反，此则五脏之气绝也。绝者无复生之理，脱遇岐、扁亦未如之何。虽然，病亦有虚实之证不同耳。邪气盛则实，精气夺则虚。脉盛、皮热、腹胀、前后不通曰五实；脉细、皮寒、气少、前后泄利、饮食不进曰五虚。诸病出者为虚，入者为实；阴出乘阳，阳入乘阴。言者为虚，不言者为实；缓者为虚，急者为实；阴主静则缓，阳主躁则急。濡者为虚，坚者为实；痒者为虚，痛者为实。外痛内快者，外实内虚；外快内痛者，外虚内实。其有心腹、皮肤、内外俱痛，则按之而止者，虚也，按之而痛者，实也。经所谓：皮虚则热，脉虚则惊，肉虚则重，筋虚则急，骨虚则痛，髓虚则堕，肠虚则溏泄。三阳实三阴虚，汗不出；三阴实三

阳虚，汗不止。与夫脉浮而缓，自汗恶风，法当解肌；脉浮而紧，无汗恶寒，法当发汗，此表病之一虚一实。脉伏而牢，腹痛秘结，法当下之；脉沉而弱，厥冷自利，法当温之，此里病之一实一虚。内实之证，心下牢强，腹中痛满，前后不通，干呕而无物出者，死。内虚之证，厥逆烦躁而吐利不止者，亡。是又不可不知也，故并及之。

诸阴诸阳论

禀五行之气而为万物之最灵者，人也。人禀五行之气而生，曰阴与阳，谁独无是哉？心为手少阴，肾为足少阴；肺为手太阴，脾为足太阴；肝为足厥阴，心包络为手厥阴。此手三阴、足三阴之经也。小肠曰手太阳，膀胱曰足太阳；大肠曰手阳明，胃曰足阳明；胆曰足少阳，三焦曰手少阳。此手三阳、足三阳之经也。阴六，阳六，合而为人身之十二经。是经者，所以周环一身，自上至下，往来流通而无间断也。其脉则于两手三部应焉。故自其身者言之，腑为阳，脏为阴；外为阳，内为阴；上为阳，下为阴；头戴阳，足履阴；背负阳，腹抱阴；气属阳，而阳为卫；血属阴，而阴为荣。阳根于阴，阴根于阳，阴阳互根，荣卫不息。阳动所以为阴之役使，阴静所以为阳之镇守。呼出心与肺，吸入肝与肾。呼者因阳出，吸者随阴入。呼吸之间，脾受谷味。是则一身之阴阳也。自其脉者推之，关前为阳，阳得九分，关后为阴，阴得一寸，所以有主

---

① 胁：音 miǎo，指季肋之下，髂骨之上，夹脊两旁空软处。

② 何：四库本作"可"，据文义当为"何"，取"其理即明，复需何畏"之义。

治之分。浮之实大，沉之损小，曰阳盛阴虚；沉之实大，浮之损小，曰阴盛阳虚，所以有表里之别。脉居阳部而阴脉形，脉居阴部而阳脉见，阳虚则阴出而乘之，阴虚则阳入而乘之，及所以见寒暑则变之机。至若阳生于尺，动于寸，阴生于寸，动于尺；牢、长、促、数之为阳，虚、短、结、代、动、细之为阴；浮、芤、滑、实、弦、紧、洪之为表，微、沉、缓、涩、迟、伏、濡、弱之为里；阴病见阳脉者生，阳病见阴脉者死，是则六脉之阴阳也。自其病者求之，寸口浮疾，阳中之阳，病主身热头痛，烦满内热；寸口沉细，阳中之阴，病主少气汗出，悲伤不乐；尺脉浮滑，阴中之阳，病主小腹痛满，大小便难；尺脉沉细，阴中之阴，病主两股酸疼，阴痒遗沥。阴出于阳，其病怒；阳入于阴，其病静。腑病，欲得寒、掀衣气粗又欲见人者为阳；脏病，欲得温、恶闻人声、闭户独处者为阴。腑病属阳，阳主动，故其痛多走注而不止。脏病属阴，阴主静，故其痛有常处而不移。阳病旦静，阴病夜宁。阳虚暮乱，阴虚夜争。阴胜则寒，阳胜则热。阴动则发热，阳动则有汗。贼风客邪阳受之，饮食居室阴受之。阳受风气，伤风者先于上；阴受湿气，伤湿者先于下。其或邪居阳脉之间，则四肢热盛而为狂；邪入阴脉之内，则六经凝涩而为痹。无阳即厥，无阴即呕。阳微不能呼，阴微不能吸。阳病不能俯，阴病不能仰。重阳者狂，重阴者癫。脱阳者见鬼，脱阴者目盲。是则诸病之阴阳也。噫！是固然矣，抑古人所谓阴阳维跷，覆[1]溢关格者又何如哉？曰：脉有阳维、阴维、阳跷、阴跷、冲、督、任、带。凡此奇经八脉，别道而行，如设沟渠以备水潦之溢。病非自生，盖诸经溢出而流入之也。维者，总持诸脉之纲维，阴阳不相维则怅然失志。跷者，健足行走之关要。督，言其都，阳脉之会也。任，取其妊，生养之原也。冲者，阴脉之通，自足至头，通受诸经之气血。带者，迴绕于身，总束诸脉，取束带之义焉。故阳维之病苦寒热，阴维之病苦心痛；阳跷之病阳急而狂奔，阴跷之病阴急而足直。冲病则气逆而里急，督病则脊强而折厥，任病则男疝气而女带瘕，带病则腹胀满而腰溶溶，其冲任二经是又妇人乳血月候之所以出。奇经之脉其如是乎？关前为阳，脉当九分而浮，若连并而上至鱼际者为溢，溢则外关内格[2]，是为阴乘。关后为阴，脉当一寸而沉，若连并而下入尺泽者为覆，覆则内关外格，是为阳乘。寸脉皆虚为阳亏，尺脉皆虚为阴亏。寸脉下不至关为阳绝，尺脉上不至关为阴绝。亏犹庶几，绝与关格，真危脉也。覆、溢、亏、绝，其如是乎？虽然，人事不可不知也；暴喜伤阳，暴怒伤阴，忧愁不意，气多厥逆，七情所发，病家谨焉。甘辛之剂以之助阳，酸苦之剂以之助阴，有志活人者又当识此。

血荣气卫论

人之一身，所以得全其性命者，气与血也。盖气取诸阳，血取诸阴。人生之初，具此阴阳则亦具此血气，血气者，其人身之根本乎。血何以为荣？荣行脉中，滋荣之义也。气何以为卫？卫行脉外，护卫之意也。然则荣与卫岂独无所自来哉？曰：人受谷气于胃，胃为水谷之海，灌溉经络，长养百骸，而五脏六腑皆取其气，

---

① 覆：底本无，据四库本补。
② 格：原作"隔"，四库本亦作"隔"，据《难经·三难》改。

故清者为荣，浊者为卫。荣卫二气周流不息，一日一夜脉行五十度，平旦以来，复会于肺口。所谓阴阳相贯，如环之无端则是。二气者，常相随而不相离也。夫惟血荣气卫常相流通，则于人何病之有？一窒碍焉，百病由此而生矣。故气之作恙，发而为寒、热、恚、怒、喜、忧、愁；聚而为积、痞、疝、瘕、癥、疝①、癖②。上为头旋，中为五膈，下为脐间动气，或喘促，或咳噫。聚则中满，逆则足寒。凡此者，气使之然也。血之为患，其妄行则吐衄，其衰涸则虚劳。蓄之在上，其人忘；蓄之在下，其人狂。逢寒则筋不荣而挛急，挟热则毒内瘀而发黄。在小便者，为淋痛；在大便者，为肠风。其于妇人，月事进退，漏下崩中，病犹不一。凡此者，血使之然也。夫血譬则水也，气譬则风也，风行水上有血气之象焉。盖气者，血之帅也，气行则血行，气止则血止，气温则血滑，气寒则血凝，气有一息之不运，则血有一息之不行。病出于血，调其气犹可以导达病源。于气，区区调血何加焉？故人之一身，调气为上，调血次之，是亦先阳后阴之意也。若夫血有败，瘀滞泥乎诸经，则气之道路未免有所壅遏，又当审所先而决去之。经所谓先去其血，而后调之，又不可不通其变矣。然而，调气之剂，以之调血而两得，调血之剂，以之调气而乖张。如木香，如官桂，如细辛，如厚朴，以至乌药、香附、莪术、三棱之类，治气可也，治血亦可也。若以当归、地黄辈论之，施之血证无以逾此，然其性缠滞，每于胃气有亏焉。胃气既亏，则五脏六腑之气亦馁矣。善用药者，其间剂量而佐助之。大凡治病，当识本末。假如呕吐痰涎，胃虚不食，以致发热，若与凉剂退热，则胃气愈虚，热愈不退。惟先以助胃止吐为本，其热自退。纵热不退，但得胃气已正，亦可旋与解热之剂。又有伤寒发

大热，屡经寒凉疏转，其热仍前，但用和调胃气，自然无事。虽然，心为血之主，肝为血之脏，肺为气之主，肾为气之脏，诚哉是言也！学者苟知血之出于心，而不知血之纳于肝；知气之出于肺，而不知气之纳于肾。用药模棱，往往南辕而北辙矣。假如血痢作恙，以五苓、门冬等剂行其心，以巴豆、大黄等剂逐其积，而其痛独存者，血之所藏无以养也，必佐以川芎或芎归汤辈，则其痛止。假如喘嗽气鸣，以姜、橘、枳、梗、苏、桂调其气，以南星、半夏、细辛豁其痰，而终不下降者，气之所藏无以收也，必佐以补骨脂或安肾丸辈，则其气归原。病有标本，治有后先，纲举而目斯张矣。噫！此传心吃紧之法也。耳目所接，敢不本卫生之家共之？经云：肾间动气，五脏六腑之本，十二经脉之根，呼吸③之门，生气之源也。

脉病逆顺论

岐伯曰：凡人形盛脉细，少气不足以息者，危；形瘦脉大，而胸中多气者，死。形气相得者，生；参伍不调者，病。诚哉是言，脉病逆顺之不可不早辨也。盖人有强弱盛衰之不等，而脉实应焉；脉有阴阳虚实之不同，而病实应焉。脉病形证相应而不相反，每万举而万全，少有乖张，良工不能施其巧矣。故脉之于病，有利浮大而不利沉小者，有利沉小而不利浮大者，有大小无拘，而以浮沉、滑涩、坚软为顺逆者，又有五行反克，而贼邪乘虚

---

① 疝：音 xuán，病名，指皮肉间的积块。亦称"疝气"。

② 癖：音 pǐ，指痞块生于两胁，时痛时止的病证，亦称"癖气"。

③ 吸：原作"明"，四库本亦作"明"，据文义改。

为深患者，请条析而缕陈之。壮热，脉浮大而疾者生，沉小者死。癫痫，脉坚大而数者生，沉细者死。谵语，脉洪大者生，厥逆而脉微者死。暴忤，脉实大者生，虚濡而小伏者死。诸药中毒，可洪大紧急，不可微小而不齐。疝、瘕、积、聚，可坚急实强，不可沉小而虚弱。腹胀者，浮大则顺，虚小则逆。头痛者，浮大则安，短涩则危。消渴之诊，贵乎数大紧实，不贵乎微细浮短。小急不可治。水气之诊，贵乎浮而洪大，不贵乎虚细、沉微。击坠瘀血，顺则脉坚强，反则脉小弱。中恶、吐血，反则脉沉细，顺则脉浮洪，所谓利浮大而不利沉小者，此也。伤寒已得汗，沉小之脉安，浮大之脉危。自汗漏不止，虚细之脉安，躁盛之脉危。中恶腹胀，紧细则可，洪急则否。心腹疼痛，沉细则可，坚洪则否。厥逆之脉，顺则沉而涩，逆则大而浮。痿、缓之脉，顺则散而虚，逆则坚而疾。唾吐衄血，顺者小弱、沉滑，逆者坚躁、浮洪。金疮血多，顺者微细而虚，逆者躁实而大。久嗽、尿血、羸瘦者，其正则脉微，其反则洪急。大肠澼泄筋挛者，其正则脉细，其反则坚洪。泄泻注谷、下痢，其正者，缓细、小结，其反者，弦数、浮洪。金疮与诸下血，其正者细滑而沉，其反者紧急疾大。发热亦反。蜃蚀肛阴，可虚小而不可紧急。产后出血，可沉小而不可疾浮，所谓利沉小，而不利浮大者，此也。伤寒，脉躁盛而不得汗者，阳之极，其治也难。伤寒，已得汗而脉躁盛者，阴之极，其候即死。中风，口噤，四肢不收，脉浮迟而恬静者存，脉洪数而气粗者亡。上气喘急，面目浮肿，脉浮滑而手足温者存，脉涩涩而四肢厥者亡。加痫即死。心下牢强，胜则脉紧，负则沉濡。水病腹肿，胜则脉实，负则虚散。病黄疸者，胜则缓大，负则弦急而坚。猝

中恶者，胜则洪缓，负则坚急而驰。腹胀便血，活者脉滑，殂者脉绝。肠痈肿结，活者脉浮，殂者脉沉。脓血诸疾，活以滑细，殂以坚强。肠澼下脓，活以其沉，殂以其浮。有迟滑而无紧数，则崩中漏下不必虑；有滑实而无浮虚，则月经闭塞何足忧？诸肠澼，身不热而脉和滑者易愈，身热而脉弦涩者难痊。诸咳嗽，声不焦而脉浮软者易安，弦绝沉坚或伏而大者难保。逆而坚涩，顺而濡滑，其于上气为可推。反则急坚，正则虚缓，其于厥逆为可验。耳聋之脉，沉而滑者可愈，浮而涩者难疗。蛊毒之脉，数而软者可苏，数而坚者难苏。凡蛊毒脉，类如钗股，其人吐甚，心下切痛如啮，而面目黄，或吐血不止者皆死。所谓大小无拘而以浮沉、滑涩、坚软为顺逆者，此也。心病，面赤，喜笑，心烦，掌热，口干，开目妄语，脐上动气，脉当洪紧而数，反得沉濡而微者，水之克火，一不治；肝病，面青，筋急，多怒，目痛，目闭，不欲见人，脐左动气，脉当弦急而长，反得浮涩而短者，金之克木，二不治；肾病，面黑恐欠①，足寒，逆气，腹痛，飧泄后重，脐下动气，脉当沉而滑，反得缓而大者，土之克水，三不治；肺病，面白，悲愁，嚏，哭，吐衄交血，喘咳，寒热，脐右动气，脉当沉细而涩，反得浮大而牢②者，火之克金，四不治；五者，脾病，面黄，善思，善嗜，体重，节疼，四肢不收，怠惰喜卧，腹满泄利，饮食不消，当脐动气，脉来缓大者，脾家正形也。设或反是弦长而紧，是非木邪之克土乎？所谓五行反克，而贼邪乘虚为深患

---

① 恐欠：肾病则恐，呵欠频作。《灵枢·九针》："肾主欠。"

② 浮大而牢：牢则似沉似伏，重按实大弦长，实与浮不同，疑此但以其脉体而言，非指其脉位。

者，此也。虽然，健人之脉病，病人之脉健，阳病得阴脉，阴病得阳脉，凡此皆反也，而刘元宾以为形病脉和人不死，张长沙以为阴病见阳脉者生，其言岂厚诬哉？经云：脉病人不病曰行尸，人病脉不病曰内虚。此二者虽皆非顺，然形病而脉和犹可用力，形和而脉病其死无疑。况脉和之与脉健本自不同，刚驰暴躁之谓健，调平而有胃气之谓和。毫厘疑似之间，学者当于此而致其辨矣。经云：忽阳病得阴脉，阴病得阳脉者，死。此二者虽皆非正，然张长沙之论，特为伤寒设，谓如伤寒心腹烦满而脉浮大之类是尔。腹满，病在太阴，浮大之脉属阳，亦脾家之本体，故能生焉。学者当于此而通其故矣。逆顺之说，故备论之，以俟大贤之折衷云。老者脉，阳羸阴强，顺；阴弱阳强，逆。大人得小儿脉，不治。左病右痛，上病下痛，不治。下痢，手足温，易治；手足寒，难治；手足厥冷，脉不至者死。吐血，发嗽上气，脉数有热，不得卧者死。凡病人眼无魂蒙眬，白云如外障，并不治。病人脉和软者，生；刮涩如枝梗草根者，死。

男女气血则一论

　　血气即阴阳也，不论男女长幼均具之。人之有病皆知调气，而血之一字念不到焉。至于调气不愈，加以消痰、逐水，无所不至，其病自如是，皆血之为患，伏于冥冥之中而不可测识矣。假如妇人得病于经水来去之时，固有可验而知者，其若经脉久遏而不行，与夫协热而伤血，变生他证，如之何而见之？况世俗循习，其能以男子之诊为血证乎？夫肝藏血而心主之，动则血运于诸经，静则血归于肝脏。肝受血则能视，足受血则能步，掌受血则能握，指受血则能摄。故血凝于肤者为痹，凝于脉者为泣，凝于足者为厥。凡神志昏昏，惊狂冒闷，烦渴呕吐，语短内

疼，鼻衄唾红，眼红面赤，骨热肤閧①，肠垢②尿多，胸满顽痰，谵语多汗，甚至四肢厥冷，悗不知人，不问男子妇人，皆血证耳。据脉验之，挟血者，脉来乍涩乍数，闪烁明灭，或沉细而隐伏也；若夫血与热交攻，则左手寸关按之洪盛，盖心主血，肝藏血，固如是尔。经云：血上逆则忘，血下蓄则狂。上焦瘀血，小便必难；下焦瘀血，小便必自利。血之所在，当以此推。《活人总括》所载小柴胡汤、犀角地黄汤、桃仁承气汤，皆其要药。血结者，汤剂中入醋为佐，特于此而申言之。然，犹有所谓血鳖③、气鳖④、酒鳖⑤者，又不可不知也。盖平时酷酒，血入于酒则为酒鳖；平时任气，血凝于气则为气鳖；虚劳痼冷，败血化生则为血鳖。摇头掉尾，如虫之行，上侵人之喉，下蚀人之肛，或附于背胁，或隐于胸腹，其大则如鳖，其小则如钱，良可怪也。治法用芜荑炒煎为妙，或生硫黄为末，老酒调下。二者可以杀其毒。嗣此则以理中汤、沉香降气汤各半，温胃益血，常常服饵，以消胜之。如其不以温和为主，日从事于雷丸、锡灰之剂焉，君子未保其往。《活人书》云：伤寒太阳证，衄血者病欲愈；热结膀胱，而血自下者，亦欲愈。以此观之，他病伏热之人，上焦瘀血而作吐者，亦其病之有瘳也。虽然，血既吐而自止则可矣。

---

　　① 閧：音 hòng，原指吵闹、喧扰，福州方言，指阵阵发热。
　　② 肠垢：语出《诸病源候论》，见《下痢便肠垢候》："肠垢者，肠间津汁垢腻也，由热痢蕴积，肠间虚滑，所以因下痢而便肠垢也。"
　　③ 血鳖：病证名，由瘀血与痰饮、内寒相搏而聚块成形，大小如钱如鳖，位置上下不定，属瘕病。
　　④ 气鳖：病证名，由多气恼怒所致之瘕病，因其瘕块形状似鳖而得名。
　　⑤ 酒鳖：病证名，由饮酒过多而形成的一种瘕病。

问病论

东坡先生尝曰：吾平生求医，盖于平时默验其工拙，至于有疾，必先尽告以所患，而后诊视，使医者了然，知厥疾之所在，虚实冷热先定于中，则脉之疑似不能惑也。故虽中医，疗疾常愈。吾求疾愈而已，岂以困医为事哉？诚哉斯言，真警迷济世之砭剂也。何者？脉之与证相依而行。脉者，所以剖其证之未明；证者，所以索其脉之犹隐。据脉以验证，所谓得手应心者是尔；问证以参脉，所谓医者意也是尔。乌可举一而废一哉？私窃怪夫！近世以来，多秘所患以求诊，以此验医者之能否，医亦不屑下问，孟浪一诊，以自挟其所长。甚者病家从前误药或饮食居处有所讳悔，虽问之而不以尽告，遂至索病于冥漠之间，辨虚实冷热于疑似之顷。毫厘千里，宁不委命一掷与人试伐乎？此余于终篇所以特举前辈格言，以解世俗之惑。不然，《难经》有谓：问其所欲五味，以知其病之所起、所在者，又果何意邪？大人、小儿诸病瘥后，饮食且须旋进，常若不足，毋使食气伤胃，其病复来。大热方退，尤不可饱。小儿伤乳，热复则同。

论《易简方论》

《易简方论》，前后活人不知其几，近世之士，类以《春秋》之法，绳之，曰《易简绳愆》，曰《增广易简》，曰《续易简论》，借古人之盛名以自伸其臆说。吁！王氏何负于人哉？余谓《易简方论》，后学指南，四时治要，议论似之自有人心权度存焉耳，况王氏晚年剂量更定者不一，日月薄蚀，何损于明，若夫索瘢洗垢，矫而过焉。或者，公论之所不予

也。

附：原脉论 出《保命集》[1]

道之浑沦，莫知其原。然至道无言，无以明其理；大象无形，非立象无以测其奥。道象之妙，非言不明。尝试原之脉者，何也？非气非血，动而不息。荣行脉中，卫行脉外，经曰：脉者，血之府也。自《素问》而下迄于今，经所不载，无传记而莫闻其名焉。然而，玄机奥妙，圣意幽微，虽英俊明哲之士，非轻易可得而悟也。夫脉者，果何物乎？脉者有三名，一曰命之本，二曰气之神，三曰形之道。经谓天和者是也。至于折一支瞽[2]二目亦不为害生，而脉不可须臾失，失则绝命害生矣。经曰：春弦、一曰长。夏洪、一曰钩。秋毛、一曰涩。冬石、一曰沉。此言正脉，同天真造化之元气也，巡于春夏秋冬，木火水金之位，生长收藏，参和相应，故禀二仪而生不离于气，故于脉有生死之验。经曰：脉者，血之府也。如世之京都，州县有公府解署也。国因置者，所以禁小人为非道也。公府不立，则善者无以伸其枉，恶者无以罚其罪，邪正混同，贤愚杂处，而乱之根也。经曰：五运阴阳者，天地之道也，万物之纲纪，变化之父母，生杀之本始，神明之府也。既阴阳为神明之府，脉为血之府而明可见焉。血之无脉，不得循其经络部分周流于身，滂派奔迫，或散或聚。气之无脉，不能行其筋骨、脏腑、上下，或暴或蹶。故经曰：出入废则神机化灭，升降息则气立孤危。故气化则物生，气变则物易，气盛则物壮，气弱则

---

① 《保命集》：即金·刘完素《素问病机气宜保命集》。

② 瞽：音 gǔ，眼睛瞎之意。

物衰，气绝则物死，气正则物和，气乱则物病，皆随气之盛衰而为变化也。脉字者，从肉从永，从爪从血，四肢百骸得此真元之气，血肉、筋骨、爪发荣茂，可以倚凭而能生长也。长，久永固道，故从肉从永者是也。从爪从血者，巡之如水，分流而布遍周身，无有不通也。《释名》曰：脉，脉幕也。如幔幕之遮覆，幕络一体之形，导太一真元之气也。元气者，在气非寒非热，非暖非凉；在脉者，非弦非洪，非涩非沉，不为气而浮沉，不为血而流停，乃冲和自然之气也。故春温、夏热、秋凉、冬寒。所以然者，为元气动而不息，巡于四方。木火金水之位，温凉寒暑之化，生生相续，新新不停，日月更出，四序迭迁，脉不为息。故人有身形之后，五脏既生，身中元气即生焉。故春弦、夏洪、秋毛、冬石，此四时之气也，而脉者，乃在其中矣。《道经》曰：视之不见，听之不闻，搏之不得，迎之不见其首，随之不见其后，此如脉之谓也。又云：埏埴①以为器，当其无有器之用。故有之以为利，无之以为用。又曰：吾不知名字之曰道，强为之名，曰大。斯立脉之名之本意也。故道者，万物之奥。脉者，百骸之灵。奥灵之妙，其道乃同元气者，无器不有，无所不至，血因此而行，气因此而生。故荣行脉中，卫行②脉外。瞻之在前，忽焉在后而不匮者，皆由于脉也。分而言之，曰气，曰血，曰脉；统而言之，惟脉运行血气而已③。故经曰：血气者，人之神，不可不谨养也。《阴阳别论》曰：所谓阳者，胃脘之阳也。此阳者，言脉也。胃者，土也，脉乃天真造化之气也，若土无气，则何以生长收藏？若气无土，何以养化万物？是无生灭也，以平人之气，常禀于胃。正理论曰：谷入于胃，脉道乃行，阴阳交会，胃和脉行，人

禀天地之候。故春胃微弦曰平，得弦而无胃曰死。夏胃微钩曰平，但钩而无胃曰死。长夏微软曰平，但弱而无胃曰死。秋胃微毛曰平，但毛而无胃曰死。冬胃微石曰平，但石而无胃曰死。阴者，真脏也，见则败，败则必死。五脏为阴，肝脉至，中而无外，急如循刀刃，责责然如按琴弦。心脉至，坚而搏，如循薏苡仁，累累然。肺脉至，大而虚，如毛羽中人皮肤。肾脉至，搏而绝，如以指弹石，辟辟然。脾脉弱而乍数乍疏。夫如此脉者，皆为脏脉独见而无胃脉，五脏皆至，悬绝而死。故经曰：别于阳者，知病忌④时，别于阴者，知生死之期。故人性候躁急、儇⑤促、迟缓、软弱、长短、大小、皮坚肉厚，各随其状而脉应之。常以一息四至为准者，言呼出心与肺，吸入肾与肝，五者胃兼主四旁，在呼吸之间也。数则为热，迟则为寒。如天之春秋二分，阴阳两停，昼夜各得五十度。自此，添一遭则热，减一遭则寒。脉之妙道从此可知矣。或如散叶，或如燃薪，或如丸⑥泥，或如丝缕，或如涌泉，或如溢吐颓，或如偃刀，或如转索，或如游鱼，假使千变万化，若失常者，乃真元之气离绝矣。经曰：积阳为天，积阴为地。阳化气，阴成形。此言一气判而清浊分也。元气者，天地之本。天和者，血气之根。华佗云：脉者，谓血气之先也。孔子曰：天不言而四时行焉，百

---

① 埏埴：和泥制作陶器。
② 行：原作"用"，四库本亦作"用"，今据《素问病机气宜保命集·原脉论》改。
③ 已：原作"矣"，四库本亦作"矣"，今据《素问病机气宜保命集·原脉论》改。
④ 忌：原作"亡"，四库本亦作"亡"，今据《素问·阴阳别论》改。
⑤ 儇：音 xuān，指性情急躁。
⑥ 丸：原作"泥"，四库本亦作"泥"，今据《素问病机气宜保命集·原脉论》改。

物生焉。而脉亦如之。又，经曰：自古通天者，生之本，皆通乎天气也。通天者，谓通元气天真也。然形体者，假天地之气而生，故奉生之气通计于天，禀受阴阳而为根本。天地合气，命之曰人，天气不绝，真灵内属，动静变化悉与天通。《易》云：乾坤成列，而易立乎其中矣。故天地之体得易而后生，天地之化得易而后成。故阳用事则春生夏长，阴用事则秋收冬藏。寒往则暑来，暑往则寒来，始而终之，终而复始，天地之化也。而易也，默然于其间，而使其四序各因时而成功。至于寒不凌暑，暑不夺寒，无愆阳伏阴之变，而不至于大肃大温，故万物各得其冲和之气，然后不为过而皆中节也。《道经》曰：万物负阴而抱阳，冲气以为和，百姓日用而不知。斯脉之道也。故脉不得独浮沉，独大小，独盛衰，独阴阳，须可沉中有浮，浮中有沉，大中有小，小中有大，盛中有衰，衰中有盛，阴中有阳，阳中有阴，充塞一身之中，盈溢百骸之内，无经络不有，无气血不至，养筋骨毛发，坚壮腻泽，非心、非肾、非肝、非脾。五脏之盛，真气固密，不为邪伤。若忧愁思虑、饥饱劳逸、风雨寒暑、大惊猝恐，真气耗乱，气血分离，为病之本。噫！夫万物之中，五常①皆备，审脉之道而何独无五常邪？夫仁固卫一身，充盈五脏，四肢百骸亦皆得营养，无冲和之气，独真脏脉见，则死矣。生则不见，死则独见，好生恶死，此仁之谓也。分布躯体，和调气血，贵之在头目耳鼻，贱之在跗臀阴篡。不上而有不得下，而无所不施，无所不至，此义之谓也。长人脉长，短人脉短，肥人脉沉，瘦人脉浮，大人脉壮，小人脉弱。若长人脉短，短人脉长，肥人浮，瘦人沉，大人弱，小人壮，夫如此者，皆不中理而为病，此礼②之谓也。见在寸，则上病；见在关，则中病；见在尺，则下病。五脏有疾，各有部分，而脉出见，不为潜藏伏匿，一一得察有余不足，而愈其病，此智之谓也。春弦，夏洪，秋毛，冬石。太阳之至，其脉沉；太阴之至，其脉大而长；少阴之至，其脉浮；阳明之至，其脉涩而短；少阳之至，其脉钩；厥阴之至，其脉弦。四序不失其期，六气为常准者，此信之谓也。非探颐索隐，钩深致远，学贯天人，旁通物理者，未能达于此矣。

附论五篇出《丹溪心法》

不治已病治未病

与其救疗于有疾之后，不若摄养于无疾之先，盖疾成而后药者，徒劳而已。是故已病而不治，所以为医家之法，未病而先治，所以明摄生之理。夫如是则思患而预防之者，何患之有哉？此圣人不治已病治未病之意也。尝谓备土以防水也，苟不以闭塞其涓涓之流，则滔天之势不能遏；备水以防火也，若不以扑灭其荧荧之光，则燎燎之焰不能止。其水火既盛尚不能止遏，况病已成，岂能治欤？故宜夜卧早起于发陈③之春，早起夜卧于蕃莠之夏，以之缓形无怒而遂其志，以之食凉食寒而养其阳，圣人春夏治未病者如此。与鸡俱兴于容平之秋，必待日光于闭藏之冬，以之敛神匿志而私其意，以之食温食热而养其阴，圣人秋冬治未病者如此。或曰：见肝

---

① 五常：原指五行，见《素问·六元正纪大论》。此处但指仁、义、礼、智、信。

② 礼：原作"体"，四库本亦作"体"，据《素问病机气宜保命集·原脉论》改。

③ 陈：原作"成"，四库本亦作"成"，据《丹溪心法·不治已病治未病》改。

之病，先实其脾脏之虚，则木邪不能传；见右颊之赤，先泻其肺金之热，则金邪不能盛，此乃治未病之法。今以顺四时调养神志而为治未病者，是何意耶？盖保身长全者，所以为圣人之道；治病十全者，所以为上工术。不治已病治未病之说，著于《四气调神大论》，厥有旨哉！昔黄帝与天师难疑答问之书，未尝不以摄养为先：始论乎天真，次论乎调神，既以法于阴阳，而继之以调于四气，既曰食饮有节，而又继①之以起居有常。谆谆然以养生为急②务者，意欲治未然之病，无使至于已病难图也。厥后秦缓达乎此，见晋候病在膏肓，语之曰：不可为也。扁鹊明乎此，见齐侯病至骨髓，断之曰：不可救也。噫！惜齐晋之候，不知治未病之理。

亢则害承乃制

气之来也，既以极而成灾，则气之乘也，必以复而得平。物极则反，理之自然也。大抵寒、暑、燥、湿、风、火之气，木、火、土、金、水之形，亢极则所以害其物，承乘则所以制其极。然则极而成灾，复而得平，气运之妙，灼然而明矣。此亢则害承乃制之意。原夫天地阴阳之机，寒极生热，热极生寒，至神不测，有以斡旋宰制于其间也。故木极而似金，火极而似水，土极而似木，金极而似火，水极而似土。盖气之亢极，所以承之者，反胜于己也。夫惟承其亢而制其害者，造化之功可得而成也。今夫相火之下，水气承而火无其变；水位之下，土气承而水无其灾；土位之下，木③承而土顺；风位之下，金乘而风平。火热成其燥金，自然金家之疾；阴精承其君火，自然火家之候。所谓亢而为害，承而乃制者，如斯而已。且尝考之《六元正纪大论》云：少阳所至为火生，终为蒸溽，火化以生，则火生也。

阳在上，故终为蒸溽，是水化以承相火之意。太阳所至为寒雪、冰雹、白埃，是土化以承寒水之意也。霜雪冰雹，水也。白埃下承土也。以至太阴所至为雷霆骤注烈风，雷霆骤注，土也。烈风下承之木气也。厥阴所至为风生，终为肃，风化以生，则风生也。肃，静也。阳明所至为散落温，散落，金④。温下承之火气也。少阴所至为热生，中为寒。热化以生，则热生也。阴精承上，故中为寒也。岂非亢为害则承乃制者欤？昔者黄帝与岐伯上穷天纪，下极地理，远取诸物，近取诸身，更相问难，以作《内经》，至于《六微旨大论》，有及于六气相承之言，以为制则生化，外列⑤盛衰，害则败⑥乱，生化大病。诸以所胜之气承⑦于下者，皆折其标盛也，不然曷以水发而电雪，土发而骤飘，木发而毁折，金发而清明，火发而熏昧。此皆郁极乃发，以承所亢之意也。呜呼！通天地人，曰儒医家者流，岂止治疾而已，当思其不明天地之理，不足以为医工之语。

审察病机无失气宜

邪气各有所属也，当穷其要于前；治法各有所归也，当防其差于后。盖治病之

---

① 继：原作"既"，据四库本、《丹溪心法·不治已病治未病》改。

② 急：原作"气"，据四库本、《丹溪心法·不治已病治未病》改。

③ 木：原作"水"，四库本亦作"水"，据《丹溪心法·不治已病治未病》改。

④ 金：原作"经"，四库本亦作"经"，据《丹溪心法·不治已病治未病》改。

⑤ 列：原作"别"，四库本亦作"别"，据《素问·六微旨大论》、《丹溪心法·不治已病治未病》改。

⑥ 败：原作"脉"，四库本亦作"脉"，据《素问·六微旨大论》、《丹溪心法·不治已病治未病》改。

⑦ 承：原作"来"，四库本亦作"来"，据《丹溪心法·不治已病治未病》改。

要，以穷其所属为先，苟不知法之所归，未免于过差尔。是故疾病之生，不胜其众，要其所属，不出乎五运六气而已。诚能于此，审察而得其机要，然后为之治，又必使之各应于运气之宜，而不至①有一毫差误之失，若然，则治病求属之道庶乎其无愧矣。《至真要大论》曰：审察病机，无失气宜。意蕴诸此。尝谓医道有一言而可以尽其要者，运气是也。天为阳，地为阴。阴阳二气各分三品，谓之三阴三阳。然天非纯阳，而亦有三阴；地非纯阴，而亦有三阳。故天地上下，各有风热火湿燥寒之六气，其斡旋运动乎两间者，而又有木火土金水之五运，人生其中，脏腑气穴亦与天地相为流通，是知众疾之作，而所属之机无出乎是也。然而医之为治，当如何哉？惟当察乎此，使无失其宜而后可。若夫诸风掉眩，皆属肝木；诸痛痒疮，皆属心火；诸湿肿满，皆属脾土；诸气膹郁，皆属肺金；诸寒收引，皆属肾水。此病机②属于五运者也。诸暴强直，皆属于风；诸呕吐酸，皆属于热；诸躁扰狂越，皆属于火；诸痉强直，皆属于湿；诸涩枯涸，皆属于燥；诸病水液，澄澈清冷，皆属于寒。此病机属于六气者也。夫惟病机之察，虽曰既审，而治病之施亦不可不详。故必别阴阳于疑似之间，辨标本于隐微之际。有无之殊者，求其有无之所以殊；虚实之异者，责其虚实之所以异。为汗吐下，投其所当投，寒热温凉，用其所当用。或逆之以制其微，或从之以导其甚。上焉以远司气之犯，中焉以辨岁运之化，下焉以审南北之宜，使大小适中，先后合度，以是为治，又岂有差殊乖乱之失耶？又考之，《内经》曰：治病必求其本；《本草》曰：欲疗病者，先察病机。此审病机之意也。《六元正纪大论》曰：无失天信，无逆气宜。《五常政大论》

曰：必先岁气，无伐③天和。此皆无失气宜之意也。故《素问》、《灵枢》之经，未尝不以气运为言。既曰：先立其年，以明其气。复有以戒之曰：治病者必明天道地理，阴阳更胜。既曰：不知年之所加，气之盛衰，虚实之所起，不可以为工矣。谆谆然若有不能自已者，是岂圣人私忧过计哉？以医道之要，悉在乎此也。观乎《原病式》一书，比类物象，深明乎气运造化之妙，其于病机气宜之理不可以有加矣。

能合色脉可以万全

欲知其内者，当以观乎外，诊于外者，斯以知其内。盖有诸内者形诸外，苟不以相参而断其病邪之逆顺，不可得也。为工者深烛厥理，故望其五色以青黄赤白黑，以合于五脏之脉，穷其应与不应。切其五脉急大缓涩沉，以合其五脏之色顺与不顺。诚能察其精微之色，诊其微妙之脉，内外相参而治之，则万举万全之功可坐而致矣。《素问》曰：能合色脉，可以万全，其意如此。原夫道之一气，判而为阴阳，散而为五行，而人之所禀皆备焉。夫五脉者，天之真，行血气，通阴阳，以荣于身。五色者，气之华，应五行，合四时，以彰于面。惟其察色按脉而不偏废，然后察病之机，断之以寒热，归之以脏腑，随证而疗之，而获全济之效者，本于能合色脉而已。假令肝色如翠羽之青，其脉微弦而急，所以为生，若浮涩而短，色见如草兹者，岂能生乎？心色如鸡冠之

---

① 至：原作"主"，据四库本、《丹溪心法·审察病机无失气宜》改。

② 机：原本无，四库本亦无，据《丹溪心法·审察病机无失气宜》补。

③ 伐：原作"代"，四库本亦作"代"，据《素问·五常政大论》改。

赤，其脉当浮大而散，所以为顺，若沉濡而滑，色见如虾血者，岂能顺乎？脾色如蟹腹之黄，其脉当中缓而大，所以为从，若微弦而急，色见如枳实者，岂能从乎？肺色如豕膏之白，其脉当浮涩而短，所以为吉，若浮大而散，色见如枯骨者，岂能吉乎？从至肾色见如乌羽之黑①，其脉沉濡而滑，所以为生，或脉来缓而大，色见如焰者死。死生之理，夫惟诊视相参。既以如此，则药证相对，厥疾弗瘳者，未之有也。抑尝论之：容色所见，左右上下各有其部，脉息所动，寸关尺中皆有其位。左颊者，肝之部，以合左手关位，肝胆之分，应于风木，为初之气。颜为心之部，以合于左手寸口，心与小肠之分，应于君火，为二之气。鼻为脾之部，合于右手关脉，脾胃之分，应于湿土，为四之气。右颊肺之部，合于右手寸口，肺与大肠之分，应于燥金，为五之气。颐为肾之部，以合于左手尺中，肾与膀胱之分，应于寒水，为终之气。至于相火，为三之气，应于右手，命门、三焦之分也。若夫阴阳五行相生相胜之理，当以合之于色脉而推之也。是故《脉要精微论》曰：色合五行，脉合阴阳。《十三难》曰：色之与脉，当参相应。然而治病万全之功，苟非合于色脉者，莫之能也。《五脏生成》篇云：心之合脉也，其荣色也。夫脉之大小、滑涩、沉浮，可以指别；五色微甚，可以目察。继之以能合色脉，可以万全。谓夫赤脉之至也，喘而坚；白脉之至也，喘而浮；青脉之至也，长而左右弹；黄脉之至也，大而虚；黑脉之至也，上坚而大。此先言五色，次言五脉。欲后之学者望而切之以相合也。厥后，扁鹊明乎此，述之曰：望而知之谓之神，切脉而知之谓之巧，深得《内经》之理也。下逮后世，有立方者，目之曰神巧万全，厥有旨哉！

治病必求于本

将以施其疗疾之法，当以穷其受病之源。盖疾病之源，不离于阴阳之二邪也，穷此而疗之，厥疾弗瘳者鲜矣。良工知其然，谓夫风热火之病，所以属乎阳邪之所客，病既本于阳，苟不求其本而治之，则阳邪滋蔓而难制。湿燥寒之病，所以属乎阴邪之所客，病既本于阴，苟不求其本而治之，则阴邪滋蔓而难图。诚能穷原疗疾，各得其法，万举万全之功可坐而致也。治病必求于本，见于《素问·阴阳应象大论》者如此。夫邪气之基，久而传化，其变证不胜其众也。譬如水之有本，故能浒②至汪洋浩瀚，派而趋下以渐大。草之有本，故能荣生茎叶，实秀而在上以渐蕃。若病之有本，变化无穷，苟非必求其本而治之，欲去深感之患，不可得也。今夫厥阴为标，风木为本，其风邪伤于人也，掉摇而眩转，瞤动而瘈疭，猝暴强直之病生矣。少阴为标，君火为本，其热邪伤于人也，疮疡而痛痒，暴注而下迫，水液浑混之病生矣。少阳为标，相火为本，其火邪伤于人也，为热而瞀瘛，躁扰而狂越，如丧神守之病生矣。善为治者，风淫所胜，平以辛凉；热淫所胜，平以咸寒；火淫所胜，平以咸冷。以其病本于阳，必求其阳而疗之，病之不愈者未之有也。太阴为标，湿土为本，其湿邪伤于人也，腹满而身肿，按之而没指，诸痉强直之病生矣。阳明为标，燥金为本，其燥邪伤于人也，气滞而恚郁，皮肤以皴揭，诸涩枯涸之病生矣。太阳为标，寒水为本，其寒邪伤于人也，吐利而腥秽，水液

---

① 黑：原作"异"，据四库本、《丹溪心法·能合色脉可以万全》改。

② 浒：音jiàn，再之意。

以清冷，诸寒收引之病生矣。善为治者，湿淫所胜，平以苦热；燥淫所胜，平以苦温；寒淫所胜，平以辛热。以其病本于阴，必求其①阴而治之，病之不愈者未之有也。岂非将以施其疗疾之法，当以穷其受病之源者哉？抑尝论之邪气为病，各有其候，治之之法，各有其要，亦岂止于一端而已。其在表者，汗而发之；其入里者，下而夺之；其在高者，因而越之，谓可吐也；剽悍者，按而收之，谓按摩也。脏寒虚夺者，治以灸焫②；脉病挛痹者，治以针刺；血实蓄结肿热者，治之砭石；气滞痿厥寒热者，治以导引；经络不通，病生于不仁者，治以醪醴；血气凝泣，病生于筋脉者，治以熨药。始焉求其受病之本，终焉蠲其为病之邪者，无出于此也。噫！昔黄帝处于法宫之中，坐于明堂之上，受业于岐伯，传道于雷公，曰：阴阳者，天地之道也，纲③纪万物变化生杀之妙，盖有不测之神斡旋宰制于其间也。人或受邪生病，不离于阴阳也。病既本于此，为工者岂可他求哉？必求于阴阳可也。《至真要大论》曰：有者求之，无者求之。此求其病机之说，与夫求于本其理一也。

大抵四时以胃气为本，然治病必须先诊六脉。皆有胃气，外证虽重，病亦可治。胃气未绝，则药力运行而输散于皮毛经络，故易治而生。胃气既绝，则药虽对证，不能使其运用以输精于皮毛经络，真脏独见而药不及矣，遂成不治之证也。东垣曰：脉贵有神。有神者，有胃气之谓也。故诸经方论皆曰：有病早治疗，不令邪气深入。所以圣人治未病，不治已病，正谓此也。

附：十二经脉歌

手太阴肺中焦生，下络大肠出贲门，上膈属肺从肺系，系横出腋臑中行，肘臂寸口上鱼际，大指内侧爪甲根，支络还从腕后出，接次指属阳明经。此经多气而少血，是动则病喘与咳，肺胀膨膨缺盆痛，两手交督为臂厥。所生病者为气咳，喘渴烦心胸满结，臑臂之外前廉痛，小便频数掌中热，气虚肩背痛而寒，气盛亦疼风汗出，欠伸少气不足息，遗失无度溺变别。

阳明之脉手大肠，次指内侧起商阳，循指上连出合谷，两筋歧骨循臂肪，入肘外廉循臑外，肩端前廉柱骨傍，从肩下入缺盆内，络肺下膈属大肠。支从缺盆上入颈，斜贯颊前下齿当，环出人中交左右，上挟鼻孔注迎香。此经血盛气亦盛，是动颈肿并齿痛，所生病者为鼻衄，目黄口干喉痹生，大指次指难为用，肩臑外侧痛相仍。

胃足阳明交鼻起，下循鼻外下入齿，还出挟口绕承浆，颐后大迎颊车里，耳前发际至额颅，支下人迎缺盆底，下膈入胃络脾宫，直者缺盆下乳内。一支幽门循腹中，下行直合气冲逢，遂由髀关抵膝膑，骱④跗中指内间同。一支下膝注三里，前出中指外关通。一支别走足跗指，大指之端经尽矣。此经多气复多血，是动欠伸面颜黑，凄凄恶寒畏见人，忽闻木声心振慑，登高而歌弃衣走，甚则腹胀乃贲响。

----

① 其：原本作"本"，四库本亦作"本"，据《丹溪心法·治病必求于本》改。

② 焫：即古之"爇"字，音 ruò，点燃、焚烧之意。

③ 纲：原作"细"，据四库本改。

④ 骱：音 héng，即"胻"，脚胫之意。

凡此诸疾皆骭①厥，所生病者为狂疟，湿温汗出鼻流血，口㖞唇裂又喉痹，膝膑疼痛腹胀结，气膺伏兔骭外廉，足跗中指俱痛彻，有余消谷溺色黄，不足身前寒振慄，胃房胀满食不消，气盛身前皆有热。

太阴脾起足大趾，上循内侧白肉际，核骨之后内踝前，上腨循䯒胫膝里，股内前廉入肠中，属脾络胃与膈通，挟喉连舌散舌下。支络从胃注心宫，此经气盛而血衰，是动其病气所为，食入即吐胃脘痛，更兼身体痛难移，腹胀善噫舌本强，得后与气快然衰，所生病者舌亦痛，体重不食亦如之，烦心心下仍急痛，泄水溏瘕寒疟随，不卧强立股膝肿，疸发身黄大指痿。

手少阴脉起心中，下膈直与小肠通，支者还从肺系走，直上咽喉系目瞳，直者上肺出腋下，臑后肘内少海从，臂内后廉抵掌中，兑骨之端注少冲，多气少血属此经，是动心脾痛难任，渴欲饮水咽干燥，所生胁痛目如金，胁臂之内后廉痛，掌中有热向经寻。

手太阳经小肠脉，小指之端起少泽，循手外廉出踝中，循臂骨出肘内侧，上循臑外出后廉，直过肩解绕肩甲②，交肩下入缺盆内，向腋络心循咽嗌，下膈抵胃属小肠。一支缺盆贯颈颊，至目锐眦却入耳，复从耳前仍上颊，抵鼻升至目内眦，斜络于颧别络接。此经少气还多血，是动则病痛咽嗌，颔下肿兮不可顾，肩如拔兮臑似折，所生病兮主肩臑，耳聋目黄肿腮颊，肘臂之外后廉痛，部分犹当细分别。

足经太阳膀胱脉，目内眦上额颠尖。支者巅上至耳角，直者从巅脑后悬，络脑还出别下项，仍循肩膊挟脊边，抵腰脊肾膀胱内；一支下与后阴连，贯臀斜入委中穴；一支膊内左右别，贯胛挟脊过髀③枢，髀外④后廉腘中合，下贯踹内外踝后，京骨之下趾外侧。是经血多气少也，是动头痛不可当，项如拔兮腰似折，髀强痛彻脊中央，腘如结兮腨如裂，是为踝厥筋乃伤，所生疟痔小趾废，头囟顶痛目色黄，腰尻腘脚疼连背，泪流鼻衄及癫狂。

足经肾脉属少阴，小指斜透涌泉心，然骨之下内踝后，别入跟中腨内浸，出腘内廉上股内，贯脊属肾膀胱临。直者属肾贯肝膈，入肺循喉舌本寻；支者从肺络心内，仍至胸中部分深。此经多气而少血，是动病饥不欲食，喘嗽唾血喉中鸣，坐而欲起面如垢，目视䀮䀮⑤气不足，心悬如饥常惕惕，所生病者为舌干，口热咽痛气贲逼，股内后廉并脊疼，心肠烦痛疸而澼，痿厥嗜卧体怠惰，足下热痛皆肾厥。

手厥阴心主起胸，属包下膈三焦宫。支者循胸出胁下，胁下连腋三寸同，仍上抵腋循臑内，太阴少阴两经中，指透中冲支者别，小指次指络相通。是经少气原多血，是动则病手心热，肘臂挛急腋下肿，甚则胸胁支满结，心中澹澹⑥或大动，善笑目黄面赤色，所生病者为心烦，心痛掌热病之则。

手经少阳三焦脉，起自小指次指端，两指歧骨手腕表，上出臂外两骨间，肘后臑外循肩上，少阳之后交别传，下入缺盆膻中分，散络心膈高里穿；支者膻中缺盆上，上项耳后耳角旋，屈下至颐仍注颊；一支出耳入耳前，却从上关交曲颊，至目内眦乃尽焉。斯经少血还多气，是动耳鸣喉肿痹，所生病者汗自出，耳后痛兼目锐眦，肩臑肘臂外皆疼，小指次指亦如废。

---

① 骭：音 gàn，指小腿或肋骨。
② 甲：通"胛"。
③ 髀：音 bì，即大腿。
④ 髀外：原作"臂内"，四库本亦作"臂内"，据《灵枢·经脉》改。
⑤ 䀮：同"眈"，指困极欲睡。
⑥ 澹澹：同"憺憺"，指心神志忑不安。

足脉少阳胆之经，始从两目锐眦生，抵头循角下耳后，脑空风池次第行，手少阳前至肩上，交少阳右上缺盆。支者耳后贯耳内，出走耳前锐眦循；一支锐眦大迎下，合手少阳抵项根，下加颊车缺盆合，入胸贯膈络肝经，属胆仍从胁里过，下入气街毛际萦，横入髀厌环跳内；直者缺盆下腋膺，过季胁下髀厌内，出膝外廉是阳陵，外辅绝骨踝前过，足跗小趾次趾分；一支别从大趾去，三毛之际接肝经。此经多气乃少血，是动口苦善太息，心胁疼痛难转移，面尘足热体无泽，所生头痛连锐眦，缺盆肿痛并两腋，马刀侠瘿生两旁，汗出振寒痎疟①疾，胸胁髀膝至胻骨，绝骨踝痛及诸节。

厥阴足脉肝所终，大趾之端毛际丛，足跗上廉太冲分，踝前一寸入中封，上踝交出太阴后，循腘内廉阴股充，环绕阴器抵小腹，挟胃属肝络胆逢，上贯膈里布胁肋，挟喉项颡目系同；脉上巅会督脉出，支者还生目系中，下络颊里还唇内；支者便从膈肺通。是经血多气少焉，是动腰疼俛②仰难，男疝女人小腹肿，面尘脱色及咽干，所生病者为胸满，呕吐洞泄小便难，或时遗溺并狐疝，临证还须仔细看。

火湿③分治论

肥人气虚生寒，寒生湿，湿生痰。瘦人血虚生热，热生火，火生燥。故肥人多寒湿，瘦人多热燥也。夫以人形分寒湿热燥，此得之于外。然其中脏腑为病，亦有寒湿热燥之殊，不可不知。《玉匮金钥》曰：肝脏由来同火治，三焦包络都无异，脾胃常将湿处求，肺与大肠同湿类，肾与膀胱心小肠，寒热临时旋商议，恶寒表热小膀湿，发热表寒心肾炽；十二经，最端

的，四经属火四经湿，四经有热有寒时，攻里解表细消息，里热表寒宜越竭，表热表寒宜汗释；湿同寒，火同热，寒热到头无两说，六分分来火热寒，寒热中停真浪舌，热寒格拒病机深，亢则害兮承乃制，紧寒数热脉正邪，标本治之真妙诀；休治风，休治燥，治得火时风燥了，当解表时莫攻里，当攻里时莫解表，表里如或两可攻，后先内外分多少，治湿无过似决川，此个筌蹄④最分晓，感谢轩岐万世恩，争奈醯鸡⑤笑天小。

虚实分治论

夫疾病之生也，皆因外感内伤，生火生湿，湿而生热，火而生痰，四者而已。审其为少壮新病，是湿则燥之，是火则泻之，是湿而生热则燥湿而兼清热，是火而生痰则泻火而兼豁痰，无余蕴矣。审其为老衰久病，又当半攻半补焉。如气虚而有湿热痰火，则以四君子汤补气而兼燥湿清热、豁痰泻火；如血虚而有痰火湿热，则以四物汤补血而兼泻火豁痰、清热燥湿。如此则攻补兼施，庶乎可也。予故曰：少壮新病攻邪为主，老衰久疾补虚为先。若夫阴虚火动、脾胃衰弱，真阴者水也，脾胃者土也，土虽喜燥，然太燥则草木枯槁；水虽喜润，然太润则草木湿烂。是以补脾胃补肾之剂务在润燥得宜，亦随病加

---

① 痎疟：病名，出《素问·疟论》，为疟病的通称。

② 俛：音fǔ，同"俯"。

③ 湿：原作"温"，四库本亦作"温"，据上下文改。

④ 筌蹄：筌指捕鱼之器，蹄指捕兔之器，此以筌蹄借指方法、手段。

⑤ 醯鸡：醯音xī。醯鸡指一种小虫。

减焉。

附：病机赋

　　窃谓医虽小道，乃寄死生，最要变通，不宜固执，明药、脉、病、治之理，<small>药性、脉诀、病机、治法。</small>悉望、闻、问、切之情。<small>望色、闻声、问故、切脉。</small>药推寒、热、温、凉、平、和之气，辛、甘、淡、苦、酸、咸之味，升、降、浮、沉之性，宣、通、泻、补之能。脉究浮、沉、迟、数、滑、涩之形，表、里、寒、热、实、虚之应，阿阿嫩柳之和，弦钩毛石之顺。药用君臣佐使，<small>主病之谓君，最多；辅君之谓臣，次之；应臣之谓佐使，又其次。</small>脉分老幼瘦肥。<small>老人脉濡，小儿脉数，瘦者脉大，肥者脉细。</small>药乃天地之精，<small>药宜切病，药不泛用，则切病矣。</small>脉者气血之表，脉贵有神。<small>脉中有力，谓有神也。</small>病有外感、内伤、风寒、暑、湿、燥火之机，治用宣通、泻补、滑涩、温燥、重轻之剂。外感异乎内伤，<small>外感乃有余之证，内伤乃不足之证。</small>寒证不同热证。<small>伤寒直中之邪为寒，伤寒传经之邪为热。</small>外感宜泻而内伤宜补，寒证可温而热证可清。补泻得宜，须臾病愈；温清失度，顷刻人亡。外感风寒宜分经而解散，<small>外感风寒传变不一，宜分经络解散方可。</small>内伤饮食可调胃以消溶。<small>内伤饮食只在一处，不过调胃消导而已。</small>胃阳主气，司纳受，阳常有余；脾阴主血，司运化，阴常不足。胃乃六腑之本，<small>能纳受水谷方可化气、液。</small>脾为五脏之源。<small>能运化气液方可充荣卫。</small>胃气弱则百病生，脾阴足而万邪息。调理胃脾为医中之王道，节戒饮食乃却病之良方。病多寒冷、郁气，气郁发热。<small>寒谓风寒外感，昼夜发热；冷谓生冷内伤，午后发热。</small>或出七情动火，火动生痰。有因行藏动静以伤暑邪，或是出入雨水而中湿气。亦有饮食失调而生湿①热，倘或房劳过度以动相火。<small>以上六条言病机。</small>制伏相火要滋养其真阴，<small>以下六条言治法。</small>祛除湿②热须燥补其脾胃。外湿③宜表散，内湿④宜淡渗。阳暑可清热，阴暑可散寒。寻火、寻痰、分多、分少而治，究表、究里、或汗、或下而施。是风寒则汗之，谓温散也；是生冷则下之，谓温利也。痰因火动，治火为先；火因气生，理气为本。治火，轻者可降，重者从其性而升消。理气，微则宜调，甚则究其源而发散。实火可泻，或泻表，或泻里。<small>指外感也。</small>虚火宜补，或补阴而或补阳。<small>指内伤也。</small>暴病之谓火，怪病之谓痰。寒、热、湿⑤、燥、风，五痰有异；温、清、燥、润、散，五治不同。寒痰温之，热痰清之，湿⑥痰燥之，燥痰润之，风痰散之。有因火而生痰，有因痰而生火，或郁久而成病，或病久而成郁。金、水、木、火、土，五郁当分；泄、折、达、发、夺，五法宜审。金郁泄之，水郁折之，木郁达之，火郁发之，土郁夺之。郁则生火生痰而成病，病则耗气耗血以致虚。病有微甚，治有逆从。微则逆治，以寒药治热，以热药治寒。甚则从攻，以寒药治热佐以热药，以热药治寒佐以寒药。病有本标，急则治标，缓则治本。法分攻补，虚而用补，实而用攻。少壮新邪专攻则是，老衰久病兼为补为规。久病兼补虚而兼解郁，陈症或荡涤而或消溶。积在胃肠可下而愈，块居经络宜消而痊。女人气滞瘀血宜开血而行气；男子阳多乎阴，可补阴以

---

① 湿：原作"温"，据四库本改。
② 湿：原作"温"，据四库本改。
③ 湿：原作"温"，据四库本改。
④ 湿：原作"温"，据四库本改。
⑤ 湿：原作"温"，据四库本改。
⑥ 湿：原作"温"，据四库本改。

配阳。苁蓉、山药，男子之佳珍，补阴故也。香附、缩砂，女人之至宝，行气故也。气病血病二者宜分，阳虚阴虚两般勿紊。阳虚气病昼重而夜轻，自子至巳为昼。血病阴虚昼轻而夜重，自午至亥为夜。阳虚生寒，寒生湿①，湿②生热。阳为气，为真火。阴虚生火，火生燥，燥生风。阴为血，为真水。阳盛阴虚则生火，火逼血而错轻③妄行。阴盛阳虚则生寒，寒滞气而周身浮肿。阳虚畏外寒，阳气虚不能外，故畏外寒。阴虚生内热。阴血虚不能配气，故生内热。补阳补气用甘温之品，滋阴滋血以苦寒之流。调气贵用辛凉，气属阳，无形者也。气郁则发热，故宜用辛凉之药以散之。和血必须辛热。血属阴，有形者也。血积则作痛，故宜用辛热之药以开之。阳气为阴血之引导，阴血乃阳气之依归。阳虚补阳而阴虚滋阴，气病调气而血病和血。阴阳两虚，惟补其阳，阳生而阴长；气血俱病，只调其气，气行而血随。藏冰发冰以节阳气之燔，滋水养水以制心火之亢。火降水升斯人无病，阴平阳秘我体长春。小儿纯阳而无阴，老者多气而少血。肥人气虚有痰，宜豁痰而补气；瘦者血虚有火，可泻火以滋阴。膏粱无厌发痈疽，热燥所使；痰薄④不堪生肿胀，寒湿⑤而然。北地耸高，宜清热而用燥；南方洿⑥下，可散湿⑦以温寒。

---

① 湿：原作"温"，据四库本改。
② 湿：原作"温"，据四库本改。
③ 轻：原本与四库本皆为"轻"，疑为"经"之误。
④ 薄：即"迫"之意。
⑤ 湿：原作"温"，据四库本改。
⑥ 洿：音 wū，指低洼之地。
⑦ 湿：原作"温"，据四库本改。

仁斋直指方论卷之二

三山名医仁斋杨士瀛登父编撰
新安后学惠斋朱崇正宗儒附遗

证治提纲

得病有因

治病活法虽贵于辨受病之证，尤贵于问得病之因。风则走注，寒则拘挛，暑则烦渴，湿则重滞，此受病之证。然而或耗于交淫，或触于惊恐，或伤于酒食，或深居简出而受暑，自非委曲寻问其因，则以意治病岂不谬耶？有人喉间麻痒，医问其平日所嗜，曰：常吃鸠子。乃知鸠食半夏苗，以生姜治之而愈。有人痰热昏迷不醒，医问其喜食者何有？曰：酷好煎炙飞禽。乃用红丸子、小七香丸和①之，而入朱砂，膏为小丸，薄荷泡汤灌下，须臾即苏。有人暑月深藏不出，因客至于窗下，忽而倦怠力疲，自作补汤，得之反剧。医问其由，连进两服香薷饮作效。举此为例，其他可推。古云：医者，意也。苟不究其得病之因，其何以为意会？

治病当先救急

治病如弈棋，当先救急。急者何？救其重而略其轻也。假如病人发热经日，服通利之剂，泄泻不止，呕吐大作，粥药不

入，而热犹未已，治法略去发热一节，且以定呕进食为先。惟人参、生姜，入些炙甘草，煎汤，调苏合香丸咽下，养正丹斟酌丸数与之。进剂以还，呕吐自定，饮食渐进，泄泻亦自不作。是元气既正，纵有微热，特假热耳，人参、川芎、柴胡、甘草调理之。

治病如操舟

操舟在手，当风波震荡之冲，一有转移，则舟覆矣。医权药衡，主持在我，不可偏徇病家所欲，尤不可张皇，使病人惊。间有病家，粗识皮肤，辨难反复，万勿②惑焉。又有瘥后触犯再复，隐讳不言，须诘问其由，庶得对病施药。

用药中病不必尽剂

治寒以温，治热以凉，但中病即止，矫枉则过正也。盖凉药频施，必至于呕恶沉冷；温药频施，必至于烦躁閟热。所贵酌量权度，一毫无过用焉，是为活法。

---

① 和：原作"禾"，据四库本改。
② 勿：原作"物"，四库本亦作"物"，据《医方类聚》卷一所引本书改。

经常用药自有奇功

人有中年以上，素挟风痰，腹中时痛，忽而感冒，虽已发散寒邪，无复发热头疼之苦，奈何风痰呕吐俱作，诸药罔功。但用茯苓二陈汤加南木香、白豆蔻作剂，入生姜、乌梅同煎，调苏合香丸二粒，咽下白丸子二十丸，连续两服，呕止痰消，自然思食，继是以北参、川芎、橘皮、白豆蔻、炙甘草调之。若通小便，则于内加麦门冬；若通大便，则于内加枳壳，以咽神保丸四五丸，大小腑一通，顿遂勿药之喜。

论肝脾生病

经曰：人迎紧盛，伤于寒；气口紧盛，伤于食。盖肝脉可以知风寒之出入，脾脉可以验饮食之盈亏。肝亦主血，脾亦主痰，以其脉之虚实而益损之，以其病之关系而对治之。君请择斯二者。

病人尺脉洪大

此病在下部也，当疏利而出之。脉洪大主热，多是大小便不通，或小腹结急，脐下蓄血，或肾气攻刺，发作奔豚，或下焦停水，外肾虚肿，或风邪攻肾，脚痹腰疼，或肾脏风毒，身下疮痒。当随证体认，以对病之剂主之，大概通利为第一义，临诊精思而熟审焉。

水气、肾气、血气、风毒擒纵治法

此等证候，先以青皮、陈皮、枳壳、北梗、半夏、紫苏、生姜、甘草解其寒邪，调其卫气，然后[1]斟酌用十枣汤吞养正丹，轻者却只用神保丸夹青木香丸。以五灵脂入乌梅、浓蜜，煎汤，咽下钱氏宣风散，亦可以疏利风毒。俟大便通快流行，其痛已减，继是二陈汤加当归、川芎、木香、缩砂辈调理之。

治痢要诀

痢出于积滞。积，物积也；滞，气滞也。物积欲出，气滞而不与之出，所以下坠里急，乍起乍止，日夜凡百余度。病家所请，莫不求其止，孰知物积气滞致有如是之证耶？继人但见有上项证候，不论色之赤白，脉之大小，一皆以通利行之。物积，用巴豆、大黄辈；气滞，用枳壳、桔梗、青皮、莪术辈；二者兼济，必能收功，其间佐以黄连阿胶丸效验尤著。盖痢疾多因伤暑、伏热、酒面、炙煿酝酿而成，其阿胶尤大肠之要药，有热毒留滞则能疏导，无热毒留滞则能安平。市肆或无丸子，即以炒阿胶、当归、青皮、赤茯苓、黄连作剂，入乌梅、浓蜜同煎，最能荡涤恶秽，积滞既去，遍数自疏，嗣是却以木香、茯苓、缩砂、白豆蔻、陈皮、甘草调之，自然喜食，食则糟粕入于大肠，然后真人养脏汤、易简断下汤，可止则止矣。

简径治痢

诸热痢、血痢，及痢后大肠里痛，用萝卜截碎，研细，滤清汁一小盏，蜜、水相半，一盏，同煎。早、午食前服，日晡

---

① 后：原作"从"，四库本同，据《医方类聚》卷一所引本书改。

以米饮下黄连阿胶丸百粒。无萝卜，萝卜子代之。

又法：热痢，旧年白梅并好茶、蜜水各半煎服。冷痢，生姜汁、蜜水各半煎服，仍兼木香、生肉豆蔻为佐。蜜最治痢。

姜茶治痢法

姜能助阳，茶能助阴，二者皆能消散，又且调平阴阳，况于暑毒、酒食毒皆能解之也。不问赤白冷热通用之。老生姜切如豆许，与茶叶等分，用新水煎服。东坡医文潞公作效。

噤口痢

下痢噤口不食，虽曰脾虚，盖亦热气闭隔心胸所致也。俗用木香则失之温，用山药则失之闭，惟真料参苓白术散加石菖蒲末，以道地粳米饮乘热调下，或用人参、茯苓、石莲子肉入些菖蒲与之。胸次一开，自然思食。

疟痢用常山、罂粟壳

常山治疟，罂粟壳治痢，人皆薄之，固也。然下痢日久，腹中无痛，当涩肠岂容不涩？疟以痰水作祟，法当吐痰逐水，又岂容不为之吐下？于斯时也，不有罂粟壳、常山之剂，其何以为对治乎？但中间有药辅之耳。

治疟要诀

凡疟，皆因腹中停蓄黄水。惟水不行，所以寒热不歇，此疟家受病之处也。治法，暑疟纯热，以香薷散加青皮、北大黄、二个乌梅同煎，侵晨温服。寒疟多寒，以二陈汤加青皮、良姜，多用姜同煎，侵晨吞神保丸五粒，并欲取下毒水，则去其病根，寒热自解。

发疟呕吐勿用常山

有中年人，脏腑久虚，大便常滑，忽得疟疾，呕吐异常，惟专用人参，为能止呕，其他疟剂并不可施，遂以茯苓二陈汤加人参、缩砂，而倍用白豆蔻，进一二服，病人自觉气脉颇消，于是寒热不作。盖白豆蔻能消能磨，流行三焦，荣卫一转，寒热自平。继今遇有呕吐发疟之证，或其人素呕而发疟，谨勿用常山，惟以生萝卜、生姜各研自然汁半盏，入蜜三四匙、乌梅两个同煎，吞局方雄黄丸三四粒，候其利下恶血、痰水，即以人参、川芎、茯苓、半夏、缩砂、甘草调之，万一呕不止而热不退，却用真料小柴胡汤多加生姜主治。其或呕吐大作而又发热，且先与治疟生熟饮，呕定，以小柴胡汤继之。

疟有水有血

水，即水饮也；血，即瘀血也。惟水饮，所以作寒热；惟瘀血，所以增寒热。常山逐水利饮，固也，苟无行血药品佐助其间，何以收十全之效耶？继自今疟家，或衄血，或唾血，或大便血丝，或月候适来适去，皆是血证，当以常山、草果、槟榔、青皮、乌梅、甘草作剂，于内加五灵脂、桃仁为佐，入生姜、浓蜜同煎，以主治之。

疟证寒热[1]有根

凡疟，固当以风寒暑湿别而治之，或汗、或下、或吐、或温，《活人书》之格法，虽卢扁不能违矣。然尝见疟之经久而不歇，其故何耶？有根在也。根者何？曰饮、曰水、曰败血是尔。惟癖为疟之母，惟败血为暑热之毒，惟饮与水皆生寒热。故暑之脉虚，水与饮之脉沉结[2]，癖之脉结。聚挟水饮者，为之逐水消饮。结癖者，胁必痛，为之攻癖。若[3]败血、暑毒，随证而疏利之，寒热不除，吾未之信。

常山治疟须用大黄为佐

疟家多蓄痰涎、黄水，常山为能吐之、利之，是固然尔。其有纯热发疟或蕴热内实之证，投以常山，大便点滴而下，似泄不泄，须用北大黄为佐，大泄数行，然后获愈。或曰巴豆丸子相依而行，亦能泄也，是又不然。巴豆攻于下积，苟欲荡涤血热，不可以无大黄。凡疟方来与正发，不可服药，服药在于未发两时之先。否则药病交争，转为深害。

寒热似疟

此伤寒一证，而实非瘴疟也。其人肝脉浮盛，头痛怯风，大抵小柴胡汤加青皮、紫[4]苏主之。呕者多用生姜，渴者多加乌梅，其或伤暑，兼之小柴胡汤加香薷，入生姜、乌梅同煎可也。抑犹有说焉，寒热之根，非通利不能除也。万一其根未锄，又当以麻仁丸、神保丸辈与之，是亦先解后攻之意。

吐、汗、下治疟

治疟总要，不过吐、汗、下而已。当下而下不尽，腹中尚有余痛，或大便一泄之后不复再泄，但时时点滴而出者，须再下之，大黄以佐常山可也。当汗而汗不匝，或头汗至胸而手足无汗者，须周浃一身而汗之，青皮以佐紫[5]苏可也。所谓吐者，须出尽其水饮，若作吐剂，常山岂容辍哉？能于三者究竟焉，收效必矣。

疟后调理

疟之为厉，大抵连绵，有病瘥以后，或饮食失节，或恚怒伤中，或梳洗感风又再发者，何以处之？曰：热多者，二陈汤加青皮、甘草；热少者，二陈汤加青皮、草果坚守胃气而已。二药并用生姜、乌梅、蜜水同煎，空心进剂。其间斡运，更用巴豆丸子药疏利大便，以泄毒气，其何厉之有？或服巴药过多，以致腹痛，可用生姜、甘草煎汤，温和解之。甘草、生姜解诸药毒。

退　热

退热用凉药，不可十分尽，或余热些少未去，不足关心，自然无事，否则热去则寒起，古人戒之。一方多用川芎、茯苓、甘草，少用白术，粗末水煎，病后和

---

[1]　寒热：据四库本，其后当有"不歇"两字。

[2]　结：原作"脉"，四库本亦作"脉"，据文义改。

[3]　若：原作"不"，四库本亦作"不"，据文义改。

[4]　紫：原作"柴"，据四库本改。

[5]　紫：原作"柴"，据四库本改。

胃，收敛浮阳，屡试得效。

柴胡退热不及黄芩

若药弗瞑眩，厥病弗瘳。世俗治热，例用柴胡，最为稳当。至若黄芩一辈，则指为大寒，不敢用之，不思药病不相当，鲜克有济，继令退热而热不去者，须用黄芩。

退热有法

凡壮热烦躁，用柴胡、黄芩、大黄解利之。其热乍轻而不退，盍用黄芩、川芎、甘草、乌梅作剂，或用黄连、生地黄、赤茯苓同煎，临熟入灯心一捻主之，其效亦速。盖川芎、生地黄皆能调血，心血一调，其热自退。

小儿风证解热有三

痰盛搐搦，大便秘结，当以枳壳、大黄、灵脂、甘草利之。小便赤涩，心热狂吼，以辰砂五苓散入灯心行之，既利大肠矣，利小便矣。而风证乍作，面色乍红，常有怫郁之状何耶？表热表邪犹未解也。人参羌活散加青皮、紫①苏、薄荷主之，参苏饮亦可矣。

滞血发热

其人脉涩，必有漱水之证，必有呕恶痰涎之证，必有两脚厥冷之证，亦必有小腹结急之证，或唾红，或鼻衄，此皆滞血作热之明验也。用药不止于柴胡、黄芩，当以川芎、白芷、桃仁、五灵脂、甘草佐之。大便秘结者，于中更加大黄、浓蜜，使滞血一通，黑物流利，则热不复作。

佐助小柴胡汤

伤寒留蓄恶血，内外俱热，昏愦谵语，亦有耳聋虚鸣之证，与少阳经受病相似，如服小柴胡汤不效，当以黄连一分，赤茯苓半分锉细入灯心，煎与之。男女通用。凡大小产、热入血室、小柴胡汤力所不及者，于内加五灵脂，仍以黄连赤茯苓汤佐之。盖心生血，黄连、茯苓皆清心凉血之剂，所以收功。若夫疏利血毒，则《活人书》桃仁承气汤有余勇矣。

肾热用五苓散

肾气内虚，邪热流入于肾经，其脉洪大，小便频数，所出涩少，赤浊而痛，此不可以牵牛行之。治法：瞿麦、灯心煎汤，调真料五苓散渗泄其热邪，水窍一通，勿药有喜。

下后大肠热肿坠重

诸有里热，法当通利大便，然下后肠头热肿而坠重者，此更有热、有瘀血挟气而蓄在下焦也。更用黄连、黄芩、大黄辈下之，于内以炒阿胶、炒枳壳、百药煎为佐，多入浓蜜并乌梅同煎，姜钱四五片可也。

通利大便有法

凡通利大便，若用大黄、巴豆等药而大便不通者，阴阳关隔②，水火不升降故也。有热者，来复丹夹三黄丸，薄荷泡汤

----

① 紫：原作"柴"，据四库本改。
② 关隔：即关格。

下；无热者，养正丹夹神保丸，橘皮煎汤下。

饭后随即大便

脾肾交济，所以有水谷之分，脾气虽强而肾气不足，故饮食下咽而大肠为之餐泄也。治法：二神丸用故纸、肉豆蔻修合，或不换金正气散吞安肾丸主之。盖脾肾之气交通，则水谷自然克化，此所谓妙合而凝者也。

脾泄、肾泄

有脾泄，有肾泄。脾泄者，肢体重著，中脘有妨，面色虚黄，腹肚微满。肾泄者，肤腠怯冷，腰脊酸疼，上咳面黧，脐腹乍痛。治脾泄，用苍术、白术、厚朴、干姜、木香、生肉豆蔻辈。治肾泄，用补骨脂及安肾丸、震灵丹辈。

肾　泄

诸有泄泻，用不换金正气散、除湿汤之类，以去风湿，以安肠胃，此上品药也。次则温脾养胃之剂投之，是为正法。然用之而不作效，抑且腹痛走上走下，或脐间隐痛，腰脊疼酸，骨节软弱，面色黧悴，尺脉虚弱，病安在哉？曰：此肾泄也。当以炒故纸、生干姜、官桂、木香、当归辈主之，仍用安肾丸为佐。其或肾水下涸，心火上炎，燥渴溺多，引饮无度，此阴阳离绝也，识者忧焉。

大便脱泄白脓

大人小儿，泄痢无已，其后变作白脓，点滴而下，或于粪尾见之，为之温脾不愈，法当温肾。盖肾主骨髓，白脓者，骨髓之异名也，要之。始作白痢，其气腥臭，已经转下，而且淹延日久，无所谓痢矣。今之白脓，全无腥臭，面色微黑，骨力羸弱，的见肾虚，合用炒故纸、当归、木香、干姜、官桂主之，嗣是少与震灵丹或玉华白丹为佐。虽然，又有妇人一证，似痢非痢，泄下白脓，心腹暴痛，吼不忍闻，此当为之通血，投通血之剂，却以养正丹辅之。

脱　肛

脱肛一证，气聚不散也，里急而不得出，外胀而不得入。先以枳壳散作剂，又以枳壳烧灰存性，细末掺敷，或津唾调敷，气散则肿消矣。仍用生姜汁调五苓散如膏，入新水研散，略煎，吞黄连阿胶丸。虽然，此论肛门挟热而肿胀也，其或肠中虚薄不收，则理中汤、钓肠丸、养脏汤辈主治，乌贼骨、木贼草敷之。详见脱肛类。

小便不通

大凡水道不行，其本在肾，合用牵牛、泽泻；其末在肺，合用葶苈、桑皮。二者得兼，必然中病。其间更以木通、滑石佐之，又能透达。虽然，大便、小便脉络相贯也，人有多日小便不通，但用神保丸、北亭丸辈，大泻数行，小肠自利。

石　淋

沙淋凝脂而易散，石淋结块而难消。攻疗石淋，专以枳壳散空心食前吞来复丹为妙。但恐太阴玄精石^①不得其真，惟得真料而常服之，关络开通，忽而大便洞泄，石块自小便出。

转　　胞

转胞证候，孕妇多有之。患在忍缩小便，或喜食煎煿，或饱后为热所迫，遂使小肠之气逆而不通，大肠之气与之俱滞，外水不能入膀胱，内水不能出膀胱，淋沥急数，每欲尿时痛不可言，大便亦里急频，并似痢非痢。必以手从胸间按至脐下，庶可立出小便，否则逆上，出而不禁，甚者因此腹胀浮肿。治法用凉药疏利小肠中热，仍与通泄大肠，迨其腹中搅痛，大便大下，则溺胞随即归正，于是小便顺流。葵子散：见附妇人摘奇方。

孕妇胎热似痢

孕妇七八个月，伤暑伤热以致子烦。胎气迫近于上，咽喉窒碍，心腹胀满，下坠似痢。每登厕时，坐一炊久，忽而气下，方得大便一通。世俗率用痢药，不知病在胎热子烦，可小柴胡汤下黄连阿胶丸，或用炒阿胶、净黄连各一分，枳壳、北大黄半之，分作两剂，乌梅、姜、蜜煎服，俟其大便调导，却以川芎、茯苓、缩砂、甘草继之。若五苓散、感应丸、香连、驻车，非其治也。

下焦蓄血

血之为病，冒闷烦躁，迷忘惊狂，痰呕汗多，骨热肢冷，此外证。然而，何以知其蓄在下焦？曰：脐下结急，外热内痛，尺脉洪而数也。桃仁、灵脂、生地黄、北大黄、甘草利而逐之。

产妇血块筑痛

此候因产断赶血未尽所致。世俗收生，多就踏板赶血，不思生产之时，已坐草近地久矣。产毕脏腑虚空，又且近地赶血，冷湿乘之，风邪入之，使败瘀^②凝为血块，是谓血母。冲筑硬痛，非乳香、没药、延胡索、五灵脂辈所能疗也。治法：不换金正气散加辣桂、川芎、白芷、蓬术、干姜同煎，乘热入法醋，连进两服。冷湿风邪一散，其块自消，散瘀皆从大小便而出。凡新产，须就床上赶血，下帐避风。

身体血滞作痛

身体疼痛，非湿则痰，固也。人有挟刀锯之，惊而又馁在其中，为风寒水湿所伤，致使心窍凝滞，于是经络壅闭，血不流行，肠肉骨节为之刺痛。治法：当归、川芎、芍药、白芷、灵脂、大黄、甘草利之，黑物小片而下，其痛有瘳。

身体胸腹隐热、隐疼、拘急、足冷

此血之为病也。以其饮酒嗜欲、伏热受暑得之。惟热毒、暑毒、酒毒为能伤血，瘀血未去，新血不荣身体，所以隐痛拘急。其里热足冷者，血之证也。用柴胡、黄芩、青皮、枳壳、灵脂、桃仁、木通、甘草作剂，多入大黄以利之，俟其流

---

① 太阴玄精石：即玄精石，具有滋阴、降火、软坚、消痰的功用。

② 瘀：原作"疼"，据文义改。

利已尽，小腹略无结急，即以当归、川芎一倍，橘皮、半夏、枳壳、北梗、木通、甘草平之，调其气血，于是有瘳。血属于心，木通以通其心窍，心窍既通，经络之流行可知矣。

血　滞

人之一身，不离乎气血。凡病，经多日疗治不痊，须当为之调血。血之外证，痰呕、烦渴、昏愦、迷忘、常喜汤水漱口。不问男女老少，血之一字请加意焉。用药：川芎、蓬术、桃仁、灵脂、生地黄、北大黄为要，呕甚者多加生姜，以此先利其宿瘀，嗣是茯苓、茯神、川芎、甘草调理之。

血　崩

《素问》云：阴虚阳搏①谓之崩。此即血得热则宣流之意也。四物汤可以助阴，生料枳壳散可以抑阳，其间更以茯苓二陈汤和之，使阴阳两得其平，血自循于经络矣。若夫冲任不固，下元久虚，以致血无关锁，则用胶艾汤加当归、木香，咽下震灵丹为妙。

吐　血

血随气行，气逆而上奔，则血不循于经络而涌吐矣。人知吐血出于上焦，有热固也。然能用柴胡、黄芩、蒲黄、茅花等辈，而不能用枳壳、北梗、青皮、生姜、乌梅佐之，又不能用通利丸子，以开其中脘，导其大便，则气如何而下降？血如何而下行？吾恐逆奔而上有不可得而止之者。若夫依前治法，血止而后又当以人参、川芎、当归、茯苓、橘皮、半夏、甘

草为之调理，虚则加木香，热则加柴胡，壅则加桑皮、荆芥，尤在权衡。

治渴有法

凡病人兼有燥渴之证，用乌梅、栝蒌根、干葛、甘草数辈皆不作效，遂致引饮过多，两脚浮肿，此证不可以为里热，盖肾水不上升，心火不下降故也。须用交感丹为主，却以乌梅、浓蜜、生姜、甘草煎汤咽之。肾水一升，心火一降，其渴自止，脚亦不复肿矣。

酒家有病勿用温药

有人饮酒过多，因酒作病，胸脘不快，其气扪隔，服无数二陈汤，竟无寸效，由是不喜饮食，复以调气散投之，致发大热，自后只用薄荷煎、鸡苏丸、麻仁丸，日就痊愈，乃知胸脘闭隔，热在上焦使然耳。又有人酷好饮酒，复感寒邪，服不换金正气散，以致内热愈炽，烦渴且闷，汗出如雨，身体怯寒，续后以小柴胡汤加枳壳、白芍药解之。柴胡、黄芩退热，枳壳宽中，芍药调荣止汗，顿然痊愈。然则酒家抱病，其可妄以温药尝试一中乎？

伤寒筋惕肉𥆧治法

筋惕身𥆧，发汗太过所致也。古人以真武汤主之。然真武汤能止其汗而不能定其𥆧。𥆧者，动也。汗出表虚，外风必入于腠理，人知风以动之，所以惕惕而自𥆧，而不知汗多则伤血，血虚无以荣筋，

──────────

① 阴虚阳搏：指脉象之沉取为虚，浮取搏指，其阴阳但以脉位言。

筋愈急而四体百骸愈为之瞤动。治法：不用祛风并发散等辈，惟人参、当归、川芎、芍药、半夏、茯苓、甘草作剂，以五灵脂为佐，入生姜、乌梅同煎，自有神效。上药专于生血，生血乃所以收汗。其或大便秘涩，少加大黄以导之。血脉一和，不反掌而静定矣。

发痉详证

庐江刘宝云：《产宝》所载方药甚详，独无产后中风、角弓反张一证。按：产后中风，因怀胎时多啖生冷，脾胃受湿，复经乳卧之后，津液内竭，履地太早，脱着不时，以致风邪乘虚入于足太阳之经。其证发热头疼，或时不热，喘息痰咳，言语不伦，渐觉牙关紧急，十指微动，如摸物之状。加以项背强直，或哑或叫，目睛直视，肠滑不禁，身如反弓，转侧不仁，如此十无一生，《活人书》谓太阳发痉是尔。凡产后初得发热，常须审视，若唇急舌謇，手指微动，便以中风药品急治之。用药归荆汤、独活酒，附在湿门；独荆散、防风散、续命汤，见附妇人方中，男女通用。

胸胁痛引背上，头面两手浮肿

肾虚不能纳气归原，气逆而上奔，故胸膈满痛，以手摩挲，痛走背上，又从背摩挲，则其气循胁泄于后，分而痛不作矣。此气之为病，固也。奈何肾虚又不能行水，故水随气奔，上乘于肺，头面两手浮肿，气短而喘。由是，血化为水，与之俱滞，况其人旧来有风。曰风、曰水、曰血、曰气，四者合而为病，其痛非常。如沉香、木香、乌药、槟榔之类，不能施其巧治，法将何如？曰：先以二十四味流气

饮加独活、枳壳、五灵脂、炒牵牛，入姜、蜜、乌梅同煎，咽下养正丹二十粒、雄黄丸十粒，升降水火，引导大便。次用桑叶、紫苏、木通、阿胶、当归、桃仁、青皮、桔梗、炒芫花、生大黄作剂，依前，煎以姜、蜜、乌梅，取尽大便黑物，即收全功。

肚皮痛

肾虚不能行水，加之酒面无度，醉后辄睡，酒与水交聚于腹中，而面毒复缠滞其气，是以水渗于肚皮而作痛矣。治法：钱氏宣风散用蜜水煎，咽下神保丸，俟其大便流利，然后以青木香丸一分，安肾丸倍之，用二陈汤入少盐，并生姜同煎，空心咽下。脾肾气复，自然向安。

胸膛气隔

有肺经伏热而气隔者，有痰水在上而气隔者，大概以茯苓、半夏、枳壳、桔梗为治法。其肺热者，如圣汤加桑白皮佐之；心下水气者，小半夏茯苓汤效；胸烦，《活人书》用山栀子。

附：证治赋

麻黄汤发腊月寒伤营，桂枝汤散冬天风伤卫。九味羌活汤发三时之表，三时伤寒，春夏秋也。六神通解散理晚发之邪。三月天行，谓之晚发。香苏散、十神汤、参苏饮发表调中，平和之药，外感内伤兼治。葛根汤、解肌汤、小柴胡和解半表。大柴胡、三承气攻热邪传里，理中汤、四逆汤散寒中阴经。以上治外感。补中益气汤治饱饥劳役，升阳顺气汤疗怒恐忧思。调中益气汤调胃脾失协，参术调中汤治脾肺俱伤。升阳散

火汤升散热邪。凡言热者，指外热也。升阳益胃汤分消湿①气。以上治内伤。和解散、金沸草散治时行寒疫，神术散、定风饼子疗暴中风邪。人参败毒散、升麻葛根汤解瘟疫而身热，阳毒升麻汤、雄黄解毒丸散天行而咽疼。宣明双解散主温热始终之要药，藿香正气散治暑湿②内外之良方。香薷饮、清暑益气汤、人参白虎汤、益原散、缩脾饮能祛实虚暑气，平胃散、羌活胜湿汤、升阳除湿汤、五苓散、术附汤善解外内湿邪。生料五积散解湿温寒，治表里之寒湿③。防风通圣散清热润燥。治表里之热燥。搜风顺气丸、神芎丸润大肠燥症，黄连解毒汤、三黄丸泻三焦火邪。凡言火者，指内火也。当归六黄汤泻火滋阴，防风当归饮补虚退热。舟车丸、三花神祐丸能除湿热，湿④则生热。秦艽汤、羌活愈风汤善解燥风。燥则生风。胃苓汤主伤暑泄泻腹疼，柴苓汤治伤寒泄泻身热。桂苓白术散疗霍乱而口发渴，加减理中汤治吐泻而咽不干。苍术汤、胃风汤治湿伤气分、白痢便脓；地黄汤、芍药汤主热伤血分、赤痢下血。万安散、七宝饮治疟无汗而寒多热少，清脾饮、六和汤疗疟有汗而寒少热多。华盖散、五拗汤主喘嗽因寒外袭，洗肺散、贝母散治咳嗽由火内生。以上发表和中，以治风寒暑湿⑤燥火。白虎汤泻胃火有余，八珍汤补脾阴不足。白术和胃丸能养脾胃，宽中进食丸喜滋形气。治中汤、枳术丸、和中丸、大安丸、保和丸健脾消食，香壳丸、香棱丸、积气丹、妙攻丸、消块丸破积除癥。木香枳壳丸疗食停久发黄，神妙列仙散治酒积陈成疸。木香枳术丸、化滞汤调气进食，七转灵应丹、万应丸取积追虫。丁香脾积丸、妙应丸治心腹诸疼，大黄备急丸、三阳散主猝暴百病。三棱消积丸治新伤生冷硬物，内用巴豆。木香槟榔丸疗久患气食痞膨。内用大黄。巴豆斩

关，去时新之冷积可仗；大黄破结，推陈久之热癥宜遵。气病宜调气，用木香、槟榔、香附、枳壳；血病宜和血，以川芎、当归、桃仁、红花。越鞠丸、木香流气饮开郁气之无形，蟠葱散、撞气阿魏丸破积血之有质。神砂一粒丹疗气郁而为心疼，神圣代针散治血积而作疝气。独活寄生汤开气血结滞在腰，当归拈痛汤散湿热沉凝于足。控涎丹、小胃丹治湿热流注四腹作疼，金枣丹、虎骨散疗气血怫郁遍体为病。以上调胃消食并治气血湿⑥热郁积。二陈汤以豁痰，三补丸而泻火。六君汤豁痰补气调胃，六物汤降火补血滋阴。四物汤加黄柏、知母是也。当归龙荟丸善降阴火兼治胁痛，人参养胃汤能开结痰并疗久疟。太平丸、消化丸治痰嗽有功，左金丸、香连丸除热痢必效。洗心散、泻肝散泻心肝之火，滚痰丸、化痰丸蠲热燥之痰。四七汤、黑锡丹开痰结心胸，清空膏、凉膈散除火升头膈。石膏羌活散祛风明目，川芎石膏汤泻火定眩。川芎茶调散治风热上攻头目，葛花解醒汤疗湿⑦痰中满胃肠。龙脑鸡苏丸除心肺虚烦，人参泻肺汤散胸膈实火。犀角地黄汤、桃仁承气汤、茯苓补心汤、阿魏丸，小建中汤治火载血而上出，当归承气汤、瑞竹蒲黄散、当归和血散、聚金丸、伏龙肝散疗阳迫阴而下行。红花当归散、千金桃仁煎、六合汤理经脉不通，凉血地黄汤、解毒四物汤、胶艾汤治崩漏不止。金匮当归散清热安胎而易产，丹溪天麻丸活血保产而无惊。女金丹、乌鸡丸调

---

① 湿：原作"温"，于医理不通，据四库本改。
② 湿：原作"温"，于医理不通，据四库本改。
③ 湿：原作"温"，于医理不通，据四库本改。
④ 湿：原作"温"，于医理不通，据四库本改。
⑤ 湿：原作"温"，于医理不通，据四库本改。
⑥ 湿：原作"温"，于医理不通，据四库本改。
⑦ 湿：原作"温"，于医理不通，据四库本改。

气血，令老妇妊娠；天一丸、连翘饮泻火湿，主小儿百病。醒脾散、玉饼子、肥儿丸、香棱丸治婴孩脾气不足而致疾，泻青丸、夺命散、抱龙丸、槟榔丸疗童㜽①肝邪有余而生灾。金箔镇心丸、金箔镇心丹安神定惊，五福化毒丹、犀角消毒饮清热解毒。异功散补痘疮之虚寒，通圣散泻斑疹之实热。内疏黄连汤、千金漏芦汤主阳疽痛肿掀向外，内托复煎散、渊然夺命丹治阴疽毒蕴于中。立马回疔丹、万灵夺命丹疗疔疮而有殊功，神效太乙膏、散肿溃坚汤治瘰疬而收实效。紫金丹治药食众毒兼痈疽疔肿，主解利。如圣散疗风湿诸邪及瘫痪痛风。主发散。香谷丸、芎归丸疗痔而清热凉血，槐角丸、乌王丸治漏而散湿补虚。清心莲子饮、八正散治小便淋浊有虚实之分，导滞通幽汤、三和散疗大肠燥结有血气之异。海藏五饮汤散五等之饮，开结枳实丸消诸般之痰。导痰汤、三生丸豁痰疏风，千缗汤、四磨汤下气定喘。苏子降气汤消痰利气，三因七气汤解郁开心。瓜蒂散、稀涎散、四灵散吐涎而祛风，苏青丹、星香汤、涤痰汤豁痰而顺气。苏合香丸、乌药顺气散、匀气散善开结气，小省风汤、青州白丸子、搜风丸能散风痰。牛黄清心丸治诸痰热而类风，诸小续命汤疗真中风而在脉。三化汤主风入腑，推陈润燥；至宝丹治邪入脏，散热消风。龙星丹疏风清热豁痰，愈风丹润燥祛风泻火。换骨丹、续命丹治风痰充塞经络而为瘫痪，清燥汤、健步丸疗湿热熏蒸觔②骨而成痿躄。南星治风痰，苍术治湿痰，天花粉治热痰，海石治燥痰，半夏治寒痰。柴胡泻肝火，黄连泻心火，白芍药泻脾火，黄芩泻肺火，黄柏泻肾火。天门、麦门、知母石膏、竹茹、童便、玄明粉、上清丸能散虚火，荆沥、竹沥、贝母、栝蒌、韭汁、姜汁、霞天膏、二沥汤

善开虚痰。气虚加以四君，血虚加以四物。以上治痰火气风。四君补气并益脾，四物补血兼滋肾。八物汤、十③全大补汤补气血两虚，固本丸、秘传补元丸补心肾不足。钱氏白术散、参苓白术散、竹叶石膏汤补脾胃诸虚，丹溪补阴丸、金匮肾气丸、三一肾气丸滋真阴久损。崔氏八味丸补阴兴阳，天王补心丹宁神定志。朱砂安神丸凉血清心，八味定志丸补虚开窍。茯菟丸、萆薢分清饮除浊止淋，固精丸、固真太宝丸秘精收脱。保和汤、知母茯苓汤、黄芪鳖甲汤止嗽宁肺，保真汤、十味人参散、人参养荣汤除热补虚。一秤金、七仙丹乌发驻颜，琼玉膏、固本酒延年益寿。以上补气血脏腑。以方加减存乎人，要审病而合宜用药，补泻行于味，须随时而换气。奇偶复七方须知，七方者，奇偶复大小缓急也。初中末三治要察。初则发攻，中则调和，末则收补。寒因热用，热因寒用，通因通用，塞因塞用，通因通用者，通其积滞而下焦自然闭密也④。高者抑之，下者举之，外者发之，内者夺之。塞因塞用者，塞其下流而上焦自然开豁也⑤。寒则兼凝，热则开行，风能胜湿，湿能润燥。辛能散结，甘能缓中，淡能利窍，苦以泄逆，酸以收耗，咸以软坚。升降浮沉则顺之，谓顺其升降浮沉之性也。寒热温凉宜逆也。谓以寒治热，以热治寒也。病有浅深，治有难易。初感风寒、乍伤饮食，一药可愈；旧存痃癖、久患虚劳，万方难瘳。履霜之疾亟疗，无妄之药勿试。病若伏虚，宜半攻而半补；医称多术，或

---

① 童㜽：㜽音xī。指少年。
② 觔：音jīn，即"筋"。
③ 十：原本为"千"，据四库本改。
④ 通因通用者，通其积滞而下焦自然闭密也：此句当在"通因通用"句后。
⑤ 塞因塞用者，塞其下流而上焦自然开豁也：此句当在"塞因塞用"句后。

用灸而用针。针有劫病之功，灸获回生之验。针能去气病而作痛，灸则消血症以成形。脏寒虚夺者，治以灸焫①；脉因挛痹者，疗以针刺。血实蓄结肿热者，宜从砭石；气滞痿厥寒热者，当仿导引。经络不通，病生于不仁者，须觅醪醴；血气凝泣，病生于劢脉者，可行熨药。病剽悍者，按而收之；谓按摩也。干霍乱者，刮而行之。谓刮痧也。医业十三科，宜精一派；病情千万变，仔细推评。姑撮碎言，以陈管见，后之学者，庶达迷津。

---

① 焫：音 ruò，即蒸，点燃、焚烧之意。

仁斋直指方论卷之三

三山名医仁斋杨士瀛登父编撰
新安后学惠斋朱崇正宗儒附遗

诸　风

风　论

　　气血痰水，受病于内者也；风寒暑湿，致寇于外者也。人之一身，血气既虚，阴阳不守。饮食居处，嗜欲无节，冲风卧地，调护不加，于是经络空疏，腠理开彻，风邪乘其虚而入之，中风、诸风皆是物耳。风之为病，善行数变，其中人也猝，其眩人也晕，激人之涎浮，昏人之神乱。挟热则痿惰缓弛，挟寒则急痛拘挛。自其邪气之入人也，邪气反缓，正气反急，正气引邪为㖞僻、为窜视、为掣纵、为搐搦、为瘫痪、为反张。在于阳则皮肤缓，在于阴则腹里急。缓则四肢不能收，急则一身不能仰。皆随其邪气所至，表里浅深而有证也。种类虽多，大要有四。血气偏虚，半身不遂，肌肉枯瘦，骨间疼痛，谓之偏枯；神智不乱，身体无痛，四肢不举，一臂不随，谓之风痱，能言则可治。忽然迷仆，舌强不语，喉中窒塞，噫噫有声，谓之风懿，身软有汗则生。风寒湿三气合而为痹，其人肉厚，身顽不知痛痒。风多则走注，寒多则疼痛，湿多则重着，在筋则筋屈而不伸，在脉则血凝而不流，在肉则不仁，在骨则瘫重，夫是之谓风痹。伤风一证，发热烦躁，头疼面光，恶风自汗。盖风能散气，故有汗也。风家脉浮者，病在表；脉实者，病在里；脉虚者，病在脏；脉促者，病在上。浮则发散，实则疏导，虚则温之。促于上而病人壮盛、胸喉澎湃者，瓜蒂散少少吐之。俗谓热则生风，大纲。然尔，多有胃虚、气虚、血虚，虚极而生风者。若诸虚证候，天雄、附子、官桂、川乌又不可缺。治法大要，尽以消痰顺气为先。顺气用南木香、苏合香丸辈；消痰用南星、半夏、细辛、僵蚕辈。如石绿①、铁焰、水银、轻粉、铅霜、朴硝等剂，谨勿妄施。寒毒入胃，则血脉凝涩，真气消铄，不旋踵而废人。治风良剂，小续命汤为上，排风汤次之，然二药主风不主气，须以人参顺气散、乌药顺气散佐助其间，气一流行，则风亦疏散矣。至若口开手散，泻血遗尿，眼合不开，汗出不流，吐沫气粗，声如鼾睡，面绯面黑，发直头摇，手足口鼻清冷，口噤而脉急数，皆为不治之证。其余诸风种类，余于《婴儿惊风指要》备论之。

————————

　　①　石绿：即绿青，一种铜矿的次生矿物。

诸风证治

心中风

心风偃卧热而暗，唇赤其身有汗生，
白黑青黄唇上见，停停时悚扁医惊。

心中风，偃卧不能倾侧，发热失音，
其舌焦赤。汗流唇赤者，可治，灸心俞。
若唇上白黑青黄，乃心坏为水，面目停停
时时悚动者，并不治。心俞二穴在第五椎
骨下两旁各一寸半。五脏俞穴《千金翼》
所载与《六十七难》注同取分寸法，男
左手，女右手，以中指第一节为一寸。

肝中风

肝家踞怒不低头，左胁偏疼筋急搜，
额目唇青为可疗，目黄目白使人愁。

肝中风，踞坐不能低头，上视多怒，
左胁偏疼，诸筋挛急，头目瞤动，其目青
绕。两目连额微青，面黄者，可治，灸肝
俞。若大势青黑，其目一黄一白者，不
治。肝俞二穴在第九椎骨下两旁各一寸
半。

肾中风

肾中踞而腰脊疼，面浮耳黑贼风生，
胁无黄迹能痊愈，直发泥容旦暮倾。

肾中风，踞坐腰脊痛引小腹，面上浮
肿，其耳黑。视左右胁，未有点点黄色
者，可治，灸肾俞。若胁上黄点，面如土
色，鬓发直，齿黄赤者，不治。肾俞二穴
在第十四椎骨下两旁各一寸半。

肺中风

肺风喘促满胸膛，偃卧漐漐燥异常，
口鼻之间须要白，寻衣肺坏色忧黄。

肺中风，偃卧胸满，气短喘息，时
嗽，燥闷汗出，其鼻白。目下及鼻四周，
以至于口，色白者，可治，灸肺俞。若色
黄，乃肺坏，为血，其与寻衣摸空者并不
治。肺俞二穴在第三椎骨下两旁各一寸
半。

脾中风

脾中风兮肌肉瞤，踞而腹满吐咸酸，
唇并肢体通黄瘥，手足眸青疗已难。

脾中风，踞坐腹满，皮肉瞤动，四肢
放纵，其唇黄。身通黄，吐咸汁者，可
治，灸脾俞。若手足青且冷，或目下青，
并不治。脾俞二穴在第十一椎骨下两旁各
一寸半。

胃中风

胃病根源饮食来，抬肩喘息气难开，
口张额汗腹中满，浮诊双关脉大哉。

胃中风，腹满膜胀，隔塞不通，张口
喘息，额上多汗，孙地仙所谓新食竟取风
为胃风是也。或曰：风中诸脏，不关诸
腑。是亦一说。然胃为水谷之海，五脏皆
取风于胃，故并存之三因云。胃俞二穴在
第十二椎骨下两旁各一寸半。

中风恶证

中风恶证细推求，口噤须迟脉数忧，
眼合不开并窜瞪，面绯面黑手难收。
口开吐沫气粗大，发直摇头汗不流。
齁齸①喉鸣兼鼻冷，遗尿泻血并皆
休。

中风多是恶风自汗。心风脉浮洪，肝
风脉浮弦，肾风脉浮滑，肺风脉浮涩，脾
风脉浮缓。或以三部候之，或以本脏取
之，不可一概论也，医者当明辨之。

---

① 齸：音 qià，指鼻息之音。

治猝中法

圆白天南星_{湿纸裹煨}　南木香　苍术_生　白羊眼半夏_{用百沸汤就铫①蘸少顷。各一钱半}　辣细辛　甘草_生　石菖蒲_{细切。各一钱。}

上件锉散，分作二服，水一盏半，生姜七厚片，煎取其半，乘热调苏合香丸三丸灌下。痰盛者加全蝎二枚，炙。治一切猝中，不论中风、中寒、中暑、中湿、中气及痰厥、饮厥之类，初作皆可用此。先以皂角去弦皮，细辛或生南星、半夏为末，揭以管子吹入鼻中，俟其喷嚏，即进前药。牙噤者，中指点南星、细辛末，并乌梅肉，频擦自开。

又　　法

南木香_{细锉，二钱}　生南星_{七片}　生姜_{七片}　石菖蒲_{二寸，捶碎}

上煎取清汁，乘热调南木香末一钱、苏合香丸三丸与之。

小续命汤　治中风诸风，迷仆涎潮，舌强语謇，或昏愦痿弛，或厥冷拘挛，不论表里浅深，服之皆验。

麻黄_{去节}　人参　防己　官桂　黄芩　杏仁_{去皮尖，焙}　白芍药　芎䓖　甘草_{炒。各一两}　防风_{一两半}　附子_{炮，去皮脐，只用半两}

上锉散。每服三钱，姜五厚片，枣二枚，水盏半，煎一盏，温服。恍惚加白茯苓；骨节烦疼，素有热，去附子，倍芍药；烦躁，大便秘，去附子，倍芍药，加竹沥；大便利，素有寒，去黄芩，加白术、附子；骨肉冷疼，加辣桂、附子；呕逆腹胀，加人参、半夏；自汗去麻黄，加芍药；大便结热，去附子，加枳壳、大黄；痰多加南星，炮，切数片；风虚加当归；渴加栝蒌根；身疼加秦艽；喘急加炒桑白皮。

排风汤　治五脏风、诸风，亦治风毒脚气肿痛。

白鲜皮　白术　白芍药　辣桂_{去粗皮}　当归　川芎　杏仁_{去皮尖，微炒}　防风　甘草_{各二两。炒}　独活　麻黄_{去节}　白茯苓_{各三两}

上粗末。每服三钱，水盏半，姜四片，煎一盏，温服。

良方人参顺气散　治诸风战掉，拳挛眩晕，㖞斜麻痹疼痛。

川芎　桔梗　白术　白芷　陈皮　枳壳_炒　甘草_{各一两。炒}　麻黄_{去节}　天台乌药_{去心。各一两半}　人参　白姜_{炮。各半两}

上为末。每二钱，姜枣煎服。

乌药顺气散　证治同前，亦主脚气。

乌药_{去心}　麻黄_{去节}　陈皮_{各二两}　川芎　枳壳_炒　北梗　白芷　直僵蚕_{炒，去丝}　甘草_{炒。各一两}　白姜_{炮，半两}

上为末。每二钱，姜枣煎服。

摄生饮　治一切猝中。不论中风、中寒、中暑、中湿及痰厥、饮厥、气厥之类，初作即用此。

圆白南星_{湿纸裹煨}　南木香　半夏_{用百沸汤就铫②蘸少顷。各一钱半}　辣细辛　苍术_生　甘草_生　细节石菖蒲_{各一钱}

上锉。分二服，每服水盏半，姜七厚片，煎取其半，乘热调苏合香丸_{方具诸气门}。三丸灌下。痰盛加炙全蝎二枚。先以皂角肉为细末③，管子揭些，吹入鼻中，候喷嚏即进药。牙噤者乌梅肉揉和南星、细辛末，以中指频擦自开。

三生饮　治猝中昏迷，痰盛喉鸣，口眼㖞斜，半身不遂，但脉沉、无热者可

---

① 铫：原误作"跳"，据《普济方》卷九十一所引本书改。铫，音 diào，煎药或烧水用的器具。

② 铫：原误作"跳"，据《普济方》卷九十一所引本书改。

③ 为细末：四库本作"细右为末"。

服。

南星一两　川乌生　附子生。各去皮脐，半两　南木香二钱半

上㕮咀。每服三钱，水一盏半，姜十厚片，煎取半，微温服。

附香饮　证治如前。

附子生，四钱　木香二钱

上㕮咀。分二服，每用水盏半，姜十片，煎取半，微温服。虚人可用。

星香饮　证治如前。

南星　八钱　木香　二钱

上锉。分三①服，每用水盏半，姜十片，煎六分，温服。气盛人用此。

大醒风汤　治猝中诸风，涎潮痰厥，语涩神昏。

附子生　南星生。各三分　全蝎　川芎　防风各一分

上锉散。每三钱，姜十片，煎服。气不和加木香。

省风汤

南星炮，一两　防风半两　甘草炒，一分

上锉。每服三钱，姜十片，煎服。气虚人加生附子、沉香，气逆加紫苏、木香；头痛而晕，加全蝎；多痰加半夏。

左经丸　治诸风瘫痪，拘挛强直，疼痛或跌仆伤损亦主之。

草乌炮，去尖，四两　川乌炮，去皮脐，二两　没药一两半　乳香一两　黑豆生，一升，以斑蝥二十一个，去头、足、翅，同煮，候豆熟为度，去斑蝥，取豆焙干用。

上细末，醋和豆为糊，丸桐子大，每服三十丸，温酒下。

铁骨丹　治诸风瘫痪，拳挛，半身不遂。

川乌头　草乌头各炮，去皮脐尖　川芎　当归酒浸，晒②　辣桂　川续断洗，晒　华阴细辛　补骨脂炒　乌蛇洗，酒浸，取肉晒干，七钱半　直僵蚕炒，去丝　木鳖子去壳，炒

熟　天麻酒浸，晒　巴戟酒浸，去心，晒　防风　滴乳香　没药③　麻黄去节　羌活　独活　坚白南星炮熟　白蒺藜炒，捣去刺　薏苡仁　苍术炒。各半两　萆薢④盐水煮干　杜仲去粗皮，锉，姜汁制⑤，炒焦　牛膝酒浸，晒。各一两　虎胫骨洗，酒浸，炙焦　自然铜烧红，醋淬七⑥次。各三两　白附子炮　川五灵脂各四钱　秦艽　全蝎去毒，微炒。各二钱半　麝香半钱

上细末，乳香、没药、麝香别研，渐入，拌和以浸药酒，调飞面煮糊，研，筑丸，弹子大。每服一丸，温酒磨下，或宣木瓜煎汤下、黑豆淋酒下，不拘时服。仍间用高良姜，碎，一升，煎汤，围熏荡浴最妙。未服药前，须以斑蝥二十一个，去翅足，用黑豆一建盏，慢火同炒焦，只用七个，并豆入全蝎十四枚，微炒，五灵脂二钱半为末，糕糊，丸麻子大。每二十一丸，老酒下，先去其风根。

铁弹丸　治诸风瘫痪。

川乌炮，去皮脐，一两半　川五灵脂四两　乳香　没药各一两　麝一钱

上乳香以干竹叶包裹，用熨斗火熨过，即研成末，余药末之，拌和，再碾，滴水为丸，弹子大，每一丸，薄荷酒磨下。

拒风丹　治一切风。

川芎四两　防风一两半　天麻　甘草炒。各一两　细辛　荜茇各半两

上末，炼蜜和，杵，每两作三十丸。

————————

① 三：原作"生"，四库本亦作"生"，据《普济方》卷九十一引本书改。

② 晒：同"晒"。

③ 没药：原作"没香"，四库本同。《普济方》卷九十四所载本方作"没药"。

④ 萆薢：原作"薢萆"，四库本作"萆薢"。

⑤ 姜汁制：原作"盖注制"，据文义改。

⑥ 七：原本及四库本作"化"，据《普济方》卷九十四所载本方改。

每服一丸，细嚼，荆芥酒下。伤风鼻塞，项强头疼，姜汤下。

麝香丸 治白虎疬节风，走注疼痛，遍身瘙痒如虫咬，昼静夜剧。

川乌大八角者三个 全蝎二十一个 地龙半两 黑豆并生用，二钱半 麝香半字

上细末，糯糊丸绿豆大。每服七个，甚者十丸，夜卧令膈空，温酒下。微出冷汗便瘥。

增味五痹汤 治风寒湿合而为痹，肌体麻痹不仁。

羌活 防己 片子姜黄 白术 海桐皮 当归 白芍药各一两 甘草炒，七钱半

上锉。每服三钱，姜十厚片，煎服。病在上，食后；病在下，食前。

瓜蒂散 吐法

上瓜蒂末一钱，熟水调下。若风颠①证，须以瓜蒂散吐痰。

稀涎散 治风涎潮塞上膈，气闭不通。

猪牙皂角四条，肥实不蛀者，去黑皮 光明晋矾一两

上细末。轻者半钱，重者三字，熟水调下。但少吐之，弱者不可吐，吐，用养正丹三十丸研细，南木香煎汤调下，仍与南星、附子豁痰归经，鸡心槟榔亦能疏风顺气。

鹤膝风挛方

真紫金皮，老酒煎，候温常服。

急风方

朱砂一字 轻粉一点 巴豆去油如霜，些儿 全蝎一枚 蝉壳两枚，去土

上末之，研和。大人尽剂，用薄荷泡汤调下，小儿分半，用乳汁调下。或吐痰，或泄毒物，皆效。

乌龙丹 治诸风瘫痪，口眼㖞斜，语言謇涩。

真川乌生，去皮脐 好五灵脂各二两

上末，入脑、麝半钱同研，滴水丸小弹大，阴干。每一丸，先姜汁研开，次好酒调下，空心食前，日两服，似铁弹丸。

庐江刘宝治痉良方

归荆汤 治风痉昏迷，吐沫抽掣，背脊强直，产后中痉通用。

当归 荆芥穗

上等分，末之。每二钱，水一盏，酒少许，煎七分灌下。如牙紧，用铜匙斡②，以鸡羽沾药入口，或用童尿调下。或以芎藭代当归亦妙。

又方

黑豆炒焦，好酒淋之，取清汁

上每酒一盏，独活锉三钱，煎七分，温服。又连续进剂，以瘥为度。

太阳风痉证候

太阳风痉证候，始则发热、腹痛、喘息、涎浮，次则牙紧、头摇、十指微动，渐加项背强直，转则不仁，甚者昏困、失音、目睛直视、滑泄不禁、身腰反张，如此则十不救一。新产血虚，汗出伤风，亦作痉证。凡产后发热，若舌謇唇急、手指微动，便急作风痉疗之。荆归汤、独活酒。方见在湿门。

人为邪气所干，则发而为病，若气、若血、若痰、若水、若风、若寒、若暑、若湿，脏腑、表里、冷热、虚实，各有受病之处，用药之法，必究其原，而后可以起病，否则，前贤所谓猎不知兔，广络原野，冀一人获之，术亦疏耳，是可以人试技乎哉！

---

① 风颠：即"风癫"。病名，五癫之一，即痫证。

② 斡：音wò，旋转之意。

附：诸贤论

《病机机要》曰：治风须分在脏、在腑、在经之异。云风本为热，热胜则风动，宜以静胜其燥，是养血也。治须少汗，亦宜少下。多汗则虚其卫，多下则损其荣，宜治在经。虽有汗、下之戒，而有中脏、中腑之分。中腑者，多着四肢，有表证而脉浮，恶风，拘急不仁。中脏者，多滞九窍，唇缓失音，耳聋，鼻塞，目瞀，大便结闭。中腑者宜汗之，中脏者宜下之，表里已和宜治之在经，当以大药①养之。

《发明》云：中血脉则口眼㖞斜，中腑则肢节废，中脏则性命危，三治各不同。中血脉，外有六经之形证，则从小续命加减；中腑，内有便溺之阻隔，宜三化汤等通利之；外无六经之形证，内无便溺之阻隔，宜养血通气，大秦艽汤、羌活愈风汤主之。

刘宗厚曰：按此，分在表、在里、在经之三证，立汗、下、调养之三法，可谓开后世之盲聋。但所用诸方，学者宜详审之。

河间曰：风病多因热甚，俗云风者，言末而忘其本也。所以中风有瘫痪者，非谓肝木之风实甚而猝中之也，亦非外中于风，良由将息失宜而心火暴甚，肾水虚衰，不能制之，则阴虚阳实，而热气怫郁，心神昏冒，筋骨不用而猝倒无知也。多因喜、怒、悲、忧、恐五志过极，而猝中者，皆为热甚故也。若微，则但僵仆，气血流通，筋脉不挛。缓者，发过如故，或热气大盛，郁滞不通，阴气暴绝，阳气后竭而死。

痰涎者，由热甚则水化制火而生。

偏枯者，由经络一侧得通，否者痹而瘫痪也。

口筋噤急者，由风热太甚，以胜水湿。又津液滞于胸膈，以为痰涎，则筋太燥，然燥金主于收敛，劲切故也。

或筋反缓者，乃燥之甚，血液衰少也。诸筋挛易愈，诸筋痿难复，以见燥之微甚也。

丹溪云：按《内经》以下，皆谓外中风邪，然地有南北之殊，不可一概而论。往刘守真作将息失宜，水不能制火，极是。由今而言之，西北二方，亦有真为风所中者，但极少尔。东南之人，多是湿土生痰，痰生热，热生风也。邪之所凑，其气必虚，风之伤人在肺脏为多。

许学士谓：气中者，亦有七情所伤。脉微而数，或浮而紧、缓而迟，必也。脉迟浮可治，大数而极者死。若果外中者，则东垣所谓中血脉、中腑、中脏之理。其于四肢不举，亦有与痿相类者，当细分之。《局方》风、痿同治，大谬，《发挥》甚详。子和用三法，如的系邪气猝中、痰盛实热者可用，否则不可。

河间曰：中风之人，不宜用龙、麝、犀②、朱，譬之提铃巡于街，使盗者伏而不出，益使邪入于骨髓，如油入而莫能出也，此之类焉。若痰潮不省，昏愦不知事，宜用药下其痰涎。故风者，乃百病之长，虽审经意，故莫不有疑者也。吁！医之不明运气、造化、地理、病机之微，而欲行通变之法者，难矣哉！

---

① 大药：丹家对外丹的别称，外丹即炼丹家用诸矿物原料配制后，放入炉鼎内烧制而成的化合物。即道教所谓之"仙丹"、"金丹"。

② 犀：原缺，四库本亦无，据刘完素《素问病机气宜保命集·卷中·中风论第一》补。

附：诸方

防风通圣散《宣明方》　论曰：风、寒、热，诸疾之始生也。人之脏腑，皆风之起。谓火热，阳之本也。谓曲直动摇，风之用也。眩晕呕吐，谓风热之甚也。夫风热怫郁，风火生于热，以热为本，而风为标。凡言风者，即风热病也。气壅滞①，筋脉拘倦，肢体焦痿，头目昏眩，腰脊强痛，耳鸣鼻塞，口苦舌干，咽嗌不利，胸膈痞闷，咳呕喘满，涕唾稠粘，肠胃燥热结，便溺淋闭，或夜卧寝汗，咬牙睡②语，筋惕惊悸，或肠胃怫郁结，水液不能浸润于周身而但为小便多出者，或湿热内郁③而时有汗泄者，或因亡液而成燥淋闭者，或因肠胃燥郁，水液不能宣行于外，反以停湿而泄，或燥湿往来而时结时泄，或表之阳和，正气卫气是也。与邪热相合并，入于里，阳极似阴而战、烦渴者，表气寒故战；里热甚则渴。或疟气久不已者④，经言：邪热与卫气并入于里则寒战也，并出之于表则发热，并⑤则病作，离则病已⑥。或风热走注，疼痛麻痹者，或肾水真阴衰虚，心火邪热暴甚而僵仆，或猝中久不语，或一切暴暗而不语，语不出声，或暗风痫者，或洗头风，或破伤风，或中风诸潮搐，并小儿诸疳积热，或惊风积热，伤寒疫疠不能辨者，或热甚怫结而反出不快⑦者，或热极黑陷将死，或大人、小儿风热疮疥及久不愈者，或头生屑，遍身黑黧紫白斑驳，或面鼻生紫赤风刺、瘾疹，俗呼为肺风者，或成风疠，世传为大风疾者，或肠风痔漏，并解酒过、热毒，兼解利诸邪所伤，及调理伤寒未发汗，头项、身体疼痛者，并两感诸证。兼治产后血液损虚，以致阴气衰残，阳气郁甚，为诸热证，腹满涩痛，烦渴，喘闷，谵妄惊狂，或热极生风而热燥郁，舌强口噤，筋惕肉瞤，一切风热燥证，郁而恶物不下，腹满撮痛而昏者，恶物过多而不吐者，不宜服之。兼消除大小疮及恶毒。兼治堕马打扑、伤损疼痛，或因热结，大小便涩滞⑧不通，或腹急痛，腹满喘闷者，并皆治之。

防风　川芎　当归　芍药　大黄　薄荷叶　麻黄　连翘　芒硝朴硝制过者是。以上各半两　石膏　黄芩　桔梗各一两　滑石三两　甘草二两　荆芥　白术　栀子各二钱五分

上为末。每服三钱，水一大盏，生姜三片，煎至六分，温服。涎嗽，加半夏五钱，姜制，此药不可无生姜。同前刘廷瑞方，有缩砂，无芒硝，其余皆同。

加减防风通圣散　顶⑨防风疾，常服取效。

防风　川芎　当归　芍药　薄荷　麻黄　连翘各半两　黄芩　桔梗各一两　甘草二两　荆芥　白术各二钱半　乌药　羌活　天麻　僵蚕等分⑩

体弱气虚者磨木香。痰涎壅盛者，加

---

① 滞：原本与四库本均作"沸"，据《宣明论方》卷三改。

② 睡：原本与四库本均作"唾"，据《宣明论方》卷三改。

③ 郁：原本与四库本均作"余"，据《宣明论方》卷三改。

④ 疟气久不已者：原作"虚气人不已者"，据《普济方》卷一百五十改。

⑤ 并：原本与四库本均作"大"，据《普济方》卷一百十四改。

⑥ 已：原本与四库本均作"也"，据《宣明论方》卷三改。

⑦ 快：原本与四库本均作"快"，据《宣明论方》卷三改。

⑧ 滞：原本与四库本均无"滞"字，据《宣明论方》卷三补。

⑨ 顶：当为抵御之意，或为"预"之误。

⑩ 此处剂量不详，且无服法，与上文体例不同，疑有脱文。

南星、半夏、枳实。

搜风顺气丸《圣惠方》　治肠胃积热，以致膈间痞闷，大便结燥，小便赤涩。肠风痔痛，腰膝酸疼，肢节顽麻，手足瘫痪，行步艰辛，语言謇涩。三十六般风及七十二般气，无不治之。此药宣通气血，清热润燥，通利大小便，则诸病自愈。

车前子一两半　白槟榔　大麻子微炒，去壳，另研　牛膝酒浸宿　干山药各二两　枳壳去瓤，麸炒　防风去芦　独活各一两　郁李仁汤泡，去皮，研　大黄五钱，半生，半熟

上为细末，炼蜜丸，如梧桐子大。每服二十丸，茶、酒、米饮任下，早晨、临卧各一服。久觉大肠微动，以羊肚肺羹补之。此药膏粱之家，肥甘大过，以致大便结燥，尤宜服之。老人大肠无血，大便结燥最宜。

苏合香丸　疗传尸骨蒸，殗殜肺痿[1]，疰[2]忤鬼气，猝心痛，霍乱吐痢，时气鬼魅瘴疟[3]，赤白暴痢，瘀血月闭，疬癖疔肿，惊痫及小儿吐乳，大人狐狸等病。

小儿用大绯绢袋盛，当心带之，一切邪鬼不敢近。

凡人痰气及中风痰涎壅上，喉中有声不能下者，用青州白丸子同丸，生姜自然汁化下，立效。

产妇中风，小儿惊风，牙关紧硬不开及不省者，擦牙即开，然后用风药治之。

小儿吐泻、惊疳，先用火焙此药，然后用生姜白自然汁化开，白汤调灌。

脚气冲心，用蓖麻子去壳槌碎，和丸敷，则脚心疼痛立止。

心腹绞痛，中满呕吐，姜汤化服。

大人小儿伤风咳嗽，姜、葱汁，白汤调下。

中风狂乱，如见鬼神，白汤调服。方见咳嗽门。

白丸子《和剂方》　治男、妇风痰壅盛，手足瘫痪，呕吐涎沫，及小儿惊风，并皆治之。方见痰类。

大秦艽汤《拔粹》方　治中风，外无六经之形证，内无便溺之阻隔，知为血弱不能养于筋，故手足不能运动，舌强不能言。宜养血而筋自荣。

秦艽　石膏各三两　甘草　川芎　当归　羌活　独活　防风去芦　黄芩　白芍药　吴白芷　白术　生地黄　熟地黄　白茯苓各二两　细辛五钱

上㕮咀。每服一两，水二盏，煎至一盏，去滓，通口服。如天阴雨，加生姜七片。如心下痞，加枳实一钱，煎服。

羌活愈风汤《拔粹》方　治肝肾虚，筋骨弱，语言难，精神昏愦，及治风湿内弱，风热体重，或瘦而一肢偏枯，或肥而半身不遂。心乱则百病生，静则万病息，此药能安心养神，调阴阳，无偏胜。

羌活　甘草炙　防风去芦　黄芪去芦　人参去芦　蔓荆子　川芎　细辛去芦　枳壳去瓤麸炒　地骨皮　麻黄去根　知母去皮　甘菊　薄荷去枝　枸杞　当归去芦[4]　独活　白芷　杜仲炒断丝　秦艽去芦　柴胡去苗　半夏汤洗，姜制　厚朴姜制　防己　熟地黄　前胡各二两　芍药去皮　黄芩去腐　白

---

① 传尸骨蒸，殗殜肺痿：殗：音 yè；殜：音 dié，四库本作"碟"，音 tì，滞留之意。见《外台秘要》卷十三："传尸，亦名转注，以其初得，半卧半起，号为殗殜；气急咳者，名曰肺痿，骨髓中热，称为骨蒸。"

② 疰：音 zhù，病也，由经络空虚，邪气流注而致，其变状多端。

③ 疟：原本与四库本作"瘴"，据《外台秘要》卷三十一改。

④ 甘菊　薄荷去枝　枸杞　当归去芦：原脱，四库本亦无此四药，据《济生拔粹》补。

茯苓_{去皮。各三两①}　石膏　生地黄　苍术_{各四两}　桂_{一两}

上锉。每服一两，水二盏，煎至一盏，去渣，温服。如遇天阴，加生姜三片煎，空心一服，临卧再煎渣服。常服之药，不可失四时之辅。如望春大寒之后，加半夏、柴胡、人参各二两；望夏谷雨之后，加石膏、黄芩、知母各二两；季夏之月，加防己、白术、茯苓各二两；望秋大暑之后，加厚朴、藿香各二两，桂一两，望冬霜降之后，加附子、官桂各一两，当归二两。

大乌药顺气散　治诸风气，手足瘫痪。

归芎地黄芪，乌药陈皮龙，香附缩砂枳，芩半与防风，苏桔并甘草，乳没沉香停，姜枣均煎服，诸风气立通。

当归　芍药　生地黄　川芎　乌药　陈皮　地龙　香附子　砂仁　枳壳　黄芩　半夏　防风　紫苏　桔梗　甘草_{各半两}　乳香　没药　沉香_{各二钱五分。此三味为末，煎熟药加内服。}

上用姜、枣同煎。

匀气散《瑞竹方》　治腰腿疼痛，手足挛拳。及治中风不语，口眼㖞斜，半身不遂等证。前代曾服，有效。

白术_{二两，煨}　天台乌药_{一两}　天麻_{半两}　沉香　青皮_{去瓢}　白芷　人参_{去芦}　甘草　紫苏　木瓜_{各二钱半}

上㕮咀，作十服。每服水一盏，生姜三片，煎至半盏，去渣，温服。

换骨丹《宣明方》　治瘫痪②中风，口眼㖞斜，半身不遂，并一切风痛、暗风，并宜服之。

我有换骨丹，传之极幽秘。疏开病者心，扶起衰翁臂。气壮即延年，神清日不睡。南山③张仙翁，三百八十岁，槐皮芎术芷，仙人防④首蔓，十伴各停匀，苦味

香减半，龙麝即少许，朱砂作衣缠，麻黄煎膏丸，大小如指弹。修合在深房，勿令阴人见，夜卧服一粒，遍身汗津满，万病自消除，神仙为侣伴。

麻黄_{煎膏}　仙术⑤　槐角子_{取子}　桑白皮　川芎　香白术　威灵仙　人参　防风　何首乌　蔓荆子_{各一两}　苦参　五味子　广木香_{各半两}　麝香　龙脑⑥_{少许，研}　朱砂_{研，为衣，不拘多少}

上为末，桑白单捣细，秤以麻黄膏和就，杵一万五千下，每两分作十丸。每服一丸，以硬物击碎，温酒半盏浸，以物盖，不可透气，食后临卧一呷咽之。衣盖覆，当汗自出即瘥。和胃汤调补。及避风寒，茶下半丸，盖出汗。入膏时如稠，再入水少许煎动，入药惟少为妙，其麻黄膏不可多。其麻黄膏炼法见后。

秘传祛风散

羌活　独活　山栀　半夏　苍术　苍耳子　甘草　茯苓　陈皮　当归　生地黄　防风　荆芥　汉防己　白芍药　牙皂　威灵仙_{各等分}

上㕮咀。每服水二盏，姜三片，煎至一盏，不拘时服。加减于后。

御风丹《圣惠方》　治一切中风，半身不遂，神昏语謇，口眼㖞斜。妇人头风、血风，暗风倒仆，呕哕涎痰，手足麻痹。

川芎　白芍药　桔梗　细辛　白僵蚕

①　去皮。各三两：原脱，四库本亦无此五字，据《济生拔粹》补。
②　瘫痪：原本与四库本中，此后均有一"风"字，于文义不通，据《宣明论方》卷三删。
③　山：原本与四库本均作"出"，据《宣明论方》卷三改。
④　防：原本与四库本作"方"，据上下文及《宣明论方》卷三改。
⑤　仙术：即苍术。
⑥　龙脑：此后当有一"各"字。

川羌活　天南星姜制。各半两　麻黄去根、节　防风去芦　白芷各一两半　干生姜　甘草炒。各七钱半　朱砂二钱半，为衣

上为细末，炼蜜为丸，如弹子大。每服一丸，熟酒化下，食前，日三服。神昏有涎者，加朱砂二钱半。

续命煮散《大全良方》　治风气留滞，心中昏愦，四肢无力，口眼𥉂动，或时搐搦，亡失津液，渴欲饮水。此药能扶荣卫，去虚风。中风自汗及产后中风自汗，尤宜服之。

防风　独活　当归　人参　细辛　葛根　芍药　川芎　甘草　熟地黄　远志去心　荆芥各五钱　官桂七钱半　半夏五钱　汗多不止加牡蛎粉

上㕮咀。每服一两，生姜三片，水二盏，煎至一盏，去滓，通口服。

独活汤《大全良方》　治虚风昏愦，不自知觉，手足瘛疭，坐卧不宁，或发寒热。若血虚，不能服发汗药，及中风自汗，尤宜服之。

川独活　羌活　人参去芦　防风　当归　细辛　茯神去木　半夏　桂心　白薇　远志　菖蒲去毛　川芎　甘草各五钱

上㕮咀。每服一两，水一盏，生姜五片，煎至八分，去滓，食后温服。

川芎石膏汤《宣明方》　治风热上攻，头目昏眩痛闷，风痰喘嗽，鼻塞口疮，烦渴淋闷，眼生翳膜。此药清神爽志，宣通气血，治中风偏枯，解中外诸邪，调理诸病劳复、传染。

川芎　芍药　当归　山栀子　黄芩　大黄　菊花　荆芥穗　人参　白术各半两　滑石四两　寒水石　桔梗各二两　甘草三两　砂仁二钱半　石膏　防风　连翘　薄荷叶各一两

上为末。每服三钱，水一盏，煎至六分，去滓，食后服。水调亦得。忌姜、醋、发热物。

保命丹《千金方》[1]　治诸风瘫痪，不能语言，心松健忘，恍惚去来，头目晕眩，胸中烦郁，痰涎壅塞，抑气攻心，精神昏愦。又治心气不足，神志不定，惊恐怕怖，悲忧惨蹙，虚烦少睡，喜怒不时，或发狂癫，神情昏乱，及小儿惊痫，惊风抽搐不定，及大人暗风，并羊癫、猪癫发叫。

朱砂一两　珍珠二钱　南星一两　麻黄去根、节　白附子炮　雄黄　龙脑各半两　琥珀三钱　僵蚕炒　犀角镑　麦门冬去心　枳壳　地骨皮　神曲　茯神　远志去心　人参　柴胡各一两　金箔一薄[2]片　牛黄三钱　天麻半两　脑子[3]少许　麝香少许　胆矾半两　牙硝四钱　毫车　天竺黄　防风　甘草　桔梗　白术　升麻各一两　蝉蜕半两　黄芩二两　荆芥二两

上为细末，炼蜜为丸，如弹子大。每服一丸，薄荷汤化下，不拘时候。忌猪、羊、虾、核桃、动风引痰之物及猪、羊血。更加大川乌炮去皮脐、姜制半夏、白芷、川芎各一两，猪牙皂角一两，和前药丸服尤妙。

神效活络丹　治风湿诸痹，肩臂、腰膝、筋骨疼痛，口眼㖞斜，半身不遂，行步艰辛，筋脉拘挛。能清心、明目、宽膈，宜通气血。年逾四十，预服十数丸，至不生风病。

白花蛇酒浸，焙干，二两　乌梢蛇酒浸，焙干，半两　麻黄二两，去节　细辛去土，一两

---

① 保命丹《千金方》：《千金要方》、《千金翼方》中均未见此方，《医方类聚》卷二十三《南北经验方》中录有"徐同知方，千金保命丹"语，可见此方。

② 薄：原本与四库本均作"百"，据《医方类聚》卷二十三改。

③ 脑子：指樟脑。

全蝎一两半，去毒　两头尖二两，酒浸　赤芍药一两　贯芎①二两　防风二两半　葛根一两半　没药一两，另研　血竭七钱半，另研　朱砂一两，另研　乌犀骨②半两　地龙半两，去土　甘草二两，去皮，炙　丁香一两，去枝　白僵蚕一两，炒　乳香一两，研　麝香半两，另研　片脑一钱半，另研　官桂二两，去粗皮　草豆蔻二两　川羌活二两　虎胫骨酥炙，一两　玄参一两　牛黄二钱半，另研　天麻二两　威灵仙一两半，酒浸　藿香二两，去土　天竺黄一两　败龟板一两，炙　人参一两　何首乌二两　白芷二两　乌药一两　安息香一两　青皮一两　黑附子一两，去皮，炮　香附一两　白豆蔻　骨碎补各一两　黄连二两　茯苓一两　黄芩二两　白术一两　熟地黄二两　松香脂半两　大黄二两　当归一两半　木香二两　沉香二两　金箔为衣

上为细末，炼蜜为丸，如弹子大。每服一丸，细嚼，温酒、茶清漱下，随证上下，食前、后服。头风，擂茶下。

搐鼻通天散　治猝喑中风，倒地，牙关紧急，人事昏沉。

川芎　细辛　藜芦　白芷　防风　薄荷各一钱　猪牙皂角刮去皮，三个

上为细末，用芦筒③纳药，每用少许。吹入鼻中。

麻黄膏《宣明方》　治中风不省人事，猝然倒地。

上须旺日乙卯者，采麻黄一秤，拣去根，一寸长，取东流水三石三斗，以无油腻铛④量，大小盛五七斗者。可先煮五沸，掠去滓，逐旋添水，尽至三五斗以来⑤，漉去麻黄，淘在盆中，澄定良久，用细罗子滤去滓。取清者铛内再熬至一斗，再澄再滤，取汁再熬，至升半以来为度。只是勤搅，勿令着底，恐焦了。熬时忌鸡犬、阴人。澄时须盖覆，不得飞入尘土。其药放一二年不妨。如膏稠，用水解

熬再匀。凡中风猝倒，用此膏加入汤药内服，或用此膏丸药。

三化汤《拔粹》方　治中风外有六经之形证。先以加减续命汤随证治之，内有便溺之阻隔，复以此导之。

厚朴姜制　大黄　枳实　羌活等分

上㕮咀。每服三两，水三升，煎至一升半，终日服之，以微利则已。如内邪已除，外邪已尽，当从愈风汤以行中道，久服大风悉去。纵有微邪，只从愈风汤加减治之。然治病之法，不可失于通塞，或一气之微汗，或一旬之通利，如此为常治之法也。久则清浊自分，荣卫自和矣。

附：预防中风出《乾坤生意》

夫圣人治未病之病，知未来之疾，此其良也。其中风者，必有先兆之证：觉大拇指及次指麻木不仁，或手足少力，或肌肉微掣者，此先兆也，三年内必有大风之至。经云：急则治其标，缓则治其本。宜调其荣卫，先服八风散、愈风汤、天麻丸各一料为效，宜常服加减防风通圣散预防其病，则风疾不作而获其安矣。

愈风汤　初觉风动，服此药不致倒仆，此乃治未病之圣药也。

又治中风症，内邪已除，外邪已尽，当服此药以行导诸经，久服大风悉去，纵有微邪，只从此药加减治之。然治病之法，不可失于通塞，或一气之微汗，或一旬之通利，如此乃常服之法也。久则清浊自分，荣卫自和矣。

---

① 贯芎：即川芎。
② 乌犀骨：四库本同，疑"骨"为"屑"或"角"之误。
③ 芦筒：即芦苇秆截成的细筒。
④ 铛：音chēng，为一种平底锅。
⑤ 以来：左右之意。

羌活 甘草 防风 当归 蔓荆子 川芎 细辛 黄芪 枳壳 人参 麻黄 香白芷 甘菊花 薄荷 枸杞 柴胡 知母 地骨皮 独活 杜仲 秦艽 半夏 前胡 厚朴 熟地黄 防己各二两 茯苓①

黄芩 芍药各三两 石膏 苍术 生地黄各四两 肉桂一两

上锉。每服一两，水二钟，生姜三片煎，空心服，临卧煎滓服。空心一服，吞下二丹丸，谓之重剂；临卧一服，吞下四白丹，谓之轻剂。立其法，是动以安神，静以清肺。

假令一气之微汗，用愈风汤三两，加麻黄一两，匀作四服，加生姜，空心服，以粥投之，得微汗则往。

如一旬之通利，用愈风汤三两，加大黄一两，亦匀作四服，如前服，临卧服，得利为度。此药常服之，不可失四时之辅。

如望春大寒之后，本方加半夏、人参、柴胡各二两，通前四两，谓迎而夺少阳之气也。

如望夏谷雨之后，本方加石膏、黄芩、知母各二两，通四两②，谓迎而夺阳明之气也。

季夏之月，本方中加防己、白术、茯苓各二两，通前四两③，谓胜脾土之湿也。

望秋大暑之后，本方中加厚朴二两，藿香二两，桂一两，通前四两④，谓迎而夺大阴之气也。

望冬霜降之后，本方中加附子、官桂各一两，当归二两，通前四两⑤，谓胜少阴之气也。

如得春气候，减冬所加，四时类此。此虽立四时加减，更宜临病之际，审察虚实寒热，土地之宜，邪气多少。此药具七情、六欲、四气，无使五脏偏胜，及不动

于荣卫。如风秘，服之永不结滞。此药与天麻丸相为表里，治未病之圣药也。若已病者，更宜常服。无问男女老幼、惊痫搐搦、急慢惊风、四时伤寒等病，服之神效。

八风散《和剂方》 治风气上攻，头目昏眩，肢体拘急，皮肤瘙痒，瘾疹成疮，及治寒热不调，鼻塞声重。

藿香去土，半斤 白芷 前胡去芦。各一斤 黄芪去芦 甘草熰⑥ 人参去芦。各二斤 羌活去芦 防风去芦。各三斤

上为末。每服二钱，水一钟，入薄荷少许，煎汤调下，食后服之。

天麻丸 治风因热而生，热胜则动。宜以静胜其躁，是养血也。

天麻⑦ 牛膝二味用酒同浸三日，焙干 玄参 萆薢各六两，另研 杜仲炒断丝，七两 附子炮，一两 羌活十四两⑧ 川归十两 生苄十六两⑨ 一方有独活五两 肾间风

上为末，蜜为丸，如梧桐大。每服五七十丸，空心，温酒、白汤下。予按：用

---

① 半夏 前胡 厚朴 熟地黄 防己各二两 茯苓：原脱，四库本中亦无此六味药，据《素问病机气宜保命集》卷中补。

② 通四两：此处有误。本方石膏原为四两，黄芩三两，知母二两，各加二两当为石膏通共六两，黄芩五两，知母四两。

③ 通前四两：此处有误。原方中无防己、白术，茯苓原为三两，"加防己、白术、茯苓各二两"当为"防己、白术各二两，茯苓五两"。

④ 通前四两：此处有误。原方中无藿香，桂为一两，加后当为厚朴四两，藿香二两，桂二两。

⑤ 通前四两：此处有误。原方中无附子，桂为一两，加后当为附子一两，官桂二两，当归四两。

⑥ 熰：音 lán，指以火炎之。

⑦ 天麻：《素问病机气宜保命集》卷中此方天麻作"三两"。

⑧ 羌活十四两：《素问病机气宜保命集》卷中此方中羌活作"十两"。

⑨ 十六两：原本与四库本均无"十六两"三字，据《素问病机气宜保命集》卷中补。

药治病之法，寒因热用，热因寒用，正治也。今中风瘫痪之证，本风火阳邪，而用乌附等热药治之，何哉？盖中风瘫痪，乃湿痰、死血结滞于脏腑、经络之间，非乌附等热药，而能开散流通之乎？此非正治，乃从治也。书云：从少从多，各观其事。则从治之药，只可为引经而已。丹溪云：肥白人多湿，少用乌附行经是也。此方既用附子，又用侧子①、官桂助之，其理安在哉？本欲削去，姑存，以待肥白多湿之人，减而用之，中病则已，不可过。肥白多湿之人，不可用也。

灸法

风池、百会、曲池、合谷、肩髃、风市、绝骨、环跳、三里等穴，皆可灸之。

附：胃风

胃风方论

丹溪云：此因初饮食讫，乘风凉而致。其证胀满，食饮不下，形瘦腹大，恶风，头多汗，膈塞不通。胃风汤正始此。然亦看挟证加减。脉右关弦而缓，带浮。

胃风汤《拔粹》方　治虚风证，能食，麻木，牙关急搐，目内蠕瞤，胃风面肿。

白芷一钱二分　葛根　苍术　当归身各一钱　升麻二钱　甘草炙，一钱半　柴胡　藁本　羌活　黄柏　草豆蔻各三分　麻黄五分，不去节　蔓荆子一分

上㕮咀。水二盏，姜三片，枣一枚，煎至一盏，去滓，温服。

胃风汤　治风冷入于肠胃，泄下鲜血，或肠胃湿毒，下如豆汁或瘀血。方见泻痢门。

附：伤风

伤风方论

《内经》曰：风为百病之长。又曰：风胜则动。又曰：贼虚邪者，阳受之。又曰：伤于风者，上先受之。

丹溪云：伤风属肺者多，宜辛温或辛凉之剂散之，如桂枝汤、参苏饮、消风散、羌活散，究证施治。

附诸方

桂枝汤　治太阳经，伤风，头疼、身痛，或翕翕发热，或洒洒恶风，自汗。无汗者不可服。

桂枝　芍药各三两　甘草炙，一两

上㕮咀。每服三钱，水一盏，姜三片，枣二枚，煎七分，去滓，温服，不拘时服。惟春初依此方。自春末夏至以前，加黄芩半两；夏至后，加知母半两、石膏二两，或升麻半两。若病人素虚寒，不用加减。

神术散《和剂方》　治四时瘟疫，头痛发热，及伤风鼻塞、声重。

苍术米泔浸，五两　藁本去土　香白芷　细辛去叶、土　羌活去芦　川芎　甘草炙。各二两

上为细末。每服三钱，水一盏，姜三片，葱白三寸，煎七分，温服，不拘时。如伤风鼻塞，用葱茶调下二钱。

定风饼子《简易方》　治风客阳经，邪伤腠理，背脊强直，言语謇涩，体热恶寒，痰厥头痛，肉瞤筋惕，手颤，鼻渊。

---

① 侧子：乌头子根之小者。

及饮酒过多，呕吐涎沫，头目晕眩。常服消风去邪。

川乌　南星　川芎　干姜　甘草　半夏　天麻　白茯苓各等分，生用　加白附子

上为末，姜汁丸，如龙眼大，作饼子，生朱砂为衣。每服一饼，细嚼，热生姜汤下，不拘时服

金沸草散《和剂方》　治肺经受风，头目昏痛，咳嗽声重，涕唾稠粘，及治时行寒疫，壮热恶风。

旋覆花去梗，二两　荆芥穗四两　麻黄去节　前胡去芦。各三两　甘草炙　赤芍药　半夏汤洗七次，姜汁浸。各一两

上㕮咀。每服五钱，水一盏，姜三片，枣一枚，煎八分，温服。

参苏饮《和剂方》　治感冒风邪，发热头疼，咳嗽声重，涕唾稠粘。此药大解肌热，宽中快膈。或欲成痨瘵，潮热往来，并能治之。

木香　紫苏叶　干葛洗　半夏汤泡七次，姜制　前胡去苗　人参去芦　茯苓去皮。各七钱半　枳壳去瓤，麸炒　桔梗去芦　甘草炙　陈皮去白。各半两

上㕮咀。每服四钱，水一盏半，姜七片，枣一枚，煎六分，去滓，热服，不拘时。《易简方》以气盛，不用木香。

冲和散《简易方》　治感冒风湿之气，头目不清，鼻塞声重，肢体倦怠，欠伸出泪。

苍术米泔浸，炒，六两　荆芥穗二两　甘草一两一钱半

上㕮咀。每服五钱，水一盏，煎八分，去滓，热服，不拘时。

消风百解散《和剂方》　治四时伤寒，头疼发热，恶寒，及风壅咳嗽，鼻塞声重。

荆芥　白芷　陈皮去白　麻黄去节　苍术各四两　甘草炙，二两

上㕮咀。每服五钱，水一盏，姜三片，葱白三茎，煎七分，不拘时服。如咳嗽，再加乌梅煎。

川芎茶调散《和剂方》　治诸风上攻，头目昏重，偏正头疼，鼻塞声重。

薄荷去梗，不见火，八两　川芎四两　羌活二两　甘草二两　细辛去叶，一两　防风去芦，一两半　白芷二两　荆芥去梗，四两

上为末。每服二钱。食后，茶清调下。常服清头目。一方无细辛。

消风散《和剂方》　治诸风上攻，头目昏眩，项背拘急，鼻嚏声重，耳作蝉鸣，及皮肤顽麻，瘙痒瘾疹，妇人血风，头痛肿痒，并皆治之。

荆芥穗　甘草炒。各二两　陈皮去①白，半两　人参去芦　茯苓去皮，用白者　白僵蚕炒　防风去芦　芎藭　藿香叶去梗　蝉蜕去土，炒，各一两　厚朴去皮，姜制，半两　羌活一两

上为细末。每服二钱。感风头痛，鼻流清涕者，用荆芥汤、茶清调下。遍身疮癣，温酒下。

大辰砂丸《御药院方》　清头目，化痰涎，及感冒风寒，声重，头目昏眩，项背拘急，皮肤瘙痒，并皆治之。

天麻去苗，一两　防风去芦，二两　细辛去叶土，半两　薄荷叶半两　川芎　甘草炙　吴白芷　朱砂各一两。为衣

上以七味为细末，炼蜜丸如弹子大，朱砂为衣。每服一丸，细嚼，食后，生姜汤下，茶清亦可。

人参败毒散《和剂方》　治伤寒头痛，壮热恶寒，及风痰咳嗽，鼻塞声重。如心经蕴热，口舌干燥者，加黄芩。

柴胡去苗　甘草炙　桔梗　人参去芦

_____

① 去：原本与四库本均作"半"，据《太平惠民和剂局方》卷一改。

芎䓖　茯苓去皮　枳壳去瓤，麸炒　前胡去苗，洗　独活去芦。各等分

上㕮咀。每服三钱，水一盏，姜三片，薄荷少许，同煎七分，去滓，温服。

羌活散《和剂方》　治风气不调，头目昏眩，痰涎壅滞，遍身拘急，及风邪塞壅，头痛项强，鼻塞声重，肢节烦疼，天阴风雨，顿觉不安。

前胡去芦　羌活去芦　麻黄去根、节　白茯苓去皮　川芎　黄芩　甘草炙　蔓荆子去白皮　枳壳去瓤，麸炒　细辛去苗　石膏另研　菊花去梗　防风去芦。各一两

上㕮咀。每服一两，姜四片，薄荷三叶，水二盏，煎至一盏，温服。

附：破伤风

破伤风方论

《病机》云：破伤风者，同伤寒证治，通于表里，分别阴阳。有在表，有在里，有在半表半里者。在里宜下，在表宜汗，在表里之间宜和解，不可过其治也。

河间曰：破伤风者从外至内，甚于内者则病也。因此，猝暴伤损，风袭之间，传播经络，致使寒热更作，身体反强，口噤不开，甚者邪气入脏，则分汗下之治。诸疮不瘥，营卫虚，肌肉不生，疮眼不合者，风邪亦能外入于疮，为破伤风之候，故诸疮不瘥。吁！世皆言着灸为上，是为热疮，而不知火热客毒逐经，诸变不可胜数，微则发热，甚则生风而搐，或角弓反张，口噤目斜，皆因疮郁结于营卫，不得宣通而生。亦有破伤不灸而病此者，疮着白痂，疮口闭塞，气难通泄，故阳热亦为郁结，而热甚则生风也。故表脉浮而无力，太阳也；脉长而有力者，阳明也；脉浮而弦小者，少阳也。太阳宜汗，阳明宜下，少阳宜和。若明此三法，而治不中病者未之有也。

羌活防风汤《拔粹》方　治破伤风，邪初传在表。

羌活　防风　川芎　藁本　当归　芍药　甘草各一两　地榆　细辛各二两

上㕮咀。每服五七钱，水一盏半，同煎至七分，去渣，热服，不拘时候。量紧慢加减用之，热则加大黄二两；大便秘则加大黄一两，缓缓令过。

白术防风汤《拔粹》方　若服前药之过，有自汗者，宜服此药。

白术　黄芪各一两　防风二两

上㕮咀。每服五七钱，水一盏半，煎至一盏，去渣，温服，不拘时候。

脏腑和而有自汗，可用此药。

破伤风脏腑秘、小便赤、自汗不止者，因用热药汗出不休，故知无寒也，宜速下之。先用芎黄汤，三二服后，用大芎黄汤下之。

芎黄汤《拔粹》方

川芎一两　黄芩六钱　甘草二钱

上㕮咀。每服五七钱，水一盏半，同煎至七分，去滓，温服，不拘时候。三服即止，再用下药。

大芎黄汤《拔粹》方

川芎　羌活　黄芩　大黄各一两

上㕮咀，依前煎服，宜利为度。

羌活汤《拔粹》方　治半在表半在里。

羌活去芦　菊花去梗　麻黄去根、节　川芎　白茯苓去皮　防风去芦　石膏研　前胡去芦　黄芩　蔓荆子　细辛去叶　甘草炙　枳壳各一两　薄荷　香白芷各半两

上㕮咀。每服一两，水二盏，生姜五片，煎至一盏，去滓，通口服，食后，滓再煎服。

白术汤《拔粹》方　治伤破风大汗不

止，筋挛搐搦。

白术　葛根　芍药　升麻　黄芩各五
钱　甘草炙，二钱半

上㕮咀。每服一两，水二盏，煎至一
盏，去滓，温服，不拘时。

江鳔丸《拔粹》方　治破伤风惊而发
搐，脏腑秘涩，知病在里，可用江鳔丸下
之。

江鳔锉，炒　野鸽粪炒　白僵蚕各五钱
雄黄一两　蜈蚣一对　天麻一两

上为末，作三分①。二分用烧饭丸桐
子大，朱砂为衣；一分巴豆霜二钱半，亦
烧饭丸桐子大。每服朱衣丸三十丸，加巴
豆霜丸一丸，第二服加二丸，加至利为
度，再服朱砂丸，病愈止。

蜈蚣全蝎散　治破伤风搐搦，角弓反
张。

蜈蚣去毒，炒，一条　全蝎一对，炒，去毒
并头足

上为细末。如发时用一字或二字擦牙
缝内，或吹鼻中。

防风汤《拔粹》方　治破伤风同伤寒表
证未传入里，宜急服此药。

防风　羌活　独活　川芎各等分

上㕮咀。每服五钱，水一钟半，煎至
七分，去滓，温服。二三服后，宜调蜈蚣
散，大效。

蜈蚣散《拔粹》方

蜈蚣一对　江鳔三钱　左盘龙五钱，炒，
烟尽用②

上为细末，用防风汤调下。如前药解
表不已，觉转入里，当服左盘龙丸，微
利，看大便硬软，加巴豆霜服之。

左龙丸《拔粹》方

左盘龙　白僵蚕　鳔各五钱，炒　雄黄
一钱

上为细末，烧饼为丸，如桐子大。每
服十五丸，温酒下。如里证不已，当于左

龙丸一，处半，内入巴豆霜半钱③，烧饼
为丸，如桐子大，每服一丸，同左龙丸一
处合服，每服药中一丸，如此渐加服，至
利为度。若利后更服后药。若搐痉不已，
亦宜服后药，羌活汤也。

羌活汤《拔粹》方
羌活　独活　防风　地榆各一两

上㕮咀。每服五钱，水一盏半，煎至
一盏，去渣，温服。如有热加黄芩，有涎
加半夏。若病日久，气血渐虚，邪气入
胃，宜养血为度。

养血当归地黄汤
当归　地黄　芍药　川芎　藁本　防
风　白芷各一两　细辛五钱

上㕮咀。依前煎服。

地榆防风散　治破伤中风，半在表半
在里，头微汗，身无汗。不可发汗，宜表
里治之。

地榆　防风　地丁香　马齿苋各等分

上为细末。每服三钱，温米饮④调
下。

秘传止血定痛生肌散　专治跌打损
伤、牙咬、刀伤出血，诸般肿毒出脓后，
肌肉不生、痛不止者，并皆治之。

真龙骨煅，三钱　白芷二钱五分　黄丹飞
过，五钱　软石膏煅去火毒，一两　血竭二钱
乳香三钱　没药三钱　朝脑⑤少许

上为细末。瓷罐⑥掺患处，血止、痛
定、肌生。累用，应效如神。如若肿毒顽

---

① 分：同"份"。

② 左盘龙五钱，炒，烟尽用：原脱，四库本亦
无，据《济生拔粹》补。

③ 当于左龙丸一，处半，内入巴豆霜半钱：四
库本同，然《济生拔粹》为"当于左龙丸，内一半
末，加入巴豆霜半钱"。

④ 饮：原脱，四库本亦无，据《素问病机气宜
保命集》卷中补。

⑤ 朝脑：即樟脑。

⑥ 瓷罐：四库本同，然文义欠通，疑有脱文。

疮收口，先用此药掺疮口，再用白膏药贴之，肌生收口方见肿毒门。

秘传破伤风方

初觉有风，急取热粪堆内蛴螬虫①一二个，用手捏住，待虫口中吐出水，就抹在破处，身穿稍厚衣裳，待少时疮口觉麻，两胁微汗，风出立效。如风紧，急速取此虫三五个，剪去尾，肚内黄水自出，涂疮口，再滴些，少入热酒饮之，汗出立效。

秘传独圣散　治破伤风五七日未愈，已至角弓反张，牙关紧急，服之立有神效。

蝉蜕去头足、土、净，五钱

上为末。用好酒一碗，煎滚服之，立苏为妙。

以上三方秘传，累用得效，故附于末。

如圣散《圣惠方》　治破伤风，止血定痛。

苍术六两　川乌头炮，去皮，四两　防风　草乌头炮，去皮　细辛各二两半　两头尖炮去皮，四两　天麻　川芎　白芷各两半　蝎梢微炒　雄黄各半两　损骨加乳香半两

上为细末。每服一钱，酒调下，不拘时服。

蜈蚣散　治破伤风，搐搦，角弓反张。

蜈蚣去毒，炒，一条　全蝎一对，炒，去毒

上为细末。如发时用一字或二字擦牙缝内，或吹鼻中。

一方治破伤风欲死者

川乌　南星　半夏并生　天麻去芦，等分

上为细末，每服一钱，豆淋酒调下，稍温服，次以酒三盏投之。

寒

中寒方论

寒者严凝杀厉之气也。人以肾为根本，惟肾则受寒，惟寒则伤肾。肾气一虚，寒邪交作，急痛拘挛，战掉强直，昏迷厥冷，口噤失音，此中寒也。无汗恶寒，头疼面惨，发热拘急，手足微寒，此伤寒也。霍乱转筋，洞泄下痢，干呕吐逆，积饮停痰，此寒邪入肠胃也。以至为咳嗽、为虚劳、为疝瘕、为脚气、为带漏、为遗精、为痎疟、为诸痛，寒亦主之。人惟肾气不充，疏于谨护，非特霜凝冰泫之谓寒，或者炎天暑月，当风取凉，卧地受冷，使寒邪之气自皮肤而达经络，自经络而入脏腑，如前数证，皆得以恣睢四出矣。温肾御寒，如干姜、附子、川乌、天雄辈，佐之以养正、灵砂，此固药笼中物，然寒伤营气，徒知温肾而不知温血，恐未必有十全之功，是则官桂、当归又温血之上药也。不然，古人何以致意于寒泣血云？

中寒证治

不换金正气散　解散寒邪。

苍术炒　橘红　半夏曲　厚朴制　藿香叶各一两　甘草炒，三分

上锉散。每服三钱，姜五片，枣二枚，煎服。

养胃汤　治外感寒邪，内伤生冷。

---

①　蛴螬虫：即金龟子的幼虫，白色，圆柱状，向腹面弯曲，生活在土里，吃农作物的根和茎，是害虫。不同地区有地蚕、土蚕、核桃虫等名称。

苍术炒　厚朴制　半夏曲各一两　人参
茯苓　草果　藿香各半两　橘红七钱半
甘草炒。三钱半

上锉。每服三钱，加桂半钱，姜七
片，乌梅半个，煎服。

姜桂散　温中散寒气①。

干姜　良姜各半两　辣桂　木香　半
夏曲　甘草炒。各二钱半

上锉散。每服三钱，姜五片，枣二
个，煎服。

附：诸方

生料五积散《和剂方》　治感冒寒邪，
头疼身痛，项强拘急，恶寒呕吐，或有腹
痛。又治伤寒发热，头疼，恶风。无问内
伤生冷，外感风寒，及寒湿客于经络，腰
脚酸疼，及妇人经泄腹痛，并皆治之。

苍术米泔浸，去粗皮，二十四两　桔梗去芦，
十二两　陈皮去白　麻黄去根、节　枳壳去瓤，
麸炒。各六两　厚朴　干姜各四两　白芷　川
芎　甘草炙　茯苓去皮　肉桂　芍药　当
归各三两　半夏汤泡七次，二两

上㕮咀。每服四钱，水一盏半，生姜
三片，葱白三根，煎七分，热服。冒寒用
煨姜，挟气加吴茱萸，妇人调经则用艾
醋。

按：此药气味辛温，发表温中，开郁
行气有殊功，去寒湿之圣药也。夫寒湿属
阴，热燥属阳，人之为病，不过二者而已
矣。善用药者，以苦寒而泻其阳，以辛温
而散其阴，病之不愈者，未之有也。予尝
以防风通圣散泻热燥之药也，生料五积散
为散寒湿之药也，不识明哲以为何如？

理中汤《和剂方》　治脏腑中寒，口
噤失音，四肢强直。兼治胃脘停痰，冷气
刺痛。

人参　干姜炮　甘草炙　白术各等分

上㕮咀。每服四钱，水一盏，煎服。

四逆汤《和剂方》　治伤寒自利，脉
微欲绝，手足厥冷。四逆名者，四肢逆冷也。

甘草炙，二两　干姜一两半　附子去皮，
半两

上㕮咀。每服五钱，水一盏，煎七
分，温服，不拘时。

白术散《活人》方　治阴毒伤寒，干烦
躁②，四肢逆冷。

川乌炮，去皮脐　桔梗去芦　白术　附
子炮，去皮脐　细辛各一两　干姜炮，半两

上为末。每服二钱，水一盏，煎六
分，热服，不拘时。

补中益气③汤　方见内伤

附子理中汤　治中寒、中湿，呕逆虚
弱。

人参　白术　干姜炒　熟附子各一两
甘草炒，半两

上㕮咀。每三钱，姜五片，食前煎
服。少血加当归。

沉附汤　治虚寒无阳，胃弱干呕。

熟附子　干姜炮。各半两　沉香　白术
各一分　甘草炒，一钱半

上锉。每三钱，姜五片煎，食前服。

姜附汤　治中寒，厥冷强直，失音口
噤，吐沫，或阴盛发躁。

熟附子　干姜炮。等分

上㕮咀。每服三钱，水盏半，煎半，
空心，温和服。亦治洞泄，呕吐。

附子散　伤寒阴证，唇青面黑，身背
强痛，四肢厥冷，及诸虚沉寒。

熟附子三分　官桂　当归　白术各二分
干姜炮　半夏曲各一分

---

① 气：原作"生"，四库本同，据文义改。

② 干烦躁：此前原缺一字，四库本同，《类证活
人书》卷十六作"心间烦躁"。

③ 气：原脱，据四库本补。

上锉。每服三钱，姜五片，枣二枚，食前煎服。

五丹丸　治沉寒痼冷。方见血证类。

应梦人参散　治伤寒身热头疼。亦主痰嗽。

人参　白术　白芷　干葛　北梗　青皮各三分　甘草炒，一两　干姜一钱半

上为末。每服二钱，姜枣煎服。

败毒散　伤寒热证通用。

人参　赤茯苓　川芎　北梗　羌活　独活　前胡　柴胡　枳壳制　甘草炒。等分

上锉散。每服三钱，姜五片，煎服。人参羌活散用药亦同。

伤寒证治格法《活人总括》备述其详。

暑

中暑论

人有常言，伤暑做出百般病，其果厚诬哉？盖暑之入人，伏于三焦、肠胃之间，至有兼旬累月而不可测识者，如呕吐，如中满，如泄泻，如下痢，如焦渴，如发疟，如腹痛，如下血，以至诸热等证。苟因暑得之，其根未除，虽百药遍尝，难施其巧。夫人心包络与胃口相应，胃气稍虚，或因饥冒暑，故暑气自口鼻而入，凝之于牙颊，达之于心包络，如响应声。遇暑以还，急漱口而勿咽，可也；若觉暑毒逼塞咽喉，尤当灌涤而吐之。伤暑脉虚，面垢，自汗，身热背寒，烦闷大渴，倦怠少气，毛耸恶寒，或头疼，或霍乱，或四肢厥冷，但身体无痛。经云：热则诸毛孔开，故洒然恶寒。体认不精，妄以伤暑为伤寒，误人不小。然而暑家何以脉虚？暑能消气，气消则血散，脉安得而

不虚？其或六脉沉伏，冷汗自出，闷绝而昏不知人，此则中暑证候又加重耳。治法大要，虽贵于祛暑，尤贵于和中，二者并行，则其间杂证不战而自屈。若汗、若下、若用药差冷，古人戒之。虽然，夏月伏阴在内，暑家气虚脉虚，或饮水过多，或冷药无度，伤动其中，呕吐不食，自利不渴，此则外热里寒，无惑乎伤暑伏热之说，非理中汤不可也。又有冷药过度，胃寒停水，潮热而呕，或身热微烦，此则阳浮外而不内，非小半夏茯苓汤不可也。抑犹有戒焉，暑家脉虚，面黧，冷汗，洒然毛耸，手足微寒，苟不明辨其里热之证，误以刚剂投之，抱薪救焚，不发黄则发斑，甚者蓄血，闷乱而毙矣，吁！可畏哉。

中暑证治

五物香薷汤　祛暑和中通用。

香薷三两　白扁豆姜制　厚朴制　白茯苓各一两半　甘草炙，一两

上锉。每服三钱，水煎，温服。

香薷缩脾饮　祛暑和中，除烦止渴。

缩砂仁二两　草果仁　乌梅肉　香薷　甘草炒。各两半　白扁豆姜制　白干葛各一两

上锉。每服三钱，姜五厚片，水煎，微温服。

香薷锉散　解暑毒，止霍乱。

香薷二两　厚朴制，一两　茯苓　陈皮　甘草炙。各半两　良姜三钱

上锉细。每服二钱半，盐一捻，水煎服。

五苓散　治伤暑烦渴，引饮过多，小便赤涩，心下水气。方见水饮门。

小柴胡汤　治伤暑外热内渴。方见血证类。于内更加生姜为妙。

竹叶石膏汤　治伏暑内外热炽，烦躁大渴。

石膏半斤　半夏汤洗七次，切，焙，一两二钱半　麦门冬去心，二两七钱半　人参　甘草炒。各一两

上粗末。每服二钱，姜五片，青竹叶七片，粳米百粒，水煎服。

六和汤　治暑证，身热，呕，不甚渴。

人参　半夏曲　杏仁去皮，微炒　甘草炒　缩砂仁各一两　茯苓　藿香　宣木瓜　扁豆制。各二两　厚朴制，三两　香薷四两

上锉。每服三钱，姜五片，煎服。内伤生冷通用。

二陈汤见痰涎类。　治伤暑复感冷及内伤生冷。

半夏制　橘红各五两　茯苓三两　甘草炙，一两

上㕮咀。每服三钱，姜七片，小乌梅一枚，煎服。感冷更添生姜。

小半夏茯苓汤方见水饮类。

消暑丸　治伤暑伏热生痰，以致头痛、中痞。

半夏半斤，洗净，醋二升半，煮干，别碾　茯苓　甘草生。各四两

上末之，用醋并姜汁调，半夏煮糊丸桐子大。每服七十丸，熟水下。暑药皆可下。

来复丹　均平阴阳。治中暑昏迷，霍①乱吐泻。

透明硫黄　硝石各一两，并为细末，入定瓷内，以微微火慢炒，用柳篦不住手搅，会阴阳气相入，再研极细　元精石一两，研细，水飞　五灵脂五台山者，水澄，去砂石，日干　陈橘皮去白　青橘皮去白。各②二两

上灵脂、二橘皮为细末，次入元精末及硫黄、硝石末，和毕，以好醋打糊，丸豌豆大。每服五十丸，空心米饮下。或五

苓散下，或水研灌下亦得。

大黄龙丸　治中暑昏愦，眩晕。分利阴阳。

透明硫黄　硝石各一两　白矾枯　雄黄　滑石各半两　飞罗白面四两

上为细末，入面拌和，滴水丸桐子大。每服十五丸至二三十丸，新汲水下。昏塞者，水研灌下。如无硝石，以盆硝代。来复、黄龙大抵性温。

道途中暑昏仆，即扶起，以手巾蘸热汤暖其脐腹即渐苏醒。次以来复丹为末，井水调下。无中③，则以大蒜细研，新水调与之，仍以蒜少许置鼻中。或谓中暑最忌得冷，来复、黄龙并蒜，以水调下者何？盖其药性温，因寒而发用也。

附：诸方

香薷饮《和剂方》　治伏暑引饮，口燥咽干，或吐，或泻，并皆治之。

一方加黄连四两，用姜汁同炒，令老黄色，名黄连香薷饮。

厚朴去皮，姜汁炙熟，半斤　白扁豆微炒，半斤　香薷去土，一斤

上㕮咀。每服三钱，水一钟，入酒少许，煎七分，沉冷，不拘时服。热则作泻。香薷须陈者佳。

缩脾饮《和剂方》　消暑气，除烦渴，止吐泻霍乱。

缩砂仁四两　干葛二两　白扁豆二两　乌梅肉　草果炒，去皮　甘草炙。各四两　一方无干葛，有干姜

上㕮咀。每服四钱，水一大碗，煎七分，以水沉冷服。

---

① 霍：原作"藿"，据四库本改。
② 各：原脱，据四库本补。
③ 无中：无效之意。

加味五苓散《济生方》　治伏暑、热二气，及冒湿泄泻注下，或烦，或小便不利。

赤茯苓去皮　泽泻　猪苓去皮　白术各一两　官桂不见火　车前子各半两

生脉汤　生津止渴。

人参　麦门冬　五味子

上锉。水煎服。

人参白虎汤徐同知方　治伏暑发渴，呕吐，身热，脉虚，自汗。

人参一钱半　知母二钱　石膏半两　甘草炙，一钱

上㕮咀。入粳米一合，水二钟，煎至一钟，不拘时，热服。如伏暑，作寒热未解，宜和五苓散同煎服。伏热后，或冷水沐浴，或吃冷物，清气在脾不觉散，令日晡作寒惨，壮热，浑身洒淅，宜加桂煎服，出汗便解。

大顺散《和剂方》　治胃①暑伏热，引饮过多，脾胃受湿，水谷下②分，霍乱呕吐，脏腑不调。

甘草三斤　干姜　杏仁去皮尖，炒　肉桂去皮。各六两四钱

上先将甘草用白砂蜜炒及八分黄熟，次入干姜同炒，却入杏仁，候杏仁不作声为度。用筛筛净后，入肉桂一处捣，罗为末。每服三钱，水一盏，煎至七分，温服。如烦躁，井花水调下，不拘时候。以沸汤点服亦可。

十味香薷饮《百一选方》　消暑气，和脾胃。

香薷一两　人参去芦　陈皮去白　白术　黄芪去芦　白扁豆炒，去壳　甘草炙　厚朴去皮，姜汁炒黑色　干木瓜　白茯苓去皮。各半两

上为末。每服二钱，热汤、冷水任调下。

清暑益气汤东垣方　治长夏湿热蒸人，

人感之四肢困倦，精神减少，懒于动作，胸满气促，肢ж疼痛，或气高而喘，身热而烦，心下膨闷，小便黄而数，大便溏而频，或痢，或渴，不思饮食，自汗，体虚。

黄芪　苍术米泔制　升麻各一钱　人参　白术　神曲　陈皮　泽泻各五分　甘草炙　酒柏　麦门冬　当归各三分　葛根三分　五味子九粒　青皮二分半

上㕮咀，作一服，水二大钟，煎至一钟，去渣，大温服，食远。

益元散即天水散，又名六一散　治中暑身热，小便不利。此药性凉，除胃脘积热，又淡能渗湿，故利小便而散湿热也。

滑石六两，桂府者为效，非桂府则不为佳　甘草微炒，一两

上为末。每服三钱，蜜少许，热汤、冷水任下。如欲发汗，以葱白、豆豉汤调下。

桂苓甘露散　治伏暑，引饮过度，肚腹膨胀，霍乱泻利。

白术　茯苓去皮　甘草炙　葛根　泽泻　石膏　白术　茯苓去皮　甘草炙　葛根　泽泻　石膏　寒水石各一两　官桂半两　人参去芦　藿香各半两　滑石一两　木香二钱半

上为细末。每服二钱，白汤下。新汲水、姜汤亦好。

暑病治例出《明医杂著》

王节斋曰：夏至日后，病热为暑。暑者，相火行令也。夏日人感之，自口齿而

---

① 胃：四库本同，然文义欠通，疑为"冒"之误。

② 下：四库本同，然文义欠通，疑为"不"之误。

入，伤心包络之经。其脉虚，或浮大而散，或弦细芤迟。盖热伤气，则气消而脉虚弱。其为症：汗，烦则喘、渴，静则多言，身热而烦，心痛，大渴引饮，头疼，自汗，倦怠少气，或下血，发黄，生斑。甚者，火热致①金不能平木，搐搦不省人事。治暑之法，清心利小便最好。暑伤气，宜补真气为要。又有恶寒，或四肢逆冷，甚者迷闷不省，而为霍乱、吐利、痰滞、呕逆、腹痛、泻利，此则非暑伤人，乃因暑而自致之病也。以其因暑而得，故亦谓之暑病，然治法不同也。

若行人或农夫，于日中劳役得之者，是动而得之，阳证也。其病必苦头痛，发燥热，恶热，扪之肌肤大热，必大渴引饮，汗大泄，无气以动，乃天热外伤元气也。宜清暑益气，用香薷、黄连、扁豆、人参、黄芪、五味、知母、石膏之类。

暑热发渴，脉虚，用人参白虎汤或用竹叶石膏汤亦好。俱见前。

东垣清暑益气汤 治长夏湿热蒸人，人感之，四肢困倦，精神少，胸满气促，肢节痛，或气高而喘，身热而烦，心下痞闷，小便黄而数，大便溏而频，或痢，或渴，不思饮食，自汗，体虚，此汤最好。见前。

若暑热之时，无病之人，或避暑热，纳凉于深堂大厦、凉台冷馆、大扇风车得之者，是静而得之，阴证也。其病必头痛，恶寒，身形拘急，肢节疼痛而烦心，肌肤大热，无汗。此为阴寒所遏，使周身阳气不得伸越。宜用辛温之剂，以解表散寒，用厚朴、紫苏、干葛、藿香、羌活、苍术之类。若外既受寒，内复伤冰水、生冷瓜果之类，前药再加干姜、缩砂、神曲之类，此非治暑也，治因暑而致之病也。

若外不受寒，只是内伤冰水冷物，腹痛泄泻，或霍乱吐逆，宜缩脾饮见前。或

理中汤见中寒类。加神曲、麦芽、缩砂、苍术，此专治内，温中消食也。

若吐泻，脉沉微甚者，不可用凉药，可用大顺散见前。加熟附子等分，或附子理中加炒芍药。

夏月多食冷物，及过饮茶水，致伤脾胃，吐泻霍乱。故治暑药多用温脾消食，治湿利小便之药，医者要识此意。

若既伤暑热，复伤生冷，外热内寒，宜先治其内，温中消食，次治其外，消暑补气，而以理脾为主，于前阴阳二条内相兼取用。东垣清暑益气汤已兼此意，其用黄芪、升麻、人参、白术、甘草、麦门冬、当归、五味、黄柏、葛根，是清暑补气也；苍术、陈皮、神曲、泽泻、青皮，是治内补脾也。

附：暑风

治暑风猝倒法 凡人中暑，先着于心，一时昏迷，切不可与冷水饮并卧湿地。其法先以热汤灌或童便灌，及用布蘸热汤熨脐并气海，续续令暖气透彻脐腹，俟其苏省，然后进药。若旅途中猝然晕倒，急扶在阴凉处，掬路中热灰土作窝于脐中，令人尿其内，即苏。却灌以人尿或搅地浆，饮之半碗，或车轮土五钱，冷水调，澄清服，皆可。

一方用大蒜三两瓣细嚼，温汤送下，禁冷水，即愈。

丹溪云：挟火、挟痰，用二陈汤加黄连，实者可用吐法。

戴氏曰：暑风者，夏月猝倒，不省人事者是也。有因火者，有因痰者。火，君、相二火也；暑，天、地二火也。内外

---

① 致：原本与四库本均作"制"，据《明医杂著》卷三改。

合而炎烁，所以猝倒也。痰者，人身之痰饮也。因暑气入而鼓激痰饮，塞碍心之窍道，则手足不知动蹑而猝倒也。此二者皆可吐。《内经》曰：火郁则发之。吐即发散也，量其虚实而吐之，吐醒后可用清剂调治之。

附：疰夏

疰夏属阴虚元气不足。夏初春末，头疼脚软，食少体热者是。

宜补中益气汤去柴胡、升麻，加炒柏、白芍药。挟痰者加南星、半夏、陈皮煎服。又或用生脉汤。

补中益气汤方见内伤门。

湿

中湿论

天气下降，地气上腾，二气熏蒸，此即湿也。岂必水流湿而后为湿哉？且风之撼动，人知其为风；寒之严凝，人知其为寒；暑之炎热，人知其为暑；惟湿之入人，行住坐卧，实熏染于冥冥之中，人居、戴、履，受湿最多，况夫湿能伤脾，脾土一亏，百病根源发轫①于此矣。滞而为喘嗽，渍而为呕吐，渗而为泄泻，溢而为浮肿。湿瘀热则发黄，湿遍体则重着，湿入关节则一身尽痛，湿聚痰涎则昏不知人。至于为身热，为鼻塞，为直视，为郑声，为虚汗，为脚气，为腹中胀、脐下坚，为小便难、大便自利，皆其证也。湿家不可汗，汗之则发痉，热而痉者，毙。又不可下，下之则额汗，胸满微喘而哕，小便淋闭，难以有瘳。治湿之法，通利小便为上，益脾顺气次之，半夏、茯苓、苍术、白术、官桂、干姜皆要药耳。其若小便挟热不利，则赤茯苓、防己辈自有奇功。大抵湿之为病，易至沉深，渐润之余，沦肌浃髓于斯时也，须以术、附、姜、桂作大剂与之，药力相接②，病当渐解，不可以旦暮而责效焉，要之。治湿莫若生附、苍术为快。

中湿证治

加剂除湿汤　治气虚伤湿，身重腰疼，四肢微冷，或呕逆，或溏泄，并主之。

苍术炒　白术　甘草炙。各一两　干姜炮　茯苓各二两　橘红　辣桂　厚朴制。各半两

上锉。每服三钱，姜枣煎服。

茯苓白术汤　治受湿，身体痛重。

茯苓　干姜炮　甘草炙　白术　辣桂　苍术炒，等分

上锉。每三钱，水煎服。

肾着汤　治肾虚受湿，小便自利，腰冷而痛重。

干姜炮　茯苓各二两　甘草炙　白术各一两

上锉。每二钱半，水煎服，加桂亦得。

黄芪建中汤　治伤湿，鼻塞身痛。

黄芪微炙　辣桂各三两　甘草炙，二两　白芍药六两

上粗散。每服三钱，姜四片，枣一枚煎，食前服。

不换金正气散　治湿，益脾顺气，加茯苓、生姜。方见寒类。

----

① 轫：音 rèn，指止住车轮不使旋转的木头。车行须先拿去轫，故"发轫"意即起程。

② 相接：原作"根接"，据《医方类聚》卷二十六所引本书改。

神术丸　治湿消饮。方见痰涎类。可用正气散送下。

生附除湿汤　治寒湿交攻，身体冷痛。

附子生，一两　苍术制，一两半　白术①　厚朴制，半两　宣木瓜　甘草炙，各三钱半

上锉。每服四钱，水二盏，姜十厚片，煎一盏，食前，微温服。

桂枝附子汤　治风湿相搏，汗出气短，身体烦疼，微肿，恶风不欲去衣。

辣桂二两　白术　附子熟。各一两半　甘草炙，一两

上锉散。每服二钱半，水盏半，姜七片，枣二枚，煎一盏，食前，微温服。小便不利、悸气加茯苓，痹加防己，腹痛加芍药。

甘草附子汤　治中湿，小便不利，大便自利。

附子熟，一个七钱，净者　白术　甘草炙。各一两　辣桂二两

上锉。每服三钱，姜七片煎，食前微温服。汗出加防风，悸气加茯苓。

术附汤　治伤湿，大小便皆自利。

白术二两　甘草炒，一两　附子熟，七钱半

上锉细。每服三钱，姜七片，水盏半，煎一盏，食前微温服。

五苓散　治湿证，小便不利。经云：治湿之法，不利小便，非其治也。方见水饮类。

茵陈汤　治湿气瘀热发黄，小便秘涩，渴引水浆。

茵陈蒿一两半　大黄半斤　小红栀子十枚

上锉。每服三钱，水煎服。五苓散亦治发黄，二药夹煎尤稳。

湿泻身痛方　五苓散加苍术，煎点随意。

附：诸贤论

贾真孙曰：湿为土气，火热能生湿土，故夏热则万物湿润，秋凉则万物干燥。湿病本不自生，因热而怫郁，不能宣行水道，故停滞而生湿也。况脾土脆弱之人，易为感冒，岂必水不流而后为湿哉？人只知风寒之威严，不知暑湿之炎暄，感人于冥冥之中也。《病式》云：诸痉强直、积饮等证，皆属于湿。或胕肿体寒而有水气，里必小便赤少不通，或渴，是蓄热入里极深，非病寒也。大抵治法，宜理脾清热利小便为上，故治湿不利小便，非其治也。宜桂苓甘露、木香、葶苈、木通治之。守真师曰：葶苈木香散下神芎丸，此药下水湿，消肿胀，利小便，理脾胃，无出乎此也。腹胀脚肿甚者，舟车丸下之。湿热内深，发黄，茵陈汤下之，或佐以防己、黄芪。一身尽肿痛，或无汗，是湿流关节，邪气在表，宜五苓散加官桂、苍术，微汗之，不可大汗。若自汗出多，热燥津液，内水不利，切勿利之，重损津液也，宜防风白术甘草汤主之。其湿证有二，湿热证多，湿寒证少，当以脉证明辨之。如脉滑数，小便赤涩，引饮，为湿热证；若小便自利、清白，大便泻利，身疼，自汗，为寒湿证。治之宜五苓散加生附、苍术、木瓜主之。

附：诸方

防己黄芪汤《金匮》方　治风湿，脉浮，身重，汗出恶风，或痛、少力。

防己一两　甘草炙，半两　白术七钱半

---

① 白术：原作与四库本皆无剂量，疑其后"厚朴制，半两"中"半两"前脱一"各"字。

黄芪一两

上㕮咀。每服一两，入姜、枣煎。喘者加麻黄，胃气不和加芍药，气上冲加桂枝，下有寒加细辛。

按：湿胜身重，阳微中风则汗出恶风，故用黄芪、甘草实表，防己、白术胜湿[1]也，足三阴例药。

五积散《和剂方》　治外感风寒，冒寒湿身体重痛。见寒类。

按：海藏云：麻黄、桂、芍、甘草，即麻黄桂枝各半汤也；苍术、甘草、陈皮、厚朴，即平胃散也；枳壳、桔梗、陈皮、茯苓、半夏，即桔梗半夏等汤也。又川芎、当归治血，兼干姜、厚朴散气，此数药相合[2]，为解表、温中、泄湿之剂，去痰、消痞、调经之方，虽为内寒外感、表里之分之所制，实非仲景表里麻黄、桂枝、姜附的之方也。至于积冷呕泄，时疫项背拘急[3]，如葱白、豆豉。厥逆加吴茱萸，寒热、咳逆加枣，妇人之产加醋。始知用之非一途也，惟知活法者其择之。

渗湿汤《和剂方》　治寒湿所伤，身重腰冷如坐水中，小便或涩，大便溏泄。皆坐卧湿地，或阴雨所袭之也。

苍术　白术　甘草各一两　干姜　茯苓各二两　陈皮　丁香各二钱半

上㕮咀。每服四钱，入枣煎。

按：此足阳明、太阴药也，温中胜湿之剂。

茵陈五苓散　治湿热胜，发热黄疸。

茵陈蒿十分　五苓散五分

上二物和匀，水煎服。

桂苓甘露饮[4]《宣明方》　治湿热内甚，烦渴，泻利，小便涩，大便急、痛，霍乱吐下，头痛，口干。方见暑门。

清燥汤东垣方　治表里有湿热，痿厥瘫痪，不能行走，或足踝、膝上、背肿痛，口干泻痢。方见痿门。

三花神佑丸《宣明方》　治一切水湿肿病，大腹实胀喘满。

轻粉一钱　大黄一两　牵牛二两　芫花醋炒　甘遂　大戟各半两

上为末，滴水丸，小豆大。初服五丸，每服加五丸，温水下，无时，日三服。

平胃散《和剂方》　治脾胃不和，不进饮食。常服暖胃消痰。

苍术米泔浸，五斤　厚朴姜制，炒　陈皮各三斤二两　甘草炒，三十两

上为末。每五钱，姜三片，枣一枚，煎服。入盐一捻，沸汤点服亦得。一方加草果，名平胃草果散。

升阳除湿汤东垣方。

升阳除湿防风汤东垣方。俱见泄泻门。

煮酒应效方　治诸般湿气，筋骨疼痛。方见风门。

秘授仙方万应膏　贴一切湿气袭于肌肉，入于筋骨，疼痛不常，贴之神效。方见疮疡门。

神芎导水丸　治湿热内郁，胸膈痞满，衄衊，口舌生疮，咽喉不利，牙疳齿蚀，口臭，或遍身生湿疮干疥，睡语咬牙，惊惕怔忡，大小便滞涩，风热，酒毒蕴热等证。

大黄　黄芩各二两　牵牛头末　滑石各四两

上为末，水丸如桐子大。每服四五十丸，温水下。虚实随证临时加减。

舟车丸

大黄二两　甘遂　大戟　芫花　青皮

---

① 湿：原本与四库本均作"温"，径改。

② 合：原本与四库本均作"令"，于文义不通，据《玉机微义》卷十二改。

③ 急：原本与四库本均作"皀"，于文义不通，据《玉机微义》卷十二改。

④ 饮：四库本作"散"。

陈皮各一两　牵牛头末四两　木香五钱

上为细末，水丸如梧桐子大。每服六七十丸，白沸汤下。随时加减。

经验祛湿煮酒方　治风湿相搏，遍身手足疼痛者，服之神效。

川芎　威灵仙　荆芥　麻黄　防风　天麻　青木香　金毛狗脊　羌活　独活　枳壳各五钱　川乌　草乌各四钱　苍术　陈皮　川当归各五钱

上㕮咀，用好头酒五壶，将药用绢袋悬于坛口，再用重纸裹坛口，再用面糊蜜糊，勿令泄气，用文武火煮熟，每服五盏为度。

附：瘟疫

瘟疫方论

《内经》曰：苍天之气，清净则志意治，顺之则阳气固，虽有贼邪，弗能害也。又曰：冬不藏精者，春必病温。是以多感于房劳辛苦之人，安乐者未之有也，俗名温病。《杂著》云：冬温为病，此乃天时不正，阳气反泄，药忌温热。时行寒疫，却在温暖之时，时本温暖而寒，反为病，此亦天时不正，阴气反逆，药忌寒凉。又云：此病多发于春夏，一概相同者，此天地之厉气，当参运气而施治也。

东垣云：阳明邪热太甚，资实少阳相火而为之，视其肿势在何部，随经治之。当缓，勿令重剂过其病所。阳明为邪，首大肿；少阳为邪，出于耳前后。先以酒炒芩、连、炙甘草煎，少少不住服，再用大黄、鼠粘子煎，入芒硝等分，时时呷之，毋令饮食在后。及邪气已，只服前药，未已再煎，次第服之，取大便，邪气已即止。阳明渴加石膏，少阳渴加栝蒌根，阳

明行经升麻、芍药、葛根、甘草，太阳行经羌活、防风、荆芥，并与上药相合用之。

十神汤　治时令不正，瘟疫妄行。

升麻葛根汤　治大人小儿时气瘟疫，头痛发热。

柴胡升麻汤　治时行瘟疫，壮热恶风，头痛体疼，鼻塞咽干，咳嗽，涕唾稠粘。方见伤寒门。

小柴胡汤　治瘟疫内虚，发热，胸胁痞闷。渴加栝蒌仁。方见血门。

竹叶石膏汤　伤寒时气，表里俱虚，遍身发热，心胸烦闷，得汗已解，内无津液，虚羸少气，欲吐。方见暑门。

大青丸　治时行瘟疫发热，并劳役发热上膈，一切结热，神效。

薄荷　甘草　栀子　黄芩　黄连各三钱　大黄八钱　玄明粉　连翘各六钱

上为细末，用青蒿自然汁为丸，如绿豆大，用雄黄为衣。治杂病发热者，朱砂、青黛为衣。每服五六十丸，白滚汤送下。

黄连解毒汤　治时疫三日已汗解，或因饮酒复剧，若烦闷，干呕，口燥，呻吟，错语不睡。方见眼目门。

荆防败毒散《蕴要》方

独活　前胡　人参　茯苓　川芎　枳壳　桔梗　甘草　荆芥　牛蒡子　薄荷各一钱　防风一钱半　羌活一钱

上㕮咀。水煎服。如内热加黄芩一钱，口渴加天花粉一钱。

四君子汤、四物汤俱见补损门。

补中益气汤方见内伤门。

岭南诸病出《明医杂著》

春秋时月，人感山岚瘴雾毒气，发寒热，胁膈饱闷，不思饮食。此毒气从鼻口

入内也。治①当清上焦，解内毒，行气降痰，不宜发汗。

黄连一钱，姜水洗② 升麻 苍术各一钱半，米泔浸，盐水炒 黄芩酒拌，炒 木香 厚朴姜制 枳实麸炒 半夏汤泡七次 桔梗去芦 川芎③ 柴胡 木通各一钱 生甘草七分

生姜五片，水一钟半，煎七分，食前，热服，滓煎四分，继服。

寒温不节，汗身脱衣巾，感冒风寒之气，气闭发热头疼，此伤寒类也。但岭南气温，易出汗，故多类疟，重则寒热不退，轻则为疟。南方气升，故岭南人得此病者，猝皆胸满，痰涎壅塞，饮食不进，与北方伤寒只伤表而里自和者不同。治当解表清热，降气行痰。此方用于寒凉时月，及虽在温暖时而感冒风寒者。

羌活一钱半 苍术泔浸 柴胡 黄芩 橘红去白 半夏汤洗 枳实 甘草炙 川芎各一钱④

生姜五片，水一钟半，煎七分，食前，温服，渣煎四分，随服取汗，出，止服。

瘴疟、时疟，寒热往来。

柴胡 知母炒 半夏汤洗。各一钱半 苍术泔洗 黄芩酒炒 干葛 陈皮 川芎各一钱 甘草炙，七分

生姜三大片，乌梅肉二个，水一钟半，煎七分，食前，清晨服。滓煎四分，午前服。

疟久者加人参一钱半，当归一钱，汗多者去苍术，换白术，加酒炒白芍药各一钱半。

后变成痢疾。疟后之痢从虚治，用补脾胃药。

黄连炒 木香 缩砂 黄芩炒 橘皮 当归酒洗。各一钱 白术一钱半 白芍药炒，二钱 甘草炙，五分

生姜三片，水二钟，煎八分，食前热服。

温暑之月，民病天行瘟疫、热病，治宜清热解毒，兼治内外。

枯黄芩酒炒 知母酒炒 干葛各一钱 石膏 白芍药酒炒 人参各一钱半 黄连酒炒 生地黄酒洗。各五分 升麻一钱 生甘草七分 羌活三钱

生姜三片，水一钟半，煎七分，食前热服，滓煎四分，继服。若胸膈痞满，痰涎壅塞者，加枳实、半夏各一钱、生姜汁四五匙。若脾胃不实，加白术一钱半。时气发热，变为黄病，所谓瘟黄也，宜治内泻湿热。

茵陈 黄连姜水炒 山栀仁 白术 白茯苓去皮 厚朴姜水炒 木通去皮 人参各一钱 白芍药酒炒 干葛各一钱半 木香七分⑤

生姜三大片，水二钟，煎七分，食前温服。渣煎四分，继服。

附：运气证治出《乾坤生意》

运气证治者，所以参天地阴阳之理，明五行衰旺之机。考气候之寒温，察民病之凶吉，推加临补泻之法，施寒热温凉之剂。古人云：治时病不知运气，如涉海问津。诚哉言也！今遵先贤图诀，撮其要领，使人一览而知其悉也矣。

五运配十干之年
甲己得合为土运　乙庚得合为金运

---

① 治：原误作"清"，据四库本改。
② 姜水洗：《明医杂著》卷二作"姜炒"。
③ 川芎：原脱，四库本亦无，据《明医杂著》卷二补。
④ 各一钱：原脱，四库本亦无，据《明医杂著》卷二补。
⑤ 木香七分：原脱，四库本亦无，据《明医杂著》卷二补。

丁壬得合为木运　丙辛得合为水运
戊癸得合为火运

六气为司天之岁

子午少阴君火　丑未太阴湿土
寅申少阳相火　卯酉阳明燥金
辰戌太阳寒水　巳亥厥阴风木

南政北政

甲己土运为南政。盖土居中央，君尊
南面而行，余四运以臣事之，面北面受
令，所以有别也。

十二支年分运气

子午年，少阴君火司天，岁气热化之
候。

司天者，天之气候也。

君火者，手少阴心经也。心者，君主
之官，神明出焉。君火乃主宰阳气之本，
余象生土，乃发生万物之源。

阳明燥金在泉。

在泉者，地之气候也。

初之气厥阴风木用事，子上父下，益
辛泻苦。

自年前十二月大寒节起，至二月惊蛰
终止。

天时　寒风切洌，霜雪水冰，蛰虫伏
藏。

民病　关节禁固，腰腿疼，中外疮
疡。

二之气少阴君火用事，火盛金衰，补
肺泻心。

自二月春分节起，至四月立夏终止。

天时　风与时寒，雨生羽虫。

民病　淋气郁于上而热，令人目赤。

三之气少阳相火用事，君相二火，泻
苦益辛。

自四月小满节起，至六月小暑终止。

天时　大火行，热气生，羽虫不鸣，
燕、百舌①、杜宇②之类。

民病　厥热，心痛，寒，更作咳喘，
目赤。

四之气太阴湿土用事，子母相顺，泻
肺补肾。

自六月大暑节起，至八月白露终止。

天时　大雨时行，寒热互作。

民病　黄疸，衄血，咽干，呕吐，痰
饮。

五之气阳明燥金用事，心盛肺衰，火
怕水复。

自八月秋分节起，至十月立冬终止。

天时　温气乃至，初冬尤暖，万物尚
荣。

民病　寒热伏邪，于春为疟。

六之气太阳寒水用事，火衰心病，泻
咸益苦。

自十月小雪节起，至十二月小寒终
止。

天时　暴寒劲切，火邪恣毒，寒气暴
止。

民病　生肿咳喘，甚则血溢，下连小
腹而作寒中。

丑未年，太阴湿土司天，岁气湿化之
候。

太阴湿土者，足太阴脾经也。脾属中
央戊己土，每季寄旺一十八日，合为七十
二日，以应一岁六六三百六十日之成数
也。

太阳寒水在泉。

初之气厥阴风木用事，主旺客衰，泻
酸补甘。

自年前十二月大寒节起，至闰二月惊
蛰终止。

天时　大风发荣，雨生毛虫。

民病　血溢，经络拘强，关节不利，
身重筋痛。

---

① 百舌：即乌鸦。
② 杜宇：即杜鹃。

二之气少阴君火用事，以下生上，泻甘补咸。

自二月春分节起，至四月立夏终止。

天时　大火至，疫疠，君令宣行，湿蒸相搏，暴雨时降。

民病　瘟疫盛行，远近咸苦①。

三之气少阳相火用事，土旺克水，补肾泻脾。

自四月小满节起，至六月小暑终止。

天时　雷雨，电雹，地气腾，湿气降。

民病　身重，胕肿，胸腹满，感冒湿气。

四之气，太阴湿土用事，甘旺咸衰，补肾益膀胱。

自六月大暑节起，至八月白露终止。

天时　炎热沸腾，地气升，湿化不流。

民病　腠理热，血暴溢，寒疟，心腹胀，浮肿。

五之气阳明燥金用事，土能生金，益肝泻肺。

自八月秋分节起，至十月立冬终止。

天时　大凉，雾露降。

民病　皮肤，寒疟，痢甚行。

六之气，太阳寒水用事，以上克下泻脾补肾。

自十月小雪节起，至十一月小寒终止。

天时　大寒凝冽。

民病　关节禁固，腰腿拘痛。

寅申年，少阳相火司天，岁气火化之候。

少阳相火者，三焦浮流之火，火邪炎上，上克肺金，金受克，肾水失母，则上盛下虚，虚阳上攻，变生诸疾，致伤元气。

厥阴风木在泉。

初之气，厥阴风木用事，子父相逢，泻苦益辛。

自年前十二月大寒节起，至二月惊蛰终止。

天时　热风伤人，时气流行。

民病　寒热交作，咳逆头痛，血气不调，心腹不快。

二之气，少阴君火用事，肺衰心盛，制苦益辛。

自二月春分节起，至四月立夏终止。

天时　暴风疾雨，温湿相蒸。

民病　上热咳逆，胸膈不利，头痛寒热。

三之气，少阳相火用事，夏旺火炽，补肺益大肠。

自四月小满节起，至六月小暑终止。

天时　炎暑亢旱，草萎河输。

民病　烦热，目赤喉闭，失血，热渴，风邪，人多暴死。

四之气，太阴湿②土用事，火能生土，泻甘补咸③。

自六月大暑节起，至八月白露终止。

天时　风雨时降，炎暑未去。

民病　疟痢交作，寒热头痛。

五之气，阳明燥金用事，肺金受邪，泻苦补辛。

自八月秋分节起，至十月立冬终止。

天时　寒热风雨，草木黄落。

民病　寒邪风热，君子周密。

六之气，太阳寒水用事，心火受克，泻咸补苦。

自十月小雪节起，至十一月小寒终止。

---

① 苦：原本与四库本均作"若"，于文义欠通，径改。

② 湿：四库本作"温"，据医理当为"湿"。

③ 四之气……泻甘补咸：此段原脱，据四库本补。

天时　寒温无时，地气正寒，霜露乃降。

民病　感冒寒邪，关节不利，心腹痛。

卯酉年，阳明燥金司天，岁气燥化之候。

阳明燥金者，肺与大肠之气，象庚辛金也。

少阴君火在泉。

初之气，厥阴风木用事，金木相克，补酸泻辛。

自年前十二月大寒节起，二月惊蛰终止。

天时　阴始凝，风始肃，水乃冰寒，雨多，花开迟。

民病　寒热浮肿，失血，呕吐，小便赤淋。

二之气，少阴君火用事，火盛金衰，泻苦益辛。

自二月春分节起，至四月立夏终止。

天时　臣居君位，大热早行。

民病　疫疠流行，人多猝暴。

三之气，少阳相火用事，主盛客衰，泻心补肺。

自四月小满节起，至六月小暑终止。

天时　燥热交合，风雨暴至。

民病　寒热头疼，心烦作渴。

四之气，太阴湿土用事，以下生上，泻辛益酸。

自六月大暑节起，至八月白露终止。

天时　早秋寒雨，有伤苗稼。

民病　猝暴寒热，风邪伤人，心疼，浮肿，疮疡，失血。

五之气，阳明燥金用事，金盛木衰，泻肺补肝。

自八月秋分节起，至十月立冬终止。

天时　冬行春令，草木生青，风雨生虫。

民病　寒热，作痢，气血不和。

六之气，太阳寒水用事，客来助主，益苦泻咸。

自十月小雪节起，至十二月小寒终止。

天时　气候反温，蛰虫出现，反行春令。

民病　疫疠，温毒，寒热伏邪。

辰戌年，太阳寒水司天，岁气寒化之候。

太阳寒水者，足膀胱经也，与足少阴肾经合为表里，属北方壬癸水。

太阴湿土在泉。

初之气，厥阴风木用事，脾胃受邪，泻咸助甘。

自年前十二月大寒节起，至二月惊蛰终止。

天时　气早暖，草早荣，温风至。

民病　瘟疫，寒热，头痛呕吐，疮疡。

二之气，少阴君火用事，心火受邪，泻咸补甘。

自二月春分节起，至四月立夏终止。

天时　春寒多雨，寒湿无时。

民病　气郁中满，浮肿，寒热。

三之气，少阳相火用事，以上克下，泻咸助苦。

自四月小满节起，至六月小暑终止。

天时　暴热乍凉，疾风暴雨。

民病　寒热，吐利，生烦闷乱，痈疽疮疡。

四之气，太阴湿土用事，木旺土衰，泻甘补酸。

自六月大暑节起，至八月白露终止。

天时　风湿交争，雨生羽虫，暴风疾雨。

民病　大热短气，赤白痢泻。

五之气，阳明燥金用事，金生水旺，

制咸益苦。

自八月秋分节起，至十月立冬终止。

天时　湿热而行，客行主令。

民病　气虚客热，血热妄行，肺气壅盛。

六之气，太阳寒水用事，水盛火衰，泻咸助苦。

自十月小雪节起，至十二月小寒终止。

天时　凝寒，雨雪，地气正，湿令行。

民病　病乃凄惨，孕妇多灾，脾受湿，肺旺肝衰。

己亥年，厥阴风木司天，岁气风化之候。

厥阴风木者，足厥阴肝经也。肝属东方，甲乙木春旺七十二日也。

少阳相火在泉。

初之气，厥阴风木用事，脾胃受邪，泻酸补甘。

自年前十二月大寒节起，至二月惊蛰终止。

天时　寒始肃，客行主令，杀气方至。

民病　寒居右胁，气滞，脾胃虚壅。

二之气，少阴君火用事，火旺金衰，泻心补肺。

自二月春分节起，至四月立夏终止。

天时　寒不去，霜雪，水杀气施，水草焦，寒雨至。

民病　热中，气血不升降。

三之气，少阳相火用事，肺经受邪，泻苦益辛。

自四月小满节起，至六月小暑终止。

天时　风热大作，雨生羽虫。

民病　泪出，耳鸣掉眩。

四之气，太阴湿土用事，木土相刑，泻酸益甘。

自六月大暑节起，至八月白露终止。

天时　热气返用，山泽浮云，暴雨溽温。

民病　心受邪，黄疸，面为浮肿。

五之气阳明燥金用事，以金刑木，泻肺益肝。

自八月秋分节起，至十月立冬终止。

天时　燥湿更朦，沉阴乃布，风雨乃行。

民病　寒气及体，肺受风，脾受湿，发为疟。

六之气太阳寒水用事，主助客胜，泻酸补甘。

自十月小雪节起，至十二月小寒终止。

天时　畏火司令，阳乃火化，蛰虫出现，流水不冰，地气大发，草乃生。

民病：瘟疫，心肾相制。

谨按：运气之说，《内经》言之详矣。夫人在气交之中，与天地相为流通，苟不先立其年以明其气，临病施治之际，乌乎以用补泻之药哉？此运气证治不可不知也。又尝按而验之，多有不应，何？则阴阳之消长，寒暑之更易，或失其常，在智者通其活变，岂可胶柱鼓瑟，按图索骥也耶？

仁斋直指方论卷之四

三山名医仁斋杨士瀛登父编撰

新安后学惠斋朱崇正宗儒附遗

风　缓 附瘈证

风缓方论

风缓者，风邪深入而手足为之缓弛也。夫人四肢百脉逢寒则挛急，遇热则柔缓。病在阳，经气行迟而关以纵；病在阴，经气行疾而关以收，此物理之常然也。然脾主肌肉、四肢，胃为水谷海，所以流布水谷之气，周养一身。脾胃既虚，肢体失其所养，于是风邪袭虚，由腠理而入肌肉，由肌肉而入脾胃，安得不为之缓废乎？若曰祛风之剂与助胃之剂不同，亦顾吾活法用之何如耳？抑余闻人之一身，筋骨为壮，肝主筋，肾主骨，肝肾气虚，风邪袭之，亦有肢体缓弱之证，然则先散其风而后益之，于此尤当加意。

风缓证治

排风汤、续命汤 方见风类。加制半夏、鸡心大槟榔，增姜，煎。先以此散风毒邪气。

苏合香丸 用沸汤泡，生姜汁调开，吞真料白丸子二十丸，日二服，治手足风缓。或白丸子、安肾丸夹用，食前服。方

见嗽门、身疼门、水饮门。

不换金正气散 方见寒类。加川芎、官桂煎，食前吞安肾丸，治脾胃肝肾俱虚，风入四体筋骨，缓弱不仁。仍早晨常服炒黑豆淋酒。

大圣一粒金丹 治中风昏仆，舌强涎潮，瘫痪偏枯，顽痹麻痹，癫痫倒地，闭目作声，项强反张，口噤直视。

大川乌炮　大附子炮，去皮脐　新罗白附子炮。各二两　川五灵脂　白僵蚕炒，去丝嘴　白蒺藜炒，去刺。各一两　白矾枯　朱砂　没药　麝香别研。各半两

上细末，合和，用松烟墨半两，新汲水磨汁搜丸，每两作六丸，金箔二百片为衣，令自干。每服一丸，以生姜半两，取自然汁磨开，温酒半盏调服。盖取微汗为效。

大铁弹丸 治中风瘫痪，口眼㖞斜，筋骨挛疼，肢体麻木。

自然铜烧红，醋淬七次，一两半　虎胫骨酒浸，炙黄　当归酒浸，焙　白附子炮　川乌炮，去皮脐　五灵脂炒　麻黄去节。各一两　没药　乳香　全蝎焙　安息香　白芷　直僵蚕炒，去丝。各半两　乌蛇肉酒浸，焙干，三分　木鳖二十一个，去壳，炒熟　朱砂　麝香各一分

上为末，以酒煮安息香，入飞白面为糊，丸弹子大，每一丸，温酒磨下。

蝎附散　治肝肾气虚，风入筋骨，手足缓弱。

小附子去皮　生草乌头炮，去皮脐　苍术炒　牛膝酒浸，焙　川芎　当归　天麻各半两　防己　白芷　黄芪蜜炙　全蝎焙。各一分

上末。每一钱，黑豆淋酒调下，兼用核桃肉研酒下，食前服。

四斤丸　治风寒湿毒与血气搏，筋骨缓弱，四肢酸疼、痒、痹。

宣木瓜去瓤，切，焙　天麻锉　牛膝锉，焙　苁蓉洗，切，焙。四味各一斤，用好酒五升浸三日①。　熟附子　虎骨酥炙。各二两

上为末，用浸药酒调面糊丸，桐子大。每服三四十丸，食前温酒或豆淋酒下。

又方加当归三分，乳香、没药、五灵脂各半两，麝香一钱，名大四斤丸。用木瓜煎汤下，亦治脚气。

虎骨酒　治诸风缓弱及历节风，骨节酸疼。

虎胫骨酥炙黄

上捶碎如米，每骨一升以酒三升浸五日。空心服一盏，冷则暖之。

铁骨丹、铁弹丸方并见风类。　治诸风缓弛。

其它用药，风类甚详也矣。

附：痿证

痿证方论

《内经》曰：肺热叶焦，五脏因而受之，发为痿躄。心气热，生脉痿，故胫纵不任地；肝气热，为筋痿，故宗筋弛纵；脾气热，生肉痿，故痹而不任；肾气热，生骨痿，故足不任身。然治痿独取阳明。

阳明者，五脏六腑之海，主润宗筋，宗筋主束骨而利机关也云云。故阳明虚②则宗筋纵，带脉不引，故足痿不用也。

或曰：手阳明大肠经，肺之腑也。足阳明胃经，脾之腑也。治痿之法，取阳明一经，何也？愿明以告我。丹溪先生曰：《内经》云：诸痿生于肺热。只此一句，便见治法大意。经曰：东方实，西方虚，泻南方，补北方。此固是就生克言补泻，而大经大法，不外于此。东方木，肝也；西方金，肺也；南方火，心也；北方水，肾也。五行之中，惟火有二，肾虽有二，水居其一。阳常有余，阴常不足，故经曰：一水不胜二火，理之必然。肺金体燥而居上，主气，畏火者也。脾土性湿而居中，主四肢，畏木者也。火性炎上，若嗜欲无节，则水失所养，火寡于畏而侮所胜，肺得火邪而热矣。木性刚急，肺受热则金失所养，木寡于畏而侮所胜，脾得木邪而伤矣。肺热则不能管摄一身，脾伤则四肢不能为用，而诸痿之病作矣。泻南方，则肺经清而东方不实，何脾伤之有？补北方，则心火降而西方不虚，何肺热之有？故阳明实则宗筋润，能束骨而利机关矣。治痿之法，无出于此。骆隆吉③亦曰：风火既炽，当滋肾水。东垣先生取黄柏为君、黄芪等补药之辅佐以治诸痿而无一定之方，有兼痰积者，有湿多者，有热多者，有湿热相半者，有挟气者，临病制方，其善于治痿者乎！虽然药中肯綮④

---

①　日：原误作"目"，于文义不通，据四库本改。

②　虚：原本无，四库本亦无，据《素问·痿论》补。

③　骆隆吉：即骆龙吉，宋代医生，著有《内经拾遗方论》。

④　肯綮：指筋骨结合的地方，亦喻指最重要的关键。綮，音 qǐng。

矣，若将理失宜，圣医不治也。天产作阳，厚味发热，先哲格言，但是患痿之人，若不淡薄食味，吾知其必不能安全也。

丹溪云：痿证断不可作风治而用风药，有湿热、湿痰、气虚、血虚、瘀血。湿热，东垣健步丸加燥湿降阴火药，苍术、黄芩、黄柏、牛膝之类。湿痰，二陈汤加苍术、白术、黄芩、黄柏、竹沥、姜汁；气虚，四君子汤加黄芩、黄柏、苍术之类；血虚，四物汤加黄柏、苍术煎送补阴丸。方见虚损门。亦有食积、死血妨碍，不得下降者，大率属热。用参术四物汤、黄柏之类。

清燥汤 东垣方　治温①热成痿，以燥金受湿②热之邪，是绝寒水生化之源，绝则肾亏，痿厥之病大作，腰以下痿软瘫痪不能动。

黄芪一钱半　苍术一钱③　白术　橘皮　泽泻各五分④　五味子九个　人参　白茯苓　升麻各三分　麦门冬　当归身　生地黄　曲末　猪苓　酒黄柏⑤各二分　柴胡　黄连　甘草炙⑥。各一分

上㕮咀。每半两，水煎，空心热服。

健步丸　治膝中无力，伸而不得屈，屈而不得伸，腰背、腿脚沉重，行步艰难。

羌活　柴胡各半两　防风三钱　川乌头一钱　炒滑石　炙甘草各半两　防己一两　苦参一钱，酒制　肉桂半钱　栝蒌根半两，酒制　泽泻三钱

上为末，酒糊丸如桐子大。每服七十丸，煎愈风汤，空心送下。

愈风汤方见风门。

二陈汤方见疟门、**四君子汤**、**四物汤**方并见虚劳门。

谨按：风痿之别，痛则为风，不痛则为痿。经曰：痛则为实，不痛则为虚。曰风、曰痿，虚、实二者而已矣。东垣曰：气盛病盛，气衰病衰。何则？人之气血充实，而风寒客于经络之间，则邪正交攻而疼痛作矣。人之气血虚弱，而痰火起于手足之内，则正不能胜邪，而痿痹作矣。丹溪先生曰：痿症切不可作风治而用风药。盖以风为实，而痿为虚也。曰散邪，曰补虚，岂可紊乱矣乎？

历节风

历节风方论

历节风之状，短气自汗，头眩欲吐，手指挛曲，身体魁瘰⑦，其肿如脱，渐至摧落，其痛如掣，不能屈伸。盖由饮酒当风、汗出入水，或体虚肤空，掩护不谨，以致风寒湿之邪，遍历关节，与血气搏而有斯疾也。其痛如掣者为寒多，其肿如脱者为湿多，肢节间黄汗出者为风多。遍身走痒，彻骨疼痛，昼静夜剧，发如虫啮者，谓之白虎历节。治法当以温药解其风寒湿之毒，或用和平，则独活寄生汤辈可也。其白虎历节，游走痒痛，虫实为之。况夫脾主肌肉，虚则为痒，遇痒而进饮

---

① 温：四库本同，《兰室秘藏·卷下·自汗门》本方下语："治六七月间湿令大行，子能令母实而热旺，湿热相合"。"温"当为"湿"之误。

② 湿：原本与四库本均作"温"，据《兰室秘藏·卷下·自汗门》改。

③ 一钱：《兰室秘藏·卷下·自汗门》中作"一分"。

④ 各五分：原本无，四库本亦无，据《兰室秘藏·卷下·自汗门》补。

⑤ 酒黄柏：《兰室秘藏·卷下·自汗门》中，此药在"柴胡"之后，剂量为一分。

⑥ 甘草炙：《兰室秘藏·卷下·自汗门》中，此药在"麦门冬"之前，剂量为二分。

⑦ 魁瘰：指关节肿大。

食，尚庶几焉。而虫亦餍饫①，其间不至于频频啮也。《书》曰：若药弗瞑眩，厥疾弗瘳。似此证候，一名厉风，须当大作汤丸，未可拘以平常浅近之剂。

历节风证治

虎骨散　治白虎历节，走注痒痛，不得屈伸。

虎胫骨酒炙黄，一两半　白花蛇酒浸，取肉炙黄　天麻　自然铜用醋淬七次　防风　白附子炮　槟榔　官桂　当归　羌活　牛膝　白芷　川芎　僵蚕炒，去丝。各一两　全蝎焙　地龙去土　乳香　没药　雄黄各半两　麝香一分

上末。每服二钱，食前以暖豆淋酒调下。

雄麝丸　治历节风，骨节疼痛，挛急痹顽。

安息香　五灵脂　天麻各一两半　地龙净　白僵蚕微炒。各三分　全蝎微炒　雄黄各半两　麝香一分　乌蛇酒浸，取肉炙　天雄炮，去皮脐　当归　川乌炮，去皮脐　川芎　南星炮　官桂　虎胫骨酒炙黄。各一两　川独活二两

上末，炼蜜杵，丸桐子大。每服十五丸，食前温酒下。

海桐皮散　治历节走注，骨节疼痛。

独活　萆薢盐水浸，焙　川芎　当归各三分　桃仁去皮，焙　天麻　辣桂　牛膝　麻黄去节　枳壳制　海桐皮　白芍药　川乌炮，去皮脐　松节　防风　杜仲姜制　甘草炙。各半两　麝香一分　虎胫骨酒炙黄，一两

上粗末。每服二钱，姜五片，枣二枚，食前煎服。

独活寄生汤　治历节风，亦治脚气。方见腰疼门。

麝香丸　治白虎历节，游走痒痛，状

若虫啮。方见风类。

虎骨酒　治历节诸风，百节疼痛。方见风缓门。

硫黄酒　治恶风，头面肢体瘾疹，尫赢。

透明锋芒硫黄

上每服三钱，乳钵内研细，入醇酒再研，空心饮其清者。滓又研细，入酒饮之，连日如是。硫黄能杀恶虫，自大便下。

必用历节厉风方　治手指弯曲，骨节间痛甚。

蓖麻子去皮，二两　黄连去须，锉如豆，一两

上用新水二升，于瓷瓶内浸二药，密封七日取出，逐日侵晨面东，以浸药水吞蓖麻仁一粒，七日后添两粒，微利不妨。以疗大风亦效。

返魂追命再造散　治大风、厉风。

川大黄锦纹皱者，一两　独生皂角刺一两半

上末。每服二钱，临夜冷酒调下，以净桶伺候泄虫。如虫口黑色，乃是多年；虫口赤色，是为方近。三数日又进一服，直候无虫，则绝根也。瘾疹若吃醋，则风疹食人。

神授丸　治风寒湿合而为痹，遍身或半身麻木不仁，最能杀虫。方见虚劳门。用增味五痹汤下，空心服。方见风类。

白虎风走注痒痛方　鸡子揩患处，咒三遍：愿送粪堆头。盖白虎是粪神，爱吃鸡子。患者下饭用黄脚鸡为妙，亦可抱鸡来压之，其痒自止。

麝香丸　治白虎历节风，游走疼痛，遍身瘙痒，状如虫啮，昼静夜剧。方见风类。

---

① 餍饫：餍音 yàn，吃饱，满足之意；饫音 yù，饱之意。

附：诸方

四炒散　治历节痛风走注。

威灵仙酒浸，五钱　羊角灰二钱　白芥子一钱　苍耳一钱半。一云苍术

上为末。每服一钱，生姜一大片擂汁入汤调服。

洗药方　治一切风气湿气，足胫羸肿疼痛，并皆有效。

荆芥　番白草　防风　苍耳草　苦参　地榆　青藤　威灵仙　麻黄　苍术　生葱　煨盐各一两

上件用水一桶煎热，于桶内熏蒸痛处，出微汗，待汤稍温再洗痛处，一二次觉痛减。如或贫者，只用柁①、柳、榆、槐、桑、椿六件树枝煎汤洗之，亦有神效。

大补元丸

人参去芦，二两　黄芪去芦，四两　白术四两，泔浸　当归酒洗，二两　生地黄酒洗，三两　陈皮去白，二两　白芍酒炒，一两　黄柏酒炒，二两　知母酒炒，二两　山药二两　山茱萸净肉，二两　枸杞二两　牛膝酒洗，二两　杜仲姜汁炒，一两五钱　远志去心，二两　石菖蒲去毛，二两　巴戟去心，三两　破故纸炒，二两　菟丝子炒，二两　桔梗二两

上件共为细末，炼蜜为丸，如梧桐子大。每服七八十丸，用白滚汤送下，或淡酒、姜汤、清米饮送下亦可。

祛风丸

防风去芦，二两　防己二两　荆芥二两　当归酒洗，二两　川芎二两　生地黄酒洗，三两　陈皮去白　白术炒　桑寄生　薏苡仁各二两　栀子仁一两　牙皂二两　何首乌二两　川乌二个　白芍药酒炒　羌活　独活　黄芩酒炒。各一两半　半夏便煮　木瓜　青藤　牛膝酒洗　沉香　白豆蔻各二两　木香一两　桂枝一两　光乌酒浸，去皮，二两

上件共为细末，酒打米糊为丸，如梧桐子大。每日五更时用清茶送下七八十丸，少许时再服前大补元丸。

愈风化痰丸

何首乌酒浸　僵蚕　光乌酒浸，去皮　全蝎　南星姜制　半夏便煮　桑寄生　荆芥　牙皂瓦炒　破故纸炒　陈皮去白　菟丝子炒。各二两　地黄去土，八两　木香一两　沉香一两半　白芍药酒炒　川乌酒浸，去皮　天麻一两二钱　黄芩酒炒，二两　防风去芦　汉防己　白术炒　当归酒洗，各二两　羌活　独活各一两五钱　杜仲姜汁炒，四两　巴戟去心，三两

上件共为细末，酒打米糊为丸，如梧桐子大。每服一百丸，空心食前酒送下，日服二次。

诸风应效酒　治一切诸般风气湿痹、遍身骨节疼痛、紫白癜风，神效。

当归　川芎　何首乌各三钱　苍术四钱　白芷　苦参　防风　胡麻　石楠藤　石连藤　僵蚕各二钱　细辛一钱　穿山甲　黄柏　知母　白芍药　生地黄　牛膝　白术　藁本　木瓜　大风子　威灵仙　羌活各二钱　川乌一钱　八角风　五加皮　紫荆皮各二钱　木香一钱半　薏苡仁三钱

上件共为粗末，用好酒一坛，将药用绢袋之，悬于坛口，下用文武火煮一二时辰，取出放于湿泥去火毒，住二三日再服。每服加后末药入内饮之，量②力而用。末药方于后。

入酒末药方　每服煎药一钟，加此末药八分，入酒服之。

乌药　白芷　木香　荆芥　甘草　何首乌　川乌　青藤　藁本　天麻　金银花

---

① 柁：木名，即柁栌。

② 量：原作"亮"，据四库本改。

苍术　全蝎　细辛　防风　草乌　川芎　人参　当归　石斛　麻黄　两头尖①

上件共为细末，入煎药、酒，服之效。

又煮酒方　治一切肿风，白虎历节疼痛。

当归三钱六分　川芎一钱八分　苍术六钱　白术九钱　白芍药一钱半　枳壳九分　生地黄一钱二分　半夏一钱半　甘草九分　乌药一钱半　麻黄三钱　茯苓二钱半　防己　陈皮　木通　薏苡仁各一钱八分　五加皮一钱半　木香六分　桑寄生一钱二分　黄芩一钱八分　羌活一钱二分　独活一钱二分　牛膝　木瓜一钱八分②　海风藤三钱　苏叶二钱四分

上件共为粗末，煮法照前。

秘传煮酒应效方　治诸风气、历节、插腿风。年高者亦可服，神效。

当归　人参　茯苓　乌药　砂仁　杏仁　川乌　草乌　何首乌　五加皮　枸杞子　川椒以上各二钱半　木香　牛膝　枳壳　干姜　虎骨　香附子　白芷　厚朴　麦门冬去心　陈皮去白　白术　川芎　麻黄　独活　羌活　半夏　肉桂　白芍药　生地黄　熟地黄　防风　天门冬　五味子　小茴香　细辛以上各一钱半　苍术　破故纸　甘草各五钱　核桃肉　红豆酥油各五钱五分　蜜八两　沉香一钱五分　葡萄二钱　荆芥　地骨皮　山茱萸　巴戟　知母各一钱五分

上为细末，分作二袋，用罐盛酒，袋悬于罐内，封罐口，安锅内煮熟，过五七日方用。每服随量饮，病在上食后服，病在下食前服。

金刀如圣散　治三十六种风，七十二般气，口眼歪斜，半身不遂，遍身游风，白虎历节，疼痛立效。

川乌炮　草乌炮。各四两　朱砂另研　雄黄另研　荆芥　麻黄去根　天麻　当归　何首乌　细辛　石斛去芦　人参　全蝎去足　川芎　甘草　防风以上各五钱　苍术泔浸，炒，一两

上研为细末。每服五分，临卧温茶送下。如病长者，初服三分，渐渐加至七分，看人肥瘦大小加减。

又方　治证同前。

苍术泔浸，炒，一两半　防风去芦　细辛　荆芥穗　何首乌　蝉蜕　全蝎　朱砂另研　白僵蚕水洗，微炒　麻黄去根　藁本　当归酒洗　天麻各一钱七分　人参　川芎　石斛去根。各三钱三分　川乌煨　草乌煨。各一钱三分③　乳香　没药　乌药　青藤各二钱　白芷五钱七分　甘草微炒，一两　两头尖一钱　雄黄一钱，另研　蜂房二钱五分　白芍药一钱五分

上为极细末。临卧时用温茶送下，量人虚实，有力者服八分起至一钱止，老弱者只服五六分止。

羌活汤　治白虎历节，风毒注骨髓，疼痛不定方见痹门。

乌头汤　治历节痛不可伸屈。

川乌一枚，用蜜四合煮二合，去乌　甘草炙　麻黄去节　芍药　黄芪各等分

上水煎，蜜一合，再煎至八分，去渣，空心服，最治脚气不可屈伸。

附：痹证

痹证方论

《袖珍方》曰：凡痹疾，病目有五种，筋痹、脉痹、骨痹、皮痹、肌痹是也。多由体虚之人，腠理空疏，为风寒湿

---

① 两头尖：此处疑脱"各等分"诸字。
② 一钱八分：此前疑脱一"各"字。
③ 各一钱三分：原作"各一三钱三"，于文义不通，据四库本改。

三气所侵，不能随时驱散，流注经络，久而为痹病者也。风多则引注，寒多掣痛，湿多则重着。治之当辨其所感风寒湿三气注于何部分，其表里须从偏胜者主之药饵。如有此证，治之宜早为贵乎。

五痹汤《和剂方》　治风寒湿之气各留肌体，手足缓弱，麻顽不仁。

羌活　白术　防己各一两　片子姜黄一两，洗去灰土　甘草微炙，半两

上㕮咀。每服四钱，水一盏半，姜七片，煎八分，去渣。病在上食后服，病在下食前服。

防风汤《宣明方》　风寒湿三气合为痹，风气胜者行痹，上下左右无留，随所至作，防风汤主之。治行痹行走无定。

防风　甘草　当归　赤茯苓去皮　杏仁去皮，炒熟　桂各一两　黄芩　秦艽　葛根各三钱　麻黄去节，半两

上为末。每服五钱，酒水各二盏，枣三枚，姜五片，煎至一盏，温服。

茯苓汤《宣明方》　寒气胜者为痛痹，大宜宣通。阴寒为痛，宜通气温经而愈，茯苓汤加减主之。治痛痹四肢疼痛，拘倦浮肿。

赤茯苓去皮　桑白皮各二两　防风　官桂　川芎　芍药　麻黄去节。各一两半

上为末。每服五钱，水一盏，枣一枚，煎至八分，温服。以姜粥投之，汗泄为度，效矣。

茯苓川芎汤《宣明方》　湿气胜者为着痹，湿地水气甚重，着而不去，多汗而濡者，茯苓川芎汤主之。治着痹留注不去，四肢麻木，拘挛浮肿。

赤茯苓　桑白皮　防风　官桂　川芎　麻黄　芍药　当归　甘草炙。各五分

上为末。每服四钱半，水二盏，枣三枚，同煎至一盏，去滓，空心温服。如欲出汗，以粥投之。

蠲痹汤《济生方》　治手足冷痹，腰腿沉重及身体烦疼，背项拘急。

当归去芦，酒洗　赤芍药　黄芪去芦　防风去芦　片子姜黄　羌活各一两半　甘草炙，半两

上㕮咀。每服四钱，水一盏半，姜五片，枣一枚，煎八分，去渣温服。

防风汤《济生方》　治血痹，皮肤不仁。

川当归去芦，洗　赤茯苓去皮　川独活各一两　甘草炙，半两　防风一两　赤芍药　黄芩各一两　杏仁去皮尖，半两　秦艽去芦，一两　桂心不见火，半两

上㕮咀。每服四钱，水一盏，姜五片，煎七分，去渣温服，不拘时。

续断丸《本事方》　治风湿流注，四肢浮肿，肌肉麻痹。

当归炒　川续断　萆薢各一两　川芎七钱半　乳香半两　天麻　防风　附子各一两　没药半两

上为末，炼蜜丸如梧桐子大。每服四十丸，温酒或①饮任下。

黄芪酒《济生方》　治风湿痹痛，筋脉挛急，或身体顽痹。

当归去芦　云母粉　茵芋叶　白术　虎骨　萆薢　木香不见火　仙灵脾　川续断　甘草炙　白芍药　黄芪去芦　防风去芦　官桂不见火　天麻　石斛去根。各一两

上㕮咀，用绢袋盛，以好酒一斗浸之，春五、夏三、秋七、冬十日。每服一盏，温暖服之，常令酒气相续为佳。

茯苓汤《济生②方》　治停蓄支饮，手足麻痹，多睡眩冒。

半夏汤洗七次　赤茯苓去皮　陈皮各一两

---

① 或：原本与四库本均作"呆"，据《本事方》卷三改。

② 生：原本与四库本均作"寸"，径改。

枳实去瓤，麸炒　桔梗去芦　甘草炙。各半两

上㕮咀。每服四钱，水一盏半，姜七片，煎七分，温服。

增损续断丸《本事方》　治寒湿之气痹滞关节，麻木疼痛。

人参　防风　鹿角胶　白术炮。各七两
麦门冬　干地黄　黄芪　续断　薏苡仁
山芋　牡丹皮　桂心　山茱萸　白茯苓
石斛各二两

上为末，炼蜜丸如梧桐子大。每服五十丸，温酒空心下。

羌活汤《济生方》　治白虎历节，风毒攻注，骨节疼痛，发作不定。

羌活去芦。二两　附子炮，去①皮脐　秦艽去芦　桂心②　木香不见火　川芎　当归去芦　牛膝川者，去芦，洗　桃仁去皮尖，麸炒　骨碎补　防风去芦③。各一两　甘草炙，半两④

上㕮咀。每服四钱，水一盏半，姜五片，煎七分，温服。

虎骨散《济生方》　治白虎风，肢节疼痛，发则不可忍。方见白虎历节风门。

谨按：痹病盖因风寒湿三气，客于经络，为病不一。或为痛，或为痒，或为麻痹不仁，或为手足缓弱，所以然者，有新久轻重之分，有湿痰死血之异。《济生》防风汤、茯苓汤所治已露端倪也，学者细心求之。仁斋先生不言痹病，盖已中风、白虎历节风条内矣。但所言病之见证，古人所言病之原因，即中庸费隐之义也。

脚　气

脚气方论

肾司于下，一身之根本系焉。脚者，肾之外候也。夫人为嗜欲所戕，苦不自觉，肾气内虚，真元不守，凡骤立冷地，久坐卑湿，暴热濯水，凌晨履霜，感受四气于冥冥之中，不为脚气者鲜矣。脚气为病，虽起于足，实周乎身，或壮热头痛，或身体冷疼，或百节拘挛，或十指走注，或转筋急痛，或小腹不仁，以至胸满喘息，烦闷怔忪，昏愦羞明，误忘错语，腹痛下利，呕哕痰涎，食气恶闻，见食即吐，大便小便多是秘涩，自腿至膝，自胫及踝，屈弱顽痹，挛急酸疼，或㿠不㿠，或肿不肿，皆其候也。其自汗恶风，无汗恶寒，乍寒乍热，传足六经。外证与伤寒类焉，但猝然脚痛为异耳。治法究其所自来，挟风者游走有汗，挟寒者掣痛挛疼，挟暑者大渴热烦，挟湿者肿满重滞。其间四气兼有，则惟其多者解之，对病施药，固在权衡。然古人以此名为缓风，谓其感于风毒所致，则总治之法，大要疏导大便，使毒气得泄而后愈，但分剂不可过焉。其补汤、淋洗，皆医家之大戒也。虽然脚气治法以疏利毒气为先，盖虑乎气实而死矣。然表里之有异经，冷热之有异证，或因他病而后发，或致他病之续生，又不可以不通其变。所谓寒则温之，热则寒之，在表则散，在里则下，太虚气乏，扶养其中，凝阴蕴毒，为之温利，是又胸中之活法矣。其或疗治不早，使毒气入腹冲心，攻筑作痛，喘满上气，呕吐异常，此则渐入顿深，或者自贻奄忽。

---

① 去：原本与四库本均无此字，无则文义不通，据《济生方·诸风门》补。

② 桂心：据《济生方·诸风门》，此下当有"不见火"三字。

③ 去芦：原本与四库本均作"去叉"，据《济生方·诸风门》改。

④ 甘草炙，半两：此原在"桃仁"前，为"各半两"，据《济生方·诸风门》移、删。

脚气证治

二十四味轻脚丸 治脚气通用。

当归酒浸，晒 川芎 萆薢盐水煮干 羌活 杜仲姜制，炒 石楠叶 薏苡仁 大鸡心槟榔 华阴细辛 枳壳各一两 苍术炒 五加皮 防风 独活 续断洗，晒 牛膝酒浸，晒 威灵仙 海桐皮 木香 木瓜 麻黄去节 川五灵脂 没药另研。各三分 滴乳香半两

上细末，酒浸雪糕①为丸，桐子大。每服五十丸，细锉辣桂、荆芥穗，食前煎汤下，或枳壳、木瓜煎汤下。

木瓜散 脚气通用。

大腹 紫苏 羌活 木香 茯苓 陈皮 甘草炙。各半两 宣木瓜干一两

上细末。每三钱，姜枣 煎服。

降气汤 脚气通用。

半夏制 真苏子微炒。各五两 当归 厚朴制 甘草炙 北前胡各二两 肉桂 陈皮各三两

上锉散。每三钱，姜五片，枣两枚，煎服。如无苏子，以苏叶二两代之。

槟榔散 治风毒脚气肿痛。

橘叶 杉木节各一握

上童子尿一盏，醇酒半盏，煎六分，滤清，乘热调槟榔末二钱，食前服。

排风汤 通用。方见风类。

生木瓜丸 脚气通用。

宣州生木瓜就蒂切一盖，取出瓤，以生艾叶塞满，合盖，竹针插定，蒸透，去艾，其木瓜去皮研烂。

上入五积散末，和丸桐子大，日干。每服七十丸，食前醇酒下。

止呕汤 治脚气呕逆，吐泻转筋。

宣木瓜一味，细锉。每服四钱，新水煎服，神效。

槟榔一物汤 治脚气攻注，手足不能举。

鸡心大槟榔

上末。每服三钱，用紫苏七叶，连梗橘皮一全个，不去白，姜五片，煎汤，乘热调下。治脚气冲心痛闷，用童尿煎服；治脚心串痛，温酒调下。

海桐皮酒 治风毒脚气，膝胫疼痛。

海桐皮 五加皮 川独活 枳壳制 防风 杜仲姜制，炒 牛膝酒浸，晒 薏苡仁炒。各一两半 生地黄二两半

上末，用绵裹，以醇酒一斗，春浸七日，秋浸十四日。每日空心温服一盏，午前一盏。

杉节汤 治脚气攻心，痛闷胀满，不食。

青皮 陈皮 天台乌药 鸡心槟榔 宣木瓜 干杉木节 半夏制 枳壳制 缩砂仁 赤茯苓各半两 丁香 茴香微炒 大腹皮 紫苏子微炒 萝卜子微炒 北梗 甘草炙。各一分

上锉。每三钱，姜五片煎。

三和散加木香、枳壳，方见水饮门。和剂流气散，方见胀满门。分气紫苏饮，方见喘门。乌药顺气散方见中风门。 脚气通用。

枳壳散 疏导毒气。

枳壳制，五两 甘草炙，一两半

上末。每服二钱，浓煎木瓜汤调下。如要快②利，更加麻仁。

脾约丸 治脚气大便秘涩。

麻仁另研 杏仁浸去皮，炒。各五两半 枳实制 厚朴制 芍药各半斤 大黄一斤，蒸，切，晒

---

① 雪糕：一种面粉或米粉发酵而做成的糕，以色白如雪而名。

② 快：原本与四库本皆无，据《医方类聚》卷九十七所引本书补。

上末，炼蜜丸桐子大。每二十丸，食后熟水下。或败毒散加大黄通用。

大黄汤　治脚气风热，烦闷发渴，大便不通。

木香　大黄_{各半两}　黑豆_{一两}　升麻_{三分}

上锉。每服三钱，乌梅二个，新水煎服。

追风毒锉散　治脚气热多证，疏泄风毒。

羌活_{一两}　鸡心槟榔　防风　桑白皮_{炒。各半两}　郁李仁_炒　大黄_{生。各一分}

上锉散。每服三钱，黑豆百粒煎服。热甚，大便秘，更加大黄。

败毒散_{方见寒类。}　治脚气热证。或自汗恶风，则加桂；无汗恶寒，则加去节麻黄。又治风湿脚气，发热焮肿，加苍术、槟榔、大黄，微利为效。

竹茹汤　治脚气胃热，烦躁呕吐。_{方见积热门。}加乌梅煎。

豆苏_{方见血类。}　加生甘草，治热证脚气。

木香饮　治脚气入腹，攻心呕闷。

南木香　甘草_炙　青木香　吴茱萸_{荡洗七次，炒干。各半两}　宣木瓜　青橘皮　紫苏茎叶　鸡心槟榔_{各一两}

上锉散。每服三钱，姜五片，乌梅一枚，煎服。

降气汤_{方见前。}吞**养正丹**_{方见癫冷门。}治脚气冲心筑痛，呕吐涎沫。

和剂流气饮　通用。方见胀满门。

椒瓜丸　治脚气里证。

大生木瓜_{就蒂切盖，以真川椒去目碾末，纳实其中，用竹针插其盖，炊熟。}

上研二味为丸，桐子大。每四十丸，温酒下。扶虚用核桃肉煎汤下。

越婢汤　治脚气风多证。

麻黄_{去节。一两半}　烂石膏_{二两}　白术_一

两　熟附子　甘草_{炙。各半两}

上锉散。每服三钱，姜五片，枣一枚，煎服。

小续命汤　多用姜片，治脚气寒多证；加独活，治脚气风多证。_{方见风类。}

干姜甘草汤_{方见脾疼门。}加制吴茱萸、官桂，治寒证脚气。

香薷锉散加木瓜煎，吞**消暑丸**，治暑证脚气。_{方并见暑门。}

独活寄生汤加陈皮　治风证脚气，无热者皆可服。最除风毒，消恶血。_{方见腰疼门。}

石楠丸　治风毒脚肿生疮，或筋挛痛重。

石楠叶　薏苡仁　杏仁_{浸，去皮微炒}　牵牛_{炒熟}　大腹子_{连皮用}　川芎　川续断　赤芍药　赤小豆　陈皮　当归　麻黄_{去节。各二两}　五加皮　牛膝_{各三两}　宣木瓜　独活　草薢　杜仲_{姜制，炒。各四两}

上细末，以酒浸，蒸饼研糊，丸桐子大。每服三十丸，煎木瓜汤下。

和剂除湿汤加槟榔，方见湿门。**五苓散**方见水饮门。治脚气渴多证。

换腿丸　治风湿脚气，缓弱，痹痛，上攻肩背。

石楠叶　南星_炮　石斛_{酒浸，晒}　牛膝_{酒浸，晒}　羌活　薏苡仁_炒　防风　草薢　黄芪_{蜜炙}　天麻　当归_{酒浸，晒}　续断_{各一两半}　槟榔_{二两半}　宣木瓜_{四两}　加苍术_炒　川芎_{各一两半}

上末，酒面稀糊丸桐子大。每五十丸，食前橘皮煎汤下。

独活汤

羌活①　麻黄_{去节}　熟附子　生干姜　川芎　牛膝　白芍药　白茯苓　黄芪_蜜

---

① 羌活：本方名为"独活汤"，方中却无独活，疑"羌"为"独"，或另缺独活。

炙　人参　杜仲姜制,炒　甘草炙　辣桂
当归　白术　木香等分

上粗末。每服三钱,姜五片,枣二枚,同煎,吞活血应痛丸。

活血应痛丸

苍术炒,六两　香附炒,杵净,七两　威灵仙二两　草乌头二十四两,炮,去皮脐陈皮五两半　狗脊燎去毛,四两　没药一两,另研

上末,酒面稀糊丸桐子大。每服二十丸,用独活汤下。治肾受风冷,脚气酸疼,及久痢登厕,风冷入于肠胃,以致两脚削小成鼓槌风,而痢又不止,用此两药俱效。

不老地仙丹　治肾脏风毒,轻脚壮筋。

当归　牛膝　苁蓉各酒浸,焙干　虎骨酒炙黄　真川椒去目,出汗　川草薢盐水煮干　蒺藜炒,捣,去刺　川芎各一两　白附子炮　黄芪蜜炙　圆白南星炮　何首乌　羌活　独活　杜仲姜制,炒　没药另研。各三分　防风　赤小豆　地龙去土　茴香炒　木鳖子去油　血竭　乳香另研。各半两

上细末,和①面稀糊丸桐子大。每服四十丸,木瓜、橘皮煎汤下。

乌蛇丸　治风寒脚气,隐痛痒痹。

乌蛇四两,酒浸,取肉,焙　虎骨醋浸,洗净,酒炙,二两　石斛令作末　黄松柏节酒浸,研　巴戟去心　苁蓉酒浸,焙　官桂　防风　独活　续断　五加皮　薏苡仁　当归　木香　川芎各半两　乳香别研②　生干姜各二分

上末,酒面稀糊丸桐子大。每四十丸,木瓜、橘皮煎汤下。

慈济丸　治脚气游走,两足转上,腰腿疼痛,不能转侧。

宣木瓜二两　川乌炮,去皮脐　黄芪　蒺藜炒去刺　当归　防风　草薢　牛膝　天台乌药各一两　赤小豆　茴香炒　地龙去

土　老白胶研筛　川五灵脂各三分

上细末,酒面稀糊丸桐子大。丸数四十,食前紫苏汤送下。

四斤丸　治脚气缓弱隐疼及肾虚感受风寒湿痹。方见风缓门。

大流气饮加当归。方见胀满门。

虎骨散方见历节门。脚气筋急掣痛,用木瓜、橘皮煎汤调下。

金液丹方见脾疼门。治凝阴蕴毒,温而利之。

养正丹　通用。以枳壳、木瓜、槟榔煎汤下。

二陈汤加槟榔、细辛、制枳壳　治脚气痰多证。方见疟门。无热者,二陈汤下养正丹、艾瓜丸。方见肾气门。

脚痛缓弱,患在风湿。风证以乌药顺气散加麻黄、白芷主之,湿证以不换金正气散加茯苓、生干姜主之,一匕收功,容易事也。若夫肾虚为病,脚弱而痛,又当何如?曰:肾主骨,故而惟安肾丸最良,以不换金正气散送下,仍夹和白丸子佐之。余每见脚气缓弱人,多服四斤丸,亦安肾丸辈也。然则肾气充,则骨气强,骨气强,则无缓弱之患。治法要当究其源。

附:诸方

麻黄左经汤《三因方》　治风寒暑湿流注足太阳经,腰足挛痹,关节重痛,憎寒发热,无汗恶寒,或自汗恶风,头痛眩晕。

麻黄去节　干葛　细辛　白术米泔浸　茯苓　防己　桂心不见火　羌活　甘草炙　防风各等分

---

① 和:原本与四库本均作"河",据文义改。

② 别研:原本与四库本皆无,据《医方类聚》卷九十七所引本书补。

上为末。每服四钱，水一盏，姜三片，枣一枚，煎，空心服。自汗去麻黄，加肉桂、芍药，重者加白术、陈皮；无汗减桂，加杏仁、泽泻，并各等分。

半夏左经汤《三因方》 治足少阳经[①]为风寒暑湿流注，发热，腰胁疼痛，头目眩晕，呕吐不食。

半夏汤洗七次 干葛 细辛 白术 麦门冬去心[②] 柴胡 茯苓 桂心不见火 防风 干姜炮 黄芩 小草 甘草炙。各等分

上㕮咀。每服四钱，水一盏[③]，姜三片，枣一枚，煎七分，空心服。热闷加竹沥；喘急加杏仁、桑白皮。

大黄左经汤《三因方》 治风寒暑湿流注足阳明经，使腰脚赤肿，痛不可行，大小便秘，或恶闻[④]食气，喘满自汗。

细辛去苗 茯苓 防己[⑤] 羌活 大黄蒸 甘草炙 前胡 枳壳去瓤，炒 厚朴去皮，炒 黄芩 杏仁去皮尖，另研。各等分

上㕮咀。每服[⑥]四钱，水一盏，姜三片，枣一枚，煎七分，空心热服。腹痛加芍药，秘结加阿胶，喘急加桑白皮、紫苏，小便涩少加泽泻，四肢疮疡浸淫加升麻，并等分。

大料神秘左经汤《三因方》 治风寒暑湿[⑦]流注三阳经，腰足拘挛，大小便秘涩，喘满烦闷，并皆治之。

半夏汤洗七次 干葛 细辛 麻黄去节 麦门冬去心 小草即远志苗 白姜 厚朴姜制，炒 茯苓 防己 枳壳去瓤，炒 甘草炙 桂心 羌活 防风 柴胡 黄芩各等分[⑧]

上㕮咀。每服四钱，水一盏，姜三片，枣一枚，煎服[⑨]。自汗加牡蛎、白术，去麻黄；黄肿加泽泻、木通；热甚无汗减桂，加橘皮、前胡、升麻；腹痛或利[⑩]，去黄芩，加芍药、附子；大便秘加

大黄、竹沥；喘满加杏仁、桑白皮、紫苏，并等分。对证加减，尤宜审之。

六物附子汤《三因方》 治四气流注于足太阴经，骨节烦疼，四肢拘急，自汗短气，小便不利，手足或时浮肿。

附子炮，去皮脐 桂心 防己各四两 甘草炙，二两 白术三两 茯苓三两[⑪]

上㕮咀。每服四钱，水一盏[⑫]，姜七片，煎六分，食前温服。

当归拈痛汤《拔粹》方 治湿热为病，肢节烦疼，肩背沉重，胸不利，及遍身疼痛，下注于足胫，痛不可忍。

羌活 甘草炙 黄芩酒浸 茵陈酒炒。各五钱 人参去芦 升麻 苦参酒洗 葛根 苍术各二钱 防风去芦 当归身 知母酒洗 茯苓炒 泽泻 猪苓各三钱 白术一钱半

上㕮咀。每服一两，水二盏，煎至一盏，去滓，空心服。

乌药平气汤《三因方》 治脚气上攻，头目昏眩，脚膝酸疼，行步艰苦，诸气不和，喘满迫促，并皆治之。

茯神去木 甘草炙 白芷 当归 白

---

① 治足少阳经：原本与四库本均作"治之小肠经"，据《三因方》卷三改。
② 去心：原本无"心"，四库本亦无，据《三因方》卷三补。
③ 一盏：《三因方》卷三作"一盏半"。
④ 闻：原作"开"，于文义不通，据四库本改。
⑤ 防己：原本与四库本皆无，据《三因方》卷三补。
⑥ 服：此处本衍一"服"字，据四库本删。
⑦ 湿：原本与四库本均作"温"，据前文改。
⑧ 各等分：原作与四库本皆无，据《三因方》卷三补。
⑨ 煎服：《三因方》卷三作"煎七分，去滓，空腹服"。
⑩ 或利：《三因方》卷三作"吐利"。
⑪ 茯苓三两：原本与四库本皆无，据《三因方》卷三补。
⑫ 水一盏：《三因方》卷三作"水二盏"。

术　川芎　五味子　紫苏子　干木瓜　人参　乌药去术。各等分

上㕮咀。每服四钱，水一盏，姜五片，枣三枚，煎七分，温服。

东垣羌活导滞汤　治脚气初发，一身尽痛，或股节肿痛，便溺阻隔。先以此药导之，后用当归拈痛汤。

羌活　独活　防己　当归各三钱　大黄酒浸，煨，一两　枳实炒，二钱

上㕮咀。每服五钱或七钱，水煎服。

金匮八味丸　治足少阴经，脚气入腹，腹胀疼痛，上气喘急，肾经虚寒所致也。此证最急，以肾乘心，水克火，死不旋踵。方见补损门。

加味败毒散　治足三阳经受热，毒气流注，脚踝上焮赤肿痛，寒热如疟，自汗恶风，或无汗恶寒。

羌活　独活　前胡　柴胡　枳壳　桔梗　甘草　人参　茯苓　川芎　大黄　苍术等分

上㕮咀。每半两，入姜煎。

五积散《和剂方》　治寒湿流注，两脚酸疼。有兼痰气者，用之尤宜，内加木瓜。方见中寒门。

健步丸方见痿门。

生苄半两　归尾　芍药　陈皮　苍术　牛膝各一两　吴茱萸　条芩各半两　桂枝二钱　大腹子三个

上为末，蒸饼丸如梧子大。每服一百丸，空心煎白术、木通汤下。

防己饮丹溪方

白术[1]　木通　防己　槟榔　川芎　甘草梢　犀角　苍术盐炒　生苄　黄柏各酒炒

大便实加桃仁，小便涩加牛膝[2]，有热加黄芩、黄连，大热及时令热加石膏，有痰加竹沥、姜汁。如常肿者，专主乎湿热，先生别有方。

脚气治例

《心法》[3]附录曰：脚气有湿热，有食积流注，有风湿，有寒湿[4]。

胜湿以仙术、白术、防己、川芎为主，或六物附子汤，或当归拈痛汤。

脚气气郁甚者，舟车丸、除湿丹，有饮者，东垣开结导饮丸。

脚气解表用麻黄左经汤等药，随经选用。有兼痰气寒湿者，五积散加木瓜。若双解，以大黄左经汤、东垣羌活导滞汤。

若理血，以八味丸或四物加羌活、天麻，又或四物加黄柏、南星，或健步丸。若疏风养血，用独活寄生汤最效。

春夏气溢肿而痛者，用香苏散加五加皮、木瓜、槟榔、川楝子。

热而红肿者，败毒散加木瓜、苍术。

秋冬以后，用五积散加木瓜、牛膝、槟榔、吴茱萸。

附：足跟痛

丹溪曰：有痰，有血热。血热，四物加黄柏、知母、牛膝之类；有痰唾者，五积散加木瓜。

四物汤方见补损门。

五积散方见中寒门。

舟车丸、除湿丹俱见湿类。

开结导饮丸方见痰涎门。

治脚转筋、疼痛挛急，用松节二两，

---

① 白术：原作"白水"，据四库本改。

② 牛膝：原本与四库本中，此二字前均有一"杜"字，据《丹溪心法》卷三删。

③ 《心法》：即《丹溪心法》，原作《法心》，据四库本改。

④ 寒湿：原本与四库本均作"寒温"，据《丹溪心法》卷三改。

锉细，乳香一钱，以银石器内，慢火略炒焦存性，研细，每服一钱至二钱，木瓜酒调下。

治脚气筋骨疼痛，用金银花为末，每服二钱，热酒调下，或锉碎，同木瓜、白芍药、官桂、当归、甘草，酒水各半钟煎，去滓，空心热服。

仁斋直指方论卷之五

三山名医仁斋杨士瀛登父编撰
新安后学惠斋朱崇正宗儒附遗

诸气 附梅核气、积聚、癥瘕、痞块

诸气方论

人以气为主，一息不运则机缄穷，一毫不续则穷壤判。阴阳之所以升降者，气也；血脉之所以流行者，亦气也。营卫之所以运转者，气也；五脏六腑之所以相养相生者，亦此气也。盛则盈，衰则虚，顺则平，逆则病。气也者，独非人身之根本乎？人有七情，病生七气。七气者，寒、热、怒、恚、喜、忧、愁，或以为喜、怒、忧、思、悲、惊、恐，皆通也。然则均调是气将何先焉？曰：气结则生痰，痰盛则气愈结，故调气必先豁痰，如七气汤以半夏主治，而官桂佐之，盖良法也。况夫冷则生气，调气虽用豁痰，亦不可无温中之剂，其间用桂，又所以温其中也，不然，七气相干，痰涎凝结，如絮如膜，甚如梅核窒碍于咽喉之间，咯不出咽不下，或中满艰食，或上气喘急①，曰气隔、曰气滞、曰气秘、曰气中，以至五积六聚，疝癖痃癥，心腹块痛，发即欲绝，殆无往而不至矣。

冷气者，生冷伤脾，风冷入胃，或血海虚冷，冷则生气，用和剂七气汤、治中汤、沉香降气汤、大沉香丸。

痰结者，三因七气汤、指迷七气汤、易简二陈汤。

中满者，痞满不食，水气肿胀，面目俱浮，枳壳散加南木香、大流气饮②、指迷七气汤、顺气木香散、三和散、五皮散加半夏、茯苓。

上气者，气逆而上，呼吸喘促，分气紫苏汤、苏子③降气汤，或嚼苏合香丸以秘传降气汤送下。

气隔者，阴阳不和，中脘窒塞，五膈吐噫，食不能下，五膈宽中散、和剂七气汤加木香、缩砂，间以红丸子佐之。

气滞者，滞于胸膈则胀满，滞于手足则浮肿，滞于腰间则坠痛。胀满用异香散、调气散、沉香降气汤，仍与神保丸，或少蓬煎丸利之。浮肿用三和散夹生料五苓散，或五皮散加桂吞青木香丸，局方流气饮加赤茯苓、枳壳。腰痛，俞山人降气汤、局方七气汤加橘核或辣桂煎汤，点调气散，吞青娥丸。

气秘者，停宿不消，肠胃留滞，大便

---

① 急：原作"气"，据四库本改。
② 饮：原作"散"，据后文及四库本改。
③ 苏子：原作"苏紫"，据四库本改。

不通，苏合香丸夹和感应丸，或杨氏麝香丸，局方麻仁丸，并用枳壳散送下。

气疾之人，多因气不归原，遂成气中。状如中风，仆倒昏迷，牙关紧急，只是无痰。此为气中，不得误用风药及通关利膈等辈。先以姜汁泡汤，调苏合香丸，次用七气汤、大流气饮加石菖蒲，继之气顺而苏，即以治中汤加木香，以和其中，使气归常道。若更不能调，则气逆而厥，又有变证。

五积者，五脏之所积，其病难医；六聚者，六腑之所聚，其病易治。挟水为癖，挟血为瘕，气血水饮皆能结块。轻者神保丸，以麝香汤送下，或少与蓬煎丸、撞气阿魏丸、三棱煎丸；重者如意丸、顶珠丸酌量用。

又一证辘辘作声，腹中缠滞，他无所苦。此为水饮，消饮丸、倍术丸、方并见水饮类。二姜丸夹和用之。

人有血气心知之性，而无哀乐喜怒之常。一种妇人，平时任气，易为七情所伤，适月事经季不行，一身百病，胸臆气填，呕恶，全不入食，入食则吐痰涎。或一块如核，窒塞胸喉而痛；或一块如卵，筑触心下而疼；或腹中块物，动而作痛，攻刺腰背，时发闷热，四肢乏力，脚不能行，小便白浊浮油，带下淋沥，日就瘦弱，全似虚劳。然而谷虽不入，果子杂物常喜食之，却只是有孕。谚所谓：孕妇做得百般病者，此也。用药但以二陈汤加缩砂、桔梗、姜、枣、乌梅同煎。半夏理气消痰，缩砂安胎顺气，北梗以开胸喉之隔，服之自然安平。若妄以刚剂温胃，胎气必烦，病无由愈。白浊一节，谨勿燥涩，二陈汤加白茯苓以下白丸子方并见痰涎类可也。若夫七情所发，逆气填胸，不惟核膜上塞咽喉，甚者攻击满闷欲绝，产后尤多有之。故曰产前安胎，产后调气。男女或有胸喉间梅核作恙者，触事勿怒，饮食勿冷。

诸气证治

和剂七气汤 治七气所伤，痰涎结聚，心腹刺痛，不能饮食。

半夏制，焙，五两 人参 辣桂去粗皮。各一两 甘草炙，半两

上锉散。每服三钱，水大盏，姜五片，枣一枚，煎至七分，食前服。

和剂治中汤方见脾胃门。

沉香降气汤 治阴阳交滞，心腹胀满，留饮停酸，积冷诸证。

沉香一两二钱 缩砂仁三两 甘草煅，二两半 香附炒，净，一斤

上末。每一钱，盐一点，沸汤点下。

大沉香丸 治一切冷气攻心，腹刺痛，胸膈噎塞，妇人血气刺痛，并宜服之。方见心气类。

三因七气汤① 证治如前，有热者可用此。

半夏五两 茯苓四两 厚朴制，三两 紫苏叶二两

上锉散。每服四钱，水盏半，姜七片，枣二枚，煎六分，不时服。

易简二陈汤方见痰涎门。

枳壳散方见脚气门。治证同前，加南木香煎服。

和剂流气饮 调营卫，利三焦，行痞滞，消肿胀。

橘红 青皮 紫苏叶 厚朴制 香附炒，净 甘草炙。各四两 木通二两 大腹皮 丁皮② 槟榔 辣桂 木香 草果仁

---

① 三因七气汤：《三因方》卷十一之"七气汤"与本方有异，尚有桂心三两，白芍药四两，橘皮二两，人参一两。

② 丁皮：即丁香树之皮。

蓬莪术煨　藿香叶各一两半　麦门冬　人参
白术　木瓜　赤茯苓　石菖蒲　白芷
半夏制　枳壳制。各一两

上锉散。每服三钱，姜四片，枣二枚，煎服。余见水肿门。

指迷七气汤　治七情相干，阴阳不得升降，气道壅滞，攻冲作疼。

青皮　陈皮　桔梗　蓬莪术　辣桂
藿香　益智仁各一两　香附一两半　甘草炙，三分　加半夏制，三分

上锉散。每服三钱，水一盏，姜四片，枣一枚，煎七分，不时服。

顺气木香散　治冷证肿胀泄泻。

良姜　干姜炮　茴香炒　缩砂仁　辣桂　橘红　厚朴姜汁炙，焙　甘草炟　苍术炒　丁皮　桔梗各等分

上末。每二钱半，姜、枣煎，食前服。

三和散　和畅三焦，治痞胀浮肿。

大腹皮炒　紫苏茎叶　沉香　宣木瓜切，焙　羌活各一两　白术　川芎　木香　甘草炒　陈橘皮去白　槟榔湿纸煨。各三分

上粗末。每二钱煎服。加赤茯苓，可以和气利水。

五皮散　治皮肤水气。

大腹皮炒　桑白皮炒　茯苓皮　生姜皮　陈橘皮等分

上粗末。每三钱，煎服。

分气紫苏汤　治腹胁疼痛，气促喘急。

五味子去梗，洗净　桔梗锉　茯苓　大腹皮　陈橘皮洗净　草果仁　桑白皮炙，锉　甘草炙。各三斤

上八味，㕮咀为粗末。秤二十斤净，入拣嫩枝叶干紫苏十五斤，捣碎，同一处拌匀。每服四钱，水一大盏，姜钱三片，入盐少许，同煎至七分，去滓，空心，食前服。常服和胃进食。

苏子降气汤　治心腹胀满，喘促短急。

苏子净，炒　半夏洗七次。各二两半　甘草炙，二两　前胡去芦　陈皮去白　厚朴姜汁制。各一两　桂一两，去粗皮，不见火　川当归去芦，一两半

上为㕮咀。每服二钱至三钱，水一大盏，生姜三片，煎至七分，去滓，温服，不拘时。常服消痰饮，散滞气，进饮食。

苏合香丸　疗瘴忤鬼气，猝心痛，霍乱吐利，时气鬼魅，瘴疟，赤白暴利，瘀血月闭，痃癖疔①肿，惊痫，鬼忤中人，小儿吐乳，大人狐狸等疾。方见嗽类。

秘传降气汤　治同前。

五加皮半两，酒浸半日，炒黄色　枳壳洗，浸，去瓤，麸炒　柴胡去芦，洗。各一两　骨碎补燎去毛，括净，锉，炒，半两　地骨皮半两，炒黄　桔梗半两，炒黄色　桑白皮二两，锉，炒　陈皮一两，炒黄色　诃子炮，取肉，半两，炒　甘草一两，炒　半夏半两，生，为末，生姜自然汁为饼，再碎，炒　草果去皮膜，半两，净洗，炒黄

上为粗散，和匀，以碗盛，就饭甑上蒸一伏时，倾出，摊令冷，收之。每服二钱，紫苏三叶，姜钱三片，水一盏，同煎七分，食后通口服。痰嗽加半夏曲煎，心肺虚加人参、茯苓煎，上膈热加北黄芩煎，下部大段虚加少许炮附子煎。如使附子，多加生姜，妇人血虚加当归煎。

五膈宽中散　治七气留滞，饮食不下，谷胀、气胀通用。

白豆蔻仁　丁香、木香　缩砂仁　甘草炙　青皮　陈皮各二两　川厚朴姜汁炙，焙　香附净。各四两

上粗末。每三钱，姜三片，盐一点，煎服。

红丸子　治丈夫脾积气滞，胸膈满

————
① 疔：原作"丁"，据四库本改。

闷，酒积不食，妇人脾血积气，诸般血癥气块。方见痎疟门。

异香散　治腹胁膨胀，痞闷噎塞，噫气吞酸，一切气痞，腹中刺痛

蓬莪术①煨　益智仁　甘草燧　京三棱煨。各六两　青皮去白　陈皮去白。各三两　石莲肉一两　厚朴去粗皮，姜汁浸，二两

上为细末。每服二钱，水一盏，姜三片，枣一枚，盐一捻，煎七分，通口服，不计时，或盐汤点，或盐酒调，皆可服。

调气散　治气滞不匀，宿食不消。

白豆蔻用仁　丁香　檀香锉　木香各二十两　藿香叶　甘草燧。各五斤　缩砂仁二斤半

上为细末。每服一钱，入盐一捻，沸汤点服，不计时，或用姜、枣略煎服。

神保丸

木香　胡椒各一分　巴豆十枚，去皮心，研　干蝎七枚

上件汤释，蒸饼丸如麻子大，朱砂为衣。每服三粒。心膈痛，柿蒂、灯心汤下。腹痛，柿蒂、煨姜煎汤下。血痛，炒姜、醋汤下。肺气盛者，白矾、蛤粉各三分，黄丹一分，同研为散，煎桑根白皮、糯米饮调三钱下。小喘，只用桑皮、糯米饮下。肾气胁下痛，炒茴香酒下。大便不通，蜜汤调槟榔末一钱下。气噎木香汤下。宿食不消，茶、酒、浆饮任下。诸气惟膀胱气胁下痛最难治，独此药辄能去之。有人病项筋痛，诸医皆以为风，治之，数月不瘥，乃流入背脊，久之又注右胁，挛痛甚苦，乃合服之，一投而瘥。后尝再发，又一投瘥。

蓬煎丸　利大腑，去积气。

舶上茴香炒　附子炮，去皮脐　枳壳浸一宿，去瓤，麸炒　川楝子去核　槟榔　山药各二两　硇砂半两　京三棱　蓬莪术二味。各四两，醋煮令透，切，焙，为末　猪胰一具，入硇

砂并三棱、莪术末，同熬膏

上为末，入膏内，同醋面糊为丸，如梧桐子大。每服十丸至十五丸，生姜汤下；妇人淡醋汤下，不拘时候，更量虚实加减。常服顺气宽中，消积滞，化痰饮。

生料五苓散　去水退肿。

泽泻锉，二十五两　猪苓去皮　赤茯苓去皮　白术去芦。各一十五两　桂去粗皮，一十两

上为细末。每服二钱，热汤调下，不拘时。又治瘀热在里，身发黄疸，浓煎茵陈蒿汤下，食前服。疸病发渴及中暑引饮，亦可用水调服。小儿加白术末少许，如发虚热，加绵黄芪、人参末少许。

俞山人降气汤　治气不升降，痰实喘满。

紫苏子微炒　前胡去芦　厚朴姜汁浸一宿，炒香　半夏曲炙　甘草炙　橘皮去白　五加皮姜汁涂，炙　当归洗，去芦　桂心不见火　黄芪去芦。各一两　人参去芦　附子炮，去皮尖②　桔梗炒　羌活　干姜炮。各半两

上粗末。每服三钱，水一盏半，紫苏三叶，生姜三片，枣子一枚，同煎七分，去滓，食后服。

青娥丸　治气滞不散，兼治腰痛。

破故纸酒浸，炒，八两　胡桃二十个，去皮壳　蒜四两，熬膏　杜仲十六两，去皮，姜汁浸炒

上为细末，蒜膏为丸。每服三十丸，空心，温酒下。妇人淡醋汤下。常服壮筋骨，活血脉，乌髭须，益颜色。

感应丸　治积冷伤胃，腹胁胀痛。方见胀满门。

麻仁丸　顺三焦，润五脏，治大便秘塞不通，年高人尤宜服之。

白槟榔半煨半生　羌活去芦　木香各一两

---

① 蓬莪术：原作与四库本均作"蓬莪茂"，径改。

② 去皮尖：当作"去皮脐"。

肉桂去粗皮　菟丝子酒浸一宿，另研为末
山茱萸　车前子　枳壳去瓤，麸炒　防风去
芦头及杈枝　山药各一两半　麻仁别捣，研　大
黄半蒸半生　郁李仁去皮，别捣碎。各四两

上为细末，入别研药匀，炼蜜和丸如
梧桐子大。每服十五丸至二十丸，温水吞
下，临卧服。

撞气阿魏丸　治五种噎疾，九般心
痛，痃癖气块，冷气攻刺。

茴香炒香　陈橘皮洗　青橘皮洗　川
芎　丁香皮炒　蓬莪术炮　甘草炒。各一两
缩砂仁　肉桂去粗皮　白芷炒。各半两
生姜四两，切作片子，用盐半两，腌一宿，炒黑色
胡椒二钱半　阿魏二钱半，醋浸一宿，以面同
为糊

上为末，用阿魏糊和丸如鸡头大。每
药丸一斤，用朱砂七钱为衣。丈夫气痛，
炒姜、盐汤下一粒至二粒；妇人血气，醋
汤下。常服一粒烂嚼，茶酒任下。

三棱煎丸　治中脘气痃，心腹坚胀，
胸中痞塞，喘满短气，大便不调，或泄或
秘。

京三棱生，细锉半斤，捣罗为末，以好酒三
升，石器内熬成膏　青橘皮去白　杏仁汤浸，去
皮，麸炒令黄　萝卜子微炒　干漆炒。各二两
神曲淬，炒　麦蘖炒。各三两　硇砂研飞，一两

上为末，以三棱膏搜和，丸如梧桐子
大。每服十五丸至二十丸，温米饮下，食
后服。

二姜丸　养脾温胃，去冷消痰，大治
心脾疼痛，宽胸下气。一切冷物所伤。

良姜去芦　干姜炮

上件等分，为细末，面糊为丸如梧桐
子大。每服十五至二十丸，食后橘皮汤
下，孕妇不宜服。

香橘汤①　治七情所伤，中脘不快②，
腹胁胀满。

香附炒　半夏制　橘红各二两　甘草炒，

三分

上锉散。每三钱，姜五片，枣二枚，
煎服。

桔梗枳壳汤　治诸气，痞结满闷。

枳壳制　桔梗各二两　甘草炒，半两

上锉散。每四钱，水盏半，姜五片，
煎至中盏，温服。

姜桂散　治心中猝痛，腹胁气滞。

辣桂　川白姜不炒。各一两　蓬莪术半
两

上末。每一钱，温酒调下。

沉香开膈散　治五膈、五噎，痞满呕
吐，心腹刺痛，胁肋胀拒。

沉香　荆三棱　蓬莪术　白豆蔻仁
荜澄茄　缩砂仁　草果仁　益智仁　川白
姜　丁香　人参　丁皮各半两　木香　白
茯苓　香附炒　藿香叶　半夏曲　青皮
陈皮各一两　甘草炒，一两一分

上粗末。每三钱，水盏半，姜五片，
枣二枚，煎至中盏，食前服。

良姜汤　治冷气腹痛。

良姜　辣桂各一两　半夏制，三分　木
香　当归　厚朴制。各半两　甘草炒，一分

上粗散。每三钱，姜四片，水大盏，
煎六分，食前服。

白豆蔻散　治七气所伤，滞于胸膈，
窒于咽喉，胀痛于心下，噫气吞酸，不能
饮食。

白豆蔻仁　缩砂　荜澄茄　丁香　木
香　甘草炒。各一分　青皮　陈皮　辣桂各
二分　厚朴制　香附炒。各三分

上末。每三钱，水一盏，姜三片，盐
一捻，煎七分，不时服。

如意丸　治积聚块痛，疝瘕癥癖等

---

① 汤：原本与四库本均为"丸"，据文义改。
② 快：原本与四库本均为"决"，据《医方类
聚》卷八十八所引本书改。

疾。

沉香 木香 大丁香 荜澄茄 使君子 辣桂 川白姜炒 桃仁炒 五灵脂炒 硇砂醋浸半日① 雄黄 没药 大戟 牵牛炒，取末 巴豆去油。各一两 荆三棱 蓬莪术 肉豆蔻炮。各半两

上末，研细，水煮面糊，丸麻子大。每服二丸，加至三丸止，温酒送下。

顶珠丸 治积气块痛久年，脾积癖瘕之疾。

木香 丁香 淡豉 硇砂醋浸半日，并晒干 朱砂研细。各一分 巴豆去油，一钱半

上末，陈米饭为丸，桐子大。轻者一丸，重者二丸。临睡先嚼煨姜如指许咽下，次以冷熟水吞药，不得嚼破。上项两丸子，请酌量用。

杨氏麝香丸 治停宿积聚，能寻诸处痛。凡膀胱气，胁下痛最难治，此药主之。

麝香一钱 木香 胡椒各一两 全蝎去毒微炒 巴豆去皮心。各四钱

上为末，汤泡蒸饼糊丸，麻子大，朱砂衣。每三丸，常服，熟水下。心腹痛，研煨姜泡汤下；血痛，炒姜醋泡汤下；肾气胁疼，茴香酒下；大便秘，蜜汤下。

橘皮一物汤 治诸气攻刺，及感受风寒暑湿初证，通用。凡酒食所伤，中脘妨满，呕吐吞酸悉疗之。

陈橘皮洗净，新汲水煎服，屡效。

气块石燕散 治饮食伤冷，心下结块，状如伏梁，又攻左胁。

车蛾壳 蛤蜊壳并烧灰存性为末。各一两 干姜生 官桂 甘草炙。各一分

上为末。每服二钱，临发时，沸汤点服。车蛾、蛤蜊壳治块。

分心气饮真方 治忧思郁怒诸气，痞满停滞，通利大小便。

紫苏茎叶三两 半夏制 枳壳制。各一

两半 青皮去白 陈橘皮 大腹皮 桑白皮炒 木通去节 赤茯苓 南木香 槟榔 蓬莪术煨 麦门冬去心 桔梗 辣桂 香附 藿香各一两 甘草炙，一两三分

上锉散。每服三钱，水大盏，姜三片，枣二枚，灯心十茎，煎七分，不时服。里人瘴疟，经年虚肿，腹胀，食不知饱，以此药吞温白丸，见浮肿门。初则小便数次，后则大便尽通，其病顿愈。

附：梅核气

梅核气方论

梅核气者，窒碍于咽喉之间，咯之不出，咽之不下，如梅核之状者是也。始因惠怒太过，积热蕴隆，乃成厉痰郁结，致有斯疾耳。治宜导痰开郁，清热顺气。如半夏、陈皮、香附、川芎、山栀仁、黄芩、枳壳、苏子之类是也。如老痰凝结不开，以咸软之坚②，海石是也。

加味二陈汤

半夏 陈皮 茯苓 甘草 黄芩 枳壳 真苏子 桔梗 白豆蔻仁 山栀子仁各等分

上㕮咀。每服五钱，加生姜一片，水一盏，煎六分，食后渐渐服。

---

① 日：原本与四库本均为"月"，据《医方类聚》卷八十八所引本书改。

② 咸软之坚：可参本卷《积聚、癥瘕、痞块方论》中"咸以软之，坚以削之，行气开痰为主。"

附：积聚、癥瘕、痞块

积聚、癥瘕、痞块方论

《内经》云：积者，盖厥气生足悗[①]，悗生胫寒，胫寒则血脉凝涩，凝涩则寒气上入于肠胃，则悗胀，悗胀则肠外之汁沫迫聚不得散，日以成积。猝然多饮食则肠满。起居不节，用力过度则络脉伤。阳络伤则血外溢，血外溢则衄血；阴络伤则血内溢，血内溢则后血；肠胃之络伤，则血溢于肠外，有寒汁沫与血相搏，则并合凝聚不得散而成积矣。或外中于寒，内伤于忧怒，则气上逆，气上逆则六输不通，温气不行，凝血蕴裹不散，津液涩渗[②]，着而不去而成积矣。故曰肝之积名曰肥气，在左胁下，如覆杯，有头足，久不愈令人发咳逆、疟，疟连岁不已。心之积名曰伏梁，起脐上，大如臂，上至心下，久不愈令人烦心。脾之积名曰痞气，在胃脘右侧，覆大如盘，久不愈令人四肢不收，发黄疸，饮食不为肌肤。肺之积名曰息奔，在右胁下，大如覆杯，久不愈令人洒淅寒热，喘咳发肺壅。肾之积名奔豚，在小腹，上至心下，若豚状，或下或上无时，久不愈令人喘逆、骨痿、少气。

《难经》曰：积者，阴气也。聚者，阳气也。故阴沉而伏，阳浮而动。气之所积，名曰积。气之所聚，名曰聚。故积者，五脏所生。聚者，六腑所成也。积者，阴气也。其始发有常处，其痛不离其部，上下有所终始，左右有所穷处。聚者，阳气也。其始发无根本，上下无所留止，其痛无常处，谓之聚。故以是别，知积聚也矣。

《原病式》曰：癥者，腹中坚硬，按之应手。然水体柔顺，而今反坚硬如地者，亢则害承乃制也。瘕者，腹中虽硬而忽聚忽散，无其常，故其病未及癥也。经曰：血不流而滞，故血内凝而为瘕也。小肠移热于大肠，乃为虚瘕；大肠移热于小肠，谓两热相搏，则血移而为伏瘕。血涩不利，月事沉滞而不行，故云为霭瘕，为霭与伏同，传写误尔。

陈无择云：癥瘕属肝部，积聚属肺部。夫癥者，坚也；瘕者，假也，假物而成形。然七癥八瘕之名，经论亦不详出，虽有蛟、蛇、鳖、肉、发、虱、米等七证，初非定名，偶因食物相感而致患尔。若妇人癥瘕，则由内、外、不内外因动伤五脏气血而成，古人谓为痼疾，以蛟、蛇等为生瘕，然亦不必泥此，并属血病。蛇、发等事皆出偶然，但饮食间误中之，留聚假血而成，自有活性。亦犹永徽[③]中，僧病噎者，腹中有一物，其状如鱼，即生瘕也。洁古云：养生积自除，譬如满座皆君子，纵有一小人，自无容地而出。令其真气实，胃气强，积自消矣。洁古之言岂欺我哉？《内经》曰：大积大聚衰其大半而止。满实中有积气，大毒之剂尚不可过，况虚中有积者乎？此乃治积之一端也。邪正虚实，宜详审焉。丹溪云：凡积病不可用下药，徒损真气，病亦不去，当用消积药使之融化，则根除矣。又云：气不能作块成聚，块乃有形之物也，痰与食积，死血而成也。在中为痰饮，在右为食积，在左为死血。大法咸以软之，坚以削之，行气开痰为主，用海石、三棱、蓬莪

---

① 足悗，悗生胫寒："悗"原作"悦"，四库本同，据《灵枢·百病始生》篇改。悗音 mèn。

② 涩渗：此前原衍一"凝"字，四库本同，据《灵枢·百病始生》篇删。

③ 永徽：唐高宗年号，公元 650～655 年。

术、以上俱用醋煮。香附、桃仁、红花、五灵脂之类为丸，石碱白术汤送下。

凡妇人腹中有块，多属死血。

丹溪方　治一妇人死血，食积痰饮成块在两胁，动作雷鸣，嘈杂眩运，身热时作时止。

黄连一两半，一半以吴茱萸半两同炒，去茱萸；一半以益智半两同炒，去益智　莱菔子一两半，炒　台芎　栀子　三棱　莪术醋煮　麦曲　桃仁去皮尖。各五钱　香附童便浸，焙干　山楂各一两

上为末，蒸饼丸如梧桐子大。每服五十丸，姜汤下。

撞气阿魏丸　治五种噎疾，九般心痛，痃癖气块，冷气攻刺。

如意丸　治积聚块痛，疝瘕癥癖等疾。

顶珠丸　治积气块痛久年，脾积癖瘕之疾。

蓬煎丸　利大腑，去积气。

调气散　治气滞不匀，宿食不消。

红丸子　治丈夫脾积气滞，胸膈满闷，酒积不食，妇人脾血积气，诸般血癥气块。

气块石燕饮①　治饮食伤冷，心下结块，状如伏梁，又攻左胁。

杨氏麝香丸　治停宿积聚，能寻诸处痛。凡膀胱气胁下痛最难治，此药主之。以上八方，并见前诸气门。

肥气丸东垣方　治肝之积，在左②胁下如覆杯，有头足，久不愈令人发咳逆、痎疟，连岁不已。

厚朴五钱　黄连七钱　柴胡二两　川乌头炮，去皮脐，一钱一分　巴豆霜五分　椒四钱　干姜炮，五分　皂角去皮弦，煨，一钱五分　白茯苓一钱半　甘草三钱，炙　蓬莪术③炮　人参　昆布各二钱五分

上件，除茯苓、皂角、巴豆霜另末外，为极细末和匀，炼蜜为丸如桐子大。初服二丸，一日加一丸，二日加二丸，渐渐加至大便微溏，再从二加服，周则复始。积减大半，勿服。

伏梁丸　治心之积，起脐上，大如臂，上至心下，久不愈，令人烦心。

黄连一两半　厚朴制　人参各五钱　黄芩三钱　桂一钱　干姜　菖蒲　巴豆霜　红豆　川乌炮。各五分　茯神　丹参炒。各一钱

上件，除巴豆霜外，为细末，另研豆霜，渐渐入末，炼蜜为丸如桐子大。服如上，淡黄连汤下。

痞气丸　治脾之积，在胃脘，覆大如盘，久不愈，令人四肢不收，发黄疸，饮食不为肌肤。

厚朴四钱半　黄连八钱　吴茱萸三钱　黄芩二钱　茯苓④　泽泻　人参各一钱　川乌头炮　川椒炒。各五分　茵陈酒炒　干姜炮。各一钱半　砂仁一钱半　白术二钱⑤　巴豆霜　桂各四分

上件，除豆霜另研，茯苓另末渐入外，同为细末，炼蜜为丸如桐子大。每服用淡甘草汤下，服如上法。

息贲丸　治肺之积，在右胁下，覆大如杯，久不已，令人洒淅寒热，喘咳发肺壅。

厚朴制，八钱　黄连炒，一两三钱　干姜炮　白茯苓　川椒炒　紫菀各一钱半　桂

---

① 气块石燕饮：本卷《诸气证治》中作"气块石燕散"。

② 左：原本与四库本均作"胁"，据《东垣试效方·卷二·五积门》改。

③ 蓬莪术：原本与四库本均作"广木"，据《东垣试效方·卷二·五积门》改。

④ 茯苓：原本与四库本皆无，据《东垣试效方·卷二·五积门》补。

⑤ 二钱：原本与四库本皆无，据《东垣试效方·卷二·五积门》补。

川乌头炮　桔梗　白豆蔻　陈皮　京三棱各一钱　天门冬　人参各一钱　青皮五分巴豆霜四分

上件，除茯苓、巴豆霜渐入外，为末，炼蜜为丸如桐子大。以淡姜汤下，服如上法。以上四方，秋冬加厚朴，减黄连四分之一。

奔豚丸　治肾之积，发于小腹，上至心下，若豚状，或下或上无时，久不已令人喘逆、骨痿、少气，及治男子内结七疝，女人瘕聚带下[1]。

厚朴制，七钱　黄连五钱　白茯苓　泽泻　菖蒲各二钱　川乌头五分　丁香五分苦楝酒煮，三钱　玄胡索一钱半　全蝎　附子　独活各一钱　桂二分　巴豆霜四分

上除巴豆霜、茯苓另为末渐入外，为细末，炼蜜为丸如桐子大，淡盐汤下，服如上法。

散聚汤《三因方》　治久气积聚，状如癥瘕，随气上下，发作有时，心腹绞痛，攻刺腰胁，小腹膜胀，大小便不利。

半夏　槟榔　当归各三分　陈皮　杏仁去皮尖，炒　桂各二两　茯苓　甘草炙　附子炮　川芎　枳壳炒　厚朴制　吴茱萸汤洗。各一两　大黄大便利去之

上㕮咀。每服四钱，水煎。

济生大七气汤[2]　治积聚，状如癥瘕，随气上行，发作者时心腹疗痛，上气窒塞，小腹胀满。

益智　陈皮　京三棱　蓬莪术　香附子各一两半　桔梗　肉桂　藿香叶　甘草炙青皮各三分

上㕮咀。每服五钱，水煎。

阿魏方丹溪方　治肉积。

连翘半两　糖球子一两　黄连六钱半阿魏一两，醋煮作糊

上为末，用阿魏糊为丸如桐子大。每二三十丸，白汤送下。

秘传赛宝丹　追虫取积神效。

黑丑十两，取头末四两，分二处　木香末，半两　锡灰醋炒，末一两　槟榔取净末二两，分二处　雷丸取净末二两，分二处　陈皮取末，半两　青皮取末，半两　三棱醋炒　莪术醋炒。各一两

上件各为细末，再用使君子二两，鹤虱、皂角各一两，三味用水二碗，煎至一盏，用粟米一合，布包在药内煮，将熟起手，用黑丑末二两，法起，次用槟榔末一两，再用雷丸末一两尽，再用木香、锡灰、三棱、蓬莪术、陈皮、青皮等末尽，后再一用雷丸，二用槟榔，三用丑末，盖在外阴干。每服三钱，四更时候，用冷茶吞下，复睡至天明。不可洗手洗面，吃汤物代取下，或虫或积，恶毒滞气，并原药下尽，方可用冷水洗面，其药未下，宁耐片时，见其药下，再用药食补之。

木香槟榔丸《瑞竹方》　治一切气滞，心腹满闷，胁肋膨胀，大小便结滞不快。方见脾胃门[3]。

丹溪治茶癖方

石膏　黄芩　升麻各等分

上为末，砂糖水调下。

琥珀膏　专贴积块。

大黄　朴硝各一[4]两

上为末，用大蒜捣膏和匀，贴之。

保和丸　治一切食积。方见伤食门。

谨按：丹溪曰：气不能成块、成聚，

---

① 带下：原本与四库本均作"滞下"，据《东垣试效方·卷二·五积门》改。

② 济生大七气汤：《济生方·癥瘕积聚门》大七气汤中药物剂量与此有异，为京三棱、蓬术、青皮、陈皮、藿香叶、桔梗、肉桂、益智仁各一两半，甘草三分，香附子一两半。

③ 脾胃门：此三字原本与四库本皆无，据本书卷六补。

④ 一：原本与四库本皆无，据《杂病源流犀烛·卷十四·六淫门》补。

块乃有形之物，痰与食积，死血而成也。在中为痰饮，在右为食积，在左为血块，诚然言也。何以明之？曰：左关，肝胆之位，肝胆藏血液。右关，脾胃之位，脾胃藏饮食。所以左边有积，则为血块；右边有食，则为食积；而其中间，则为水谷出入之道路。五志之火，熏蒸水谷而为痰饮。所以中间有积，则为痰饮也。其理昭矣。治法调其气而破其血，消其食而豁其

痰是已。如木香、槟榔去气积，三棱、莪术去血积，麦芽、神曲去酒积，香附子、枳实去食积，牵牛、甘遂去水积，山楂、阿魏去肉积，海粉、礞石去痰积，雄黄、白矾去涎积，干姜、巴豆去寒积，黄连、大黄去热积，各从其类也。若用群队之药，分其药势则难取效，虽要认得分明，是何积聚，兼见何证，然后增减斟量使之，不尔，反有所损，要在临时通变也。

仁斋直指方论卷之六

三山名医仁斋杨士瀛登父编撰
新安后学惠斋朱崇正宗儒附遗

心　气

心疼方论

紫之夺朱，相去一间耳，而毫厘疑似，实霄壤焉。夫心为五官之主，百骸之所以听命者也。心之正经，果为风冷邪气所干，果为气、血、痰、水所犯，则其痛掣背，胀胁胸烦，咽干，两目赤黄，手足俱青至节，朝发而暮殂矣。然心之包络与胃口相应，往往脾痛连心。或阳虚阴厥，亦令心下急痛。或他脏之邪，亦有客乘于心者，是则心之别脉受焉。如所谓九种心痛：一虫，二疰，三风，四悸，五食，六饮，七冷，八热，九去来者，皆是也。真心果痛，不知能愈否乎？然则治剂之法将何如？曰：热者凉之，寒者温之，感受风邪者散之，顺气调血，逐水豁痰，此其要略耳。苏沈内翰①有方目曰沉麝丸，凡心脾疼痛，随试辄效。他如玄胡索、五灵脂、官桂、当归、乳香、没药、沉香、木香等辈，皆的对药也。临机应变，学者亦当察其微。

心疼证治

沉麝丸　治心脾气血诸痛。方见血类。

和剂七气汤　治七气相干，心下疼痛。方见气类。

沉香降气汤　治阴阳不和，心腹刺痛，方见气类。加些乳香为佐。

大沉香丸　治冷气攻冲，心腹刺痛。亦治猝暴心痛。

沉香　干姜炮　姜黄　辣桂　檀香各四两　白豆蔻仁二两　白芷　甘草爁　甘松洗，焙　天台乌药各半斤　香附净，爁，一斤

上末，炼蜜丸如大弹子。每一丸，食前姜汤嚼下，或姜三片略煎服。

苏合香丸　治猝心痛。方见嗽门。用生姜橘皮汤调下。

桂枝四七汤　治风冷寒邪客搏，心腹作痛。

桂枝　白芍药　半夏制。各一两　白茯苓　厚朴制　枳壳制　甘草炙。各半两　人参　紫苏各一分

上锉。每服四钱，姜七片，枣二枚，

---

① 苏沈内翰：宋代苏轼曾著《苏学士方》，沈括曾著《良方》，后人将此二书合编，称为《苏沈良方》。因苏轼与沈括均任过翰林学士，又将之称为《苏沈内翰良方》。

食前煎服。

胜金散　治心下痛。

桂枝　延胡索炒　五灵脂　当归等分

上为末。每服三钱，水一盏，酒三分同煎，食前服。

灵脂酒　治心腹猝痛。

川五灵脂去砂石，略炒

上为末。每二钱，温酒调下。加延胡索、没药尤妙。

生地黄膏　治热气乘心作痛。

石菖蒲一两半　北前胡　赤茯苓各三分

上为末，蜜一盏，生地黄汁一盏，夹研为膏。每服弹子大，紫苏煎汤，食后调下。

灵砂丹　治冷气乘心作痛。

好灵砂三分　川五灵脂二分

上研极细，稀糊糊丸麻子大。每服二十丸，食前石菖蒲、生姜煎汤下。或用五丹丸方见血类。或用养正丹方见癖冷门。须审其脉证虚冷，乃可用。脾家冷痛，亦可择用。

姜桂饮　治心腹刺痛。

良姜　辣桂等分

上为末。每服二钱，米汤乘热调下。

生姜枳壳汤　治中脘气滞，心下引痛。

辣桂一两　生姜母一两半　枳壳制，三分

上粗末。每服三钱，新水煎服。

拈痛丸　治九种心痛。

五灵脂　木香　当归　蓬莪术煨。各半两　生干姜三分

上为末，炼蜜丸桐子大。每二十丸，食前橘皮煎汤下。

心腹痛方

草果　延胡索　灵脂　没药

上末，酒调一二钱，腹痛手拈却。

附：诸方

家秘祛痛散　治诸般心气疼痛，气滞不行，攻刺心腹，痛连胸胁，小肠吊疝，及妇人血气刺痛，立有神效。

青皮去瓤　五灵脂研飞，去砂净　川楝子　穿山甲各二钱　良姜香油炒　玄胡索　没药各一钱五分　沉香一钱　八角茴香二钱　槟榔一钱五分　木香一钱二分　砂仁少许

上件㕮咀为粗末，用木鳖子去壳一钱二分锉片，同前药炒，令焦香，去木鳖子不用，共为细末。每服一钱，加盐一星①，用酒或滚水送下。此方累用，无不应验，故附于后，与好生君子共之。

落盏汤　治急心痛。

陈皮　香附子　良姜　吴茱萸　石菖蒲各等分

上末，水煎，先用碗一个，用香油三五点在内，小盏盖之，将药淋下，热服。

玄桂丸丹溪方　治死血留胃脘，当心作痛。

玄胡索一两半　滑石　红花　官桂　红曲各五钱　桃仁三十个

上为细末，汤浸，蒸饼为丸，绿豆大。每服四十丸，姜汤下。

螺蛳壳丸丹溪方　治痰饮积胃脘，当心而痛。

螺蛳壳墙头年久者佳　滑石炒　苍术　山栀　香附　南星各二两　枳壳去瓤，炒　青皮　木香　半夏　砂仁各半两

上为末，生姜汁浸，蒸饼为丸，如绿豆大。每服三四十丸，姜汤下。春加川芎，夏加黄连，冬加吴茱萸，各半两。

安痛散　治心胃急痛。

五灵脂去砂石　玄胡索炒，去皮　苍术

① 一星：很少一点之意。

良姜炒　当归洗。各等分

上为细末。每服二钱，不拘时，热酒、醋汤调下。

脾胃附腹痛、胁痛、内伤、伤食、调理脾胃

脾疼方论

气、血[1]、痰、水，皆能作痛，而食积伤脾、风冷入脾，与夫脾间虫动，其为痛也居多。气、血[2]、痰、水、食积、风冷诸证之痛，每每停聚而不散，惟虫痛[3]则乍作乍止，来去无定。又有呕吐清沫之为可验焉。俗谓脾家疼痛出于胃虚，大率用养脾之剂，而不知受病各有自来，苟不能推究其原，则和养等剂掩护邪气，非徒无益而又害之。况夫风冷入脾，尤念虑之所不到，至有茌苒岁月而不可揣度者。有一田夫醉饱之余，露星取快，一枕天明，自此脾疼攻刺，百药罔功，淹淹数载，后遇至人，授以和剂抽刀散，温酒调下，数服顿愈。则知风露之根入胃，良姜、菖蒲为能散其邪，巴、蝥[4]借气，为能伐其根，观此可以通一毕万矣。然而痛不复作，养脾之剂独不可继，是调理之乎。疗病如濯衣，必去其垢污，而后可以加浆饰。医言意也，请借是以为喻。

脾疼证治

良姜拈痛散　治脾疼妙甚。

良姜切作大片，先用吴茱萸慢火炒少顷，次用东畔当日壁土，须无雨处者同炒，次以米醋、酒同炒，至茱萸黑。

上只用良姜为末。每服一钱重，温米饮调，空心服。

和剂抽刀散　治脾胃积冷，中满疼痛。

川白姜五两，锉入巴豆肉一钱一字同炒，至巴黑去巴　石菖蒲五两半，不炒。　良姜锉五两，入斑蝥二十五个同炒，至蝥黑，去斑蝥不用　糯米六两一分，炒黄

上为末。每服二钱，空心温酒调下。

调痛散　治脾疼气隔。

木香　丁香　檀香　大香附　天台乌药　蓬术煨　辣桂　片姜黄　生白姜　白豆蔻仁　缩砂仁　甘草炙。各等分

上锉。每服二钱半，紫苏四叶煎服。

桂花散　治脾积气痛。

香附五两，炒赤去毛　蓬术醋煮，焙干良姜　甘草炙。各三两　桂花一两

上末。每二钱，盐一点，沸汤热调，食前服。

秽迹脾疼方

香附净　良姜等分

上为末。每服二钱，空心陈米汤热调服。

沉麝丸、灵脂酒　治气血攻刺脾疼。方见心疼类。

和剂七气汤　治痰水攻脾作痛，方见气门。夹和剂流气饮煎亦得。方见胀满门。

苏合香丸、方见嗽门。**感应丸**方见胀满门。等分，用**沉香降气汤**下，方见诸气门。治食积脾痛。

独桂汤　治风冷入脾，逆气上攻作痛。

辣桂去粗皮

上细锉。每二钱，食前煎服。或为末，紫苏煎汤乘热调下。腹痛通用。

姜桂饮　治风冷入脾作痛。方见心疼

---

① 气、血：四库本作"血、气"。
② 气、血：四库本作"血、气"。
③ 痛：四库本作"动"。
④ 蝥：四库本作"猫"，即斑蝥。

姜桂散　治心腹痛。方见气类。

槟榔散　治虫动脾痛，乍去乍来，呕吐清沫。

鸡心大槟榔　贯众各二分　石菖蒲　木香各一分　甘草炙，一钱

上锉。每三钱，水煎，空心吞灵砂十丸或金液丹。盖灵砂、金液有硫黄、水银，能杀虫也。

金液丹　壮阳道，建①胃气，除冷癖，杀诸虫。

好硫黄十两，飞炼去砂石，研细末，入瓷盒，水调赤石脂封口，盐泥固济，日干。于地内埋小罐子，盛满水安瓷盒在上，再用泥固济，慢火养七日七夜，续加顶火一通，候冷取出，研末

上药一两，用蒸饼一两，汤浸，握去水为丸，桐子大，每三十丸，空心米饮下。

二物汤　治脾痛。

鸡心大槟榔　良姜等分

上细锉。每服三钱，陈米百粒煎服。

干姜甘草汤　治脾中冷痛，呕吐不食。

川白姜微炒，一两　甘草炙，二钱

上锉散。每服二钱，大枣一枚同煎，食前温服。

脾痛方　治脾痛胀满。

大草果二个，去壳

上锉。用酒煎，痛时服酒，能饮一盏，以两盏煎一盏；能饮两盏，以三盏煎两盏，欲其中节也。

脾痛气痛方

良姜　陈皮各半两　丁香　石菖蒲　甘草炙。各一分

上锉散。每服三钱，水大盏煎八分，入鸡舌香散二钱，再煎少顷，滤清汁服。

和胃证治

治中汤　方见呕吐门。加肉豆蔻、缩砂，温脾止痛。

沉香磨脾散　治脾胃虚寒，腹中胀痛②。

人参　沉香各一分　丁香　檀香　木香　白豆蔻　缩砂仁　半夏曲　辣桂　乌药各半两　藿香叶三分　甘草炙，三钱半

上细锉。每二钱，姜五片、枣二枚煎服。

安胃散　开胃和中，止呕进食。

人参　白术　木香　槟榔　丁香　半夏曲　肉豆蔻湿纸煨　橘红　藿香　白茯苓　青皮　甘草炙。等分

上锉散。每三钱，姜四片煎服。

人参开胃汤　助胃进食。

人参　橘红　丁香　木香　藿香　神曲炒　麦蘖炒　白术　茯苓　缩砂仁　莲子肉　厚朴制　半夏曲　甘草炙。等分

上锉散。每三钱，姜四片煎服。

助胃膏　治呕吐不食。

人参　白术　白茯苓　橘红　缩砂仁各一分　木香　丁香　肉豆蔻微煨　草果仁各一两半　白豆蔻仁一钱

上末，炼蜜丸弹子大。每一丸，姜三片煎汤下。

宫方七香丸　消食快膈，和胃止痛。

木香　丁香　檀香　甘松净　丁皮　橘红　缩砂仁　白豆蔻仁　三棱醋煮　蓬莪术醋煮，焙干。各半两　大香附炒，去毛，二两半

上为末，研米糊丸绿豆大。每三四十丸，姜汤下。

---

① 建：四库本作"健"。

② 痛：四库本作"满"。

丁香半夏丸 治脾胃宿冷，呕吐痰水，噫闷吞酸。

人参 丁香 木香 肉豆蔻 陈橘红各一分 藿香叶半两 半夏汤洗七次，用姜汁腌，炒黄，用三两

上细末，姜汁煮面糊丸小豆大。每二十丸，姜汤下。

千金五套丸 治胃虚膈满，宿滞不消，停痰留饮，头眩臂疼，辟雾露风冷、岚瘴之气。

南星每个切十余块 半夏切破。各二两，以水同浸三日，逐日换水，次用白矾二两研，调水再浸三日，洗，焙 良姜 干姜炮 白术 茯苓各一两 丁香 木香 青皮 橘红各半两

上末，用神曲一两，大麦蘖二两，同末为糊，丸桐子大。每五七十丸，米汤下。

附：诸方

烧脾散《济生方》 治饮啖生冷果菜，停留中焦，心脾冷痛。

干姜炮 厚朴姜汁炒 草果 缩砂仁 甘草炙 神曲炒 麦蘖 陈皮 高良姜炒。各等分

上为末。每服三钱，热盐汤点服，不拘时。

草豆蔻丸 治客寒犯胃，痛者宜此丸。方见内伤门。

二姜丸 治心脾冷痛。方见诸气门。

家秘祛痛散 治诸般心气疼痛，气滞不行，攻刺心腹，痛连胸胁，小肠吊疝及妇人血气刺痛，立有神效。方见心痛门。

感应丸 治积冷伤胃，腹胁胀痛。方见诸气门。

温胃汤《拔粹》方 治服寒药多致脾胃虚弱，胃脘疼。

益智五钱 砂仁 甘草各二分 姜黄三分 白豆蔻三分 陈皮一分 泽泻 干姜各三分 黄芪七分 厚朴二分 人参二分

上㕮咀。每服八钱，水二盏，煎至八分，食前服。

蟠葱散①《和剂方》 治男子妇人脾胃虚冷，气滞不行，攻刺心腹，痛连胸胁，膀胱小肠疝气及妇人血气刺痛。

玄胡索 肉桂 干姜。各二两 甘草炙 缩砂去皮 苍术制。各半两 丁皮 槟榔各四两 蓬术 三棱煨 茯苓 青皮去白。各六两

上为末。每服二钱，水一盏，葱白一茎，煎七分，空心热服。

乌梅丸 治胃冷蛔虫攻心痛，呕吐，四肢冷。

乌梅三百个 黄柏炙 细辛 肉桂 附子炮。各六两 黄连六两十 人参六两 蜀椒炒，去闭口者及目 当归各四两 干姜炮，十两

上为末，取乌梅肉和蜜，丸梧子大。每服五十。

秘传槟榔散 治男妇心脾痛。

五灵脂 槟榔

上为末。煎菖蒲汤调三钱服。隔夜先将猪肉盐酱煮熟，令患人细嚼，休吞了，吐出却服前药，空心食前服。

谨按：用肉味所以引虫头向上，用药所以杀虫也。

螺蛳壳丸丹溪方 治痰饮积胃脘，当心而痛。方见心气门。

玄桂丸丹溪方 治死血留胃脘，当心作痛。方见心气门。

谨按：痛则不通，通则不痛。夫胃脘心脾痛者，或因身受寒邪，口食冷物，内

---

① 蟠葱散：《太平惠民合剂局方》卷三蟠葱散剂量与此有异，其为玄胡索三两，苍术、甘草各半斤，茯苓、蓬术、三棱、青皮各六两，丁皮、缩砂各四两，肉桂、干姜各二两。

有郁热，素有顽痰死血，或因恼怒气滞，虫动作痛，种种不同，若不分而治之，何能愈乎？予曰：是寒则温之，是热则清之，是痰则化之，是血则散之，是气则顺之，是虫则杀之，庶乎临证不眩惑也夫。

附：腹痛、胁痛_{新增}

腹痛方论

《内经》曰：寒气入经而稽迟，泣而不行，客于脉外则血少，客于脉中则气不通，故猝①然而痛。

按：《内经·举痛论》言寒邪外客而痛者甚为详悉，未能尽述，学者自宜检阅。外有因虚、因实、因伤寒、因痰火、因食积、因死血者种种不同，《原病式》曰：热郁于内而腹满坚结痛者，不可言为寒也。东垣曰：腹中诸痛，皆因劳役过甚，饮食失节，中气不足，寒邪乘虚而入客之，故猝②然而作大痛。经言得炅则止。炅者，热也。以热治寒，治之正也。《此事难知》集论曰：伤寒中脘痛，太阴也，理中汤、黄芪建中汤之类；脐腹痛者，少阴也，四物汤、真武汤、附子汤之类；小腹痛，厥阴也，重则正阳散、回阳丹，轻则当归四逆汤之类。若夫杂证腹痛，四物苦楝汤、酒煮当归丸之类。夏月腹痛，肌热恶热，脉洪数，属手太阴、足阳明，黄芩芍药汤主之。秋月腹痛，肌寒恶寒，脉沉疾，属足太阴、足少阴，桂枝芍药汤主之。四时腹痛，芍药甘草汤主之。丹溪曰：腹痛有积热、有食积、有痰、有死血。脉弦者多属食积，宜温散之，如干姜、炒苍术、川芎、白芷、香附、姜汁之类是也，不可用峻利药攻下之。盖食得寒则凝，热则化，更兼行气、

快气药助之，无不可者。脉滑者是痰，痰因气滞，宜导痰解郁，二陈汤加台芎、苍术、香附之类是也。脐下忽大痛，人中黑色者，多死。腹中水鸣，乃火击动其水也。凡腹痛，以手不可按者，属实，宜大黄芒硝下之。实痛不可用参、芪、白术，盖补其气，气旺不通而痛愈甚也。

草豆蔻汤_{东垣方}　治脐腹虚胀疼痛。

泽泻_{一钱}　木香_{三分}　神曲_{四分}　半夏　枳实_{麸炒黄色}　草豆仁　黄芪_{春夏勿用}　益智仁　甘草_{炙。各半钱}　青皮　陈皮_{各六分}　川归_{七分}　茯苓_{七分}

上细切，作一服，加生姜三片，水一盏半，煎至一盏，温服。

小建中汤　治伤寒阳脉涩，阴脉弦，腹中急痛者。方见虚劳门。

真武汤　治腹痛下痢，四肢沉重。方见咳嗽门。

理中汤　治霍乱头疼，身寒腹痛。

四逆汤　治伤寒下痢腹痛，四肢逆冷。

附子汤_{方并见中寒类。}

四物苦楝汤　治脐下虚冷腹痛。方见③疝门。

芍药甘草汤　治四时腹疼。

芍药　甘草_炙

上等分，每服五钱，生姜三片；水一盏半，煎至一盏，温服。

《元戎》云：腹痛，脉弦伤气用本药；脉洪伤金加黄芩；脉缓伤水加桂枝；脉涩伤血加当归；脉迟伤寒加干姜。

酒煮当归丸　治小腹下痛。

茴香_{五钱}　良姜　附子_{各七钱}　当归_{一两}

上四味，细切，以无灰酒一碗半煮

---

① 猝：原作"则"，不通，据四库本改。

② 猝：原作"则"，不通，据四库本改。

③ 见：原脱，据四库本补。

干，再焙干，入后药。

炙甘草　苦楝生用　丁香各五钱　木香
升麻各一钱　柴胡二钱　炒黄盐　全蝎各
三钱　玄胡索四钱

上为细末，酒煮糊为丸，如梧子大，
每服二三丸，空心白汤下。

桃仁承气汤① 治因跌仆损伤，瘀血
作腹痛者。内加当归、苏木、红花，入
酒、童便煎服，下之。方见血气门。

二陈汤、养胃汤、俱见疟门。**黄芩芍药**
汤 治腹痛脉洪。方见痢门。

备急大黄丸 治心腹诸卒疼痛百病。
方见内伤门。

绞肠痧作痛，以樟木煎汤大吐，或白
矾调汤吐之，盐亦可探吐，宜刺委中出
血。

胁痛新增

胁痛方论

《内经》曰：肝病者，两胁下痛引小
腹，令人善怒，虚则目𥆧𥆧无所见，耳无
所闻，善恐，如人将捕之。又曰：怒则气
逆，虚则呕血及飧泄，故气上矣。盖心
主②血，肝纳血。因大怒而血不归经，或
随气而上，出于口鼻，或留于本经而为胁
痛，又或岁木太过而木③气自甚，或岁经
有余而木气被郁，皆能令人胁痛。经曰：
病胁下满，气逆，二三岁不已，病名曰息
积，是亦肝木有余之证也。外有伤寒，发
寒热而胁痛者，足少阳胆、足厥阴肝二经
病也，治以小柴胡汤，无有不效者。丹溪
曰：胁痛者，肝火盛，木气实，有死血，
有痰流注。肝急，木气实，用苍术、川
芎、青皮、当归之类；痛甚者，肝火盛，
以当归龙荟丸，姜汁下，是泻火之要药；

死血用桃仁、红花、川芎；痰流注，以二
陈汤加南星、苍术、川芎；肝苦急，急食
辛以散之，用抚芎、川芎、苍术，血病入
血药中，行血故也。去滞气须用青皮，青
皮乃肝胆两经之药也。

左金丸 泻肝火，行温④，为热甚之
反佐。

黄连六钱　吴茱萸一钱

上为细末，汤浸蒸饼为丸如绿豆大。
每服三五十丸，淡姜汤下。

当归龙荟丸 治内有湿热，两胁痛。
先以琥珀膏贴痛处，却以生姜汁吞此丸。
痛甚者，须炒令热服。

龙胆草　当归　大栀子　黄连　黄芩
各一⑤两　大黄　芦荟各⑥半两　木香一钱半
黄柏一两　麝香半钱

上十味为末，面糊丸。一方加柴胡、
川芎各半两。又方加青黛半两。蜜丸，治
胁痛；面丸，降肝火。

推气散 治右胁疼痛，胀满不食。
枳壳　桂心　片子姜黄各半两。一本作
僵蚕　甘草炙，一钱半

上为末。每服二钱，姜、枣汤调下，
酒亦可。

枳芎散 治左胁痛刺不可忍者。
枳实炒　川芎各半两　粉草炙，一钱半

上为末。每服二钱，姜、枣汤下，酒
亦可。

---

① 汤：原本与四库本皆无，据医理补。

② 主：原本与四库本均为"出"，据医理当为
"主"。

③ 木：原作"本"，据四库本改。

④ 温：原本与四库本均为"温"，然于文义医理
欠通，疑"湿"之误。

⑤ 一：原本与四库本皆无，据《丹溪心法》卷
四补。

⑥ 各：原本与四库本、《丹溪心法》卷四皆无，
无则剂量不明，据《宣明论方》卷四当归龙荟丸方
（即本方加青黛半两）补。

盐煎散《和剂方》　治男、妇人一切冷气攻上，胸胁刺痛不能已，及脾胃虚冷，呕吐泄泻，膀胱、小肠气，妇人血气。

砂仁　甘草炙　茯苓　草果仁去皮，煨　肉豆蔻　川芎洗　茴香炒　荜澄茄　大麦芽　槟榔　良姜　枳壳　苍术　陈皮去白　羌活　厚朴

上㕮咀。每服三钱，水一盏，入盐少许，煎七分，去渣，空心温服。

小柴胡汤、见痎疟门。**二陈汤**、见痰饮门。**琥珀膏**见积聚门。

谨按：丹溪曰：胁痛，肝火盛，木气实，有死血，有痰流注。予每度之，凡左胁痛甚者，即是肝盛木气实也，宜用龙荟丸、左金丸辛凉之剂以治之；凡右胁痛，即是痰流注并食积，宜用盐煎散、顺气丸等药，辛温之剂以治是也。又尝论曰：左胁痛、胃脘痛，妇人多有之，以忧思忿怒之气素蓄于中，发则上冲，被湿痰、死血阻滞，其气不得条达，故治妇人诸痛诸疾，必以行气开郁为主，而破血散火兼之，庶乎得法矣。谚云：香附、缩砂，妇人之至宝。此之谓也。

附：内伤新增伤食、调理脾胃

辨脉法

古人以脉上辨内外伤于人迎、气口，人迎脉大于气口为外伤；气口脉大于人迎为内伤。此辨固是，但其说有所未尽耳。外感风寒，皆有余之证，是从前客邪来也，其病必见于左手，左手主表，乃行阳二十五度。内伤饮食，及饮食不节、劳役所伤，皆不足之病也，必见于右手，右手主里，乃行阴二十五度。故外感寒邪，则独左寸人迎脉浮紧。按之洪大、紧者，急①甚于弦，是足太阳寒水之脉。按之洪大而有力，中见手少阴心火之脉，丁与壬合，内显洪大，乃伤寒脉也。若外感风邪，则人迎脉缓而大于气口一倍，或两倍、三倍。内伤饮食，则右寸气口脉大于人迎一倍。伤之重者，过在少阴则两倍，太阴则三倍，此内伤饮食之脉。若饮食不节，劳役过甚，则心脉②变见于气口，是心火刑肺，其肝木挟心火之势亦来薄肺③。经云：侮所不胜，寡于畏者是也。故气口脉急大而涩数，时一代而涩也。涩者，肺之本脉。代④者，元气不相接。脾胃不及之脉，洪大而数者，心脉刑肺也。急者，肝木挟心火而反克肺金也。若不甚劳役，惟右关脾脉大而数，谓独大于五脉。数中显缓，时一代也。如饮食不节，寒温失所，则先右关胃脉损弱，甚则隐而不见，惟内显脾脉之大数微缓，时一代也。宿食不消，则独右关脉沉而滑。经云：脉滑者，有宿食也。以此辨之，岂不明白易见乎？但恐山野间猝无医者，何以诊候，故复说病证以辨之。

辨阴证阳证⑤

甚哉！阴阳之证不可不详也。遍观《内经》中所说变化百病，其源皆由喜怒过度，饮食失节，寒温不适，劳役所伤而

---

① 急：原本与四库本均为"后"，于文义欠通，据《内外伤辨惑论》卷上改。

② 脉：原本与四库本均为"肺"，据《内外伤辨惑论》卷上改。

③ 肺：原作"脉"，据四库本及《内外伤辨惑论》卷上改。

④ 代：原本与四库本均为"大"，与前文相失，亦悖于医理，据《内外伤辨惑论》卷上改。

⑤ 证：原本与四库本均为"论"，据《内外伤辨惑论》卷上改。

然。夫元气、谷气、营气、清气、卫气，生发诸阳上升之气，此六者皆饮食入胃，谷气上行，胃气之异名，其实一也。既脾胃有伤，则中气不足。中气不足，则六腑阳气皆绝于外。故经言：五脏之气已绝于外者，是六腑之元气病也。气伤脏乃病，脏病则形乃应，是五脏六腑真气皆不足也。惟阴火独旺，上乘阳分，故营卫失守，诸病生焉。其中变化皆由中气不足乃能生发耳。后有脾胃以受劳役之疾，饮食又复失节，耽病日久，事息心安，饱食太甚，病乃大作。概其外伤风寒六淫客邪，皆有余之病，当泻不当补；饮食失节，中气不足之病，当补不当泻。举世医者，皆以饮食失节、劳役所伤、中气不足当补之证，认作外感风寒有余客邪之病，重泻其表，使营卫之气外绝，其死只在旬日之间，所谓差之毫厘，谬之千里，可不详辨乎？按《阴阳应象论》云：天之邪气，感则害人五脏。是八益之邪，乃风邪伤人筋骨，风从上受。风伤筋，寒伤骨，盖有形质之物受病也，系在下焦肝肾是也。肝肾者，地之气。《难经》解云：肝肾之气已绝于内，以其肝主筋，肾主骨，故风邪感则筋骨疼痛。筋骨之绝，则肝肾之本亦绝矣。乃有余之证也。及云：水谷之寒热，感则害人六腑。是七损之病，乃内伤饮食也。《黄帝针经》解云：适饮食不节，劳役所伤，湿从下受之。谓脾胃之气不足，而反下行，极则冲脉之火逆而上，是无形质之元气受病也，系在上焦心肺是也。心肺者，天之气。故《难经》解云：心肺之气已绝于外，以其心主荣，肺主卫。荣者，血也；脉者，血之府，神之所居也；卫者，元气七神之别名，卫护周身，在于皮毛之间也。肺绝故皮毛先绝，神无所依，故内伤饮食则亦恶风寒，是营卫失守，皮肤间无阳以滋养，不能任风寒

也。皮毛之绝，则心肺之本亦绝矣。盖胃气不升，元气不生，无以滋养心肺；乃不足之证也。计受病之人，饮食失节，劳役所伤，因而饱食内伤者甚多，外伤者间而有之，世俗不知，往往将元气不足之证便作外伤风寒表实之证，而反伤心肺，是重绝其表也，安得不死乎？古人所谓实实虚虚，医杀之耳。若曰不然，请以众人之耳闻目见者证之。向者壬辰①改元，京师戒严，迨三月下旬，受敌者凡半月，解围之后，都人②不受病者万无一二，既病而死者，继踵而不绝，都门十有二所，每日各门所送，多者二千，少者不下一千，似此者几三月，此百万人岂俱感风寒外伤者耶？大抵人在围城中，饮食不节，乃劳役所伤，不待言而知。由其朝饥暮饱，起居不时，寒温失所，动经三两月，胃气亏之久矣。一旦饱食太过，感而伤人，而又调治失宜，其死也无疑矣。非惟大梁为然，远在贞祐③、兴定④间，如东平、如太原、如凤翔，解围之后，病伤而死，无不然者。余在大梁，凡所亲见，有表发者，有以巴豆推之者，有以承气汤下之者，俄而变结胸发黄，又以陷胸汤丸及茵陈汤下之，无不死者。盖初非伤寒，以调治差误，变而似真伤寒之证，皆药之罪也。往者不可追，来者犹可及，辄以平生已试⑤之效，著《内外伤辨惑论》一篇，推前哲之余论，历举近世之变故，庶几同志者审其或中，触类而长之，免后人之横夭耳。僭易之罪，将何所逃乎？

---

① 壬辰：指公元 1232 年。
② 都人：原作"都受之"，四库本作"都受病"，据《内外伤辨惑论》卷上改。
③ 贞祐：金代年号，为公元 1213～1217 年。
④ 兴定：金代年号，为公元 1217～1222 年。
⑤ 试：原作"诚"，四库本作"成"，据《内外伤辨惑论》卷上改。

辨寒热

外伤寒邪之证，与饮食失节、劳役形质之病及内伤饮食，俱有寒热，举世尽将内伤饮食失节、劳役不足之病，作外伤寒邪、表实有余之证，反泻其表，枉死者岂胜言哉？皆由不别其寒热耳。今细为分解之。外伤寒邪，发热恶寒，寒热并作。其热也，翕翕发热，又为之拂拂发热，发于皮毛之上，如羽毛之拂，明其热在表也，是寒邪犯高之高者也。皮肤毛腠者，阳之分也，是卫之元气所滋养之分也。以寒邪乘之，郁遏阳分，阳不得伸，故发热也。其面赤，鼻气壅塞不通，心中烦闷，稍似袒裸露其皮肤，已不能禁其寒矣。其表上虚热，止此而已。其恶寒也，虽重衣下幕，逼近烈火，终不能御其寒，一时一日增加愈甚，必待传入里作下证乃罢。其寒热齐作，无有间断也。其内伤饮食不节，或劳役所伤，亦有头痛项强，腰痛，与太阳表证微有相似，余皆不同，论中辨之矣。内伤不足之病，表上无阳，不能禁风寒也，此则常常有之，其躁热发于肾间者，间而有之，与外中寒邪略不相似，其恶风寒也。盖脾胃不足，荣气下流而乘肾肝，此痰厥气逆之渐也。若胃气平常，饮食入胃，其营气上行，以舒于心肺，以滋养上焦之皮肤腠理之元气也。既下流，其心肺无所禀受，皮肤间无阳，失其荣卫之外护，故阳分皮毛之间虚弱，但见风见寒，或居阴寒处，无日阳处，便恶之也。此常常有之，无间断者也。但避风寒及温暖处①，或添衣，盖温养其皮肤，所恶寒便不见矣。是热也，非表伤寒邪，皮毛间发热也，乃肾间受脾胃下流之湿气闭②塞其下，致③阴火上冲，作蒸蒸而躁热，上彻头顶，旁彻皮肤④，浑身躁热作，须待

袒衣露居近寒凉处即已，或热极而汗出亦解⑤。彼外伤恶寒发热，岂有汗出者乎？若得汗则病愈矣。以此辨之，岂不如黑白之易见乎？当内虚而伤之者，躁热也。或因口吸风寒之气，郁其阴火，使咽膈不通，其吸入之气欲入，为膈上冲脉之火所拒，使阴气不得入，其胸中之气为外风寒所遏，而不得伸，令人口开目瞪，极则声发于外，气不能上下，塞于咽中而气欲绝。又或因哕、因呕、因吐，而躁热发，必有所因，方有此证，其表虚恶风寒之证复见矣。表虚之弱，为阴火所乘，躁发须臾而过，其表虚无阳，不任风寒复见矣。是表虚无阳常常有之，其躁热则间而有之，此二者不齐。躁作寒已，寒作躁已，非如外伤之寒热齐作，无有间断也。百病俱有身热，又为之肌热，又为之皮肤间热，以手扪之，方知者是也，乃肌体有形之热也，亦须皆待阴阳既和，汗出则愈矣。慎不可于此上辨之，以其虚实内外病皆有之，故难辨耳，只依此⑥说，病人自觉发热恶寒之热及躁作之热上辨之为准则矣。

辨外感八风之邪

辨外感八风之邪，或有饮食劳役所伤

---

① 处：原作为"去"，四库本为"法"，于文义不通，据《内外伤辨惑论》卷上改。
② 闭：原本与四库本均为"间"，于文义欠通，据《内外伤辨惑论》卷上改。
③ 致：四库本作"攻"。
④ 肤：四库本作"毛"。
⑤ 亦解：原本与四库本此前均有一"而"字，据《内外伤辨惑论》卷上删。
⑥ 此：原本与四库本均为"先"，据《内外伤辨惑论》卷上改。

之重者，三二日间①特与外伤者②相似，其余证有特异者，若不将两证重别分解，犹恐将内伤不足之证误作有余外感风邪，虽辞理有重复处，但欲病者易辨，医者易治耳。

外感八风之邪，乃有余证也；内伤饮食不节，劳役所伤，皆不足之病也。其内伤亦恶风自汗，若在湿暖无风处则不恶矣，与外伤鼻流清涕，头痛自汗颇相似，分之特异耳。外感风邪，其恶风自汗，头痛，鼻流清涕，常常有之，一日一时增加愈甚，直至传入里作下证乃罢。语声重浊，高厉有力，鼻息壅塞不通，能食③，腹中和，口知味，大小便如常，筋骨疼痛不能转摇，便着床枕，非扶不起。其内伤与饮食不节，劳役所伤，然亦恶风，居露地中，遇大漫风起却不恶也，惟门窗隙中些小贼风来，必大恶也，与伤风、伤寒俱不同矣。况鼻流清涕、头痛自汗，间而有之。鼻中气短，少气不足以息，语则气短而怯弱，妨食，或食不下，或不欲食④，三者互有之。腹中不和，或腹中急而不能伸，口不知五谷之味，小便频数而不渴。初劳役得病，食少，小便赤黄，大便常难，或秘或结，或虚坐，只见些小白脓，时有下气，或泻黄如糜，或溏泄色白，或结而不通。若心下痞气，或胸中闭塞如刀劙之痛，二者亦互作不并出也。有时胃脘当心而痛，上支两胁痛，必脐下相火之势如巨川之水，不可遏而上行，使阳明之经逆行乱于胸中，其气无止息，甚则高喘。热伤元气，令四肢不收，无气以动，而懒倦嗜卧，以⑤其外感风寒俱无此证，故易分别耳。

辨手背手心

内伤及劳役饮食不节病，手心热，手背不热。外伤风寒则手背热，手心不热，此辨至甚皎然。

辨口鼻

若饮食劳役所伤，其外证必显在口，必口失谷味，必腹中不和，必不欲言，纵勉强对答，声必怯弱，口沃沫多唾，鼻中清涕或有或无，即阴证也。外伤风寒，则其外证必显在鼻，鼻气不利，声重浊不清利，其言壅塞有力，而口中必和。伤寒则面赤，鼻壅塞而干；伤风则鼻流清涕而已。《内经》云：鼻者，肺之候，肺气通于天。外伤风寒则鼻为之不利。口者，坤土也，脾气通于口。饮食失节，劳役所伤，口不知谷味，亦不知五味。又云：伤食恶食。伤食明矣。

辨气少气盛

外伤风寒者，故其气壅盛而有余，内伤饮食劳役者，其口鼻中皆气短促不足以息，何以分之？盖外伤风寒者，心肺元气初无减损，又添邪气助之，使鼻气壅塞不利，面赤不通，其鼻中气不能出，并从口出，但发一言，必前轻而后重，其言高，其声壮厉而有力。是伤寒则鼻干无涕，面壅色赤，其言前轻后重，其声壮厉而有力者，乃有余之验也。伤风则决然鼻流清

---

① 间：原本与四库本均无，据《内外伤辨惑论》卷上补。

② 者：原本与四库本此前均有一"风"字，据《内外伤辨惑论》卷上删。

③ 能食：原本与四库本均为"能饮食"，据《内外伤辨惑论》卷上改。

④ 不欲食：原本与四库本均为"不饮食"，于理欠通，据《内外伤辨惑论》卷上改。

⑤ 以：原本与四库本皆无，据《内外伤辨惑论》卷上补。

涕，其声嘎，其言响，如从瓮中出，亦前轻而后重，高揭而有力，皆气盛有余之验也。内伤饮食劳役者，心肺之气先损，为热所伤，热既伤气，四肢无力以动，故口鼻中皆短气少气，上喘懒语，人①有所问，十不欲对其一，纵勉强答之，其气亦怯，其声亦低，是其气短少不足之验也。明白如此，虽妇人女子亦能辨之，岂有医者反不能辨之乎？

辨头痛

内证头痛，有时而作，有时而止。外证头痛，常常有之，直须传入里实方罢。此又内外证之不同者也。

辨筋骨四肢

内伤等病，是心肺之气已绝于外，必怠惰嗜卧，四肢沉困不收，此乃热伤元气。脾主四肢，既为热所乘，无气以动。经云：热伤气。又云：热则骨消筋缓。此之谓也。若外伤风寒，是肾肝之气已绝于内。肾主骨为寒，肝主筋为风，自古肾肝之病同一治，以其递相维持也。故经言胆主筋，膀胱主骨是也。或中风，或伤寒，得病之日便着床枕，非扶不起，筋骨为之疼痛，不能动摇，乃形质之伤。经云：寒伤形。又云：寒则筋挛骨痛。此之谓也。

辨外伤不恶食

若劳役、饮食失节、寒温不适，此三者皆恶食。

仲景《伤寒论》云：中风能食，伤寒不能食，二者皆口中和而不恶食。若劳役所伤，及饮食失节，寒温不适，三者俱恶食，口不知五味，亦不知五谷之味，只

此一辨，足以分内外有余不足二证也。伤寒证虽不能食，而不恶食，口中和，知五味，亦知谷味。盖无内证则心气和，脾气通，知五谷之味矣。

辨渴与不渴

外感风寒之邪，三日以外，谷消水去，邪气传里，始有渴也。内伤饮食失节、劳役久病者，必不渴，是邪气在血脉中，有余故也。初劳役形质，饮食失节，伤之重者，必有渴，以其心火炽上，克于肺金，故渴也。又②当以此辨之。虽渴欲饮冷水者，当渐渐少与之，不可纵意而饮，恐水多峻下，则胃气愈弱，轻则为胀，重则传变诸疾，必反复闷乱，百脉不安，夜间增剧，不得安卧，不可不预度也。

辨劳役受病，表虚不作表实治之

或因劳役动作，肾间阴火沸腾，事闲之际，或于阴凉处解脱衣裳，更有新沐浴，于背阴处坐卧，其阴火下行，还归肾间，皮肤腠理极虚无阳，但风来为寒凉所遏，表虚不任其风寒，自认外感风寒，求医解表，以重绝元气，取祸如反掌；苟幸而免者，致虚劳气血皆弱，不能完复，且表虚之人，为风寒所遏，亦是虚邪犯表，始病一二日之间，特③与外中贼邪有余之证颇相似处，故致疑惑。请医者只于气少

---

① 懒语，人：四库本作"懒女人"。

② 又：原本与四库本均为"及"，据《内外伤辨惑论》卷上改。

③ 特：原本与四库本均为"时"，据《内外伤辨惑论》卷上改。

气盛上辨之，其外伤贼邪，必语声前轻后重，高厉而有力。若是劳役所伤，饮食不节，表虚不足之病，必短气，气促上气，高喘懒语，其声困弱而无力，至易见也。若毫厘之误，则千里之谬。以上者辨证别有治法用药正论，故作此说分解于后。

辨证与中热颇相似

复有一节[①]，乘天气大热之时，在于路途中劳役得之，或在田野间劳形得之，更或有身体薄弱，食少劳役过甚，又有修善常[②]斋之人，胃气久虚，而因劳役得之者，皆与阳明中热白虎汤证相似，必肌体扪摸之壮热，必躁热闷乱，大恶热，渴而饮水，以劳役过甚之故，亦身疼痛。始受病之时，特与中热外得有余之证相似，若误与白虎汤，旬日必死。此证脾胃大虚，元气不足，口鼻中气皆短促而上喘，至日转以后，是阳明得时之际，病必少减。若是外中热之病，必到日晡之际，大作谵语，其热增加，大渴饮水，烦闷不止，其劳役不足者，皆无此证，尤易为分解。若有难决疑似之证，必当待一二日而求医治疗，必不至错误矣。饮食不节，劳役形体，所受病皆脾虚，腠理元气已绝于往往，病人将自己表虚不任风寒、但有风来寒至招认作伤风，召医以泻其表，反重虚其虚，轻则致危困虚劳，重则必死，深可哀悯，故时一说以祛医者之惑。

论天地阴阳生杀之理
在升降浮沉之间

《阴阳应象论》云：天以阳生阴长，地以阳杀阴藏，然岁以春为首。正，正也。寅，引也。少阳之气始于泉下，引阴升而在天地人之[③]上，即天之分，百谷草木皆甲坼于此时也。至立夏，少阴之火炽于太虚，则草木盛茂，垂枝布叶，乃阳之用、阴之体，此所谓天以阳生阴长。经言：岁半以前，天气主之，在乎升浮也。至秋而太阴之运初自天而下，逐阴降而彻地，则金振燥令，风厉霜飞，品物咸殒，其枝独在，若乎毫毛。至冬则少阴之气复服于泉下，水冰地拆，万类周密，阴之用、阳之体也，此所谓地以阳杀阴藏。经言：岁半以后，地气主之，在乎降沉也。至于春气温和，夏气暑热，秋气清凉，冬气冷冽，此则正气之序也，故曰履端于始，序则不愆，升已而降，降已而升，如环无端，运化万物，其实一气也。设或阴阳错综，胜复之变自此而起。万物之中人一也，呼吸升降效象天地，准绳阴阳。盖胃为水谷之海，饮食入胃，而精气先输脾归肺，上行春夏之令，以滋养周身，乃清气为天者也。升已而下输膀胱，行秋冬之令，为传化糟粕，转味而出，乃浊阴为地者也。若夫顺四时之气，起居有时，以避寒暑，饮食有节，及不暴喜怒以颐神志，常欲四时均平而无偏胜则安，不然，损伤脾，真气下溜或下泄而久不能升，是有[④]秋冬而无春夏，乃生长之用陷于殒杀之气，而百病皆起，或久升而不降，亦病焉，于此求之，则知履端之义矣。

---

① 节：原本与四库本均为"等"，据《内外伤辨惑论》卷上改。

② 常：原本与四库本均为"当"，据《内外伤辨惑论》卷上改。

③ 之：原本与四库本均作"身"，据《脾胃论》卷下改。

④ 有：原本与四库本均为"在"，据《脾胃论》卷下改。

劳倦所伤论

《调经篇》云：阴虚生内热。岐伯曰：有所劳倦，形气衰少，谷气不盛，上焦不行，下脘不通而胃气热，热气熏胸中，故内热。《举痛论》云：劳则气耗。劳则喘。且汗出，内外皆越，故气耗矣。夫喜怒不节，起居不时，有所劳伤，皆损其气，气衰则火旺，火旺则乘其脾土，脾主四肢，故困热无气以动，懒于语言，动作喘乏，表热自汗，心烦不安。当病之时，宜安心静坐，以养其气，以甘寒泻其热火，以酸味收其散气，以甘温补其中气。经言：劳者温之，损者温之者是也。《金匮要略》云：平人脉大为劳，脉极虚亦为劳矣。夫劳之为病，其脉浮大，手足烦热，春夏剧，秋冬瘥。脉大者，热邪也。极实①者，气损也。春夏剧者，时助邪也。秋冬瘥者，时胜邪也。以黄芪建中汤治之。此亦温之之意也。夫上古圣人，饮食有节，起居有常，不妄作劳，形与神俱，百岁乃去，此谓治未病也。今时之人，去圣人久远则不然，饮食失节，起居失宜，妄作劳役，形气俱伤，故病而后药之，是治其已病也。推其百病之源，皆因饮食劳倦而胃气、元气散解，不能滋荣百②脉，灌溉脏腑，卫护周身之所致也。故苍天之气贵清净，阳气恶烦劳。噫！饮食喜怒之间，寒暑起居之际，可不慎欤？

饮食劳倦论

古之至人，穷于阴阳之化③，究乎④生死之际，所著《内经》悉言人以胃气为本。盖人受水谷之气以生，所谓清气、营气、卫气，春升之气，皆胃气之别称也。夫胃为水谷之海，饮食入胃，游溢精气，上输于脾，脾气散精，上归于肺，通调水道，下输膀胱，水精四布，五经并行，合于四时五脏阴阳，揆度以为常也。苟饮食失节，寒温不适，则脾胃乃伤，喜怒忧恐，劳役过度，而损耗元气。既脾胃虚衰，元气不足而心火独盛。心火者，阴火也，起于下焦，其系系于心。心不主令，相火代之。相火，下焦包络之火，元气之贼也。火与元气不能两立，一胜则一负，脾胃气虚则下流于肾肝，阴火得以乘其土位。故脾胃之证，始得之则气高而喘，身热而烦，其脉洪大而头痛，或渴不止，皮肤不任风寒而生寒热。盖阴火上冲，则气高而喘，身烦热，为头痛、为渴，而脉洪大。脾胃之气下流，使谷气不得升浮，是生长之令不行，则无阳以护其荣卫，不任风寒，乃生寒热，皆脾胃之气不足所致也。然而，与外感风寒所得之证颇同而理异：内伤脾胃乃伤其气，外感风寒乃伤其形。伤外为有余，有余者泻之；伤内为不足，不足者补之。汗之、下之、吐之、克之，皆泻也；温之、和之、调之、养之，皆补也。内伤不足之病，苟误认作外感有余之病而反泻之，则虚其虚也。《难经》云：实实虚虚，损不足而益有余。如此死者，医杀之耳。然则奈何？曰：惟当以甘温之剂，补其中，升其阳，甘寒以泻其火则愈。《内经》曰：劳者温之，损者温之。盖温能除大热，大忌苦寒之药泻胃土耳。今立补中益气汤。

---

① 实：《兰室秘藏》卷上亦作"实"，四库本作"虚"。据文义、医理，当为"虚"。

② 百：原作"有"，据四库本及《兰室秘藏》卷上改。

③ 穷于阴阳之化：原本与四库本均为"穷阴阳之造化"，据《内外伤辨惑论》卷中改。

④ 乎：原作"平"，据四库本及《内外伤辨惑论》卷中改。

补中益气汤

黄芪劳役热甚，一钱　甘草炙。以上各五分

人参去芦　升麻　柴胡　橘皮　当归身
酒洗　白术以上各三分

　　上件㕮咀，都作一服，水二盏，煎至一盏，去滓，早饭后温服。如伤之重者，二服而愈，量轻重治之。

立方本指

　　夫脾胃虚者，因饮食劳倦，心火亢甚而乘其土位，其次肺气受邪，须用黄芪最多，人参、甘草次之。脾胃一虚，肺气先绝，故用黄芪以益皮毛而闭腠理，不令自汗，损其[1]元气。上喘气短[2]，人参以补之；心火乘脾，须炙甘草之甘以泻火热[3]而补脾胃中元气。若脾胃急痛并大虚，腹中急缩者，宜多用之。经云：急者缓之。白术苦甘温，除胃中热，利腰脐间血，胃中清气在下，必加升麻、柴胡以引之，引黄芪、甘草甘温之气味上升，能补卫[4]气之散解而实其表也，又缓[5]带脉之缩急，二味苦平，物之薄者，阴中之阳，引清气上升也。气乱于胸中为清浊相干，用去白陈皮以理之，又能助阳气上升以散滞气，助诸甘辛为用也。口干、嗌干[6]加干葛。脾胃气虚，不能升浮，为阴火伤其生发之气，营血大亏，营气不营，阴火炽盛，是血中伏火日渐煎熬，血气日减。心包与心主血，血减则心无所养，致使心乱而烦，病名曰悗。悗者，心惑而烦闷不安也，故加辛甘微温之剂生阳气，阳生则阴长。或曰甘温何能生血？曰：仲景之法，血虚以人参补之，阳旺则能生阴血，更以当归和之，少加黄柏以救肾水，能泻阴中之伏火。如烦犹不止，少加生地黄补肾水，水旺而心火自降。如气浮心乱，以朱砂安神丸镇固之则愈。

四时用药加减法

　　《内经》曰：胃为水谷之海。又云：肠胃为市。无物不包，无物不入，寒热温凉皆有之，其为病也不一，故随时、证，于补中益气汤中权立四时加减法于后。

　　以手扪之而肌表热者，表热也，只服补中益气汤一二服，得微汗则已，非正发汗，乃阴阳气和，自然汗出也。

　　若更烦乱，如腹中或周身有刺痛，皆血涩不足，加当归身。五分或一钱。

　　如精神短少，加人参、五分。五味子。二十个。

　　头痛加蔓荆子；三分。痛甚加川芎。五分。

　　顶痛脑痛加藁本、五分。细辛。三分。诸头痛并用此四味足矣。

　　如头痛有痰，沉重懒倦者，乃太阴痰厥头痛，加半夏、五分。生姜。三分。

　　耳鸣目黄，颊颔肿，颈、肩、臑、肘、臂外后廉痛，面赤，脉洪大者，以羌活、一钱。防风、藁本、以上各七分。甘草，五分。通其经血；加黄芩、黄连、以上各三分。消其肿，人参、五分。黄芪，七分。益元气而泻火邪，另作一服与之。

　　嗌痛颔肿，脉洪大，面赤者，加黄芩、甘草、以上各三分。桔梗。七分。

---

　　① 其：原本与四库本均为"真"，据《内外伤辨惑论》卷中改。

　　② 上喘气短：原本与四库本中，此句均在"损其元气"之前，据《内外伤辨惑论》卷中改。

　　③ 须炙甘草之甘以泻火热：原本与四库本均为"炙甘草用甘温以泻火热"，于文义医理欠通，据《内外伤辨惑论》卷中改。

　　④ 卫：原本与四库本均为"胃"，亦通；据《内外伤辨惑论》卷中改。

　　⑤ 缓：四库本作"缩"。

　　⑥ 口干、嗌干：原本与四库本均为"嗌干者"，据《内外伤辨惑论》卷中改。

口干嗌干者，加葛根，五分。升引胃气上行以润之。

如夏月咳嗽者，加五味子、二十五个。麦门冬。去心，五分。

如冬月咳嗽，加不去根节麻黄。五分。

如秋凉亦加。

如春月天温，只加佛耳草、款冬花。以上各五分。

若久病痰嗽，肺中伏火，去人参，以防痰嗽增益耳。食不下，乃胸中、胃上有寒，或气涩滞，加青皮、木香、以上各三分。陈皮。五分。此三味为定法。

如冬月加益智仁、草豆蔻仁。以上各五分。

如夏月少加黄芩、黄连。以上各五分①。

如秋月②加槟榔、草豆蔻仁、缩砂仁、白豆蔻仁。以上各五分。

如春初犹寒，少加辛热之剂，以补春气之不足，为风药之佐，益智、草豆蔻可也。

心下痞夯闷者，加芍药、黄连。以上各一钱。

如痞腹胀，加枳实、木香、缩砂仁、以上各三分。厚朴。七分。

如天寒，少加干姜或中桂。桂心也。

心下痞，觉中寒，加附子、黄连。以上各一钱。不能食而心下痞，加生姜、陈皮。以上各一钱。能食而心下痞，加黄连、五分。枳实。三分。脉缓，有痰而痞，加半夏、黄连。以上各一钱。脉弦，四肢满，便难而心下痞，加黄连、五分。柴胡、七分。甘草。三分。

腹中痛者，加白芍药、五分。甘草。三分。如恶寒，觉冷痛，加中桂。五分。

如夏月腹中痛，不恶寒不恶热者，加黄芩、甘草、以上各五分。芍药，一钱。以治时热也。

腹痛在寒凉时，加半夏、益智、草豆蔻之类。

如腹中痛，恶寒而脉弦者，是木来克土也，小建中汤主之。盖芍药味酸，于土中泻木③，为君。如脉沉细，腹中痛，是水来侮土，以理中汤主之。干姜辛热，于土中泻水，以为主也。如脉缓，体重节痛，腹胀自利，米谷不化，是湿胜，以平胃散主之。苍术苦辛温，泻湿为主也。

胁下痛或胁下缩急，俱加柴胡、三分，甚则五分。甘草。三分。

脐下痛者，加真熟地黄。五分。如不已者，乃大寒也，加肉桂。五分。

朱砂安神④丸

朱砂五钱，别研，水飞为衣　甘草五钱五分　黄连去须净，酒洗，六钱　当归去芦，二钱五分　生地黄一钱五分

《内经》曰：热淫所胜，治以甘寒，以苦泻之。以黄连之苦寒，去心烦，除湿热，为君；以甘草、生地黄之甘寒，泻火补气，滋生阴血，为臣；以当归身补其血不足，朱砂纳浮溜之火而安神明也。

上件除朱砂外，四味共为细末，汤浸蒸饼为丸如黍米大，以朱砂为衣。每服十五丸或二十丸，津唾咽下。食后或温水凉水少许送下亦得。此近而奇偶制之缓也。

参术调中汤　泻热补气，止嗽定喘，和脾胃，进饮食。

白术五分　黄芪四分　桑白皮　甘草炙　人参以上各三分　麦门冬去心　青皮去白

---

① 以上各五分：原本与四库本皆无，据《内外伤辨惑论》卷中补。

② 如秋月：此三字于原本与四库本中均作一"更"字，据《内外伤辨惑论》卷中改。

③ 于土中泻木：原作"于上中泻亦"，据四库本及《内外伤辨惑论》卷中改。

④ 神：原本与四库本均为"补"，据《内外伤辨惑论》卷中改。

陈皮去白　地骨皮　白茯苓以上各二分　五味子二十个

上件㕮咀如麻豆大，都作一服，水二盏，煎至一盏，去滓，大温服，早饭后。忌多语言、劳役。

升阳补气汤　治饮食不时，饥饱劳役，胃气不足，脾气下溜，气短无力，不能寒热，早饭后转增昏闷，须要眠睡，怠惰，四肢不收，懒倦动作，及五心烦热。

厚朴姜制五分　升麻　羌活　白芍药　独活　防风　甘草炙　泽泻以上各一钱　生地黄一钱五分　柴胡二钱五分

上件为粗末。每服五钱，水二盏，生姜三片，枣二枚，煎至一盏，去滓，大温服，食前。

如腹胀及窄狭，加厚朴。

如腹中似硬，加砂仁。以上各三分。

双和散　治虚劳少气，补血益气。

白芍药二两五钱　黄芪　熟地黄　川芎　当归以上各一两　甘草炙　官桂以上各七钱五分

上为粗末。每服四钱，水一盏半，生姜三片，枣二枚，煎至七分，去滓温服。

如大病之后，虚劳气乏者，以此调治。不热不冷，温而有补。

升阳顺气汤　治因饮食不节，劳役所伤，腹胁满闷短气，遇春则口淡无味，遇夏虽热，犹有恶寒，饥则常如饱，不喜食冷物。

黄芪一两　半夏三钱，汤洗七次　草豆蔻二钱　神曲一钱五分，炒　升麻　柴胡　当归身　陈皮以上各一钱　甘草炙　黄柏以上各五分　人参去芦，三分

上件㕮咀。每服三钱，水二盏，生姜三片，煎至一盏，去滓温服。

升阳益胃汤　治脾胃虚则怠惰嗜卧，四肢不收。时值秋燥令行，湿热少退，体重节痛，口干舌干，饮食无味，大便不调，小便频数，不欲食，食不消，兼见肺病，洒淅恶寒，惨惨不乐，面色恶而不和，乃阳气不伸故也，当升阳益气也。

黄芪二两　半夏洗此一味，脉涩者用　人参去芦　甘草炙，以上各一两　黄连一钱　白芍何故秋旺用人参、白术、芍药之类反[1]补肺？为脾胃虚，则肺最受邪，故因时而补也　独活　防风以秋旺，故以辛温泻[2]之　羌活以上各五钱　橘皮四钱　茯苓小便利、不渴者勿用　柴胡　泽泻不淋勿用　白术以上各三钱

上㕮咀。每服秤三钱，水三盏[3]，生姜五片，枣二枚，煎至一盏，去渣温服，早饭后。或加至五钱。

门冬清肺饮　治脾胃虚弱，气促气弱，精神短少，衄血吐血。

紫菀茸一钱五分　黄芪　白芍药　甘草以上各一钱　人参去芦　麦门冬以上各五分　当归身三分　五味子三个

上㕮咀。分作二服，每服水二盏，煎至一盏，去渣温服，食后。

局方中**大阿胶丸**亦宜用。

升阳散火汤方见火门。

当归补血汤方见热门。

饮食所伤论

《阴阳应象论》云：水谷之寒热，感则害人六腑。《痹论》云：阴气者，静则神藏，躁则消亡。饮食自倍，肠胃乃伤。此乃混言之也，分之为二，饮也、食也。饮者，水也，无形之气也。因而大饮则气逆形寒，饮冷则伤肺，病则为喘咳，为肿满，为水泻。轻则当发汗、利小便，使上

----

① 反：原作"及"，据四库本改。

② 泻：原本与四库本均为"溺"，据《内外伤辨惑论》卷中改。

③ 水三盏：原本与四库本皆无，据《内外伤辨惑论》卷中补。

下分消其湿，解醒汤、五苓散，生姜、半夏、枳实、白术之类是也；如重而蓄积为满者，芫花、大戟、甘遂、牵牛之属利下之，此其治也。食者，物也，有形之血也。如《生气通天论》云：因而饱食，筋脉横解，肠澼为痔。又云：食伤太阴，厥阴寸口大于人迎两倍、三倍者，或呕吐，或痞满，或下利肠澼，当分寒热轻重而治之。轻则内消，重则除下。如伤寒物者，半夏、神曲、干姜、三棱、广术、巴豆之类主之；如伤热物者，枳实、白术、青皮、陈皮、麦蘖、黄连、大黄之类主之。亦有宜吐者，《阴阳应象大论》云：在上者，因而越之，瓜蒂散之属主之。然而，不可过剂，过剂则反伤肠胃。盖先因饮食自伤，又加之以药过，故肠胃复伤，而气不能化，食愈难消矣，渐至羸困。故《五常政大论》云：大毒治病，十去其六；小毒治病，十去其七。凡毒治病，不可过之。此圣人之深戒也。

论饮食自倍肠胃乃伤分而治之

《痹论》云：阴气者，静则神藏，躁则消亡。饮食自倍，肠胃乃伤。此混言之也，分之为二，饮也、食也。又经云：因而大饮则气逆。因而饱食，筋脉横解，则肠澼为痔。饮者，无形之气，伤之则宜发汗利小便，使上下分消其湿，解醒汤、五苓散之类主之。食者，有形之物，伤之则宜损其谷，其次莫若消导，丁香烂饭丸、枳术丸之类主之。稍重则攻化，三棱消积丸、木香见睍丸之类主之。尤重者，则或吐或下，瓜蒂散、备急丸之类主之，以平为期。盖脾已伤，又以药伤，使营运之气减削，食愈难消。故《五常政论》云：大毒治病，十去其六；常毒治病，十去其七；小毒治病，十去其八；无毒治病，十去其九。谷肉果菜，食养尽之，无使过之，伤其正也。不尽，行复如法。圣人垂此严戒，是为万世福也。如能慎言语，节饮食，所谓治未病也。

辨内伤饮食用药所宜所禁

内伤饮食，付药者、受药者，皆以为琐末细事，是以所当重者为轻，利害非细。殊不思胃气者，营气也，卫气也，谷气也，清气也，资少阳生发之气也。人之真气衰旺，皆在饮食入胃，胃和则谷气上升。谷气者，升腾之气也，乃足少阳胆、手少阳元气始发、生长、万化之别名也。饮食一伤，若消导药的对其所伤之物，则胃气愈旺，五谷之精华上腾，乃清气为天者也，精气神气皆强盛，七神卫护，生气不乏，增益大旺，气血周流，则百病不能侵，虽有大风苛毒，弗能害也。此一药之用，其利溥①哉！易水张先生尝戒不可用峻利食药。食药下咽，未至药丸施化，其标皮之力始开，便言空快也，所伤之物已去，若更待一二时辰许，药尽化开，其峻利药必有性情②，病去之后，脾胃安得不损乎？脾胃既损，是真气元气败坏，促人之寿。当时说下一药，枳实一两，麸炒黄色为度，白术二两，只此二味，荷叶裹烧饭为丸，以白术苦甘温，其甘温补脾胃之元气，其苦味除胃中之湿热，利腰膝③间血，故先补脾胃之弱，过于枳实克化之药一倍。枳实味苦寒，泄心下痞闷，消化胃中所伤，此一药下胃，其所伤不能即去，须待一二时辰许，食则消化，是先补其虚

---

① 溥：音 pǔ，广大之意。四库本作"愽"。

② 性情：原本与四库本均为"情性"，据《内外伤辨惑论》卷下改。

③ 膝：原本与四库本均为"脐"，据《内外伤辨惑论》卷下改。

而后化其所伤，则不峻利矣。当是之时，未悟用荷叶烧饭为丸之理，老年味之始得，可谓神奇矣。荷叶之一物，中央空虚，象震卦之体，震者，动也。人感之，生足少阳甲胆也。甲胆者，风也，生化万物之根蒂也。《左传》云：履端于始，序则不愆。人之饮食入胃，营气上行，即少阳甲胆之气也。其手少阳三焦经，人之元气也。手足经同法，便是少阳元气生发也。胃气、谷气、元气、甲胆上升之气，一也。异名虽多，止是胃气上升者也。荷叶之体生于水土之下，出于秽污之中，而不为秽污所染，挺然独立，其色青，形乃空清，而象风木者也，食药感此气之化，胃气何由不上①升乎？其主意用此一味为引用，可谓远识深虑，合于道者也。更以烧饭和药，与白术协力，滋养谷气而补，令胃厚，再不至内伤，其利广矣、大矣。若内伤脾胃以辛热之物，酒肉之类，自觉不快，觅药于医者，此风习以为常。医者亦不问所伤，即付之以集香丸、巴豆大热药之类下之，大便下则物去，遗留食之热性、药之热性，重伤元气，七神不炽。经云：热伤气。正谓此也。其人必无气以动，而热困四肢不举，传变诸疾不可胜数，使人真气自此衰矣。若伤生冷硬物，世医或用大黄、牵牛二味大寒药投之，物随药下，所伤去矣，遗留食之寒性、药之寒性，重泻其阳，阳去则皮肤、筋骨、肉、血脉无所依倚，便为虚损之证。论言及此，令人寒心。夫辛辣气薄之药，无故不可乱服，非止牵牛而已。《至真要大论》云：五味入胃，各先逐其所喜攻。攻者，克、伐、泻也。辛味下咽，先攻泻肺之五气。气者，真气、元气也。其牵牛之辛辣猛烈，夺人尤甚，饮食所伤，肠胃受邪，当以苦味泄其肠胃可也。肺与元气何罪之有？夫牵牛不可用者有五，此其一

也。况胃主血，为物所伤。物者，有形之物也，皆是血病，血病泻气，此其二也。且饮食伤于中焦，止合克化消导其食，重泻上焦肺②中已虚之气，此其三也。食伤肠胃，当塞因塞用，又寒因寒用，枳实、大黄苦寒之物，以泄有形是也，反以辛辣牵牛散泻真气，犯大禁，四也。殊不知《针经》第一卷第一篇有云：外来客邪风寒伤人五脏，若误泻胃气，必死，误补亦死。其死也，无气以动，故静。若内伤肠胃，而反泻五脏必死，误补亦死。其死也③，阴气有余，故躁。今内伤肠胃，是谓六腑不足之病，反泻上焦，虚无肺气。肺者，五脏之一数也，为牵牛之类朝损暮损，其元气消耗，此仍暗里折人寿数，犯大禁，五也。良可哀叹，故特著此论并方，庶令四海闻而行之，不至夭横耳。此老夫之用心也。胃气岂可不养④，复明养胃之理。故经曰：安谷则昌，绝谷则亡。水去则营散，谷消则卫亡，营散卫亡，神无所依。仲景云：水入于经，其血乃成；谷入于胃，脉道乃行。故血不可不养，胃不可不温，血温胃和，营卫将行，常有天命。谷者，身之大柄也。《书》与《周礼》皆云：金木水火土，谷惟修以奉养五脏者也。内伤饮食，固非细事，苟妄服食药而轻生损命，其可乎哉？《黄帝针经》有说：胃恶热而喜清，大肠恶清冷

---

① 上：原作"止"，据四库本及《内外伤辨惑论》卷下改。

② 肺：原本与四库本均为"腹"，据《内外伤辨惑论》卷下改。

③ 无气以动，故静。若内伤肠胃，而反泻五脏必死，误补亦死。其死也：此二十五字原本与四库本皆无，据《内外伤辨惑论》卷下补。

④ 养：原作"若"，四库本作"足"，据《内外伤辨惑论》卷下改。

而喜热。两者不和，何以调之？岐伯曰①：调此者，饮食、衣服亦欲适寒温，寒无凄怆，暑无汗出②。饮食者，热无灼灼，寒无沧沧，寒温中适，故气将持③，不致邪僻也。详说见于本经条下。是必有因用，岂可用俱寒俱热之食药致损者与？《内经》云：内伤者，其气口脉反大于人迎一倍、二倍、三倍，分经用药。又曰：上部有脉，下部无脉，其人当吐不吐者，死。如但食不纳，恶心欲吐者，不问一倍、二倍，不当止与瓜蒂散吐之，但以指或以物探去之。若所伤之物去不尽者，更诊其脉，问其所伤，以食药去之，以应塞因塞用。又谓之寒因寒用，泄而下降，乃应太阴之用。其中更加生发之药，令其元气上升。塞因塞④用，因曲而为之直。何为曲？内伤胃气是也。何为直？而升发胃气是也。因治其饮食之内伤，而使生气增益，胃气完复，此乃因曲而为之直也。若依分经用药，其所伤之物，寒热温凉，生硬柔软，所伤不一，难立定法，只随所伤之物不同各立治法，临时加减用之。其用药又当⑤问病人从来禀气盛衰，所伤寒物热物。是喜食而食之耶，不可服破气药。若乘饥困而食之耶，当益胃气。或为人所勉劝强食之，宜损血而益气也。诊其脉候，伤在何脏，方可与对病之药，岂可妄泻⑥天⑦真生气以轻丧身宝乎？且如先食热而不伤，继之以寒物，因后食致前食亦不消化而伤者，当问热食寒食孰多孰少，斟酌与药，无不当矣。喻如伤热物二分，寒物一分，则当用寒药二分，热药一分，相合而与之，则营卫之气必得周流。更有或先饮⑧酒，而后伤寒冷之食，乃伤热食、冷水与冰，如此不等，皆当验其节次所伤之物，约量寒热之剂，分数各各对证而与之，无不取验。自忖所定方药，未敢便为能尽药性之理，姑用指迷辨惑耳，随

证立方备陈于后。

易水张先生枳术丸　治痞，消食强胃。

白术二两　枳实麸炒黄色，去瓤，一两⑨

上为细末，荷叶裹，烧饭为丸，如梧桐子大。每服五十丸，多用白汤下，无时。白术者，本意不取其食速化，但⑩令人胃气强实，不复伤也。

橘皮枳术丸　治老幼元气虚弱，饮食不消，或脏腑不调，心下痞闷。

橘皮　枳实麸炒，去瓤。以上各一两　白术二两

上为细末，荷叶烧饭为丸，如梧桐子大。每服五十丸，熟水送下，食远。

夫内伤用药之大法，所贵服之强人胃气，令胃气益厚，虽猛食、多食、重食而不伤，此能用食药者也。此药久久益胃气，令人不复致伤也。

曲蘗枳术丸　治为人所勉劝强食之，致心腹满闷不快。

枳实麸炒，去瓤　大麦蘗面炒　神曲炒。

---

① 曰：原作"也"，据四库本及《内外伤辨惑论》卷下改。

② 汗出：原本与四库本均作"出汗"，据《内外伤辨惑论》卷下补。

③ 持：原本与四库本均为"特"，据《内外伤辨惑论》卷下改。

④ 塞：原作"寒"，据四库本、《内外伤辨惑论》卷下改。

⑤ 当：原本与四库本皆无，据《内外伤辨惑论》卷下补。

⑥ 泻：《内外伤辨惑论》卷下此作"泄"。

⑦ 天：四库本作"大"。

⑧ 饮：原本与四库本均为"饭"，据《内外伤辨惑论》卷下改。

⑨ 去瓤，一两：原本与四库本皆无，据《内外伤辨惑论》卷下补。

⑩ 但：原本与四库本均为"俱久"，据《内外伤辨惑论》卷下改。

以上各一两　白术二两①

上为细末，荷叶烧饭为丸，如梧桐子大。每服五十丸，用温水下，食远。

木香枳术丸　破滞气，消饮食，开胃进食。

木香　枳实麸炒，去瓤。以上各一两　白术二两

上为细末，荷叶烧饭为丸，如梧桐子大。每服五十丸，温水送下，食远。

木香化滞汤　治因忧气食湿面，结于中脘，腹皮底微痛，心下痞满，不思饮食，食之不散，常常痞气。

半夏一两　草豆蔻仁　甘草以上各五钱　柴胡四钱　木香　橘皮以上各三钱　枳实麸炒，去瓤　当归梢以上各二钱　红花五分

上件锉如麻豆大。每服五钱，水二大盏，生姜五片，煎至一盏，去滓稍热服，食远，忌酒、湿面。

半夏枳术丸　治因冷食内伤。

半夏汤洗七次　枳实麸炒。以上各一两　白术二两

上为细末，荷叶烧饭为丸，如绿豆大。每服五十丸，温水送下，添服不妨。热汤浸蒸饼为丸亦可。

如食伤寒热不调，每服加上二黄丸十丸，白汤送下。

丁香烂饭丸　治饮②食所伤。

丁香　京三棱　广茂炮　木香以上各一钱　甘草炙　甘松去土　缩砂仁　丁香皮　益智仁以上各三钱　香附子五钱

上为细末，汤浸蒸饼为丸，如绿豆大。每服三十丸，白汤送下，或细嚼亦可，不拘时候。

治猝心胃痛甚效。

草豆蔻丸　治秋冬伤寒冷物，胃脘当心而痛，上支两胁，膈咽不通。

草豆蔻面裹煨，去皮，取仁　枳实麸炒黄色　白术以上各一两　大麦蘖麸炒黄色　半夏汤洗七次　黄芩刮去皮，生　神曲炒黄色。各五钱　干生姜　橘皮　青皮以上各二钱　炒盐五分

上为细末，汤浸蒸饼为丸，如绿豆大。每服五十丸，白汤下，量所伤多少，加减服之。

如冬月用，别作一药，不用黄芩。岁火不及，又伤冷物，加以温剂，是其治也。然有热物伤者，从权以寒药治之。随时之宜，不可不知也。

三黄枳术丸　治伤肉食湿面，辛辣味厚之物填塞，闷乱不快。

黄芪二两　黄连酒洗　大黄湿纸裹③煨　神曲炒　橘皮　白术以上各一两　枳实麸炒，五钱

上为细末，汤浸蒸饼为丸，如绿豆大一倍。每服五十丸，白汤送下，量所伤服之。

除湿益气丸　治伤湿面，心腹满闷，肢体沉重。

枳实麸炒黄色　神曲炒黄色　黄芩生用　白术以上各一两　萝卜子炒熟去秽气，五钱④　红花三分，是三⑤钱分十也。

上为细末，荷叶裹⑥烧饭为丸，如绿豆大。每服五十丸，白汤送下，量所伤多少服之。

三棱消积丸　治伤生冷硬物，不能消化，心腹满闷。

---

① 白术二两：原本与四库本皆无，据《内外伤辨惑论》卷下补。

② 饮：原本与四库本均为"饭"，据《内外伤辨惑论》卷下改。

③ 裹：原本与四库本皆无，据《内外伤辨惑论》卷下补。

④ 炒熟去秽气，五钱：原本与四库本皆无，据《内外伤辨惑论》卷下补。

⑤ 三：原本与四库本均为"一"，与前后文不符，据《内外伤辨惑论》卷下改。

⑥ 裹：原本与四库本皆无，据《内外伤辨惑论》卷下补。

京三棱炮　广茂炒　炒曲以上各七钱
青橘皮　巴豆和皮米,炒黑焦,去米　陈皮以
上各五钱　丁皮　益智以上各三钱　茴香五钱,
炒

上为细末,醋打面糊为丸,如梧桐子
大。每服十丸,加至二十丸,温生姜汤
下,食前,量虚实加减。如更衣,止后服
之。

备急大黄丸　疗心腹诸猝暴百病。

大黄　巴豆去皮　干姜以上各一两

上须要精新好药,捣罗蜜和,更捣一
千杵,丸如小豆大。每服三丸,老少量
之。

益胃散　治服寒药过多,或脾胃虚
弱,胃脘痛。

陈皮　黄芪以上各七钱　益智仁六钱
白豆蔻仁　泽泻　干姜　姜黄以上各三钱
缩砂仁　甘草　厚朴　人参以上各二钱

上为细末。每服三钱,水一盏,煎至
七分,温服,食前。

如脉弦,恶寒腹痛,乃中气弱也,以
仲景小建中汤加黄芪,钱氏异功散加芍
药,选而用之。

如渴甚者,以白术散加葛根倍之。

论酒客病

夫酒者,大热有毒,气味俱阳,乃无
形之物也。若伤之,止当发散,汗出则愈
矣,此最妙法也。其次莫如利小便,二者
乃上下分消其湿,何酒病之有?今之酒病
者,往往服酒症丸大热之药下之,又有用
牵牛、大黄下之者,是无形元气受病,反
下有形阴血,乖误甚矣。酒性大热,已伤
元气,而复重泻之,况亦损肾水,真阴及
有形阴血俱为不足,如此则阴血愈虚,真
水愈弱,阳毒之热大旺,反增其阴火,是
谓元气消亡,七神无[①]依,折人长命,不

然则虚损之病成矣。《金匮要略》云:酒
疸下之,久久为黑疸。慎不可犯此戒,不
若令上下分消其湿,葛花解酲汤主之。

葛花解酲汤

白豆蔻仁　缩砂仁　葛花以上各五钱
干姜　神曲炒　泽泻　白术以上各二钱　橘
皮去白　猪苓去皮　人参去芦　白茯苓各一钱
五分　木香五分　莲花青皮去瓤,三分

上为细末,秤和匀。每服三钱匕,白
汤调下,但得微汗,酒病去矣。此盖不得
已而用之,岂可恃赖日日饮酒。此药气味
辛辣,偶因酒病服之,则不损元气。何
者?敌酒病故也。若频服之,损人天年。

五苓散　治伤寒温热病,表里未解,
头痛发热,口燥咽干,烦渴饮水,或水入
即吐,或小便不利,及汗出表解,烦渴不
止者,宜服。又治霍乱吐利,燥渴引饮
之证。

泽泻二两五钱　猪苓　茯苓　白术以上
各一两五钱　桂一两

上为细末。每服二钱,热汤调服,不
计时候,服讫多饮热汤,有汗出即愈。

又治瘀热在里,身热黄疸。浓煎茵陈
蒿汤调下,食前服之。

如疸发渴及中暑引饮,亦可用水调服
之。

家秘加味枳术丸　治脾胃虚弱,饮食
减少,胸膈膨闷,酒伤食积,气滞腹满。
常服则进食宽中,和畅脾胃。

白术泔浸,土炒,二两　枳实去瓤,麸炒,
一两　神曲炒　麦蘖炒,研取粉　陈皮去白
山楂肉　香附炒。以上各一两　缩砂仁炒,五
钱

上为细末,荷叶烧陈老米饭为丸,如
绿豆大。每服五十丸,用清米饮或滚水送

---

① 无:原本与四库本均为"何",据《内外伤辨
惑论》卷下改。

下；如胸膈膨闷，枳壳汤送下；如酒伤，干葛汤送下；如脾胃虚弱者，加人参五钱。

附：伤食

伤食方论

《病源》曰：宿食不消，由脏气虚弱，寒气在于脾胃之间，故使谷不化也。宿谷未消，新谷又入，脾气既弱，故不能磨之，则经宿而不消也。令人腹胀气急，噫气醋臭，时复[1]憎寒壮热是也。或头痛如疟之状，寸口脉浮大，按之反涩，尺脉亦微而涩者，则宿食不消也。丹溪云：伤食恶食者，胸中有物，宜导痰补脾，用二陈汤加白术、山楂、川芎、苍术服之。

豆蔻橘红散 温脾养胃，升降阴阳，和三焦，化宿食。

丁香 木香各一两 白豆蔻 人参 厚朴姜汁制 神曲炒 干姜炮 半夏曲 橘红去白 甘草炙 藿香去土 白术各半两

上㕮咀。每三钱，水一盏，姜三片，枣一枚，煎七分，去渣温服。

保和丸 专治一切食积。

山楂六两 神曲 半夏 茯苓各二两 陈皮 连翘 萝卜子各一两

上为末，炊饼子如梧子大。每服七八十丸，食远，白汤下。

大枳壳丸《御药院方》 治一切酒食伤，胸膈闭闷疼痛，饮食不消，两胁刺痛，呕逆恶心，并皆治之。

蓬莪术煨香热 厚朴去皮，姜制 人参去芦 青皮 黑牵牛炒 枳壳麸炒，去瓤 茯苓去皮 木香 陈皮去白 白术各一两 槟榔 大黄锦纹者，各二两 半夏汤炮七次 麦蘖微炒 神曲炒黄 三棱各一两 一方有干姜五钱

上为末，姜汁糊丸如梧子大。每服三四十丸，姜汤下。常服美食。

木香槟榔丸 治一切气滞，心腹痞满，胁肋胀闷，大小便结滞不利者并亦服之。

木香 槟榔 青皮去白 陈皮去白 枳壳麸炒 广茂煨，切 黄连各一两 黄柏去粗皮，一两 香附 大黄炒。各三两 黑牵牛生，取头末，各三两[2]

上为末，滴水丸如豌豆大。每服三五十丸，食后生姜汤送下，加至以利为度。

秘方化滞丸 理一切气，化一切积。夺造化，有通塞之功，调阴阳，有补泻之妙。久坚沉痼，磨之自消，暴积留导之立去。

南木香坚实者，不见火 丁香去苞，不见火 青皮四花者，去白 红橘皮水浸，去白 黄连大者。各二钱半 京三棱慢火煨 莪术慢火煨。各五钱 半夏曲三钱

前八味晒干，共研为细末。

巴豆去壳，滚汤泡，逐一研开，去心膜，以瓦器盛，用好醋浸过一指，慢火熬至醋干，秤六钱重碾细，将前药末和，再碾令匀，入后乌梅肉膏，巴豆若干，止用四钱五分。 乌梅用肉厚者，打研去核，细锉，火焙干，为细末，秤五钱重，用米醋调略清，慢火熬成膏，和入前药。

上通和匀了，用白面八钱重，水调得所，慢火调糊为丸，如粟米大。每服五七丸，人盛者十丸，五更空心用橘皮汤下。常服磨滞，不欲通泄，津液咽下。停食饱闷，枳壳汤下。但有所积物，取米汁冷下。因食吐不止，津液咽下即止。食泻不

---

① 复：四库本作"或"。

② 各三两：前药大黄下已有"各三两"三字，此处重复，《儒门事亲》卷十二此方为：木香、槟榔、青皮、陈皮、莪术、黄连各一两，黄柏、大黄各三两，炒香附、牵牛子各四两，可参。

休及霍乱呕吐，俱用冷水下。赤痢，冷甘草汤下。白痢，冷干姜汤下。心动，石菖蒲汤下。赤白痢，冷甘草干姜汤下。诸气痛，生姜橘皮汤下。小肠气痛，茴香酒下。妇人血气，当归汤下。

若欲宣积，滚姜汤下，仍如丸数。未利，再服；利多，饮冷水一口，补住。小儿量岁数加减丸服。疳积，常服，米饮下，不拘时服。孕妇勿服此药，得热则行，得冷则止。

丁香烂饭丸　治食伤，猝心痛。三黄积术丸，治伤肉食，湿面辛辣味厚之物填塞，闷乱不安。

葛花解酲汤　治饮酒太过，呕吐痰逆，心神烦乱，胸膈痞塞，手足战摇，饮食减少，小便不利。方俱见内伤门。

大柴胡汤　治内伤饮食，郁结在里，身热烦躁，日晡发热如疟，脉实而滑数者，用此微利。

柴胡四钱　黄芩　芍药各二钱半　半夏二钱　大黄二钱　枳实一钱五分

上㕮咀，作一服，加生姜三片，枣二枚，水二钟，煎一钟，去渣，温服，以利为度。未利，再投一服。

附：**调理脾胃**新增

调理脾胃方论

《内经》曰：胃者，五脏六腑之海也。水谷皆入于胃，五脏六腑皆禀气于胃。胃者，五脏之本，六腑之大源也。又曰：胃为水谷之海。饮食入胃，游溢精气，上输于脾，脾气散精，上归于肺，通调水道，下输膀胱，水精四布，五经并行，合于四时五脏阴阳，揆度以为常也。以此论之，若夫饮食有节，寒温①适宜，

脾胃壮实，则外邪不能侵，内邪不能起，何恙之有哉？苟因饮食失节，寒温不适，则脾胃虚弱而百病生焉。况脾胃属土，土为五行之本，万物藉土而生，故古人以调理脾胃为医中之王道，厥有旨哉！予鄙见，欲人知节饮食，适寒温，以养脾胃之本。倘有脾胃虚弱，最易作疾，故开诸方于后，择而用之，苟得脾壮实，固本澄源之事也矣②。

调中益气汤东垣方　治因饥饱劳役，损伤脾胃，元气不足，其脉弦，或洪缓而沉，按之无力，中之下时得一涩，其证身体沉重，四肢倦懒，百节烦疼，胸满短气，膈咽不通，心烦不安，耳鸣耳聋，目有瘀肉③，热壅如火，视物昏花，口中沃沫，饮食失味，怠惰嗜卧，忽肥忽瘦，溺色变，或清利而数，或上饮下便，或夏月飧泄，腹中虚痛，不思饮食。

升麻　柴胡　橘皮各二分　木香二分　甘草炙　人参　苍术各五分　黄芪一钱　当归五分　芍药三分　五味子七个，此后三味出东垣证效方有之

上㕮咀，作一处水煎，食前热服。如时显热躁，是下元阴火蒸蒸然发也④，加生地黄、黄柏；如大便虚坐不得，或大便了而不了，腹常逼迫，血虚血涩也，加归身。

治中汤　治脾胃不和，呕逆霍乱，中满虚痞或泄泻。

参苓白术散　治脾胃虚弱，饮食不进，或呕吐泄泻，及大病后调助脾胃，此药最好。方并见虚劳门。

---

① 温：原脱，据四库本补。
② 矣：四库本为"夫"。
③ 瘀肉：四库本及《东垣试效方·卷一·饮食劳倦门》均同，据《兰室秘藏》卷上，当作"瞥肉"。
④ 是下元阴火蒸蒸然发也：原作"是不元蒸蒸发也"，据《兰室秘藏》卷上改。

平胃散 治脾胃不和，呕吐痰水。胸膈痞滞，不美饮食，并皆治之。方见泄泻门。

枳术丸 治痞消食，理脾强胃。方见内伤门。

家秘加味枳术丸 治脾胃虚弱，饮食减少，胸膈膨闷，酒伤食积，气滞腹满。常服则进食宽中，和畅脾胃。方见内伤门。

养胃汤《三因方》 治脾胃虚寒，呕逆恶心，腹胁胀痛，肠鸣泄泻，或有外感寒热如疟，骨节烦疼，并皆治之。方见痎疟门。

白术和胃丸 治病久不能食，而脏腑或结或溏，此胃气虚弱也。常服则和中理气，消痰去湿，和脾胃，进饮食。

厚朴_制 半夏_{各一两} 白术_{一两二钱} 陈皮_{八钱} 槟榔 枳实_{各二钱半} 木香_{一钱} 人参_{七钱} 甘草_{炙，三钱}

上为末，生姜汁浸，蒸饼为丸如梧桐子大。每三十丸，温水食远服。

补脾丸《心法》秘方 有脾虚而恶汤药者，制此丸用汤吞，省口苦而易于从也。

白术_{半斤} 苍术 茯苓 陈皮_{各三两} 芍药_{半两①}

上为末，粥糊丸。加润下丸可作催生用。上热甚者，加清金丸尤妙，与此药必无产患。

养脾丸《和剂方》 治脾胃虚冷，心腹胀闷，呕逆恶心，泄泻。

大麦蘖_炒 白茯苓_{去皮} 人参_{去芦。各一斤} 白术_{半斤} 干姜_炮 缩砂_{去皮。各二斤} 甘草_{炙。一斤半②}

上为末，炼蜜为丸，每两作八丸。每服一丸，细嚼，姜汤下。

补脾汤《三因方》 治脾胃虚寒，泄泻腹满，气逆呕吐，饮食不消。

人参_{去芦} 茯苓_{去皮} 草果_{去皮} 干姜_{炮。各一两} 麦芽_炒 甘草_{炙。各一两半} 厚朴_{去皮，姜制} 陈皮_{去白} 白术_{各七钱半③}

上㕮咀。每服四钱，水一盏，煎七分，去渣，空心温服。

温脾散④《本事方》 开胃进食，利气散寒湿，温中。

青皮_{去白} 陈皮_{去白} 砂仁 船上茴香_炒 良姜 桔梗 白芷 厚朴_{各一两} 木香 麦芽 香附 白术_{各半两} 甘草_{一两半} 红豆 干葛_{各三钱}

上㕮咀。每服三钱，水一盏，枣一枚，煎七分，去渣，空心服。

八味理中丸《百一选方》 治脾胃虚寒⑤，饮食不化，胸膈痞闷，或呕吐痰水，或肠鸣泄泻。

砂仁 川姜 麦芽_{各二两} 白茯苓 神曲_炒 人参_{各一两} 白术_{四两} 甘草_{炙。一两半}

上为末，炼蜜丸，每两分作十丸。空心用一丸，姜汤嚼下，或加半夏曲一两为末，入盐点服亦可。

参苓平胃散《御药院方》 治脾胃不和，不思饮食，心腹胁肋胀满刺痛，口苦无味，胸满短气，呕哕恶心，噫气吞酸，面色萎黄，肌体瘦弱，怠惰嗜卧，体重节痛，常多自利，或发霍乱，及五噎八痞，膈气反胃宜服。

厚朴_制 橘皮_{各五两} 苍术_{米泔制，半斤} 甘草_炙 茯苓_{各二两} 人参_{二两}

上㕮咀。水二盏，生姜三片，枣一枚，煎至一盏，去渣温服，不拘时。一方

---

① 半两：四库本作"半斤"。
② 一斤半：《太平惠民和剂局方》卷三作"一斤"。
③ 各七钱半：《三因方》卷八作"各三分"。
④ 温脾散：《本事方》卷二所载本方与此处不同，其为船上茴香、青皮、陈艾、缩砂仁、桔梗、香白芷、厚朴、各一两，木香、白术、香附子各半两，甘草一两半，红豆、良姜、麦蘖、干葛各三两。
⑤ 寒：四库本作"冷"。

枣肉丸小豆大，服五十丸，姜汤下，空心常服，调气暖胃，化宿食，消痰饮，辟风寒凉温，四时非节之气。

异功散《拔粹》方　治脾胃虚冷，肠鸣腹痛、自利，不①思饮食。

人参　茯苓　白术　甘草炙　橘皮各等分

上㕮咀。每服五钱，生姜三片，枣一枚，水二盏，煎八分，温服。

六君子汤《圣惠方》　治脾脏不和，不进饮食，上燥下寒，服热药不得者。

人参　白术各一两　橘红　半夏汤泡七次　枳壳去白，麸炒　甘草炙。各半两

上㕮咀。每服一两，生姜七片，枣一枚，水二盏，煎至一盏，去渣温服。

木香人参生姜枳术丸《拔粹》方　开胃进食。

木香三钱　人参三钱半　干生姜一钱半　枳实一两，炒　白术一两半　橘皮四钱

上件为末，用荷叶烧饭为丸，如梧桐子大。每服三五十丸，温水送下，食前服。

藿香安胃散《卫生宝鉴》　治脾胃虚弱，不能饮食，呕吐不待腐熟。

藿香　丁香　人参各二钱半　橘红半两

上㕮咀。水二盏，生姜三片，煎至一盏，温服，不拘时。

宽中进食丸　滋形气，美饮食。

神曲炒，四钱　木香五分　草豆蔻仁五钱　枳实炒，四钱　半夏七钱　甘草炙，一钱　人参　干生姜　青皮　猪苓各一钱　陈皮　白术　白茯苓　泽泻各二钱　砂仁一钱半　大麦芽一两

上为末，汤浸蒸饼丸如梧桐子大。每服三四十丸，温米饭下，食远服之。

八珍汤《御药院方》　和血气，理脾胃。

当归　赤芍药　川芎　熟地黄　人参

白茯苓　甘草　砂仁各等分

上㕮咀。每服三钱，水一盏，姜七片，枣三枚，煎至七分，空心温服。

凝神散　病后收敛胃气，清凉肌表。

人参　白术　茯苓　山药各一两　粳米　扁豆炒　知母　生苄　甘草炙。各五钱　淡竹叶　地骨皮　麦门冬各二钱半

上㕮咀。每服五钱，水盏半，姜三片，枣一枚，煎至一盏，去渣温服。

加减保和丸　消痰利气，扶脾胃，进饮食。

山楂　神曲炒　半夏汤泡七次　茯苓去皮。各三两　陈皮洗　连翘　萝卜子各二两　白术五两　苍术米泔浸，去粗皮　枳实去白。各一两　香附去皮，酒浸　厚朴姜制。各二两　黄芩去腐，酒浸，炒　黄连去须，酒浸，炒。各一两

上为细末，姜汁面糊为丸，如梧子大，每服五十丸，渐加至七八十丸，食后茶汤任下。

加味枳术丸《明医杂著》　论曰：人之一身，脾胃为主，胃阳主气，脾阴主血，胃司纳受②，脾司运化，一纳一运，化生精气，津液上升，糟粕下降，斯无病③矣。人惟饮食不节，起居不时，损伤脾胃，脾④损则不能纳，胃⑤损则不能化，脾胃俱损，纳化皆难，元气斯弱，百邪易侵，而饱闷痞积，关格吐逆，腹痛泄痢等证作矣。况人于饮食岂能一一节调，一或有伤，脾胃便损，饮食减常，元气渐惫矣，故洁古制枳术之丸，东垣发脾胃之论，使人常以调理脾胃为主，后人称为医

① 不：原作"可"，据四库本改。
② 纳受：《明医杂著》卷一作"受纳"。
③ 病：原本与四库本均为"痛"，据《明医杂著》卷一改。
④ 脾：四库本作"胃"，据医理与前后文，当为"胃"。
⑤ 胃：据医理与前后文，当为"脾"。

中王道，厥有旨哉！近世论治脾胃者，不分阴阳气血，而率皆理胃，所用之药，又皆辛温燥热，助火消阴之剂，遂致胃火益旺，脾阴愈伤，清纯中和之气，变为燥热，胃脘干枯，大肠燥结，脾脏渐绝，而死期迫矣。殊不知脾胃属土、属湿①，位居长夏，故湿②热之病十居七八，况土旺③四季，寒热温凉各依④其时，岂可偏用辛热之剂哉？今举枳术丸方，立加减法于后。

白术二两，去梗　枳实一两，麸炒

上为细末，荷叶包饭烧，取出杵烂，和药杵匀，丸如绿豆大。每服五六十丸，清米汤下。此法一补一消，取饮食缓化，不令有伤。东垣加陈皮一两，名橘皮枳术丸⑤，治老幼元气衰弱，饮食少进，久服令人多食而不伤。

若元气素弱，饮食难化，食多即腹中⑥不和，疼痛泄泻，此虚寒也⑦，加人参、白芍药、酒炒。神曲、炒。大麦芽、炒。杵去皮。各一两。缩砂、木香。各五钱⑧。

若素有痰火，胸膈郁塞，咽酸噫气，及素有吞酸、吐酸之证，或有酒积、泄⑨泻、结痛，此皆湿⑩热也，加黄连、姜汁炒。白芍药、酒炒。陈皮、各一两。石膏、生甘草、各五钱。缩砂、木香、各二钱。川芎。四钱。

若伤食饱闷，痞塞不消，加神曲、大麦芽、山楂子；各一两。如有食积痞块在腹者，再加黄连、厚朴、栝蒌⑪；制，各五钱。积坚者，再加蓬莪术、醋煮。昆布。各三钱。

若伤冷食不消，腹痛溏泄，加半夏、姜制，一两。缩砂、干姜、各炒⑫。神曲、大麦芽。各五钱。

若人性多气恼，夹气伤食，气滞不通，加川芎、香附米、各一两。木香、黄连。姜制，各五钱。

若胸膈不利，人⑬过服辛香燥热之药，以致上焦受伤，胃脘干燥呕吐，噎膈反胃，加黄连、姜炒。山栀子⑭、炒。各五钱。白芍药、当归、各一两。桔梗、生甘草、石膏；各五⑮钱。胸膈顽痰胶结及大便燥秘，再加芒硝。五钱。

若素有痰者，加半夏、姜炒。橘红、白茯苓、各一两。黄芩、炒。黄连。姜炒，各五钱。

若人能食好食，但食后反饱难化，此胃火旺，脾阴虚也，加白芍药、酒炒一两半。人参、七钱。石膏、火煅，一两。生甘草、五钱。黄连、炒。香附米、炒。木香。各四钱。

若年高人，脾虚血燥，易饥易饱，大便燥难，加⑯白芍药、当归、各一两。人参、七钱。升麻、甘草、炙。各四钱。山楂子、大麦芽、桃仁。去皮尖。各五钱。此老人常服药也。

---

① 湿：原本与四库本均为"温"，据《明医杂著》卷一改。

② 湿：原本与四库本均为"温"，据《明医杂著》卷一改。

③ 旺：原本与四库本均为"居"，据《明医杂著》卷一改。

④ 依：《明医杂著》卷一作"随"。

⑤ 橘皮枳术丸：《明医杂著》卷一作"枳术橘丸"。

⑥ 中：《明医杂著》卷一作"内"。

⑦ 也：原本与四库本此前均衍一"一"字，据《明医杂著》卷一删。

⑧ 缩砂、木香各五钱：《明医杂著》卷一本方中无此二药。

⑨ 泄：原本与四库本皆无此字，据《明医杂著》卷一补。

⑩ 湿：原本与四库本均作"温"，据《明医杂著》卷一改。

⑪ 栝蒌：《明医杂著》卷一无此药。

⑫ 各炒：《明医杂著》卷一中此二字在"神曲"后。

⑬ 人：《明医杂著》卷一无此字。

⑭ 子：《明医杂著》卷一作"仁"。

⑮ 五：《明医杂著》卷一作"三"。

⑯ 加：《明医杂著》卷一作"用"。

仁斋直指方论卷之七

三山名医仁斋杨士瀛登父编撰
新安后学惠斋朱崇正宗儒附遗

痰　涎

痰涎方论

惟气与血能生诸病，痰亦如之。夫痰者，津液之异名，人之所恃以润养肢体者也。血气和平，关络条畅，则痰散而无；气脉闭塞，脘窍凝滞，则痰聚而有。痰之所以发动者，岂无自而然哉？风搏寒凝，暑烦湿滞，以至诸热蒸郁，啖食生冷、煎爆、腥膻，咸藏动风发气等辈，皆能致痰也。是痰作恙，为喘，为嗽，为壅，为呕，为眩晕，为风痫，为狂迷，为忪悸；或吞酸，或短气，或痞隔，或肿胀，或寒热，或疼痛，痰实主之。人知痛生于气血，孰知痰涎流注，亦能缠滞而为痛乎？如头风证，眉棱耳角俱痛，投以风药不效，投以痰药收功；如患眼证，赤肿羞明而痛，与之凉剂弗瘳，与之痰剂获愈；如酒家手臂痛重，时或麻痹，二陈汤加片子姜黄下白丸子、消饮丸、倍术丸辈，每每就安；如斗家胸骨扑伤，刺痛无已，散血之剂罔功，续以自己溲便饮之，须臾吐痰，其痛立止，此皆痰涎作痛之明证也。然而顽痰满胸，上脘填塞，其高者因而越之，法当从权取吐。或者津液不守，所以痰多，吐甚痰脱，则精竭而毙矣。疗痰之法，理气为上，和胃次之。若风，若寒，若湿，若热，如前数者，亦当推寻所受之因。和胃谓何？涎者，脾之液也，脾胃一和，痰涎自散，故治痰多用半夏，盖半夏能利痰故也。

痰涎证治

橘皮汤　治胸膈停痰。

半夏制，五两　茯苓　陈皮各三两　细辛　青皮　桔梗　枳壳　甘草炒。各二两　人参　旋覆花去萼。各一两

上锉散。每服三钱，姜五厚片，煎服。

前胡半夏汤　治痰盛。

北前胡　半夏制　茯苓各三分　陈皮　木香　紫苏　枳壳制　甘草炒。各二分

上锉散。每服三钱，姜五片，乌梅少许，煎服。

人参饮　治痰，亦治嗽。

人参　桔梗　半夏曲　五味子　细辛　枳壳制　赤茯苓各一分　甘草炒，半分

上锉散。每服三钱，姜五片，煎服。痰嗽，加紫菀，添甘草。

星姜汤　治痰去风。

丸白南星半两者一个　老生姜三钱半

上各切片，以水三盏，瓷器内煎取其

半，逐渐温服。

二圣饮　治风痰。

南星　半夏各二两，切片

上用生姜一斤，捣取自然汁浸药，瓷器盛之，顿①在锅内，隔汤熬姚，令姜汁尽，焙干为末。每挑二钱，生姜、甘草少许②，煎汤调下。或用糕糊小丸，姜汤下三十丸，入煅白矾少许同丸亦得。

大半夏汤　治痰饮。

半夏制　茯苓　生姜等分

上锉碎。每服三钱，水二盏，煎至一小盏，温服。如热痰，加甘草少许；胃不和，去甘草加陈皮。

半夏丸　消下痰涎。

圆白半夏　老生姜等分，如泥③，焙干

上为末，煮姜汁为糊，丸桐子大。每三十丸，姜汤下。

豁痰丸　治顽痰壅盛。

南星三两　半夏二两。各锉作大片，用浓皂角水浸一宿，焙干为末　白附子　川灵脂　直僵蚕炒，去丝　华阴细辛　白矾煅枯。各一两
全蝎三钱半，焙

上为末，皂角浆煮面糊为丸，桐子大。每二三十丸，姜汤下。

神术丸　治痰饮妙。

茅山苍术一斤，米泔浸一宿，去皮，切片，焙干为末　生油麻半两，水二盏，研细取浆　大枣十五个，煮，取肉研，旋入磨浆拌和药

上末为丸，桐子大。日干。每五七十丸，空心温汤下。

辰砂化痰丸　祛风化痰。

辰砂研细　白矾煅枯。各半两　半夏曲三两　南星炮，一两

上为末，姜汁调面煮糊，丸桐子大，别用朱砂衣。每十丸，姜汤下。小儿风痰一二丸。

强中二姜丸　温脾胃，消寒痰。

良姜　干姜　青皮　陈皮　大半夏切

开，沸汤荡浸七次，焙干，各一两　南星炮，半两

上为末，姜汁调面煮糊，丸桐子大。每三十丸，姜汤下。

养正丹　治肾虚，气不归原，痰涎上壅。亦治寒痰。每服二十丸，用降气汤送下。

二陈汤吞**白丸子**方见小儿类。治痰饮一证，眉心眉梁骨痛，状如头风。

二陈汤方见疟类。加苍术、片子姜黄、制枳壳各少许，治酒面积毒，酿④热生痰，攻眼肿痛。

控痰良方　喘嗽通用。

虢丹　白矾各二两

上以钱王砖⑤剜一大⑥孔，先入虢丹，次以白矾盖顶，用炭一斤，煅至火尽矾枯、丹黑，出火毒，研细，煮稀面糊，丸麻子大。每服十五丸，沸汤泡生姜汁送下。诸顽痰迷塞，关窍不通，声音不出，以三十丸研末，入全蝎少许，用自然姜汁澄取清者调灌，须臾吐痰，立愈。凡喘促，胸膈澎湃，寸脉急数，须从权吐之。中满内实而喘者，与解毒雄黄丸。方见积热门。

附：诸贤论

刘宗厚曰：痰之为病，仲景论四饮六证，无择叙内外三因，俱为切当。盖四饮则叙因痰而显诸证者，三因则论其因有所

---

① 顿：四库本作"顷"。

② 生姜、甘草少许：四库本作"入生姜、甘草少许"。

③ 如泥：四库本作"捣如泥"，《医方类聚》卷一百十七所引本书作"同捣研如泥"。

④ 酿：四库本无此字。

⑤ 砖：原本与四库本均为"搏"，不通，据《医方类聚》卷一百十七所引本书改。

⑥ 大：原本与四库本均为"火"，据《医方类聚》卷一百十七所引本书改。

伤而生痰者也。惟王隐君论人之诸疾悉出于痰。此发前人所未论，可谓深识痰之情状而得其奥者矣。制滚痰丸一方，丝治斯疾，固为简便，较之仲景、三因有表里内外而分汗下温利之法，则疏阔矣。况又有虚实寒热之不同者哉！夫痰病之原，有因热而生痰者，亦有因痰而生热者，有因风寒暑湿而得者，有因惊而得者，有因气而得者，有因酒食而得者，有因食积而得者，有脾虚不能运化而生者，有肾虚不能降火而生者。若热痰，则多烦热；风痰多成瘫痪、奇证；冷痰多成骨痹；湿痰多倦怠软弱；惊痰多成心痛、癫疾；饮痰多成胁痛、臂痛；食积痰多成癖块、痞满。其为病状，种种难名。王隐君论中颇为详尽，学者但察其病形脉证，则知所挟之邪，随其表里、上下、虚实以治之。若夫子和谓饮无补法，必当去水，故用吐、汗、下之三法治人常愈。又论热药治痰之误，固为详切，亦有挟寒、挟虚之证，不可不论。夫久痰凝结，胶固不通，状若寒凝，不用温药引导，必有拒格之患，况有风寒外来，痰气内郁者，不出温散亦何以开郁行滞？又有血气亏乏之人，痰客中焦，闭塞清道，以致四肢百骸发为诸病，理宜导去痰滞，必当补接兼行，又难拘于子和之三法也。大凡病久淹延，猝不便死者，多因食积、痰饮所致，何以然者？盖胃气亦赖痰积所养，饮食虽少，胃气猝不便虚故也。亦有治痰用峻利过多，则脾气愈虚，津液不运，痰反生而愈盛。法当补脾胃，清中气，则痰自然运下，此乃治本之法也，谓医中之王道者，正此类也。

附：诸方

金沸草散　治外感风寒，痰气内郁，咳唾稠粘。

参苏饮　亦治外感风寒，痰饮停积胸膈，咳嗽气促，言语不能相续。并见伤风门。

小青龙汤　治外感风寒，内生溢饮、支饮，倚急喘满。方见咳嗽门。

苏子降气汤　治虚阳上攻，气不升降，上盛下虚，痰涎壅盛。方见诸气门。

中和丸　治湿痰气热。

苍术　黄芩　半夏　香附等分

上为末，粥丸如梧桐子大。每服五七十丸，姜汤下。

导痰汤

南星炮　橘红去白　赤茯苓去皮　枳壳麸炒。各一两①　甘草炙，半两　半夏四两

上㕮咀。水煎，生姜五片，食前服。

茯苓丸出《千金》第一方②

半夏四两　茯苓二两　枳壳一两　风化硝半两

上为末，蒸饼或神曲、姜汁糊丸，梧子大。每服三十丸，姜汤下。

此方治中脘停痰，臂痛难举，手足不得转有效。

清膈化痰丸

黄连　黄芩各一两　黄柏③　山栀半两　香附一两半　苍术二两

上为末，蒸饼丸，白汤下。

搜风化痰丸

人参　槐角子　僵蚕　白矾　陈皮去白　天麻　荆芥各一两　半夏四两，姜汁炒　辰砂半两，另研

---

① 各一两：原本与四库本中，此三字均在"甘草炙，半两"之后，不通，据《济生方·咳嗽痰饮门》移。
② 茯苓丸出《千金》第一方：《备急千金方》卷二所载茯苓丸与此有异，其为茯苓、人参、半夏、橘皮各一两，白术、葛根、甘草、枳实各三两。
③ 黄柏：剂量缺，四库本无，《丹溪心法》亦无。

上为末，姜汁浸，蒸饼为丸，辰砂为衣。服四十丸，姜汤下。

利膈化痰丸

南星① 蛤粉研细，一两　半夏② 栝蒌仁③　贝母④去心，治胸膈痰气妙　香附半两，童便浸

上为末，用猪牙皂角十四铤，敲碎，水一碗半，煮杏仁去皮、尖，一两，煮水将干，去皂角，擂杏仁如泥，入前药搜和，再入姜汁，泡蒸饼丸如绿豆大，青黛为衣。每服五六十丸，姜汤下。

清痰丸　专⑤清中脘热、痰积。

乌梅　枯矾　黄芩　苍术　陈皮　活石炒　青皮　枳实各半两　南星　半夏　神曲　山楂　干生姜　香附各一两

上为末，汤浸　蒸饼丸服。

王隐君滚痰丸

括曰：甄里翻身甲挂金，于今头戴草堂深，相逢二八求斤正，硝煅青礞倍若沉，十七两中零半两，水丸桐子意常斟，千般怪证如神效，水泻双身却不任。

大黄酒蒸　黄片芩酒洗净。各八两　沉香半两　礞石一两，捶碎，焰硝一两，用入小砂罐内，瓦片盖之，铁线练定，盐泥固济晒干，火煅红，候冷取出

一方加朱砂二两。研为细末为衣。

上为细末，水丸梧子大。每服四五十丸，量虚实加减服，茶清温水任下，临卧食后服。

六君子汤　治脾虚不进饮食，呕吐痰水。方见调理脾胃门。

清气化痰丸　清头目，凉膈化痰利气。

半夏汤洗七次，二两　陈皮去白　茯苓去皮，各一两半　薄荷叶　荆芥穗各五钱　黄芩酒浸，炒　连翘　栀子仁炒　桔梗去芦　甘草炙。各一两　苍术泔浸，锉，焙干，炒　香附子醋浸，炒。各一两

上为末，姜汁煎水，打糊为丸，如梧子大。每服五十丸，食后、临卧各一服。如肠胃燥实，加酒炒大黄、芒硝各一两。

此方即二陈汤、凉膈散加香附、苍术相合是也。盖痰者因火而动，气者因郁而成，故作胸膈痞满，头目昏眩。今用二陈汤以豁痰，凉膈散以降火而散风热，香附、苍术开郁顺气，何疾之不愈哉！

节斋化痰丸

论曰：痰者，病名也。人之一身，气血清顺则津液流通，何痰之有？惟夫气血浊逆，则津液不清，熏蒸成聚而变为痰焉。痰之本，水也，原于肾；痰之动，湿也，主于脾。古人用二陈汤为治痰通用者，所实脾燥湿⑥治其标也。然以之而治湿⑦痰、寒痰、痰饮、痰涎则固是矣。若夫痰因火上，肺气不清，咳嗽时作，及老痰、郁痰结成粘块，凝滞喉间，吐咯难出，此等之痰，皆因火邪炎上，熏于上焦，肺气被郁，故其津液之随气而升者，为火熏蒸，凝浊郁结而成，岁月积久，根深蒂固，故名老、名郁，而其源则火邪也。病在上焦心肺之分，咽喉之间，非中焦脾胃温痰、冷痰、痰饮、痰涎之比也。故汤药难治，亦非半夏、茯苓、苍术、枳壳、南星等药所能治也。惟在开其郁、降

---

① 南星：剂量缺，四库本无，《丹溪心法》亦无。

② 半夏：剂量缺，四库本无，《丹溪心法》亦无。

③ 栝蒌仁：剂量缺，四库本无，《丹溪心法》亦无。

④ 贝母：剂量缺，四库本无，《丹溪心法》亦无。

⑤ 专：四库本作"治"。

⑥ 湿：原本与四库本均为"温"，据《明医杂著》卷一改。

⑦ 湿：原本与四库本均为"温"，据《明医杂著》卷一改。

其火、清润肺金而消化凝结之痰，缓以治之，庶可取效。今制一方于后。

天门冬去心　黄芩酒炒　海粉别研　栝蒌仁别研　橘红各一两　桔梗去芦　连翘　香附子槌研，淡盐水浸，炒。各五钱　青黛别研，二钱①　芒硝别研，三钱②

上为细末，炼蜜入生姜汁少许，和药末杵极匀，丸如小龙眼大。噙化一丸，或嚼烂，清汤细咽之。或丸为细丸，如黍米大，淡姜汤送下五六十丸。

此等老痰，大率饮酒之人多有之。酒气上升为火，肺与胃脘皆受火邪，故郁滞而成。此方用天门冬、黄芩泄肺火也，海粉、芒硝咸以软坚也，栝蒌仁润肺降痰，香附米开郁降气，连翘开结降火，青黛解郁火，故皆不用辛燥之药。

秘传豁痰丸　治食积痰热。

陈皮去白，四两　山楂　神曲各二两　当归　黄芩　白术各四两　半夏姜汁浸七日　黄连　白茯苓　甘草各一两五钱　枳实二两五钱

上为细末，汤浸蒸饼为丸，如梧桐子大。每服四五十丸，临卧或食后淡姜汤送下。

秘传滚痰丸　降痰火神效。

大黄八两，锉片，用皮硝三两，酒一碗，水一碗和匀，蒸干用　黄芩八两，锉碎，用明矾三两，酒水各一碗，蒸用　沉香五钱　礞石一两，用硝一两，入罐固济，煅红取出用　朱砂一两，研末为衣

上为细末，水丸如梧桐子大，朱砂为衣。每服四五十丸，量虚实加减。

加味二陈汤

半夏姜汁③，一钱五分　白茯苓　白术各一钱　香附一钱二分　连翘　黄芩　枳实麸炒　前胡　甘草　栝蒌仁　桔梗　麦芽　神曲炒　陈皮盐水浸，炒。各一钱

上㕮咀，水二盏，姜三片，煎一盏。

五饮汤《拔粹》方　一留饮心下，二癖饮胁下，三痰饮胃中，四溢饮膈上，五流饮肠间，凡此五饮，酒后伤寒，饮冷过多，故有此疾。

旋覆花　人参　陈皮　枳实　白术　茯苓　厚朴　半夏　泽泻　猪苓　前胡　桂心　芍药　甘草各等分

上锉，每两分四服，水二盏，生姜十片，同煎至六分，取清温服，不拘时。忌食肉、生冷、滋味等物。因酒有饮加葛根、葛花、砂仁。

蠲饮枳实丸《拔粹》方　逐饮消痰，导滞清膈。

枳实炒　半夏汤泡七次　陈皮去白，各二两　黑牵牛半斤，取头末三两

上为末，水煮面糊为丸，如梧子大。每服五十丸，姜汤下，食后。

辰砂祛痰丸《圣惠方》　治酒食过多，酸咸作成痰饮，聚于胸中。凝则呕逆恶心；流则臂痛，头目昏眩，腰脚疼痛；深则左瘫右痪；浅则蹶然倒地，此药神效。

朱砂一两，水飞，一半入药，一半为衣　半夏四两　槐角炒　陈皮　白矾生　荆芥各一两　生姜四两，与半夏制作饼，阴干

上为末，姜汁打糊，丸如梧桐子大。每服五十丸，生姜汤下。

八味丸　治脾肾两虚，痰唾而不咳者。方见诸虚门。

五虎汤　治痰喘气急。方见喘门。

---

① 二钱：《明医杂著》卷一无此二字。

② 三钱：《明医杂著》卷一作"各三钱"。

③ 姜汁：原本与四库本同，此下疑脱制法，或脱一"制"字。

水　饮

水饮方论

　　水之与饮，同出而异名也。人惟脾土有亏，故平日所饮水浆不能传化，或停于心下，或聚于胁间，或注于经络，或溢于膀胱，往往因此而致病矣。孰谓血气痰涎能生诸疾而水饮之不能为恙乎？惟水与饮，辘辘有声，为喘、为咳、为呕，为泄、为痞隔、为胀满、为眩晕、为忪忪、为寒热、为坚痛、为浮肿、为多唾、为短气、为体重。气为饮隔，痞满腹鸣，骨痛冷痹，则曰气分；经脉不行，血化为水，四肢红肿，则曰血分。凡此等类，皆水气之所由作也。据病验证，可不究其所受之原乎？然则疗治之法将何先？曰：能以表里虚实订之斯得矣。表有水者，其身热，嗽喘、忪忪，干呕，微利，青龙汤汗之而愈；里有水者，其身凉，呕嗽，痞满，引胁痛硬，十枣汤下之而安；虚者，脉虚，心腹满而濡，当以安肾丸为主，加青木香丸少许以行之；实者，脉实，心腹满而硬，当以青木香丸为主，用五皮散加枳壳以导之。寻常水气，心下忪忪，大半夏汤、小半夏茯苓汤、五苓散辈通用可也。然而疟家多积黄水，或于心下停潴，或于胁间结癖，惟癖为能生寒热，所以疟剂多用常山。盖水在上焦则吐之，水不在于上焦，则常山亦能破其癖而下其水也。若夫水肿证候，亦此种类，详见于后，请旁参而互考焉。

水饮证治

芎夏汤　逐水利饮通用

川芎　半夏制　茯苓各一两　青皮陈皮　枳壳制。各半两　白术　甘草炒。各一分

　　上锉散。每服三钱，姜五厚片，煎服。川芎、半夏能逐水也。喘加去节麻黄，嗽加炒桑白皮，呕加生姜、半夏，泄加苍术、白术，痞隔加枳壳、桔梗，胀满加缩砂、白豆蔻，眩晕加半夏、南星，忪忪加白茯苓。寒热疼痛下其癖，浮肿体重渗其湿，余以类推。

大半夏汤　方见痰涎门。

小半夏茯苓汤　治诸水气。

半夏制，五两　茯苓三两

　　上锉散。每服三钱，水二盏半，煎一盏，秤生姜二钱半研取汁入药，煎沸温服。

五苓散　流行水饮。方见气门。

　　每二钱，沸汤调下；小便更不利，加防己佐之。

桂术汤　治气分前证。

辣桂三两　白术　麻黄去节　细辛去苗甘草炒。各二两　枳壳制　干姜炮。各一两半

　　上锉散。每服三钱，煎服。

桂苓汤　治血分前证。

辣桂　赤茯苓　当归　川芎　赤芍药蓬莪术　京三棱　槟榔　苍术炒　桑白皮炒　大腹皮　瞿麦穗　青皮　陈皮　甘草炒。各半两　葶苈　大黄湿纸煨。各一分。

　　上锉散。每服三钱，姜五片，煎服。

平肺汤　肺与肾皆以至阴积水，喘嗽咳嗽，盖水乘之。

葶苈微炒　桑白皮炒　北梗　枳壳制紫苏茎叶　半夏制。各一两　麻黄去节，三分　甘草炒，半两

　　上锉散。每三钱，姜五片，煎服。治肾水用青木香丸。

青龙汤　治表不解，有水气，发热，

干呕，怔忪，咳嗽微喘，微利。

麻黄去节　细辛　芍药　干姜炮　甘草炒　辣桂各三两　五味子二两　半夏制，二两半

上锉散。每服三钱，水一盏半，煎一盏，温服。

十枣汤　治表解，里有水，身凉汗出，干呕，短气，微嗽，微利，胸下痞满，引胁硬痛。

芫花炒　大戟　甘遂等分

上件异筛秤末，合和入乳钵研良久，以肥枣十个擘开，用水一碗煮烂，取汁一盏调药。壮者服一钱重，弱者服半钱重，平旦温服。别用枣汤漱下，通利即以糜粥自养。未利，明日再服半钱，请酌量用。

安肾丸　治肾气不足，膀胱虚冷。

川乌炮，去皮脐　辣桂各四两　茯苓　白术　石斛酒炒　白蒺藜炒，去刺　巴戟　苁蓉酒浸，焙　桃仁去皮尖，微炒　草薢　山药　破故纸炒。各十二两

上末，炼蜜丸如桐子大。每五七十丸，盐汤空心服。

青木香丸　行滞通水。

青木香五两　荜澄茄　补骨脂炒　槟榔炒。各十两　牵牛六十两，炒香，捣，取末①三十两

上为末，滴水丸绿豆大，每二十丸，熟水下。

五皮散　治皮肤水气。方见诸气类。

二和消　和畅三焦，治痞胀浮肿。方见诸气类。

消饮丸

茯苓　干姜炮。各三两　白术八两　枳实炒，半两

上末，炼蜜丸桐子大。每十五丸，米饮下。

倍术丸

白术四两　辣桂　干姜炒。各二两

上为末，炼蜜丸桐子大。每服二十丸，米饮下。此二药可以温中消水。

呕　吐

呕吐方论

呕吐出于胃气之不和，人所共知也。然有胃寒、有胃热、有痰水、有宿食、有脓血、有气攻，又有所谓风邪入胃，凡是数者，可不究其所自来哉？寒而呕吐，则喜热恶寒，四肢凄清，法当以刚壮温之；热而呕吐，则喜冷恶热，烦躁口干，法当以温②凉解之。痰③水证者，唾沫，怔忪，先渴后呕，与之消痰逐水辈；宿食证者，胸腹胀满，醋闷吞酸，与之消食去积辈，腥气、燥气、熏炙、恶心，此脓血之聚，经所谓呕家有痈脓，不须治④，脓尽自愈是尔。七情内郁，关格不平，此气攻之证，经所谓诸郁干胃则呕吐是尔。若夫风邪入胃，人多不审，率用参术助之，拦住寒邪，于此尤关利害。其或恶闻食臭，汤水不下，粥药不纳，此则翻胃之垂绝者也，辨之不早，其何以为对治乎？虽然，足阳明之经，胃之络脉也，阳明之气下行则顺，今逆而上行，谨不可泄⑤，固也。然呕吐者，每每大便秘结，上下壅遏，气不流行，盍思所以区划而利导之？他如汗后水药不入口者，逆呕而脉弱，小便复

---

① 末：原本与四库本均为"木"，据《医方类聚》卷一百二十八所引本书改。

② 温：于医理不通，《普济方》卷二百零六作"清"。

③ 痰：《普济方》卷二百零六作"病"。

④ 治：《普济方》卷二百零六此下有一"呕"字。

⑤ 泄：原本与四库本均为"洪"，据《医方类聚》卷一百零四所引本书改。

利，身微热而手足厥者，虚寒之极也，识者忧焉。

呕吐证治

附子理中汤 治寒证呕吐。方见寒类。

二姜汤 治寒证呕吐。

良姜 生白姜各半两 木香 丁香各二钱半 甘草炙，一钱半

上锉散。每服三钱，水盏半，煎半，食前服。

吴茱萸汤 治冷涎呕吐，阴证干呕通用。

吴茱萸沸汤泡洗三次，焙炒 生姜各一两半 人参三分 大枣五个

上锉细。每服四钱，水盏半，煎半，食前服。

小柴胡汤 多加生姜，治热证呕吐。方见血类。人参须依分两用，或加乌梅亦得。

大半夏汤 治痰证呕吐。

半夏制，锉，二两 人参四钱，切片

上每四钱，姜七片，蜜少许，熟煎服。

小半夏茯苓汤 治水气呕吐。方见水饮门。

《金匮》云：呕家用半夏以去其水，水去则呕止。

治中汤 治食证呕吐。

人参 白术 干姜炒 甘草炙 青皮 橘红等分

上锉。每服三钱，枣一枚煎服。积聚，大便秘者，加大黄二棋子许。

二陈汤方见疟①门。加缩砂、丁香，治宿食呕吐。

地黄汤 治脓血呕吐。

生地黄洗，焙 川芎各一两 半夏制 甘草炙。各三分 南星荡洗七次 芍药 白芷

茯苓 北梗 前胡 知母 人参各半两

上锉。每服三钱半，姜五片，乌梅一个，煎服。

加减七气汤 治气郁呕吐。

半夏制，二两半 人参 辣桂 厚朴制。各一两 茯苓一两半 甘草炙，半两

上锉散。每三钱半，姜七片，枣一枚煎服，加木香亦得。

藿香正气散 治风邪入胃呕吐。

半夏曲 川厚朴制。各三两 藿香叶 橘红各一两 甘草炙，七钱

上锉散。每三钱，姜七片，枣一枚，食前煎服。又养胃汤方见寒类。通用。

木香豆蔻散 治翻胃呕吐。

人参 木香 肉豆蔻面裹煨。各半两 白豆蔻仁一分 甘草炒，一钱半

上粗末。每三钱，姜枣煎服。

参橘汤 治翻胃。

人参 真橘红 石莲肉各半两 透明乳香一钱半

上末。每一钱，姜汤点服。

丁香煮散 治翻胃呕逆。

丁香 石莲肉各十四枚 北枣七枚，截碎 生姜七片 黄秫米半合，洗

上水碗半，煮稀粥，去药，取粥食之。

附子散 治弱证翻胃。

大附子一枚，作两截，中心各剜小孔，入丁香四十九粒塞满，以竹针插合，置砖上，炭火燔四围，淬姜汁半碗，再淬再淬，以尽为度，去皮，切，焙

上并末，每一钱半，粟米一捻，北枣二个，煎，食前服。

养正丹 大治停寒留饮，聚涎翻胃，呕吐。方见癫冷门。添姜煎二陈汤下。

呕吐家多大便秘结，虚冷者，用灵砂或养正丹温而利之。

---

① 疟：四库本作"瘅"。

又**苏合香丸**方见嗽门。用四分，**感应丸**方见胀满门。用六分，夹研作细丸，姜汁泡，沸汤下，此亦温利。

若大便热结，用蜜煮凝，捻作指锭，纳后部导之。或用猭^①胆一枚，取汁，入法醋少许，以笔蘸，滴灌于后部。或烧皂角于桶内熏谷道。或用连根葱白一握，汉椒五十粒，捣细作饼，焙热，和轻粉掩脐，续以葱椒煎汤，熏荡身下。

翻胃方

橘皮汤　治翻胃呕吐。

真橘皮用日照西方壁土炒香，取橘皮为末

上每二钱，姜枣略煎服。

莲子散　治翻胃。

上石莲子肉为末，入些肉豆蔻末，米汤乘热调服二方，患痢噤口通用。

温胃散　治久冷翻胃。

真附子一个，生，去皮脐，分作四块，生姜半斤，水一大碗，慢火同煮至半盏，取附子切，焙

上为末，每一钱，空心温米汤调下。

附：诸方

加味二陈汤　治停痰气结而呕。

半夏泡　陈皮各五两　白茯苓三两　甘草炙，一两半　砂仁一两　丁香五钱　生姜三两

上㕮咀。每服一两，水煎服。

附：膈噎

膈噎方论

能饮食而能便下，无斯病矣，饮食不下而便稍秘，则膈噎成焉。皆由恚忧气结，思虑伤脾，以致津液枯涩而饮食不能下，下则便秘不通，复而上行也。《内经》曰：三阳结，谓之膈。子和云：三阳者，大小肠、膀胱也。结，谓热结也。小肠热结则血脉燥，大肠热结则不能圊^②，膀胱热结则津液涸，三阳既结则前后闭涩不通，必反而上行，所以噎食不下，纵下而复出也，此阳火不下，推而上行也，故经又曰：少阳所致，为呕涌，溢食不下，此理明矣。严氏曰：五噎五膈者，由喜怒不常，七情伤于脾胃，郁而生痰，痰与气搏，升而不降，饮食不下。盖气留于咽嗌者，则成五噎，结于胸膈者，为五膈。五噎之名，忧、思、劳、食、气也。五膈之名，忧、恚、寒、热、气也。其病令人胸膈痞闷，呕逆噎塞，妨碍饮食。夫喜怒忧郁，内伤脾肺，肝气愈盛，痰火上升，血液俱耗，胃脘干槁^③，其槁在上，近咽之下，水饮可行，食物难入，间或可入，入亦不多，名之曰噎。其槁在下，与胃为近，食虽可入，难尽入胃，良久复出，名之曰膈，又曰翻胃。所因不同，病出一体。其病始有吞酸、吐酸、吐痰、出沫、痞塞、嘈杂等证，医者不察病原，妄投峻剂，愈耗真元，久则脾胃渐虚，血液枯涩，以致传道失常，便秘不通，治尤难矣，良可叹哉！治法宜养血生津，清痰降火，润气补脾，抑肝开郁。治宜枳术二陈汤。降火以炒黄芩、黄连；清痰以竹沥、姜汁；开郁以神曲、香附；润气以杏子、麻仁；燥以白蜜、乳汁；血虚以当归、地黄之类。其间倘服燥热过多，津液枯涩，肠胃燥结，屎如羊矢者不治。丹溪云：年高者不治，无血故也。不守戒忌，厚味房劳之人，亦不可治。张鸡峰

---

① 猭猪：即阉割过的猪。

② 圊：音 qīng，原指厕所，此处引申为排便之意。

③ 槁：原指房屋中有窗格子的门或隔扇，此处为名词活用作动词。

曰：噎是神思间病，惟内观自养可治，此一言深中病情，可不信哉！

秘传枳术二陈汤 治痰气食膈，呕吐痰涎，翻胃嘈杂。

白术泔洗，锉，土炒一钱 黑枳实麸炒 陈皮去白。各八分 茯苓去粗皮 香附子童便浸，炒 半夏汤泡七次。各一钱 黄连姜汁炒 槟榔鸡心者 白豆蔻各五分 青皮麸炒 吴茱萸 生甘草各三分

上㕮咀。用水一钟，姜三片，枣一枚，煎八分，食远服。气虚者加人参、黄芪；血虚者加当归、地黄；郁加神曲、抚芎。

秘传半夏朴汤 治翻胃吐痰，胸满肋痛，嘈杂吐涎。

半夏汤泡七次 厚朴姜汁制 山栀去皮，炒黑 川黄连姜汁炒。各一钱 广陈皮去白，八分 茯苓去粗皮，八分 甘草生用，三分 黑枳实麸炒，一钱 苍术泔浸，炒，八分 泽泻 香附子 青皮各五分 当归 白豆蔻各六分

上㕮咀。用水一钟半，姜三片，煎八分，不拘时服。

栝蒌实丸《和剂方》① 治膈噎，胸膈痞，痛彻背胁，喘急妨闷。

栝蒌实去壳，别研 枳壳去瓤，麸炒 半夏汤泡七次 桔梗炒。各一两

上为细末，姜汁、米糊为丸，如梧桐子大。每服五十丸，生姜汤送下。

人参利膈丸东垣方 治膈噎，胸中不利，大便结燥，痰嗽喘满，脾胃壅滞，推陈致新。治膈气之圣药也。

木香 槟榔各七钱半 人参 当归 藿香 甘草 枳实麸炒黄。各一两 大黄酒浸②，蒸熟 厚朴姜制。各二③两

上为细末，滴水为丸，如梧桐子大。每服五十丸，温水下。

五膈宽中散 治七气留滞，饮食不下，谷胀、气胀通用。

撞气阿魏丸 治五种噎疾，九般心痛，痃癖气块，冷气攻刺。并见诸气门。

参苓白术散 治脾胃虚弱，不能运化。

白术和胃丸

八珍汤 治证同前。

宽中进食丸 滋形气，美饮食。以上并见调理脾胃门。

保和丸 消食开胃。方见积聚门。

橘杏麻仁丸 治噎膈，大便燥结。

橘皮炙 杏仁去皮尖 麻仁去壳。各三两 郁李仁去壳，五钱

上除陈皮为末，三仁俱捣成膏，用枣仁去核，以石臼内三味，捣和，丸如梧桐子大。每服五六十丸，煎枳实汤送下，食前服。

谨按：膈噎翻胃之证，皆由七情太过，而动五脏之火，熏蒸津液，而痰火益盛，脾胃渐衰，饮食不得流利，为膈、为噎、为翻胃也矣。丹溪云：年高者不治。盖年少之人，气血未虚，用药劫去痰火，调其脾胃，病不复矣。年老之人，气血已虚，用药劫去痰火，虽得暂愈，其病立复。所以然者，气虚则不能运化而生痰，血虚则不能滋润而生火也。又云：此证切不可用香燥之药而厚滋味。盖证属热燥，固不用香燥之药。香能散气，燥能耗血，而滋味助火而生痰也。有等庸工，但见斯疾，不察病因，便以峻剂投入而取刻效，图以厚贿，不思病危，复而不救，可不叹哉！

---

① 栝蒌实丸《和剂方》：查《太平惠民和剂局方》，未见本方，本书"痞满"一节中述及本方出于《济生方》，当改为此。

② 浸：原本与四库本均为"湿"，据《普济方》卷二百零四改。

③ 二：原本与四库本均为"一"，据《普济方》卷二百零四改。

附：痞满

痞满方论

丹溪云：痞者，有食积兼湿。东垣有法有方。心下痞须用枳实、炒黄连。如禀受充实，面苍骨露，气实之人而心下痞者，枳实、黄连、青皮、陈皮、枳壳；如禀受素弱，转运不调，饮食不化而心下痞者，宜白术、山楂、神曲、麦芽、陈皮；如肥人心下痞者，乃有实痰，宜苍术、半夏、砂仁、茯苓、滑石；瘦人心下痞，乃是郁①热在中焦，宜枳实、黄连、葛根、升麻；如食后感寒，饮食不化，心下痞，宜藿香、草豆蔻、吴茱萸、砂仁；痞挟血成窠囊，用桃仁、红花、香附、大黄之类。

《难知》云：伤寒痞者，从血中来，从外之内，从无形；杂病痞者，亦从血中来，从内之外，从有形。故无形以苦泄之，有形以辛散之。又有虚实之殊，如实痞，大便秘，厚朴、枳实主之；虚痞，大便利，芍药、陈皮主之。饮食所伤而为痞满者，当用药消导。其胸中窒塞欲吐者，则宜吐之。有气不运化及阴虚损血者，以补剂之剂调之。但世俗不明此理，往往例用峻快药，下之复痞，或致危笃者，多矣。

活人桔梗枳壳汤　治伤寒痞气，胸满欲绝。

桔梗　枳壳去瓤，炒。各三两

上锉。水二盏，煎至一盏，去滓，分作二服。

半夏泻心汤　治汗下后身寒，痞满而呕，饮食不下。

半夏半升，洗　黄芩　干姜　人参各②

三两　黄连一两　大枣十二枚　甘草三两，炙

上七味，以水一斗，煮取六升，去滓，再煮，取三升，温服一升，日三服。

仲景大黄黄连泻心汤　治心下痞。

大黄二两　黄连一两

上锉。以麻沸汤二升渍之须臾，绞去滓，分温再服。

黄连消痞丸《拔粹》方

黄连炒，一两半　黄芩炒，三两　枳实一两一钱　干生姜三钱　茯苓　白术炒　甘草炙。各五钱　片姜黄一钱半　陈皮七钱半　泽泻一钱　半夏泡，一两三钱半　猪苓五钱　砂仁三钱半　厚朴制，五钱

上为末，蒸饼丸如梧子大。每服一百丸，温白汤送下。

消痞丸《拔粹》方

黄连六钱，炒　神曲炒，五钱　黄芩刮黄色，六钱　姜黄　白术各一两　人参四钱　甘草炙，二钱　缩砂仁三钱　橘皮四钱　干生姜二钱　枳实麸炒黄色，五钱　猪苓二钱半

一方加泽泻、厚朴各三钱，　半夏汤泡七次，五钱

上为细末，汤浸蒸饼为丸，如梧子大。每服五七十丸，白汤下。

枳实消痞丸

枳实　黄连各五钱　干生姜二钱　半夏曲三钱　厚朴四钱　人参三钱　甘草炙，二钱　白术三钱　茯苓　麦芽各二钱

上为末，水浸蒸饼丸如梧子大。每服三十五丸，温水下。

橘连枳术丸

白术三两，去梗　枳实一两，去瓤麸炒　陈皮　黄连酒浸，炒。各一两

---

① 郁：原本与四库本均为"温"，据《丹溪心法》卷三改。

② 各：原本与四库本皆无，据《伤寒论·辨太阳病脉证并治下》改。

上为末，荷叶煮汤，打米糊为丸，如梧子大。每服五十丸，食后服。

橘皮枳术丸《脾胃论》　治老幼元气虚弱，饮食不消，脏腑不调，心下痞闷。

枳术丸《脾胃论》　治痞，消食强胃。并见内伤门。

栝蒌实丸《济生方》　治胸痞，痛彻背胁，喘急妨闷①。方见膈噎门。

加味补中益气汤　治内伤心下痞。方见内伤门。

有痰而痞，加半夏、黄连；四肢满闭，便艰而心下痞，加柴胡、黄连、甘草；大便秘燥，加黄连、桃仁，少加大黄、当归；心下痞、腹胀，加五味子、砂仁、芍药；呕逆者，加黄连、生姜、陈皮。冬月加黄连、丁香、藿香。食已心下痞，别服橘皮枳术丸；如不能食，心下痞者勿加，止服本方主之。

附：嘈杂

嘈杂方论

丹溪云：嘈杂是痰因火动，治痰为先，姜汁炒黄连入痰药，用炒山栀、黄芩为君，南星、半夏、陈皮为佐，热多加青黛。嘈杂，此乃食郁有热，炒山栀、姜炒黄连不可无。肥人嘈杂，二陈汤少加抚芎、苍术、白术、炒山栀子。嘈杂，若湿痰、气郁、不喜食，三补丸加苍术、倍香附子。医按：蒋氏子条云：心嘈索食，白术、黄连、陈皮作丸，白汤下七八十丸，数服而止。又云：眩晕嘈杂是火动其痰，二陈汤加栀子、芩、连之类。戴云：此则俗谓之心嘈也。

二陈汤方见痰类。

三补丸方见补损门。

附：吞酸

吞酸方论

《内经》云：诸呕吐酸，皆属于热。又云：少阳之胜呕酸。《原病式》云：酸者，肝木之味也。由火胜制金，不能平木，则肝木自甚，故为酸也。如饮食热，则易于酸矣。是以肝热则口酸也。或言为寒者，但谓伤生冷硬物而喜噫醋吞酸。故俗医主于温和脾胃，岂知人之伤于寒也，则为病热。盖伤寒皮毛，则腠理闭密，阳气怫郁而为热，故伤寒热在表，以麻黄汤热药发表，使腠理开通，汗泄热退而愈也。凡内伤冷物者，或即阴胜阳而为病寒，或寒热相搏而致肠胃阳气怫郁而为热，亦有内伤冷物反病热，得汗泄身凉而愈也。或微而吐，为中酸，俗谓醋心，法宜温药散之，亦犹解表之义。若久喜酸不已，则不宜温之，宜以寒药下之，后以凉药调之，结散热去则气和也。所以中酸不宜食粘滑油腻者，谓能令气郁不通畅也。宜食粝食菜蔬，能令气通利也。

丹溪云：或曰吐酸，《素问》明以为热，东垣又言为寒，何也？予曰：吐酸与吞酸不同，吐酸是吐出酸水如醋，平时津液随上升之气郁积而成。郁积之久，湿中生热，故从火化，遂作酸味，非热而何？其有郁积之久，不能自涌而出，伏于肺胃之间，咯不得上，咽不得下。肌表得风寒，则内热愈郁，而酸味刺心，肌表温暖，腠理开发，或得香热汤丸，津液得行，亦可暂解，非寒而何？《素问》言热

---

① 闷：原本与四库本均作"急"，据《济生方·呕吐翻胃噎膈门》改。

者，言其本也，东垣言寒者，言其末也。但东垣不言外得风寒，而作收气立说，欲泻肺金之实，又谓寒药不可治酸，而用安胃汤、加减二陈汤，俱犯丁香，且无治湿热郁结之法，为未合经意。予尝治吞酸，用黄连、茱萸炒，随时令选其佐使，苍术、茯苓为辅佐，汤浸炊饼为小丸吞之，仍告以粝食蔬菜自养，则病易安。

藿香安胃散方见脾胃门。

加减二陈汤　治痰饮为患，呕吐，头眩心悸，或因食生冷，脾胃不和。

丁香一两　半夏　陈皮各五两　茯苓三两　甘草一两半

上㕮咀。每服四钱，水煎，入生姜三片，煎服。

曲术丸　治中脘宿食留饮，酸蜇心痛，或口吐清水。

神曲炒，三两　苍术泔浸，炒，一两半　陈皮一两

上为末，生姜汁煮神曲为丸。每七十丸，姜汤下。

黄连清化丸

黄连一两　吴茱萸浸炒，一钱　桃仁二十四个，研　陈皮半两　半夏一两半

上为末，神曲糊丸，绿豆大。每服百丸，姜汤下。

丹溪经验方

茱萸一两，去枝梗，煮少时顷，半日晒干　陈皮　苍术米泔浸　黄连陈壁土炒，去土，秤黄芩如上土炒　桔梗　茯苓各一两

上为末，神曲糊丸，绿豆大。每服二三十丸，时时津液下，食后服。

附：六郁

六郁方论

郁者六，气、血、食、痰、湿、热，结聚不得发越，当升不得升，当降不得降者是也。丹溪云：血气冲和，百病不生，一有怫郁，诸病生焉。故人身诸病，多生于郁，或久病而生郁矣。戴氏曰：气郁者，胸胁疼痛，脉沉而涩；血郁者，四肢无力，能食，便红，脉沉芤结；食郁者，嗳酸，腹饱，不喜饮食，人迎脉平，气口紧盛；痰郁者，动则喘息，寸脉沉滑；湿郁者，周身走痛，或关节疼痛，遇阴寒而发，脉沉细缓；热郁者，瞀闷，尿赤，脉沉而数。《内经》曰：五郁者，金郁泄之，谓渗泄解表于小便也；木郁达之，谓吐之令其条达也；水郁折之，谓抑之制其冲逆也；火郁发之，谓汗之令其疏散也；土郁夺之，谓下之无壅碍也。此所谓六郁者，或七情之郁遏，或寒热之交侵，故为九气怫郁之候。或雨湿之侵凌，或酒浆之积聚，故谓留饮、湿郁之疾。热郁而成痰，痰郁而成癖，血郁而成癥，食郁而成痞满，此必然之理也。

丹溪治六郁方法

气郁

香附童便浸　苍术米泔浸　抚芎

湿郁

白芷　苍术　川芎　茯苓

痰郁

海石　香附　南星姜制　栝蒌一本无南星、栝蒌，有苍术、川芎、栀子

热郁

山栀炒　青黛　香附　苍术　抚芎

血郁

桃仁去皮　红花　青黛　川芎抚芎亦可

香附

食郁

苍术　香附　山楂　神曲炒　针砂醋炒七次，研极细

诸郁，春加芎，夏加苦参，秋冬加吴茱萸。

凡药，在中焦以苍术、抚芎开提其气以升之。假令食在气上，气升则食降，余仿此。

越鞠①丸

神曲炒　香附童便浸一宿　苍术　川芎栀子炒。各等分

上为细末，水丸绿豆大。每服五七十丸，温水下。

六郁汤　解诸郁。

陈皮去白，一钱　半夏汤泡七次　苍术米泔浸　抚芎各一钱　赤茯苓　栀子炒。各七分

香附二钱　甘草炙，半钱　砂仁研细，五分

上细切，作一服，加生姜三片，水二盏，煎至一盏，温服。

如气郁，加乌药、木香、槟榔、紫苏、干姜，倍香附、砂仁。

如湿郁，加白术，倍苍术。

如热郁，加黄连，倍栀子。

如痰郁，加南星、枳壳、小皂荚。

如血郁，加桃仁、红花、牡丹皮。

如食郁，加山楂、神曲、麦蘖曲。

升发二陈汤　治痰郁，火邪在下焦，大小便不利。此药能使大便润而小便长。

陈皮去白　抚芎　茯苓各一②钱　半夏一钱半　升麻　防风　甘草　柴胡各五分

上细切，作一服，加生姜三斤③，水一盏半，煎至一盏，温服。

升阳散火汤　治热郁。方见火门。

火郁汤方见积热门。

---

① 鞠：原本与四库本均为"曲"，据《丹溪心法》卷三改。

② 一：原本与四库本皆无，据《医学入门》卷七补。

③ 斤：四库本为"片"，据医理，当为"片"。

仁斋直指方论卷之八

三山名医仁斋杨士瀛登父编撰
新安后学惠斋朱崇正宗儒附遗

咳　嗽

咳嗽方论

江流滔滔，日夜无声，狂澜激石，不平则鸣。所以咳嗽者，痰塞胸脘，气逆不下①，冲击而动肺耳。然亦何以致此哉？曰：感风伤冷，挟热受湿，瘀血停水，与夫肺实肺虚，皆能壅痰而发嗽也。夫肺为娇脏，外主一身之皮毛，内为五脏之华盖，形寒饮冷，最易得寒，燥气郁蒸，最易生热。惟其易为冷热，所以内外交侵，动则邪气窒塞矣。此非不平而鸣乎？感风者，鼻塞声重，伤冷者，凄清怯寒，挟热为焦烦，受湿为缠滞，瘀血则膈间腥闷，停水则心下怔忡，或实或虚，痰之黄白，唾之稀稠，从可知也。治嗽大法，肺脉浮，为风邪所客，以发散取之；肺脉实，为气壅内热，以清利行之；脉濡散为肺虚，以补肺安之。其间久嗽之人，曾经解利，以致肺胃俱寒②，饮食不进，则用温中助胃，加和平治嗽等辈。至若酒色过度，虚劳少血，津液内耗，心火自炎，遂使燥热乘肺，咯唾脓血，上气涎潮，其嗽连续而不已。惟夫血不荣肌，故邪在皮毛，皆能入肺，而自背得之尤速，此则人

参、芎、归所不可无。一种传注，病涉邪恶，五脏反克，毒害尤深，近世率用蛤蚧、天灵盖、桃柳枝、丹砂、雄黄、安息香、苏合香丸通神之剂，然则咳嗽证治，于此可以问津索途矣。抑尤有说焉，肺出气也，肾纳气也，肺为气之主，肾为气之藏。凡咳嗽暴重，动引百骸，自觉气从脐下逆奔而上者，此肾虚不能收气归原也，当以补骨脂、安肾丸主之，毋徒从事于宁肺。诸气诸痰咳嗽喘壅之烦，须用枳壳为佐。枳壳不惟宽中，又能行其气，气下痰下，他证自平。

咳嗽证治

华盖散　治肺感风寒，痰壅咳嗽。

麻黄去节　紫苏子炒　杏仁去皮尖，炒　橘红　桑白皮炒　赤茯苓各一两　甘草炙，半两

上细锉。每服二钱半③，姜枣煎，食后服，随意加制半夏，添姜煎。

加减麻黄汤　治肺感寒邪，咳嗽。

麻黄去节，一两　辣桂　甘草炙。各半两

---

① 下：四库本作"平"。
② 寒：四库本作"冷"。
③ 二钱半：《太平惠民和剂局方》卷四作"二钱"。

杏仁五十枚，去皮尖，微炒，别研　陈皮　半夏制。各半两

上细锉，拌和杏仁，每三钱，紫苏三叶，姜四片，煎服。

温肺汤　治肺虚感冷，咳嗽，呕吐痰沫。

干姜　辣桂　甘草炙　半夏制　陈皮　北五味子　杏仁去皮尖。各一两　细辛　阿胶炒。各半两

上粗散。每二钱半，姜枣煎服。

三拗汤①　治寒燠不常，暴嗽喘急，鼻塞痰壅。

麻黄不去节　杏仁不去皮尖。各一两　甘草不炙，半两

上锉散。每二钱半②，姜五片，煎服。

金沸草散　治上壅热嗽。

荆芥穗二两　旋覆花去梗　麻黄去节　北前胡各一两半　半夏制　赤芍药　甘草炒。各半两

上细锉。每二钱半，加炒葶苈半钱，姜四片，煎服。如咽喉焦燥，加朴硝，食后。又治伤风，鼻塞流涕，壅嗽。若声哑，嗽不止，兼服人参款花膏。

人参款花膏

款冬花　紫菀茸洗去土，炒用　人参　北五味子　桑白皮炒。等分

上为末，炼蜜丸小弹子大。含化一丸，或淡姜汤嚼下。若身热口干，兼服天麻防风丸。

天麻防风丸

人参　天麻　防风各一两　全蝎炒　直僵蚕炒。各半两　朱砂研　雄黄研　甘草炙。各一分　牛黄一钱　麝一字

上细末，炼蜜丸桐子大。每二丸，紫苏薄荷汤嚼下。

清肺饮　治肺气上热咳嗽。

前胡　荆芥　桑白皮炒　甘草炙　枳壳制。各三分　知母　贝母去心，炒　脑荷　赤茯苓　北梗　紫苏　阿胶炒　杏仁去皮　天门冬去心。各半两

上锉散。每三钱，姜三片，乌梅一枚，食后煎服。如更内实，与解毒雄黄丸。方在积热门。

黄连阿胶丸　治肺热或咯血。

黄连净，三两　赤茯苓二两　阿胶炒，一两

上黄连、茯苓同末，水调阿胶和，众手丸桐子大③。每三十丸，食后米饮下。黄连、赤茯苓能抑心火，则肺得其清。

不换金正气散　治伤湿④咳嗽。方见寒类。　加赤茯苓、生干姜煎服。

大阿胶丸　治肺虚客热，咳嗽咯血、呕血。

阿胶炒热　地黄净　白茯苓　北五味子　山药各一两　贝母去心，炒　百部　柏子仁　茯神　丹参　杜仲去粗皮，锉，炒　麦门冬去心。各半两　远志浸，去心，炒　人参　防风各一分

上细末，炼蜜丸弹子大。每一丸，少水略煎，食后临卧服。或金沸散加脑荷煎汤嚼下。凡嗽药不效，觉胸膈腥闷，乃宿血乘肺，黑豆入紫苏、生姜煎汁与之。

桑皮散　治上焦有热，壅血腥闷，嗽声连并，气不得透。

脑荷　北梗　川芎　防风　桑白皮炒　黄芩　北前胡　柴胡　紫苏　赤茯苓　枳壳制。各一分　甘草炙，一分半

---

① 三拗汤：《太平惠民和剂局方》卷二所载本方药物剂量为"各等分"。

② 二钱半：《太平惠民和剂局方》卷二此作"五钱"。

③ 水调阿胶和，众手丸桐子大：《太平惠民和剂局方》卷六作"水调阿胶末，搜丸如梧桐子大。"

④ 湿：原本与四库本均为"温"，《医方类聚》卷一百十七所引本书作"湿"。据医理，当为"湿"。

上锉细。每三钱，姜枣煎服，或吃梨亦可。

小青龙汤　治表证水气，身热嗽喘，干呕怔忡。

十枣汤　治里有水气，身凉，咳，痞满胁痛药证。方见水饮门。

真武汤　治少阴肾证，水饮与里寒合而作嗽，腹痛下利。

白茯苓　白术　白芍药各一两　熟附子半两

上锉散。每二钱半，加生干姜、细辛、五味子各半钱，姜三片，食前服。凡年高气弱，久嗽通用。仍间服养正丹。

补肺汤　治肺虚气乏久嗽。

阿胶炒　真苏子　北梗　半夏制　甘草炙。各半两　款冬花　紫菀　细辛　杏仁去皮，焙　陈皮　桑白皮炒　青皮　缩砂仁　五味子　石菖蒲　草果各一分

上锉散。每三钱，姜四片，紫苏三叶，煎服。

理中丸　补肺，止寒嗽。

人参　干姜　白术　甘草炙。等分

上末，炼蜜丸弹子大。每一丸加炒阿胶、五味子煎服。

加味理中汤　治肺胃俱寒咳嗽。

人参　白术　干姜不炒　甘草炙　半夏制　茯苓　橘红　细辛　北五味子等分

上细锉。每服二钱半，姜枣煎，食前服。曾经解利者通用。

养胃汤方见寒类。

人参款花膏方见前。

二药兼服，治肺胃俱寒作嗽，或煎人参饮，嚼下大阿胶丸亦可。

人参饮　咳嗽痰壅通用。

人参　北梗　半夏曲　五味子　细辛　枳壳制　赤茯苓　杏仁不去皮。各一分　甘草炙，半分

上细锉。每三钱，姜五片，乌梅半个，食后煎服。

养肺汤　治肺壅上气，痰嗽。

人参　紫菀　赤茯苓　杏仁不去皮　真苏子　陈皮　桑白皮炙　款冬花　半夏曲　北梗　甘草炙，等分

上为粗末。每三钱，姜四片，乌梅半个，食后煎服。寒者加桂。

宁嗽汤　诸嗽通用。

桑白皮炒　紫苏　细辛　北五味子　橘皮　半夏制　茯苓　杏仁去皮　缩砂仁　枳壳制　北梗　甘草炒。等分

上锉散。每三钱，姜四片，乌梅半个，食后煎服。

人参润肺散　治咳嗽喘急，痰壅鼻塞。

麻黄去节　杏仁去皮，麸炒　贝母去心，麸炒。各一两　人参　阿胶炒　甘草炙。各半两　橘红　北梗各一分

上粗末。每二钱半，紫苏三叶，煎服。亦能发散，小儿通用。

冷嗽寒痰方　橘皮半夏汤、大七气汤夹和。每三钱，姜七片，枣二个，同煎，吞白丸子三十粒。

加味半夏茯苓汤　治痰多咳嗽。

半夏制，二两半　茯苓一两半　陈皮　五味子各一两　人参　细辛　甘草炙。各半两

上锉散。每四钱，姜七厚片，煎服。

南星散　治风气动痰发嗽。

生南星一两　枳壳制　细辛各半两　木香　甘草炙。各一分。

上㕮咀。每服三钱，姜七厚片，慢火熟煎服。

人参芎归汤　治虚劳少血，津液内耗，心火自炎，燥热乘肺，咳嗽咯血，及血不荣肌，动辄毛寒咳嗽。

当归　川芎　白芍药各二分　人参　半夏制　橘皮　赤茯苓　阿胶炒　细辛

北五味子　甘草炙。各一分

上锉。每服三钱，姜四片，枣二个，煎服。

人参芎归汤、大阿胶丸方见前。兼服，治肾虚劳嗽。

人参胡桃汤夹和定肺汤方见喘门。治劳气喘急。

七宝散　治肺痿劳嗽久嗽。

人参　款冬花　钟乳石　鹅管石并生研　明矾煅。各二钱　辣桂　甘草各一钱

上细末。临卧以少许咽下两次。

黄芪建中汤方见湿门。加半夏曲、生干姜、五味子同煎，空心吞安肾丸，方见水饮门。治肾经虚寒，咳嗽痰唾，面①色黯黑，小腹动气作痛。

消脓饮　治肺有痈脓，腥气上冲，呕吐咳嗽。

生南星一两　知母　贝母去心，炒　生地黄　阿胶炒　川芎　桑白皮炒　甘草炙各三分　防风　射干　北梗　天门冬去心　脑荷　及杏仁不去皮　半夏制　紫苏叶　白芷　白及各半两

上锉散。每四钱，姜七片，乌梅一个，食后煎服。

雄黄散　治传痊劳嗽，肺管有虫，令人喉痒。

雄黄　安息香各一分　露蜂房去子，烧灰　桃仁去皮，炒。各二分　麝少许

上为末。每用一钱，生艾叶入生蜜研汁夹和，临卧含化，仍烧艾，以管子吹烟熏喉。

苏合香丸

安息香二两，别为末，用无灰酒一升熬膏苏合香油一两，入安息膏内　白术　丁香青木香　白檀香　沉香　荜茇　香附净诃子煨，取肉　乌犀镑屑　朱砂研，水飞。各二两　薰陆香　龙脑研。各一两　麝香一两半

上为细末，入研药拌和，用安息香膏并炼白蜜和剂。每一大丸，沸汤化下。前气血风类，后诸痛呕逆类，并用此。

咳逆方

苏合香丸　用丁香柿蒂汤调下。

噫逆即咳逆，胃寒所致也。良姜为要药，人参、白茯苓佐之。良姜温胃，能解散胃中风邪。

安肾丸方见诸虚门。

凡咳嗽暴重，觉气从脐下逆奔而上者，盖肾虚气不归原，补骨脂、安肾丸主之。

附：诸方

参苏饮　治上膈有热，咳嗽声重。方见伤风门。

五拗汤《澹寮方》②　治风寒咳嗽，肺气喘急。

麻黄不去节　杏仁不去皮　甘草生用荆芥穗　桔梗各等分

上㕮咀。姜三片同煎，温服。咽痛甚者，煎热后，加朴硝少许。一方去桔梗、荆芥，用半夏、枳实等分。

人参荆芥散《济生方》　治肺感风邪，上壅咳嗽，头目不清，言语不出，咽干，项强，鼻流清涕。

陈皮去白　荆芥穗　桔梗　半夏汤泡③七次　细辛洗去土　甘草炙　人参　杏仁去皮尖　通草　麻黄④去根节。各半两⑤

上㕮咀。每服四钱，水盏半，姜五

---

① 面：原本与四库本均为"而"，据《医方类聚》卷一百十七所引本书改。

② 《澹寮方》：即元代僧人继洪所辑之《澹寮集验方》。

③ 泡：四库本作"洗"。

④ 麻黄：原本与四库本均为"麻"，据《济生方·五脏门》改。

⑤ 各半两：原本与四库本皆无，据《济生方·五脏门》补。

片，煎八分，食后温服。

消风百解散《和剂方》　治咳嗽声重，身热头疼。方见伤风门。

加减三奇汤东垣方　治咳嗽上气，喘促，胸膈不利。

桔梗　陈皮　甘草　青皮　人参　紫苏　桑白皮各五钱　半夏七钱　杏仁三钱　五味子四钱

上㕮咀。每六七钱，入姜煎服。

加减泻白散东垣方　治阴气在下，阳气在上，咳嗽呕吐喘急。

桑白皮一两　地骨皮七钱　陈皮　青皮　五味子　人参各五钱　白茯苓一钱

上㕮咀。每服半两，水煎，入粳米二十粒。

人参五味子散《圣惠方》　治男女老稚，诸虚百损，气血劳伤，涎喘咳脓，或嗽咯血，寒热往来，夜有盗汗，羸瘦困乏，一切虚损。

人参　五味子　桔梗　白术　白茯苓　甘草炙　熟地黄　当归焙，半两　地骨皮　前胡去苗　桑白皮炒　枳壳去瓤，炒　黄芪炙　陈皮去白　柴胡各三钱

上㕮咀。每服八钱，水一盏半，生姜三片，煎至八分，去滓温服，食后服，日三次。烦渴加乌梅、青蒿煎；咳脓血加知母、阿胶煎，尤妙。

诸般嗽不已

粟壳制　乌梅去核　陈皮去白　人参去芦　木香　五味子　桔梗炒　杏仁去皮尖，炒　石膏　甘草

上㕮咀。每服八钱，啇水二盏，煎至八分，去滓温服，食后。

止嗽烟筒方

冬花蕊　鹅管石　雄黄　艾叶各等分

上为末，用纸卷筒内，用火点，烟入口内吞下，就用水吞一口，以塞烟气，立效。

加味人参紫菀散　治虚劳咳嗽。

大宁嗽汤　劳嗽诸嗽通用，神效。并见虚劳门。

咳嗽治例出《明医杂著》

王节斋曰：咳谓有声，肺气伤而不清；嗽谓有痰，脾湿动而生痰。咳嗽者，因伤肺气而动脾湿也。病本虽分六气、五脏之殊，而其要皆主于肺。盖肺主[1]气而声出也，须分新久虚实[2]。新病，风寒则散之，火热则清之，湿热则泻之。久病便属虚、属郁。气虚则补气，血虚则补血，兼郁则开郁。滋之、润之、敛之、降之[3]，则治虚之法也。

主方

杏仁去皮尖　白茯苓各一钱　橘红七分　五味子　桔梗　甘草各五分

春作[4]多上升之气，宜润肺抑肝，加川芎、芍药、半夏、各一钱。麦门冬、炒[5]。黄芩、知母。各五分。

春若伤风致咳[6]，鼻流清涕，宜辛凉解散，加防风、薄荷、紫苏[7]、炒黄芩、麦门冬。各一钱。

夏多火热，炎上最重，宜清金降火，加桑白皮、知母、炒黄芩、麦门冬、石膏。各一钱。

秋多湿热伤肺，宜清热泻湿，加苍术、桑白皮、各一钱。防风、黄芩、山栀。各五钱。炒。

---

① 主：原本与四库本均为"生"，据《明医杂著》卷二改。

② 须分新久虚实：《明医杂著》卷二此前有"治法"二字。

③ 降之：《明医杂著》卷二无此二字。

④ 作：《明医杂著》卷二无此字。

⑤ 炒：《明医杂著》卷二此字在"黄芩"下。

⑥ 致咳：《明医杂著》卷二作"咳嗽"。

⑦ 紫苏：《明医杂著》卷二无此药。

冬多风寒外感，宜解表行痰，加麻黄、桂枝、半夏、生干姜、防风。各一钱。肺经素有热者，再加酒炒黄芩、知母。各五分。若发热头痛，鼻塞声重，再加藁本、川芎、前胡、柴胡。各一钱。

若有痰，加半夏、枳壳；风痰再加南星；姜汁炒。湿痰脾困少食，加白术、苍术、有痰而口燥咽干，勿用半夏、南星，宜加知母、蜜水拌，炒。贝母、栝蒌仁、黄芩。炒。

若夏月热痰，或素热有痰，加黄芩、黄连、知母、石膏。

上半日咳者，胃中有火，加贝母、石膏、黄连，五更嗽者同治。

黄昏咳者，火浮于肺，不宜正用寒凉药，宜加五味子、诃子皮①，敛而降之。

若咳嗽久，肺虚，滋气补血，加人参、黄芪、阿胶、当归、生姜、天门冬、款冬花、马兜铃、酒芍药之类。肺热咳喘，去人参，用沙参，此兼补气血也。

若午后咳者，属阴虚，即劳嗽也。宜补阴降火，加川芎、当归、芍药、熟地黄、黄柏、知母、竹沥、姜汁、天门冬、栝蒌仁、贝母，此专补阴血也。

若火郁嗽，谓痰郁火邪在中，宜开郁消痰，用诃子皮、便香附②、栝蒌仁、半夏曲、海石、青黛、黄芩为末，蜜调为丸，嚼化，仍服前补阴降火药③，失治则成劳。

若痰积、食积作咳嗽者，用香附、栝蒌仁、贝母、海石、青黛、半夏曲、软石膏、山楂子、枳实、姜炒黄连为末，蜜调嚼化。

若劳嗽见血，加阿胶、当归、芍药、天门冬、知母、贝母、桑白皮，亦于前肺虚、阴虚二条择用。大抵咳嗽见血，多是肺受热邪，气得热而变为火，火盛而阴血不宁④，从火上升，故治宜泻火滋阴，忌

用人参等甘温补气之药。然亦有气虚而咳血者，则宜用人参、黄芪、款冬花三药，但此等证不多耳。

因咳而有痰者，咳为重，主治在肺；因痰而致咳者，痰为重，主治在脾，但是食积成痰，痰气上升，以致咳嗽，只治其痰，消其积，而咳自止，不必用肺药以治嗽也。

针灸法 风门二穴在背二椎下，各开半寸。肺俞二穴三椎下各寸半。 三里二穴见前。

附：肺痿、肺痈

肺痿方论

《金匮》曰：热在上焦者，因咳为肺痿。得之或从汗出，或从呕吐，或从消渴，小便利数，或从便难，又被快药下利，重亡津液，故得之。寸口脉数，其人咳，口中反有浊唾涎沫者，为肺痿。若口中辟辟燥，咳即胸中隐隐痛，脉反滑数，此为肺痈。咳唾脓血，脉数虚者为肺痿，数实者为肺痈。咳伤肺叶成也。丹溪云：宜补血养肺，养气清金。虚者，用人参平肺散治之。

紫菀散《拔粹》方 治咳嗽唾中有脓血，虚劳证肺痿变痈。

人参 桔梗 茯苓各一钱 知母 贝母各一钱半 紫菀 甘草 阿胶炒。各五分

---

① 诃子皮：《明医杂著》卷二此前有"五倍子"。

② 便香附：四库本作"炒香附"，《明医杂著》卷二作"香附童便浸"。

③ 药：原本与四库本均为"汤药"，据《明医杂著》卷二删。

④ 阴血不宁：原本与四库本均为"阴虚不得安宁"，据《明医杂著》卷二改。

五味子十五粒

上㕮咀。水煎服。一云：各等分，水二盏，生姜三片，煎至一盏，食前服。

人参平肺散《拔粹》方　治心火克肺，传为肺痿，咳嗽喘呕，痰涎壅盛，胸膈痞满，咽嗌不利。

桑白皮炒，一两　知母七钱　甘草炙　地骨皮各半两　青皮　五味子三百个　茯苓　人参各四钱　陈皮去白，半两　天门冬去心，四钱　如热，加黄芩、四钱。紫苏叶、半夏。各半两。

上㕮咀。每服五钱，水二盏，生姜三片，煎至八分，去滓温服。或为末，姜汁丸弹子大，嚼化亦得，食后。

知母茯苓汤《宣明方》　治肺痿，喘嗽不已，往来寒热，自汗。

茯苓　甘草炙，各一两　知母　五味子　人参去芦　薄荷　半夏洗七次　柴胡去苗　白术　款冬花　桔梗　麦门冬去心　黄芩各半两　川芎　阿胶各二钱①。炒

上㕮咀。每服一两②，水二盏，生姜十片，煎至一盏，去滓，通口服，食后。

生姜甘草汤《千金方》　治肺痿，咳唾痰涎不止，咽燥而渴。

生姜五两　人参二两③　甘草四两　大枣十五枚④

上四味，以水七升，煮取三升，分温三服。

七宝散　治肺痿，劳嗽，久嗽。方见前咳嗽门。

保和丸葛氏⑤方　治劳嗽，肺成痿者，服之决效。

润肺膏葛氏方　治久肺燥成痿。并见痨瘵门。

葶苈大枣泻肺汤　治肺痈喘不得卧。

葶苈熬令黄色，捣，丸如弹子大　大枣十二枚

上先以水三升煮枣，取二升，去枣，纳葶苈，煮取一升，顿服。

桔梗汤《金匮》方　治咳而胸满振寒，脉数，咽干而渴，时出浊唾腥臭，久吐脓如米粥者为肺痈。

桔梗二两　甘草二两

上二味，以水三升，煮取一升，分温再服，则吐脓血也。

桔梗汤《济生方》　治肺痈，咳嗽脓血，咽喉⑥多渴，大小便亦涩。

桔梗去芦　贝母去心膜　当归去芦，酒浸　栝蒌子　枳壳去瓤，麸炒　薏苡仁炒　桑白皮蜜水炙　防己各二⑦两　黄芪去芦，一两半　甘草节生用　杏仁去皮尖，麸炒　百合蒸。各半两

上㕮咀。每服五⑧钱，水盏半，生姜五片，煎八分，不拘时服。如大便秘，加大黄；小便赤少，加木通。

消脓饮　治肺痈，脓腥气上冲而呕，咳嗽。方见前咳嗽门。

针灸法　肺俞二穴穴法见前。　膻中一穴在两乳相系玉下一寸六分，又名元儿，仰取之。

喘　嗽

喘嗽方论

肺主气也，一呼一吸，上升下降，营卫息数往来流通，安有所谓喘？惟夫邪气伏藏，痰涎浮涌，呼不得呼，吸不得吸，

---

① 二钱：《宣明论方》卷九作"三钱"。

② 一两：《宣明论方》卷九作"三钱"。

③ 二两：《千金要方》卷十七作"三两"。

④ 十五枚：《宣明论方》卷十七作"十二枚"。

⑤ 葛氏：即元代医家葛可久，著有《十药神书》。

⑥ 咽喉：《济生方·痈疽疔肿门》作"咽干"。

⑦ 二：《济生方·痈疽疔肿门》作"一"。

⑧ 五：《济生方·痈疽疔肿门》作"四"。

于是上气促急，填塞肺脘，激乱争鸣，如鼎之沸，而喘之形状具矣。有肺虚挟塞而喘者，有肺实挟热而喘者，有水气乘肺而喘者，有惊忧气郁肺胀而喘者。又有胃络不和，喘出于阳明之气逆；真元耗损，喘生于肾气之上奔。如是等类，皆当审证而主治之。肺虚、肺寒，必有气乏表怯，冷痰如冰之证，法当温补，如官桂、阿胶之类是也。肺实、肺热，必有壅盛胸满，外闱上炎之状，法当清利，如桑白皮、葶苈之类是也。水气者，辘辘有声，怔忡浮肿，与之逐水利小便，如小半夏茯苓汤、五苓散辈；惊忧者，惕惕闷闷，引息鼻张，与之宽中下气，如四七汤、桔梗枳壳汤辈。阳明之气下行，今逆而上行，古人以通利为戒，如分气紫苏饮、指迷七气汤加半夏，二陈汤加缩砂施之为当。真阳虚惫，肾气不得归原，固有以金石镇坠、助阳接真而愈者，然亦不可峻骤，且先与安肾丸、八味丸辈，否则人参煎汤下养正丹主之，雄黄、麻黄、马兜铃、汉防己、鸡内金诸品，非不主喘也。如前治法大要，究其受病之源。至若伤寒发喘，表汗里下；脚气喘满，疏导收功。此则但疗本病，其喘自安。圆机之士，可以举隅而反矣。虽然喘有利下而愈者，亦有因泻而殂者，喘有数年沉痼而复瘳者，亦有忽因他疾大喘而不救者。汗出发[1]润喘者，为肺绝；身汗如油喘者，为命绝；直视谵语喘满者不治。诸有笃病，正气欲绝之时，邪气盛行，多壅逆而为喘，然则喘之危恶，又安可以寻常目之？

喘嗽证治

九宝汤　经年喘嗽通用，常服屡效。

麻黄去节　橘红　脑荷各一两　辣桂　紫苏　桑白皮炒　杏仁去皮尖　大腹子连皮

甘草炙。各半两

上细锉。每服三钱，姜五片，乌梅一个，水煎，食后临卧服。或入童子小便半盏同煎，尤妙。

定肺汤　治上气喘嗽。

紫菀茸　北五味子　橘红　杏仁去皮尖，略炒　甘草炙　真苏子炒　桑白皮炒　半夏制　枳壳制。等分

上细锉。每三钱，姜五片，紫苏五叶，食后煎服。

调降汤　治喘嗽。

枳壳制，一两　半夏制　北梗　青皮　陈皮　真苏子　槟榔　茯苓　葶苈隔纸炒。各半两　木香　白豆蔻仁　缩砂仁　紫苏叶各二钱半　甘草炙。三分

上锉散。每三钱，姜五片、煎服。

杏苏饮　治上气喘嗽浮肿。

紫苏叶二两　五味子　大腹皮　乌梅肉　杏仁去皮尖。各一两半　陈皮　北梗　麻黄去节　桑白皮炒　阿胶炒。各三分　紫菀　甘草炒。各一两

上㕮咀。每三钱，姜五片，煎服。

五味子汤　治寒喘。

北五味子　杏仁去皮尖，麸炒　橘红各一两　麻黄去节，一两半　甘草炙　生干姜　辣桂各半两

上粗末。每服二钱半，苏三叶，煎服。肺虚，加炒阿胶；喘甚，加马兜铃。

人参胡桃汤　治肺虚发喘气乏。

人参一寸拣者　胡桃肉二个，去壳不去皮

上切碎。姜钱五片，枣二枚，食后临卧煎服。盖人参定喘，带皮胡桃敛肺。《夷坚志》方。

三拗汤方见咳嗽门。寒证喘者，加生干姜、辣桂；热证喘者，加葶苈、脑荷。煎毕，入朴硝少许。

---

①　发：指头发。

玉华散　清肺定喘。

甘葶苈焙香　桑白皮炒　天门冬去心　马兜铃　半夏制　紫菀　杏仁去皮尖　贝母炮　百合　人参各半两　百部　甘草炙。各一分

上锉散。每服二钱半，姜四片，大枣三枚，煎服。

小青龙汤方见水饮门。　本方去麻黄，加杏仁，去皮，三两，治水气喘嗽。若小腹满，更加茯苓。

郁李仁丸　治水气乘肺，动痰作喘，身体微肿。

葶苈隔纸炒　杏仁去皮尖　防己　郁李仁炒　真苏子　陈皮　赤茯苓各半两

上末，炼蜜丸桐子大。每三四十丸，食后，生姜紫苏汤下。

神秘汤　治水气作喘。

陈皮　北梗　紫苏　人参　五味子　槟榔　桑白皮炒　半夏制　甘草炙。等分

上细锉。每服三钱，姜五片，煎服。

小半夏茯苓汤、五苓散方见水饮门。

田七汤　治惊忧气遏上喘。

半夏制，二两半　茯苓二两　厚朴制，一两半　紫苏叶一两

上㕮咀，每服三钱半，姜七片，枣二枚，煎服。

桔梗枳壳汤、指迷七气汤、分气紫苏汤方见气门。

二陈汤方见疟类。

安肾丸、方见水饮门。**八味丸、养正丹**见癫冷门。　治肾虚上喘。凡肾虚而喘，须以人参为佐。

五灵丸　治久喘。

木香半两　马兜铃去壳，炒　葶苈微炒。各一分　川五灵脂二两

上为细末，炼蜜丸桐子大。每二十丸，杏仁三个，捶碎，姜三片，煎汤下。

雄黄丸　至诚修合，治喘。

雄黄研　白矾煅　木香　生葶苈各一分　马兜铃去壳　鸡内金　淡豆豉各三钱半　信砒锋芒莹者，研，生用①一钱半

上八味，各取实分数，并细末，研，米浆煮糊丸如胡椒大。每服五丸，茶清稍冷，临卧送下，加至七丸而止。次日饮食勿用②热。绿豆生嚼，解砒霜毒。

控痰良方方见痰饮门。　治喘嗽。

虚劳喘嗽眩运方

灵砂一两，研细　人参　木香各二钱半　大香附杵净　大红川椒去合口并子，焙出汗。各半两

上细末，糕糊丸麻子大。每服二十丸，空心食前，橘皮汤下。川椒引气归原。

附：诸方

苏沉九宝汤《简易方》　治老人小儿素有喘疾，遇寒暄不常，发则连绵不已，咳嗽哮吼，夜不得睡③。

桑白皮　甘草　大腹皮　麻黄　官桂　薄荷　陈皮　紫苏　杏仁各六分

上㕮咀。每服三钱，水盏半，姜三片，乌梅半个，煎六分服。

五味子汤《活人方》　治喘促脉伏而数者。

五味子五钱　人参　麦门冬去心　杏仁去皮、尖　生姜　陈皮各一钱半　枣子三枚

上㕮咀，作二服。每服水二盏，煎至一盏，食后温服。

四磨汤　治七郁结，上气喘急。

人参　槟榔　沉香　乌药

上件各浓磨，水和，煎三五沸，温

---

①　用：原本与四库本均为"研"，《医方类聚》卷一百十七所引本书作"用"。

②　用：《医方类聚》卷一百十七所引本书无此字。

③　睡：原作"暄"，据四库本改。

服。

千缗汤 治痰喘不能卧，人扶而坐，一服即安。

半夏七个，锉，泡七次 甘草炙，一寸 生姜一指 皂角一寸

上㕮咀，作一服，水煎。

丹溪治痰喘方

南星 半夏 杏仁 栝蒌仁 香附 陈皮去白 皂角灰 萝卜子

上为末，神曲糊为丸。每服六七十丸，姜汤下。

五虎汤 治喘急痰气。

麻黄七分 杏仁去皮尖，一钱 甘草四分 细茶炒，八分 白石膏一钱五分

上作一服，白水煎。

风寒伤而喘者，三拗汤、华盖散、神秘汤可选而用之。

象云：止喘气促，以天门冬、人参、黄芪为主。

针灸法 璇玑一穴，在天突下一寸。气海一穴在脐下一寸半。三里二穴。

声　音

声音方论

心为声音之主，肺为声音之门，肾为声音之根。风寒暑湿，气血痰热，邪气有干于心肺者，病在上脘，随证解之，邪气散则天籁鸣矣。惟夫肾虚为病，不能纳诸气以归原，故气奔而上，咳嗽痰壅，或喘或胀，髓虚多唾，足冷骨痿，胸腹百骸俱为之牵制，其嗽愈重，其气愈乏，其声愈干，君子当于受病之处图之可也。按钱氏方，小儿吐泻，利其小便过多，以致脾虚不食①，钱用益黄散作效，数日以后，忽而不语，钱知其脾气已复，肾气尚虚，投

以地黄丸益肾，相继数剂，于是能言。余益信声音之根出于肾也，不诬矣。

诸病不语，或声干沉，难以痊复，余见《活人总括》。小儿瘖哑，见小儿类。

声音证治

星姜饮 治风邪风毒，缠喉不语。

南星略炮，半两 生姜四钱 橘皮三钱

上锉。每服三钱 紫苏五叶煎服。

荆苏汤 失音通用。

荆芥 苏叶 木通 橘红 当归 桂 石菖蒲

上等分，锉。煎四钱服，

金沸草散、人参款冬花膏 兼服，治伤风鼻塞涕流，壅嗽声哑。热证通用。方见嗽门。

二物汤 治风寒邪气留滞失音。

辣桂半两 石菖蒲二钱

上锉。每服二钱半，新水煎，细呷。

归荆汤 治风痉，口噤不语，项强背直，身腰反张。方附在湿门②。

小柴胡汤 治伏暑，发热汗渴，暑入心包不语方见血类，加茯苓煎。

不换金正气散方见寒类。加石菖蒲。治湿证声哑，加桂治寒证声哑。

三因七气汤方见气门。加枳壳、甘草治气隔声沉。

犀角地黄汤 治血证，心忪语短，眩冒迷忘。

生地黄四两，净 犀角 牡丹皮 芍药各半两

上锉。每服四钱，入桃仁去皮尖七粒，煎服。如无犀角，以升麻代。

---

① 食：四库本作"受"。

② 方附在湿门：湿门中未见此方，此方见于风门，当作"方附在风门"。

朱砂丸 治打扑惊忤，血入心窍不语，方见血类。

二陈汤 方见疟类。加石菖蒲煎，吞白丸子，方见身疼类。治痰证声沉。

金花散 治失音，亦治喉痹。

槐花，新瓦上炒香熟①，三更后床上仰卧，随意食之。热证通用。

密陀僧散 治大惊入心，痰血窒塞，暗不能言。亦治暗风方见惊悸门。

治墨桃仁汤 治狐惑，虫食其脏，上唇疮，其声哑。

桃仁浸去皮，焙　槐子　艾叶各一两　大枣十五枚

上用水三盏，煎至一盏半，分三次服。

人参平肺汤 治肾虚声不出。

人参　川芎　当归　熟地黄洗，晒　白芍药　白茯苓　菟丝子酒浸烂，研细　北五味子　杜仲去粗皮，锉，姜汁制，炒去丝　巴戟酒浸，去心，晒　橘红　半夏曲各半两　牛膝酒浸，焙　白术　补骨脂炒　胡芦巴炒　益智仁　甘草炙，各二钱半　石菖蒲一钱半

上锉细。每服三钱，姜五片，枣二枚，食②前煎吞山药丸七十粒。方见漏浊门。五更头肾气开，不得咳唾，言语默然，再进上药，功效胜常。

杏仁煎 治咳嗽暴重，声音不出。

杏仁水浸去皮，研膏　冬蜜　砂糖　姜汁各一盏　桑白皮去赤，炒　木通　贝母去心。各一两半　北五味子　紫菀茸各一两　石菖蒲半两　款冬花蕊③

上后六味锉，以水五升煎半，去滓，入杏、姜、糖、蜜夹和，微火煎取一升半，每服三合，两日夜服之。

木通汤 治诸风失音。

木通　石菖蒲　防风　羌活　桑螵蛸　全蝎焙　直僵蚕炒，　甘草炙。各一分　圆白南星略炮，半两

上锉。每服二钱半，紫苏五叶，姜五片，熟④煎服。

附：诸方

诃子汤 治失音不语。

诃子四个，半生半煨　桔梗一两五钱，半生半炒　甘草二寸，一寸生，一寸熟

上为粗末，分二帖。每帖水一盏，童便一盏，煎至八分，去滓，食后温服。

玉粉丸 治冬月寒痰结于咽喉不利，语音不出。《针经》云：寒气客于会厌，猝如哑，宜服此药。

桂心　草乌各一字　半夏汤洗，五钱．

上为细末，姜汁浸，蒸饼为丸如鸡头大。每服一丸，至夜含化。多年不愈者亦效。

响圣破笛丸 治歌讴失音不语者宜服，神效。

连翘　桔梗　甘草各二两半　薄荷四两　诃子肉炒　砂仁　大黄各一两　川芎一两半　百药煎二两

上为细末，鸡子清和为丸，如弹子大。每服一丸，临卧噙化服。

一方 治失音不语。

百药煎 杏仁去皮尖　百合　诃子肉　薏苡仁各等分

上为末，以鸡子清和丸如弹子大。每用一丸，临卧噙化。

---

① 熟：四库本作"热"。
② 食：原本与四库本均作"令"，据《医方类聚》卷一百二十一所引本书改。
③ 款冬花蕊：《医方类聚》卷一百二十一所引本书无此药。
④ 熟：四库本作"热"。

仁斋直指方论卷之九

三山名医仁斋杨士瀛登父编撰
新安后学惠斋朱崇正宗儒附遗

虚　劳

虚劳方论

蒙庄有言：精太用则竭，神太劳则惫。借是可以论病矣。夫人所以根本此性命者，气与血也。若男若女，气血均有，独不能保而有之，终日役役，神倦力疲，饥饱越常，喜怒失节，形寒饮冷，纵欲恣情，遂使五脏气血俱虚，此五劳之所从始也，六极七伤类焉。故心家虚，则便浊汗多；肝家虚，则筋挛目眩；肾家虚，则腰痛泄精；肺家虚，则咳嗽閧热；脾胃虚，则呕吐不食，日就羸黄，或乃胃热消谷，饮食虽多，亦不生肌肉而转加瘦悴矣。前是①数证，其间大抵心下引胁俱疼，盖滞血不消，新血无以养之也。治法大要：潮热者不可过用寒凉，秘结者不可骤与疏泄，嗽喘者不可妄施发散，咯血者不可错认以为热，但以滋养营血为上，调平脏气次之，某病某药，又于养血调气之中而增益也。其或骨间有热，以致四肢缓弱不举，此则骨痿，欲斯疾之有瘳也，难哉！虽然当归、地黄、黄芪、芍药固养血之上药也，亦当以益胃消痰辈佐之。盖人以谷气为本，所谓精气、血气由谷气而生。古

人以五味、五谷、五药养其病者，不无先后于其间也。当归、地黄恋膈引痰，黄芪、芍药多则伤胃，是可胶柱调瑟而剂量轻重之不审乎？抑余闻诸虚不足，皆成劳倦，此可疗不可恶之疾也。其视传疰一种，实霄壤焉。传疰者，挟邪精鬼怪之气而作也。经曰：人有逢年月之厄，感鬼神之精，无处不恶，沉默而不能的知所苦，积岁渐至委顿，既往复传疰于旁人，须用通神明、去恶气等剂疗之，或者刳②麝劏③犀，驱伐邪恶，飞丹炼石，引纳清和，盖为尸疰设也。前集咳嗽中亦略陈之。

又　论

劳倦之疾，百脉空虚，非滋润粘腻之物以养之，不能实也。古方用鹿角胶、阿胶、牛乳、饴糖、酥酪、煎蜜、人参、杏仁、当归、熟地黄之类，正此意耳。或者妄施伏火金石、附子燥热等辈，以致血气干涸，心肾不交，故火炎于上，为痰嗽、为咯血、为口干、为五心热；水走于下为脚弱、为遗精、为赤白浊、为小便滑数，误矣哉！虚劳之脉，大抵多弦，或浮大，

---

① 是：四库本作"此"。
② 刳：音 kū，剖开、挖空之意。
③ 劏：音 tuán，割剖之意。

或数，皆虚劳之候也。大者易治，血气未定，可敛而正也；弦者难治，血气已耗，未易调补之；若带双弦，则为贼邪侵脾，此尤难治；加数，剧[1]则殆矣。

灸劳法　膏肓二穴，可以回生。或肚脐相对，取背脊骨对正，灸亦有验，艾炷亦不可多。

虚劳证治

十补汤方见癏冷门。　虚劳通用。嗽加北五味子；痰加半夏；发热加柴胡；有汗加牡蛎；虚寒加干姜。皆依原药分两，稍不喜食则勿用。

双和汤　五劳六极七伤通用。

白芍药二钱[2]半　当归　川芎　黄芪蜜炙。各一两　熟地黄洗，酒蒸　辣桂　甘草炙。各三分

上粗末。每服三钱，姜、枣煎，食前服，或入二陈汤同煎。

地骨皮散　治虚劳潮热，骨蒸壮热。

地骨皮洗　秦艽洗，去芦　柴胡　枳壳制　知母生　当归　鳖甲醋炙黄。各半两　川芎半两　甘草炙，一分

上粗末。每服三钱，桃柳枝各七寸，姜三片，乌梅一个同煎，空心临卧各一服。潮热甚，加些大黄微利之。

枳壳散　治虚劳大便秘涩。

枳壳五两，制　甘草炙，一两半，　加杏仁去皮，炒　阿胶炒酥　生地黄各一两

上细锉。每服三钱，姜五片，蜜三匙，乌梅一个同煎，空腹服。

加味人参紫菀散　治虚劳咳嗽。

人参　北五味子　紫菀茸　陈皮　贝母去心　紫苏叶　桑白皮炒　白茯苓各一两　杏仁去皮，炒　甘草炙。各三分　加川芎半夏曲各一两　阿胶炒酥，半两

上粗末。每服三钱，姜七片，枣二枚，乌梅一个，食后煎服。

大阿胶丸方见嗽门。　治虚劳嗽血，咯血，前血类。

茅[3]苏汤、豆苏汤、薏苡汤、人参汤咳嗽门。　用人参饮，皆可煎汤嚼下。肺热加脑荷、桑白皮、天门冬。

人参芎归汤　治虚劳少血，肺热嗽血。方见咳嗽门。

地黄饮　治骨蒸劳热，咯血。

生地黄捣汁，入姜汁少许服之，以热退为度，或利则止。

大宁嗽汤　劳嗽诸嗽通用，神效。

北五味子　茯苓　桑白皮炒　紫苏细辛　橘皮　枳壳制　杏仁去皮，炒　阿胶炒酥　甘草炙　罂粟壳去筋蒂，截碎[4]，蜜酒炒热。各一分　半夏制，二分

上锉散。每服三钱，姜五片，枣二枚，乌梅半个，食后煎服。劳嗽多加川芎。

远志丸　治虚劳惊悸，神气不宁。

远志姜汁腌，取肉，焙　茯神去木　黄芪炙　熟地黄洗　人参各一两　石菖蒲半两　当归三分

上末，粟米糊丸桐子大。每二十丸，米饮下

龙齿汤　治心怔惊悸，常怀忧虑，如人将捕，小便或少，或多，或浊。

半夏制　辣桂各二两　人参　白茯苓甘草炙　当归　龙骨研　北梗炒　远志水浸，取肉炒　枳壳制。各一两半　黄芪蜜炙茯神去木，各一两

上末。每三钱，姜五片，枣二枚，粳

---

① 剧：原本与四库本均为"剂"，据《医方类聚》卷一百四十三所引本书改。

② 钱：四库本作"两"。

③ 茅：四库本作"紫"。

④ 碎：原本与四库本均为"宁"，据《医方类聚》卷一百五十所引本书改。

米百粒，食前煎服。

养心汤吞十四友丸　治虚劳少血，心虚多惊，精神恍惚。方见惊悸门。

辰砂妙香散　治虚劳心气不平，小便腻浊。方见疝门。

麝香鹿茸丸　治劳损虚冷，精血不足。方见瘤冷门。

集验鹿茸丸　治诸虚劳倦，补养心肾，滋益血气。

鹿茸酥炙　熟地黄　当归酒浸，焙　枸杞子　酸枣仁慢火炒，去皮　远志姜汁腌，取肉，炒①　附子炮　沉香　牛膝酒浸，焙　山药炮　苁蓉酒浸，焙。各一两　麝半两

上末，炼蜜丸桐子大。每五十丸，空心盐汤下。

还少丹　补虚劳，益心肾，生精血。

山药炮　牛膝酒浸，焙　白茯苓　山茱萸　舶上茴香炒。各一两半　续断　菟丝子洗，酒浸烂，研，焙　杜仲去粗皮，姜汁涂炙，截，炒　巴戟去心　苁蓉酒浸，焙　北五味子　枳实　远志姜汁腌，取肉，焙　熟地黄各一两

上末，炼蜜丸桐子大。每三十丸，盐汤下。

黄芪十补汤　补虚劳，养血气。

黄芪蜜炙　当归酒浸，焙　熟地黄洗　茯神各半两　白芍药一两　人参　白术　酸枣仁微炒　半夏制　陈皮　北五味子　肉桂　天台乌药　甘草炙　麦门冬去心。各一分　木香　沉香各一钱

上锉。每服三钱，姜五片，枣二枚，食前煎服。

鹿茸大补汤　补虚损，益气血。

人参　北五味子　当归　白术　白茯苓　熟地黄洗　白芍药　黄芪炙　甘草炙　阿胶炒酥　续断洗　半夏制　山药炮　石斛　酸枣仁浸，去皮，焙　柏子仁略炒。各一两　远志酒浸，取肉，焙　川白姜生。各三分　辣桂半两　鹿茸二两，去皮毛，酥炙黄

上细锉。每服三钱半，姜四片，枣二枚，食前煎服。

黄芪六一汤　治虚劳自汗。

黄芪炙，六钱　甘草炙，一钱　加白术　白芍药各三钱

上粗末。每服二钱　姜枣煎服。

当归散　治虚汗、盗汗。

人参　当归各一分

上粗末，分两服，以雄猪心一个，新水煮熟取汁两次，煎药，空心临卧服。

沉香鳖甲散　治虚劳，肢节疼痛。方见身疼类。

参苓白术散　治虚劳胃弱，饮食不进。

人参　白茯苓　白术　甘草炒　山药炮。各二两　白扁豆制，一两半　缩砂　桔梗炒　莲子肉　薏苡仁各一两

上末。每二钱，姜枣略煎。服治中汤、方见呕吐门。人参开胃汤、方见脾疼门。二陈汤，方见疟类。可择用。

桃仁煎　治劳瘵传尸，骨蒸倦弱。

大川椒出汗　生犀角　当归　续断各一两　桃仁去皮，炒　鳖甲醋炙黄。各一两半　蛤蚧一对去头足，洗，酥炙　木香　白矾煅　猪牙皂角各半两　安息香　苏合香　雄黄各一分　麝一钱

上末，炼蜜丸桐子大。每二十丸，米饮下，或用正川椒泡汤下。

神授丸　治传尸劳瘵，最杀劳虫。

正川椒色红而大者，去合口并子，以黄秆纸二重托之，于热炉内频拨令出油，取顿地上，用砂盆盖，以火灰遮密四周，约一时许

上碾末，老酒浸白糕为糊，丸桐子大。每服三四十丸，食前盐汤下。逐时常服，满一斤，瘵疾自瘥。昔人服之日久，取下劳虫如小蛇状，即瘥。此药亦治痹，

——————
① 炒：四库本作"焙"，据后文，当为"焙"。

辣桂煎汤下；治腰痛，茴香酒下；治肾冷，盐汤下，神妙。

烧发方　治劳瘵。

生发烧存性，为末，水调，空心服。此亦用枕骨之意。苏合香丸方见诸气门　皆要药也。

黄芪益损汤　治诸虚劳倦。

肉桂　熟地黄　半夏制　甘草炙。各三分　石斛酒炒　当归　川芎　黄芪炙　白术各一两　白芍药一两半　北五味子半两　木香三钱半

上锉细。每服三钱，姜五片，枣二枚，食前煎服。有热加柴胡。

附：诸方

补阴丸《明医杂著》　论曰：人之一身，阴常不足，阳常有余，况节欲者少，过欲者多。精血既亏，相火必旺，火旺则阴愈消，而劳瘵咳嗽、咯血、吐血等证作矣。故宜常补其阴，使与阳齐，则水能制火而水升火降，斯无病矣。故丹溪先生发明补阴之说，谓专补左尺肾水也。古方滋补药，皆兼补右尺相火，不知左尺原虚，右尺原旺，若左右平补，依旧火胜于水，只补其左制其右，庶得水火俱平也。右尺相火固不可衰，若果相火衰者，方宜补火。但世之人，火旺而致病者，十俱①八九；火衰成疾者，百无二三。且人在少年，肾水正旺，似不必补，然欲心正炽，妄用太过；至于中年，欲心虽减，然少年斫丧既多，焉得复实？乃至老年，天真渐绝，只有孤阳，故补阴之药，自少以至老不可缺也。丹溪先生发明先圣之旨，以正千载之讹，其功甚哉！今立补阴丸方，备加减法于后。

黄柏去皮，酒拌，炒褐色　知母去皮毛，酒拌炒，忌铁。各三两　锁阳酥炙干，二两　败龟

板酥炙透，三两　熟地黄酒拌蒸，忌铁，五两　五味子一两　枸杞子甘州者　天门冬去心　白芍药酒炒。各二两　干姜炒紫色，三钱，寒月加至五钱

上为细末，炼净蜜和，入猪骨髓三条，和药末杵极匀，丸梧子大。每服八九十丸，空心淡盐汤送下，寒月可用温酒。

若有梦遗精滑病者，加牡蛎、童便煅七次。白术、各一两。山茱萸、去核。椿根白皮。炒过，各七钱。

若有赤白浊病者，加白术、白茯苓、各二②两半。山栀仁、黄连。炒③，各五钱。

若有④软弱无力者，加牛膝、酒洗，二两。虎胫骨、酥炙透，二两。防己、酒浸，洗。木瓜。各五钱。

若有疝气病者，加苍术、盐炒⑤，一两半。黄连、生姜汁炒。山栀子仁、炒，各六钱。川芎、一两。吴茱萸、炒。青皮。去瓤，各五钱。

若脾胃⑥虚弱，胃寒易泄者，加白术、三两。陈皮、一两。干姜。炒，加至七钱。

若眼目昏暗者，加当归、酒洗。川芎、菊花、各一两。柴胡、黄连、酒炒。乌犀⑦、各五钱。蔓荆子、防风。各三钱。

若兼气虚之人，加人参、黄芪。蜜炙，各二两。

若左尺既虚，右尺亦微，命门火衰，阳事不举，加黑附子、小便浸泡⑧，去皮。肉桂、去皮，各七钱。沉香。五钱。

加减补阴丸

熟地黄八两　菟丝子四两，盐酒浸一宿

---

① 俱：《明医杂著》卷一作"相"。
② 二：《明医杂著》卷一作"一"。
③ 炒：四库本此前有一"各"字。
④ 有：《明医杂著》卷一作"脚"。
⑤ 盐炒：《明医杂著》卷一作"盐水炒"。
⑥ 脾胃：《明医杂著》卷一作"脾气"。
⑦ 乌犀：《明医杂著》卷一作"乌犀角"。
⑧ 泡：《明医杂著》卷一作"炮"。

当归三两，酒浸　白芍三两，炒　锁阳三两，酥炙　杜仲二两，炒　牛膝四两，酒浸　破故纸　枸杞一两半①　虎骨二两，酥炙　龟板三两，酥炙　黄柏二两，炒　山药　人参　黄芪各二两　冬加干姜一两

上为末，猪骨髓入蜜丸梧子大。空心服一百丸，盐汤下。

虎潜丸　治痿，与补肾丸同。

黄柏半斤，酒炒　龟板四两，酒炙　知母二②两，酒炒　熟苄③　陈皮　白芍药各二两　锁阳一两半　虎骨一两，炙　干姜半两

上为末，酒糊丸，或粥丸。一方加金箔一片，一方用生地黄。懒言语加山药，加炒黄柏、知母、炙龟板各等分，干姜三分之一，酒糊丸，名补血丸。一方无干姜。冬月方加有当归一两半，熟苄比前多一两，余同。

六味地黄丸《金匮》方　治形体瘦弱，无力多困，肾气久虚，久新憔悴，寝汗发热，五脏齐损，遗精便血，消渴淋浊等证。妇人血虚无子者，服之有效。

干山药　山茱萸肉各四两　泽泻去毛　牡丹皮去心　白茯苓去皮。各三两　熟苄八两

上为末，炼蜜为丸，梧子大。每服五六十丸，空心白汤下，寒月温酒下，如肾虚有饮作痰喘④，生姜汤下。

八味丸　治肾气虚乏，下元冷惫，脐腹疼痛，夜多旋溺，脚膝缓弱，肢体倦怠，面皮萎黄或黧黑，及虚劳不足，渴欲饮水，腰重疼痛，小腹急痛，小便不利。方见瘤冷门。

山药丸《和剂方》　治诸虚百损，五劳七伤，肌体消瘦，耳聋目暗，常服壮筋骨，益肾水。方见漏浊门。

四君子汤《和剂方》　补气，和胃，进食。

白术　人参　茯苓　甘草各等分

上㕮咀。水煎服。

四物汤《和剂方》　补血，和血，调经。

当归　白芍药　芎䓖　地黄妇人用生，男子用熟

上㕮咀。水煎服。

八物汤　平补气血，调和阴阳。

白术　人参　茯苓　甘草　白芍　当归　地黄　川芎

上㕮咀。水煎服。

黄芪建中汤《和剂方》　治男子妇人诸虚不足，赢乏少力。此药⑤大生血气，补益营卫。方见虚汗门。

人参养荣汤　治男、妇血虚，短气痿弱，有汗潮热等证。

人参　白术　茯苓　甘草炙　川归　黄芪　肉桂　白芍药炒　远志去心　五味子　熟地黄　陈皮各等分

上㕮咀。水二钟，姜三片，煎服。

加味补中益气汤　治动作劳倦可服。

人参一钱　黄芪七分　甘草四分　白术一钱　当归酒洗，一钱二分　陈皮去白，一钱　柴胡去芦，五分　升麻三分　麦门冬七分，制，去心　天花粉五分　黄柏七分，酒盐炒　黄芩五分，酒浸

上㕮咀。用水二钟，煎至一钟，去滓温服。

加味虎潜丸　治诸虚不足，腰腿疼痛，行步无力。壮元阳，滋肾水。

熟地黄酒洗，八两　黄柏蜜炒褐色　人参　黄芪蜜炙　当归酒洗　破故纸炒　锁阳酒洗　龟板酥炙　茯苓各二两　杜仲酥炙断丝

---

① 一两半：四库本同，据前后文此处当有一"各"字，疑脱。

② 二：四库本作"三"，《丹溪心法》卷三亦作"二"。

③ 熟苄：即熟地黄。

④ 喘：四库本作"唾"。

⑤ 药：四库本作"汤药"。

牛膝_{酒洗}　菟丝子_{酒浸。蒸}　知母_{酒炒}　虎
胫骨_{酥炙。各二两}　山药_炒　枸杞子_炒　芍
药_{酒炒。各三两}

上为细末，炼蜜和猪脊髓为丸，如梧
桐子大。每服五六十丸，空心盐汤送下，
好酒亦可，干物压之。

济阴丸

黄柏_{二两七钱，盐汤拌炒}　龟板_{炙，一两三}
_{钱五分}　陈皮_{七钱}　当归_{一两，酒浸}　知母_一
_{两，酒炒}　虎骨_{七钱，酥炙}　锁阳_{一两}　牛膝
_{一两三钱半}①　山药　白芍　砂仁　杜仲_{炒断}
_丝　黄芪_{盐水炒。各七钱}　熟苄_{七钱}　枸杞子
_{五钱}　故纸_{三钱半，炒}　菟丝子_{酒浸，一两一钱}
_{半。}

上为末，以地黄膏为丸，如梧子大。
每服七十丸。

人参固本丸《简易方》　夫人心藏血，
肾藏精，精血充实，则须发不白，颜貌不
衰，延年益寿。其夭阏者，多由服性热之
药，不能滋生精血也。而药之滋补精血
者，无出于生、熟二地黄。世人徒知服二
地黄，而不知服二门冬为引也。盖生地黄
能生心血，用麦门冬引入所生之地；熟地
黄能补肾精，用天门冬引入所补之地，四
味互相为用。本草又以人参为通心气之
主，故宜加焉。

生地黄　熟地黄_{各酒洗、浸}　天门冬_去
_{心，酒浸}　麦门冬_{去心，酒浸。各二两}　人参_一
_两

上为末，炼蜜为丸，梧子大。每服五
十丸，空心，温酒、淡盐汤任下。如有痰
者，生、熟地黄各用姜汁炒过，恐泥膈故
也。

三才封髓丹　除心火，益肾水。

天门冬_{去心}　熟地黄_{酒洗}　人参_{各五钱}
黄柏_{炒褐色，三两}　砂仁_{一两半}　甘草_{七钱}
_{半。一方无}

上为末，水糊丸如梧子大。每服五十

丸，用苁蓉半两，切作片子，酒一盏浸一
宿，次日煎三四沸，去滓，空心送丸子。

固真丹　治诸虚百损，五劳七伤，水
火不升，下元虚冷，脐腹疼痛。

人参_{一两}　干山药_{一两半，炒}　当归_{酒浸}
黄芪_炒　黄柏_炒　白术_{各一两}　杜仲_{酒炙，}
_{炒断丝}　补骨脂_{炒。各一两}　五味子_{半两，炒}
泽泻_{半两}　白茯苓　牡丹皮　山茱萸_{肉。}
_{各一两}　熟地黄_{四两，汤头阉膏于石臼内，捣如泥}

上前药为极细末，和地黄膏拌匀，却
入炼蜜为丸，如梧桐子大。每服八九十
丸，空心淡盐汤送下。腰腿无力，加牛膝
一两酒炒，败龟板一两半酥炙；夏天服，
加桂半两；脉弱食少，再加附子半两炮。

沉香大补丸　专治下焦虚弱，补益元
气，久服身轻体健，五脏调和，血脉通
泰，功效甚妙。

黄柏_{四两，酒浸，炒褐色}　知母_{一两半，酒}
_{浸，焙}　熟地黄_{酒浸，二两}　芍药　陈皮_{去白}
牛膝_{酒浸}　锁阳_{酒浸}　当归_{酒浸。各一两}
败龟板_{酥炙，二两}　虎胫骨_{酥炙，七钱半}　山
茱萸_{肉，一两}　山药　沉香　白茯苓　牡
丹皮　杜仲_{酥炙}　泽泻　大茴香_{各一两}　人
参_{二两}

上件各要制度如法，晒干，碾为细
末，酒煮黑羊羔肉熬为膏，去骨，内加猪
脊髓二付②，再加火熬，和药为丸如梧桐
子大。每服四五十丸，空心好③酒送下，
干物压之。

仙传斑龙丸　蜀中有一道人，童颜漆
发，眉宇疏秀，自歌曰：尾闾不禁沧海
竭，九转神丹都漫说，惟有斑龙顶上珠，
能补玉堂关下穴。仙人许仲远得受其方，
道人曰：吾饵此药，今寿四百二十三岁，

---

① 一两三钱半：原脱，据四库本补。

② 付：四库本作"寸"。

③ 好：四库本作"温"。

缘汝有仙骨，故此相授。言讫，化白鹤飞去。许仙后传于世。此药理百病，养五脏，补精髓，壮筋骨，益心志，安魂魄，令人悦泽，驻颜轻身，延年益寿，久服成地仙矣。

鹿霜十两　鹿胶十两　菟丝子十两，酒浸一日，蒸，焙干为末　柏子仁十两，去壳，净，另研　熟地黄十两，酒浸一宿，蒸，焙干为末

上为细末，先将鹿胶用无灰酒于瓷器内，慢火化开，却将胶酒煮糊，和，杵二千下，丸如梧子大。每服四五十丸，空心盐汤下，或酒亦可。

煮炼鹿霜胶法　用新鹿角三对，每对各长二寸，截断，长流水浸三日，刷去垢。每一斤用枳实子一两，桑白皮、黄蜡各二两，以铁锅器内，以水煮三昼夜，鱼眼汤慢火煮，不可断火，常添热汤，不可添冷水，毋令露角，三日取出角，削去黑皮，薄切晒干，碾为末，即成鹿霜也。上将煮鹿角汁滤去滓，如熬胶法同，却以慢火熬，倾瓷盆内，候冷凝，切作片，阴干成胶。

经验养荣丸　治男、妇气血两虚，精神短少，脾胃不足，形体羸乏。

白术土炒　黄芪蜜炙　芍药酒炒　远志甘草略煮，去心。各一两半　当归身酒洗　山药　熟地黄酒洗　五味子　人参去芦。各一两　白茯苓二两　山茱萸去梗①　生地黄酒洗。各五钱　陈皮泡，八钱

上为细末，用鸭一只，取血，入蜜炼，和前药为丸如梧桐子大。每服八十丸，白盐汤送下。寒月盐酒送下。

如咳嗽，加麦门冬、贝母、紫菀、款冬花各一两；热加黄柏、知母各一两；遗精带浊，加牡蛎一两，真龙骨五钱；吐衄血腥，加牡丹皮、赤芍药各一两。

秘传大补元丸　治男、妇诸虚百损，五劳七伤，形体羸乏，腰背痛疼，遗精带浊。

黄柏蜜炒褐色　知母乳汁浸，炒　龟板酥炙。各三两　淮熟地黄酒洗，五两　牛膝酒洗　麦门冬去心　肉苁蓉酒洗　虎胫骨好酒炙　淮山药　茯神去心　黄芪蜜炙。各一两半　杜仲去粗皮，好酒炒断丝　枸杞子甘州者佳　何首乌篾刮去皮　人参去芦。各二两　当归身酒洗　天门冬去心　五味子去枝、核　淮生地黄酒洗。各一两　白芍药酒炒，二两，冬月只用一两　冬加干姜、五钱，炒黑②色。紫河车。一具，一名混沌皮，即今之胞衣，取初产者为佳。如无初产者，或壮盛妇人胎者亦可。取一具，用线吊于急流水中漂一昼夜，去其污浊血丝，取起，再用净米泔水一碗许，于小罐内微火煮一沸，取出勿令泄气，再用小篮一个，四周用纸密糊，将河车安于篮内，用慢火烘干，为末，入前药。

上为极细末，炼净蜜入猪脊髓三条，和前药，杵匀，丸如梧桐子大。每服八十丸，空心淡盐汤下。寒月可用温酒送下。

如梦遗白浊加牡蛎一两，白术、山茱萸各一两五钱，茯苓二两。

秘传当归膏　治五劳七伤，诸虚劳极，脾胃虚弱。养血和中，滋荣筋骨，养阴抑阳。

当归酒洗，一斤六两　生地黄一斤，酒洗　熟地黄三两，酒洗　薏苡仁八两，米粉同炒　白芍药一斤，粉炒　白茯苓十二两　白术一斤　莲子四两，去心　山药五两　人参四两，加洗用。　甘草三两　枸杞子一斤四两，甘州者佳　贝母三两，去心　地骨皮四两　麦门冬五两，去心　天门冬二两，去心　五味子一两　琥珀一钱二分

上各细锉，和足，以水十斤，微火煎

---

①　去梗：原本与四库本均为"去梗"，据理当为"去核"。

②　黑：四库本作"黄"。

乏①，如②再加水十斤，如此四次，如法滤去滓，取汁，文武火煎之，渐加至三分③，后以文武火煎之，如法为度，每斤加炼熟净蜜四两，春五两，夏六两，共熬成膏如法。吐血加牡丹皮二两；骨蒸加青蒿汁二碗，童便二碗；劳痰加钟乳粉一两。

秘传远志养心丹 治心虚手振。

生地黄酒洗 远志甘草汤煮，去心 当归酒洗 甘草炙。各一两五钱 柏子仁 酸枣仁各三两 川芎 人参去芦。各一两 茯神去木，七钱 半夏姜汁泡七次 南星炮 朱砂研末为衣。以上各五钱 麝香一钱 石菖蒲六钱 琥珀三钱 真金箔二十片

上为细末，汤浸蒸饼为丸，如绿豆大。每服四五十丸，津唾咽下。痰用姜汤送下。

茯苓补心汤 治心虚耗，不藏精血，以致面色黄悴，五心烦热，咳嗽唾血，及妇人怀孕恶阻、呕吐，亦服之。

人参 茯苓 陈皮 桔梗 枳壳 前胡 川芎 地黄 川归 芍药 甘草减半 半夏 紫苏 干葛各等分

上㕮咀，水二盏，姜三片，枣一枚，煎服。

平补镇心丹《和剂方》 治心血不足，时或怔忡，夜多异梦，如堕层崖。常服安心肾，益营卫。

白茯苓去皮 五味子去梗 车前子 茯神去皮木 肉桂 麦门冬各一两二钱半 远志去心，甘草汤煮，两半 天门冬 山药洗，姜制 熟节酒蒸。各一两半 酸枣仁去壳，炒，二钱半 人参去芦，五钱 龙齿二两半 朱砂半两，别研为衣

上为末，炼蜜为丸，如梧桐子大。每服二十丸，空心米饮、温酒下。

八物定志丸《拔粹》方 补益心神，安定魂魄，去邪热，治痰。

人参一两半 石菖蒲 远志去心 茯苓去皮 茯神去心。各一两 朱砂一钱 麦门冬去心 白术各半两 牛黄二钱，别研

上为细末，炼蜜为丸，如梧子大。水饮下五十丸，无时。

天王补心丹 宁心保神，益血固精，壮力强志，令人不忘，清三焦，化痰涎，去烦热，除惊悸，疗咽干，育养心神。

熟地黄 白茯苓 人参 远志去心 石菖蒲 玄参 柏子仁 桔梗 天门冬去心 丹参 酸枣仁炒 麦门冬去心 甘草炙 百部 五味子 茯神 当归 杜仲姜汁炒断丝

上各等分，为细末，煮蜜，丸如弹子大，每两作十丸，金箔为衣。每服一丸，用灯心、枣汤化下，食远临卧服。或作小丸亦可。

灸法 膏肓俞二穴、百劳一穴、心俞二穴、肾俞二穴、三里二穴、关元一穴、三焦俞二穴，皆可灸之。

虚 汗

虚汗方论

汗者，表虚而津液为之发泄也。夫人以卫气固其表，卫气所以温肌肉，充皮肤，肥腠理，司开阖。卫气一虚，则肌肉不温，皮肤不充，腠理不肥，而开阖失其司耳。或昏或醒，浸浸而出者，曰自汗。睡困则出，醒而复收者，曰盗汗。若风、若暑、若湿，邪气与卫气相干，以致喜怒

---

① 乏：四库本作"之"。

② 如：原本与四库本同，然此处文义欠通，疑有脱文。

③ 渐加至三分：原本与四库本同，然此处与上下文不通，疑有脱文。

惊恐，嗜欲劳伤，皆能致之。表虚者，与之黄芪、芍药、官桂之剂；邪气相袭者，与之微微解散之剂，惊恐劳伤者，养心补肾之剂独不可调理之乎？然而人之一身，负阴抱阳，平则宁，偏则病。阴虚阳必凑，故发热、汗出如水，热而涌；阳虚阴必乘，故发厥、汗出如水，溢而流，要之。汗者，血之异名。阳主气，气为卫，阴主血，血为营，气血二者俱不可一日馁矣。抑余闻之，汗出发润，一不治也；汗出如油，二不治也；汗凝如珠，三不治也。君子见机辨之，不可不早。

虚汗证治

建中汤　治表虚自汗。

官桂三分　芍药一两半　甘草炙，半两

上锉散。每服四钱，姜五片，枣二枚，食前煎服。本方加黄芪一两，名黄芪建中汤，治虚劳自汗；加当归一两，名当归建中汤，治妇人血虚自汗。其自汗漏不止者，加桂半两，熟附子半个，名桂枝附子汤，每服四钱，姜七片，枣二枚，空心煎服。

黄芪六一汤加白术、芍药，治诸虚自汗。方见虚劳门。

当归散　治虚汗盗汗。方见虚劳门。

术苓汤　治虚汗盗汗。

黄芪炙　防风　白茯苓　白术　麻黄根节各半两　甘草炙，二钱

上锉细。每服三钱，入小麦百粒同煎，临卧服。加牡蛎亦得。

牡蛎散　治诸虚，体常自汗，惊惕不宁。

左顾牡蛎米泔浸洗，煅透　麻黄根　黄芪蜜炙。各一两　加白术半两　甘草炙，一分[1]

上锉。每服三五[2]钱，小麦百余粒同煎服。

龙胆散　治盗汗有热。

龙胆草　防风等分，旰干

上为末。每服一钱　温米饮调下，临卧服。

防风散　治盗汗。

川芎一分　人参半分　防风二分

上为末。每服一钱，临卧米饮调下。

温粉止汗法

川芎　白芷　白术　藁本等分

上为末，每药末一两，入米粉三分，夹和扑身。无藁本亦得。

附：诸方

芪附汤《济生方》　治气虚阳弱，虚汗不止，肢体倦怠。

黄芪去芦，蜜炙　附子炮，去皮脐。各等分

上㕮咀。每服四钱，水二钟，煎至一钟，去滓，临卧通口服。

大补黄芪汤　治自汗，虚弱之人可服。

黄芪蜜炙　防风　川芎　山茱萸肉当归　白术炒　肉桂　甘草炙　五味子人参　肉苁蓉各一两　白茯苓一两半　熟苄二两

上每服五钱，枣二枚，水煎服。

防己黄芪汤　治风湿相搏，时自汗出。方见湿门。

加味建中汤　治诸虚自汗。

白术　黄芪各一钱。蜜炙　白芍药二钱　肉桂去粗皮，一钱　甘草七分　当归酒洗，一钱

上㕮咀。用水一盏半，加炒浮小麦一撮，煎八分，去滓，入饧[3]少许，再煎，

---

[1]　一分：《医方类聚》卷一百五十九所引本书作"一两"。

[2]　五：四库本无此字。

[3]　饧：音 táng，同"糖"。

温服。

当归六黄汤《圣惠方》　治盗汗之圣药也。

当归　生地黄　熟地黄　黄柏　黄芩　黄连各等分　黄芪加一倍

上锉。每服一两，水二钟，煎至一钟，去滓，临卧通口服。

一方　治盗汗。

白术三两　茯苓二两

上㕮咀。每服一两，水一盏，生姜三片，枣一枚，煎八分，去滓温服，食前。

一方《百一选方》　治脾虚盗汗。

人参　当归各等分

上二味等分，每服秤五钱，先用猪心一枚，破作数片，并心内血煎汤，澄清汁，煎前药服。

劳 瘵

劳瘵方论

瘵虫食人骨髓，血枯精竭，不救者多。人能平时爱护元气，保养精血，瘵不可得而传。惟夫纵欲多淫，苦不自觉，精血内耗，邪气外乘，是不特男子有伤，妇人亦不免矣。然而气虚腹馁，最不可入劳瘵者之门吊丧问疾，衣服器用中，皆能乘虚而染触。间有妇人入其房睹其人病者，思之劳气随入，染患日久，莫不化而为虫。治瘵之法，大抵以保养精血为上，去虫次之，安息、苏合、阿魏、麝、犀、丹砂、雄黄固皆驱伐恶气之剂，亦须以天灵盖行乎其间。盖尸疰者，鬼气也。伏而未起，故令淹缠，得枯骸枕骨治之，魂气飞越，不复附人，于是乎瘥。外此，则虎牙骨、鲤鱼头皆食人之类也，其亦枕骨之亚乎？要之，发用以前，当以川芎、当归先

立乎根本之地。瘵疾至于骨痛、骨痿、声沉、声哑、脉槁、面黧，断不可活。凡治瘵疾所用药品，永不得与病人知之也。

劳瘵证治

芎归血余散　治瘵疾先用此，次以鳖甲生犀散取虫。

室女顶门生发一小团，井水洗，取①油腻，法醋浸一宿，日中晒干，纸捻火烧存性　真川芎半两　当归三钱　木香　桃仁水浸，去皮，焙，各二钱　安息香　雄黄各一钱　全蝎二枚　江上大鲤鱼头生截断，一枚，醋炙酥

上为末，分作四服，每服井水一大碗，净室中煎八分，入红硬降真香末半钱，烧北斗符入药，月初五更，空心向北，目天，咒曰："瘵神瘵神，害我生人，吾奉帝敕，服药保身，急急如律令！"念咒五遍，面北服药，毕，面南吸生气入口腹中，烧降真香置床下，午时又如前服药。

北斗符

祭

念北斗符，朱砂书符。

鳖甲生犀散　治瘵疾，杀瘵虫，取出恶物。

天灵盖一具，男者，色不赤可用；女者，色赤勿用。以檀香煎汤，候冷，洗，咒曰："电公灵，雷公圣，逢传尸，即须应，急急如律令！"咒七遍，次用，酥炙黄　生鳖甲一枚，去裙，醋炙黄　虎长牙二个，醋炙酥，如无则用牙关骨半两　安息香　鸡心槟榔　桃仁水浸，去皮丝，焙，各半两　生犀角，木香　甘遂　降真香　干漆杵碎，炒，烟出略尽，存性　阿魏酒浸，研，各三钱　穿山甲取四趾，醋炙焦　雷丸二钱　全蝎三个　蚯蚓十条，生研和药

---

① 取：原本与四库本同，据前后文，当为"去"。

上件为末，每服半两，先用豉心四十九粒；东向桃、李、桑、梅小梢各二茎，长七寸；生蓝青七叶，青蒿一小握；葱白连根洗，五片；石臼内同杵。用井水一碗半，煎取一盏，入童子尿一盏并药末，煎取七分，入麝一字，月初旬，五更空心温服，即以被覆汗。恐汗中有细虫，软帛拭之，即焚其帛。少时必泻虫，以净桶盛，急钳取出，付烈火焚之，并收入瓷器中，瓦片传雄黄盖之。泥和灰渣埋深山绝人行处。

虎牙丸 治劳瘵瘦悴，咳喘声哑，骨痿，杀下瘵虫。

紫河车一具。即男子胎衣。水洗净，酒醋再拆洗，用童尿并好酒煮烂 麝半钱 大红川椒去合口并子，以黄秆纸二重托之，就热炉内频拨去油，顿地上，盖一宿 虎头关骨酒浸二宿，炙焦。各一两半 黄狗头取肉四两，童尿并酒煮烂 鹿茸七钱半，酒炙 生鳖甲一枚，去裙，醋浸一宿，又醋一盏，仰盛，慢火炙，令醋尽 桃仁水浸，去皮，焙 秦艽洗 木香 明阿胶炒酥。各半两 雄黄 安息香 生发纸捻火烧存性。各二钱半

上细末，以紫河车、狗肉杵粘为丸桐子大。每七十粒，月首五更，空心米汤下，午时又服。如无胎衣，以雄猪肚代用，修事同。

雄麝丸 治劳瘵，杀瘵虫，下恶物。

雄黄 雌黄 青黛干 代赭石煅，醋淬 朱砂研细。各二钱半 大虾蟆①一个，酒炙黄 男子天灵盖酥炙黄，三钱，安息香 阿魏酒浸，研。各二钱 麝半钱 川巴豆肉肥者十粒，略去油

上细末，软粳饭头揉和，杵丸桐子大。每二十粒，桃仁十四个去皮研，煎汤，月初五更，空心下。

五枝散 取下传尸劳虫。

桃枝 李枝 梅枝 桑枝 石榴枝并东向小枝各七茎，长三寸 青蒿一小握 苦楝根白皮七寸 生蓝青七叶 葱白连根洗，七片。各寸截

上以童尿一升半，煎取其半，去滓，入安息香、苏合香、阿魏各一钱，煎至一盏，滤清，调朱砂、雄黄、雷丸、枯白矾、硫黄末各半钱，鸡心槟榔末一钱半，麝一字，分作二服。月头五更，空心进一服。五更五点，又进一服。约午前取下瘵虫，净桶盛，急钳收入油铫内煮，仍倾油、虫入瓷器，灰渣埋山僻处。

蓝汁方 杀瘵虫、恶虫，皆化为水。

生蓝青叶研，取自然汁一大盏。

上入雄黄、枯白矾、安息香、红硬降真香末各半钱，麝少许，研和。月头五更空心服。蓝青杀诸虫，解诸毒，蛊毒，通用此方。

猫肝方 杀瘵虫。

黑猫生取肝，晒干。

上为末。月首五更，空心，醇酒调服，或用酒浸而食之。

木香蛤蚧丸 治劳瘵久嗽声干，骨痿瘦悴。

蛤蚧一对，尾全者，洗净，酥炙 生鳖甲去裙，醋炙焦 白茯苓 川芎 当归 北五味子 牛膝各七钱半 绵黄芪 柴胡 知母 贝母去心 鸡心槟榔 明阿胶炒酥 巴戟酒浸，去心 桃仁酒浸，去皮，焙。各半两 肉豆蔻三个，生 木香 秦艽洗 羌活 破故纸炒 生发纸撚火烧存性。各三钱

上细末，炼蜜丸弹子大。每一丸，煎枣汤，空心嚼下。

参芪散 治劳瘵嗽喘，咯血声焦，潮热盗汗。

柴胡 明阿胶炒酥 黄芪蜜炙 白茯苓 紫菀茸 当归 川芎 半夏制 贝母去心 枳壳制 北梗 秦艽洗 甘草焙。各

---

① 蟆：同"蟇"。

半两　人参　北五味子　羌活　防风　杏仁水浸，去皮　款冬花　桑白皮炒。各二钱半

生鳖甲去裙，米醋炙黄

上粗末。每服二钱半，姜枣煎，食后少顷服。

全鳖丸　治劳瘵虚热嗽喘。

知母　贝母去心　杏仁浸，去皮。各三两①　柴胡二两　川芎一两　当归　明阿胶炒酥。各半两

上粗截，入厚瓷器中，用中等活鳖一个，生宰于头上，去鳖病，以鳖肉并血并药，用醇酒五升同浸一宿，密纸封，次早慢火同煮，俟香熟取鳖，令病者随意食之。只留鳖甲并骨并药，焙干为末，以浸药酒汁调米粉为糊丸桐子大，每七十丸，不时米饮下。

神授丸方见虚劳门。论治瘵疾、瘵虫有效，但随时用饭头丸服之，庶得药味鲜。凡服药永戒苋菜、牛马肉。

瘵有数虫，如蜈蚣，如小蛇，如虾蟆，如马尾，如乱丝，如烂面，如苍蝇，如壁蚰虫，上紫下白，形锐足细而有口，或如白蚁，孔窍中皆出，此皆劳瘵根毒，若传至三人，则如人形，如鬼状。

前方鳖甲生犀散已服后，准七日又再服之。

附　论

滑伯仁论曰：劳患人者，有病机之不同，有形状之不一。肌肤羸瘦，骨热如蒸，服药无效，针灸无功，何也？对曰：劳者，虚劳也。是因体虚之人，房劳过损，酒怒多端，气虚血耗，诸疾峰生，致使阴阳失序，寒热自生。阳虚曰生寒，阴虚曰发热，久虚久热变为骨蒸，久则成劳，久劳成疰。疰者，住也。有二十四种之名，有三十六种之类，有九十九种之

形，种种不同，症症各异，内有劳疰、尸疰、鬼疰、食疰、虫疰、毒疰，此六者为传尸之劳患，灭门绝户，医难治之。又云：所因少壮之时，醉饱迷房，劳伤心肾。盖心主血，肾主精，精竭血衰，失于调护，而无滋化之源，致生融融之热，咳咳之痰，阴虚盗汗，夜梦鬼交，遗精困倦，腰背酸痛，咯血咯痰，颊红喉痛，饮食减少，骨肉枯羸，是为不治。故曰：患此疾者，有气虚、有血虚。气虚者易治，血虚者难调故也。又云：治虚劳，世用寒凉之药治热证，热之愈热；用热药治寒证，寒之愈寒，何也？对曰：东垣有云，用苦寒之剂，妄治劳伤之热，大寒则愈虚其中，大热则愈怯其内，治疗无端，致伤脾胃，殊不知甘能缓火，劳者温之，保全者当求微病之初，莫治已病之后。察气血之亏盈，审病源之要道，补益温平，无不效验，故集诸方补附于后。

附：诸方

加味十全大补汤　治发热渐成劳瘵者。

十全大补汤加柴胡、黄连煎服。如热在骨髓，更加青蒿、鳖甲煎服。方见虚劳瘵②。

青骨散　治男子妇人五心烦热，欲成劳瘵。

生地黄二两　人参一两　防风去芦，一两　北柴胡二两　薄荷叶七钱半　秦艽　赤茯苓　胡黄连半两　熟地黄一两

上㕮咀。每服五钱，水一盏，煎七分，温服。

---

① 两：四库本作"分"。

② 虚劳瘵：原本与四库本均作"虚热门"，本书无此门。

太上混元丹《医方集成》 治劳损五脏，补益真气。

紫河车一具，用少妇首生男子者良。带子全者，于东流水洗断血脉，入麝香一钱①在内，以线缝定，用生绢包裹，悬胎于砂瓮内，入无灰酒五升，慢火熬成膏 沉香别研 朱砂别研，飞。各一两 人参 苁蓉酒浸 乳香别研 安息香酒煮，去沙。各二两 白茯苓去皮，二两②

上为末，入河车膏子和药末，杵千百下，丸如梧桐子大。每服七十丸，空心温酒下，沉香汤尤佳③。服之可以轻身延年，补损扶虚。如病证虚极，又须增加后项药味。

川巴戟去心 钟乳粉 阳起石煅 鹿茸酒蒸 龙骨 附子炮④，去皮脐 黄芪去芦。各二两 桑寄生 紫菀 生鹿角镑。各一两

修制为末，和前药为丸。如妇人血海虚损，营卫不足，多致潮热，经候不调，或闭断不通，又宜增加此药。

当归去芦 石斛去根 紫石英煅⑤，醋淬七次⑥，水飞 柏子仁炒，别研 麝茸酒蒸 鳖甲醋炙 卷柏叶各一两 牛膝去芦，酒洗，一两半

修制为末，和前药为丸，汤使如前。虚寒者，加炮熟附子二两；咳嗽者，加紫菀茸二两。

黄芪饮子《济生方》 治诸虚劳瘵，四肢倦怠，潮热乏力，日渐黄瘦，胸膈痞塞，咳嗽痰多，甚则唾血。

黄芪蜜炙，两半 当归去芦，酒洗 紫菀茸去土 石斛去根 地骨皮去根⑦ 人参 桑白皮 附子炮，去皮⑧ 鹿茸酒蒸 款冬花各一两 半夏汤洗七次 甘草炙。各半两

上㕮咀。每服四钱，水一盏，姜七片，枣一枚，煎服。此药温补营卫，枯燥者⑨不宜进。唾血加阿胶、蒲黄各半两。

乐令建中汤 治脏腑虚损，身体消瘦，潮热自汗，将成劳瘵。此药大能退虚热，生血气。

经验地仙散 治骨蒸肌热，一切虚烦。

五蒸汤 治骨蒸劳热自汗。俱见积热门。

苏合香丸《和剂方》 治劳瘵传尸，骨蒸发热，肺痿喘急。方见咳嗽门。

地骨皮散 治虚劳潮热，骨蒸壮热瘵证。方见虚劳门。

遇仙灸《和剂方》 治瘵捷法：取癸亥日二更后，六神皆聚时，解去下衣，直身平立，以墨默记腰上两旁陷处，谓之腰腿穴，然后上床合面卧，每穴灸七壮，劳虫或吐、或泻而出，取后用火焚之，弃于江河中，恐害人故也。或依崔氏穴法灸之，宜服后将军丸。

将军丸秘方 治传尸劳瘵。前灸法并此药，乃异人传授累经验。

锦纹大黄酒蒸，曝，焙 麝香一钱，研 管仲⑩ 牙皂去皮，醋炙 桃仁去皮，炒 槟榔 雷丸 鳖甲醋炙黄。各一两 芫荑半两

上为末，先将蒿叶二两，东边桃、柳、李、桑叶各七片，水一碗，煎七分，去滓，入蜜一大盏，再熬至成膏，入前药末，及麝、安息香，捣丸如梧桐子大。每

---

① 一钱：《济生方·诸虚门》作"二钱"。
② 二两：《济生方·诸虚门》作"三两"。
③ 佳：原本与四库本均为"准"，据《济生方·诸虚门》改。
④ 炮：原本与四库本均为"泡"，据《济生方·诸虚门》改。
⑤ 煅：原作"煨"，据四库本及《济生方·诸虚门》改。
⑥ 醋淬七次：原本与四库本均为"醋汁"，据《济生方·诸虚门》改。
⑦ 根：《济生方·诸虚门》作"木"。
⑧ 去皮：《济生方·诸虚门》作"去皮脐"。
⑨ 者：原本与四库本皆无，据《济生方·诸虚门》补。
⑩ 管仲：原本与四库本均作"管仲"，即贯众。

服三十丸，食前枣汤下。

七圣神效散秘方　治男子妇人远年近日五劳七伤，喘、嗽血、尸劳等疾，前药无效，针灸不应，命将终，服此神效。

鹿茸大补汤方见虚劳门。

十全大补汤方见虚劳门。

黄芪益损汤方见虚劳门。

进热饮方书无进热饮，今存之。

清心莲子饮方见诸淋门。

地骨皮散方见虚劳门。

鳖甲散方方见积热门。

上各一帖，用无灰酒三升，浸瓷器瓶内半月，开时，空心进二钱。轻者半月，重者一月，必然痊可。

劳瘵治例出《明医杂著》

王节斋曰：男子二十前后，色欲过度，损伤精血，必生阴虚火动之病。睡中盗汗，午后发热，哈哈咳嗽，倦怠无力，饮食少进，甚则痰涎带血，咯唾出血，或咳血、吐血、衄血，身热，脉沉数，肌肉消瘦，此名劳瘵，最重难治。轻者用药数十服，重者期以岁年，然必须病人爱命，坚心定志，绝房室，息妄想，戒恼怒，节饮食，以自培其根。否则，虽服良药无用也。此病治之于早则易，若到肌肉消烁，沉困着床，尺脉沉取细数，则难为矣。又此病大忌服人参，若曾服过多者，亦难治。今制一方于后，治色欲证先见潮热盗汗，咳嗽倦怠，趁早服之。

主方

川芎　熟地黄各一钱　白芍药炒　当归酒洗。各一钱三分　黄柏七分，水拌炒　知母一钱，蜜水拌炒　生地黄酒浸　甘草炙。各五分

白术二钱三分　天门冬一钱，去心　陈皮七分　干姜三分，炒紫色

生姜三片，水煎，空心温服。

若咳嗽盛，加桑白皮、马兜铃、栝蒌仁、各七分。五味子。十粒。

若痰盛，加姜制半夏、贝母、栝蒌仁。各一钱。

若盗汗多，加牡蛎、酸枣仁、各七分。浮小麦一撮。

若潮热盛，加桑白皮、沙参、地骨皮。各七分。

若梦遗精滑，加牡蛎、龙骨、山茱萸。各七分。

若赤白浊，加白茯苓、一钱。黄连。三分，炒。

若兼衄血、咳血，出于肺也，加桑白皮、一钱。黄芩、山栀仁。各五分，炒。

若兼嗽血、痰血，出于脾也，加桑白皮、贝母、黄连、栝蒌仁。各七分。

若兼呕血、吐血，出于胃也，加山栀、黄连、干姜、蒲黄、炒，各一钱。韭汁、半银盏。姜汁。少许。

若兼咯唾血，出于肾也，加桔梗、玄参、侧柏叶。炒。各一钱。

若先见血证，或吐衄盛大者，宜先治血。治法：轻少者，凉血止血；盛大者，先消瘀血，次止血凉血。盖血未多，必有瘀于胸膈者，不先消化之，则止之、凉之不应也。葛可久《十药神书》方可次第检用。方内惟独参汤止可用于大吐血后，昏倦，脉微细，气虚者。虽气虚①而复有火，可加天门冬五钱。若如前所云，阴虚火动，潮热盗汗，咳嗽脉数，不可用也。说见《本草集要》人参条下明白。

此病属火，大便多燥，然须节调饮食，勿令泄泻。若胃气复坏，泄泻稀溏，则前项寒凉之药难用矣。急宜服药理脾胃，用白术、茯苓、陈皮、半夏、神曲、麦芽、甘草等药，候胃气复，然后用前本

————

① 虽气虚：四库本作"气虽虚"，皆通。

病药。

收功保后，可合补阴丸常服之，及用葛可久方。

又治劳瘵证方法 出《十药神书》

《心法·附录》曰：夫人之生也，禀天地氤氲之气，在乎保养真元，固守根本，则万病不生，四体康健。若曰不养真元，不固根本，疾病由是生焉。且真元根本，则气血精液也。余尝闻葛先师有言曰：万病莫若劳证最为难治。盖劳之起，因人之壮年气血完聚，精液充满之际，不能保养性命，酒色是贪，日夜耽嗜，无有休息，以致耗散真元，虚败精液，则呕血吐痰，以致骨热体热，肾虚精竭，面白额红，口干咽燥，白浊遗精，盗汗，饮食艰难，气力全无，谓之火盛金衰，重则半年而毙，轻则一载而亡。见医者不究其源，不穷其本，或投之以大寒之剂，或疗之以大热之药，妄为施治，绝不取效。殊不知大寒则愈虚其中，大热则愈竭其内，所以世之医劳者，万无一人焉。先师用药治劳如羿之射，无不中的。今开用药次第于后，用药之法：如呕吐咯嗽血者，先以十灰散遏住，如甚者，须以花蕊石散止之。大抵血见热则行，见寒则凝，见黑[1]则止，理之必然。止血之后，其人必倦其体，次用独参汤一补，令其熟睡一觉，不要惊动，睡起病去五分，后服诸药。

保和汤止嗽宁肺，保真汤补虚除热，太平丸润肺除痿，消化丸下痰消气。

保和汤 内分血盛、痰盛、喘盛、热盛、风盛、寒盛六事，加味和之。保真汤内分惊悸、淋浊、便涩、遗精、燥热、盗汗六事，加味用之，余无加用。服药之法，每日仍浓煎薄荷汤，灌漱喉中，用太平丸，先嚼一丸，渐渐咽下，次嚼一丸，

缓缓溶化，至上床时，亦如此用之。夜则肺窍开，药必流入窍中，此诀要紧。如痰壅，却先用饴糖拌消化丸一百丸吞下，次又依前嚼太平丸，令其仰面卧而睡。服前七药后，若肺有嗽，可煮润肺丸食之如常。七药之前，有余暇煮此服之。亦可续煮白凤膏食之，固其根源，完其根本。病可之后，方可合十珍丸服之，此为收功起身之妙用也。

甲字号十灰散 治劳证呕血、吐血、咯血、嗽血，先用此药止之。

大蓟　小蓟　柏叶　荷叶　茅根　茜根　大黄　山栀　牡丹皮　棕榈皮 各等分

上各烧灰存性，研极细末，用纸包，碗盖于地上一夕，出火毒。用时先将白藕捣，绞汁，或萝卜汁，磨京墨半碗，调服五钱，食后下。如病势轻，用此立止，如血出成升斗者，用后药止之。

乙字花蕊石散 五内崩损，涌喷血出升斗，用此止之。

花蕊石 火煅存性，研如粉

上童子小便一钟，煎温，调末三钱，甚者五钱，食后服下。

如男，用酒一半，女用醋一半，与童便和药服[2]，使瘀血化为黄水，服此讫，以后药补之。

丙字号独参汤 止血后，服此药补之。

大人参 去芦，二两

上㕮咀。水二钟，枣五个煎，不拘时细细服之。服后宜熟睡一觉，后服诸药除根。

丁字号保和丸[3] 治劳嗽，肺成痿

---

① 黑：《十药神书·葛氏自序》作"黑"，四库本作"灰"。

② 与童便和药服：原本与四库本均为"与小便处处和药服"，据《十药神书》改。

③ 丸：《十药神书》作"汤"。

者，服之决效。

知母　贝母　天门冬　款冬花各三钱
麦门冬去心　天花粉　薏苡仁　杏仁
五味子各二钱　粉草炙　马兜铃　紫菀
百合　桔梗　阿胶炒　当归　生苄　紫苏
薄荷①各五分

一方无地黄，有百部。一方有蒲
黄②。

上以水煎，生姜一片，入饴糖一匙，
入药内服之。每日三服，食后进。加减于
后。

血盛，加蒲黄、茜根、藕节、大蓟、
小蓟、茅花③。

痰盛，加南星、半夏、橘红、茯苓、
枳壳、枳实、栝蒌实④炒。

喘盛，加桑皮、陈皮、大腹皮⑤、萝
卜子、葶苈、苏子。

热盛，加山栀子炒、黄连、黄芩、黄
柏、连翘。一方加款花、大黄。

风盛，加防风、荆芥、金沸草⑥、甘
菊、细辛、香附。

寒盛，加人参、芍药、桂皮⑦、五
味、蜡片。

戊字号保真汤⑧　治劳证体虚骨蒸，
服之决补。

当归　生苄　白术　黄芪　人参各三
钱　莲心　赤茯苓　白茯苓各半钱　天门
冬　麦门冬　陈皮　白芍药　知母　黄柏
炒　五味子　柴胡　地骨皮　熟苄各一钱
赤芍药　甘草各一钱半

上以水煎，生姜三片，枣一枚，食后
服。

惊悸，加茯神、远志、柏子仁、酸枣
仁。

淋浊，加车前⑨、台乌药、猪苓、泽
泻。

便涩，加木通、石韦；萹蓄⑩。

遗精，加龙骨、牡蛎、莲须、莲子。

燥热，加滑石、石膏、青蒿、鳖甲。

盗汗，加浮麦子炒、牡蛎、黄芪、麻
黄根。

己字号太平丸　治劳证久嗽，肺痿肺
痈，并能噙服。

天门冬　麦门冬　知母　贝母　款冬
花　杏仁各二两　当归　生地黄　熟地黄
黄连　阿胶珠各一两半　蒲黄　京墨
桔梗　薄荷各一两　白蜜四两　麝香少许

上为细末和匀，用银石器先下白蜜炼
熟，后下诸药末，搅匀，再上火，入麝香
略熬三二沸，丸如弹子大。每日三服，食
后细嚼一丸，煎薄荷汤缓缓化下，次噙一
丸，临卧时。如痰盛，先用饴糖拌消化丸
吞下，却噙嚼此丸，仰卧，使药流入肺
窍，则肺清润，其嗽退除，七日病痊。凡
一切咳嗽，只服此药立愈。

庚字号沉香消化丸　治热痰壅盛。

青礞石煅黄金色　明矾飞，研细　猪牙
皂角　南星火炮⑪　半夏生⑫　白茯苓　陈
皮各二两　枳壳　枳实各一两半　薄荷　黄

---

① 薄荷：《十药神书》中，本方此后有"百
部"。

② 一方有蒲黄：四库本无此五字。

③ 茅花：《十药神书》中，本方此后有"当
归"。

④ 栝蒌实：《十药神书》中，本方无此药。

⑤ 大腹皮：《十药神书》中，本方无此药。

⑥ 金沸草：《十药神书》中，本方无此药。

⑦ 桂皮：《十药神书》中此作"桂枝"。

⑧ 戊字号保真汤：《十药神书》中所载保真汤与
此不同，其无莲心，赤茯苓、陈皮、赤芍药、甘草、
白茯苓、厚朴各一钱半。

⑨ 车前：四库本与《十药神书》均作"革薢"。

⑩ 萹蓄：《十药神书》中所载本方此后有"赤茯
苓"。

⑪ 火炮：《十药神书》中所载本方此药为
"生"。

⑫ 生：原本与四库本此后均有一"制"字，据
《十药神书》删。

芩各一两　沉香五钱①

上为细末，和匀，姜汁浸神曲，搅糊为丸，梧桐子大。每服一百丸，每夜临卧饴糖拌吞，次嚼嚼太平丸，二药相攻，痰嗽除根。

辛字号润肺膏　治久嗽肺燥肺痿。

羊肺一具　杏仁净研　柿霜　真酥真粉各一两　白蜜二两

上先将羊肺洗净，次将五味入水搅粘，灌入肺中，白水煮熟，如常服，食前与七药相间服之亦佳。

壬字号白凤膏　治一切久怯弱极虚惫，咳嗽吐痰，咳血发热。

黑嘴白鸭一只　大京枣二升　参苓平胃散一升　陈煮酒一瓶

先将鸭缚定脚，量患人饮酒多少，随量以酒烫温，将鸭项割开滴血入酒，搅匀饮之，直入肺经，润补其肺。却将鸭干择去毛，于胁边开一孔，取其肠杂拭干，次将枣子去核，每个中实纳参苓平胃散末，填满鸭肚中，用麻扎定，以砂瓮一个，置鸭在内，四围用火慢煨，将陈煮酒作三次

添入，煮干为度，然后食，其枣子阴干，随意食用，参汤送下。后服补髓丹，则补髓生精，和血顺气。

癸字号补髓丹　一名十珍丸。治久劳虚败，髓干精竭，血枯气少。服前药愈后服此药。

猪脊膂一条　羊脊髓一条　团鱼一枚乌鸡一只

四味制净，去骨存肉，用酒一大碗于砂瓮内煮熟，擂细，再入后药。

大山药五条　莲肉半斤　京枣一百枚柿霜十枚

四味修制净，用井花水一大瓶，于沙瓮内煮熟，擂细，与前熟肉一处，再用慢火熬之，却下

明胶四两　真黄蜡三两

上二味逐渐下，与前八味和一处，擂成膏子，和平胃散末、四君子汤末、知母、黄柏末各一两，共一十两夹和成剂。如十分硬，再入白蜜同熬，取起放青石上，用木锤打如泥，丸如梧桐子大。每服一百丸，不拘时候，枣汤下。

---

① 黄芩各一两　沉香五钱：原本与四库本均为"沉香　黄芩"，据《十药神书》改。

仁斋直指方论卷之十

三山名医仁斋杨士瀛登父编撰
新安后学惠斋朱崇正宗儒附遗

漏　浊

漏浊方论

精之主宰在心，精之藏制在肾。凡人酒色无度，思虑过情，心肾气虚，不能管摄，往往小便频数，漏浊之所由生也。因小便而出者曰尿精；因见闻而出者曰漏精；心不足而挟热者为赤浊；心不足而肾冷者为白浊。阴不升，阳不降，上下乖睽，是以有清浊不分之证。药法品量，条列于下，要必体认之精，而后发用之审欤。外此，又有脾精不禁，小便漏浊，淋沥不止，手足力乏，腰背酸疼，盍用苍术等剂，以敛脾精。敛脾谓何？精生于谷也。

漏浊证治

约精丸　治小便中泄精不止。

白龙骨二两，研细　新韭子冬霜后采者，一斤，好酒浸一宿，次日捣细

上末，酒调糯米为糊丸桐子大。每服三十丸，空心盐汤下。

莲子六一汤　治心热赤浊。

石莲肉连心，用六两　甘草炙，一两

上末。每服二钱，食后灯心一小撮，煎汤调下。

清心莲子饮　治心中客热烦躁，赤浊肥脂。

石莲肉　白茯苓各一两　益智仁　远志水浸，取肉，姜制，炒　麦门冬去心　人参各半两　石菖蒲　车前子　白术　泽泻　甘草微炙。各一分

上锉散。每服三钱，添灯心一握煎服。有热加薄荷。

辰砂妙香散、方见黄疸门。**蜡苓丸**方见消渴门。治小便赤浊。

又**五苓散**方见水饮门。可夹和辰砂妙香散，每服一钱，用灯心并去心麦门冬煎汤调下，男女通用。

鸡清丸　便浊通用。

圆白半夏生

上为末，用鸡子清丸桐子大，稍干以木猪苓末夹和，慢火同炒，丸子裂为度，留木猪苓末养药，瓷器密收。每三十丸，食前白茯苓煎汤下，或用盐汤。

宁志膏　调平心气，赤白浊通用方。方见心疼门。

十四友丸　治心虚便浊。方见惊悸门。

妙应丸　赤白浊通用。

真龙骨　辰砂　厚牡蛎以腐草鞋重包插定，火煅，并研细　石菖蒲各二钱半　白茯苓　益智仁　石莲肉　缩砂仁各三钱半　川

楝子蒸，去皮，取肉焙　桑螵蛸瓦上焙　菟丝子酒浸一宿，焙杵。各半两

上末，以山药碎炒末为糊丸桐子大。每五十丸，日间煎人参、酸枣仁汤下，临卧粳米汤下。

远志丸　治心气不足，遗精白浊。

远志水浸，取肉，姜腌，焙干　山药炒熟地黄洗，晒　天门冬去心　龙齿研细。各一两半　麦门冬去心　北五味子　车前子略炒　白茯苓　茯神去木　地骨皮各一两二钱半　辣桂六钱一字

上末，炼蜜丸桐子大。每五十丸，食前粳米汤下。

茯菟丹　赤白浊通用。方见消渴门。赤浊灯心煎汤下，白浊白茯苓煎汤下。

平补丸　治肾虚心热，小便急而数，涩而沥，如水窦欲渗之状。又且油浊，方见消渴门。兼用辰砂妙香散佐之。方见黄疸门。

牡蛎丸　治精气不禁，白浊梦遗。

圆白半夏一两，汤洗十次，每个作二片，以木猪苓去皮二两为粗末，同半夏慢火炒黄，放地出火毒一宿。

上末，用木猪苓，入煅过厚牡蛎粉一两同末，以山药糊丸桐子大。留木猪苓养药，瓷器密收。每三十丸，茯苓煎汤下。

金樱子丸　治诸虚漏精白浊。

真龙骨　厚牡蛎煅　桑螵蛸各一两

上以雄黑豆一盏淘湿，将前三件置豆上，蒸半日，去豆，焙三件为末，入白茯苓一两末，金樱子四十九枚，去刺并瓤蒂，洗净，捶碎，瓷器内入水一盏，浓煮汁滤清，调茯苓末为糊丸桐子大。每三十丸，食前用益智五枚连壳捶碎，北五味子十粒，缩砂仁三个，煎汤下。

小菟丝子丸　用北五味子煎汤下　治诸虚白浊。方见疝门。

桑螵蛸散　治心肾不和，小便白浊或如米泔，或为梦泄。

桑螵蛸蒸过，略焙　远志水浸，取肉，晒，姜汁和，焙　石菖蒲　人参　白茯神　当归　龙骨别研　鳖甲醋炙黄。各半两　甘草炙，二钱

上为末。每服二钱，人参、茯苓煎汤调下，夜卧服。

生料四君子汤、方见疝门。**生料五苓散**方见水饮门。二药夹和，每服二钱，用灯心一撮同煎服，治小便白浊。

龙齿补心汤　治诸虚不足，虚热潮来，心神惊惕，睡卧不宁，小便油浊。

龙齿煅，别研　人参　当归酒浸一宿，焙　熟地黄洗，焙　北梗焙　酸枣仁炒　白茯苓　白茯神去木　远志水浸，取肉，晒，姜汁腌，焙　枳壳去瓤，麸炒　麦门冬去心　半夏曲　白术　甘草炙。各半两　肉桂二钱半　绵黄芪七钱半，蜜炙

上粗末。每服三钱，水盏半，姜五片，粳米一小撮同煎，不时服，临卧服。

炼盐方　治漏精白浊。

雪白盐入瓷瓶内，筑十分实，以瓦盖顶，黄泥涂封，火煅一日，取出放阴地上一夜，密器收　白茯苓　山药炒。各一两

上为末，入盐一两研和，用沸汤浸枣取肉研，夹炼蜜再研，为丸桐子大。每服三十丸，空心枣汤下。盖欲甘以济咸，脾肾两得也。

山药丸

干山药二两　北五味子　苁蓉酒浸，焙。各四两　菟丝子酒浸软，研焙，三两　牛膝酒浸，焙　泽泻　熟地黄洗　山茱萸　茯神去木　巴戟去心　赤石脂各一两　杜仲锉，姜汁腌，炒，一两

上末，炼蜜丸桐子大，常服三十丸，盐汤下。

安肾丸、方见水饮门。**白丸子**、方见身疼门。**山药丸**方见前。三药夹和，每服七十丸，食前煎双和汤送下，方见虚劳门。治虚

劳羸瘦，浮腻白浊。

还少丹　治心肾俱虚，漏精白浊。方见虚劳类。

鹿茸益精丸　治心虚肾冷，漏精白浊。

鹿茸去皮，酥炙微黄　桑螵蛸瓦上焙　肉苁蓉　当归　巴戟去心　菟丝子酒浸软，研　杜仲锉碎，姜汁腌，炒断丝　川楝子蒸，去皮取肉，焙　益智仁　禹余粮煅红，醋淬，以碎为度。各三分　韭子微炒　故纸炒　山茱萸　赤石脂　龙骨别研。各二分　滴乳香一分

上细末，酒调糯米糊丸桐子大，每七十丸，食前白茯苓煎汤下。

家韭子丸　治阳气衰败，白浊遗精。

家韭子六两，炒　鹿茸四两，酥炙　苁蓉酒浸，焙　牛膝　熟地黄洗，晒　当归各二两　巴戟去心　菟丝子酒浸，研，焙。各一两半　杜仲锉，姜腌炒　石斛　桂心　干姜生。各一两

上末，酒调，糯米为糊丸桐子大。每服七十丸，空心盐汤下。亦治胞冷遗尿。

震灵丹　治肾经虚惫，漏浊不止。方见泻门。用二陈汤加白茯苓送下。方见疟类。

白丸子　治阴阳不调，清浊相干，小便浑浊。方见身疼门。用茯苓汤送下。

分清饮　治思虑过度，清浊相干，小便白浊。

益智仁一两，醋浸一宿　川草薢　石菖蒲去毛　天台乌药　白茯苓各一两　甘草四钱

上为末。每二钱，盐少许同煎，食前服。

苍术难名丹　治元阳气衰，脾精不禁，漏浊淋漓，腰疼力疲。

苍术杵去粗皮，一斤，米泔浸一日夜，焙干　舶上茴香炒　川楝子蒸，去皮取肉，焙干。各三两　川乌炮，去皮脐　故纸炒　白茯苓　龙骨别研。各二两

上末，酒面糊丸桐子大，朱砂为衣。每服五十丸，空心缩砂煎汤下，粳米汤下。苍术收敛脾精。

附：诸方

妙应丸　治赤白浊。

真龙骨　辰砂　石菖蒲各二钱半　川楝子取肉，半两　白茯苓　益智仁　石莲肉　缩砂仁各一钱半　桑螵蛸瓦上焙　菟丝子酒浸一宿，焙。各半两　牡蛎破草鞋包，火煅细研，三钱

上以山药碎炒为糊，丸如桐子大。每服五十丸，间日煎人参、酸枣仁汤下，临卧粳米饮汤下。

远志丸《济生方》　治因事有惊，心神不宁，夜梦惊堕，小便白浊。

远志去心，姜汁腌　石菖蒲各二两　茯神去木　白茯苓去皮　人参　龙齿各一两

上为末，炼蜜丸桐子大，以辰砂为衣。每服七十丸，热汤下。

一方　治心经伏暑，小便赤浊。

人参　白术　赤茯苓去皮　香薷　泽泻　木猪苓去皮　莲肉　麦门冬去心。各等分

上㕮咀。每服四钱，水一盏，煎服。

一方　治小便白浊，出髓条。

酸枣仁炒　白术　白茯苓　破故纸　人参　益智洗净　大茴香　左顾牡蛎童便煅。各等分

上为末，加青盐、酒，丸如桐子大。每服三十丸，温酒、米饮任下。

秘传金锁思仙丹　治男子嗜欲过多，精气不固，涩以去脱之剂。

莲花蕊十两。暖，无毒，镇心，忌硫黄、蒜　石莲子十两。味甘平温，无毒，经秋正黑，次水者是也。本功益气安心，涩精止痛，取净粉用　鸡头实十两。味甘平，无毒，益精气，强志。取其实并

中子捣烂曝干，再捣，筛取净粉

上以金樱子三斤，取霜后半黄者，木臼中转杵，却刺勿损，擘为两片，去水淘净，烂捣，入大锅，以水煎，不绝火，约水耗半取出，滤过重煎，如稀饧，市肆干者焙之，用水浸软，去子，煎令如法，入前药末，和丸桐子大。每服三十丸，空心盐汤下。

针灸法　阴交一穴在脐下一寸。　气海一穴在脐下一寸半。　关元在脐下三寸。

梦　泄

梦泄方论

邪客于阴，神不守舍，故心有所感，梦而后泄也。其候有三，年少气盛，鳏旷矜持，强制情欲，不自觉知，此泄如瓶满而溢者也，人或有之，是为无病，勿药可矣。心家气虚，不能主宰，或心受热，阳气不收，此泄如瓶之侧而出者也，人多有之，其病尤轻，合用和平之剂。脏腑积弱，真元久亏，心不摄念，肾不摄精，此泄如瓶之罅而漏者也，人少有之，其病最重，须当大作补汤。或谓梦泄尤甚于房劳，此世俗习闻其说也。独不观证候之有重轻乎？外此又有一辈，神气消靡，怪异横生，风邪乘其虚，鬼气干其正，往往与妖魅交通，是又厄运之不可晓者也，法药相助，诚哉是言。

梦泄证治

茯苓丸　治心虚梦泄。

白茯苓

上为末。每服四钱，粳米汤调下，间用温熟水调下，空心、食前、临卧，日三服。

莲子六一汤、鸡清丸、方见漏浊门。**辰砂妙香散**方见疝门。　治心热梦泄，并用灯心一握，煎汤下。

鹿角散　治脏腑久虚梦泄。

鹿角屑　鹿茸去皮，酥炙。各一两　白茯苓三分　人参　白茯神　桑螵蛸蒸，焙　芎劳　当归　故纸炒　龙骨别研　新韭子酒浸一宿，焙。各半两　柏子仁去壳　甘草炙。各一分

上末。每服三钱半，姜五片，枣三枚。粳米百粒，食前煎服。

还少丹、方见虚劳门。**鹿茸益精丸、家韭子丸**方见漏浊门。大补虚损。梦遗用十补汤送下。方见冷门。间用滴乳香末泡汤下。

震灵丹　封固下焦，治梦泄不止。方见泻门。空心，人参、北五味子煎汤下。

附：诸方

秘传龙骨锁精丹

白龙骨煅，二两半　牡蛎煅，二两　知母五钱　黄柏六钱　猪苓五钱　人参去芦，一两　远志甘草汤煮，去心，一两半

上为细末，酒糊为丸如梧桐子大。每服四五十丸，空心盐酒或盐汤送下。

固精丸　治心神不安，肾虚自泄精。

知母炒　黄柏酒炒。各一两　牡蛎煅　龙骨煅　芡实　莲蕊　茯苓　远志去心　山茱萸肉各三钱

上为末，煮山药糊丸梧子大，朱砂为衣。服五十丸。

芡实丸《济生方》　治思虑伤心，疲劳伤肾，心肾不交，精元不固，面少颜色，惊悸健忘，小便赤涩，遗精白浊，足胫酸疼，耳聋目暗。

芡实蒸，去皮　莲花须各二两　茯神去木

山茱萸肉　龙骨_{生用}　五味子　枸杞子　熟地黄_{酒蒸}　韭子_炒　肉苁蓉_{酒洗}　川牛膝_{去芦，酒洗}　紫石英_{煅七次。各一两}

上为末，酒煮山药为丸如梧子大。每服七十丸，空心盐汤下。

玉锁丹《御药院方》　治精气虚滑，遗泄不禁。

龙骨　莲花蕊　鸡头实　乌梅肉_{各等分}

上为末，用熟山药去皮为膏，和丸小豆大。每服三十丸，空心米饮下。

秘传金锁思仙丹、桑螵蛸散_{并见漏浊门。}

仁斋直指方论卷之十一

三山名医仁斋杨士瀛登父编撰
新安后学惠斋朱崇正宗儒附遗

眩 运

眩运方论

眩言其黑，运言其转，冒言其昏。眩运之与冒眩其义一也。其状目闭眼暗，身转耳聋，如立舟舡之上，起则欲倒。盖虚极乘寒得之，亦不可一涂而取轨也。风则有汗，寒则掣痛，暑则热闷，湿则重滞，此四气乘虚而眩运也；喜怒哀乐，悲恐忧思，郁而生痰，随气上厥，此七情攻虚而眩运也；淫欲过度，肾家不能纳气归原，使诸气逆奔而上，此眩运之出于气虚也。明矣！吐衄漏崩，肝家不能收摄营气，使诸血失道妄行，此眩运之生于血虚也，又明矣。以致新产之后，血海虚损，或瘀滞不行，皆能眩运，是可不推寻致病之因乎？治法随机应敌，其间以升降镇坠行焉，最不可妄施汗下。然而眩运欲解，自汗则有之。若诸逆发汗剧者，言乱目眩，与夫少阴病下利止，而头眩时时自冒者，此虚极而脱也。识者将有采薪之忧。肝脉溢大，多作眩运。诸风掉眩，皆属于肝。

眩运证治

茯苓桂枝白术甘草汤 治气上冲胸，战摇眩运。

茯苓一两 桂枝三分 白术 甘草炙。各半两

上锉散。每服四钱，新水煎服。风证加川芎、细辛，湿证加川芎、苍术。寒证加干姜、良姜。

理中汤 方见泻门。治寒湿眩运，仍吞来复丹，方见暑门。甚者养正丹。方见痼冷门。

芎术除眩汤 治感湿、感寒，头重眩运。

附子生 白术 川芎各半两 官桂 甘草炙。各二钱半

上锉。每服三钱，姜七厚片，同煎。食前服。

干姜甘草汤、方见脾疼门。**附子理中汤** 方见寒类。并主虚寒眩运。

桂苓丸 治暑证眩运。

肉桂 茯苓等分

上细末，炼蜜丸。每两作八丸，每服一丸，用香薷锉散，调下消暑丸，通用。方并见暑门。

十四友丸、方见惊悸门。**安肾丸**方见水饮门。二药夹和，用和济七气汤送下，方见诸气门。治七情相干，眩运欲倒，仍间用乳

香泡汤下。

芎辛汤方见头风门。治痰饮厥逆眩运。

千金五套丸方见脾疼门。治痰饮结聚胸脘，眩运欲呕。

香橘饮　治气虚眩运。

木香　白术　半夏曲　橘皮　白茯苓　缩砂各半两　丁香　甘草炙。各一分

上锉散。每服三钱，姜五厚片同煎，吞苏合香丸方见嗽门。本方加当归、川芎各三分，官桂半两，治血虚眩运。

苏沈沉麝丸　治一切血运。每服一丸，研开用滴乳香泡汤调下。

芎䓖汤方见血类。加细辛、石菖蒲，治妇人血运眩冒，不省人事，次用和济七气汤佐之。

五苓散方见水饮门。加赤茯苓，治停饮眩冒，心下悸气。

养正丹、方见痼冷门。**来复丹**方见暑门。升降阴阳用之。养正丹夹和震灵丹，以乳香泡汤下，升降镇坠，功用两全。

震灵丹、方见泻门。**黑锡丹**方见痼冷门。镇坠眩运用之。

苏合香丸用枣汤调开，吞震灵丹，治心气不敛，怔忪头运。

二陈汤方见疟门。加生干姜，治因气郁痰眩运，及酒食所伤眩运①，吞来复丹尤胜。

芷弹丸　治风证眩运及血证眩运。

新白芷择大块，汤荡洗三次，日干。

上为末，炼蜜丸弹子大，每服一丸，荆芥煎汤嚼下。

白附子丸　治风痰上厥，眩运头疼。

白附子炮　南星炮　半夏荡七次　旋覆花　甘菊　天麻　川芎　橘红　僵蚕炒，去丝嘴　干姜生。各一两　全蝎半两，焙

上末，用生姜半斤取汁，打面糊小丸。每五十丸，食后荆芥汤下。

人参前胡汤　治风痰头运目眩。

前胡　橘红　半夏曲　木香　枳壳制　紫苏叶　赤茯苓　南星炮　甘草炙。各半两　人参三钱

上粗末。每三钱，姜七厚片，慢火熟煎服。

真方白丸子方见身疼门。用三十丸，苏合香丸三粒，全蝎一个，炙为末，三件研和，以紫苏、橘皮煎汤，入生姜汁少许调下。治诸风眩运，搐搦语短，呕吐。

惊　悸

惊悸方论

人之所主者心，心之所养者血，心血一虚，神气不守，此惊悸之所肇端也。曰惊、曰悸，其可无辨乎？惊者，恐怖之谓；悸者，怔忪之谓。心虚而郁痰，则耳闻大声，目击异物，遇险临危，触事丧志，心为之忤，使人有惕惕之状，是则为惊；心虚而停水，则胸中渗漉，虚气流动，水既上乘，心火恶之，心不自安，使人有快快之状，是则为悸。惊者，与之豁痰定惊之剂；悸者，与之逐水消饮之剂。所谓扶虚不过调养心血，和平心气而已。若一切以刚燥用工，或者心火自炎，又有热生风之证。

惊悸证治

养心汤　治心虚血少，惊惕不宁。

黄芪炙　白茯苓　茯神　半夏曲　当归　川芎各半两　远志取肉，姜汁腌，焙　辣

---

① 及酒食所伤眩运：原此前尚有"及酒食所伤眩运"七字，原本、四库本均同，据文义显属衍文，故删。

桂　柏子仁　酸枣仁浸，去皮，隔纸炒香　北五味子　人参各一分　甘草炙，四钱

上粗末。每服三钱，姜五片，枣二枚煎，食前服。加槟榔、赤茯苓，治停水怔悸。

宁志丸　治心虚血虚多惊。

人参　白茯苓　茯神　柏子仁　琥珀　当归　酸枣仁温酒浸半日，去壳，隔纸炒香　远志酒浸半日，新布裹，捶取肉，焙。各半两　乳香　朱砂别研　石菖蒲各一分

上末，炼蜜丸桐子大。每三十丸，食后枣汤下。

参乳丸　治心气不足，怔忪自汗。

人参半两　当归一两，晒干　乳香一钱半，研

上末，山药煮糊丸桐子大。每三四十丸，食后枣汤下。

十四友丸　治心血俱虚，怔忡惊惕。

柏子仁研　远志肉姜汁腌，焙　酸枣仁汤浸，去皮，隔纸炒香　紫石英煅　熟干地黄　川当归　白茯苓　白茯神　人参　黄芪炙　阿胶炒　辣桂　龙齿研。各一两　朱砂半两，研

上细末，炼蜜丸桐子大。每三四十丸，食后枣汤下。

朱雀丸　治心病怔忪不止。

白茯神二两，净　沉香半两

上细末，炼蜜丸小豆大。每三十丸，人参煎汤下。

密陀僧散　治大惊入心，败血、顽痰填塞心窍，喑不能言。

密陀僧即是炉底，研极细

上每服挑一大钱匕[1]，无热者，用热酒调下；有热者，沸汤泡麝香调下。亦治瘑风，颇有奇效。出《夷坚志》。

温胆汤　治心胆虚怯，触事多惊。亦治水气怔悸。

半夏制　枳壳制　白茯苓各一两　橘红一两半　甘草炙，半两

上锉。每服三钱半，姜七片，枣二枚，刮青竹皮一块如钱大，煎服。或加制远志尤妙。

加味四七汤　治心气郁滞。豁痰散惊。

半夏制，二两半　白茯苓　厚朴制。各一两半　茯神　紫苏叶各一两　远志姜汁蘸湿，取肉，焙　甘草炙。各半两

上锉。每服四钱，姜七片，石菖蒲半寸，枣二枚，煎服。

茯苓甘草汤　治心下停水怔悸。

茯苓　桂枝各二两　甘草炙，一两　生姜三两

上锉。每服四钱，水煎服。

姜术汤　治虚证停饮怔忪。

白姜生　白术　茯苓　半夏曲各半两　辣桂　甘草炙。各一分

上锉。每服三钱，姜、枣煎服。

小半夏茯苓汤、五苓散　并主水气，心下怔忪。方见水饮门。

炙甘草汤　治心下动悸，其脉结代。动而时止曰代[2]。

甘草炙，一两　人参半两　生干地黄四两　桂枝三分　麻仁　麦门冬去心。各一合　生姜三分　大枣八枚

上粗末，每挑[3]三大钱，水一盏半，酒半盏，煎至八分，入透明阿胶一斤，俟胶消，温和服，日进三剂，不拘时。

宁志膏　治因惊失心。

人参　酸枣仁汤浸，去皮。各一两。　辰砂半两　滴乳香一钱，乳钵坐水研

---

① 匕：原作"己"，四库本同，据《医方类聚》卷一百五十八改。

② 代：原作"伏"，四库本同，据《医方类聚》卷一百五十八改。

③ 挑：原作"碗"，四库本同，据《医方类聚》卷一百五十八改。

上末，炼蜜和杵丸如弹子。每一丸，薄荷汤化下。

附：诸方

朱砂安神丸　治血虚心烦懊恢，惊悸怔忡，胸中气乱。方见内伤门。

加味定志丸　治痰迷心膈，惊悸怔忡。

远志去心，二两　人参一两　菖蒲二两　白茯苓三两　琥珀　郁金各五钱①

上为细末，炼蜜丸如梧子大，朱砂为衣，每服二十丸，米汤下。

健　忘

丹溪云：精神短少者多，亦有痰者。戴云：健忘者，为事有始无终，言谈不知首尾，此以为病之名，非此生成之愚顽不知人事者。

归脾汤《济生方》　治思虑过制，劳伤心脾，健忘怔忡。

白术　茯神去木　黄芪蜜炙　龙眼肉　酸枣仁去壳　人参去芦。各一两　木香半两　甘草炙，二钱半

上㕮咀。每服四钱，水一钟，姜五片，枣一枚，煎七分，温服。

人参远志丸《圣惠方》　治气不足，惊悸健忘，神思不宁。

天门冬去心　白茯苓　菖蒲各七钱半　人参去芦　远志去心　酸枣仁　黄芪蜜炙。各半两　桔梗　丹砂　官桂去皮。各二钱半

上为末，蜜丸如豆大。每服二十丸至三十丸，米汤下。

宁心膏《和剂方》　治心神恍惚，一时健忘。方见前。

----

① 各五钱：原脱，据《杂病源流犀烛》卷六补。

仁斋直指方论卷之十二

三山名医仁斋杨士瀛登父编撰
新安后学惠斋朱崇正宗儒附遗

疟　　疾

痎疟方论

风寒暑湿，邪自外来；饮食居处，邪由内作，此痎疟感受之胚胎也，岂特夏伤于暑，秋必为疟哉？古人盖以其受病最多者言之耳。疟候何如？始而呵欠，继而足冷，面色青黄，身体拘急，寒栗鼓颔，腰脊俱疼，寒去未几，内外皆热，头痛而渴，但欲饮冷，呕恶妨满而不嗜食者，其候也。或内伏寒痰，寒从背起，冷如掌大，疟之寒热，其岂非阴阳二气更相胜负而作耶？邪并于阴则寒，邪并于阳则热。阴盛则寒多，阳盛则热炽。其寒也，汤火不能温；其热也，冰水不能寒。卫气与邪气相值，故邪正交争而病以作；卫气与邪气相离，故汗出乃解而病以休。卫气昼行阳，夜行阴，得阳而外出，故发于日间；得阴而内搏，故发于暮夜。若乃邪气内搏于五脏，横连于募原，其道远，其行迟，不能与卫气交并，故有隔日发，有三四日一发。卫气之行疾行迟，病作之有早有晏，甚者内外失守，真邪不分，阴阳迭胜，寒热互起，则休作无定时矣。疟有数

种：风疟，自感风而得，恶风、自汗、烦躁、头疼，转而为疟。风，阳气也，故先热后寒，可与解散风邪，如川芎、白芷、青皮、紫苏之类，或细辛、槟榔佐之。温疟一证，亦先热后寒，此为伤寒坏病，与风疟大略则同，热多寒少，小柴胡汤；热少寒多，小柴胡汤内加官桂。寒疟，自感寒而得，无汗、恶寒、挛痛、面惨，转而为疟。寒，阴气也，故先寒后热，可与发散寒邪，生料五积散、增桂养胃汤、或良姜、干姜、官桂、草果之类，甚则姜附汤、附子理中汤。暑疟者，暑胜热多得之，一名瘅疟。阴气独微，阳气独发，但热不寒，里实不泄，烦渴且呕，肌肉消铄，盍用小柴胡汤、香薷散。呕者，缩脾饮加生姜，温服下消暑丸。热多燥甚者，少与竹叶汤、常山、柴胡，于暑证最便。湿疟者，冒袭雨湿，汗出澡浴得之，身体痛重，肢节烦疼，呕逆胀满，盍用五苓散、除湿汤加苍术、茯苓辈。寒多者，术附汤最良。牝疟者，久受阴湿，阴盛阳虚，阳不能制阴，所以寒多不热，气虚而泄，凄惨振振，柴胡桂姜汤减半黄芩，加以半夏施之为当。食疟，一名胃疟，饮食无节，饥饱有伤致然也。凡食啖生冷、咸藏、鱼盐、肥腻，中脘生痰，皆为食疟。其状苦饥而不能食，食则中满，呕逆腹痛，青皮、陈皮、草果、半夏、缩砂、白

豆蔻作剂，或四兽汤下红丸子，自有奇功。瘴疟，挟岚瘴溪源蒸毒之气致然也。自岭以南，地毒苦炎，燥湿不常，人多瘴疟。其状血乘上焦，病欲来时，令人迷困，甚则发躁狂忘，亦有哑不能言者，皆由败血瘀于心，毒涎聚于脾，坡仙指为脾胃实热所致，又有甚于伤暑之疟耳。治之须用凉膈疏通大肠，小柴胡加大黄、治瘴木香丸、观音丸皆为要药。如前数证，经久不瘥，真气已耗，邪气犹存，则有所谓劳疟、疟母者焉。表里俱虚，真元未复，疾虽暂止，小劳复来，谓之劳疟。法当调养气血，川芎、当归、官桂、芍药辈所不可无。弥年①阅岁，经吐汗下，营卫亏损，邪气伏藏胁间，结为癥癖，谓之疟母。此证未可直攻，急作乌头七枣汤，以扶其里，俟其内气已充，继此经效疟丹或消癖丸下之取愈。大抵疟之初得三数日间，如火燎原，不可向迩，波涛汹涌，未易回澜，当俟其稍定而图之。经所谓，其盛者可待衰而已。疟方来，与正发及将解，不可投药耗其真气，投药当于未发以前，两时之先，或遇发日凌晨，空心与之。诸疟之脉，大约尺寸俱弦，或浮数，或紧实，或缓涩，或虚迟，或左手濡而右手盛，或尺寸盛而关中濡，不可定名以为弦也。总前治法，弦数多热者寒之，弦迟多寒者温之。浮弦、浮紧、浮数，其邪在表者，可汗。弦实、沉实、数实，其邪在里者，可下。若夫调胃气，利痰水，分阴阳，行三焦，是又治法之纲领也。渴欲水浆，药入辄吐，人参煎汤效，抑犹有说焉。尝读《二广摄生》，见其论议，若瘴疟，若暑毒，每用疏转之剂，取下根源。里有先伤暑，后发疟，涉年余者，度其腹中有癖，水磨沉香下解毒雄黄丸，黑血如泥，泄下极臭，由是获愈。因知诸疟皆有根，在治法之外，又当随轻重而利导之。

实者与巴豆、大黄；虚者用养正丹辈。不然，常山于疟每每作效何耶？盖疟家多蓄黄水，常山为能破其癖而下其水也。

疟疾证治

麻黄白术汤　治感风发疟。

麻黄去节　官桂　青皮　陈皮　川芎　白芷　半夏曲　紫苏　茯苓　白术　北梗　甘草炙。等分　加细辛　槟榔

上锉散。每服三钱，姜四片，枣二枚，空心煎服。

五积散　感寒发疟，初作以此解散。

苍术炒，二两　北梗一两　麻黄去节　枳壳制　陈皮各六钱　干姜　厚朴制。各四钱　川芎　当归　白芍药　白芷　甘草炒　半夏制　官桂　茯苓各三钱

上锉散。每服三钱，水盏半，葱白三寸，姜三片，煎半，空心服。

养胃汤加桂　治感寒发疟。

厚朴制　苍术炒　半夏制。各一两　人参　茯苓　草果　藿香各半两　橘红三分　甘草炙，一分

上锉散。每服三钱，水盏半，姜五片，乌梅半个，煎半，温服。

解毒雄黄丸方见积热门。

养正丹　主寒疟。方见瘤冷门。

姜附汤、附子理中汤　主寒疟。方见寒类。

草果饮　诸疟通用。加干姜治寒疟。

草果　白芷　良姜　青皮　川芎　紫苏叶　甘草炒。等分

上锉散。每三钱，煎服。

小柴胡汤　治暑疟纯热。方见血类。或寒热等，则加桂。

香薷散　治伤暑发疟。

---

① 弥年：经年、整年。

香薷四两　厚朴制　扁豆制。各二两

上锉散。每三钱，乌梅一个，水煎，临熟入姜汁一匙，温服。

五物香薷汤、香薷缩脾饮　并主暑证。方见暑类。

常山饮　治伤暑发疟。

嫩黄川常山　知母　草果仁　甘草炙。各一两　良姜六钱　乌梅肉半两

上㕮咀。每三钱，水一碗，姜五片，枣三枚，煎半，稍冷服。

七宝锉散　治暑疟、诸疟。

川常山　鸡心槟榔　青皮刮去白　甘草炙。各半两　草果仁二钱半

上细锉。每三钱，桃、柳枝各七寸，乌梅三个，水大碗煎半，稍冷空心服。

五苓散　治伤湿发疟及小便不利。方见水饮类。

加剂除湿汤、术附汤　并主湿疟，或加官桂、茯苓。方见湿类。

柴胡桂姜汤　治牝疟但寒，或寒多微热。

柴胡二两　辣桂三分　栝蒌根一两　干姜炮　甘草炙　牡蛎煅。各半两　黄芩三钱三字　内加半夏曲半两

上锉散。每服三钱，姜枣煎服。

二陈汤　治食疟、诸疟。

陈皮　半夏制。各五两　茯苓三两　甘草炙，一两。

上㕮咀。每服三钱，姜五片，乌梅半个，煎服。寒多者，加草果；热多者，加前胡。如青皮、槟榔、缩砂、白豆蔻之类，随意增用。

四兽汤　治食疟、诸疟，和胃消痰。

半夏制　人参　茯苓　白术　橘红　草果　生姜　乌梅　大枣各等分　甘草炙，减半

上㕮咀，以盐少许淹食顷，湿纸厚裹，慢火煨香熟。每服四钱，水一碗煎

半，温服。

红丸子　治食疟、食积、气滞腹胀。

京三棱水浸软，截碎　蓬莪术制　青皮　陈皮各五两　干姜炮。各三两

上为末，米醋煮米粉糊丸桐子大，矾红为衣。每五十丸，二陈汤、四兽汤皆可下。

乌头七枣汤　治久疟但久疟但寒，及脾寒发疟，或寒重热轻。

大川乌头一个，慢火灰炮裂，以盐水浸，再炮，再浸，凡七次，去皮脐

上细锉，分二服，每服姜七厚片，枣七个，葱白三寸，水大碗，煎半，先吃枣，稍冷服。

又方

用小附子一枚，修制一同。乌、附皆能温脾，挟风则用川乌，寒甚则用附子。

治瘴木香丸

牵牛一斤，淘去浮者，焙，捣，捣取末四两，别顿　鸡心槟榔　陈橘红各二两　青木香　人参　熟附子　厚朴制　官桂去粗皮　京三棱　羌活　独活　干姜炮　甘草炙　川芎　川大黄锉，焙　芍药各半两　肉豆蔻六个

上为末，瓷器密收，临用秤牵牛一两，诸药末共一两，研和，炼蜜丸桐子大。每服二十丸，橘皮煎汤下，以通利为度。

地龙饮　治瘴疟、诸疟，大热烦躁。

生地龙三条，研细

上入生姜汁、薄荷汁、生蜜各少许，新汲水调下。如热炽，加脑子少许。

观音丸　取下暑毒、瘴毒。

圆白半夏生　乌梅肉　母丁香　川巴豆不去油。每件各十枚

上为末，姜、面糊丸麻子大，上下以厚纸盖贴，有油又再易纸。每服五丸，临卧冷水下。此方舟人于海角遇一白衣授

之。

芎归鳖甲散　治劳疟寒热。

当归　川芎　芍药　青皮　陈皮　茯苓　半夏制。各一分　鳖甲醋炙黄，半两

上锉散，每三钱，姜五片，枣二个，小乌梅一个，水煎服。热多加柴胡，寒多加草果。

五劳丸　治劳疟、瘴疟久病。

嫩黄常山三两半　桃仁去皮尖，炒，一两二钱　辣桂去粗皮，七钱半　淡豉三两　乌梅肉二两半

上日干为末，炼蜜丸梧子大。每三四十丸，空心温酒下。不饮者，熟水入些酒下。

经效疟丹　治疟母结癖，寒热无已。

真阿魏　雄黄各二钱半　朱砂一钱半

上沸汤泡阿魏研散，雄、朱为末和之，稀面糊丸桐子大。每一丸，人参煎汤，候冷，空心服。瘴疟，桃枝煎汤冷服。临发磨一丸，敷鼻头口畔。

消癖丸　治疟母停水结癖，腹胁坚痛。

芫花炒　朱砂研细。等分

上为末，炼蜜丸小豆许。每十丸，浓煎枣汤下。去癖须用芫花、大戟破水之剂，下后即与养胃汤。

驱疟汤　治诸疟、久疟。

草果仁　青皮　陈皮　人参　茯苓　半夏制　厚朴制　苍术炒　鸡心槟榔　白术　甘草炙。各半两　良姜一分

上锉散，每三钱，姜五片，枣二枚，乌梅一个，空心煎服。

生熟饮　治脾寒发疟，及寒多热少。

草果　肉豆蔻各二个，一煨、一生　川厚朴方寸许二片　生姜二块，半生，半湿，纸煨　甘草二寸，半生，半炙

上锉散。分二服，每服一碗水，二枣，一乌梅，煎半，空心服。

蒜丹丸　截疟消痰。

虢丹煅　穿山甲热灰中炮焦。各一分　土朱半两

上为末，以独头蒜煨，去皮，研膏丸桐子大。每十丸，生姜、乌梅、紫苏煎汤下。

七物汤　治诸疟。

常山酒浸，蒸　槟榔　草果　青皮　陈皮　川厚朴制　甘草炒。等分

上锉细。每服三钱，姜五片，乌梅二个，水一碗，煎半，露一宿，来早温服之。如热多加柴胡。

截疟丹　臻志修合。

土朱二两半，净末　真绿豆粉二两，一两生入药，一两煮糊　信砒有锋芒者，半两，研细，生

上用绿豆粉糊筑和三件，丸如麻子。每服止二丸，新汲水研桃软，空心服。是日饮食微和而已。

胜金丸　治一切疟。寒热不一，呕恶头疼，烦渴喘息，痰聚中满。

鸡心槟榔一两，日干　川常山酒浸，蒸，焙，四两

上为末，水面糊丸桐子大。每服三十丸，于未发前半日冷酒下，便睡，不得吃热汤饮，次日又用冷酒下二十丸，仍不得吃热饮食，又次日饮食无拘。

治疟方　二陈汤二帖，加常山二钱，分作二服。每服姜七片，枣二枚，乌梅二枚，水一碗，煎六分，候微冷，吞前件脾积丸七丸，次日吞三丸。

六物汤　治久疟不已，寒少热多。

嫩常山二钱半　柴胡　鸡心槟榔　青皮去白。各二钱　草果仁　甘草炙。各一钱半

上锉，分三服，每服大软乌梅二个，好夏酒准一呷许，新水二盏，煎半，隔宿露空，以纱盖之，次早拂明服。苦寒热等，加制厚朴二钱，略暖服，是日饮食皆

勿用热。

附：诸方

白虎加桂枝汤《活人方》　治疟疾，但热不寒及有汗者。

知母　甘草炙　桂枝　粳米各三两
石膏一斤

上㕮咀。每服五钱，水盏半，煎至一盏，去滓温服。

大柴胡汤　治疟，热多寒少，目痛，多汗，脉大，以此汤微利为度。余邪未尽，以白芷石膏三物汤以尽其邪。方见伤食门。

清脾饮《济生方》　治瘅疟，脉来弦数，但热不寒，或热多寒少，口苦咽热，小便赤涩。

青皮去白　厚朴姜制　白术　半夏汤泡七次　黄芩　草果仁　柴胡去苗　茯苓去皮
甘草炙。各等分

上㕮咀。每服四钱，水盏半，姜五片，煎七分，温服，不拘时。

正气散徐同知方　退寒疟，止胃寒，进食。

藿香　草果各四两　半夏　陈皮　厚朴　砂仁　甘草各一两

上锉为散。生姜、枣子煎服。如疟未至，俟发日早服。

六和汤

人参　草果　知母　贝母　乌梅　白芷　槟榔　柴胡各一钱，用酒拌　常山二钱

上㕮咀。姜三片，枣一枚，酒水同煎，露一宿，临发前二时服。

疟疾治例出《明医杂著》

王节斋曰：疟是风暑之邪，有一日一发，有二日一发，有三日一发，有间日、连二日发，有日与夜各发，有有汗，有无汗，有上半日发，有下半日发，有发于夜者。治法：邪从外入，宜发散之，然以扶持胃气为本。又须分别阳分、阴分而用药。邪疟及新发热者，可散、可截；虚疟及久者，宜补气血。若过服截药致伤脾胃，则必延绵不休。

主　方

柴胡去苗　白术　苍术米泔浸，各一钱。以上三味疟疾必用之药。　陈皮七分　甘草炙，五分　干葛一钱二分

若一日一发，及午前发者，邪生阳分，加枯黄芩、茯苓、半夏。各一钱。热甚头痛加川芎、软石膏，各一钱。口渴加石膏、知母、麦门冬。各一钱。

若间日或三日发，午后或夜发者，邪在阴分，加川芎、当归、酒炒芍药、熟地黄、酒炒知母、各一钱。酒洗红花、酒炒黄芪，各四分。提起阳分可截之。

若间一日，连发二日，或日夜各发者，气血俱病，加人参、黄芪、白茯苓各一钱。以补气，川芎、当归、白芍药、熟地黄各一钱。以补血。

若阳疟多汗，用黄芪、人参、白术以敛之；无汗，柴胡、苍术、白术、黄芩、干姜以发之。

若阴疟多汗，用当归、白芍药、熟地黄、黄芪、黄柏以敛之。无汗，柴胡、苍术、大川芎、红花、升麻以发之。故曰：有汗者要无汗，扶正为主；无汗者要有汗，散邪为主。

若病人胃气弱，饮食少，或服截药伤脾胃而少食者，加人参、一钱半。酒炒芍药、大麦芽。各一钱。

若伤食痞闷，或有食积者，加神曲、

麦芽、枳实、炒，各二钱。炒黄连①。五分。

若痰盛，加姜制半夏、南星、枳实、炒，各一钱。黄芩、黄连。各六分。

若欲截之，加槟榔、黄芩、青皮、常山、各一钱。乌梅净肉。三个，肥者。

若日久虚疟，寒热不多，或无寒而但微热者，邪气已无，只用四君子合四物汤，加柴胡、黄芩、陈皮，以滋补气血。

---

① 黄连：原作"黄车"，四库本同，据《明医杂著》卷二改。

仁斋直指方论卷之十三

三山名医仁斋杨士瀛登父编撰
新安后学惠斋朱崇正宗儒附遗

霍乱吐泻

吐泻方论

乾上坤下，其卦为否。阳隔阴而不降，阴无阳而不升，此否之所以痞而不通也。人具此阴阳，挥霍变乱，结搏于中，卒然吐泻，或泻而不吐，或吐而不泻，大抵心腹扰闷烦疼，其视天地不交之否，异乎？否乎？霍乱之证，心腹卒痛，呕吐下利，发热憎寒，头痛眩晕。先心痛则先吐，先腹痛则先泻，心腹俱痛，则吐泻俱作，甚则转筋颓顿，特反掌间，盖足阳明属胃，以养宗筋，暴吐暴下，津液骤亡，宗筋失其所养，故挛急，甚则舌卷、缩囊，危甚风烛矣。然亦何以致此哉？曰：胃伤暑毒，露卧卑湿，当风取凉，风冷邪气入于肠胃，加以嗜好肥腥，饮啖生冷，居处不节，激而发焉。于是邪正相干，中脘节闭，气不得通，吐利暴作，所谓脾受贼邪，木来胜土者此也。治法藿香正气散加藿香、生姜为上，不惟可以温散风邪，抑亦可以调理吐泻。其若伤暑所致，未可遽投香薷散沉冷之剂，自合先治中脘，如二陈汤、橘皮半夏汤辈，次则以香薷温服，散暑解烦。昧者指为脾胃虚冷，遽用人参、白术、诃子、肉豆蔻之属，以壮胃涩肠，不思风冷未散，辄以参、术、诃、蔻，拦补寒邪，邪气得之，愈盛愈作，纵得淹延，或下痢、或久泻、或腹胀虚浮，或中满不食，变证百出矣。抑犹有说焉，湿霍乱死者少，干霍乱死者多。许仁则尝有是言矣。盖谓所伤之物，因吐利而出泄，泄尽则止，犹可幸免。若上不得吐，下不得利，所伤之物拥闭正气，关格阴阳，躁扰喘胀，其能生乎？则知挥霍变乱，如人被发交争，必有以求之可也。古方用来复丹，正取疏利之意，但多则太温，莫若姜汤下苏感丸为愈。霍乱气息劣，不欲言者，不治。

又　论

治呕吐莫先于助胃，既助胃而复呕吐者，中脘挟风寒也。治喘嗽莫先于调肺，既调肺而复喘嗽者，风寒在表或在里也。泻痢之疾，固肠断下，终不作效，非肠胃间留蓄风寒邪气之所致乎？故必随其感受，解散于其先，则某病某药庶乎其对证矣。解散风寒，不换金正气散为上，其间增益，则青皮、官桂、良姜、干姜择用最良。若欲其清解，则紫苏、荆芥、干葛、柴胡等辈剂量可也。惟暑亦然，每每隐伏作病，或为热呕、或为焦烦、或为腹痛、或泄痢不止，暑中类多有之。炎烁蕴隆，念虑又当及此。此说虽详于卷首，敬用申之。

吐泻证治

藿香正气散　治霍乱吐泻通用。腹痛者加桂；小便不利者加茯苓。方见呕吐门。此药能温散风寒湿气，若暑证加香薷。

五苓散　治霍乱热多发渴。方见水饮门。

良姜饮　治霍乱神效。

良姜　藿香　陈皮各一两　甘草炙，三分

上锉细。每三钱，水煎服。

又方

藿香叶　良姜　木瓜

上同煎，治霍乱水泻，效。

治要除湿汤　半夏曲　川厚朴制　苍术炒。各二两　藿香叶　陈皮　茯苓各一两　甘草炙，七钱

上锉散。每服四钱，姜七片，枣一枚，煎服。霍乱泻而不吐者，加桂；吐而不泻者，去苍术，加桂、丁香；吐泻俱作，兼腹痛者，只加桂。

胡椒汤　治霍乱吐泻。

胡椒七粒　生绿豆二十一粒

上末。煎宣木瓜汤，温和调下。

治中汤　治饮食居处不节，以致霍乱。方见呕吐门。本方青皮、陈皮、干姜能散风冷。

香薷锉散　治伤暑霍乱。方见暑门。

木瓜汤　治吐泻不已，转筋扰闷。

酸木瓜一两　茴香一分，微炒　甘草炙，二钱　吴茱萸半两，荡七次，焙

上锉散。每四钱，姜五片，紫苏十叶，空腹急煎服。

四顺附子汤　治吐泻过多，手足逆冷，六脉沉细，气小不语。急服。

生附子　白姜炮　人参　甘草炒。各一分

上锉。每服四钱，水二盏，煎一盏，空腹服。腹痛加桂；小便不利加茯苓。仍用炒盐熨，或用姜附汤。方见寒类。

姜盐饮　治干霍乱，欲吐不吐，欲泻不泻，痰壅腹胀。

盐一两　生姜半两，切

上同炒，令色变。以童尿二盏，煎一盏，分为二，温服。

盐汤法　治干霍乱，心腹绞痛，欲吐不吐，欲下不下。

先以盐汤一盏顿服。候吐出令透。不吐再服，续以锉理中汤倍加橘红与之；或藿香正气散加官桂、茯苓，倍加枳壳；或苏合香丸用枳壳散调下。

苏合香丸方见诸气门。用枳壳一分，木瓜半分，煎汤调下，治干霍乱，不吐不泻，气痞于中，心腹绞痛，此证最恶。

盐熨方　治霍乱吐泻，心腹作痛。

炒盐二碗，纸包纱护，顿其胸前并腹肚上，截以熨斗，火熨，气透则苏，续又以炒盐熨其背，则十分无事。

霍乱吐泻，临时无药，以生蒜头研细，涂心下及两脚心即止[①]。

附：诸方

不换金正气散　治霍乱转筋呕吐，泄泻头疼。方见泻痢门。

六和汤　治心脾不调，气不升降，霍乱吐泻，暑天泻痢。方见暑门。

理中汤　治中寒，霍乱吐泻。方见寒门。

七气汤《三因方》　治七气郁结，五脏之间互相刑克，阴阳不和，挥霍变乱，

———————

① 止：原作"上"，据四库本改。

吐利交作。

半夏_{汤洗，五两} 厚朴_{姜制} 桂心_{各三两}
白芍药 茯苓_{去皮，各四两} 紫苏叶 橘皮_{各二两} 人参_{去芦，一两}

上㕮咀。每服四钱，水一盏，酒半盏，生姜七片，枣一枚，煎七分，温服。

加减理中汤

人参 白术 干姜 甘草_{炙。各等分}

若为寒气、湿①气所干者，加附子一两，名附子理中汤。

若霍乱吐泻，加陈皮、青皮各一两，名治中汤。

若干霍乱，心腹作痛，先以盐汤少许频服，候吐出令透，即进此药。

若呕吐者，于治中汤内加丁香、半夏一两。每服生姜十片同煎。

若泄泻者，加橘红、茯苓各一两，名补中汤。

若溏泄不已者，于补中汤内加附子一两。不喜饮，米谷不化者，加缩砂仁一两，共成八味。

若霍乱吐下，心腹作痛，手足逆冷，于本方内去白术，加熟附，名四顺汤。

若伤寒结胸，先以桔梗、枳壳等分，煎服。不愈者及诸吐、和后，胸痞欲绝，心膈高起、急痛、手不可近者，加枳实、茯苓各一两，名枳实理中汤。

若渴者，再于枳实理中汤内加栝蒌根一两。

若霍乱后转筋者，理中汤内加火煅石膏一两。

若脐上筑者，肾气动也，去术加官桂一两半。肾恶燥，故去术；恐作奔豚，故加官桂。若悸多，加茯苓一两。

若渴欲饮水者，添加术半两。

若腹满者，去白术，加附子一两。

若饮酒过多，及啖炙煿热食，发为鼻衄，加川芎一两。

若伤胃吐血，以此药能理中脘，分利阴阳，安定血脉。

泄　泻

泄泻方论

胃为水谷之海，其精英则流布以养脏腑，其糟粕则传送以归大肠。肠胃虚弱，或挟风、挟寒，或伤暑、伤湿，停冷蓄热，冷热不调，泄泻诸证，皆能致之。挟风者，自汗恶风，痛引腰背；挟寒者，筋节拘急，身体怯寒；伤暑者，面垢燥渴，泛引水浆；伤湿者，肌肉虚浮，肢体重着；冷则肠鸣肚冷而手足清；热则烦躁肚热而手足温；冷热不调者，由热积于内，不能去其积，徒以冷药水之，热气无所发泄，故冷与热搏而下注。其或冷积于中，不能去其滞，徒以热药压之，冷积不得宣行，故热与冷干而成泄，或涩或溏，里急后重。是其候也。外此则伤食一证，失饥伤饱，胃不能消，心腹膨胀，所下酸臭可验焉。治法当究其感受之源，然后为之固实。不窒其源，吾恐决溃四出，莫知其终者矣。虽然脾胃合气，以消水谷，水谷既分，安有所谓泄？人皆以泄为脾恙，而不知肾病有泄焉。肾泄何如？曰：腹痛无定处，似痢非痢，骨弱面黧，脚下时冷者是也。前件诸方，条例于后。至若泄利之后，腹满身疼，是则为表里俱病，先当温里，急与四逆汤，然后解表，急以桂枝汤与之，《活人书》言之详矣。抑犹有绪余之论焉，肝者脾之贼，木能胜土，古人虑之固也。经曰：肝肾气虚，为病泄泻。亦

---

① 湿：原作“温”，四库本同，据《医方类聚》卷一百零八所引《南北经验方》改。

孰知肾者所以守司于下，而肝者又门户要束之具，束则不泄也。不然，泄泻而面色青惨者，古书谓肝经受寒所致，特设当归厚朴汤以主之，果何意哉！下利恶证具载《活人总括》。

泄泻证治

理中汤 治肠胃虚弱，辘辘有声，泄泻频并。

人参 白术 干姜炒 甘草炒。各一两

加茯苓 川厚朴制。各三分

上锉细。每服三钱，空心煎服。

调中散 治肠虚泄泻。止呕进食。

藿香叶 缩砂 蓬术炮 干姜炮 肉桂 茴香炒 草果各半两 麦芽炒 益智仁 橘红各三分 苍术炒 神曲炒 甜梗各一两 甘草炙，三钱

上末。每服三钱，姜枣并少盐煎服。

肉蔻散 治脾虚肠鸣，泄泻不食。

大肉豆蔻一枚，剜小窍子，入乳香三小块在内，以面裹煨，面熟为度，去面。

上末。每一钱，米饮调下。

治要除湿汤 治风邪泄泻加辣桂；寒邪泄泻加干姜、良姜；通用加木香。方见泄泻门。

香薷锉散 方见暑门。治伤暑泄泻，更增茯苓。

平胃散 治伤湿泄泻。

橘红 厚朴制。各三两半 苍术炒，五两半 甘草炙，一两

上锉细。每服三钱，姜枣煎服。

又法

以生料五苓散对夹平胃散，用陈米煎。暑泻、湿泻诸证皆验。

黄连阿胶丸 治暑泻，热泻。方见嗽门。用五苓散送下。方见水饮门。

又洞泄方 车前子末米饮下。

蘖皮汤 治协热泄泻，亦治血痢。

蘖皮三两 黄芩二两 黄连一两

上锉。每服四钱，水大盏，煎七分，入阿胶末半钱，再煎少顷，温服。

姜附汤 治冷证泄泻。方见寒类。

术①附汤见湿类 通用。

大己寒丸 治虚冷，肠鸣，滑泄。

良姜 干姜炮。各六两 肉桂 荜茇各四两

上末，面糊丸桐子大。每五十丸，米饮下。

戊己丸 治冷热不调泄泻。

吴茱萸炒 黄连去须 白芍药等分

上末，米糊丸桐子大，每三十丸，空心米饮下。

真人养脏汤 治冷热不调，泄泻，里急后重。

罂粟壳去筋蒂，蜜炙，一两八钱 木香 白芍药各八钱 诃子肉六钱 人参 白术 当归各三钱 甘草炙 肉桂各四钱

上粗末。每服二钱，姜枣煎，食前服。先用缩砂煎汤，下感应丸，方见胀满门。俟其积消，然后服此。

鸡舌香散 治飧食生冷，久为冷积。

良姜 辣桂 香附净，炒 益智仁 天台乌药各一两 甘草炙，半两

上末。每二钱，入少盐沸汤点，吞感应丸。

三棱散 酒食伤积用此。

京三棱炮 蓬莪术 益智仁 甘草炙 青皮去白。各二两 白茯苓四两

上末。每二钱，少盐煎，吞感应丸。治伤食泄泻，俟酸臭出尽，即服固肠散止之。

固肠散 治冷泻肠滑，及下痢频并。

罂粟壳去筋蒂，一两，蜜炙 陈米炒，一两

---

① 术：原作"米"，四库本同，据医理改。

干姜炮 甘草炙。各二钱半 肉豆蔻生，二钱 木香一钱

上末。每二钱，姜枣煎，食前服。

实肠散 治泄泻不止。

川厚朴制，一两半 肉豆蔻 诃子炮 缩砂 橘红 苍术炒 茯苓各一两 木香半两 甘草炒，四钱

上粗末。每三钱，姜枣煎服。手足冷加炒干姜

安肾丸方见水饮门。治肾泄，腹痛无定处，似痢非痢，骨痛面黧，腰脚时冷，用和剂七气汤送下。方见气门。

震灵丹 治肾泄，证候同前。

禹余粮火煅，醋淬，不计遍次，手撚得碎为度。 丁香 代赭石如上修制 赤石脂 紫石英杵碎。以上各四两。入坩埚内，以瓦盖口，盐泥固济，候干用硬炭一十斤煅通红，火尽为度，入地坑埋，出火毒二宿，研末。 乳香别研 没药 五灵脂并去砂石，研。各二两 朱砂一两，研

上并为细末，糯米粉糊丸小鸡头大，风干。每服三丸，用炒故纸入枣煎汤，调钟乳粉少许，空心送下。小儿肾泄白脓褐汁，面黧齿脱，畏人怯寒，震灵丹末，入些钟乳粉，以枣煎炒故纸，取热汁调下。

木香散 治脾肾俱虚泄泻。

肉豆蔻面裹纸煨 故纸炒 白术 白茯苓各半两 木香 甘草炙。各一分

上锉细。每三钱，食前姜枣煎，温服。

二神丸 治脾肾俱虚，泄泻不食。

破故纸四两，炒 肉豆蔻二两，生

上末，用肥枣蒸烂，取肉研膏，夹和，杵丸桐子大。每服四十丸，清米汤下。若饭食后常一泄，服此顿愈。

当归厚朴汤 治肝经受寒，面色青惨，厥而泄利。

当归炒 厚朴制，各二两 官桂三两

良姜五两

上锉散。每三钱，食前服。

附：诸方

白术芍药汤《机要》方 治太阴脾经受湿，水泄注下，体重微满，困弱无力，不欲饮食，暴泄无数，水谷不化。

白术 芍药各一两 甘草五钱

上㕮咀。每服一两，水煎。

升阳除湿汤《拔粹》方 治脾胃虚弱，不思饮食，肠鸣腹痛，泄泻无度，小便黄色，四肢困弱。

升麻 柴胡 防风 神曲 泽泻 猪苓各半两 苍术一两 陈皮 甘草炙 大麦芽各三钱

上㕮咀。水煎，食后热服。

升阳除湿防风汤东垣方 如大便闭塞，或里急后重，数至圊而不能便，或有白脓或血，慎勿利之，利之则必致重病，及郁结而不通也，又此道举其阳，则阴气自降矣。

苍术米泔浸，去皮干净，四两 防风二钱 白术 白茯苓 白芍药各一钱

上㕮咀，除苍术另作片子，水一碗半，煎至二盏，内诸药同煎至一大盏，食前热服。

益胃汤《拔粹》方 治头闷，劳动则微痛，不喜饮食，四肢急惰，燥热短气，口不知味，肠鸣，大便微溏黄色，身体皆闷，口干不喜饮冷。

黄芪 甘草 半夏汤泡。各二分 黄芩 柴胡 人参 白术 益智各三分 当归梢 升麻各半钱 陈皮半钱 苍术一钱半

上㕮咀。水盏半，煎八分，食前通口服。

胃苓汤　治感暑夹食，泄泻烦渴。即平胃散、五苓散相合。

苍术　陈皮　厚朴姜制　甘草　白术　茯苓　猪苓　泽泻　桂

上㕮咀。水煎，入盐少许服。如作末药，汤服亦可。

柴苓汤　分理阴阳，治泻解热。

柴胡　黄芩　半夏　甘草减半　人参　猪苓　白术　茯苓　泽泻各等分

水二钟，姜三片，煎服。

养胃汤　治脾胃虚寒，呕逆恶心，腹胁胀痛，肠鸣泄泻。方见痎疟门。

五苓散、益元散并见暑门。

丹溪方　治一老人，奉养太过，饮食伤脾，常常泄泻，亦是脾泄。

黄芩炒，半两　白术炒，二两　白芍药酒拌，炒　半夏泡。各半两　神曲炒　山楂炒。各一两半　藿香一两

上为末，青荷叶包饭烧熟，研丸如梧子大，食前白汤下。

钱氏白术散　治气血俱虚，神弱之人或吐泻。

人参　白茯苓　白术　木香　甘草　藿香各一两　干姜半两

上为粗末。每服五钱，水一钟，煎七分，食前温服。

参苓白术散　治脾胃气虚，饮食不进，或致吐泻。方见虚劳门。

温脐止泻散　治大人小儿久泻，滑脱不止。

干姜微炒　白芷　附子生。各一钱

上为细末，用生白蜜丸如弹子大，按入内一二日，即止。

泄泻治例出《明医杂著》

王节斋曰：泄本属湿，然多因饮食不节，致伤脾胃而作，须看时令，分寒热新旧而施治。治法补脾消食，燥湿利小便。亦有升提下陷之气，用风药以胜湿。亦有久泄，肠胃虚滑不禁者，宜收涩之。

主方

白术二钱　白茯苓　白芍药炒。各一钱半。以上三味，泄泻必用之药。　陈皮一钱　炙甘草去皮，五分

若伤食泄黄，或食积，加神曲、大麦芽、山楂子、各一钱。炒黄连七分。消之；腹中窄狭饱闷，再加厚朴、枳实、木香。各五分。

若小便赤涩短少，加泽泻、猪苓、木通各一钱。以分利之。夏月，再加茵陈、七分。炒山栀仁。四分。

若口渴引饮，加干葛、一钱半。人参、麦门冬、各一钱。升麻、滑石、各四分。乌梅肉。二个。

若夏秋之间，湿热大行，暴注水泄，加炒黄连、苍术、泽泻、各一钱。升麻、木通；各五分。发热燥渴加干葛、石膏；各一钱。黄疸，小便黄赤，加茵陈、一钱。山栀、木通。各五分。

若饮酒便泄，此酒积热泻也，加炒黄连、茵陈、干葛、各一钱。木香、五分。神曲、麦芽。各八分。

若寒月溏泄，清冷腹痛，或伤生冷饮食，加神曲、麦芽、炙干姜、各一钱。砂仁、益智、木香。各七分。

若久泄，胃气下陷，服利小便之药而不效，宜加人参、黄芪各一钱。以补中气；升麻、柴胡各四分。以升提之；加羌活、防风、藁本、白芷等风药各三四分。助风以平之，更加炙干姜五分。以固之。

若久泄，脾胃虚弱，食少难化，加炙黄芪、人参、各一钱。神曲、麦芽、各一钱二分。木香、煨过。干姜。炙，各五分。

若久泻，肠胃虚滑不禁，加肉豆蔻、一钱。诃子皮、赤石脂、各一钱。煨木香、炙干姜。各五分。

针灸法 脾俞二穴 在十一椎下两旁，各开寸半，主泄泻。 中脘一穴 在脐上四寸，主腹痛，泄泻。 关元一穴 在脐下三寸，疗腹泻不止。 天枢二穴 在脐旁各开三寸，治腹满，脾泄，泻痢。 大肠俞二穴 在十六椎下，各开寸半，灸三壮，治肠鸣，腹胀，暴泻。

仁斋直指方论卷之十四

三山名医仁斋杨士瀛登父编撰
新安后学惠斋朱崇正宗儒附遗

泻　痢

泻痢方论

痢与泻，名目不同，而感受之源一也。风邪得之，鼻壅恶风，腰背强痛；寒邪得之，面惨恶寒，肢体拘挛；受暑得之，面垢背寒，自汗发渴；受湿①得之，一身尽痛，重着浮黄，或停冷则凄清肠鸣，或蕴热则发热烦躁。冷热不调者，乍涩乍溏；饮食伤饱者，注下酸臭。诸有积，以肚热缠痛推之；诸有气，以状如蟹渤验之。究其受病之源，决之对病之剂。大要以散风邪，行滞气，开胃脘为先，不可遽用肉豆蔻、诃子、白术辈，以补住寒邪。不可遽投罂粟壳、龙骨、牡蛎辈，以闭涩肠胃。邪气得补而愈盛，补之愈盛而愈作，不为缠扰撮痛，则为里急后重，所以日夕淹延而未已也。痢之赤白，其赤者，热乘于血，血渗大肠则赤也。若风邪挟热，则所下黄而赤焉。其白者，冷搏肠间，津液凝滞则白也。若寒邪并之，则所下白而黑焉。冷热相交，故赤白相半。重者，状若脓涕而血杂之；轻者，白涕中间微有赤缕是也。内挟风邪，故清血流注，或湿毒乘虚入肠胃之间，则下如豆汁，或

有瘀血是也。论者以手足寒为冷，手足温为热，于理甚当，亦当合赤白而并观之，庶乎其的矣。虽然，风寒暑湿感之于外者也，其有大嚼伤饱，宿酒浆醴醢以成积滞；房闼纵情，加奔走劳役，以耗精血，此非病生于内者乎？必明白内外而权度之，则受病浅深，用药轻重，知有定向矣。毋概曰无积不成痢。下痢壮热，须用败毒散加陈米，间与五苓散、黄连阿胶丸。下痢虽曰有积、有暑，如用药不效，即是肠胃有风邪。热者、赤者，与败毒散；冷者、白者，不换金正气散加木香。

泻痢证治

败毒散　治风邪、寒邪，壮热下痢。方见寒类。陈米饮调五苓散佐之。方见水饮门。

不换金正气散　治风邪、寒邪，冷证下痢。方见寒类。

治要除湿汤方见吐泻门。加官桂、木香，治风寒冷证下痢；加干姜、茯苓，治伤湿下痢，仍以五苓散，利其小便。

理中汤方见泻门。加厚朴、木香、茯苓，治湿冷下痢。

艾姜丸　治湿冷下痢脓血，腹痛，妇

---

① 湿：原作"温"，四库本同，据《医方类聚》卷一百三十七所引本书改。

人下血。

干艾叶四两，炒焦存性　川白姜一分，炮

上为末，醋煮面糊丸桐子大。每七十丸，食前清米饮下。

人参豆蔻散　冷证泻痢通用。

木香　厚朴制　苍术米泔浸，晒　干姜炮　肉豆蔻生。各二两　半夏曲　陈皮　阿胶炒。各四两　缩砂　甘草炒。各二两半　罂粟壳去筋蒂，醋淹，炒，四两

上锉。每三钱，姜、枣煎，食前服。

香薷锉散、五物香薷汤、六和汤方见暑门　治伤暑下痢，五苓散佐之。

升麻汤

升麻　白芍药　甘草炙。各十两　白干葛十五两

上粗末。每三钱，姜三片，同煎，吞感应丸，治伤暑下痢，缠痛。

黄连阿胶丸、方见嗽门。**柏皮汤**方见泻门。治热证，发热下痢。亦治暑痢。

香连丸　治冷热不调，泻痢。

黄连一两，用茱萸半两炒，去茱萸不用　木香一分

上取香连为末，醋糊丸桐子大。每三十丸，米饮下。前戊己丸通用。

真人养脏汤　治冷热不调下痢。方见泻门。依前法用之。

三棱散　治食积下痢，腹痛。方见泻门。依前法用之。

感应丸、方见诸气门。**解毒雄黄丸**方见积热门。治诸积下痢，用五苓散送下。

和剂流气饮、大异香散、五膈宽中散方见诸气门。　治诸气痢。

牛乳汤　治气痢，泄如蟹渤。

荜茇末二钱　牛乳半升

上同煎，减半，空腹服。

茱连丸　治赤白下痢。

吴茱萸拣净　黄连去须，半寸一截，同炒熟，分为二处

上各碾末，醋面糊丸桐子大。赤痢，专服黄连；白痢，专服茱萸；赤白并服。或多或少，以意增减。每服七十丸，陈米饮下，以愈为度。

胃风汤　治风冷客入肠胃，泄下鲜血，及肠胃湿毒，下如豆汁，或下瘀血。

人参　白茯苓　川芎　当归　辣桂白术　白芍药等分

上锉。每服三钱，粟米百余粒同煎，食前热服。腹痛加木香。

肉蔻散　治冷证久痢不止。方见泻门。

附子理中汤、姜附汤、方并见寒类。**术附汤**方见湿类。　治虚损久痢，四肢厥冷，以意择用。

噤口痢方

石莲肉日干

上为末。每服二钱，陈米饮调下，便觉思食，仍以日照东方壁土，炒真橘皮为末，姜、枣略煎佐之。

断下汤　止赤白痢。

茯苓　白术各一钱　甘草半钱　草果连皮，一枚　大罂粟壳十四枚，去筋蒂，剪碎，醋浸，炒爆　加木香半钱

上为粗末，分作两服，每服姜五片，大枣三个，大乌梅三个，食前煎服。固肠散方见泻门通用。

玉华白丹　治脏腑久虚，止泻止痢。

阳起石入干埚煅通红，酒淬，顿阴地令干，莫见日　白石脂煅红　左顾牡蛎盐泥固①济，煅红，取白者。各半两　钟乳粉一两

上研极细如粉，和毕，糯米糊丸，空心米饮下。渴者人参汤下。亦治肠风下血。

又震灵丹方见泻门。　通用。

赤石脂禹余粮汤　治泻痢诸药不效，

———————

①　固：原作"周"，四库本同，据《医方类聚》卷一百三十九改。

以此固其下焦。

赤石脂锉小块　禹余粮煅，醋淬，以碎为度

上等分夹和。每服四钱，空心，煎温服。

泻痢须要衣服周密，恐伤风冷。凡蕴热血痢，里急而痛甚，虽已疏通荡涤，然其痛不减者，非热亦非积也，营血亏少，阳刚胜阴故尔，用药当以川芎为佐，营血一调，其痛立止。

附：诸方

防风芍药汤《拔粹》方　治泄痢飧泄，身热脉弦，腹痛而渴及头痛微汗。

防风　芍药　黄芩各一两

上㕮咀。每服一两，水二钟，煎至一钟，去滓，食前通口服。

经验柏皮汤　治伤寒下痢，亦治久血热痢。

柏皮三两　黄芩二两　黄连一两

上㕮咀。每服一两，水二钟，煎至一钟，去滓，通口服。腹痛加山栀，小便不利加赤茯苓、阿胶，煎服。

芍药柏皮汤子和方　治一切温热，恶心痢频并窘痛，无问脓血。

芍药　黄柏各一两　当归　黄连各半两

上为末，水丸豆大。温水下三四十丸，等服。忌油腻、生冷、热物。

黄连香薷饮　治感暑，下痢鲜血。

清暑益气汤　治暑病，内伤下痢，不思饮食，发热。并见暑门。

白术芍药汤《机要》方　治老人奉养太过，饮食伤脾，时或泻痢。

钱氏白术散　治气血俱虚之人，或泻或痢。并见泄泻门。

苍术芍药汤《拔粹》方　治痢疾痛甚者。

苍术二两　芍药一两　黄芩　官桂各五钱

上㕮咀。每服一两，水二钟，煎至一钟，温服。

芍药黄芩汤《拔粹》方　治泄痢腹痛，或后重身热久不愈，脉洪疾者，及下痢脓血稠粘。

黄芩　芍药各一两　甘草炙，半两

上㕮咀。每服一两，水二钟，煎至一钟，去滓，通口服，食前。

调胃承气汤、小承气汤、大承气汤俱见伤寒门。

四物汤《保命集》　治下痢纯血。

川芎　当归酒洗　白芍药　生地黄　槐花　黄连　御米壳等分

上㕮咀。水煎服。

地榆芍药汤《拔粹》方　治泄痢脓血，乃至脱肛。

苍术八两　地榆二两　卷柏　芍药各三两

上㕮咀。每服一两，水二钟，煎至一钟，食前通口服。

阿胶梅连丸《宣明方》　治下痢，无问久新，赤白青黑，疼痛诸证。

金井阿胶净，草灰炒透明，自①别研细　赤茯苓　乌梅肉去核，炒　赤芍药　黄柏锉，炒　黄连去须　干姜炮　当归酒洗。各等分

上为细末，入阿胶研匀，水丸梧子大。温米饮下十丸，食前连夜五六服。小儿丸如绿豆大。忌油腻、脂肥诸物。

石榴皮散经验方　治暴泻不止及痢赤白。

用酸石榴皮烧存性，不以多少，空心米饮调下二钱。

保和丸　专治脾虚因积作后重者。不

————

① 自：原作"白"，四库本同，据《宣明论方》卷十改。

可下，用此消导。方见积聚门。

秘传香连丸　治男妇、小儿诸般痢疾作痛，并久痢虚脱，浓血不止者，服之神效。如初痢一二日之间不可服，恐拦住积滞热毒，他证愈剧，反为咎矣。

川黄连酒润，炒，五两　木香　白豆蔻各一两半　乳香　没药各五钱

上为细末，面糊丸如弹子大。每服一丸。赤者甘草汤磨下，白者生姜汤下。

黄连汤　治痢疾。

黄连　滑石　生地黄　白芍药　苍术台术　当归　青皮　条黄芩各等分

上㕮咀。每服七钱，水二盏，煎八分，去滓，食远温服。

大柴胡汤　治下痢，舌黄口燥，胸满作渴，身热腹胀，谵语，此必有燥屎，宜下，后服木香、黄连苦坚之。三乙承气汤。暑毒、温热伤后，下痢脓血，宜服二方。见伤寒门。

针灸法　见前泄泻门详施。

脱　　肛

脱肛方论

《四十八难》曰：病之虚实，出者为虚，入者为实。肛门之脱，非虚无故然哉？盖惟实则温，温则内气充而有所蓄。惟虚则寒，寒则内气馁而不能收，而况大肠之厚薄，膏脂之瘠肥，亦视夫内气之虚实何如耳。大凡脱肛，须以温汤浇，令和软，然后摩挲而入。治法以温敛行之。其有产妇用力过多，及小儿叫号弩气，久痢不止，风邪袭虚亦有此证。凡肠头作痒，即是腹中有虫，生艾、苦楝根煎汤熏洗。仍以干艾、生姜煎服。其脱肛、肠风、痔漏者，登溷不可用旧纸，若包裹汤药杂物，尤不可用，才有一毫染污其间，立见痛肿。如此急以温汤涤之，患在肛肠，登溷后须用一洗。

脱肛证治

猬皮散　治肛门脱出不收。

猬皮一个，罐①内烧令焦黄存性　磁石半两，法醋煎数沸，焦磁石七次，为末　辣桂三钱鳖头一枚，慢火炙令焦黄

上细末。每服二钱，食前米饮调下。仍以破草鞋底炙②上面熨，按令入。

鳖头散　治脱肛。

鳖头慢火炙焦黄

上为末，涂敷肠头，用软纸衬轻轻按入，仍以方寸匕，食前米饮调下。

磁石散　治脱肛。

磁石半两，蘸入煎沸醋中凡七次。

上为末。每服一钱，空心米饮调下。

香荆散　治脱肛。

大香附　荆芥穗各半两　缩砂二钱半

上末。每服三钱，食前新水煎数沸，即服。小儿通用。

钓肠丸　治大肠虚冷，脱肛不收及肠风诸痔。

白矾枯　绿矾枯　诃子煨，取肉　枳壳去瓤，麸炒　白附子　生南星　生半夏　生附子去皮脐。以上各一两　黄栝蒌一个，烧存性　猬皮一个，锉碎，磁罐烧存性　鸡冠花锉，炒，二两半　胡桃仁七个，不用油者，罐内烧存性

上细末，醋煮面糊丸桐子大。每服二十丸，空心温酒下，或枳壳散送下。

---

① 罐：原作"火"，四库本同，据《医方类聚》卷一百八十三所引本书改。

② 炙：原作"灸"，四库本同，据《医方类聚》卷一百八十三所引本书改。

缩砂汤　治大肠虚而挟①热，脱肛红肿。

缩砂　黄连　木贼

上末。每二钱，米饮调下。

黄连阿胶丸方见嗽门。　治肠虚为暑热所攻，脱肛红肿，肛门热痛，仍以荆芥穗、朴硝泡汤温洗，次用薄荷煎硼砂丸，津液调敷。

铁粉散　治大肠本虚，风毒客热乘之，脱肛红肿。

铁粉研细

上入白蔹末，夹和敷之，即按入。

蒲黄膏　治脱肛热痛。

生蒲黄以猪膏和敷，即按入。

桑螺膏　治脱肛。

桑楄上缘　桑螺子烧存性

上末，以猪膏和涂，雨后缘桑者佳。

橡斗膏　治脱肛。

橡斗子烧存性，猪脂和敷。

木贼散　治脱肛不热。

木贼烧存性为末，掺以帛按入。

独虎散　治脱肛不收。

五倍子半两末，井水三碗，入瓷瓶慢火煎半，续入朴硝、荆芥穗各一钱，乘热熏洗，仍以五倍子末敷之。

石灰方　治大肠积冷，久年脱肛。

石灰炒热，以帛包裹，肛坐其上，冷又别换，仍以海螵蛸末敷。

败毒散　小儿痢后，风邪入大肠，脱肛不收，以此散风邪，加陈米煎。方见寒类。

桑叶方

黄皮桑楄，取叶三升，煎，带温。

上以布盛，罨小儿肛门，轻手按入，次用门臼中细尘，绵包扑之。

小儿灸法　百会穴，直取前后发际，折中，横取两耳尖，折中，在顺之中心端，正螺毛处是也。两手握蒜灸灸，则肛肠自收。

湿𧏾证　虫蚀肛门，咽干唇疮，齿晦。方见《活人总括》。

附：诸方

二灵散　治久痢，肠胃俱虚，肛门自下。

龙骨煅，五钱　木贼烧存性，二钱五分

上为末，掺托之。

一方　治脱肛，用五倍子为末，每服三钱，入白矾一块，水二碗，煎洗。

一方　用曼陀罗花子连壳一对，橡斗十六个，捣碎，水煎三五沸，入朴硝，热洗，其肛自收。

一方　用浮萍为末，干贴患处。

针灸法　命门一穴在十四椎下，灸二七壮。治大肠虚冷，脱肛不收。　长强一穴在尾闾骨尖底，灸二七壮。治痢、肠风、痔漏、脱肛不收。

————

① 挟：原作"浃"，四库本同，据《医方类聚》卷一百八十三所引本书改。

仁斋直指方论卷之十五

三山名医仁斋杨士瀛登父编撰
新安后学惠斋朱崇正宗儒附遗

积　　热

积热方论

　　酒面煎煿，雄附峻补，皆能生热，谓之积者，何哉？朝斯夕斯，其所由来尚矣。夫人偏阴不可以无阳，偏阳不可以无阴，惟在冷暖得中而已，矫枉过正，识者忧焉。然则欲去积热，将何如？曰：三黄汤、丸，第一药耳。虽然，凡热皆出于心，热甚则能伤血。热出于心，洗心散所不可缺；热能伤血，四顺清凉饮又不可无，此自本自根之论也。若夫酒后之面，饭后之酒，最易积热，又当防于未然。

积热证治

　　小柴胡汤　诸热通用。方见《伤寒总括》。

　　败毒散　解热次之。方见寒类。

　　三黄汤　治积热蕴隆，三焦皆热，大小便闭。

　　黄连去须　黄芩　大黄湿纸煨。等分

　　上锉细。每服三钱，姜三片，慢火略煎，食后服。

　　三黄丸　证治同前。即前项药品，等

为末，炼蜜丸桐子大。每三四十丸，熟①水下。

　　洗心散　治壮热烦躁，风热壅塞，大小便秘涩。

　　大黄湿纸煨　甘草炒　当归　芍药麻黄不去节　荆芥穗各三两　白术七钱半

　　上末。每服二钱半，生姜、薄荷少许同煎，食后服。

　　四顺清凉饮　治血热蕴结壅滞。

　　大黄米上蒸，日干　赤芍药　当归　甘草微炙。等分

　　上为粗末。每二钱半，慢火煎服。小柴胡汤亦治血热，可择用。

　　八正散　治心热烦躁，目赤咽疼，小便淋闭。

　　大黄湿纸煨　瞿麦　木通　滑石　萹竹　车前子　山栀子　甘草炙。等分

　　上锉。每服三钱，入灯心煎，食后服。大凡心热，要得小便流利而出。

　　甘露饮　治诸疮发热。

　　生干地黄　熟地黄　天门冬　麦门冬并去心　黄芩　枇杷叶刷去毛，净　山茵陈　枳壳制　石斛　甘草炙。等分

　　上末。每服二钱半，食前煎服。如干葛、柴胡尤佳。

　　木通散　治诸热，利小便。

_____

　　① 熟：四库本作"滚"。

生干地黄　木通　荆芥　地骨皮　桑白皮炒　甘草炙　北梗等分

上锉。每三钱，姜三片，煎服。

甘豆汤　治诸热烦渴，大小便涩。

黑豆二合　甘草二钱

上生姜七片，井水煎汁服。

黄连汤　治一切热，血热、眼热、酒热并主之

黄连去须，锉碎

上以井水浸良久，瓷碗盛之，置铁铫内，隔汤炖取清汁服，再炖。

牛黄凉膈丸　治上焦壅热，口干咽痛，烦躁涎潮。

马牙硝　寒水石煅　硬石膏各二两　甘草微炙，一两　牛胆南星三分　紫石英半两，研，飞，　牛黄　脑子　麝香各一分

上末，炼蜜丸，每两作四十丸。每服一丸，温薄荷人参汤调下。

解毒雄黄丸　取积下热。

雄黄研，飞　川郁金各一分　巴豆十四个，去油

上末，醋煮面糊丸麻子大。每服五丸，加至七丸，热茶清下，里实用此，喉闭以热茶清调灌。

竹茹汤　治胃热而呕吐，欲知胃热，手足心皆热者是也。

半夏三分，用姜汁半盏，浆水一升，煮去半，切，焙　干葛三两　甘草生，三分

上锉散。每三钱，青竹茹一弹子许，姜枣煎，温服。或加前胡。

诸热，酒蒸黄连丸、黄连阿胶丸皆可用。方见嗽门。

附：诸方

凉膈散　治脏腑积热，口舌生疮，痰实不利，烦躁多渴，肠胃秘涩，便溺不利，一切风热并皆治之。

连翘　甘草炙　大黄　朴硝各二两　薄荷　黄芩　栀子仁各一两

上㕮咀。每服水一钟半，竹叶七片，蜜少许煎，食后温服。

既济解毒汤　治上热，头目赤肿而痛，胸膈烦闷不得安卧，大便微秘。

大黄酒煨　黄连酒炒　黄芩酒炒　甘草炙　桔梗各二钱　柴胡　升麻　连翘　当归身各一钱

上㕮咀。每服水二钟，煎，食后温服。

大金花丸　治内外诸热，寝汗咬牙，睡语惊悸，溺血淋闭，咳嗽衄血，瘦弱头痛，并骨蒸肺痿喘嗽者。

黄连　黄柏　黄芩　栀子仁　大黄各等分

上为末，滴水丸如小豆大。每服三十丸，新汲水送下。

加味金花丸　治内外诸热，气壅痰涎，溺血淋闭。

黄连　黄柏　黄芩　山栀炒。以上各二两　桔梗　半夏泡　陈皮　人参去芦。各一两

上为细末，滴水丸如小豆大。每服五十丸，淡姜汤送下。

清心莲子饮　治上盛下虚，心火炎上，口苦咽干，烦渴微热，小便赤涩，或欲成淋者。

黄芩　车前子　麦门冬去心　地骨皮　甘草炙。各半两　黄芪蜜炙　石莲子去心　白茯苓　人参各七钱半

上㕮咀。每服水一钟，煎服。如发热加柴胡、薄荷。

经验地仙散　治骨蒸肌热，一切虚烦。

地骨皮　防风去芦。各一两　鸡苏　人参　甘草各二钱五分

上㕮咀。每服一两，姜三片，竹叶五

片，水二钟，煎至一钟，去滓，通口服，不拘时候。

五蒸汤 治骨蒸，劳热自汗。

甘草 人参去芦 知母 黄芩各二钱 茯苓 熟地黄 葛根各三钱 石膏五钱 竹叶二十片

上锉，㕮咀，作一服。入粳米一合，煎服。

十全大补汤 治诸虚不足，五劳七伤，不进饮食，久病虚损，时发潮热。

人参养荣汤 治久病虚损，口干食少，咳而下利，心惊悸热而自汗。并见虚劳门。

黄芪鳖甲散 治男妇虚热身瘦，五心烦热，四肢怠惰，咳嗽咽干，自汗食少。

人参 肉桂 桔梗各一钱五分 生地黄 半夏泡 紫菀 知母 芍药 黄芪 甘草 桑白皮各二钱半 天门冬 鳖甲各五钱 秦艽 茯苓 地骨皮 柴胡各三钱

上㕮咀。每服一两，姜、水煎服。

乐令建中汤 治脏腑虚损，身体消瘦，潮热自汗，将成痨瘵。此药大能退虚热，生血气。

前胡去芦，一两 细辛 黄芪蜜炙 人参去芦 桂心 橘皮去白 当归去土 白芍药 茯苓去皮 麦门冬去心 甘草炙 各一两 半夏汤泡七次

上㕮咀。每服四钱，水一钟，姜五片，枣一枚，煎服，不拘时。

防风当归饮子 治烦渴发热，虚烦蒸病。

六物汤 滋阴退热。并见火门。

龙脑鸡苏丸 治心中郁热，消烦渴，凉上膈，解酒毒。治肺热咳嗽，吐血鼻衄，崩中下血，血淋劳烦，诸淋，胃热口臭。方见火门。

当归补血汤东垣方 治肌热燥热，目赤面红，烦渴引饮，昼夜不息，其脉洪大而虚，重按全无。《通评虚实论》云：脉虚血虚，脉实血实。又云：血虚发热，证象白虎，惟脉不长，实为辨也①，若误服白虎汤必死。此病得之于饥困劳役。

黄芪一两 当归酒制，二钱

上㕮咀，都作一服。水二盏，煎至一盏，去滓，稍热服之，空心服。

柴胡饮子 解一切肌骨蒸热蓄积，热作往来，及伤寒发热不解，或骨蒸肺痿喘嗽，妇人余疾，产后经病，皆治。

柴胡 人参 黄芩 甘草炙 大黄 当归酒浸 芍药各等分

上㕮咀。每服七钱，水二钟，姜三片，煎八分，食后服。

黄连安神丸 治心烦懊憹，反复心乱，怔忡上热，胸中气乱，心下痞闷，食入反出。

朱砂四钱 黄连五钱 生甘草二钱半

上为细末，汤浸蒸饼丸如黍米大。每服一十丸，食后时时津唾咽下。《内经》云：心肺位近，而倚偶制其小。服此缓治之理也。

补中益气汤东垣方 治阳虚发热，久患虚劳。

朱砂安神丸东垣方 治心神烦乱，怔忡，兀兀欲吐，气乱而热，似懊憹状。并见内伤门。

泻青丸钱氏方 治肝经郁热。

当归酒洗 龙胆草 川芎 山栀炒 大黄 羌活 防风去芦

上为末，蜜为丸鸡头子大。每服一二丸。

泻黄散 治脾热，口臭咽干。

藿香七钱 山栀一两 石膏五钱 甘草三两 防风去芦，四两

---

① 也：原作"热"，四库本同，据《兰室秘藏》卷下改。

上为末，蜜酒拌，微炒香。每服一钱。

火郁汤　治手足心发热。

升麻　葛根　柴胡　白芍药各一两
防风　甘草各五钱

上锉。每服五钱，连须葱白三寸煎，稍热服，不拘时。

大青丸　治上焦热结，劳役发热，并瘟疫时行发热。方见火门。

风　　热

防风通圣散　治风热诸证。方见中风类。

定风饼子《不易方》　治风客阳经，邪伤腠理，背脊强直，言语謇涩，体热恶寒，痰厥头痛，肉瞤筋惕，手颤，鼻渊，及饮酒过多，呕吐涎沫，头目晕眩。常服消风去邪。方见伤风门。

追风散《和剂方》　治诸风上攻，头疼目眩，鼻塞声重，皮肤瘙痒，眉角牵引。妇人血风，一切头风，并皆治之。

白僵蚕去丝嘴，炒　荆芥各二两　石膏
川乌炮，去皮脐　防风去芦叉。各四两　全蝎炒，一钱　川芎三两　麝香研　甘草炙。各一两

上为末。每服半钱，食后临卧，茶调下。

龙脑川芎丸《御药院方》　消风化滞，除热消痰，通利七窍，爽气清神。

桔梗一两五钱　片脑六钱　砂仁二钱
白豆蔻五钱　薄荷去土，五两三钱　川芎　防风去芦　甘草炙。各一两

上为末，炼蜜为丸，每两作二十丸。每服二丸，细嚼，茶清送下。

附：火证

火证方论

刘宗厚曰：火之为病，其害甚大，其变甚速，其势甚彰，其死甚暴，何者？盖能燔灼焚焰，飞走狂越，消铄于物，莫能御之。游行乎三焦虚实之两途，曰君火也，犹人火也；曰相火也，犹龙火也。火性不妄动，能不违于道，常以禀位听命运行，造化生存之机矣。夫人在气交之中，多动少静，欲不妄动，其可得乎？故凡动者，皆属火化，火一妄行，元气受伤，势不两立，偏胜则病，移害他经，事非细，故动之极也，病则死矣。经所谓一水不胜二火之火，出于天造君相之外，又有厥阳脏腑之火，根于五志之内，六欲七情激之，其火随起。盖大怒则火起于肝，醉饱则火起于胃，房劳则火起于肾，悲哀动中则火起于肺，心为君主，自焚则死矣。丹溪又启火出五脏，主病曰：诸风掉眩，属肝，火动之类，经所谓一水不胜五火之火，出自人为。又考《内经》病机一十九条，内举属火者五，诸热瞀瘈，皆属于火之类。而河间又广其说，火之致病者甚多，深契《内经》之旨，曰：诸病喘呕吐酸，暴注下迫转筋，小便浑浊，腹胀大，鼓之有声如鼓，痈疽、疡疹、瘤气、结核、吐下、霍乱、瞀郁、肿胀、鼻塞、鼽衄、血溢、血泄、淋闭、身热、恶寒、战栗、惊惑、悲笑、谵妄、衄蔑、血污，此皆少阴君火之热，乃真心小肠之气所为也。若瞀瘈暴喑、冒昧躁扰、狂越骂詈、惊骇、胕肿、疼酸、气逆冲上、禁栗如丧

神守、嚏[①]、呕、疮疡、喉痹、耳鸣及聋、呕涌、溢食不下、目昧不明、暴注、瞤瘛、暴病暴死，此皆少阳相火之热，乃心包络、三焦之气所为也。是皆火之变，见为诸病也。为脉虚则浮，大实则洪数。药之所主，各因其属。君火者，心火也，可以湿状，可以水灭，可以直折，惟黄连之属可以制之。相火者，龙火也，不可以水湿折之，从其性而伏之，惟黄柏之属可以降之。噫！泻火之法，岂止如此，虚实多端，不可不察。以脏气司之，黄连泻心火，黄芩泻肺火，芍药泻脾火，大柴胡泻肝火，知母泻肾火，此皆苦寒之味，能泻有余之火耳。若饮食劳倦，内伤元气，火不两立，为阳虚之病，以甘温之剂除之，如黄芪、人参、甘草之属。若阴微阳强，相火炽盛，以乘阴位，日渐煎熬，为血虚之病，以甘寒之剂降之，如当归、地黄之属。若心火亢极，郁热内实，为阳强之病，以咸冷之剂折之，如大黄、朴硝之属。若肾水受伤，真阴失守，无根之火，为阴虚之病，以壮水之剂制之，如生地黄、玄参之属。若右肾命门火衰，为阳脱之病，以温热之剂济之，如附子、干姜之属。若胃虚，过食冷物，抑遏阳气于脾土，为火郁之病，以升散之剂发之，如升麻、葛根之属。不明诸此之类，而求火之为病，施治何所依据？故于诸经集略其说，备处方之用，庶免实实虚虚之祸也。滑氏曰：虚劳证中，多云相火为患者，何气使然？是为火也。请明议焉。对曰：华佗云，三焦者相火也。相火之相者，譬之如丞相之相也。善政之道，辅佐周身，维持纲纪，所接元阳，以为一身统领，使百脉舒和。上焦曰膻中之属，宣行气血；中焦曰中脘之缘，腐熟水谷；下焦曰膀胱之所，溲便精溺。无形而有用焉，故曰三焦。盖三焦者，为诸阳升降之方，呼吸发

源之所，三元有道，九窍流通，神志相关，命脉相继，周身有倚，血气无偏，治化宣和，是无虞矣。又曰：于火为患者，何以验云？对曰：于斯者，是因体虚之人，房劳过损，肾水干枯，无因既济，相火顿生，或因七情所感，或因怒火伤肝，肝木相乘，为热为风，风邪鼓舞，火性上炎，为百病之长也。华佗云：三焦积热，于火生焉。六腑颠危，从权所化。且如脉来洪数者，热之有准。苁浮中空者，吐血无疑。咳嗽咯痰，须明虚实，欲知治嗽，先补其源。身热者，滋阴清气；恶寒者，和阳挽阴。治寒远寒，治热远热，甘缓温和，调虚之则。丹溪云：阴虚火动证，难治。用四物汤加炒黄柏，降火补阴，龟板补阴，乃阴中之至阴也。又云：气从脐下起者，阴火也；气从脚下起，入腹如火者，乃虚之极也。盖火起于九泉之下，多死。一法用附子末，津调，塞涌泉穴，以四物汤加降火药服之，妙。

东垣泻阴火升阳汤　治肌热烦热，面赤食少，喘咳痰盛，脉右关缓弱，或弦或浮数。

羌活　甘草炙　黄芪蜜炙　苍术各一两　升麻八钱　柴胡一两半　人参　黄芩各七钱　黄连酒炒，半两　石膏半两，秋深勿用

上㕮咀。每服一两或半两，水煎服。

升阳散火汤　治男子、妇人四肢发热，肌热，筋痹热，骨髓中热，发困，热如燎，扪之烙手。此病多因血虚而得之，或胃虚过食冷物，抑遏阳气于脾土，火郁则发之。

升麻　葛根　独活　羌活　人参　白芍各半两　防风二钱半　柴胡八钱　甘草炙，三钱　甘草生，二钱

---

①　嚏：原作"啑"，四库本同，据《素问玄机原病式》卷二改。

上㕮咀。每服半两或一两，水煎，稍①热服。

柴胡饮子　治一切肌热、蒸热、积热，或汗后余热，脉洪实弦数。

八正散　治大人、小儿心经蕴热，咽干口燥，目赤睛痛，脏腑秘结，小便赤涩。

三黄汤　治积热结滞脏腑，大便秘结，心膈烦躁。

三黄丸　治男子、妇人三焦积热，咽喉肿闭，心膈烦躁，小便赤涩，大便秘结，并宜治之。

大金花丸　治中外诸热，寝汗咬牙，时语惊悸，溺血淋闭，咳衄血，瘦弱头痛，并骨蒸肺痿喘嗽。去大黄加栀子，名曰栀子金花丸，又曰既济解毒丸。

加味金花丸　治内外诸热，气壅痰涎，溺血淋闭，火证。方并见积热门。

黄连解毒汤　治伤寒杂病热毒，烦躁干呕，口渴喘满，阳厥极深，蓄热内甚。方见眼目门。

大青丸　治上焦热结，劳役发热，并痰火瘟疫发热。方见疫门。

凉膈散　治大人、小儿脏腑积热。口舌生疮，痰实不利，煊烁多渴，肠胃秘涩，便溺不利。方见积热门。

神芎丸　治一切热证。常服保养，除痰饮，消酒食，清头目，利咽膈，能令遍身结滞宣通，气利而愈，神强体健，耐伤省病。

大黄　黄芩各二两　牵牛　滑石各四两
黄连　薄荷　川芎各半两

上为末，水为丸如小豆大。温水下十丸至十五丸、二十丸。

清心汤　即凉膈散料内加黄连五钱，用蜜与竹叶同煎。

连翘　山栀子　大黄　薄荷叶　黄芩各五钱　甘草一两半　朴硝二钱五分　黄连半两

上为细末。每服五钱，水一盏，蜜少许，竹叶十片，同煎七分服。

黄芩汤　治心肺蕴热，口疮咽痛，膈闷，小便淋浊不利。

泽泻　栀子仁　黄芩　麦门冬去心
木通　生地黄　黄连　甘草各等分

上㕮咀。每服一两，水二盏，姜五片，煎至一盏，食前温服。

玄明粉《御药院方》　此药大治邪热所干，膈上气滞，脏腑秘涩，并宜服之。以朴硝煎过，澄滤五七遍，至夜于星月下露至天明，自然结作青白块子，用瓷罐子按实，于炭火内，从慢至紧，自然成汁，煎沸直候不响，再加顶火一煅，便取出，于净地上倒下，用盆合盖，以去火毒，然后研为细末，每二斤，入甘草生熟二两，为末，一处搅匀，临睡斟酌用之，或一钱二钱，以桃花煎汤或葱白汤下。

防风通圣散方见风门。

清燥汤方见痿门。

龙脑鸡苏丸方见鼻门。

地骨皮散　治虚，潮热骨蒸，壮热。

六味地黄丸　治肾气虚，久新憔悴，寝汗发热，五脏齐损，瘦弱，虚烦骨蒸，下血。

补阴丸　降阴火，治发渴；骨蒸。补肾水真阴不足。俱见虚劳门。

大补丸丹溪方　去肾经火，燥下焦湿，治筋骨软。气虚以补气药下，血虚以补血药下，并不单用。

川黄柏炒褐色

上以水丸服。

六物汤　滋阴血，降肾火。

川芎　白芍药酒炒　生地黄酒洗　当

———————

① 稍：原作"积"，四库本同，据《脾胃论》卷下改。

归酒洗 黄柏蜜炒 知母酒炒。各等分

上㕮咀。用水一钟半，煎至八分，食前温服。

当归龙胆丸 治肾水阴虚，风热蕴积，时发惊悸，筋惕搐搦，神志不宁，营卫壅滞，头目昏眩，肌肉瞤瘀，胸膈咽嗌不利，肠胃燥涩，躁扰，狂越骂詈，惊骇，火热等证。

当归 草龙胆 山栀仁 黄连 黄柏 黄芩各一两 大黄 芦荟 青黛各半两 木香一钱 麝香五分

上为末，炼蜜为丸如小豆大。姜汤下三二十丸，此药泻肝、心、脾、肺、肾、胃火之神药也。

麦门冬汤《千金方》 治诸疾后火热乘肺，咳唾有血，胸胁胀满上气，羸瘦，五心烦热，渴而烦闷。

麦门冬 桑白皮 生地黄各一两 半夏 紫菀 桔梗 淡竹茹 麻黄各七钱半 五味子 甘草各五钱

上㕮咀。每服五钱或一两，入姜煎。

防风当归饮子《宣明方》 治烦渴发热，虚烦火证。

柴胡 人参 黄芩 甘草各一两 滑石三两 大黄 当归 芍药 防风各五钱

上㕮咀。每服一两，水二钟，生姜三片，煎至一钟，去滓，通口服，不拘时。如有痰嗽，加半夏；泄者去大黄。

左金丸丹溪方 治肝火。

黄连六两 吴茱萸一两

上为末，水丸或蒸饼丸，白汤下五十丸。

滋阴降火汤 养血降火之圣药也。

川归身酒洗 地黄凉血用生，补血用熟 天门冬去心 白芍药薄荷炒 白术各一钱 麦门冬去心 甘草炙。各五钱 知母 黄柏俱酒水蒸 远志 陈皮洗 川芎各六分，久病去之

上㕮咀。姜水煎服。气血虚加人参、黄芪；嗽加五味、阿胶；痰加栝蒌、贝母；吐血加丹皮、藕汁；热加地骨皮。

痼 冷

痼冷方论

苟得其养，无物不长，苟失其养，无物不消。人之处世，饮食为上，汤药次之。惟其口腹不充，嗜欲无节，所以脏中停寒而为之沉痼也。男子精流，女子带下，骨寒脑冷，气乏血衰，呕吐恶心，久泄暴下，皆其证耳。疗治之法，虽贵乎温补，不贵乎大刚，惟于滋血养气中佐以姜、桂、雄、附为愈。抑古人所谓精不足者，补之以味。继此尤当加意焉，若夫执剂刚燥，亟欲阳气顿回，吾恐肾水易涸，心火独炎，识者未保其往。

痼冷证治

十补汤 治诸虚百损。

人参一分 白术 白茯苓 甘草炙 辣桂 黄芪蜜炙 当归 川芎 熟地黄 白芍药各半两

上锉散。每服三钱半，姜枣煎，空心食前服，加熟附子温之。

附子理中汤、沉附汤、姜附汤 并主痼冷，须加当归。方并见寒类。

麝香鹿茸丸 治真元虚惫，精血耗少。

熟地黄 山药各三两 杜仲炒断丝 鹿茸酒炙。各一两半 北五味子 肉苁蓉 牛膝并酒浸，焙。各一两 沉香半两 麝香半钱

上末，炼蜜丸桐子大。每三五十丸，食前盐汤下。

八味丸　治下元冷惫，腰脚酸重，虚劳消渴。

熟地黄_{四两}　山药　山茱萸_{各二两}　辣桂　熟附子_{各一两}　泽泻　牡丹皮　白茯苓　各一两半

上为末，炼蜜丸桐子大。每服三十丸，食前盐汤下。

黑锡丹　治脾肾俱虚，冷气刺痛，止汗坠痰，除湿破癖。

黑锡_{洗，熔，取净}　透明硫黄_{结砂。各二两}　金铃子_{蒸熟，去皮核}　沉香　木香　熟附子　胡芦巴_{酒浸，炒}　肉桂_{各半两}　舶上茴香_炒　破故纸_{酒浸，炒}　阳起石_{研细，水飞}　肉豆蔻_{面裹煨。各一两}

上用新铁铫，如常法结黑锡、硫黄砂子，地上出火毒，候冷，研极细，余药并末同研，自朝至暮以黑光为度，酒面糊丸桐子大，阴干。每三五十丸，空心盐汤下。妇人艾醋汤下。本方加苁蓉、牛膝、白术、丁香，名接气丹，治真元虚惫。

养正丹　升降水火，助阳接真。治咳逆，翻胃，痰结，头运，腹痛，腰疼，霍乱，吐泻。

好硫黄_研　黑锡　水银　朱砂_{研细。各一两}

上，净铁笊以厚纸布扎柄先熔铅，滤去滓，一两净，再放笊内用铁匙炒搅，将熟硫黄末三钱重渐入其中，或焰起亦莫管，只急手搅炒，令铅熟无性，其硫黄皆烧去，但得铅熟，遂倾放地下纸上，令硬，即碾开，以纱筛出铅粉，其余成珠者，再炒碾为末；次将笊铫顿慢火炉上，又熔铅粉，以熟硫黄末一两渐入，频搅炒，才见黄烟上，急拖过冷炉上，少顷，又过火上，再搅炒，得铅与硫黄皆成黑色，极调和了，却放冷炉上，候铅、硫微冷，又顿在十分微微火上，少顷入水银，以铁匙频搅，切勿令青烟上，烟上便走了

水银；又次入朱砂末，频搅炒，令十分调和，即倾放地下纸上，俟硬，别碾为末，糯米糊丸绿豆大。每三十丸，盐汤空心下。

灵砂　诸虚痼冷、厥冷神效。

好硫黄_{一两}　水银_{三两}

上修炼家有见成者，赎，研细，糯米糊丸小麻子大。每服五七丸加至十五丸，空心人参、枣汤下，或盐汤下。疝气偏坠，木肾肿疼，炒茴香入酒煎，候温下。虚劳喘嗽，生姜、乌梅、紫苏茎煎汤下；盗汗，小便多，煅牡蛎入盐，煎汤下；痎疟不已，桃柳枝煎汤下；胀满，腹痛，腰疼，莪术汤下；呕逆翻胃，丁香、木香煎汤下；白浊遗精，白茯苓煎汤下；中风痰厥，面青①，木香汤研灌；走注风，遍身痛，嚼葱白酒下；脚痛，木瓜汤下；气滞，生姜、陈皮汤下；妇人血痛、气痛，延胡索、五灵脂，酒、醋各半，煎汤下；小儿慢惊沉困，胃虚神脱，人参、丁香煎汤吞下。

椒附散　治肾气上攻，项背不能转侧，亦治冷痹不仁。

熟附子_末　真川椒

上每服附子末二大钱匕，川椒二十一粒，用白面塞满，水盏半，姜七片，煎半去椒，入盐少许，通口空心服。

大凡肾气，须以川椒引而归经则安矣。又一证，肾虚血寒，气逆而胀，胸腹走痛，中脘痞满，两眼多泪，此寒泣血也，二陈汤加官桂、当归，下安肾丸立愈。若大便涩，更加枳壳。二陈汤、_{方见痎疟门}。安肾丸。_{方见水饮门}。

————

① 面青：原作"向青"，四库本同，据文义改。

附：诸方

沉香荜澄茄丸《和剂方》　治内挟积冷，脐腹弦急，痛引腰背，面色萎黄，脏腑自利，小便滑数，少阳一切气痛，并皆治之。

桃仁_{去皮尖，二两}　木香　川楝子_{炮，去核，炙，四两}　附子_{炮，去皮}　川乌_{炮，去皮脐，半两}　沉香　胡芦巴　肉桂_{去皮}　荜澄茄　补骨脂_炒　茴香　巴戟天_{去心}

上㕮咀，锉。服三钱，水一盏，入盐少许，煎八分，空心热服。

复阳丹《济生方》　治阳虚阴盛，手足厥冷，暴吐大下，脉细羸瘦，伤寒阴证悉皆治之。

川乌_{去皮，四两，炮}　天雄_{炮，去皮，二两}　附子_{炮，去皮脐}　钟乳粉_{各一两}　阳起石_{火煅，四两}　朱砂_{煅，另研，一两}

上为末，酒煮神曲糊丸如梧桐子大。每服五十丸，空心盐汤下。

附子茴香散《澹寮方》　治气积冷，心腹绞痛。

肉豆蔻　干姜_炮　附子_{大者，一枚，炮，去皮脐。各一两}　茴香　木香　白术_炒　人参　甘草_{炙。各半两}　白茯苓　丁香

上㕮咀。每服三钱，水一盏，盐少许，煎七分，空心服。

雄朱丹《百一选方》　治宿寒痼冷，饮食呕逆，久则羸弱变为痨瘵。

朱砂　雄黄_{各二两}

以上用沙合一个，先以牡丹皮二两，内外熏黄，入药于内，以酽醋和腊茶作饼，盖定合口，以赤石脂固济合逢，又用赤石脂泥裹合了一重，再用黄泥纸筋又裹一重，先以草火烧令干，次以炭火五斤，渐又添至一秤，候火力渐消取出，掘地坑一尺，埋一宿，去火毒，取研，入后药。

丁香　荜茇　赤石脂　胡椒　附子　白术_{各一两}　乳香_{半两，与前赤石脂同研}　官桂　木香

上为末，入前药研匀，以清酒二升二分，熬去二分，入附子末煮糊，丸如梧桐子大。每服十丸，空心，温酒、盐汤任下。

秘　涩

小便不通方论

肾主水，膀胱为之腑。水潴于膀胱而泄于小肠，实相通也。然小肠独应于心者，何哉？盖阴不可以无阳，水不可以无火，水火既济，上下相交，此营卫所以流行，而水窦开阖所以不失其司耳。惟夫心肾不济，阴阳不调，故内外关格而水道涩，传送失度而水道滑。热则不通，冷则不禁。其热盛者，小便闭而绝无；其热微者，小便难而仅有。肾与膀胱俱虚，客热乘之，故不能制水，水挟热而行涩焉，是以数起而溺有余沥。肾与膀胱俱冷，内气不充，故胞中自滑，所出多而色白焉，是以遇夜而阴盛愈多。若夫下焦蓄血，其与虚劳内损，则便溺自遗而不知，下焦虚寒，不能温制水液，则便溺欲出而不禁，是皆心不与肾交通，故或冷、或热而滑涩随之矣。继自今心气旺盛，小便壅遏，以清利行之，如赤茯苓、麦门冬、灯心、车前子之类是也。心气虚怯，小便滑利，以温和益之，如乳香、益智、巴戟、人参之类是也。演触其间，肾实、肾虚，皆可以举隅而反。或者胶柱调瑟，详于肾而略于心，其可乎？虽然，小肠之与膀胱，心肾所主固也。然《素问》有云：水之本在肾，其末在肺。则知天一之水，自上而

下，相为贯通，亦犹心肾之不可升降也。昧者夜间忍缩小便，使水气上逆乘肺，痰涎喘嗽，激乱争鸣，其来不可御。于此见，肺主气也。小便涩滑，又当调适其气焉，毋徒曰葶苈、桑皮可以逐肺经之水。

小便不通证治

草蜜汤　治心肾有热，小便不通。
生车前草，捣取自然汁半盏，入蜜一匙调服。

蒲黄汤　治心肾有热，小便不通。
赤茯苓　木通　车前子　桑白皮炒　荆芥　灯心　赤芍药　甘草微炙　生蒲黄　滑石等分
上末。每服二钱，葱头一片，紫苏五叶，煎汤调下。

八正散　治心经邪热，小便赤涩不通。方见积热门。

五苓散方见水饮门　加赤茯苓治小便不通，每服二钱，用灯心、山茵陈各一握，煎汤调下。

参芪汤　治心肺虚而客热乘之，小便涩而数，数而沥。
赤茯苓七钱半　生干地黄　黄芪　桑螵蛸微炙　地骨皮各半两　人参　北五味子　菟丝子酒浸，研　甘草炙。各二钱半
上细锉。每服三钱，新水煎，临熟入灯心二十一茎，温服。

平补丸　治肾虚小便数而沥，如欲渗之状，或虚劳内损遗尿，或下焦虚寒小便欲出而不禁，通用。方见消渴门。

茸香丸　治下焦虚冷，尿多，或虚劳遗尿，或欲出而不禁。
鹿茸酥炙　肉苁蓉酒浸，焙　当归各半两　鸡内金七钱半，微炙　龙骨　牡蛎灰　赤石脂　禹余粮煅，醋淬，碎为度，各研细　川白姜　益智仁　巴戟　乳香各二钱半

上细末，糯米糊丸桐子大。每服七十丸，空心，盐汤下。

桃仁承气汤　治下焦蓄血，漱水迷忘，小腹急痛。内外有热加生蒲黄。方见血类。

大小便不通证治

掩脐法　治小便大便不通。连根葱一茎，不得洗，带土，生姜一块，淡豆豉二十一粒，盐二匙，同研烂，捏饼烘热，掩脐中，以帛扎定，良久气透自通，不然再换一剂。

转胞证治

转胞方　治胞转小便不能通。先用
良姜　葱头　紫苏茎叶各一握
上煎汤，密室内熏洗小腹、外肾、肛门，留汤再添，蘸帛洗，以手抚摩脐下，拭干，棉被中仰坐，垂脚，自舒其气。次用
蜀葵子二钱半　赤茯苓　赤芍药　白芍药各半两
上锉。每服三钱，煎取清汁，再暖，乘热调苏合香丸三丸，并研细青盐半钱，食前温服。
又法：炒盐半斤，囊盛，熨小腹。

便多证治

多溺方、暖肾丸　治肾虚多溺，或小便不禁而浊。
胡芦巴炒　故纸炒　川楝肉用牡蛎炒，去牡蛎　大熟地黄洗，焙　益智仁　鹿茸酒炙　山茱萸　代赭石煮热，醋蘸七次，研细　赤石脂各三分　龙骨　海螵蛸　熟艾米醋浸一宿，炙焦　丁香　沉香　滴乳香各二分

禹余粮煅，醋淬，碎为度，细研，三分

上细末，水煮糯米糊丸桐子大。每服五十丸，食前石菖蒲煎汤送下。

附：诸方

导气除燥汤东垣方 治小便闭塞不通，乃血涩致气不通而窍涩也。

知母酒炒，三钱 黄柏酒炒，四分 滑石炒黄色 泽泻 茯苓去皮。各二钱

上件和匀。每服半两，水三大盏，煎至一盏，去滓，稍热服，空心。如急闭，不计时候。

肾疸汤东垣方 治肾疸目黄，甚至浑身黄，小便赤涩。

升麻半两 羌活 防风 藁本 独活 柴胡以上。各五分

以上治肾疸目黄，浑身黄。

白术半钱 苍术一钱 猪苓四分 泽泻三分 茯苓二分

以上治小便赤涩。

葛根五分 甘草 人参各三分 黄柏一分 曲六分

上件锉如麻豆大，分作二服，每服水三盏，煎至一盏，去滓，稍热服，食前。

郁金黄连丸 治心火上炎，肾水不升，致使水火不得相济，膀胱小肠积热，或癃闭不通，或遗溺不禁，或白浊如泔，或膏淋如脓，或如栀子水，或如小石米粒，或如粉糊。相似者，诸热证也。

郁金 黄连各一两 黄芩 琥珀研 大黄酒浸。各二两 滑石 白茯苓各四两 黑牵牛炒，取头末，三两

上为末，水丸如梧子大。每服五十丸，沸汤下，空心服。

如用消导饮食，降心火，可加沉香五钱。

一方 治孕妇转胞，并男子小便不通，用冬葵子、山栀子炒，滑石研，各五钱，木通三钱。

上作一服，水煎，温服。外用冬葵子、滑石、栀子为末，田螺肉和，捣成膏，或用生葱汁调，贴脐中，立通。

一方 治遗尿失禁。

用益智去皮，盐炒 乌药各四两

上为末，以山药末六两，打糊为丸如梧桐子大。每服七十丸，空心清米饮送下。

大便秘涩方论

凡人五味之秀者养脏腑，诸阳之浊者归大肠，大肠所以司出而不纳也。今停蓄蕴结，独不得其疏导，何哉？抑有由矣。热邪入里，则胃有燥粪，三焦伏热，则津液中干，此大肠之挟热然也；虚人脏冷而血脉枯，老人肠寒而气道涩，此大肠之挟冷然也。腹胀痛闷，胸痞欲呕，此证结聚，以宿食留滞得之；肠胃受风，涸燥秘涩，此证闭塞，以风气燔灼得之。若夫气不下降而谷道难，噫逆冷满，必有其证矣。剂量治法，热者，三黄汤；冷者，金液丹；宿食者，脾积丸；风秘者，脾约麻仁丸；气不下降，则桔梗枳壳汤。固在精择而审处其间，纵横泛应，亦自胸中活法充之矣。然而大肠与肺为表里，大肠者，诸气之道路关焉。热则清利，冷则温利，积聚者挨其积，风壅者疏其风，是固然尔，孰知流行肺气，又所以为四者之枢纽乎。不然，叔和何以曰肺与大肠为传送？

大便秘涩证治

大黄饮子 治身热烦躁，大便不通。

川大黄湿纸①略煨　杏仁去皮尖，略煨
栀子仁　川升麻　枳壳浸，去瓤，碎，炒。各
半两　生地黄一两　人参　黄芩　甘草炙。
各二钱半

上锉散。每服三钱，生姜五片，豉二
十一粒，小乌梅一枚，煎服。

三黄汤、三黄丸　治热证大便结。方
见积热门。

甘豆汤　治热证、风证，大便不通。
方见积热门。

金液丹　治大便挟冷结滞。用麻仁、
杏仁煎汤下。方见脾疼门。

半硫丸　治冷秘、风秘、老人秘结。

透明硫黄研十分细　圆白半夏汤荡七次，
焙干，等分

上末，生姜汁煮白面糊，筑丸桐子
大。每服二十丸，姜汤下。或用葱白一
条，生姜三片，煎熟，入阿胶二片，溶
开，食前空心②送下。

胶蜜汤　治老人、虚人大便秘涩。

连根葱白三片

上新水煎，去葱，入透明阿胶炒二
钱，蜜二匙，溶开，食前温服。

润肠丸　大便秘涩通用

杏仁去皮尖，略炒　枳壳浸，去瓤，炒
麻仁　陈皮各半两　阿胶炒　防风各二钱半

上末，炼蜜丸桐子大。每服五十丸，
老者苏子煎汤下，壮者荆芥泡汤下。

脾积丸　治饮食停滞，腹胀痛闷，呕
恶吞酸，大便秘结。

蓬莪术三两　京三棱二两　良姜半两。
以上用米醋一升，于磁瓶内煮干，乘热切碎，焙　青
皮去白，一两　南木香半两　不蛀皂角三大挺，
烧存性　百草霜深村锅底者佳，三匙

上为细末，用川巴豆半两，只去壳，
研如泥，渐入药末，研和得所，面糊丸麻
子大。每服五丸，加至十丸，橘皮煎汤
下。

木香逐气丸　治食积气滞，通利大
便，兼治脚气、小肠气、诸气攻刺腹痛。

橘红　青皮去白　槟榔鸡心者。各半两
南木香二钱半　川巴豆肉一钱半，研如泥，渐入
药夹研

上件并末，用生姜自然汁调神曲末为
糊，丸麻子大。每服十丸，姜汤下。如气
攻腹痛，枳壳、木瓜煎汤下。

二香丸　治积滞气秘，心腹刺痛，中
满壅嗽。

南木香　丁香　青皮浸，去白，晒　橘
红　草果仁　肉豆蔻生　白豆蔻仁　五灵
脂香润者，另研。各半两　莪术炮，乘热碎研
缩砂仁各七钱半

上细末，用川巴豆肉半两，研如泥，
渐入药末，研和，白面稀糊丸麻子大，候
干。每服三丸，加至五七丸止，姜汤下。
壅嗽，紫苏、生姜煎汤下。

独枣汤　治大便积日不通。

大好枣一枚，擘开，入轻粉半钱。

上以枣相合，麻线扎缚，慢火煮熟，
嚼细，以枣汁送下。

脾约麻仁丸　治风秘及脾约证，小便
数，大便秘。方见脚气门。　用枳壳散送
下。

追风毒锉散　治风气蕃盛，大便秘
结。方见脚气门。

疏风散　治风毒秘结

枳壳制，半两　防风　羌活　独活
槟榔　白芷　威灵仙　蒺藜炒赤，去刺　麻
仁　杏仁　甘草炙。各一分

上粗末。每二钱半，姜五片，蜜一
匙，慢火煎服。

---

① 湿纸：原本、四库本均同，按文义此后当有
一"裹"字。

② 食前空心：原本、四库本作"食空"，今据
《普济方》卷一百二十改。

桔梗枳壳汤　治气不下降，大便不通。方见气门。加紫苏茎叶煎。

宽快汤　治气不下降，大腑①涩滞。

香附杵净，二两　天台乌药去心　枳壳制。各一两半　缩砂仁七钱半　苏子炒，半两　青木香三钱　甘草炙，七钱半

上末。每服二钱，陈皮煎汤调下，或吞青木香丸少许。

降气汤　治气不下降，大便不通。方见脚气门。加枳壳、杏仁煎。此药流行肺气。

苏感丸　治气秘不大便。用紫苏、橘皮煎汤下，或枳壳散送下苏合香丸、方见嗽门。感应丸。方见胀满门。

苏合四分，感应六分，研和别丸。

大凡腹痛而呕，欲利其大便，诸药皆吐，惟苏感丸用姜汁泡汤下最妙。

煨蒜方　独头蒜煨熟去皮，以绵裹，纳后部即通。

又**掩脐法**方见小便门。　临用入轻粉少许尤速。

熏方　不蛀皂角，用碗烧置于桶内，熏其后部，自通。

调导饮　治妇人产前、产后大便不通。

当归　川芎　防风　枳壳制。各四分　甘草炙，二钱

上细锉。每服三钱，食前姜、枣煎服。

附：诸方

润肠丸东垣方　治脾胃中伏火，大便秘涩，或干燥秘塞不通，全不思食，乃风结秘，血结秘，皆令闭塞也。以润燥、和血、疏风，自然通。

麻子仁　桃仁去皮尖。各一两　羌活　当归尾　煨大黄各半两

上件，除麻仁、桃仁另研如泥外，捣罗为末，以上火炼蜜丸如桐子大。每服三五十丸，空心，白汤送下。如病人不大便，为大便不通而涩②，其邪盛者，急加酒制大黄以利之；如血燥而大便燥干者，加桃仁、酒制大黄；如风结燥，大便不行者，加麻子仁、大黄；如风湿③而大便不行者，加皂角仁、大黄、秦艽以利之；如脉涩，觉身有气涩，而大便不通者，加郁李仁、大黄以除之气燥；如寒阴④之病，为寒结闭，而大便不通者，以局方中半硫丸，或加煎附子干姜汤冰冷与之，其病虽阴寒之证，常当服阳药补之，若大便不通者，亦当十服中与一服药，微通其大便，不令闭结，乃治之大法。

若病人虽是阴证，或是阴寒之证，其病显燥，脉实坚。亦宜与阳药中少加苦寒之药，以去热燥，燥止勿加。如阴燥欲坐井中者，其二肾脉必按之虚，或沉细而迟，此易为辨耳。知有客邪之病，亦从权加药去之。

当归润燥汤

升麻二钱　当归　熟地黄各一钱　生地黄二钱　甘草　大黄　桃仁埿子　麻仁各一钱　红花少许

上件，除桃仁、麻仁另研如泥外，锉如麻豆大。作一服，水二大盏，入桃仁、麻仁，煎至一盏，去滓，空心，宿食消尽，热服之。

导滞通幽汤　治大便难，幽门不通，上冲吸门不开，噎塞，不便燥闭，气不得

---

① 腑：四库本作“肠”。

② 涩：原作“滋”，四库本同，据《兰室秘藏》卷下改。

③ 湿：原作“涩”，四库本同，据《兰室秘藏》卷下改。

④ 阴：原作“田”，四库本同，据《兰室秘藏》卷下改。

下，治在幽门，以辛润之。

　　当归　升麻　桃仁泥各一钱　生地黄

熟地黄各五分　红花　炙甘草各一分

　　上件作一服，水二盏，煎至一盏，去滓，调槟榔细末半钱，稍热服。

　　四物汤　治脏结秘涩。

　　当归　熟地黄　川芎　白芍药　大黄

煨　桃仁去皮尖。各一钱

　　上㕮咀。作一服，水二盏，煎八分，去滓服，或为丸亦得。

　　橘杏麻仁丸　治噎膈，大便燥结。方见膈噎门。

　　六味地黄丸　治下焦燥热，小便涩而数。方见虚损门。

　　大补丸　治阴虚燥热。方见火门。

仁斋直指方论卷之十六

三山名医仁斋杨士瀛登父编撰
新安后学惠斋朱崇正宗儒附遗

五　疸

五疸方论

湿与热郁蒸于脾，面目肢体为之发黄，此即疸也。疸之名有五：发热不渴，身肿而汗，汗如黄柏汁者，曰黄汗，此胃中蓄热，汗出浴水得之。已食如饥，但欲安卧，小便如黄柏汁者，曰黄疸，此酒面炙煿，蕴热瘀滞得之。食则腹满怫郁，眩晕心忪，而不自安者，曰谷疸，此失饥大嚼，遽饱冲脾得之。其或饮酒常多，进食常少，酝热入水，大醉当风，以致心中懊憹，足胫肿满，是之谓酒疸。大劳淫欲，大热交接，衽席未几，遽就浴室，以致发热恶寒，小腹满急，是之谓色疸。五者虽不同，其为黄则一，自本自根，未有非热非湿而能致病者也。湿也、热也，又岂无轻重之别乎？湿气胜则如熏黄而晦，热气胜则如橘黄而明。盖脾主肌肉，土色尚黄，湿热内蒸，或重或轻，不容掩于外矣。自其湿热瘀而伤血，此又为血证发黄，何以明之？疸证之黄，小便不利；血证之黄，则小便自利耳。况夫脾受湿热，郁而不行，亦多有腹胀之候。治法纲领大要，疏导湿热于大小便之中。人徒见茵陈汤、五苓散、黄连丸、三黄丸辈随试辄效，则目之以寻常，不思单阳无阴，病势已极。疸而不渴，犹可用工，疸而复渴，其或腹膨全济者鲜。甚则寸口无脉，鼻出冷气，与夫形如烟熏，摇头直视，为心绝；环口黧黑，油汗发黄，为脾绝，此皆仓扁所望而惊者也，孰谓黑疸之能有瘳乎？

脾与肾俱病为黑疸、色疸，一名女劳，身黄、额黑。疸，脉缓大顺；弦急而坚逆。已食如饥，胃热消谷。

五疸证治

姜蜜汤　诸疸通用，或小便出血，或小便如血，用之皆效。

蜜半盏，姜钱十片，新汲水一碗，煎服，逐日常进两服，小便渐白，而疸遂瘥。

桂枝黄芪汤　治黄汗自出，发热身肿，小便不利。

白芍药一两半　辣桂　甘草炙。各一两　黄芪炙，二两　黄芩半两

上锉散。每服四钱，水盏半，姜五片，枣三枚，煎服，覆取微汗，未汗再服。

必效散　黄疸通用。

葶苈子隔纸炒　龙胆草　山栀仁　山茵陈　黄芩等分

上粗末。每服三钱，新水煎服。

一清饮　疸证发热，诸热通用。

柴胡三两　赤茯苓二两　桑白皮制　川芎一两　甘草炙，半两

上锉。每服三钱，姜、枣煎服。

茵陈汤　治湿热瘀而发黄，小便秘涩，头汗而渴。方见湿门。

五苓散　疸证通用。方见水饮门。吞酒蒸黄连丸，方在后。治湿热发疸，或煎茵陈汤调下亦得。

山茵陈散　治黄疸，大小便秘涩。

栀子一两　茵陈一两　枳实制，七枚　赤茯苓　葶苈　甘草炙。各一分

上锉。每服三钱，姜三片煎服。

甘露饮见积热门。加山栀、柴胡同煎，吞黄连阿胶丸方见嗽门。治郁热发疸，小便秘涩。

柴胡甘草汤　治热疸。

柴胡一两　甘草一分，锉细　白茅根一握

上件以水二碗，煎七分，时时服，一日尽。

生发方　治疸。

生发烧灰存性，为末，新汲水调方寸匕，日三服。

红丸子　治谷疸，腹满眩运，怫郁怔忪。酒疸通用。二陈汤加缩砂煎下。并见疟类。

辰砂妙香散　治饮酒行事，酒热瘀于心经，致成黄疸。

茯苓　茯神去木　山药炒　远志水浸，去心，酒炒　黄芪炙。各一两　人参　甘草炙　北梗各半两　木香　辰砂别研。各三钱　麝香一钱重

上细末。每服二钱，加辰砂少许，用茵陈煎汤调下，日三服。

酒蒸黄连丸　治酒疸。

黄连去须，净，四两，略碎，以酒洒腌一宿，日干，为末，粟米糊为丸桐子大，每服三四十丸，以二陈汤加干葛、茵陈，入姜，枣煎送下。

当归白术汤　治酒疸发黄，心下饮结妨满。

茯苓一两半　当归　黄芩　茵陈各半两　白术　枳壳制　甘草炙　杏仁去皮，麸炒　前胡　干葛各一两　半夏制，三分

上锉散。每服三钱，水盏半，姜七片，食前煎服。凡酒疸、热疸，大便秘者，可三黄汤。见积热门。

六物饮　治酒疸肚胀。

荜茇　荆芥穗　不蛀川楝子连皮核用　生姜母　软乌梅　甘草

上件等分，于石臼中捣细，用瓷器盛，以自己满腹小便，去其首尾，取中间小便浸药，两重纱盖，露星一宿，拂明饮其清汁，续用车前子、山茵陈、竹园荽煎汤，乘热调五苓散服，自觉黄水从小便出，而肚不胀，妙。

土瓜方　治酒疸、热疸。

土瓜捣取汁，恣服。

小菟丝子丸　治色疸。

菟丝子五两，洗，酒浸三宿，研，捏饼，焙　石莲肉二两　白茯苓一两　山药一两，留一半打糊

上为末，山药糊丸桐子大。每五十丸，用芎劳汤多加茯苓，煎汤下。方见血类。

四君子汤和剂　治色疸。

人参一两　白茯苓一两　白术一两　甘草炙，半两　加黄芪炙　白芍药　白扁豆制。各一两

上锉细。每服三钱，姜五片，枣二枚，煎服。

解热方　生车前草最治黄疸，解诸热淋。研细，井水调下。

又方　车前子，炒，末之，米饮调，立止洞泄。

附：诸贤论

《此事难知》云：色如重火黄，乃湿病也；一身尽痛，色如橘子黄，乃黄病也；一身不痛，干黄燥也。小便自利，四肢不沉重，渴而引饮者，栀子柏皮汤。湿黄，脾也，小便不利，四肢沉重，似渴不欲饮者，大茵陈汤。若大便自利而黄者，茵陈栀子黄连三物汤。往来寒热，一身尽黄者，小柴胡加山栀子汤。《略例》云：内感伤寒，劳役形体，饮食失节，中州变寒之病生黄，非伤坏之而得，只用建中、理中、大建中足矣，不必用茵陈也。

附：诸方

茵陈大黄汤 治伤寒大热发黄，面目悉黄，小便赤。

茵陈蒿 栀子 柴胡 柏皮 黄芩 升麻 大黄炒。各一两 龙胆草半两

上为粗末。每服五钱，水煎服。

茵陈五苓散 《局方》 治伤寒，或伏暑发黄，小便不利，烦渴。方见湿门。

加减五苓散 《济生方》 治饮食、伏暑郁发为疸，烦渴引饮，小便不利。

茵陈 赤茯苓去皮 猪苓去皮 白术 泽泻各等分

上㕮咀。每服四钱，水一盏，姜五片，煎八分，温服，不拘时。

葛根汤 《济生方》 治酒疸。

枳实去白 栀子仁 豆豉各一两 甘草炙，半半两 葛根一两

上㕮咀。每服四钱，水一盏，煎八分，温服，不拘时。

茯苓渗湿汤 治黄疸，寒热呕逆，渴饮冷水，身体面目俱黄，小便不利。

白茯苓五分 茵陈六分 猪苓 泽泻

黄连 黄芩 栀子 汉防己 白术 苍术 陈皮 青皮 枳实麸炒。各三分

上㕮咀。每服水二钟，煎至一钟，去滓，食前温服。

小温中丸 治疸，又能去食积。

苍术 川芎 香附 神曲 针砂醋炒红

春加芎，夏加苦参或黄连，冬加吴茱萸或干姜。

大温中丸 治食积与黄肿，又可借为制肝燥脾之用。脾虚者，以参、术、芍药、陈皮、甘草作汤使。

陈皮 苍术 厚朴 三棱 莪术 青皮各五两 香附一斤 甘草 针砂醋炒红。各二两

上为末，醋糊丸。空心，姜、盐汤下，午后饮食可酒下。忌大肉、果菜。

搐药瓜蒂散 《拔粹》方 治黄疸遍身如金色，累效。

瓜蒂二钱 母丁香一钱 黍米四十九粒 赤小豆五分

上先将瓜蒂为末，次入三味，再碾，至夜令病人先含水一口，次将药半字，搐入鼻内，待下或吐去水便睡，至半夜或次日，取下黄水，直候利水止，即服黄连散或茵陈五苓散，病轻者五日，病重者半月见效。

黄连散 《拔粹》方 治黄疸。大小便秘涩，脏腑壅热。

黄连二两 川大黄好酒拌炒，二两 黄芩去黑心 炙甘草各一两

上为极细末。每服二钱，食后温水调下，日三服。

一方 治黄肿及积滞浮肿。

皂矾半斤，醋煮干 胶枣仁二斤，煮，去皮核 平胃散四两

上用枣捣烂，入矾，丸如梧桐子大，以平胃散为衣。每服三五十丸，临卧以温

酒送下。

针砂丸　治黄病，助脾去湿。

用针砂不拘多少，以水擂尽锈，淘洗白色为妙，就用米醋于铁铫内，浸过一指深，炒干，再炒三五次，候铫内通红，方可取出。又用陈粳米半升，隔夜以水浸，次日漉起，于臼内捣为粉，就作成块，如鸭蛋大，入釜中煮如粉剂，又以生熟相停，再杵调粘为度，却入百草霜炒过一两半，针砂二两半于粉内，仍捣数百下，为丸如梧桐子大。每服五十丸，用五加皮、牛膝根、木瓜浸酒吞下。初服若泄泻，其病源去也。

肾疸汤东垣方　治肾疸目黄，甚至浑身黄，小便赤遗。方见秘涩门。

一方　治遍身黄，不浮肿，手足怠倦。

针砂用水擂净，醋煮　陈皮去白，炒　苍术米泔水净，焙干　青皮去白，炒。各四两　青矾炒令赤黑，六两　飞罗面炒黄　百草霜炒　三棱煨　莪术煨。各二两

上为末，面糊丸如梧桐子。每服三十丸，米汤、温酒任下。

绿矾丸　治黄胖。

针砂二两，炒醋汁　绿矾四两，姜汁煮　五倍子　神曲各半斤

上为末，大枣半斤，取肉为丸。此方神效，但愈后宜忌食荞麦、母猪肉、诸毒物，若犯之即死。余尝见一人，服此药后二年，下因食所犯，忽无故而就死。

一方　治黄胖。

用明亮绿矾一斤，锅内熔化，次下多年黄陈米四升，慢火煮、炒约一时许，烟尽为度，摊于地上，出火毒，为末，另用苍术一斤二两，米泔水浸一昼夜，刮净，锉，晒干为末一斤，和前药，以陈米醋为丸如梧桐子大。每服七八十丸，空心临卧温酒送下，陈米汤亦可。忌糯米、面、生

冷。

一方　用丝瓜全者，烧灰为末。病因面伤，面汤下；因酒伤，酒调下。

针灸法　至阳一穴在第七椎下，灸二七壮，治浑身发黄，谷疸、酒疸、黄汗、心中痛、女劳疸发热。　脾俞二穴在十一椎下。　胃俞二穴在十二椎下。　胆俞在十椎下，以上各开寸半。　百劳一穴在第一椎骨尖上。　中脘一穴　三里二穴。穴法见前。

诸　淋

诸淋方论

诸淋所发，皆肾虚而膀胱生热也。水火不交，心肾气郁，遂使阴阳乖舛，清浊相干，蓄在下焦，故膀胱里急，膏血、砂石从小便道出焉，于是有欲出不出，淋沥不断之状，甚者窒塞其间，则令人闷绝矣。大凡小肠有气则小便胀；小肠有血则小便涩；小肠有热则小便痛。痛者，为血淋；不痛者，为尿血；败精结者，为砂；精结散者，为膏；金石结者，为石。揣本揆原，各从其类也。执剂之法，并用流行滞气，疏利小便，清解邪热，其于调平心火，又三者之纲领焉。心清则小便自利，心平则血不妄行，最不可姑息用补，气得补而愈胀；血得补而愈涩；热得补而愈盛。水窍不行，加之谷道闭遏，未见其有能生者也。虽然，肾气虚弱，囊中受寒，亦有挟冷而小便淋涩者，其状先寒战而后溲便。盖冷气与正气交争，冷气胜则寒战而成淋，正气胜则寒战解而得便溺也。况又有胞系转戾之不通者乎！是不可以无辨。胞转证候，脐下急痛，小便不通。凡强忍小便，或尿急疾走，或饱食忍尿，饱食走马，忍尿入房，使水气上逆，气迫于

胞，故屈戾而不得舒张也，胞落即殂。

诸淋证治

硝石散　治诸淋。

硝石白者，为细末。每服二钱。血淋，山栀仁煎汤调下；热淋，小便赤而淋沥，脐下急痛，新水调下，或黄芩煎汤调下；气淋，小腹胀满，尿后常有余沥，木通煎汤下；石淋，茎内痛割，尿不能出，尿中有沙石，令人闷绝，此证将硝石用抄纸隔炒，纸焦为度，再研细，蜀葵子三十粒，打开，煎汤调①下。

二神散　治诸淋急痛。

色黄海金沙七钱半　滑石半两

上为细末。每服二钱半，多用灯心、木通、麦门冬草，新水煎，入蜜调下。

五淋散　治诸淋。

赤茯苓　赤芍药　山栀仁　生甘草各三分　当归　黄芩各二分

上为细末。每服二钱半，水一盏，煎至八分，空腹服，或以五苓散和之，用竹园荽、门冬草、葱头、灯心煎汤调下。

车前子散　治诸淋，小便痛不可忍。

车前子不炒，半两　淡竹叶　荆芥穗赤茯苓　灯心各二钱半

上件分作二剂，多用新汲水煎，恣意服。荆芥通窍。

血余散　治诸血下。见血类。

白茅花、灯心各一握，新汲水煎汤调下。若血淋，妇人发更好，加海金沙佐之，切不得②用百草霜、莲蓬止涩之剂。

黄芩一物汤　治血淋热痛。

黄芩细锉，新水煎，通口服。

八正散　治热淋。方见积热门。

琥珀饮　治尿血。

琥珀为细末。每服二钱，灯心一握，脑荷少许，煎汤调下。

增味导赤散　血淋、尿血通用。

生干地黄洗，晒　木通　黄芩　生甘草　车前子不炒　山栀仁　川芎　赤芍药以上等分

上件为末。每服三钱，入竹叶十叶，姜三片，煎服。

车前草方　治小肠有热，血淋急痛。

生车前草洗净，臼内捣细，每服准一盏许，井水调，滤清汁，食前服。若砂石淋，则以煅寒水石为末和之，新水调下。

瞿麦汤　血淋、尿血通用。

烂滑石　赤芍药　瞿麦穗　车前子不炒　赤茯苓　石韦去毛　桑白皮炒　阿胶酥　黄芩　生干地黄洗，焙　甘草炙　白茅根以上并等分。晒干

上为细末。每服二钱，入生发烧灰一钱，沸汤调下。如无茅根，止用茅花。

海金散　治血淋、沙淋，小便涩痛。

黄烂浮石于草阴地为末。每服二钱，生甘草煎汤调下。亦治小肠气，茎缩囊肿，用木通、灯心、赤茯苓、麦门冬煎汤调下。

五苓散　治尿血，方见水饮门。　内加辰砂少许，用灯心一握，新水煎汤调下。

茯苓调血汤　治酒面过度，房劳后小便下血。

半赤茯苓一两　赤芍药　川芎　半夏曲各半两　前胡　柴胡　青皮　枳壳　北梗　桑白皮炒　白茅根　灯心　甘草炙。各二钱半

上锉细。每服三钱，姜五片，蜜二匙，新水煎服。

姜蜜汤　治小便出血，方见黄疸门。加白茅根煎。

甘豆汤　治血淋，诸淋，小便痛不可

---

① 调：四库本无此字。
② 得：四库本作"可"。

忍。方见积热门。

导赤丸　治心肾气郁，膀胱有热，小便淋痛，及诸热壅滞。

生干地黄洗，焙　木通去节。各二两　山栀仁三两　赤茯苓一两半　赤芍药　滑石各一两　大黄湿纸裹煨，三两半

上为末，炼蜜丸桐子大。每服二十丸，食后煎导赤散送下，熟水亦得。

秋石丸　治浊气干清，精散而成膏淋，黄赤白黯如肥膏油蜜之状。

白茯苓一两　桑螵蛸蜜炙　鹿角胶捣碎，炒黄焦，末之　秋石各半两

上末，研和糕糊丸桐子大。每服五十丸，人参煎汤下。

滑石散　治沙石淋痛割。

烂滑石　烂石膏各半两　石韦去毛　瞿麦穗　木通去节　蜀葵子各三钱

上细末。每服二钱半，用葱头二片，灯心一握，新水一大盏，蜜二匙，煎汤调下。

硼砂散　治沙石淋急痛。

硼砂细研　琥珀　赤茯苓　蜀葵子　陈橘皮不去白。等分

上末。每服二钱半，用葱头二片，去心麦门冬二十一粒，蜜二匙，新水煎取清汁调下，或绿豆水浸，和皮研，清汁调下。

木香汤　治冷气凝滞，小便淋涩作痛，身体冷清。

木香　木通　槟榔　舶上茴香焙　当归　赤芍药　青皮去白　泽泻　辣桂　橘红　甘草炙

上锉散。每服三钱，姜五片，煎服。

沙石淋方

黑豆一百二十粒　粉草一寸，生，锉

上以新水煎，乘热入滑石末一钱，调和，空腹服。

附：诸方

琥珀散《宣明方》　治五淋，沙、石淋。

滑石　琥珀各一两　木通　当归　木香　郁金　萹竹①各半两

上为末。每服五钱，以芦苇叶煎汤，空心调服。如无芦苇叶，以竹叶煎汤送下。

参苓琥珀汤　治淋，茎中痛不可忍，相引胁下痛。

人参五分　茯苓四分　川楝子炒，一钱　琥珀三分　生甘草一钱　玄胡索七分　泽泻　柴胡　当归梢　青皮　黄柏各三分

上作一服，水一钟半，煎至七分，空心温服。

石韦散　治妇人小便猝淋涩。

石韦　黄芩　木通　榆柏皮　瞿子　瞿麦穗　甘草各等分

上㕮咀。每服八钱，水一钟半，姜三片，煎至八分，去滓，食前服。

五淋散　治膀胱有热，水道不通，淋沥不宣，脐腹急痛，或尿如豆汁，便如沙、石淋膏尿血，并宜服。

山茵陈二两，去梗　淡竹叶四两　木通去节　滑石　甘草炙，各六两　山栀仁炒，十四两　赤茯苓去皮　赤芍药各半斤

上㕮咀。每服三钱，水一钟，煎服。一方加当归，除木通、滑石。

地肤子散《济生方》　治诸病后体虚触热，热结下焦，遂成淋病，小便赤涩，数起少出。

猪苓　地肤子　知母　黄芩　海藻　通草　瞿麦　枳实炒　升麻　葵子

上㕮咀。每半两，水煎，入姜。

————————

① 萹竹：即"萹蓄"。

丹溪方　治气虚而淋者。

八物汤加黄芪、虎杖、甘草煎汤服。诸药中可加牛膝。老人虚寒者，八味丸或六味地黄丸为要药。

清心莲子饮《和剂方》　治上盛下虚，心火炎上，口苦咽干，烦渴微热，小便赤涩，或欲成淋，并皆治之。方见漏浊门。

八味丸、六味地黄丸并见虚劳门。

针灸法　阴谷二穴在膝①内转骨后大筋下，小筋上，按之有动脉是穴，灸二七壮。治小便淋闭作痛，阴囊肿痒。　三阴交二穴在踝上三寸，按之有动脉是穴。治小便淋闭不通，七般疝气。

---

①　膝：原作"䏶"，四库本同，据《针灸大成》卷六改。

仁斋直指方论卷之十七

三山名医仁斋杨士瀛登父编撰
新安后学惠斋朱崇正宗儒附遗

消　渴

消渴方论

水包天地，前辈尝有是说矣。然则中天地而为人，水亦可以包润五脏乎？曰天一生水，肾实主之，膀胱为津液之府，所以宣行肾水，上润与肺，故识者以肺为津液之脏，自上而下，三焦脏腑皆圉乎天一真水之中，《素问》以水之本在肾，末在肺者此也。真水不竭，安有所谓渴哉！人惟淫欲恣情，酒面无节，酷嗜炙煿糟藏、咸酸酢醢、甘肥腥膻之属，复以丹砂五石济其私，于是炎火上熏，脏腑生热，燥气炽盛，津液干焦，渴引水浆而不能自禁矣！渴之为病有三：曰消渴，曰消中，曰消肾，分上中下三焦而应焉。热气上腾，心虚受之，心火散漫，不能收敛，胸中烦躁，舌赤唇红，此渴引饮常多，小便数而少，病属上焦，谓之消渴。热蓄于中，脾虚受之，伏阳蒸胃，消谷善饥，饮食倍常，不生肌肉，此渴亦不甚烦，但欲饮冷，小便数而甜[1]，病属中焦，谓之消中。热伏于下，肾虚受之，腿膝枯细，骨节酸痛，精走髓虚，引水自救，此渴水饮不多，随即溺下，小便多而浊，病属下

焦，谓之消肾。自消肾而析之，又有五石过度之人，真气既尽，石气独留，而肾为之石，阳道兴强，不交精泄，谓之强中。消渴轻也，消中甚焉，消肾又甚焉，若强中则其毙可立待也。虽然，真水不充，日从事于杯勺之水，其间小便或油腻，或赤黄，或泔白，或渴而且利，或渴而不利，或不渴而利，但所食之物，皆从小便出焉。甚而水气浸渍，溢于肌肤，则胀为肿满，猛火自炎，留于肌肉，则发为痈疽，此又病之深而证之变者也。总前数者，其何以为执剂乎？吁！此虚阳炎上之热也。叔和有言：虚热不可大攻，热去则寒起，请援此以为治法。又曰：消渴证候，人皆知其心火上炎，肾水下泄，小便愈多，津液愈涸，饮食滋味，皆从小便消焉。是水火不交济然尔，孰知脾土不能制肾水，而心肾二者皆取气于胃乎？治法总要当服真料参苓白术散，可以养脾，自生津液，兼用好粳米煮粥，以膂肉碎细，入盐醋油酒，葱椒茴香调和，少顷粥熟而后入，以此养肾，则水有所司，又用净黄连湿[2]锉，入雄猪肚中密扎，于斗米上蒸烂，添

---

[1]　甜：原作"泔"，四库本同，据《医方类聚》卷一百二十四所引本书改。

[2]　湿：原作"温"，四库本同，据《医方类聚》卷一百二十四所引本书改。

些蒸饭，臼中杵粘，丸如桐子。每服百粒，食后米饮下，可以清心止渴。

消渴证治

茯菟丹 三消渴通用，亦治白浊。

菟丝子酒浸三宿，水淘，砂盆研细，捏饼，焙干，一十两 北五味子七两 白茯苓五两 石莲肉三两

上末，山药六两，末，为糊，搅和捣三百杵，丸桐子大。每五十丸，食前米汤下，神妙。

降心汤 治心火上炎，肾水不济，烦渴引饮，气血日消。

人参 远志姜淹，取肉，焙 当归 川芎 熟地黄 白茯苓 黄芪蜜炙 北五味子 甘草微炙。各半两 天花粉一两

上锉细。每三钱，枣煎，食前服。

生地黄膏 渴证通用。

生地黄束如常碗大，二把 冬蜜一碗 人参半两 白茯苓一两

上将地黄洗切，研细，以新水一碗调开，同蜜煎至半，次入参、苓末拌和，瓷器密收，匙挑服。

黄芪汤 治诸渴疾。

黄芪 茯神 栝蒌根 麦门冬去心。各一两 北五味子 甘草炙。各半两 生干地黄一两半

上锉细。每四钱，新水煎服。

猪肚丸 治诸渴疾。

川黄连五两 净白干葛 知母 茯神 麦门冬去心 大熟 地黄洗，焙。各二两 栝蒌根 粟米各三两 人参一两

上木臼中同捣为散，入净猪肚内缝密，置甑内蒸极烂，乘热再杵细，若硬加蜜，丸桐子大。蒸汁下五十丸，或粥饮下。

又方 一味黄连末，入猪肚内缝密，

满甑粳米上蒸熟，日过，杵丸如前法。

川黄连丸 治诸渴。

川黄连净，五两 白天花粉 麦门冬去心。各二钱半

上末，以生地黄汁并牛乳汁夹和捣，丸桐子大。每三十丸，粳米饮下。

玉泉丸 治烦渴口干。

麦门冬去心，晒 人参 茯苓 黄芪半生半蜜炙 乌梅肉焙 甘草各一两 栝蒌根 干葛各一两半

上末，炼蜜丸，弹子大。每一丸，温汤嚼下。

止渴锉散

枇杷叶新布拭去毛，炙 白干葛 生姜切片，焙。各一两 大乌梅七个 大草果二个，去皮 淡竹叶 甘草生。各半两

上锉。每四钱，新水煎服。

卫生天花丸 治渴通用。

黄连净三两，童尿浸三宿，焙 白扁豆姜制，去皮炒，二两 辰砂 白茯苓 牡蛎粉 知母 苦参 天花粉 铁粉各半两 芦荟一分 金银箔各二十片

上末，取栝蒌根生汁和生蜜，丸桐子大。每三十丸，麦门冬汤下。

桑椹方 治渴疾。桑椹熟时，尽意食之为妙。

又方 生牛乳细呷。

又方 生萝卜捣取汁，时饮少许。

蜡苓丸 补虚，治浊，止渴。

黄蜡 雪白茯苓各四两

上茯苓为末，熔蜡和丸，弹子大。每一丸，不饥饱细嚼下。

茧丝汤 治渴神效。煮茧搔丝，汤任意饮之，顿效。如非时，以丝或绵煎汤服。

辰砂妙香散 治渴证，小便涩数而沥，兼有油浊。方见疝门。用灯心草、茯苓煎汤下。

天花粉丸　治消渴，饮水多，身体瘦。

天花粉　黄连去须。各一两　茯苓　当归各半两

上末，炼蜜丸桐子大。每三十丸，茅根煎汤下

瓜连丸　治消渴骨蒸。

黄连净锉，用冬瓜汁浸一宿，晒干，凡七次

上末，冬瓜汁丸桐子大。每三四十丸，半饥饱熟水下，或五十丸米饮下。

玉壶丸　治消渴引饮无度。

人参　栝蒌根等分

上末，炼蜜丸桐子大。每三十丸，麦门冬煎汤下。

天花散　治消渴。

天花粉　生干地黄洗。各一两　干葛　麦门冬去心　北五味子各半两　甘草一分

上粗末。每服三钱，粳米百粒，同煎服。

钱氏白术散　治消中，消谷善饥。

人参　白术　白茯苓　甘草炙　藿香叶一两　白干葛二两　木香半两　加北五味子　柴胡　枳壳制。各半两

上粗末。每三钱，新水煎服。

茯神丸　治消中，烦渴消谷，小便数。

人参　茯神　生干地黄　黄连净　麦门冬去心，焙　枳壳制　牡蛎粉各一两　石莲肉　黄芪炙　知母各半两　栝蒌根三分

上末，炼蜜同捣三百杵，丸桐子大。每五十丸，清粥饮下。

小菟丝子丸　治消肾，以天花粉、北五味子煎汤下。方见疝门。

枸杞子丸　治消肾，久渴困乏，小便滑数。

枸杞　菟丝子酒浸，研，焙　白茯苓　黄芪炙　牡蛎粉　牛膝　熟地黄洗　麦门冬去心。各一两　鸡内金微炙，一两半　桑螵蛸　栝蒌根各三分　山茱萸　牡丹皮各半两

上末，炼蜜和捣三百杵，丸桐子大。每五十丸，食前粥饮下。

八味丸　治消肾，补虚止渴。方见癃冷门。本方去附子，以北五味子代之，纳泽泻截块再蒸，熟地黄再蒸。

平补丸　治消肾不渴，肌肉瘦削，小便涩数而沥，如欲渗之状。

菟丝子酒浸，研，焙　山茱萸酒浸，焙　当归　益智仁各半两　川楝肉　牛膝　胡芦巴炒　厚杜仲姜制，炒　巴戟去心　苁蓉酒浸，焙。各三钱半　乳香二钱

上末，糯米糊丸桐子大。每五十丸，枣汤或盐汤食前服。

双补丸　治肾虚水涸，燥渴劳倦。

鹿角胶二两　沉香半两　泽泻截块再蒸，半两　覆盆子　白茯苓　人参　宣木瓜　薏苡仁　黄芪炙　熟地黄洗，再蒸　苁蓉酒浸，焙　菟丝子酒浸，蒸，碾焙　北五味子　石斛炒　当归酒浸，焙。各一两　麝香一钱

上末，炼蜜丸桐子大，朱砂衣。每五十丸，空心枣汤下。

煞虫方　治消渴有虫。出《夷坚志》。

苦楝根取新白皮一握，切焙，入麝少许，水二碗，煎至一碗，空心饮之。虽困顿不妨，自后①下虫三四条，状如蛔虫，其色真红，而渴顿止，乃知消渴一证，有虫耗其津液。

附：诸方

麦门冬饮子　治膈消，胸胀满，心烦，津液干燥，短气消渴。

人参　茯神　麦门冬　知母　五味子　生地黄　甘草炒　栝蒌根　葛根各等分

---

① 后：原作"浸"，四库本同，据《医方类聚》卷一百二十五所引本书改。

每服水二钟，竹叶十四片，煎，去滓温服。

生津甘露饮子 东垣方 治膈消，大渴饮水无度，舌上赤涩，上下齿皆麻，舌根强硬肿痛，食不下，腹时胀痛，浑身色黄白，白睛黄，甚则四肢痿弱无为，面尘脱色，胁下急痛，善嚏善怒，健忘，臀腰背寒，两丸冷甚。

石膏一钱二分 人参 炙甘草各二钱 生甘草 山栀子 荜澄茄 白豆蔻 香白芷 连翘各一钱 杏仁去皮尖 黄柏酒拌。各一钱半 白葵 麦门冬各半钱 黄连 木香各三分 桔梗三钱 升麻 知母酒制。各二钱 姜黄一钱 当归身半钱 全蝎二个 藿香二分 柴胡三分 兰香半钱

上件为细末，如法汤浸蒸饼，和匀成剂，捻作饼子，晒半干，杵碎，筛，如黄米大。食后每服二钱，抄于掌中，以舌舐之，随津唾下，或送以白汤少许亦可。此制之缓也，不惟不成中满，亦不传下消矣。戊申正月七日叶律千户服此大效。

枇杷叶散 治消渴，胸满心烦，津液大消。

枇杷叶去毛，水洗二张 麦门冬去心，一钱 五味子去梗，五分 栝蒌实 生地黄 人参去苗芦。各七分 茯神去木 粉葛家种者佳，一钱 知母去毛 甘草炙。以上各七分

上作一服，水二钟，竹叶十四片，入乌梅一个，去内仁，煎七分，去滓，食远温服，不拘时。

人参石膏汤 即白虎加人参汤 治膈消，上焦燥渴，不欲饮食。

人参半两 石膏一两二钱 甘草四钱 知母七钱 东垣加黄芩、杏仁

上㕮咀。每服一两，水二盏，粳米一撮，煎至一盏，去滓，通口服。

朱砂黄连丸 秘方 治心虚蕴热，或因饮酒过多，发为消渴。

朱砂二两，别研 黄连三两 生地黄二两

上为末，炼蜜丸如桐子大。每服五十丸，灯心枣子汤送下。

人参白术汤 《宣明方》 治胃膈瘅热烦满，饥不欲食，瘅成为消中，善食而瘦，燥热郁甚，而成消渴，多饮而数小便。兼疗一切阳实阴虚，风热燥郁，头目昏眩，中风偏枯，酒过积毒，一切肠胃燥涩，倦闷壅塞，疮疥痿痹，并伤寒杂病，产后烦渴，气液不得宣通。

人参 白术 当归 芍药 大黄 山栀子 荆芥穗 薄荷 桔梗 知母 泽泻各半两 茯苓去皮 连翘 栝蒌根 干葛各一两 甘草三两 藿香叶 青木香 官桂各一分，即二钱半是也 石膏四两 寒水石二两 滑石半斤

上为细末。每服抄五钱，水一茶盏，入盆硝半两，生姜三片，煎至半盏，绞汁，入蜜少许，温服。渐加至十余钱，得脏腑流利取效。如常服，以意加减，兼服消痞丸散，以散肠胃结，治湿热内甚自利者，去了大黄、芒硝。

调胃承气汤 治消中，暑热在胃而能饮食，小便黄赤。方见伤寒门。

三黄丸 方见火门

加减八味丸 治肾水枯竭，心火炙炎，烦燥渴，小便频数，白浊阴痿，饮食不多，肌肤日削，本方减附子加五味子。

六味地黄丸 方并见虚劳门。

针灸法 脾俞二穴，在十一椎下，各开寸半。中脘一穴，在脐上四寸。治饮不止渴。三里二穴，在膝①下三寸，大胫骨外廉两筋间，举足取之。治食不充饥。太溪二穴，在足内踝后跟骨上动脉陷中。治房劳肾消。

---

① 膝：原作"滕"，四库本同，据《针灸大成》卷六改。

胀　满

胀满方论

阴阳愆伏，营卫凝滞，三焦不能宣行，脾胃不能传布，此胀满之所由生也。曰谷胀，曰水胀，曰气胀，曰血胀，或冷或热，又不可以无别。失饥伤饱，痞闷停酸，旦则阴消阳长，谷气易行，故能饮食，暮则阴长阳消，谷气难化，故不能食，是为谷胀；脾土受湿，不能制水，水渍于肠胃而溢于体肤，辘辘有声，怔忪喘息，是为水胀；七情郁结，气道壅隔，上不得降，下不得升，身肿大而四肢瘦削，是为气胀；烦躁漱水，迷忘惊狂，痛闷呕恶，虚汗厥逆，小便多，大便黑，妇人尤多见之，是为血胀。阳热为邪，则身体有热，胀满而咽干；阴寒为邪，则吐不下食，胀满而自利，随证剂量是固然尔。抑犹有虚实之辨焉，实者，腹中常胀，外坚内痛，按之不陷，法当为之疏利；虚者，时胀时减，虚气留滞，按之则濡，法当以温药和之，此又出于随证剂量之外。其若久病羸乏，卒然胀满，喘息不得，与夫脐心突起，或下利频频，百药遍尝，未见一愈者耳。

胀满证治

十隔散　治七气为隔，饮食不消，谷胀、气胀通用。

人参　茯苓　厚朴制　橘红　蓬术　枳壳制　半夏曲　甘草炙　生白姜　辣桂　槟榔　木香等分

上粗末。每三钱，姜二片，枣二枚，煎服。

大异香散　治谷胀、气胀。

京三棱　蓬术　青皮　陈皮　半夏曲　藿香　北梗　益智仁　枳壳制　香附炒。各半两甘草炙，三分

上锉散。每三钱，姜五片，枣二枚，煎服。

五膈宽中散　治七气留滞，饮食不下，气满膨胀。方见诸气门。

荜澄茄丸　治痞满胀痛，欲胀、气胀通用。

荜澄茄　白豆蔻仁　缩砂仁　青皮　萝卜子　木香各三分　肉豆蔻　茴香炒　辣桂　丁香各一分半　陈皮三分

上末，飞面煮稀糊，丸桐子大。每三十丸，陈皮煎汤下。

调气散　治气滞胀满，宿食不消。方见诸气门。

大半夏汤、方见痰涎门。**小半夏茯苓汤**方见水饮门。　二药加橘红、北梗、槟榔、甘草炙，并主水气胀满。

和剂流气饮　调营卫，利三焦，行痞滞，消肿。方见诸气门，加减见水饮门。

调降汤　治气胀。方见喘门。

沉香降气汤　治阴阳交滞，心腹胀满，留饮停酸，积冷诸证。方见诸气门。

人参芎归汤　治血胀。

当归　半夏制，三分　川芎一两　蓬术　木香　缩砂仁　乌药　甘草炙。各半两　人参　辣桂　五灵脂炒。各一分

上锉散。每服三钱，姜五片，枣二枚，紫苏四叶煎，食前服。

温胃汤　治冷则气聚胀满，不下食。

熟附子　当归　厚朴制　人参　橘红　半夏曲　生白姜　甘草炙。各一两　川椒去合口者，三分

上锉散。每服三钱，枣二枚，食前煎服。

顺气木香散　治冷证肿胀泄泻。方见

诸气门。

枳壳锉散　治热证胀满。

厚朴制　枳壳制　北梗各半两　甘草炙
大黄蒸。各一分

上锉。每三钱，姜五片，枣二枚，乌
梅一枚，煎服。

感应丸

丁香　木香各一两半　干姜一两，煨
深村百草霜二两，净　大杏仁一百四十个，去
皮尖　肉豆蔻二十个　肥巴豆七十粒，略去油
黄蜡四两，用老酒煮　麻油一两，秋冬添半两，
减蜡半两。

上将丁香、木香、姜、蔻为细末，并
三味研极得所，炼油、蜡和剂，油单裹，
渐丸绿豆大。每五七丸加至十五丸，熟水
下，夹苏合香丸，方见诸气门。通利胀满。
虽然感应丸只可治痢，不可治泻，盖痢家
服之，有积则行，无积则止，若以此亦可
治泻，误人。以上数剂，前气类多用之，
方却在此。

附：诸贤论

东垣曰：《六元正纪大论》云：太阴所
至为中满。云云。太阴所至为蓄满。云云。
诸湿肿满，皆属脾土。论云：脾乃阴中之
太阴，同湿土之化，脾湿有余，腹满食不
化。天为阳，为热，主运化也；地为阴，
为湿，主长养也。无阳则阴不能生化，故
云脏寒生满病。《调经》篇云：因饮食劳
倦，损伤脾胃，始受热中，末传寒中，皆
由脾胃之气虚弱，不能运化精微，而致水
谷聚而不散，而成胀满。经云：腹满膜
胀，支膈胠胁，下厥上冒，过在太阴、阳
明，乃寒湿郁遏也。《脉经》所谓中寒则
胀满者是也。《针经·三卷·杂病第八》：
腹满，大便不利，上走胸嗌[①]，喘息喝喝
然，取足少阴，又云：胀取三阳。三阳

者，足太阳寒水为胀，与《通评虚实论》
说：腹暴满，按之不下，取太阳经络，胃
之募也。正同取者，泻也。经云：中满
者，泻之于内者是也。宜以辛热散之，以
苦泻之，淡渗利之，使上下分消其湿，正
如开鬼门，洁净府。温衣缪处，其处是先
泻其血络，后调其真经。气血平，阳布神
清，此治之正也。或曰：诸胀腹大，皆属
于热者。何也？此乃病机总辞。假令外伤
风寒有余之邪，自表传里，寒变为热，而
作胃实腹满，仲景以大承气汤治之。亦有
膏粱之人，湿热郁于内而成胀满者，此热
胀之谓也。大抵寒胀多而热胀少，治之
者，宜详辨之。《心法·附录》曰：心
肺，阳也，居上；肾肝，阴也，居下；脾
居中，亦阴也，属土。经曰：饮食入胃，
游溢精气，上输于脾，脾气散精，上归于
肺，通调水道，下输膀胱，水精四布，五
经并行。是脾具坤静之德，而有乾健之
运，故能使心肺之阳降，肾肝之阴升，而
成天地交之泰，是为无病。今也七情内
伤，六淫外侵，饮食不节，房劳致虚，脾
土之阴受伤，转运之官失职，胃虽受谷，
不能运化，故阳自升，阴自降，而成天地
不交之否，清浊相混，隧道壅塞，郁而为
热，热留为湿，湿热相生，遂成胀满，经
曰：鼓胀是也。以其外虽坚满，中空无
物，有似于鼓。其病胶固，难以疗治，又
名曰蛊，若虫侵蚀之义。理宜补脾，又须
养肺金以制木，使脾无邪贼之患，滋肾水
以制火，使肺得清化。却厚味，断妄想，
远音乐，无有不安。医又不察虚实，急于
作效，病者苦于胀急，喜行利药，以求通
快，不知宽得一日、半日，其肿愈甚，病
邪甚矣，真气伤矣。古方惟禹余粮丸，又

---

① 嗌：原作"溢"，四库本同，据《黄帝内经·
太素》卷第三十改。

名紫金丸，制肝补脾，殊为切当。又曰：朝宽暮急，血虚暮宽，朝急气虚；终日急，气血皆虚。严氏曰：胀，脉浮者易治，虚者为难治。

平肝饮子《济生方》　专治喜怒不节，肝气不平，邪乘脾胃，心腹胀满，头晕呕逆，脉来浮弦。

防风去芦　桂心不见火　枳壳　赤芍药　桔梗去芦，炒。各一两　甘草炙　木香不见火　人参　槟榔　当归去芦，酒浸　川芎　陈皮各①半两

上㕮咀。每服四钱，水一盏，姜五片，煎服。不拘时。

木香顺气汤　治浊气在上，则生䐜胀。

木香一钱二分　厚朴制。一钱六分　青皮　陈皮　益智　白茯苓去皮　泽泻　干姜　半夏洗　吴茱萸各一钱八分　当归　升麻　柴胡各四分　苍术米泔浸，二钱　草豆蔻煨，一钱二分

上㕮咀，分二帖，每帖水二盏，姜三片，煎八分，食前温服。忌生冷硬物，恚怒。

广茂溃坚汤　治中满腹胀，内有积聚，坚硬如石，令人坐卧不能，二便涩滞，上喘气促，面色萎黄，通身虚肿。

厚朴制　黄芩　草豆蔻面裹煨　益智仁炒　当归酒洗。各二钱半　黄连三分　半夏汤泡，三分半　蓬术煨　红花　吴茱萸汤泡，去苦水　升麻　甘草炙　柴胡　泽泻　神曲炒　陈皮　青皮各一钱半

上㕮咀。分二帖，每帖水二钟，姜三片，煎八分，食远服。

木香塌气丸　治中满腹胀。

陈皮　萝卜子炒。各五钱　胡椒　木香　草豆蔻面裹煨　青皮各三钱　蝎梢炒，去毒，二钱半

上为细末，面糊为丸如梧桐子大。每服五十丸，食远米饮下。

禹余粮丸　治中满气胀，喘满及水气胀。

蛇含石三两，煅　真针砂五两　禹余粮三两，同上砂炒

以上三味为主，其次量人虚实，入下项药。

木香　牛膝　蓬术炮　白蒺藜　桂心　川芎　白豆蔻　茴香炒　三棱炮　羌活　茯苓　干姜　青皮　陈皮　附子炮　当归各半两

上为细末，拌匀，以汤浸蒸饼，去水捣匀，丸如桐子大。每服五十丸，空心温酒送下。

中满分消丸　治中满鼓气，水气等证。

黄芩炒，五钱　姜黄　白术　人参　甘草炙　猪苓各一钱　黄连锉，炒，五钱　白茯苓　砂仁　干生姜各二钱　枳实　半夏洗。各五钱　厚朴一两，制　知母炒，四钱　泽泻　陈皮各三钱

上为末，汤浸蒸饼，丸如桐子大。每服一百丸，食远白汤下。

中满分消汤　治中满寒胀，寒疝，大小便不通，四肢厥冷，食入反出，心痞奔豚。

益智　半夏汤洗　茯苓　木香　升麻各二钱　川乌炮　泽泻　人参　青皮　当归酒浸　生姜　麻黄　柴胡　干姜炮　荜澄茄　黄连各二钱　黄芪　吴茱萸洗　草豆蔻煨　厚朴制。各五钱　黄柏二钱

上㕮咀。每帖一两，水二钟，姜三片，枣一枚，煎八分，食后温服。

人参定喘汤　治蛊胀有喘。

人参一两　杏仁去皮尖，炒，一两　陈皮

———————

① 各：原脱，四库本同，据《济生方·胀满门》补。

五钱　木香三钱　甘草五钱

上为末。每服三钱，食远，浓煎苏木汤调服，三服喘即止。

秘传诸蛊保命丹

肉苁蓉三两　皂矾一斤　红枣一斤，煮熟去核　大麦芽炒，一斤半　香附一斤。苁蓉、皂矾二味，入罐内，火煅尽烟

上为末，面糊为丸如梧桐子大。每服二十丸，好酒下，食后服，日进三服，量人大小用。

四炒枳壳丸

枳壳去瓤，咬咀，分四份：一份同苍术一两炒，一份同萝卜子一合炒，一份同干漆一两炒，一份同小茴香一两炒。上各炒枳壳黄色为度，拣出，为细末；却将苍术等四味，用水二碗，煎至半碗，去滓，搅面糊和枳壳末为丸如梧桐子大。每服三十丸，食远米饮送下。

一方　治血臟，腹如盆胀。

三棱煨　莪术　干漆炒烟尽　牛膝去芦，酒洗　虫虫①糯米炒　琥珀　肉桂　硇砂　水蛭石灰炒赤　大黄各等分

上为末，用生地黄自然汁和米醋调匀为丸，如梧桐子大。每服十丸，空心温酒送下，童便下亦可。

敷法　治腹紧硬如石，或阴囊肿大。

先用甘草煎汤一钟服之，后用此药敷。

大戟　芫花　甘遂　海藻各等分

上为末，醋糊和药，涂肿胀处。

针灸法　脾俞二穴在第十一椎下两旁相去各一寸半，随年壮。　肝俞二穴在九椎下两旁各一寸半，随百壮②。　分水一穴在脐上一寸。治腹胀，绕脐结痛，灸百壮。　三焦俞二穴在十三椎下两旁各寸半。治心腹满，腰背痛，饮食吐逆，小便不利，羸瘦少气。

虚　肿

虚肿方论

贾洛阳以病肿不治必为痼疾，虽有扁鹊，亦莫能为，则知肿之危恶非他病比也。夫人所以得全其性命者，水与谷而已。水则肾主之，谷则脾主之，惟肾虚不能行水，惟脾虚不能制水，胃与脾合气，胃为水谷之海，又因虚而不能传化焉。故肾水泛溢，反得以浸渍脾土，于是三焦停滞，经络壅塞，水渗于皮肤，注于肌肉，而发肿矣。其状目胞上下微起，肢体重着，咳喘怔忪，股间清冷，小便涩黄，皮薄而光，手按成窟，举手即满是也。治法大要，身有热者，水气在表，可汗；身无热者，水气在里，可下。其间通利小便，顺气和脾，俱不可缓耳。然而证虽可下，又当权其重轻，不可过用芫花、大戟、甘遂猛烈之剂，一发不收，吾恐峻决者易，固闭者难，水气复来而无以治之也。虽然水之为肿特一耳，曰风，曰气，曰血，合而有四焉。风肿者，皮粗麻木不仁，走注疼痛；气肿者，皮厚四肢瘦削，腹胁胀膨，其或烦躁漱水，迷忘惊狂，呕逆烦闷，皮间有红缕赤痕者，此血肿也。妇人经脉壅闭，败血停腐，尤多见之。然妇人怀胎，亦有气遏水道而虚肿者，此但顺气安脾，饮食无阻，既产而肿自消。若产后发虚，则虚退而告殂矣。大凡虚肿先起于腹而后散于四肢者可活；先起于四肢而后归于腹者不治。至若蛊胀而肚上有筋，腹满而大便滑泄，久疟而转作虚浮，与夫唇

---

① 虫虫：此药不详。

② 随百壮：四库本同，据文义疑为"随年壮"。

黑伤肝，缺盆平伤心，脐突伤脾，足平伤肾，背平伤肺，皆为不治之证，当明辨之。男从脚下肿而上，女从身上肿而下，或肉硬，或手掌平，并不治。

虚肿证治

青龙汤　治表有水。

十枣汤　量用，治里有水。方详见水饮门。

安肾丸多用，**青木香**丸少用，二药夹和，食前温汤下，治水肿屡效。方见水饮门。

温白丸　治十种水病，积聚胀满，癥癖块痛，久疟诸风。

吴茱萸荡洗七次，焙　柴胡　北梗　石菖蒲　干姜　肉桂　黄连去须　茯苓　人参　川椒去目，隔纸炒，出汗　厚朴制　皂角去皮子，炒　紫菀茸　巴豆去皮膜，出油。各半两　川乌头炮，去皮脐，一两半

上细末，和匀，炼蜜丸桐子大。每服三丸，食后姜汤下，加至五七丸止。

治水肿，温白丸用五苓散加炒牵牛，入些姜汁，略煎送下。方见水饮门。

集香汤

沉香　丁香各二钱　木香　青木香　藿香　川芎　赤茯苓　槟榔　枳壳制　甘草炙。各三钱　乳香一钱半　麝香一字，别研

上粗末。每二钱半，姜三片，紫苏三叶，空心煎服。凡虚肿，先用诸香以透其关络，然后审证疗之。

萝卜子饮　治水病浮肿。

萝卜子　赤茯苓生。各半两　牵牛末炒　葶苈炒香　甘草炙。各四两　半夏制　川芎　槟榔　辣桂　青皮　陈皮　青木香　白色商陆各三钱

上锉。每服三钱，姜四片，不饥不饱，煎服。

三和散方见诸气门。加缩砂、赤茯苓煎，吞青木香丸，治水盅，气胀腹肿，肾肿面浮。青木香丸乃水肿要药，但酌量用，或五皮散送下，或枳壳散下。无热者，沉香降气汤下。

神助散　治水肿

牵牛炒，取末　葶苈炒香。各二两半　木猪苓水浸软，去皮，切，焙　泽泻　木香各一两　川椒目一两半

上末。先以葱白三茎，浆水一盏，煎半盏，入老酒半盏，调药末三钱，空心服。

行水丸　治水肿，气肿。

胡芦巴炒　故纸炒　缩砂仁　荜澄茄　真川椒去目，纸上炒，出汗　乌梅肉焙干。各二钱半　木香　牵牛炒，取末。各半两　巴豆肉略去油，一钱半

上末，稀面糊丸绿豆大。每五丸，食后姜汤下。

姜蔻散　治胸满腹肿，大泻不止，时或干呕。

人参　川厚朴制　草果仁　良姜　诃子炒　川白姜生　藿香　丁皮　苍术炒　真橘红　甘草炙。各一分　木香　肉豆蔻炮　缩砂仁　茯苓各一分半

上锉散。每服三钱，水煎，食前服。仍以木香、缩砂煎汤，浓调正料参苓白术散佐之。

桑皮饮　治肺间积水，头面浮肿。

桑白皮炒　青皮　陈皮　槟榔制　枳壳　赤茯苓　青木香　当归　川芎　石韦炙，去毛　羌活各一分　牵牛炒，末　半夏制　葶苈炒香　甘草炙。各一分半

上锉。每三钱，姜四片，煎服。

防风散　治风肿皮粗，麻木不仁，或时疼痛。

麻黄去节　牵牛炒，取末　甘草炙。各一分半　杏仁去皮　防风　半夏制　芍药　辣

桂　白芷　防己　当归　川芎　羌活　独活　槟榔各一分

上锉。每三钱，姜四片、紫苏三叶，煎服。

消蛊汤　治气作蛊胀，但腹满，而四肢头面不肿。

紫苏茎叶　缩砂　肉豆蔻生　枳壳制　青皮　陈皮　三棱　蓬术　槟榔　辣桂　白豆蔻仁　荜澄茄　木香各一分　半夏制　萝卜子生　甘草炙。各一分半

上锉。每三钱，姜枣煎服。

加味枳术汤　治气为痰饮所隔，心下坚胀，名曰气分。

枳壳制　白术　紫苏茎叶　辣桂　陈皮　槟榔　北梗　木香　五灵脂炒。各一分　半夏制　茯苓　甘草炙。各一分半

上锉。每服三钱，姜四片，煎服。

调荣饮　治瘀血留滞，血化为水，四肢浮肿，皮肉赤纹，名曰血分。

华阴细辛　莪术　辣桂　赤芍药　延胡索　当归　川芎　白芷　槟榔　大腹皮　桑白皮炒　瞿麦穗　赤茯苓　陈皮　葶苈炒香　大黄湿纸煨。各一分　甘草炙，一分半

上锉。每服三钱，姜枣煎，食前服。

续断饮　治血分如前。

延胡索微炒　当归　川芎　牛膝　川续断　赤芍药　辣桂　白芷　五灵脂炒　羌活各一分　赤茯苓　牵牛炒，取末　半夏制　甘草炙。各一分半

上锉散。每服三钱，姜四片，食前煎服。

土狗①方　治遍身肿，外肾肿。

生土狗一个，手足全者，研细，入缩砂末等分，老酒调下。

虚肿方

以大香附杵净，以童尿浸一日夜，取出，别换童尿又浸一日夜。再取出，又换童尿浸一日夜。次以生布钱袋牵擦去皮，

于臼中捣细，用米醋煮飞白面糊丸桐子大。每服七十丸，煎和剂流气饮送下。方见胀满门。

又方

生绿豆一合，碾末　橘皮二钱　良姜一钱，细锉

上橘皮二钱，良姜一钱，细锉，煎汤候冷，调绿豆末得所，然后略暖，连三日空心服。

青皮　木香　黄连　橘红各一分　胡椒一钱半

上为末，入巴豆肉，不用去油一钱，面糊丸胡椒大，每三四丸，姜汤下。大便利，肿自消；未利再服。停积、痢滞通用。

又方　二十四味大流气饮一帖，加枳壳一钱，用紫苏连茎三条截碎，灯心一握，生姜七片，大枣二枚，新水一大碗同煎，取清汁调苏合香丸三丸，吞温白丸五丸，效。温白丸方见浮肿门。

治外肾肿大，茎物水泡通明方　二十四味流气饮加白芷、木通、紫苏煎，吞青木香丸百粒，效。

附：诸方

治十种水气病根源证方法

先从面肿者，曰热水，其根在肺，桑白皮为主。

先从四肢肿者，曰黄水，其根在脾，大戟为主。

先从背肿者，曰鬼水，其根在胆，雄黄为主。

先从胸肿者，曰食水，根在皮肤，茯苓为主。

先从胁肿者，曰饮水，其根在肝，芫

---

① 土狗：即蝼蛄。

花为主。

先从腰肿者，曰肝水，其根在胃，甘遂为主。

先从腹肿者，曰冷水，其根在肺，商陆为主。

先从阴肿者，曰劳水，其根在肾，泽泻为主。

先从手肿者，曰心水，其根在腹，巴戟为主。

先从脚肿者，曰清水，其根在心，葶苈为主。

上十味为末，所主药加倍，余药各等分。每服一钱，空心井水调服，以利为度。忌盐百日外，忌鱼、虾、面食、一切毒物、房事，病痊后更服调补药。

调补药方

肉桂　干姜炮　肉豆蔻　青皮　白术　川芎　槟榔　桔梗各等分

上为细末。每服三钱，食远白汤调服。

神效丸　治十种水气。

大戟微炒　泽泻　葶苈炒　连翘　桑白皮　木香炒　甘遂炒　赤小豆炒　芫花醋炒　巴戟去心，以上各等分

上为末，炼蜜为丸如梧桐子大。每服三十丸，桑白皮汤送下。

道滞通经汤　治脾湿有余，气不宣通，面目四肢浮肿。

桑白皮　白术　木香　茯苓　泽泻　陈皮各等分

上㕮咀。每服七钱，水二盏，煎八分，去滓，食远温服。

香苏饮　治上气喘嗽，面目浮肿。

紫菀　紫苏子炒。各一钱二分　大腹皮　乌梅肉　杏仁去皮尖　五味子　陈皮　桔梗　桑白皮炙　麻黄去节　阿胶炒　甘草炙。各一钱

上㕮咀，分二帖，每帖水二盏，姜三

片，煎八分，食远温服。

葶苈丸　治肺气咳喘，面目浮肿，喘促不安，小便赤涩。

防己　木通　甜葶苈纸炒。各一两　杏仁去皮尖，麸炒黄　贝母煨。各一两

上为末，枣肉捣膏为丸如梧桐子大。每服五十丸，食远桑白皮煎汤下。

治男子、妇人十种水气，取水法。

大鲫鱼一个，去肠肚　大戟　甘遂各二钱半　雄黄另研，半钱　木香　牵牛各半钱

上先以大戟同甘遂一半，入鱼肚里，水湿纸裹，煨令焦，取出焙干，同众药为末。每服三二钱，用土狗一个，烂研，入药内冷水调下。

涂脐膏　治肿满小便少。

地龙　猪苓　针砂各等分

上为末，葱涎调敷脐中寸高，以帛束之。

五皮饮　治水气，遍身浮肿，宜先此药数日，次服消水丸。

茯苓皮　陈皮　生姜皮　大腹皮　桑白皮　加萝卜子　苏子　葶苈子　汉秋子

上四子同炒，㕮咀。每服五钱，水一钟，生姜三片，同煎至七分，去滓，不拘时服。

一方　治酒肿及脾虚作肿。

萝卜十枚　皂角五斤

上二味，用水同煮干，去皂角，将萝卜捣烂，入蒸饼和丸如鸡头实大，萝卜子煎汤，如意送下。

一方　治水肿气蛊。

木香　槟榔　陈皮　皂青皮　大戟　甘遂　肉豆蔻各二钱半　牵牛末，一两半

上为末，水丸或商陆汁丸如绿豆大。每服五十丸，空心白汤下。

三花神佑丸　治一切水湿肿病，大腹实胀，喘满。

舟车丸方见湿门。

针灸法　水分一穴在脐上一寸，灸七壮，疗腹肿不能食，若是水病，灸大良。　神阙一穴当脐中灸三壮，主水肿、鼓胀、肠鸣如流水声。石门一穴在脐下二寸，灸七壮，主水胀，水气行皮中，小便黄，气满。　三里二穴在膝下三寸，胻外廉两筋间，灸七壮，主水腹胀皮肿。　水沟名人中，在鼻柱①下，灸三壮，主水肿，人中满。

水肿，惟得针水沟，若针余穴，水尽即死，此《明堂铜人》所戒也。庸医多为人针水分，杀人多矣。若其他穴亦有针得瘥者，特幸焉，再不可为法也。

———————

① 柱：原作"楮"，四库本同，据《针灸甲乙经》卷三改。

仁斋直指方论卷之十八

三山名医仁斋杨士瀛登父编撰
新安后学惠斋朱崇正宗儒附遗

身　体

身疼方论

　　凡人百骸四体、肌肉、皮肤、关节、脉络，总而谓之身。风淫湿滞，血刺痰攻，皆能作痛。至于骨之酸疼，或寒或热，入里彻骨，则倍莼千万，大不侔焉。盖骨为髓之脏，髓者，饮食五味之实秀也。髓虚则骨虚，势所必至矣。痛在于身，风之证，以走注知之；湿之证，以重着验之。血有筋脉钻刺之证；痰有眩晕咳唾之证。祛风除湿，行血豁痰，对证一投，犹冀可以旦暮起。病入于骨，此劳极损伤之，不可救药者也，其能生乎？然则身痛之与骨痛，毫厘千里之差，于此不可以无辨。虽然酒家之癖，多为项肿臂痛，盖热在上焦，不能清利，故酝酿日久，生痰涎，聚饮气，流入于项臂之间，不肿则痛耳。然而曰痰、曰涎、曰饮，又有理一分殊之别。伏于包络，随气上浮，客肺壅嗽而发动者，痰也。聚于脾元，随气上溢，口角流出而不禁者，涎也。惟饮生于胃腑，为呕、为吐，此则胃家之病，学者不可不知。

身疼证治

人参顺气散　身疼通用。方见风类。更增川芎半两，亦散风邪。

左经丸、麝香丸、增味五痹汤　治风淫①身痛。并见风类。

加剂除湿汤、生附除湿汤方见湿类。**五苓散**见水饮类。　并主伤湿身痛。

黄芪建中汤方见湿类。加川芎、当归，治血刺身痛。

大半夏汤方见痰涎类。加辣桂、陈皮，治痰证身痛。

消痰茯苓丸　治臂痛不能举手，或左右转移，或两臂如人抽拽。

　　圆白半夏荡洗三次，切碎，晶干，一两半　茯苓一两　风化朴硝一分　枳壳麸炒，半两

　　上末，姜汁煮稀面糊丸桐子大。每三十丸，食后姜汤下。

天仙饮　治痰注臂痛。

　　片子姜黄六钱　天仙藤　羌活　白术　白芷梢各三钱　半夏制，半两

　　上锉。每服三钱，姜五片煎服，间下千金五套丸。方见脾疼类。

白丸子　诸风痰涎通用。

　　圆白半夏七两，生，水浸，洗过　南星三

────────────
① 淫：四库本作“湿”。

两　白附子生，二两　川乌头生，去皮脐，半两

上细末，入生绢袋，井水摆，以手揉，出滓再研，入袋摆尽，瓷盆中晒，露星至晓，弃旧水，换新水，搅晒，次早又换新水，搅晒，春五日，夏三日，秋七日，冬十日，去水曝干，研开，糯米粉煎粥清丸绿豆大。每三十丸，姜汤下。治酒家痰壅项肿，白丸子二钱，研末，白豆蔻、缩砂煎汤调下，吐①痰立愈。自后，二陈汤加荆芥服。方见疟门。

婆蒿根酒　治风淫湿滞，手足不举，筋节挛疼，先与通关，用：

全蝎七个，新瓦上微炒，末之　麝一字

上，老酒三盏，空心调作一服。如觉已透则止，未透，次日再作一剂。然病未尽除，自后专以婆蒿根洗净切碎，酒煎，日二服，神效。

消饮丸、倍术丸　治酒癖停饮，臂痛。见水饮门。

沉香鳖甲散　治劳倦身痛。

沉香　人参　牛膝　茯苓　秦艽　木香　黄芪微炙　巴戟去心　当归　半夏制　柴胡　荆芥各半两　熟附子　辣桂去粗皮　鳖甲浸，去裙，醋炙黄。各一两　羌活　熟地黄洗，酒蘸蒸焙，七钱半　全蝎二钱半　大肉豆蔻四个

上末。每二钱，葱白二寸，姜三片，枣二枚，食前煎服。温酒调下尤妙。

十补汤　加制半夏、添桂，治劳倦身痛。方见瘤冷门。

舒筋散　治风淫血刺，身②体疼痛，四肢拘挛。

延胡索炒　辣桂去粗皮　当归等分

上末。每二钱，酒调下。延胡索活血除风理气。

补髓丹　补益真元，治臂痛，腰痛。

杜仲去粗，炒黑，十两　破故纸十两，用芝麻五两同炒，候芝麻黑，筛去之　鹿茸二两，酒炙

没药一两，别研

上细末，用胡桃肉三十个，汤浸去皮，杵为膏，入面少许，酒煮糊丸桐子大。每百粒，空心盐汤下。

附：诸方

通气防风汤《拔粹》方　肩背痛不可回顾者，此太阳气郁而不行，以风药散之。背痛项强，腰似折，项似拔者，此足太阳经不通也。

羌活　独活各一钱　蒿本　防风　甘草各半钱　川芎　荆芥各三分

上㕮咀。水煎服。

麒麟竭散　治寒湿搏于经络，以致气血凝滞，疼痛不可忍者。

血竭　乳香　没药　白芍药　当归　水蛭炒令烟尽　麝香各二钱　虎胫骨酥炙黄，半两

上为末。每三钱，温酒调下，食前。

当归拈痛汤《拔粹》方　治湿热为病，肢节烦痛，肩背沉重，胸膈不利，及遍身疼痛，下疰于足胫，痛肿不可忍。方见脚气门。

丹溪方　治上中下疼痛。

南星姜制　苍术泔洗　黄柏酒炒。各二两　川芎一两　白芷半两　神曲炒，一两　桃仁半两　威灵仙酒炒，三钱　羌活三钱。走骨节　防己半两。下行　桂枝三钱。行臂　红花酒洗，钱半　龙胆草半钱，下行

上为末，面糊丸梧子大。每服一百丸，空心白汤下。

一方　治血气虚，有痰白浊，阴火痛风。

人参一两　白术　熟芐　川黄柏炒黑。

---

① 吐：四库本作"化"。

② 身：四库本此后有一"痛"字。

各二两　山药　海石　南星各一两　锁阳半两　败龟板酒炙，二两　干姜烧灰，半两。取其不走

上为末，粥丸，一云酒糊丸。

一方　治酒湿痰痛风。

黄柏酒炒　威灵仙酒炒。各五钱　苍术　羌活　甘草三钱　陈皮　芍药各一钱

上为末。每服一钱或二钱，沸汤入姜汁调下。

诸风应效酒　治一切诸般风气湿痹，通身骨节疼痛。方见风门。

腰　痛

腰痛方论

腰者，肾之外候，一身所恃，以转移阖辟者也。盖诸经皆贯于肾而络于腰脊，肾气一虚，凡冲风、受湿、伤冷、蓄热、血沥、气滞、水积、堕伤，与夫失志作劳，种种腰痛，迭见而层出矣。冲风者，汗出乘风，风邪风毒之胚胎也。受湿者，践雨卧湿，重着肿滞之萌蘖也。腰间如水为伤冷，发渴便闭为蓄热，血沥则转侧如锥之所刺，气滞则郁郁闷闷而不伸，积水沉重则小肠不得宣通，坠堕损伤则瘀血为之凝结。沮挫失志者，肾之蠹；疲精劳力者，肾之戕。举是数证，肾家之感受如此，腰安得而不为痛乎？《内经》曰：腰者，肾之府，转摇不能，肾将惫矣。审如是，则痛在少阴，必究其受病之原而处之为得。虽然，宗筋聚于阴器，肝者，肾之同系也。五脏皆取气于谷，脾者，肾之仓廪也。郁怒伤肝，则诸筋纵弛，忧思伤脾，则胃气不行，二者又能为腰痛之寇，故并及之。

腰痛证治

青娥丸　治肾虚腰痛，益精助阳，乌须壮脚，用安胎饮吞，神效。

破故纸四两，炒香　杜仲去粗，锉，四两，用生姜二两半，擦腌，炒干

上为末，用胡桃肉三十个研膏，入少熟蜜，丸桐子大。每服五十丸，调气散食前下。方见胀满门。

安肾丸　治肾虚腰痛，橘皮煎汤，食前下。方见水饮门。

独活寄生汤　治风邪冷湿伤肾，腰脚背痛及新产腹痛，腰脚挛疼。最除风活血。脚气通用。

独活二两半　桑寄生如无，以续断代之　杜仲姜制，炒　细辛　牛膝酒浸，焙　秦艽去芦　茯苓　白芍药　辣桂　川芎　防风　人参　当归　熟地黄净　甘草炙。各二两

上细锉。每服三钱，空心煎服。下利者，去地黄。

小续命汤　治风攻腰痛，方见风门。加桃仁去皮尖，炒。

生附汤　治受湿腰痛。

附子生，一分　苍术炒　杜仲姜制，炒。各半两　生干姜　白术　茯苓　牛膝酒浸，焙　厚朴制　甘草炙。各一分

上锉。每三钱，姜四片，枣二枚，食前煎服。

姜附汤　治伤冷腰痛，方见寒类。加辣桂、制杜仲，食前煎服。

甘豆汤　治内蓄风热，入肾腰痛，大小便不通，方见积热门。加续断、天麻，间服败毒散。方见寒类。

苏沈沉麝丸　治血沥腰痛，方见血类。用续断、牛膝、桃仁炒，煎汤磨下。

人参顺气散、乌药顺气散　治气滞腰痛方见诸风类，加五加皮，入少甘草，煎汤

调下。

肾着汤　治腰间积水痛重，方见湿门。续用**安肾丸**，并少许青木香丸继之。方见水饮门。

乳香趁痛散　治打坠腰痛。

虎胫骨酒炙黄　败龟酒炙。各二两　麒麟竭　赤芍药　当归　没药　自然铜煅，醋淬，细研　防风　白附子炮　辣桂去粗　白芷　苍耳子微炒　骨碎补炒，去毛。各三两　牛膝　天麻　槟榔　五加皮　羌活各一两

上末。每服一钱，温酒调下。加全蝎妙。脚气通用。

茴香酒　治打坠凝瘀。腰疼通用。

破故纸炒香，研　茴香炒　辣桂等分

上为末。每服二钱，热酒调，食前进。故纸主腰痛，主行血。

和剂七气汤　治失志伤肾，气挫腰痛，方见气类。多加白茯苓，少加沉香、乳香。

麝香鹿茸丸、八味丸　治房劳伤肾腰痛。

十补汤下青娥丸　治劳力腰痛。三方见癫冷门。

调肝散　治郁怒伤肝，发为腰痛。

半夏制，三分　辣桂　宣木瓜　当归川芎　牛膝　好细辛各二分　石菖蒲　酸枣仁蕩，去皮，微炒　甘草炙。各一分

上锉细。每三钱，姜五片，枣二枚，煎服。

沉香降气汤和调气散　每服二钱半，姜枣煎。治忧思伤脾，发为腰痛。方见诸气门。

橘香丸　治腰痛经久不瘥。

橘核　茴香　胡芦巴　蓇蕂子　破故纸各炒　附子炮。等分

上末，酒煮糯米糊丸桐子大。每服三四十丸，食前盐汤下。

神曲酒　治腰痛不能转侧。陈久神曲一大块，烧通红，淬老酒，去神曲，通口吞青娥丸两服顿愈。

腰重痛方　八角茴香炒末，食前温酒调下。

附：诸方

独活汤　治因劳役得腰痛，沉重如水似折。

羌活　防风　独活　肉桂　大黄煨泽泻三钱　桃仁五十个　当归　连翘半两甘草二钱　防己　酒连一两

上㕮咀。水一盏，酒一盏，煎至一盏，去滓，通口食前服。

补髓丹《百一选方》　升降水火，补益心肾，强筋壮骨。治肾虚腰痛。方见身体门。

若湿，腰痛如坐水中。盖肾属水，久坐水湿处，或为雨露所着，湿流入肾经，以致腰痛，宜渗湿汤，不效，宜肾着汤。

若风伤肾而腰痛者，或左右痛无常处，牵引两足，宜五积散。每服加防风半钱，或加全蝎三个，小续命汤、独活寄生汤可选而用。

经验羌活桃仁汤　治坠堕挫闪，气血凝滞，攻刺腰痛，神效。

桃仁去皮，尖　红花　牛膝酒洗　玄胡索　破故纸炒　杜仲炒　川归尾酒洗　羌活　官桂　苍术泔浸，炒。各等分　茴香乳香少许

上㕮咀。用水一钟，酒半钟，煎至八分，食前温服。

补阴丸　治肾虚腰痛。方见虚劳门。

牛膝酒《三因方》　治肾伤于风毒，攻刺腰痛，不可忍者。

地骨皮　五加皮　薏苡仁　川芎　牛膝各二两　甘草一两　生地黄十两　海桐皮二两　羌活一两

上㕮咀，用绢帛裹药，入无灰酒内，冬浸七日，夏三五宿。每服一杯，日用三四服，长令酒气不绝。一法，加炒杜仲一两。

杜仲酒《三因方》　治风冷伤肾，腰痛不能屈伸。

杜仲一两，去粗皮，用姜汁制，炒

上用无灰酒三升，浸十日。每服二三合，四五服。

针灸法　肾俞二穴在十四椎下两旁各寸半。一法令患人正立，用竹杖度脐，点记，度皆尽处灸，随年壮。

肾　气

肾气方论

肾主纳气，人之气海系焉。肾虚而为风寒所乘，为暑湿所袭，为喜怒忧恐所伤，而水结不散，又与气搏，是以群邪聚于其中，曰疝、曰奔豚、曰小肠气、曰膀胱气，皆是物也。其候不特外肾、小腹作痛，或攻刺于腰胁，或游走于背膂，或冷气抢心，心下痛满，或手足厥冷，痛绕脐傍，或胁之左右如杯，或脐之上下如臂，或腹中累累如桃李，或胃脘间覆大如盘。有壮热恶寒者，有洒淅寒热者，有不得大小便者，有里急而下泄者，有自汗出者，有不欲食者。其于阴间，则卵有小大，伸缩而上下不常；囊有肿胀急痛而发歇无定。挟冷触怒则块物逼上囊根或攻腹胁。时和心平，则块物自循膋①系，归入囊中，凡此皆谓之肾气。治法纲领，风则散之，寒则温之，暑则解其热，湿则渗其水，七情所发，调其心气，水与气搏，行其小便，其间以主治肾气之剂参之，固定则也。然总治之法，大要以流行疏利为

先。毋曰肾虚得病不敢疏泄。盖肾为邪气所干，若非逐去，病何由愈？倘或姑息畏虚，妄以刚剂兜住，使大小腑秘而不通，邪气入腹冲心，危殆必矣！虽然，肾气发作，固以肾虚得之，然虚中有冷，虚中有热，又有冷热不调，尤当详审。冷者，胁边及外肾清冷，小便清而多，遇寒则发是也。热者，内挟暑气，或积酒毒，或服暖药于前，外肾与小腹俱热，肛门间粪后亦热，小便数而涩，遇热则甚是也。冷热不调者，小腹外肾，乍冷乍热，大便小便或秘或利，用药温凉，当随证而权度之。但所谓流行疏导，常常运斡于其中矣。其若大小便流利之后，或更有牵刺引疼，或微气游注于肌肤之间，此则肾虚血虚，气不还原，当加润养，人参、当归、川芎、芍药、桑螵蛸、胡芦巴辈，又不可无。惟是逆气长嘘，中脘停酸，燥闷扰扰，甚而至于呕吐，最为恶候。何则？天一生水，肾实主之，宗筋聚于阴器，惟藉阳明以养之。今脾土不济，肾水上乘，必为酸汁，必为涎饮，荏苒逾时，遂成暴吐。医家执剂之始，皆知肾经恶燥，如苍术、白术、良姜之类，诚不敢发用耳。及其呕吐大作，姜、术辈用之而不顾，若犹未也，则吴茱萸、荜茇刚燥等剂又加多焉，虽附子亦用之，而救急矣。病势至此，脾土未强，肾水已为之涸，肾水既涸，脾土又为之焦，往往阴阳不升降，营卫不流行，大小二便关格涩闭，而肾汁、胃汁皆自其口出也。如此者，大抵不救，临病须当识证，预与病家言之。

肾气证治

牡丹丸　治风寒疝痛及诸血滞作痛。

---

①　膋：肠部的脂肪。

牡丹皮四两　桃仁浸，去皮，炒，别研
官桂各五两　川乌头一只，炮热，去皮尖

上末，炼蜜丸桐子大。每服五十丸，温酒下。血痛，醋汤下。

养正丹方见癫冷门　治奔豚气痛，呕吐身冷。调气散下。

沉附汤　治肾虚无阳，小肠气痛，头额、小腹、外肾时冷，兼治湿证。

附子生，一钱　沉香　辣桂　荜澄茄
甘草炙。各半钱　香附一钱

上锉，为一服，姜七片，空心煎服。

桂姜汤　治无阳脐冷疝气，兼治湿证。

吴茱萸十两，半酒醋浸一宿，焙干　川白姜生　辣桂各半两　良姜　荜澄茄　茴香炒　缩砂仁　益智仁　木香　茯苓　甘草炙。各三钱

上锉。每服三钱，水煎，调苏合香丸食前服。

姜桂丸　治肾冷寒疝。

良姜碎片，半两　巴豆肉二十一粒，截断，同炒焦，去巴豆　桂心半两

上并末，醋面糊丸桐子大。每三十丸，温酒食前服。

茴香雀酒　治肾冷疝气，偏坠急痛。

舶上茴香三钱　胡椒一钱　缩砂仁
辣桂各二钱

上粗末，以生雀燎毛去肠，拭净，不洗，用三个，入药于腹中，麻绳系定，湿纸数重，裹煨香熟，空心嚼食，温酒送下。

川椒散　治疝气，外肾肿痛。

真川椒去目并合口者，微炒，出汗　官桂各半两　川芎　当归　青皮　陈皮制　枳壳
槟榔　赤茯苓　青木香　南木香　荜澄茄
白豆蔻仁　甘草炙。各一分

上粗末。每三钱，姜、枣煎，食前服。

栀子散　治肾气虚中有热，小腹、外肾、肛门俱热，大小便不通。

栀子仁制　枳壳各半两　北梗　北前胡　青木香　赤茯苓　车前子　甘草各一分

上锉。每三钱，新水煎服。壮热加柴胡，大便秘加大黄。

甘豆汤　治肾气虚，中有热，大小便不通。

黑豆三合　甘草二钱，锉　姜七片

上作一剂，新水煎，取清汁服。

海浮石散　治肾气热证，小便秘涩黄色

海浮石

上细末。每二钱，煎麦门冬、赤茯苓汤调下。

金莲散　治膀胱气痛。

巴豆三十粒，去壳，截断　川楝子二十四个，汤浸去皮，薄切片

上件用麸二合，同炒令黄赤，去麸与巴豆，只将川楝为末，每二钱，温酒调，空心服。

五苓散方见水饮门。用生车前子、竹园尿、赤茯苓、麦门冬去心、灯心、乌梅煎汤调下，治肾气小便不通，兼治水结不散。暑证通用。

柴胡桂枝汤　治肾气冷热不调证。

柴胡一两三钱　人参　桂枝　白芍药
生姜各半两　半夏制，四钱　黄芩　甘草炙。各三钱

上锉散。每服四钱，枣一枚，水大盏，煎七分，温服。

解毒雄黄丸、方见积热门。**温白丸**见浮肿门。　以枳壳散送下，方见脚气门。治肾气大便不通，酌量轻重用。

二物汤　治奔豚疝气，攻刺走痛。

辣桂一两半　牵牛炒，一两

上粗末。每服二钱，姜、枣煎，温

服。

青木香丸　治膀胱疝气。每五十丸，以醇酒入葱白，煎五苓散送下。方并见水饮门。

又方，青木香丸二百粒，斑蝥七个，去头、足、翅，为末，同于文武火上慢慢炒，令丸子微香，以瓷碟盖铫上，顿在冷处，少顷，去斑蝥末，取丸子。每服五十丸，茴香酒下。

金铃散　治膀胱小肠气，外肾肿痛。

大川楝子三十个，汤浸，去薄皮，每个作六七片，巴豆三十粒，去皮膜，每粒作二三段，夹炒，候巴色焦，去巴

上以舶上茴香与川楝等秤，并木香一分，为末。每二钱，水酒各半盏，连根葱白二寸，煎取汁，食前调下。

煨枣方　治小肠气痛不可忍。斑蝥一个，去头足翅，入大枣中，线系，湿纸包，置慢火中煨，令香熟，去蝥，空腹食枣，以桂心、荜澄茄煎汤送下。

蝎麝散　治膀胱小肠气痛。全蝎紧实而全者不拘多少，焙干为末，每迎病发时，用蝎末一钱，入麝半字，分作二服，温酒调下，人行十里，又进后服，神效。

失笑散　治小肠气痛及诸血痛。

川五灵脂　蒲黄隔纸微炒　延胡索各等分

上末。每服二钱，酒半盏，水半盏，煎七分，食前服。血痛，临熟入米醋少许。

盐煎散　治小肠气吊，腹中成阵刺痛，兼治风证。

益智仁　白芷　白干姜炮　茴香炒　甘草炙　天台乌药去心　香附净。各一两青皮一两半　槟榔　麻黄去节　川芎　枳壳制。各半两

上末。每服二钱，盐少许，水煎，食前服。

全蝎延胡散　治小肠气痛最良。

延胡索用盐炒，一两　全蝎日干，生用，一分

上细末。每服一钱，食前温酒调下，亦治心痛不饥饱，醋汤调下。

胡芦巴散　治小肠气攻刺。

胡芦巴炒，一两

上末。每服二钱，茴香炒紫，用热酒沃，盖定，取酒调下。

葱白散　治肾气刺痛，七气通用。

当归　川芎　枳壳制　官桂　青皮川白姜生　茴香炒　川楝肉　陈皮　紫苏　三棱煨　蓬术醋浸一宿，焙　白芍药　茯苓　木香各一两　人参　沉香　甘草炙。各半两

上粗末。每服三钱，葱白二寸，盐少许，煎服。大便秘加大黄。

寸金丸　治奔豚诸疝作痛。

当归　延胡索　舶上茴香炒。各一两　桃仁浸，去皮，焙　桑螵蛸酒蒸，焙　川五灵脂别研　白芍药　川楝肉各半两　荜澄茄　木香二钱半　全蝎十个，焙

上末，米醋打面糊丸，桐子大。每服五十丸，少盐入酒送下。有热，小便秘，车前子、赤茯苓煎汤下。

生料调气散　治寒疝作痛，方见诸气门。每服二钱，入生姜、紫苏，少盐煎服。若是药末，用茴香、盐、酒调下。

秘传茱萸内消丸　治肾虚为邪所袭，留伏作痛，阴癫偏大，或生疮出黄水。

吴茱萸半酒半醋浸一宿，焙干　山茱萸蒸，去核　马兰花醋浸，焙　川楝子蒸，去皮核　官桂　黑牵牛炒，取末　舶上茴香用盐炒　延胡索略炒　橘红　青皮去白　海藻浸，洗去咸，焙。各一两　桃仁浸，去皮，炒　白蒺藜炒，杵，去刺　木香各半两

上细末，酒面稀糊丸桐子大。每四十丸，食前温酒、盐汤任下。

胡芦巴丸　治肾经虚冷，膀胱气痛，或阴肿偏坠，或小腹有物如卵，上下走痛。

胡芦巴_炒　川楝子_{蒸，去皮核，焙。各四两}　川乌_{炮，去皮脐}　大巴戟_{去心。各一两半}　茴香_{炒，三两}　吴茱萸_{半酒半醋浸一宿。焙干，二两半}　牵牛_{炒，取末二两}

上为末，酒面稀糊丸桐子大。每二十丸，空心温酒送下。

蠲痛丸　治小肠膀胱气痛。

延胡索_{略炒，一两}　川楝_{蒸，去皮、核}　舶上茴香_{炒。各半两}　牵牛_{炒，取末}　当归　良姜　青皮_{去白}　木香　天台乌药_{各一分}　全蝎_{七个，焙}

上末，生姜自然汁浸糕为糊丸桐子大。每服三十丸，烧绵灰存性，调酒送下。

腰子散　治肾气作痛。

黑牵牛_{炒熟}　白牵牛_{炒熟。等分}

上为末。每服挑三钱匕，猪腰一副，薄切开缝，入川椒五十粒，茴香一百粒，以牵牛末遍掺入肾中，线系湿纸数重裹煨，香熟，出火气，灯后空腹嚼吃，好酒送下，少顷就枕，天明取下恶物即愈。

茯苓桂甘汤　治脐下悸动，欲作奔豚。

茯苓_{二两}　甘草_{炙，半两}　桂枝_{一两}

上锉细。每服四钱，枣一个，由甘泉水一盏半，煎一盏，温服。

敌金丸　治疝气，外肾肿胀极大，或生疮出黄水，其痛绕腹，寒热往来。

京三棱　蓬莪术　木猪苓　白附子　萝卜子　赤芍药　黑牵牛　川楝子　山茵陈　青木香　陈橘皮　五灵脂　姜黄　茴香_{各一两}　南木香_{半两}　丁香_{一分}　泽泻_{一两半。以上并生用}　海藻_{酒浸一宿，焙干}　海浮石_{米醋浸，火煅红，淬醋，又煅淬，如此七次，黑为度}　穿山甲_{热火灰煨焦。各一两}　青皮_{去白，二两，}一两生用，一两截碎，以斑蝥五十个，去头、足翅，同炒黄色，去斑蝥不用　香附_{杵，净，二两。}一两生用；一两以巴豆五十粒，去壳同炒色焦，去巴豆不用

上件截碎，夹和微炒，并为末，酒面稀糊丸桐子大。每服三十丸，温酒送下。此药能泄，斟酌用之。

川楝散　治膀胱小肠气，木肾诸疝通用。方见木肾门。

金山老艾瓜丸　治肾气攻刺，及脚气酸疼通用，皆得效。

胡芦巴_{慢火炒}　牛膝_{酒浸，焙}　舶上茴香_{酒浸，炒}　肉苁蓉_{酒浸，焙}　川续断_{拣净，生用}　厚杜仲_{去粗皮，姜制，炒令丝断}　天麻_{各二两}　当归_{酒浸，焙}　没药_{别研。各一两}

上为末，以艾去枝梗二两，大木瓜二枚，切盖去瓤，入艾塞满，盖定，竹针插，麻线系，蒸烂研细，和药为丸，桐子大。每服七十丸，温酒、盐汤任下。

肾气方

大七气汤加炒牵牛，煎服。

又方

生姜母，多开小孔，纳以川椒，湿纸煨透，老酒嚼下。

附：诸方

川楝子散　治小肠气痛。

木香_{不见火}　茴香_{盐炒黄，去盐}　川楝子_{用巴豆十粒，槌粹，同川楝炒黄色，去巴豆。各一两}

上为末。每服二钱，温酒，空心食前调服。

玄胡索散　治小肠气痛。

用玄胡索盐炒，干姜各等分为细末，空心盐酒调下。

肾气方_{丹溪方}　治诸疝，定痛。

茴香　破故纸　吴茱萸_{盐炒。各五钱}　胡芦巴_{七钱半}　木香_{三钱半}

上为末，萝卜捣汁，丸。盐汤下。

守效丸　治癫疝要药，不痛者。

苍术　南星　白芷散水　山楂各一两
川芎　枳壳又云枳实。炒　半夏各半两　秋冬
加吴茱萸。

上为末，神曲糊丸服。又云有热加山
栀一两，坚硬加朴硝半两，又或加青皮、
荔枝核。

又方　治癫疝。

南星　山楂　苍术各二两　白芷　半
夏制　枳核　神曲各一两　海藻半两　昆布
半两　玄明粉　吴茱萸各二钱

上为末，酒糊丸。

积疝方

山楂炒，一两　茴香炒　柴胡炒，二钱
牡丹皮一钱

上为末，酒糊丸如梧子大，服五六十
丸，盐汤下。

又方　治疝作痛。

苍术　香附俱盐炒　黄柏酒炒，以上为君
玄胡索　益智仁　桃仁以上为臣　茴香炒
附子盐炒①　甘草以上为使

上为末，作汤服后一痛过，更不再作
矣。

治偏坠

用没药、川楝肉、角茴、全蝎为末，
每服二钱，空心热酒调下。

木　肾

木肾方论

心火下降，则肾水不患其不温。真阳
下行，则肾气不患其不和。温温其和，安
有所谓木强者哉？惟夫嗜欲内戕，肾家虚
惫，故阴阳不相交，水火不相济，而沉寒
痼冷，凝滞其间，胀大作疼，顽痹结硬，

势所必至矣。执剂之法，不可纯用燥热，
当温散、温利以逐其邪，邪气内消，营卫
流转，盎如寒谷回春。盖有不疾而速，不
行而至者矣。外此，又有一种升高坠下，
外肾跌伤，惊气与败血交攻，亦有木强胀
痛之证。治法大要则同，于中更为之消
瘀。

木肾证治

川楝散　治外肾胀大，麻木痛硬，及
奔豚、疝气、偏坠诸证。

川楝子不蛀者，四十九个，先切七个，取肉，
以茴香二钱半，慢火同炒，并留茴香；又切七个，以
破故纸二钱半，同炒，并留故纸；又切七个，以黑牵
牛二钱半同炒，并留牵牛；又切七个，以盐一钱同炒，
并留盐；又切七个，以斑蝥十四个，去翅同炒，去斑
蝥不用；又切七个，以巴豆肉十四个，作两断，同炒，
去巴豆不用；又切七个，以萝卜子二钱半同炒，去萝
卜子不用，外更别入　茴香炒　青木香各半两
辣桂　南木香各二钱半

上并为末，酒调稀面糊丸桐子大。每
服三十丸，食前盐汤下，积日计功。打坠
瘀血证，本方加延胡索半两，略炒入药，
以没药研为末，调酒下。

金铃散、煨枣方　治膀胱小肠气痛，
外肾胀大，通治木肾。方见肾气门。

四神丸　治肾冷疝气胀痛。

吴茱萸拣净，一两。一半用老酒浸一宿，一半
用米醋浸一宿，各焙干　大香附杵，净，一两
荜澄茄　青木香各半两

上为末，米糊丸桐子大。每服七十
丸，食前盐汤下，或乳香、葱白煎汤下。

附：诸方

一方　治木肾不痛。

---

① 盐炒：原为"盐钊炒"，四库本同，据《丹溪
心法》卷四删。

枸杞子　南星　半夏　黄柏酒炒　苍术盐炒　山楂　白芷　神曲炒　滑石　昆布　吴茱萸

上为末，酒糊丸桐子大。空心盐汤下七十丸。

治小肠气及木肾偏坠方

黑牵牛一斤，用猪尿胞装满，以线缚定口子，好酒、米醋各一碗，于砂锅内煮干为度，取去黑牵牛，用青红娘十九个，于铁锅内炒燥，去青红娘子，将牵牛研，取头末四两，另人猪苓、泽泻细末各二两，醋糊丸如梧桐子大。每服三十丸，空心盐酒送下，不可多服，如多服令人头眩，如头眩，可服黑锡丹。

夺命丹《和剂方》　远年近日小肠疝气，脐下撮痛，外肾偏坠肿硬，阴间湿痒，抓成疮癣。

吴茱萸一斤，酒浸四两，醋浸四两，汤浸四两，童便浸四两。各浸一宿，用火焙干　泽泻去灰土，二两①

上为末，酒煮面糊丸如梧子大。每服五十丸，温酒、盐汤任下。

一方　治木肾。

楮树叶又云杨树。雄者晒干为末，酒糊丸桐子大。空心盐汤下五十丸。

----

① 去灰土，二两：原为"去灰，十一二两"，四库本同，据《和剂局方》卷八改。

仁斋直指方论卷之十九

三山名医仁斋杨士瀛登父编撰
新安后学惠斋朱崇正宗儒附遗

肾脏风痒

肾痒方论

实则为痛，虚则为痒，痒之出于骨虚也明矣。肾属足少阴之经，囊间湿痒，谓之肾脏风，世所共知也。孰知宗筋聚于阴器，足厥阴之肝系焉，惟肾主虚，惟肝主风，人之精血不充，内为嗜欲所耗，外为风冷所乘，风毒湿气，皆从虚入囊间，其有不湿痒者乎？脚下其有不疮疡者乎？疗治之法先当疏散风邪，流行湿毒，夫然后以芎归活血，与细辛、蒺藜祛风数辈润养而平治之。若欲遽用川乌、故纸燥烈之剂，吾恐拦住内邪，病无由愈。间有患者，为酒面炙煿所伤，肾虚而挟热，如猪肚、黄连蒸为丸子，又不可无，其或不施药饵，一切从事于热汤，虽沃之暂止，然真气愈泄，肝肾愈虚，或者未知攸济。

肾痒证治

宣风散　疏肝肾风。

大鸡心槟榔二个　橘皮半两　牵牛生取末一两，炒取末一两　甘草焙，三钱

上末。每服二钱，蜜汤调下。

不换金正气散　去肝肾湿气。方见伤寒类。

青木香丸　疏导肾经风水。方见水饮门。病人肾虚，挟邪浮肿，多用安肾丸，少用青木香丸夹和，盐汤下，屡效。安肾丸方见水饮门。

活血祛风散　治肝肾风毒，肾囊湿痒，脚下疮癣。

当归　川芎　白芷　华阴细辛　白蒺藜炒，去刺　桃仁浸，去皮，焙　白芍药　半夏制　块润五灵脂　甘草生。各三钱　苍术炒　杜仲姜汁炙炒，去丝　辣桂　天麻　薏苡　橘红　槟榔　厚朴制　枳壳制

上细锉。每服三钱，水盏半，姜钱五片，枣二枚，煎七分，滤清，暖热入乳香末少许，食前服。乳香以佐心气，使心肾相交。或有热证，去乳香加黑豆煎。

蒺藜散　治癞风上攻，耳鸣目眩，下注阴湿疮痒。

蒺藜炒，杵去①刺　草乌头水浸三日，逐日换水，去皮，晒。各半两　白芷　白附生　苍术炒　荆芥穗各二钱半

上晒，末，米糊丸桐子大。每三十丸，上则茶清，下则盐酒服。

乌荆丸　治肝肾风痒。方见肠风门。

神授丸　治外肾湿痒。方见虚劳门。

---

① 去：原脱，据文义补。

茎物肿烂淫汁方

大腹皮一斤

上夹苦参、荆芥煎汤，温洗拭，以津唾涂，次用油发烧存性，入些白及末敷。逐日煎汤，密室洗，换药。或用乳香龙骨散，仍服蜡矾丸并发灰，用米饮调下。

茎头三五孔小漏疮，出血微脓妙方

油发烧存性，灰敷，干则津唾调，仍以米汤调发灰，食前服。

乳香龙骨散 治外肾湿痒，淫烂如癋。

龙骨 石膏生 五倍子各一分 白及 乳香 黄虢丹各半分 麝少许

上细末，先以苦参、大腹皮、紫苏茎叶煎汤温洗，后敷。

阴汗湿痒方

炉甘石绿者，一分 真蚌粉 黄连 五倍子各半分

上细末掺，先以蜂房、大腹皮煎汤温洗。

又**炉甘石方**。见诸疮门。

妒精疮、阴蚀疮方

油发灰 青黛干，等分

上为末，入些麝，或掺，或津唾调敷。

又**青纸方**。见妒精疮中。

大学治肾脏风发疮疥方

鸡心槟榔一大个，破开，以黄虢丹一钱合在内，湿纸裹煨 明硫黄研，二钱 生虢丹一钱 全蝎三枚，焙

上同末，入轻粉半钱，麝少许，于瓷器收。每用少许，麻油调抹两掌，先以鼻嗅，男以两掌掩外肾，女以两掌掩两乳，各睡至醒，次日又如此用药，屡效。

又**方** 用大红川椒去目，水蘸湿半日，夹生杏仁研膏擦手，如上法亦验。

附：诸方

龙胆泻肝汤 治阴部时复湿痒及臊臭。

柴胡 泽泻各一钱 车前子 木通各五分 生地黄 当归尾 草龙胆各三分

上件㕮咀如麻豆大，都作一服，水三大盏，煎至一盏，去滓，稍热，空心宿食消尽服之，更以美膳压之。

柴胡胜湿汤 治两外肾冷，两脾枢阴汗，前阴痿，阴囊湿痒臊气。

生甘草 酒黄柏各二钱 柴胡 当归尾各一钱 红花少许 草龙胆 麻黄根 羌活 汉防己各一钱 五味子三个 升麻 泽泻各一钱半 茯苓一钱

上件锉如麻豆大，都作一服，水三大盏，煎至一盏，去滓，温服，食前。忌酒、湿面、房事。

补肝汤东垣方 前阴如冰冷并阴汗，两脚痿弱[1]无力。

黄芪七分 人参 葛根 白茯苓各三分 升麻四分 柴胡 羌活 当归身 连翘 炒黄柏 泽泻 苍术 曲末 知母 防风 陈皮各二分 炙甘草半分 猪苓四分

上件锉如麻豆大，都作一服，水二盏，煎至一盏，去滓，稍热服，空心食前。忌酒、湿面。

一方 治肾囊湿疮。

密陀僧 干姜 滑石

上为末，擦上。

又方 先用吴茱萸煎汤洗。

吴茱萸半两 寒水石三钱 黄柏二钱

---

① 弱：原作"饮"，四库本同，据《兰室秘藏》卷下改。

樟脑　蛇床子各半两①　轻粉　硫黄各二钱②

白矾　槟榔　白芷各三钱

上为末，麻油调搽。

头风

头风方论

足太阳者，头之经也。六经伤寒，惟太阳受病最多，盖头居其上，当风寒之冲，一有间隙，则若项、若脑、若耳、若鼻，风邪乘虚，皆得而入之矣。况复栉沐取凉，饮食仰卧之不谨乎？头风为病，不必须有偏正头疼之证，但自颈项以上，耳、目、口、鼻、眉棱之间，或有一处不若吾之体焉，皆其渐也。有头疼，有头晕；有头皮顽厚，不自觉知；有口舌不仁，莫知滋味；或耳聋，或头汗；或目痛，或眉棱上下掣痛；或鼻中闻香极香，闻臭极臭；或只呵欠而作冒眩之状，凡此皆头风证也。治法大要，有热证者，消风散，用防风、荆芥煎汤下；无热证者，追风散，用薄茶清下。又有素患头风之人，或因伤风寒暑湿，依证调理已获轻安，未几头风发作，则不必拘泥前药，当以头风和平之剂疗之。其或病躯老弱，先患头风，复感寒邪，自汗不止，此等用药，无附子又不可也。若夫太阳项强一证，无汗恶风，则为表实，合用葛根汤；汗出恶风，则为表虚，合用桂枝葛根汤。是又感受风邪，在头风界限之内者也。入水捕鱼，入林捕兔，要必知其所在斯可矣。妇人月候适行，辄敢梳篦，多成头风，痒痛满头，如水泡之状。

头风证治

消风散　治头目昏痛，鼻塞冒运。

人参　羌活　川芎　白茯苓　白僵蚕炒　藿香叶　荆芥穗　防风　甘草炒　蝉壳各二两　厚朴制　陈皮各半两

上末。每服二钱，防风、荆芥煎汤调下。

追风散　治偏正头风痛，面上游风，状若虫行。

川乌炮，去皮、尖　软石膏煅　白僵蚕炒，去嘴丝　川芎　防风　荆芥　甘草炙。各一两　南星炮　白附子炮　羌活　天麻　全蝎　地龙去土　白芷各半两　草乌炮，去皮尖　没药　乳香　雄黄并研。各一分

上有末。每服半钱，入好茶少许，沸汤调，食后临睡服。

川芎茶调散　治诸风上攻，偏正头疼。

川芎　荆芥穗各二两　香附去毛　薄荷各四两　白芷　羌活　细辛　甘草炙。各一两　防风三分

上末。每服二钱，食后茶清调下。

究原抽刀散　治头风掣痛。

川乌切片，姜汁浸，晒　雄黄　蝉蜕去头足。各半两　川芎　细辛各一两

上末。每服半钱，食后，临卧茶清调下。

芎芷散　治头风风壅。

川芎　白芷　荆芥穗　软石膏煅。等分

上末。每服一钱，食后，沸汤调下。

香芷散　治头面诸风。

新白芷锉，以萝卜汁浸，日干

上末。沸汤调，食后服。或以些子搐入鼻，左用右，右用左，屡效。

又方

新白芷洗，晒

① 半两：四库本同，疑此前脱“各”字。
② 二钱：四库本同，疑此前脱“各”字。

上为末，炼蜜丸弹子大。每一丸，食后荆芥汤嚼下，妙。

二陈汤方见暑门。加荆芥，治头风，兼治痰壅、酒壅。

如圣饼子　治偏正头疼，痛连脑项，吐逆恶心，耳聋目暗。

川乌炮，去皮尖　南星　川白姜各一两　川芎　甘草各二两　天麻　防风　半夏重洗去滑，生。各半两

上末，蒸饼糊丸鸡头大，捻作饼，日干。每服五饼，同荆芥二穗细嚼，姜汤下。

细辛汤　治诸头疼，及痰厥、饮厥、肾厥、气厥等证，但发热者不可服。

附子生　乌头生　南星　干姜　川芎　细辛各一两　甘草三分

上锉散。每服三钱，姜五片，茶芽少许，熟煎，空心服。

活人书葛根汤

治太阳病颈项强，无汗恶风，为表实。

葛根一两　麻黄去节三分　官桂　芍药　甘草炙。各半两

上锉散。每服四钱，姜五片，大枣一枚，煎服。

桂枝葛根汤　治太阳病颈项强，汗出恶风，为表虚。

桂枝　芍药　甘草各七钱　葛根一两三钱

上锉散。每服四钱，姜五片，大枣一枚，煎服。

头风方

川芎　天麻各半两　细辛华阴者，去苗土　烂石膏　荆芥穗　白芷梢　甘草微炙。各二钱　全蝎炙，五个

上末，白汤或茶清调，食后临卧服。消风散加蝉壳，白丸子加朱砂，姜汁汤下，皆要药。

附：诸方

川芎散《拔粹》方治偏头痛、头风，神效。

甘菊花　石膏　川芎各三钱

上为末。每服一钱，茶清调下。一方有白僵蚕六钱，生用。

菊花茶调散　治诸风头目昏重，偏正头痛，头风鼻塞。

菊花　川芎　荆芥穗　羌活　甘草　白芷各二两　细辛一两，洗净　防风去芦，一两半　蝉蜕　僵蚕　薄荷各五钱

上为末。每服二钱，食后用茶清调下。

又方

片芩酒炒，五钱　苍术二钱半　羌活　苍耳　川芎　生甘草　酒黄连各一钱半　半夏曲炒，三钱半

上为末。服法同前。

附：东垣头痛论

《金匮真言论》云：东风生于春，病在肝，俞在颈项，故春气者，病在头。又诸阳会于头面，如足太阳膀胱之脉，起于目内眦，上额交巅，上入络脑，还出别下项，病冲头痛。又足少阳胆之脉，起于目锐眦，上抵头角，病则头角额痛。夫风从上受之，风寒伤上，邪从外入，客于经络，令人振寒头痛，身重恶寒，治在风池、风府，调其阴阳，不足则补，有余则泻，汗之则愈，此伤寒头痛也。头痛耳鸣，九窍不利者，肠胃之所生，乃气虚头痛也。心烦头痛者，病在膈中，过在手巨阳少阴，乃湿热头痛也。如气上不下，头痛癫疾者，下虚上实也，过在足少阴巨阳，甚则入肾，寒湿头痛也。如头半边痛

者①，先取手少阳阳明，后取足少阳阳明，此偏头痛也。有真头痛者，甚则脑尽痛，手足寒至节，死不治。有厥逆头痛者，所犯大寒，内至骨髓，髓者以脑为主，脑逆，故令头痛，齿亦痛。凡头痛皆以风药治之者，总其大体而言之也。高巅之上，惟风可到，故味之薄者，阴中之阳，乃自地升天者也。然亦有三阴三阳之异。故太阳头痛，恶风，脉浮紧，川芎、羌活、独活、麻黄之类为主；少阳经头痛，脉弦细，往来寒热，柴胡为主；阳明头痛，自汗，发热，恶寒，脉浮缓长实者，升麻、葛根、石膏、白芷为主；太阴头痛，必有痰，体重，或腹痛，为痰癖，其脉沉缓，苍术、半夏、南星为主；少阴经头痛，三阴三阳经不流行，而足寒气逆，为寒厥，其脉沉细，麻黄、附子、细辛为主；厥阴头痛，项痛，或痰吐涎沫，厥冷，其脉浮缓，吴茱萸汤主之；诸血虚头痛，当归、川芎为主；诸气虚头痛，人参、黄芪为主。为主者，主治也。兼见何证，以佐使药治之，此立方之大法也。气血俱虚头痛者，于调中益气汤中，少加川芎、蔓荆子、细辛，其效如神。半夏白术天麻汤，治痰厥头痛药也。青空膏，乃风湿热头痛药也。羌活附子汤，治厥阴②头痛药也。如湿③气在头者，以苦吐之，不可执④方而治。

加减三五七散《和剂方》　治八风，五痹，肢体不仁。又⑤治风寒入脑，阳虚头痛，畏闻人声，目旋运转，耳内蝉鸣。应风寒湿痹⑥，脚气缓弱，并皆治之。

山茱萸去核　干姜炮　茯苓去皮。各三两

细辛一两半　防风去芦，四两　附子三个半，炮，去皮脐

上为细末，每服二钱⑦，温酒食前调服。

仲景麻黄汤　治太阳伤寒头痛无汗。

桂枝汤　治太阳伤风头痛有汗并见伤寒门。

定风饼子秘方　治偏正头痛。方见伤风门。

川芎散《圣惠方》　治头风，偏正头痛。

羌活　细辛　川芎　香附子　槐花

甘草炙　石膏　荆芥穗　薄荷　菊花　茵陈　防风

上为末，每服二钱，茶清调，食后服，忌动风物。

清空膏　治偏正头痛，年深不愈者。又治风湿，热气⑧上壅及脑痛，除血虚头痛不治，余皆治之。

川芎五钱　柴胡七钱　黄连酒炒　防风　羌活各一两　炙甘草一两五钱　细挺子黄芩三两，去皮，一半酒制，一半炒

上为末。每服二钱，于⑨盏内入茶少许，汤调如膏，抹在口内，少用白汤送下，临卧。如苦头痛，每服加细辛二分；痰厥头痛，脉缓，减羌活，防风、川芎、甘草，加半夏一两五钱；如偏正头痛，服之不愈；减羌活、防风、川芎一半，加柴

---

① 如头半边痛者：原作"如痛半寒痛者"，四库本同，据《兰室秘藏》卷中改。

② 治厥阴：原作"厥逆"，四库本同，据《兰室秘藏》卷中改。

③ 湿：原作"温"，四库本同，据《兰室所藏》卷中改。

④ 执：原作"热"，四库本同，据《兰室秘藏》卷中改。

⑤ 又：原作"大"，四库本同，据《和剂局方》卷一改。

⑥ 应风寒湿痹：原作"应有温痹"，四库本同，据《和剂局方》卷一改。

⑦ 二钱：原脱，四库本同，据《和剂局方》卷一补。

⑧ 气：原作"头"，四库本同，据《兰室秘藏》卷中改。

⑨ 于：原作"热"，四库本同，据《兰室秘藏》卷中改。

胡一倍；如发热，恶寒，口渴，此阳明头痛，只与白虎汤加吴白芷。白虎汤方见暑门。

一方 治伤风感风①一切头痛。

甘菊—两 细辛半两 甘草七钱半 白芷 香附子 羌活 薄荷各二两 荆芥二十枚 茵陈半两 苍术泔浸 川芎各一②两

上为末。每服二钱，茶清调下。妇人产后当归、石膏末调下。

宝鉴石膏散 治头疼。

川芎 石膏 白芷各等分

上为末，每服四钱，热茶清调下。

豆粉丸《圣惠方》 治风热头疼。

川芎 细辛 甘草 白芷 豆粉各二钱半 薄荷 石膏各半两 朴硝二钱

上为细末，炼蜜和丸如弹子大。石膏末为衣。每服一丸，细嚼，茶清下。

彻清膏

蔓荆子 细辛各一分 薄荷叶 川芎各二分 生甘草 炙甘草各五分 藁本一钱

上为末。茶清调二钱下。

半夏白术天麻汤 治脾胃证已经服疏风丸。下二三次，原证不瘥，增以吐逆痰唾稠粘，眼黑头旋，目不敢开，头苦痛如裂，四肢厥冷，不得安卧，此气虚头痛也。

黄柏二分，酒洗 干姜三分 泽泻 白茯苓 天麻 黄芪 人参 苍术各五分 炒神曲 白术各一钱 麦芽 半夏汤洗 陈皮各一钱半

上每服五钱，水煎热服。

顺气和中汤 治气虚头痛，此药升阳补气，头痛自愈。

黄芪一钱半 人参一钱 甘草炙，七分 白术 陈皮 当归 芍药各二分 升麻 柴胡各三分 细辛 蔓荆子 川芎各二分

上作一服，水煎食后服。亦治气血俱虚头痛。

安神汤 治头旋，眼黑，头痛。

羌活一两 防风二钱半 柴胡 升麻各半两 黄柏酒制，一两 知母酒制，一两 生地黄半两 黄芪二两 炙甘草 生甘草各二钱

上件每服秤半两，水二盏，煎至一盏半，加蔓荆子半钱，川芎三分，再煎至一盏，去滓，临卧热服。

芎归汤 治血虚头痛。

川芎 当归各等分

上每服五钱，水煎服。

调中益气汤 治气血俱虚头痛，方见脾胃门。内加川芎三分，蔓荆子三分，细辛二分。

眉眶痛

丹溪云：眉眶痛者，属风热与痰作风痰，治类痛风。

一方

黄芩酒浸，炒 白芷

上为末。茶清调二钱。

选奇汤 治眉骨痛不可忍，大有效。

羌活 防风 甘草各二钱 酒黄芩一钱，冬月不用

上每服三钱，水一钟，煎七分，食后温服。

一方 治头痛连眼痛，此风痰上攻，须用白芷开。

雨前茶 川芎 白芷 防风 藁本 细辛 当归

上用水煎服。

---

① 感风：原作"减风"，四库本同，据《普济方》卷四十改。

② 一：原脱，四库本同，据《普济方》卷四十五改。

仁斋直指方论卷之二十

三山名医仁斋杨士瀛登父编撰
新安后学惠斋朱崇正宗儒附遗

眼　目

眼目方论

　　眼者，五脏六腑之精华，如日月丽天，著明而不可揜者也。其首尾赤眦属心，其满眼白睛属肺，其乌睛圆大属肝，其上下肉胞属脾，而中间黑瞳一点如漆者，肾实主之。是虽五脏，各有证应，然论其所主，则瞳子之关系重焉。何以言之？目者，肝之外候也，肝取木，肾取水，水能生木，子肝母肾，焉有子母而能相离者哉？故肝肾之气充，则精彩光明；肝肾之气乏，则昏蒙晕眩。乌轮赤晕，刺痛浮浆，此肝热也。胆生清泪，枯黄绕睛，此肝虚也。瞳仁开大，淡白偏斜，此肾虚也。瞳仁焦小，或带微黄，此肾热也。一虚一实，以此验之。然人知肝肾之气相依而行，孰知心者神之舍，又所以为肝肾之副焉。所谓一而二，二而三者也。何则？心主血，肝藏血，血能生热，凡热冲发于眼皆当清心凉肝，又不可固执水生木之说。特眼者，轻膜裹水，照彻四方，溯源反本，非天一之水，又果孰为之主宰乎？析而论之，则拘急牵飕，瞳青胞白，痒而清泪，不赤不疼，是之谓风眼；乌轮突起，胞硬肿红，眵泪湿浆，里热刺痛，是之谓热眼；眼浑而泪，胞肿而软，上壅蒙眬，酸涩微赤，是之谓气眼。其或风与热并，则痒而浮赤，风与气搏，则痒涩昏沉；血热交聚，故生淫肤粟肉，红缕偷针之类；气血不至，故有眇视胞垂，雀眼盲障之形。淡紫而隐红者为虚热；鲜红而妒赤者为实热；两眦呈露，生胬肉者，此心热血旺；白睛红膜如纸伞者，此气滞血凝。热证瞳仁内涌，白睛带湿，色浮而赤也；冷证瞳仁青绿，白睛枯槁，气沉而浊也。眼热经久，复为风冷所乘则赤烂；眼中不赤，但为痰饮所注则作疼。肝气不顺而挟热，所以羞明；热气蓄聚而伤饱，所以胞合。吁！此外证之大概。然尔五脏不可缺一，脾与肺独无预，何耶？曰：白睛带赤或红筋者，其热在肺；上胞、下胞或目唇间如疥点者，其热在脾。脾主味也，五味之秀养诸中，则精华发见于外；肺主气也，水火升降，营卫流转，非气孰能使之？前所谓五脏各有证应者，于此又可推矣。虽然，眼之为患，多生于热，其间用药，大抵以清心凉肝，调血顺气为先，有如肾家恶燥，设遇虚证，亦不过以当归、地黄辈润养之，轻用温药不可也。况夫肺能发燥，肝亦好润，古方率用杏仁、柿干、饴糖、砂蜜为佐，果非润益之意乎？至于退翳一节，尤关利害。凡翳起于肺家受热，轻则蒙眬，重则生翳。真珠翳，状如碎米者易散；梅花翳，状如梅花叶者难消。虽翳自热生，然治法先退翳而后退热者，谓热极生翳；若先去赤热，则血为之水，而翳不能去。其有赤眼，与之凉药过多，又且涤之以水，不反掌而冰凝，眼特一团水耳！水性清澄，尤不可规规于点洗。喜怒失节，嗜欲无度，穷役眼力，泣涕过伤，凌寒冲风，当暑冒日，不避烟火，饮啖热多，此皆患生于腑脏者也，专事点洗可乎哉？有能静坐澄神，爱护目力，放怀息虑，心逸日休，调和饮食以养之，斟酌药饵以平之，明察秋毫，断可必矣！谚曰：眼不点不害[①]，耳不斡不聋，请以为戒。风眼肿则软，热眼肿则硬。

眼目证治

人参羌活散　治风眼、热眼，涩痒昏蒙。

羌活　独活　柴胡　人参　川芎　枳壳麸炒　茯苓各半两　前胡　北梗　天麻　地骨皮　甘草炙。各二钱半

上末。每服一钱半，荆芥煎汤调下。

菊花散方在后。夹和亦得。

败毒散方见伤寒类。加荆芥，性效同。

消风散方见头风门。治眼风痒昏涩，荆芥煎汤下。

治眼壅热赤肿方

山茵陈　车前子

上煎汤下。

本门川芎茶调散通用，食后临卧服。

磨光散　治诸风攻眼，消磨翳膜。

沙苑蒺藜形如羊肾，慢火略炒，杵去刺。　防风　羌活　甘草盐水炙　石决明捣碎，研，水飞过　草决明　蝉蜕去足　蛇皮剪碎，和麻油，新瓦炒　川芎各半两　甘菊

上末。每一钱半，用麦门冬去心煎汤下，食后临卧服。

菩萨散　治风毒攻眼，昏泪飐痒。

苍术日换童尿浸二宿，锉，晒　防风　白蒺藜炒，捣去刺。各二两　荆芥穗一两半甘草盐水炙，七钱半

上末。每服一钱，入盐少许，沸汤点下。或用消风散夹和尤佳。

羌活散　治风气攻眼，昏涩泪花。

羌活　川芎　天麻　旋覆花　甘菊　藁本　防风　蝉壳洗，晒　细辛　杏仁浸，去皮。各一两　甘草半两，炙

上为末。每二钱，新水略煎服。

菊花散　治肝受风毒，眼目昏蒙，渐生翳膜。

蝉壳去足　木贼去节，童尿浸一宿，晒　白蒺藜炒，捣去刺　羌活各三两　甘菊去蒂，四两　荆芥穗　甘草炙。各二两

上末。每服二钱，食后茶清下。

白蒺藜散　治肾经风毒攻眼，昏泪涩痒。

白蒺藜炒，捣去刺　防风　甘草　生直僵蚕炒，去丝嘴。各一两　白南星一两半，用黑豆二合，青盐半两，水煮透，焙，去盐、豆　甘菊去蒂，一两半

上末，每二钱，沸汤少盐点下。

开明散　风毒气眼，蒙涩障膜通用。

蒺藜炒，去刺　防风　羌活　川芎　天麻　茯苓　蝉壳去足　苍术童尿浸一宿，焙。各半两　华阴细辛　荆芥　芜蔚子　甘草炙。各一分　甘菊去蒂，二两

上末。每二钱，盐一点，食后沸汤调下。

海明散　治风眼昏泪翳膜。

川芎一两　苍术童尿浸一宿，去皮，焙　木贼去节，童尿浸，晒　蝉壳洗，晒　蛇皮皂角水洗，新瓦焙　羌活　防风　芜蔚子　楮实

---

① 害：据文义当作"瞎"。

地骨皮　荆芥穗　旋覆花　白蒺藜炒，去刺　烂石膏　细辛　杏仁浸，去皮，晒　甘草盐水炙。各半两　全蝎五枚

上细末。每服一钱半，食后临卧服，或秦皮煎汤下。

蝉花无比散　治风眼、气眼，昏、泪、痒，翳膜，或头风牵引，眼小胞烂。

石决明用东流水入盐煮一伏时，捣研如粉　当归　防风　羌活各三两　蝉壳洗，晒　甘草炙。各二两　蛇皮皂角水洗，新瓦焙　荆芥　细辛各一两　茯苓四两　蒺藜炒，去刺，八两　芍药　苍术童尿浸二宿，去皮，切，晒。各十两

上细末。每二钱，食后米泔、茶清任下。

蝉花散　治风眼、热眼，昏涩肿疼，渐生翳膜。

蝉壳洗，晒　甘菊　川芎　防风　羌活　山栀仁　白蒺藜炒，去刺　草决明炒　荆芥穗　蔓荆子　谷精草洗，晒　密蒙花　木贼去节，童尿浸，晒　苍术米泔浸，焙　甘草炙。等分

上末。每服二钱，食后米泔、茶清任下。

治眼流气饮　治风热攻眼，赤肿。

荆芥穗　栀子仁　牛蒡子炒　蔓荆子　甘菊　细辛　甘草炙　防风　白蒺藜炒，去刺　玄参　川芎　大黄　黄芩　木贼去节，童尿浸，晒　草决明各一两　苍术米泔浸一宿，焙，二两

上末。每服二钱，食后、临卧紫苏煎汤调下，或蜜汤下。

千金漏芦汤　治热眼赤肿蒙雾。

白及　漏芦　黄芩　麻黄去节　川升麻　芍药　白薇　枳壳面炒　大黄　甘草炙。等分

上粗末。每三钱，新水煎，热服，以通利为度。

八珍饮　治热眼肿痛。

车前子　龙胆草　谷精草　仙灵脾　威灵仙　藁本各半两　荆芥穗　秦皮　甘草炙。各二钱半

上细锉。每服二钱，食后煎服。

黄连解毒汤　治诸热眼，赤肿羞明，冒暑饮酒患眼通用。

黄连去须，捣碎，色红者，随意，新水浸半日

上以瓷碗盛，重汤炖，食后服，滓再炖。

泻肝散　治肝热赤眼肿痛。

栀子仁　荆芥　大黄　甘草等分上锉。每服二钱，水煎食后服。

洗肝散　肝盛，风热攻眼，赤肿眵泪，浮雾蔽明。

当归　川芎　防风　羌活　山栀仁　薄荷叶　大黄焙　甘草炙。等分

上末，每服二钱，食后荆芥泡汤调下。

治眼痛方

当归须　木贼　荜茇

上末，茶水调，舌浸出涎。

消毒麻仁丸　治肝热风毒攻眼赤痛。

大黄生，五钱　山栀仁十两　杏仁去皮，晒，二两

上末，炼蜜丸桐子大。每服三四十丸，临卧温汤下。

龙胆散　治肝热乌睛浮肿，赤晕昏疼。

龙胆草　栀子仁各二钱　防风　川芎　玄参　荆芥　山茵陈　甘菊去蒂　楮实　甘草各一钱

上末。每服一钱半，食后，茶清调下。

和剂流气饮　加川芎治气眼浮软，上壅蒙眬；加蒺藜，治风眼牵飔，昏泪涩痒。方见胀满类。调消风散尤佳。方见头风门。

楮实散　治肝热生翳。亦治气翳细点者。

楮实子研细

上以蜜汤调下，食后服。亦治小儿翳眼。

远志丸　清心益肝，明目退翳。

人参　茯神去木　芦荟研　琥珀　蔓荆子各半两　川芎　生地黄　熟地黄洗，焙　茺蔚子　蝉壳洗，晒。各一两　车前子　细辛　白蒺藜炒，去刺　远志水浸，去心，晒干，姜汁蘸，焙。各七钱半　全蝎五枚

上细末，炼蜜丸桐子大。每五十丸，空心粥饮下，临卧石菖蒲汤下。

麦黄汤　治热眼赤痛。

车前子　麦门冬去心　生地黄洗，晒。等分

上锉。每服三钱，新水入蜜同煎，食后服。加川芎尤好。

生地黄丸　明目活血，消去瘀肉。

人参　防风各半两　当归　川芎　生地黄　干白蒺藜炒，去刺。各一两　全蝎五尾

上晒，为末，炼蜜丸桐子大。每五十丸，食后薄茶下。加羚羊角半两尤佳。

朱僧热翳方

蝉壳洗，晒，半两　蒺藜炒，捣去刺，半两　防风　羌活　木贼去节，童尿浸一宿，晒　川芎　细辛　秦皮　楮实　荆芥　藁本　甘菊　甘草各二钱半

上末。每服一钱，薄茶调下。

道人开障散　治诸障翳。

蛇蜕洗，焙，剪①细　蝉蜕洗，焙　黄连去须。各半两　绿豆一两　甘草生，二钱

上锉细。每服二钱，食后、临卧新水煎服。

杏仁方　治肝肾风虚，瞳仁带青。润泽脏腑，洗垢开光，能祛风明目。

真杏仁水浸，五枚，去皮尖

上，五更初就床端坐，勿言勿唾，息虑澄神。嚼杏仁一粒，勿咽，逐一细嚼至五粒，俟津液满口，分为三咽，直入肝肾，惟在久而成功。

花草膏　治患眼肿痛，涩痒，昏泪羞明。

羯羊胆一枚，饭上蒸熟

上以冬蜜研和，入朱砂末少许，频研成膏，食后、临卧匙抄少许含咽。亦可点目。

夏枯草散　治眼痛痒，翳膜。

夏枯草　大香附杵净，童尿浸一宿，晒　木贼去节，童尿浸，晒　蚕蜕纸炒焦存性　细辛　连翘　川芎　当归须　赤芍药　蝉壳洗，晒。各半两　甘草微炙　脑荷各二钱半

上末。每服二钱，茶清米泔任下。无蚕纸以夜明砂代用。

神授钱太师方　治一切眼疾，昏翳通用。

木贼去节，童尿浸一宿，晒　甘草生　川芎　谷精草　蒺藜炒，杵去刺　蝉壳洗，晒　荆芥　羌活　防风　旋覆花　密蒙花等分

上末。每二钱，秦皮煎汤调下。

盐术散　治内外障。

苍术四两，日换米泔，浸七日，刮去皮，细切，入青盐一两，同炒黄，去盐不用　木贼去节，二两，童尿浸一宿，晒

上捣为末。每一钱，温米泔调下，或渗入饮食中任服。

仙术饮　治眼中翳膜。

苍术童尿换浸二宿，洗净晒干，一两一分　木贼去节，童尿浸一宿，晒　蝉壳去足　白蛇皮皂角水洗，焙　白蒺藜炒，去刺　谷精草　防风　羌活　川芎　杏仁去皮　甘草生，焙。各一分

上末，每一钱，食后蜜汤调下。

观音丸　治内外障失明，或欲结青光内障，或赤脉疼痛，悉疗之。

---

① 剪：原作"煎"，四库本同，据《医方类聚》卷六十七所引本书改。

血竭　熊胆研。各二钱　人参　蛇蜕皂角水洗，新瓦焙。各半两　木贼去节，童尿浸，晒　苍术童尿浸二宿，晒　威灵仙　鹰爪黄连去须　地骨皮洗，晒　蔓荆子　茺蔚子　车前子　川芎　当归　羌活　蝉蜕洗，晒　石决明煅，存半生。各一两　蚕蜕纸二十幅，炒焦

上细末，用羖羊肝一具，去筋膜，慢火煮半生熟，带血性和药同捣，以粟米粉用肝汁煮，糊丸桐子大。每七八十丸，温米泔下，或石菖蒲煎汤下，食后常服。

羊肝丸　解热消血明目。

黄连净，为末，二两　杏仁去皮，半两　白羊子肝一具去筋膜

上件臼内捣细，众手丸桐子大。每七十粒，食后临卧温米泔下。日三服。

大仙饮　治内外障翳，目睛疼痛。

石决明煅存半生　明烂石膏生　川芎　木贼去节，童尿浸一夜，晒。各一两　杏仁浸，去皮，半两　甘草炙，二钱

上细末。每二钱，灯心、薄荷少许煎服，食后临卧。

前籙开翳散　治眼生翳障神效。

白蒺藜炒，捣去刺　苍术洗，童尿换浸二宿，晒。各一两　蝉壳洗，晒　蛇蜕去头尾及脊上一线皮，不堪用，皂角水洗，新瓦焙　菜花蛇皮好川芎　杏仁水浸，去皮　防风　羌活　白芷各半两　华阴细辛　独活各四钱　白附子生　明烂石膏　荆芥穗　真蚌粉各三钱

上细末。每服一钱半，沸汤点茶清调，以舌浸于药中，良久，毒涎自出，又别换药，食后临卧服，仍用点翳膏。

真珠退翳散

白泽石膏　乌贼骨　真蚌粉等分　小珠少许

上细末。每一钱，第二米泔调，食后临卧常服。

退翳散　治眼中翳膜，疮痘翳眼通用。

真蛤粉研，一两　细谷精草日干，细末，一两

上夹和。每服二钱，生猪肝三指大，竹刀切开，藏药卷束，麻绳扎，米泔一碗，煮肝熟，食后临卧细嚼，以汁下。

五蜕散　治内障眼。

蝉蜕　蛇蜕　蚕纸　乌鸡卵壳　男子发等分

上夹，烧存性，研细末。每一钱，和羊肝汤吃，不时常服。

还睛丸　治眼目昏翳。

蝉壳洗，晒　苍术童尿换浸二宿，焙　熟地黄洗，焙　川芎　白蒺藜炒，杵去刺。各一两　茺蔚子　羌活　防风　木贼去节，童尿浸一宿，晒　甘菊　荆芥　蔓荆子　杏仁浸，去皮，焙　菟丝子研，酒浸　石决明煅存[1]半生　蛇皮酒浸，洗净，焙。各半两

上细末，炼蜜丸弹子大。每一丸，食后细嚼，茶下。

明眼生熟地黄丸　治肾气衰弱，肝受虚热，眼生黑花。

生地黄　熟地黄各一斤半　净石斛炒枳壳麸炒。各六两　羌活　防风　牛膝各四两　甘菊去蒂，一斤　杏仁去皮，焙，十两

上末，炼蜜丸桐子大。每五十粒，空心食前盐汤下，或蒺藜煎汤下。

驻景丸　治肝肾俱虚，眼目昏翳。

菟丝子酒浸，研，五两　熟地黄洗，晒　车前子各三两

上末，炼蜜丸桐子大。每五十粒，食前盐汤下，或白茯苓、石菖蒲煎汤下。本方加枸杞子一两半，尤佳。

山药丸、见漏浊门。**驻景丸**、**明眼地黄丸**、**菊晴丸**见本门。

上四药夹和，每服百粒，食前盐汤

———————

① 存：原作"各"，四库本同，据《医方类聚》卷六十七所引本书改。

下，或大流气饮下。治肾虚瞳仁开大，淡白昏蒙。凡人五更初，肾气开，才一言语、咳唾，肾气即合。当肾开时，静默进前药百粒，功效胜常。

菊睛丸　治肝肾气虚，目暗黑花。

苁蓉酒浸，洗，焙，二两　枸杞子三两　甘菊去蒂，四两，焙　川巴戟去心，酒浸，晒，一两

上细末，炼蜜丸桐子大。每五七十粒，食前盐汤下。余太宰方，加熟地黄二两净，或用驻景丸交服。

千金神曲丸　升降水火，明眼目，血心肾。

磁石烧红，淬法醋，以碎为度，研细无声，二两　朱砂一两，研细　神曲炒，二两　加沉香半两

上细末，别用神曲水调浓，煮糊丸桐子大。每服三十粒，空心盐汤下。磁石法，水入肾；朱砂法，火入心；济以沉香，是则升降水火。

汤泡散　治肝虚，风热攻眼，赤肿羞明，渐形翳膜。

当归　赤芍药　黄连去须。等分

上末。每用二钱，极沸汤泡，乘热先熏后洗，冷则再暖用，日二三次。又方，沸汤入白盐少许，闭目沃洗，盐亦散血。

水淋法　治眼肿胀突出。新汲水沃眼中，频数换水，眼睛自入。仍以麦门冬、桑白皮、山栀仁煎汤，通口服之。

黄连滴眼方　治热眼赤肿疼痛。

鹰爪黄连净，二钱　干艾叶少许　真杏仁一个，去皮

上同捣碎，新汲水浸一日夜，滤清汁。仰卧，以帛蘸，滴入眼中，鼻内见苦味，即药透也。或新水浸黄连，瓷器盛，重汤桃浓汁，以熟艾烧存性，入药用。

涤风散　治风毒攻眼，赤肿痒疼。

黄连去须　蔓荆子各半两　五倍子三钱

上锉细，分三次，新水煎，滤清汁，以手沃洗，效。

立消膏　治浮翳粟翳，雾膜遮睛。

雪白盐净器中，生研少许

上以大灯草蘸，轻手指定浮翳就点，凡三次。不疼痛，勿惊恐，屡效。

姜液膏　治眼风痒，冷泪，烂眩，有虫。

生姜母一块　以银簪插入即拔出，点眼头尾，效。

南硼砂散　治胬肉瘀突。

南硼砂黄色　脑子少许，研细

上以灯草蘸点其上。玄参、麦门冬煎汤，调洗心散服。

烂眩方　治烂眩风。

绿色炉甘石，烧红，淬童尿，凡三次，出火毒一日夜。研细末，夹黄连末用童尿浸，取清汁点眼月饼。仍取覆盆子软叶入男儿乳汁研，为丸，置眼眦头，引虫自出。

甘石散　治风眼，流泪不止。

绿炉甘石　乌贼骨等分

上细末，入脑少许，点目并口，泪自收。二药燥脑和之。

前麓点翳膏

朱砂二钱　南硼砂一钱半　蕤仁二十一粒，用抄纸去油，干为度　真珠　烂石膏各半　熊胆一字　麝少许

上细末，用冬蜜研和，于铫内蒸，得粘，入角罐收，用时煎秦皮汁调，铜筋点于眼眦头，泪出为效。

傅眼方　治患眼赤肿闭合。

土朱二分　烂石膏一分

上末，新水入蜜调，傅头尾及太阳处。仍以山栀煎汤，调治眼流气饮服，一泄而愈。方见前。

雀盲散　治遇夜目不能视。

建昌军螺儿蚌粉三钱，为末，雄猪肝

一叶，竹刀披开，纳蚌粉于中，麻线扎，第二米泔煮七分熟，又别蘸蚌粉，细嚼，以汁送下，无蚌粉，以夜明砂代用。夜明砂治内外障，缠入猪肝煮，带生和汁，细嚼，效。

治偷针方　脾间积热，兼宿食不消则偷针。

秦皮锉细，夹砂糖水煎，调大黄末少许，利之。

鳝血方　治小儿豆疮入眼生翳。

鳝鱼系其尾而垂之，从项下割破些少，取生血点翳，白鳝尤佳。若翳已凝，即用南硼砂，以灯心蘸点。仍用威灵仙、仙灵脾，洗晒等为末，每一钱，第二米泔调服。

通关散

细辛　川芎　脑荷　蔓荆子等分

上为末，每半钱，搐入鼻。又头风门消风散加细辛，皆可通关。小儿疳，眼不开，诸疳方论在后。

附：诸方

石膏羌活散《宣明方》　治久患双目不睹光明，远年近日，内外气障风昏暗，拳毛倒睫，一切眼疾。

羌活治脑热头风　密蒙花治羞明怕日　木贼退翳障　香白芷清利头目　干菜子　荆芥穗治目中生疮　细辛二味起倒睫　麻子起拳毛　川芎治头风　苍术闭郁行气　甘菊花明目去风　石膏　黄芩二味洗心退热　藁本治偏正头风　甘草和诸药。各等分

上为末，每服一钱至二钱，食后、临卧用蜜水一盏调下，或茶清亦可，日进三服，至十日渐明，至二十日大验。此方医数十余人矣。后人加当归、枸杞子、栀子仁、连翘、柴胡、薄荷叶、防风、天麻、桔梗各等分，为小丸服。

上清丸秘方　治风热上壅，眼目昏花，迎风冷泪，羞明赤烂。

羚羊角　犀角　黄连　厚朴各一两　牛黄　黄芩　川芎　羌活　蝉蜕　白芷　菊花　大黄　防风　草决明　地肤子　滑石各五钱　生地黄　熟地黄各七钱　牵牛八钱半

上为末。炼蜜丸如梧桐子大。

清神益气汤东垣方　治因脾胃虚损黄证之人误服泻肝散致目疾。

茯苓　升麻　陈皮　生甘草　芍药　白术各二分　五味子　麦门冬　泽泻　苍术　防风各三分　黄柏　青皮各一分　人参　生姜五分

上锉，水煎服。

救苦汤　治赤肿苦痛。

桂枝　连翘　红花　细辛　归身　甘草各五分　苍术　草龙胆各七分　羌活　黄芩　麻黄　柴胡　防风　藁本　黄连　黄柏　生地黄　知母各一钱　芍药二钱

上锉，水煎服。

经验神仙退云丸　治一切翳晕，内外障昏无睛，屡效。

川归　川芎　木贼各一两半。去节　犀角　枳实　黄连　蝉蜕　薄荷各半两　栝蒌根六钱　甘菊　蛇蜕　密蒙花　荆芥　地骨皮各三两　白蒺藜　干地黄二两

上，蜜为丸，饮下。妇人当归汤下；有气，木香汤下。

羊肝丸　治一切目病，不间①障盲。

黄连一两　白乳羊肝　甘菊　防风　薄荷　荆芥　羌活　川芎　川归各二钱

上为末，羊肝杵丸，水下。

助阳和血补气汤《卫生宝鉴》　治眼发后上热，白睛红，多眼泪，无疼痛而隐涩难开。此服苦寒药太过而真气不能通九

————————

① 间：四库本同，据文义疑为"问"字。

窍，故眼昏花不明，宜助阳和血补气。

防风七分 黄芪二钱 甘草炙 蔓荆子各一钱 当归身 白芷 升麻 柴胡各五分

上㕮咀，作一服，水一钟半，煎一钟，临卧通口服。忌风寒及食冷物。

蔓荆汤《圣惠方》 治劳役饮食不节，内障眼疾，此方立效。

黄芪 人参各一两 蔓荆子二钱半 甘草炙，八钱 白芍药二钱 黄柏三钱，酒浸晒四次

上㕮咀。每服五钱，水二盏，食后、临卧温服。

车前散曾氏家传 肝经积热，上攻眼目，逆顺生翳，血灌瞳仁，羞明多泪。

密蒙花去枝 甘菊花去枝叶 白蒺藜炒，去刺 羌活 粉草 草决明 车前子各炒 黄芩 龙胆草洗。各等分

上为末。每服二钱，食后饭汤调下。

四物龙胆汤《拔粹》方 治目赤暴发作，云翳，疼痛不可忍者。

当归 川芎 芍药 地黄各五钱 羌活三钱 草龙胆二钱 防风三钱 防己二钱

上㕮咀。每服八钱，水一钟半，煎八分，食后通口服。

东垣熟干地黄丸 治血少神劳，肾虚眼目昏黑。

熟地黄一两 生地黄一两五钱 柴胡八钱 天门冬 甘草炙 枳壳 地骨皮 黄连 五味子各三钱 人参三钱 当归身酒蒸，焙干 黄芩各五钱

上为末，炼蜜丸如绿豆大。每服百丸，茶清下。

决明散 治眼青盲，内障方。

桔梗 羚羊角 大黄 紫决明 当归 川芎 瞿麦用花 生地黄 木贼 羌活 防风 赤芍药 石决明火煅 青葙子 车前子 蝉蜕 白芷 细辛 蔓荆子 蒺藜炒 香附子 玄参 瞿麦各半两

上㕮咀。每服四钱，水一钟半，煎至一钟，通口服，立效。加：

黄连 猪苓 杏仁 犀角 蛇蜕 菊花 旋覆花 木通 山栀子 丹砂 空清壳水 甘草

养肝丸 治肝血不足，眼目昏花，或生眵泪，久视无力。

当归酒浸 车前子酒蒸 防风 白芍药 蕤蕤仁汤泡，去皮 熟地黄酒蒸，焙 川芎 楮实子各等分

上为细末，炼蜜为丸如桐子大。每服七十丸，食后白汤下。又妇人血虚目疾，日宜服。

益阴肾气丸东垣方 此壮水之主，以制阳光。

熟地黄三两 牡丹皮五钱 生地黄四两酒制，炒 泽泻二钱半 当归尾去上，酒制 山茱萸各半两 茯苓二钱半 柴胡 五味子 干山药各五钱

上件为细末，炼蜜为丸如桐子大，朱砂为衣。每服五七十丸，空心盐汤下。

地芝丸 治目不能远视，能近视，或亦妨近视。

生地黄焙干，秤 天门冬去心，秤。各四两 枳壳麸炒，去瓤，秤 甘菊花去枝，秤。各二两

上为细末，炼蜜为丸如桐子大。茶清送下百丸，温酒亦可。

定志丸 治眼不能近视，反能远视者。方见惊悸门。

秘传程东阳光明散 屡用神效。

水银五钱 铅锡三钱。一方五钱 枯矾 炒盐 炒硝各五钱

治翳膜加硼砂、硇砂各一钱。

上五味，共研为末，入于阳城罐内，用铁灯盏盖之，再用铁线扎定，外用旧草鞋烧灰，和盐泥固济，用文武火升之，勿令泄气。铁灯盏上常常用水渍之，依法三

炷官香时，退火候冷，轻手开罐，取下灵气，雪白重五钱者为佳。用瓷罐收贮入后，炉甘石煅炼听用。

羊脑炉甘石一两，用捶熟黄泥包封甘石在内，再将前灵气五分掺于泥上，再用青盐合黄泥捶熟，又裹于外，故蜜①晒干，用髻条铁线团围缚定，用炭火煅红，用童便渍之，依法七次，取出去土，将炉甘石研为极细末，点之立效。或加冰片少许。

又方　治赤眼烂眩风神效。

防风　连翘　荆芥　黄芩　黄柏　生地黄　海螵蛸　羌活　黄连　当归各一两

上㕮咀，用水五碗，煎熟去滓，再熬成膏，入面粉一两，铜绿三钱，前灵气五分，气脚三分，共为细末，入膏和成条子。每用二三钱，井水磨化，重汤煅温，淋洗三次，立愈，神效。

秘传神仙拨云散　点开翳膜如神。

真珠　硼砂　石燕子炒过。各一分　冰片三厘　硇砂升过　牙硝炒过　石蟹　牛黄各半分

上为极细末，点开再用后方末药点之，神效。

又方

乳香制过　没药制。各五分　轻粉五厘　石燕子一个，醋浸九次　青盐湿②纸包，烧，一分　珍珠湿③纸包，烧过　琥珀放豆腐内煮五次用　血竭各三分　雄黄　雄胆用箬焙干　朱砂各二分　枯矾　胆矾各五厘　海螵蛸三厘　白丁香三粒，水洗过　炉甘石火煅，童便渍七次，一钱

上研极细末，加冰片少许，点之神效。

服药方

密蒙花　生地黄　甘菊花　栀子仁　黄柏　黄芩　木贼　知母　木通　川芎　藁本　甘草　石决明　黄连　陈皮　草决明　龙胆草　枳壳　当归　白附子　柴胡　桔梗各等分

上㕮咀。用水二钟煎，食后服。

又末药方　服之神效。

防风　木香　川芎　黄连　黄芩　白豆蔻　菊花　川椒　栝蒌仁　秦皮　密蒙花　羚羊角　犀角　枸杞子　蝉蜕　枳壳各等分

上为末。每服一钱，茶清调下。

秘传授仙方复明膏

黄连一斤，净，细锉碎　赤芍药半两，洗净　当归一两，洗净　杏仁三七粒　黄柏皮一两，去粗

上锉碎，安铜铫内，用水满浸，文武火熬至茶钟钟半，一次、二次、三次熬至一茶钟，熬至九次，次用瓷器盛药水于内，搅动，取大半碗药水，煅红炉甘石九次，吃将干为度，炉甘石虽用茶褐色者，十分轻者为佳。用乳钵细研为末，用密绢罗之，再研二十分细，用制了净朴硝三钱重，除用三分，制了炉甘石末一两半重，朱砂一钱重，片脑二钱重。

前五味，用信白纸、好绵滤过，洗铜铫净，于内慢火熬，不可吹灰尘在内，切忌诸般厌秽之事，用竹篦子不住手搅之，休令铫底焦了，再刮下乳钵中乳，得十分均上壳，如常法立效。

补阴丸　治肾虚眼目昏暗。方见虚劳门。

防风通圣散　治风热眼痛，头目昏眩。方见中风门。

明目流气饮　治一切眼疾疼痛，神效。

大黄炮　牛蒡子炒　川芎　菊花去枝　细辛去苗　白蒺藜炒，去刺　防风去芦

---

① 故蜜：四库本同，据文义疑为"固密"之误。
② 湿：原误作"温"，四库本同，据文义改。
③ 湿：原作"温"，四库本同，据文义改。

玄参去芦　山栀去壳　黄芩　甘草炙　蔓荆子　荆芥去梗　木贼去节。各一两　草决明一两五钱　苍术米泔浸，二两

上为细末。临睡酒服二钱。

秘传神应眼药

制炉甘石十两　黄连　黄柏　薄荷各三两　甘草一两　朴硝二两

上五味㕮咀，用水数碗煎熟，滤去滓，用钵头盛之，将炉甘石研细，入银窝内，火煅深红，倾入药水，内就研，飞过，净末听用。

水银一两　黑铅一钱。以上二味配作一块　白硼砂一钱　硇砂五分　食盐一两，用白水煮，炒干　枯白矾一两　皂矾二钱　火硝萝卜汁提过，七钱五分

上八味同一处，入阳城罐内，用盐泥固济于密，升打一炷官香，候冷取出听用。将前制炉甘石研细，再入五两在阳城罐底，次将前灵气七钱五分亦研细，上又安甘石五两，盖定，亦严封固，打一炷官香，冷定，出火毒，研极细，纸罗过。如点翳膜，加白硼砂五钱，硇一钱五分，火硝一钱五分，照前制过，名曰卷帘散。如点昏蒙，加冰片，名曰光明散。

至宝琥珀锭子

炉甘石童便煅七次　府丹各四两。水飞过　硼砂四钱　琥珀　硇砂　珍珠　朱砂　明矾　熊胆　轻粉　海螵蛸　净皮硝　雄黄　乳香　没药各四钱　冰片五分　麝香四分

上为极细末。又黄连、黄柏、黄芩、白蒺藜、栀子仁、谷精草、菊花各一两五钱，诃子三个，共味㕮咀，滚水浸一昼夜，铜器熬成老膏。又蜜一斤六两，熬成老膏，滴水成珠，去火为度。同煎成膏，和匀下前末药，令匀。梨子三个，取汁，通和前药成锭子，用乳汁银簪蘸点一切眼疾如神。

倒睫拳毛　因邪风攻入脾经，致使两皮风痒不住，双手背揉目久，赤烂、拳毛入眼内。将木鳖子去壳槌烂，用丝绵包，撚成条，左患塞右鼻，右患塞左，其毛自分上下，次服五蜕散。

五蜕散

蝉蜕二钱　猪蜕四钱　蚕蜕三钱　穿山甲炙焦，五钱　防风二两，去芦　荆芥一两半　石决明　川乌炮，去皮脐　草决明炒。各五钱　甘草三钱　蛇蜕醋煮，竹筒盛，焙干，一钱五分

上为末。每服二钱，盐汤送下。

针法　攒竹二穴在两眉头内尖陷中是穴，宜以细三棱针刺之，宣泄热气，三度刺，目大明。丝竹空二穴在两眉后尖发际陷中，针三分，宜泻不宜补，禁灸。

灸法　三里二穴穴法见前，治眼目昏暗。风翳在左灸右手中指本节头骨上，灸五壮炷，如小麦大，右患灸左。

仁斋直指方论卷之二十一

三山名医仁斋杨士瀛登父编撰
新安后学惠斋朱崇正宗儒附遗

耳

耳　论

耳属足少阴之经，肾家之寄窍于耳也。肾通乎耳，所主者精，精气调和，肾气充足，则耳闻而聪，若劳伤气血，风邪袭虚，使精脱肾惫，则耳转而聋。又有气厥而聋者，有扶风而聋者，有劳损而聋者。盖十二经脉，上络于耳，其阴阳诸经，适有交并，则脏气逆而为厥，厥气搏入于耳，是为厥聋，必有时乎眩晕之证。耳者，宗脉之所附，脉虚而风邪乘之，风入于耳之脉，使经气痞而不宣，是为风聋，必有时乎头痛之证。劳役伤于气血淫欲耗其精元，瘦悴力疲，昏昏愤愤，是为劳聋。有能将适得所，血气和平，则其聋暂轻，其或日就劳伤，风邪停滞，则为久聋之证矣。外此，又有耳触风邪，与气相击，其声嘈嘈，眼或见光，谓之虚鸣。热气乘虚，随脉入耳，聚热不散，脓汁出焉，谓之脓耳。入耳间有津液，轻则不能为害，若风热搏之，津液结聊成核塞耳，亦令暴聋，谓之耵耳。前是数者，肾脉可推，风则浮而盛，热则洪而实，虚则涩而濡。风为之疏散，热为之清利，虚为之调养，邪气屏退，然后以通耳调气安肾之剂主之，于此得耳中三昧。

耳病证治

治厥聋方

和剂流气饮加石菖蒲，每服三钱，以生姜、葱白同煎，食后服沉香降气汤方见胀满门。或降气汤、方见脚气门。不换金正气散、方见寒门。指迷七气汤。方见气门，通用。轻者吞来复丹，方见暑门。重者吞养正丹。方见痼冷门。凡治耳聋皆当调气。

桂星散　治风虚耳聋。

辣桂　川芎　当归　细辛　净石菖蒲　白蒺藜炒，杵去刺　木通　木香　麻黄去节　甘草　天南星煨裂　白芷梢各四钱

上件锉碎。每服三钱，水盏半，葱白二片，紫苏五叶，姜五片，食后煎服，晚少食，临卧加些全蝎服，排风汤亦可用。方见风类。

加味宣风散　通利肾脏风气。

鸡心槟榔三个　橘皮　桃仁浸，去皮，焙　白芷　枳壳制，各半两　牵牛二两重，半炒半生

上为末。每服二钱，蜜汤调下，食前服。

地黄丸　治劳损耳聋。

大熟地黄洗，焙　当归　川芎　辣桂

菟丝子酒浸三日，晒干，捣末　大川椒出汗
故纸炒　白蒺藜炒，杵去刺　胡芦巴炒　杜
仲姜制，炒去丝　白芷　石菖蒲各一分　磁石
火烧，醋淬七次，研细，水飞，一分半

上为细末，炼蜜为丸，如桐子大。每
服五十丸，以葱白、温酒空心吞下，晚饭
前又服。

益肾散　治肾虚耳聋。

磁石制度如前　巴戟　大川椒开口者。各
一两　沉香　石菖蒲各半两

上为细末。每服二钱，用猪肾一只，
细切，和以葱白、少盐并药，湿纸十重
裹，煨令香熟，空心嚼，以酒送下。

芎芷散　治风入耳虚鸣。

白芷　石菖蒲炒　苍术　陈皮　细辛
厚朴制　半夏制　辣桂　木通　紫苏茎叶
甘草炙。各一分　川芎二分

上锉散。每三钱，姜五片，葱白二
片，水煎，食后、临卧服。

耳鸣方

草乌头烧带生　石菖蒲

上等分为末，用绵裹塞耳，一日三
度。

耳鸣暴聋方

川椒　石菖蒲　旧松脂各一分　巴豆
肉五分

上为细末，熔蜡，丸如枣核大，塞入
耳。

蔓荆子散　治内热，耳出脓汁。

川升麻　木通　赤芍药　桑白皮炒
麦门冬去心　生地黄　前胡　甘菊　赤茯
苓　蔓荆子　甘草炙。等分

上件锉散。每服三钱，姜枣煎，食
后、临卧服。

耳热出汁方

硝石　烂石膏　天花粉　防风以上各
一钱　脑少许

上件为末，掺耳立止。

脓耳方

真龙骨　白矾煅　赤小豆　黄虢丹煅
乌贼骨各一分　胭脂半分

上为细末，掺耳。

又方

烂石膏于新瓦上煅出火毒　明矾煅　黄虢
丹煅　真蚌粉　真龙骨各等分　麝少许

上为细末，用绵缠竹签拭耳，换绵蘸
药入耳。

耵耳方

生猪脂　生地龙　釜下墨等分

上件细研，以葱汁和捏如枣核，薄绵
包，入耳令润，即挑出。

耳聋方

明硫黄　雄黄各研细　远志去心　皂角
肉等分

上为细末，葱白捣粘，入麝少许，绵
包入耳。

又方

蓖麻子肉　巴豆去膜油　杏仁去皮　滴
乳香　松脂各别研，等分　青盐半分

上件细研，熔蜡，丸如枣核大，入
耳。

又方

以生鼠，取胆汁，尽入耳。又以生
鼠，取脑髓，绵包入耳。生鲤鱼脑通用。

鸡峰方

菖蒲一寸　巴豆一个，去心膜　麝少许

上为末，合研，作七丸，绵包入耳，
日一丸。

久聋方

蓖麻子二个，一个去油用　远志去心　乳
香　磁石烧如前。各二钱　皂角煨，取肉，半锭
生地龙中者一条　全蝎二个，焙

上为细末，入蜡捣丸柱，入耳。

耳痛方

白盐炒热，重帛包熨。

又方

杏仁炒焦研细，帛包塞。

虫入耳方

桃叶挼细，塞其耳，自出。或以蓝青研汁，滴入耳。又以川椒为末，法醋浸一宿，滴耳。

蚁入耳方

猪脂一指许，炙令香，置耳孔边，其蚁自出。

蜈蚣入耳方

用生姜取汁，灌放耳中，少时自出。或以桑皮捣汁，灌入耳，即自出。

耳聋方

用大蒜一瓣，从一头开孔，以巴豆肉一粒，慢火煨极热，入蒜孔中，以新绵包，塞耳，逐日换。

又方

用猛燧石半钱，捶碎，生研细，入聋耳孔，别用针砂末，入不聋耳孔，自然通透，然后倾出。

大治耳聋通神散

全蝎一枚　土狗二枚　中地龙二条　雄黄　明矾半生半煅。各半钱　麝一字

上研细，葱白引药入耳，闭气面壁坐一时，三日一次。

脓耳方

明白矾煅　黄虢丹煅　龙骨　胭脂等分，为末　麝少许

上件研为细末，用绵杖缠干，换绵杖蘸药入耳，入麝香、轻粉各少许，掺入耳。

又方

蝎梢七个，去毒，焙　胭脂半钱　乳香麝香各少许

上研为细末，以䈥子挑入耳。

耳鸣方论　肾者，宗脉所聚，耳为之窍，血气不足，宗脉乃虚，风邪乘虚，随脉入耳，气与之搏，故为耳鸣。先用生料五苓散加制枳壳、橘皮、紫苏、生姜同

煎，吞青木香丸，方并见水饮门。散邪疏风下气，续芎归饮和养。

川芎　当归　华阴细辛各半两　辣桂　石菖蒲　白芷各三钱

上锉细。每服三钱，入紫苏、姜、枣煎服。如虚冷甚者，酌量加生附子。

附：诸方

犀角散子《济生方》　治风热上壅，两耳聋闭，内外肿痛，脓水流出。

犀角镑　菖蒲　木通　玄参　赤芍药　赤小豆炒。各一两　甘菊花去梗，一两　甘草炙，半两

上㕮咀。每服四钱，水一盏半，生姜五片，煎七分，温服。

清神散　治风气壅上，头目不清，耳常重听。

僵蚕炒，去丝嘴　干菊花各一两　荆芥穗　羌活　木通　川芎　防风各五钱　木香一钱　石菖蒲　甘草各三钱

上为末。每服三钱，食后临卧茶清调下。

复聪汤姚方伯传　治痰火上攻，耳聋耳鸣。

半夏制　陈皮去白　白茯苓去皮　甘草炙　瞿麦　蓄蓄　木通　黄柏去粗皮，炒褐色。各一钱

上用水二茶钟，生姜三片，煎至一茶钟，空心、临卧各一服。

凉膈散　治风热上攻耳聋。方见积热门。

通圣散　治风热上攻耳聋。方见风门。

滚痰丸　治热痰、湿痰耳聋。方见痰门。

神芎散　治湿热、湿痰耳聋。

槟榔丸　治湿热、湿痰耳聋。方见积聚门。

龙荟丸 治肝火上升耳聋。方见胁痛门。

一方 治耳聋久不闻。

磁石一块，如豆大 穿山甲烧存性，为末，一字

上用新绵子裹塞于患耳内，口中含些生铁，觉耳内如风声即愈。

一方 治耳作脓者。

用甘遂一块如枣核大，以绵裹塞耳中，以甘草含口中徐徐嚼下。

一方 治冻耳。

用橄榄核烧灰，清油调敷。雀脑亦可。

鼻

鼻 论

肺为气之主，通窍于鼻。鼻者，清气出入之道路也。阴阳升降，气血和平，则一呼一吸，营卫行焉。其或七情内蠹，六气外伤，则清浊不分，泥丸汩乱，诸证迭起矣。夫血之与气相随而行，若脏腑生热，乘于血气，故热气迫血妄行，自鼻孔出，谓之鼻衄。热则津液中干，冷则髓涕流注，若风冷随气乘于鼻脑，则津液交涕，不能自收，谓之流涕。肺为风寒所伤，津液冷滞，鼻气不宣，香臭不闻，于是壅作鼻齆。冷气停聚，血脉阴凝，岁月淹延，转加壅结，于是变生息肉。或风邪入鼻，搏于正气，邪正相击，鼻道不通，则为鼻痛。或气血壅滞，上焦生热，邪热之气，留伏不散，则为鼻疮。叠是数证，七情六气，皆当究其感受之原。用药有序，痊愈可期；执方无权，讫未有所济也。外此，更有湿䘌一证，鼻烂汁臭，下部生疮，详于后篇痔论见之。

鼻病证治

生地黄汤 治上热衄血。

生地黄洗净，二两 阿胶炒酥，一两 川芎 北梗 蒲黄 甘草生。各半两

上锉碎。每服三钱，水煎熟，入生姜汁二匙，温服。

麦门冬散 治鼻衄。

生地黄 生麦门冬三钱 生姜一钱 白药 蒲黄各二钱 白蜜一合

上捣细，以井水二大碗，煎七分二服。

川芎三黄散 治实热衄血。

大黄湿纸裹蒸 川芎 黄连净 黄芩等分

上为末。每服二钱，井水调服，食后。

败毒散方见寒类。吞**鸡苏丸** 治肺热，胸中郁热，衄血，兼治血淋、吐血、口臭。

鸡苏即脑荷，半斤 真蒲黄一两，焙 麦门冬浸，去心，晒，二两 阿胶一两，炒 甘草七钱半，焙 人参 黄芪各半两 木通 柴胡各一两 生地黄末三两

上研为细末，用冬蜜一斤，熬一二沸，即入地黄末，频搅得所，次将余药和丸，如桐子大。每服三十丸，食后下。

苏子降气汤 治虚壅鼻血。方见脚气门。

衄①血方

川郁金末，井水调下。亦治吐血。

又茅花煎汤，通口服。

又方

血余散方见血类。曾服烧炼药致鼻血

———

① 衄：原脱，四库本同，据《医方类聚》卷七十九所引本书补。

者，山栀煎汤解之，仍烧山栀存性，为末入鼻。

又方

乌贼骨、槐花等末入鼻。

又方

槐花半生半炒，末入鼻。

又方

成片人中白，烧去秽，为末，入麝少许，入鼻，或加油发灰。

又方

萝卜汁或藕汁滴入鼻。

又方

大蒜煨香，取三瓣，研敷脚底，鼻中有蒜气即去之。

川椒散　治流涕。

大红开口川椒微炒，盖出汗　诃子煨，取肉　川白姜生者　辣桂　川芎　细辛　净白术等分

上件为末。每服二钱，温酒调下。

南星饮　治风邪入脑，宿冷不消，鼻内结硬物，窒塞，脑气不宣，遂流髓涕。

上等大白南星，切成片，用沸汤荡两次，焙干。每服二钱，用枣七个，甘草少许，同煎，食后服。三四服后，其硬物自出，脑气流转，髓涕自收，仍以大蒜、荜茇末杵作饼，用纱衬炙热，贴囟前，熨斗火熨透，或香附、荜茇末入鼻。

芎劳散　治鼻塞为齆。

芎劳　槟榔　麻黄去节　肉桂　防己　木通　细辛　白芷　石菖蒲各一分　木香　川椒　甘草焙。各半分

上锉。每三钱，生姜、紫苏煎服。

通顶散　治鼻齆。

瓜蒂　藜芦各一分　皂角肉半分　麝少许

上为末。吹些入鼻。

鼻齆雄黄丸

雄黄半钱　瓜蒂二个　绿矾一钱　麝少

许

上为细末。搐些入鼻，亦治息肉。

又方

瓜蒂　明矾　华阴细辛各一钱　雄黄半钱

上为末，以雄犬胆汁和丸。绵包塞鼻。

千金息肉方

瓜蒂　华阴细辛等分

上末。绵包少许塞鼻。

又息肉方

甘遂　明矾煅　朱砂　雄黄　雌黄　藜芦　瓜蒂等分

上为末，清蜜调敷。前齆二药通用。

人参顺气散，方见风类。**藿香正气散**方见呕吐类。　皆治鼻痛。

又方

杏仁水浸，去皮，焙　细辛　白芷各一钱　全蝎两个，焙

上为末，麻油调敷。

甘露饮、方见积热门。**黄连阿胶丸**方见嗽门。　共治鼻疮。

又方

用杏仁研乳汁敷之。或以乌牛耳垢敷。或黄柏、苦参、槟榔等为末，以猪脂研敷。或青黛、槐花、杏仁研敷。

酒皶鼻并鼻上赘肉、面粉刺、雀斑方

黄虢丹二钱半　硇砂半钱　巴豆肉十个，纸压去油　饼药一盏半

上件，同入罐子中，以慢火熬三四沸，取下，续入研细石灰三钱，和毕，酒皶鹅毛蘸扫红处，日一次；粉刺、雀斑，小竹杖挑药点，才见微肿便洗去，鼻上赘肉，敷之半月，取出脓血，自成痂落矣。

又酒皶鼻，面上肺风疮方

白龙丸末，逐日洗面，如澡豆法，更

罨少时，方以汤洗去，食后常服龙虎①丹一贴，并见和剂方。半月莹洁。

酒皶鼻方

白盐常擦，妙。

鼻血方

发灰入鼻，磨好墨入点，法醋井水调下。

附：诸方

茜根散　治鼻衄不止。

茜根　阿胶蛤粉炒　黄芩　侧柏叶　生茵各一两　甘草半两

上以水煎服，加姜三片。

黄芩芍药汤　治鼻衄不止。

黄芩　芍药　甘草

上以水煎服，或犀角地黄汤。如无犀角，以升麻代之。

一方　治鼻血不止。

用头发烧灰，以竹管吹入鼻中即止。或以酒调亦可。

御寒汤　治寒邪伤于皮毛，令人鼻塞、咳嗽上喘。

黄柏二分　黄芪一两　人参五分　炙甘草　款冬花各三分　羌活　黄连各二分　白芷　防风各三分　陈皮五分　佛耳草三分　升麻半钱　苍术七分

上㕮咀如麻豆大，都作一服，水二大盏，煎至一盏，去滓稍热服。

菖蒲散《御药院方》　治鼻内窒塞不通，不得喘息。

菖蒲　皂角等分

上为末。每用一钱，绵裹塞鼻中，仰卧片时。

增损防风通圣散　治鼻塞不利，肺气不清。

鼠粘子　桔梗　桑白皮　紫菀　荆芥穗各三分　甘草生，二两

上㕮咀。每服八钱，水一钟半，姜五片，煎八分，食后温服。

羌活散　治脑有郁热，遇寒鼻塞。方见伤风门。

苍耳散《三因方》　治鼻流浊涕不止，名曰鼻渊。

辛夷仁半两　苍耳子炒，二钱半　香白芷一两　薄荷叶五分

上为末。每服二钱，葱、茶清食后调下。

辛夷散《济生方》　治肺虚为四气所干，鼻壅塞，涕出不已，或气息不通，或不闻香臭。

川芎　木通去节　防风去芦　羌活　甘草　辛夷　细辛洗去土　藁本　升麻　香白芷各等分

上为末。每服三钱，茶清调下。

防风汤　治鼻渊脑热，渗下浊涕不止，久而不已，必衄血。

防风二两半　黄芩　人参　甘草炙　川芎　麦门冬去心。各一两

上为末。每服二钱，沸汤调，食后服。

丹溪方　治鼻中息肉，胃中有食积，热痰流注，治本当消食积。

蝴蝶矾二钱　细辛一钱　白芷半钱

上为末，纳鼻中。

治鼻渊方

南星　半夏　苍术　白芷　神曲　酒芩　辛夷　荆芥各等分

上为末。水调食后服。

白黄散《简易方》　治鼻齆息肉、鼻痔等证。

雄黄　白矾　细辛　瓜子各等分

上为末。搐入鼻中。

---

① 虎：原脱，四库本同，据《医方类聚》卷七十九所引本书及《和剂局方》卷一补。

辛夷膏《御药院方》　治鼻生息肉，窒塞不通，有时疼痛。

辛夷叶二两　细辛　木香　木通　白芷　杏仁汤泡，去皮尖，研。各五钱用

上用羊髓、猪脂二两，和药于石器内，慢火熬成膏，取赤黄色放冷，入龙脑、麝香一钱为丸，绵裹塞鼻中数日，肉脱即愈。

又方　治鼻中息肉。

蝴蝶矾二钱　细辛一钱　白芷五分

上为末。纳鼻中。

唇　舌

唇舌论

心之所司者舌，脾之所司者唇，是虽各有所司存，然心之气，未尝不通于脾，脾之气，未尝不通于心也。夫舌者，心之官，尝五味之秀，以荣养一身，资脾胃之脏，以分布水谷。故心之本脉系于舌根，脾之络脉系于舌旁，或风寒暑湿之所中伤，则舌缩卷不能言，或忧怒思恐之所郁闭，则舌肿满而不得息。心热则破裂生疮，脾闭则白苔如雪；舌之为病合心脾而主治之。故曰：心之气，未尝不通于脾者此也。口者，一身吐纳之都门，百物荣养之要道，节宣少舛，病必生焉。故热则苦，寒则咸，宿食则酸，烦躁则涩，虚则淡，疽则甘，脏气偏胜，则其味必偏应于口，咸、酸、甘、苦，非舌味之而谁欤？若夫上池津液出于舌端，心实主之也，津液流布，非胃而何？故曰：脾之气未尝不通于心者此也。或问口臭一证，可得闻乎？曰：脏腑异气，燥腐不同，是气蕴积胸膈之间，挟热而冲发于口，人将掩鼻而过之。信夫！医不难于处方，惟难于识

证，受病源流，憏不及究，律以古方，尝试一中，不几费人乎？此辨之不可不早。

唇舌证治

升麻散　治心脾有热，口舌破裂生疮。

川升麻　玄参　川芎　生地黄洗晒　麦门冬去心。各半两　大黄　黄连　净黄芩　甘草焙。各三钱

上件锉碎。每服三钱，姜枣煎，食后服。

龙石散　治口舌生疮，喉间肿痛。

寒水石烧红，半斤　朱砂六钱　脑半钱

上为细末。日三五次掺。

五福化毒丹　治唇舌肿破，生疮烦渴。

玄参洗，焙　北梗各三钱　茯苓二两半　人参半两　马牙硝枯　青黛各一两　甘草七钱半，焙　麝一字　金银箔用四十片为衣

上为细末，炼蜜为丸如皂子大。以脑荷泡汤，候冷调下。如口臭，以生地黄汁调下。

生地黄膏　治口舌疮肿。

生地黄　蓝青叶各等分

上入蜜杵细。每服半两，井水煎，食后服。

萍草丸　治口舌疮。

浮萍草晒　黄柏并末　杏仁　青黛等分　轻粉少许

上炼蜜研丸，皂子大。以绵裹含。有涎吐之。

洗心散　治心热。

四顺清凉饮　治脾热。

甘露饮　治血热。

牛黄凉膈丸　治唇焦口疮、咽痛。并见积热门。

舌出血

槐花晒为末，敷舌上。或真蒲黄生敷。

黄连阿胶丸 治心热，口疮。方见嗽门。可择用。

硼砂丸 治口臭、口干、口舌疮。

寒水石烧红，十两 硼砂二两 脑麝各二钱 马牙硝枯，四钱 甘草浸汁，熬膏，二两

上为细末，甘草膏搜丸，麻子大。含咽。

鸡苏丸 治胸中郁热，口臭烦渴。方见鼻门。

舌肿大方

真蒲黄掺敷。

又方

硼砂末，姜钱蘸擦。

舌肿强方

蛇皮烧存性 全蝎

上为末，少许掺敷。

治舌疮肿方

大山豆根锉细，含咽或末掺敷。

口疮方

正黄连 厚黄柏 鸡心槟榔

上等分，为细末，敷之即可。

又方

黄柏四钱 青黛二钱 铜绿一钱

上件为末敷之。

又方

黄连 升麻

上二件为末，以薄绵包，含咽，芦荟末敷。

又口吻边疮

白烂槟榔烧，存性。和少轻粉研敷。

唇舌焦燥，口破生疮者，盖心脾受热所致也，以水浸黄连，重汤桃而饮之。或用黄连阿胶丸，以粳米饮吞下，此为要药。至于大渴而不能御合，少与竹叶汤。执剂之法，无以逾此。然此特随机应变而

已，就根本论之，则水火相济，蜡苓丸。方见消渴门。

附：诸方

立效散《端效方》 治唇紧疮疼痛。

诃子肉 五倍子

上为末。干贴唇上立效。

赴筵散《端效方》 治赤白口疮。

黄柏 青黛 密陀僧

上为末。干贴疮。

桃花散 治口舌生疮。

玄胡索一两 黄柏 黄连各半两 密陀僧一钱 青黛二钱

上为末。敷贴口内，有津即吐。

升麻散《济生方》 治上膈壅毒，口舌生疮，咽喉肿痛。

升麻 赤芍药 人参 桔梗 干葛各一两 甘草生用，五钱

上㕮咀。每服四钱，水一钟半，姜五片，煎八分，温服。

增损如圣散 治上焦热壅，口舌生疮。

桔梗二两 甘草炙，一两半 防风半两 枳壳制，二钱半 黄芩

上为末。每服三钱，水煎，食后服。

一方 治舌肿。

用百草霜为末，以好醋调敷，立效。

一方 治口唇生疮赤烂。

青黛 枯矾 槟榔末各等分 冰片少许

上共为细末。掺患处。

泻黄饮子《济生方》 治风热蕴于脾经，唇燥坼裂生疮。

白芷 升麻 枳壳去白，炒 黄芩 防风去芦 半夏汤洗 石斛各一两 甘草炙，半两

上㕮咀。每服四钱，水一盏，姜五片，煎七分温服。

咽　喉

咽喉论

咽者，胃之系；喉者，肺气之所通。咽以咽物，喉以候气，理一而分殊也。自其风邪客于喉间，气郁而热，则壅遏而为咽疼。自其热气生于肺胃，风毒蕴隆则肿结而为喉痹。尸咽者，阴阳不和，脾肺壅盛，风热毒气，不能宣通，故令尸虫发动，上蚀于喉，或痒或疼，如䘌之候也。谷贼者，谷芒强涩，藏于米而误食之，滞于咽门，不能传化，故风热并聚，与血气搏，遂令肿刺，如喉嗌之生谷贼也。胃脘实热，熏炙上焦，发为白头赤根，固有咽疮之证，脏腑停寒，寒则气缩，如物窒碍于其间，亦有喉闭之证。至若悬痈生于上腭，虽不关于咽喉，所以暴肿者，抑亦热气使然也。咽喉悬痈，关要所系，病不急疗，皆能杀人。然则疗之将何如？曰：热则通之，寒则温之，不热不寒，依经调之，寒热和平，病不生矣。

咽喉证治

胆矾散　治酒面热盛，咽喉肿结闭塞。

鸭嘴胆矾半钱　全蝎二个

上为末，以鸡羽蘸药入喉中，须臾，破开声出，次用生青荷研细，井水调下，喉吐出毒涎即愈，未吐再服。

山豆根丸　治积热，咽喉闭塞肿痛。

山豆根一两　北大黄　川升麻　朴硝生，各半两

上为末，炼蜜丸如皂子大。每一粒，以薄绵包，少痛便含，咽液。

青解毒丸　治热毒上攻，咽喉肿痛。

寒水石　石膏各四两。研　青黛二两

上为细末，拌和，青黛水浸，蒸饼研糊，丸龙眼大。每一丸，食后以井花水化下。

吹喉散　治咽喉热肿，口舌生疮。

盆硝四两　青黛七钱半　真蒲黄半两

上以生荷汁半斤，和三件入瓷铫，慢火熬干，研细，每半钱，筒吹入口内。

绛雪散　治咽喉热痛肿塞。

寒水石半两，煅红　硼砂　牙硝　朱砂各研一钱　脑半钱

上为末。每一字，掺入口，咽津。

玉屑无忧散　治咽喉热闭肿痛，舌疮，物鲠。

贯众　缩砂仁　荆芥穗　白茯苓　玄参　黄连净　山豆根　滑石研　甘草生。各半两　寒水石一两　硼砂一钱，研细

上为细末。每一钱，干掺舌上，渐以新水咽下。

牛黄凉膈丸　治咽喉、唇、舌热肿生疮方见积热门。

如圣汤　治咽喉肿痛。

北梗去芦　甘草焙　加荆芥穗

上件等分，为粗末。每服二钱，用井水煎，临卧服。

僵蚕丸　治喉风。

白僵蚕炒　明白矾生

上件为末，以白梅肉和丸如皂子大。每一丸，薄绵包，入喉，少顷涎水出，即愈。

远志散　治喉闭。

远志去心，取肉

上为细末，以管子撺开口，吹药入喉，策令头低，涎出而愈。

白药散　治喉中热塞肿痛。散血消痰。

白药　朴硝

上为末，以小管吹入喉。

谷贼方

木鳖子仁　川大黄_焙　牙硝　射干
山豆根　川升麻　白药

上件等分，为末，炼蜜丸如皂子大。
以薄绵包含，咽液。

又方

硼砂　牙硝

上件等分，细研。每服半钱，以薄绵
裹，含咽。

口疮赤烂方

清蜜浸黄柏一宿，取汁含咽。

和剂七气汤、加北梗、甘草。**指迷七气
汤**　治冷证气缩喉闭。方见气类。

半夏桂甘汤　治冷证无阳，咽痛喉
闭。

辣桂　甘草_焙　半夏_制

上件等分，锉碎。每服三钱，水一大
盏，煎半，候冷少呷。

咽闭方

胆矾细研，以管子挑少许，吹入喉
中，即破；续以白梅煎汤，调炒僵蚕末以
去其风。如无胆矾，只透明绿矾代之亦
得。

又方

明白矾末，一大钱匕，用川巴豆肉一
粒，入矾中，以火熬干，取矾为末，极
细。每一字，以小管挑吹入喉，涎出自
愈。

又喉风喉痹方

蛇皮_{略洗过，日干，剪作细屑}　白梅肉

上件研和为丸，含化。屡效。

解毒雄黄丸　治缠喉风急喉闭。方见
积热门。每服七丸，研细，以熟水研白梅
肉调下，或热茶清下。热则通之用此。

玉钥匙　治风热喉痹。

焰硝_{三分}　硼砂_{一分}　直僵蚕_{炒，半分}
脑少许

上为末。每半钱，以竹管吹入喉。

又热闭方

川升麻_{半两}

上锉。井水浓煎服，少顷，吐出毒
气。

又方

山豆根　射干　升麻

上井水频煎服。

喉风喉痹方

蚕蜕纸烧存性为末，炼蜜丸皂子大。
含咽。

又方

绿矾研细，米醋调咽。一边痛，侧卧
含咽。

又方

皂角肉半锭，锉细，以米醋一大盏；
煎至七分，滤清咽。

通关散

白矾_枯　直僵蚕_炒　南星_生　藜芦<sub>各一
钱</sub>　全蝎_{焙，二个}

上为末。以小管挑一字，吹入鼻中，
吐痰喉通。

又方　治喉痹欲绝。

雄黄_{二钱}　明矾_生　藜芦_{各一钱}　蝎梢
_{七枚}　猪牙皂_{七钱}

上为细末。每服一字，吹入鼻，吐痰
效。

悬痈肿痛方

玄参_{半两}　升麻　射干　大黄_{各一分}
甘草_{一钱}

上为末。每三钱，以井水煎，时时含
咽。

又方

明矾烧灰存性，和盐花研细，箸头
点，敷患处。

谷贼方

芝麻炒为末，以汤点服。

喉痈闭方

白明矾煅　牙硝各一钱　胭脂半钱

上研细，烂乌梅肉丸，旋含咽。

又方

治痰热闭喉，以萝卜汁和皂角浆吐之。

又喉闭方

牙硝　胭脂　盐梅屑

上件同研，以鸡羽送入。

又喉痛方

以山豆根常常含，咽汁。

附：诸方

甘桔汤《活人》方　治少阴喉痛。

桔梗　甘草各等分

上㕮咀。每服五钱，水一钟半。

又方　治喉痹并时行疼痛。

桔梗　甘草　升麻　连翘　防风　牛蒡子杵研　黄芩酒炒。各一钱

上㕮咀，作一服，水二盏，煎八分，食后细细饮服。

嚼化三黄丸秘方　治咽喉痛大效。

山豆根一两　硼砂二钱　龙脑少许　麝香少许

上为末，用青鱼胆为丸如绿豆大。每服三五丸，嚼化，津咽下。

一方　治咽喉肿痛。

山豆根　射干花根。

上同阴干为末，吹入喉中如神。

三黄丸《大成》　治丈夫妇人三焦积热，咽喉肿闷，心膈躁烦，小便赤涩，大便秘结，并宜治之。方见火门。

凉膈散《大成》　治大人小儿脏腑积热，口舌生疮，痰实不利，咽喉烦躁多渴，肠胃秘涩，小便不利，一切风热并宜治之。方见积热门。

吹喉散　治咽喉肿痛，急慢喉痹，悬痈乳蛾，咽物不下。

诃子一两，醋浸一宿，去核晒干　黄芩酒浸一宿，晒干　胆矾一钱　明矾一钱半　牛蒡子　甘草生　薄荷各五钱　一方有百药煎

上为末。先用好生姜擦舌上，每用药一钱，芦管吹入喉中，吐出涎痰便用热茶吃下，再吹第二次，便用热粥，三次再吹，用热茶或热粥亦热食之，加朴硝末少许。如口舌生疮，用药吹入口中，利去痰涎为妙。

针灸法　一穴在大指甲后第一节，灸三小壮，治累年喉痹举发，男灸左，女灸右。　少商二穴在大指内侧去爪甲角韭叶许，针出血愈。　合谷二穴在虎口，针五分，治喉闭立愈。

齿

齿　论

齿者，骨之所终，髓之所养，肾实主之。经云：肾衰则齿豁，精固则齿坚，诚哉是言也。或曰：手阳明之支脉入齿，手阳明者，大肠经也，于齿夫何预？不思大肠传送，气道行焉，壅则齿浮，虚则宣露，挟风则上攻头面，疳䘌则变成龋脱，不相为而实相关也。夫齿之为痛者五，一曰风热，二曰风冷，三曰毒痰，四曰恶血，五曰虫蚀。风气袭虚，客于齿间，乘于血气，故令龈肿，热气加之，脓汁遗臭，此风热之为齿痛，一也；血气不足，骨髓乃虚，风冷凑入，停于齿根，不肿不蛀，日渐动摇，此风冷之为齿痛，二也；热则生痰，毒气上攻，灌注经络，最能发痛，外证壅盛，咳唾交冲，此毒痰之为齿痛，三也；头面有风，挟热攻龈，热搏于血，故令血出，瘀滞不消，掣痛钻刺，此恶血之为齿痛，四也；凡人饮食甘肥，不能洁齿，腐臭之气，淹渍日久，齿根有

孔，虫在其间，蚀一齿尽，又度其余，至如疳䘌，皆其种类，必虫杀而后痛止，此非五曰虫蚀之证乎？前是数者，痛有自来，治各随证，条例于后。虽然，百物养生，莫先口齿，不漱不洗，损蠹之媒，是不惟患生宿腐，而暑毒酒毒，常伏于口齿之间，莫若时时洗漱之为愈也。临睡洗毕，至于晨兴灌漱一口，吐出掌中，就掌涤眼，自觉光明，终身行之，真①可为终身受用。

齿病证治

荆芥汤　治风热齿痛。

荆芥　脑荷　升麻　细辛

上件等分，为末。每服二钱，以沸汤点，漱口含咽，并用擦牙。

消风散方见头风门。　治齿热痛，龈肿有汁，先敷消风散，又以朴硝敷其上。

又法

川升麻煎汤漱咽，解毒。

温风散　治风冷齿痛。

当归　川芎　细辛　白芷　荜茇　藁本　蜂房炒，等分

上锉。每二钱，井水煎服，仍含漱。

安肾丸方见水饮门。

八味丸方见癏冷门。　治冷证齿痛。

香椒散　治冷证齿痛。

香附　红川椒炒　故纸炒。各二钱　荜茇一钱

上为末，和炒盐二钱，擦敷。

开笑散　治风冷齿痛。

白芷　细辛净　良姜　荜茇　川椒　香附　蜂房炒

上件等分，为末。擦牙，搐鼻。

皂荚散　治风齿动摇。

长肥皂荚二钱　白盐半两

上二件，同烧赤，研细常擦。

二②陈汤方见疟类。加细辛、枳壳，用姜、枣、乌梅煎，治毒痰齿痛，仍以片子姜黄、荜茇等分，井水煎，候温，以舌浸其中，涎自流出。

甘露饮　治毒血齿痛，方见积热门。加升麻煎。

荆槐散　治牙宣出血或痛。

槐花　荆芥穗

上等分，为末。擦牙，仍煎点服。

郁金散　治齿出血。

郁金　白芷　细辛

上件等分，为末。擦牙，仍以竹叶、竹皮浓煎，入盐少许，含咽，或炒盐敷。

灵脂醋　治恶血齿痛。

川五灵脂，以米醋煎汁含咽。

鹤虱丸　治虫蚀齿痛。

猪牙皂角三钱　川椒一钱半　生明矾　鹤虱各一钱

上为末，蒸饭搜丸如麻子大，纳于孔中，有痰吐之。

椒盐散　治齿虫痛。

川椒　白盐　蜂房炒

上件锉细，等分。每服二钱，以井水、葱白煎，热含冷吐。

虫蛀牙痛方

川巴豆肉三枚　明乳香一钱

上同研，溶蜡，丸麻子大。每服一丸，塞孔。

又虫痛方

红川椒末一钱　大巴豆肉一粒

上件研细，蒸饭丸如麻子大，以薄绵包塞孔。

明矾煅，二钱　滴乳香一钱

---

① 真：原作"直"，四库本同，据《医方类聚》卷七十一所引本书改。

② 二：原作"一"，四库本同，据《医方类聚》卷七十二所引本书改。

上为细末，饭丸塞孔。

又方

蜘蛛壳一个，揉软，以薄绵包塞，痰吐之。

又方

米醋煮川椒，入蜂房，蘸软撚塞。

又方

蚕纸烧存性擦，少时盐汤漱口。

又方

雄黄末入麝研，敷痛处，

又方

直僵蚕　蜂房炒，二件各等分　樟脑半之

上为末，皂角肉捼浓浆，煮少顷，和作小丸，塞痛孔。

齿痛通用方

荜茇　生地黄　当归须　荆芥穗　白芷　桑白皮炒　蜂房炒　赤芍药　姜黄　细辛　藁本　赤甘草生。等分

上为粗末。每服三钱，井水煎，频漱齿。

归荆散　齿痛通用。

当归　荆芥穗　川升麻　川郁金　细辛　白芷　荜茇等分

上为末。每服半钱，揩痛处，良久，盐汤灌漱。

齐峰川椒散　齿痛通用。

红川椒四钱　樟脑　赤小豆　缩砂仁各二钱　明矾煅，一钱

上为末，少许塞敷，咽不妨。齿痛惟藉川椒麻痹。

又方

蜂房三钱，炒　全蝎二个，焙

上为末，敷。亦治风疼。

又通用方

丝瓜干烧存性，为末，擦敷。

又方

蜂房炒　明矾煅　黄虢丹等分

上为末，饭为小丸，塞齿。

麝香散　治疳蜃龈烂口臭。

白矾煅　青黛　胡黄连　芦荟各一分　虾蟆炙焦，半分　麝一字

上为末。每服半钱，敷患处。

又牙疳臭方

以蜘蛛壳为末，用胭脂、麝敷之，或用大蜘蛛一枚，以湿纸裹，又用荷叶外包，煨令焦存性，为末，入少麝研敷。又蚕蜕纸烧，入麝，亦治牙疳。香附末可为齿药。

牙痈方

朱砂　雄黄　磁石　石胆　矾石即银星石

上件等分，入瓷合盐泥涂，烧两日夜，覆地出火毒两日，细末，鸡羽蘸敷疮，恶肉、朽骨、损牙俱出而愈。此周官五毒攻疡正方。诸恶肉、朽骨、疮毒通用。

牙蛀痛方

蚕纸烧存性　直僵蚕炒。等分

上为末，擦敷，良久，盐汤漱口。

又方

鹤虱为细末，擦良久，盐汤漱口。

又牙宣出血方

明白矾煅二钱　乳香半钱　少麝

上件同研细，轻手擦，良久，盐汤灌漱。

酒齿痛方

以井水洗口，频换，且含且漱；或百药煎泡汤，微冷含咽；或缩砂嚼敷，齿痛通用。

附：诸方

羌活散　治客寒犯脑，风寒湿脑痛，项筋急，牙齿动摇，肉断袒脱，疼痛苦楚。

麻黄去节根，三两　羌活一钱半　防风三

分半　藁本三分　细辛少许　升麻五分　柴胡半两　当归身六分　苍术五分　白芷　桂枝三分　骨灰即羊胫骨灰也，二钱　草豆蔻二钱

上为细末。先用温水漱口净，擦之，其痛立止。

草豆蔻散　治寒多热少，牙疼痛。

草豆蔻一钱二分，不去皮　黄连一钱半　升麻二钱半　细辛叶　防风各二分　骨灰　熟地黄各五分　当归六分

上为细末，擦之同前。

立效散　治牙齿疼不可忍，痛及头脑、项背，微恶寒饮，大恶热饮。

防风一钱　升麻七分　炙甘草三分　细辛叶二分　草龙胆酒制，四两

上㕮咀，如麻豆大，都作一服，水一盏，煎至五分，去滓，以匙抄在口中煠痛处，待少时立止。如多恶热饮，更加龙胆草一钱，此法不定，随寒热多少临时加减。若更恶风作痛，加草豆蔻五分，黄连五分，却勿加龙胆草，屡用得效。

秘方　治风牙疼痛，用芒硝、食盐、川椒等分为末，用肥皂一个去子，将药末安于肥皂内，用线缚定，用炭火烧存性为末，擦于患处，立效。久擦齿白牙坚。

一方　治阴虚牙出鲜血。

四物汤　赤牛膝　香附　生甘草

秘方　治牙落重出。

公鼠骨一副。取骨法：用鼠一个，剥去皮，用硇砂擦上，三日肉烂化尽，取骨，瓦上焙干用　香附一两　白芷　川芎　桑叶　地骨皮　川椒　蒲公英　青盐　川槿皮各三钱　旱莲草

上为细末。擦百日复出，固齿，无不效验。

仁斋直指方论卷之二十二

三山名医仁斋杨士瀛登父编撰
新安后学惠斋朱崇正宗儒附遗

痈　疽

痈疽方论

痈疽五发，发脑、发鬓、发眉、发颐、发背是也。人之一身，血气周流而无间，稍有壅聚，莫不随所至而发见焉，又岂特五者而已哉？俗以癌、瘤、瘰附于痈疽之列，以是为五，岂知瘰与瘤、癌不过痈疽之一物，古书所载，仅有所谓瘰疽，则瘰亦同出而异名也。若癌、若瘤，前未之闻，合是以为五发，其可乎？痈者，壅也；疽者，沮也。血气壅沮，寒热不散，阴滞于阳则发痈，阳滞于阴则发疽，而所发无定处也。盖衣服厚暖则表易招寒，滋味过多则里易生热，感受日久，热胜于寒，寒化为热，六腑蕴热，腾出于肤肉之间，其发暴盛，肿而光软，皮薄以泽，侵展广大者为痈，其患浮浅，不伤筋骨，此可治也。五脏蕴热，攻燉乎肌骨之内，其发停蓄，状如痞瘤，皮厚以坚，淡白焦枯者为疽，其患沉深，伤筋蚀骨，此不可治也。凡发热憎寒，头痛恶心，筋节拘牵，气急闷闷，或病渴经年，是皆欲发痈疽之证。发于喉舌、头面、脑项、肩背、胸腹、四肢大节，女子妒乳，数者为险，

其他为缓。肿高而软者，发于血脉；肿下而坚者，发于筋骨；肉皮色不变者，发于骨髓。近骨者多冷；近虚者多热。近骨久不愈，则化血成虫；近虚久不愈，则传气成漏。成虫则多痒少痛，或先痒后痛；成漏则多痛少痒，或不痛不痒。若形状肿大，按而后痛者，其脓深；小按即痛者，其脓浅；按之软而即复者，有脓；按之强而不复者，无脓。疮浅者，欲在厚处；疮深者，欲在薄处。肿起坚硬脓稠者为实；肿下软慢、脓稀者为虚。有实热者易疗，虚寒而邪热多者难瘳。痈疽已决去其脓，而烦疼尚未全退，其脉洪粗者，又难为力。要之，痈疽脉来带涩，但得和缓为平，若洪粗则锐毒不收，鲜有济也。然则治疗之法将何如？曰：血得温则流行，气得温则和畅，服饵贴敷，药用和平。初觉则散肿内消，已溃则排脓敛毒，脓尽则去腐内塞，恶肉尽则生肌傅痂，此定则也。疮家脏腑生热，热蒸其血，血败则腐肉，肉腐则成脓。当脓血燉聚之时，所赖朝夕洗疮，以外舒其毒气；才觉有脓，即暖醋蘸熨而破之；才见败肉，即煮药荡射而去之。稍或稽延，不反掌而侵蚀筋骨。是必腐败尽除，庶几真气得复，好肉得生耳！而况痈疽险恶，古人以虎口、鸩毒喻之，一芽初萌，灸熨宣散，急作主张，殆有甚于拯溺救焚之不可缓也。奈何人多玩忽，

荏苒成形，溃裂四出，往往不救，伊谁咎欤？大抵痈疽，自内发外，最不可服冷药，亦不可敷冷药，但以温和调治，使毒气自内发出可也。若服冷药，则必至伤动脏腑；若敷冷药，则逼令毒气内行，内气有亏，毒从外入，冲心烦躁，呕吃嗽喘，以至泄泻，此为内坏，杀人无疑。或不随顺疗理，妄以急涩涩剂行之，敛口太速，毒气舒泄未尽，必于其旁复发大疽。活血排脓，敛毒去腐，生新收口，人所共知也，孰知诸痛痒疮，皆属于心，心主血脉，心通诸窍，如茯苓、茯神、远志、益智、石菖蒲等辈，又当佐助于其间，抑使病人不得忧惊嗔怒，劳精疲神有触于心，尤关利害。五脏六腑所包者，一膜耳！人有患疽，医疗两月，新肉已平，夜寐中干者，攻击疾呼，惊触入心，新肉开裂，医者谓其肉膜已破，而后肉开，神仙莫救，果非心乎？于此又能精加饮食，使胃气有所充，和剂救里，使内气得所养，有诸中，形诸外，理势必然。切戒痈疽成形以后，不得通利大便。上医宣毒，盖用车螯、栝蒌、甘草、紫草等类，以乳香、没药佐之，若大黄则不敢轻用也。如其有热，即以赤茯苓、麦门冬、桑白皮、灯心草，利其热于小便之中，或以杯勺黑豆，入紫苏、生姜，如豆汤法，亦能疏导。若夫疮口瘀热而焮疼，却暂用升麻、山豆根、厚黄柏煎汤入麝，为之熏洗。或疮口敛平，尚留一窍，经时汁水不干者，其中必有淫虫朽骨，当以药消蚀而尽除之。妇人患此，适值月候不行，尤当急为调血。所谓大寒大热，大渴大吐，大痛狂言，无事喜笑，鼻青唇惨，赤晕不收，脓青血黯，脓血腥臭，血流不止，小便如淋，结硬过月方发，硬如石榴不破，多日不肿不疼，昏睡不知痛痒，患热恣意取凉，沉重痿弱，气乏，肩项动掉不便，心病脸如脂

坏，贴药鲜血常流，脓如赤白下痢，眼小窜视，而白睛青黑，脓血大泄，而焮肿且坚，声嘶色脱，而肢体肿浮，气短喘粗，而[1]恍惚嗜睡烦躁，时嗽而腹痛，渴甚，饮食不下，而服药即呕，与夫[2]吃逆嗽喘、大便泄泻，皆恶证也。抑尤有内外之别焉，疽初发来，一粒如麻豆许，身体即热，患处亦热，肿大而高，多生疼痛，破后肉色红紫，此为外发，纵使极大，用药有条，百无一失。自发疽以来，不问小大，身体无热，但觉倦怠，疮亦不热，数日之间渐渐开阔，不肿不高，不焮不痛，低陷而坏烂，肉色紫黑，此为内发，卢扁无如之何。盖其未发以前，脏腑已先溃烂矣，此又善恶之衡鉴云。虽然，痈疽治法，已条列于前矣，究其病源有风、有气、有食、有药毒、有劳损、而所受不同焉。风则多痒，气则多痛，食则发寒热，药毒则坚硬，劳损则瘦弱，此外证之之可验也。风气食三种易疗，药毒劳损二者难医，大概风毒当祛风，气毒当调气，食毒当消积，劳损当补虚，药毒则黑豆汁利之，甘草、生姜解之，丹砂则羊血、绿豆可以为佐。登山到顶[3]，酌水问源，故推明本始，以为疡医一发之助。

痈疽证治

灸法

痈疽初发小点，一二日间，急以大蒜头横切如钱，贴其中心，顿小艾炷灸之，五壮而止。若形状稍大，以黄秆纸蘸酒全

---

① 而：原作"赤"，四库本同，据《医方类聚》卷一百七十所引本书改。

② 夫：原作"热"，四库本同，据《医方类聚》卷一百七十所引本书改。

③ 顶：原误"须"，四库本同，据《医方类聚》卷一百七十所引本书改。

贴，认先干处为筋脚，于先干处灸之，或两处先干皆灸，但五七壮而止。又法：屈指从四围寻按，遇痛处是根，就此重按，深入自觉轻快，即此灸之，更于别外寻灸。若或大肿，即捣蒜为饼，焙干，蘸法醋灸热，更换顿罨，或以熨斗火于蒜饼上熨之，更换热饼频熨，如觉患处走散，即以绵帛覆盖，勿令气泄，俟少间敷药。凡痈疽展大如龟之形，且看头向上下，先灸其前两脚，次灸其尾，或红筋走紧而长，从尽处灸之，须留头，并后两脚勿灸。若尽灸之，不惟火气壅聚，彼毒无所走散，又攻入里也。或辨认不明，以：

白芷三分　汉椒　桑白皮各一分　连根葱白十片

上取新水煎汤，入酸醋半盏，淋洗少顷，其筋自现，可以辨认头尾。

速消方　痈疽发背，已发未结，已结未溃，急以黄明牛皮胶新水溶，令稀稠得所，摊在抄纸上贴之，良久，以软布二条，于酽醋中煮热，互换漉出，罨在胶纸上，蒸熨，常要热气相接。若患处痒，乃药气透，须忍痒，频蒸熨，直至消散。或破而脓出将尽，即以贯众煎汤洗去胶纸，用退肿散、蠲毒散、沉水膏等类掺敷，或便用拔毒散随意急服万金一醉膏，或内消散、乳粉托里散，破后以洗疮方荡洗，发散毒气。

拔毒散　痈疽肿结通用，能散能溃。

南星上等大白者，一两　草乌头　白芷各半两　木鳖子仁一个，研

上细末，分两次法醋入蜜调敷，纱贴之。

蠲毒散　治痈疽肿毒，未结则散，已结则溃，去风排脓。

大南星一两　贝母三分　白芷　赤小豆　直僵蚕焙。各半两　雄黄二钱，研

上细末，初用醋调敷，后用蜜水调敷。

痈疽宣毒方　诸痈疽已破未破通用。

栝蒌一个，去皮，锉细　紫车蛾壳一个，黄泥和盐涂敷，煅通红，用三钱　皂角刺　甘草微炙。各二钱　乳香　轻粉各半钱

上细末。先用老酒二碗煎栝蒌，滤清，取一大碗，五更暖栝蒌酒，调上项药末，空心服，大便自下恶物如鱼涎状。

宣毒一醉膏

栝蒌一个，去皮　老翁须一倍半

上锉，酒水等分同煎，少顷入开口真川椒四十九粒，临熟又入乳香、没药末少许，任意服。

痈疽宣毒方

黑牵牛去皮

上取仁入猪肾中，线扎，湿纸包，热火灰内煨香熟，候冷，温酒嚼下。

宣毒方

斑蝥一枚，只去翅　好大枣一枚，去核，包裹斑蝥入猪肾中，线扎，青竹叶重包，湿纸裹煨熟，去蝥。

上空心吃猪肾，温酒下。

又方　宣散痈疽肿毒

老翁须草亦名金银花、忍冬草、鹭鸶藤、水杨藤。其藤左缠，花五出而白，微香，蒂带红色，野生延蔓

上花与叶生捣，暖酒调服。无花只用叶。酒和叶烘暖可敷疮。

穿山甲散　痈疽托毒排脓。治五毒附骨，在脏腑里，托出毒气，止痛内消。

蜂房一两　蛇蜕　穿山甲　油发并烧，带生存性。各一分

上为末。每服二钱，入乳香末半钱，暖酒调下。

皂棘散　托毒排脓。

川芎半两　甘草生，一两　乳香一分　皂荚刺烧，带生存性。四两

上末。每二钱，温酒调下。

芎归托里散　托里排脓生肌。

川芎　当归　白芍药炒　木香　白芷
茯苓各半两　人参　辣桂　丁香　甘草
生。各一分

上末。每二钱，食前米汤调下。

痈疽毒入脏腑，呕吐恶食方

甘草焙，半两　丁香三钱半

上锉。每服二钱，水煎，入麝少许，温服。

痈疽肿毒敷药仙灵散　收肿敛毒排脓。

滑兰模皮末　紫贝草捣

上二味同捣，酒调为膏，敷。或蜜水调亦好。滑兰托毒，紫贝散血。或单用紫贝草亦效。

妙胜散　收肿敛毒排脓。

落地茄花去心　黄蜀葵花去心并萼，日干，瓷器收

上为末，井水稀调，鸡羽扫放患处，干则再敷，或收毒平散，或破溃出脓，神效。如疮口开，用末掺，亦敛毒，不急涩。

消肿散　痈疽通用。

滑兰皮　大南星　赤小豆　白芷　姜黄各一分　白及半分

上细末，酒调敷，或蜜水醋同调敷。

退毒散　痈肿通用。

木鳖子去油　大南星　半夏生　赤小豆　白芷　草乌连皮尖。等分

上细末，硬则法醋调敷，热焮则蜜水调敷。

川乌散　痈肿初发急用。

川乌　蟮蛉窠土等分

上细末，法醋调敷，未结则散，已结则溃。

夜明砂膏　溃肿排脓。

夜明砂一两　辣桂半两　乳香一分

上细末，入干砂糖半两，研和，用井水调膏，敷。

乳豆膏　治痈疽肿节疼痛，入门先用此止痛。

绿豆去皮取肉，一两　乳香竹叶裹，熨斗熨，一分

上末，酒调敷，伞纸贴，干则再敷。续后却换消肿排脓药。

星乌散　治痈疽已结，未作穴溃。

大南星　草乌头　辣桂等分

上末，用酒或醋调敷，软白纸贴。未穴再用。

敛毒散　敷四围收毒。

南星　赤小豆　白及等分

上末，井水调敷四周，软帛贴上。

退肿散　痈疽肿毒通用。

大南星圆白者　半夏生。各半两　赤小豆　五倍子　白芷　贝母各二钱半

上细末，蜜醋调敷。

收毒外消膏

黄明牛皮胶以长流水半升溶开，一两　虢丹再煎，柳枝急搅，五六沸，一两

上候冷收入瓷盒，以鸡羽摊于疮上留口，如未破敷，肿自消。

乳香膏　治痈疽肿毒恶疮，排脓止痛，收缩筋脚。

乳香竹叶包熨，研　没药各一分　轻粉一钱　麝半钱　黄蜡二钱　蓖麻子仁一两

上捣研极细成膏，以抚纸折薄摊药，留眼贴之，日二换。或纯用蓖麻子仁入没药研细，敷贴。

保安妙贴散　治痈疽发背肿毒。

透明硫黄为细末　荞麦面各二两

上用井花水调和作饼，焙干收下，要得硫黄性和，用时再末之，入乳香少许，井水调，厚敷疮上。如干，以鸡羽蘸新水润之。如此至疮愈方歇。通则不痛，不通则痛①，神验。

————

① 通则不痛，不通则痛：原作"痛则不痛，不痛则痛"，四库本同，据文义改。

蜀葵膏　治痈疽肿毒恶疮。

黄蜀葵花

上用盐掺，收①入瓷器密封，经年不坏，患处敷之，自平自溃。蜀葵子炒碎，入宣毒药中尤验。

皂角膏　痈疽肿结通用。

不蛀皂角满尺者，捶碎，去弦核

上以法醋煮烂研膏，敷之自消。

四虎散　治发疽肿硬，厚如牛皮，按之方痛。

大南星　草乌头　半夏生　狼毒等分

上细末，醋蜜调敷，留头出毒气。

沉水膏　痈疽发背，排脓敛毒。

大南星三分　白及　白芷　赤小豆
半夏生　贝母各半两　木鳖子仁去油　乳香
没药各二钱半　雄黄一钱

上细末，井水入蜜调敷，纱贴。

炉峰散　治痈疽肿毒等患。

炉甘石绿者，十分细，一两　大南星　半夏生。各半两　五倍子　赤小豆　片姜黄
直僵蚕　贝母　白及各四钱　乳香二钱半

上细末，未破者酸醋调敷，已溃者清蜜调敷，半干湿只掺。若红肿多汁，生地黄研汁调敷，仍煎苦参、桑白皮汤淋。

麝香散　痈疽已结而头不破用此。

直雀屎研，一钱　斑蝥去头、足、翅，一钱半　脑　麝随意

上细末，法醋调少许，点在有头处，立破，急用煎黄连汤洗去。

涌泉膏　治痈疽软而疮头不破，或已破而疮头肿结无脓。

斑蝥去头、足、翅，焙

上为末，揉和蒜膏似小豆许，点在膏药中，准疮口处贴之，少顷出脓即去药。或用绿矾、直雀屎少许，用饼药调一点，敷疮头软处，亦破，须四围涂药护之。

蚣蝎散　治痈疽疮口小而硬，贴膏药脓不出，是为风毒所胜用。

赤足蜈蚣一条，去头、足　全蝎三枚，实全尾者，并生用　木香一钱

上细末，每用一字掺于膏药钱上，准疮口贴。如疮口开阔不硬勿用。若是风邪所搏，即煎连根葱白五茎，次入白芷末半两，少顷，滤清淋洗，明日又洗，仍服不换金正气散。

护肌膏　收晕敛毒。

大南星二两　明白矾并生用，七钱半　白蔹　白及　雄黄

上细末，每半两，生地黄取汁调敷疮晕外旧肉上，自外圆而促敛之。又验疮：用新水调笔蘸敷疮，药力胜则肿消皮皱易疗；若肿处皮急晕开，难疗。

神功妙贴散　涂敷痈疽晕内，使脓血化为水出，收晕敛毒。

大南星圆白者　蓖麻子仁各四钱　五倍子淡红者　白芷消片　姜黄　半夏生　贝母
白及各二钱　没药　乳香各三钱　花蕊石散二贴

上细末，夹和井水入蜜调敷。疮色黯晦，姜汁调敷，从晕边抹收入里，留中间如钱大贴膏药。若疮开大，全用纱摊药以旧茶笼内，白竹叶尾剪②两片如疮势，先贴药上，然后贴疮。久年蓬仰上竹叶亦得。竹叶出水，藉药以行之。凡敷药，须是细末则不痛。

内消散　痈疽恶疮方萌，才觉便服。

穿山甲插入谷芒热灰中，候焦黄

上为末，入麝随意。每服二钱半，温酒调下，或栝蒌煎酒调下尤妙。日两服。

大全内消散　内消痈疽恶毒，才觉便服。

---

①　收：原作"取"，四库本同，据《医方类聚》卷一百七十四所引本书改。

②　剪：原作"煎"，四库本同，据《医方类聚》卷一百七十四所引本书改。

穿山甲截片，以谷芒糠炒脆，一两　当归半两　甘草二钱半，生

上末，每服三钱，温酒调下。

小车螯散　内消痈疽，取下恶毒。首初便服。

紫贝大车螯生取壳一合，盐泥塞满，相合，麻线缠，盐泥涂外，日干，炭火煅通红，去泥，冷地出火毒伏一时

上细末。每服三钱，入生甘草末一钱，轻粉一字，用栝蒌一枚，灯心三十茎，分两次煎，酒乘热调下。五更温服，天明又服。日中大便下黑苔恶物。或不用甘草，入蜜二匙。

皂刺散　治痈疽等患。宣毒排脓，首初便服。

皂角刺紫黑色者　连皮栝蒌等分　北五灵脂减半

上锉细。每服四钱，酒二大盏，煎六分，入乳香少许，温服。皂刺亦能宣毒。

万金一醉膏　治痈疽发背。宣导恶毒，始初便服神妙。

栝蒌一个，去皮，碎研　甘草生，粗末，半两　没药水中研，二钱半

上用红酒三大碗，煎取其半，分两服，温服之。在上食后服，在下食前服。重者再剂，以瘥为度。又方加当归、白芷，并些乳香。更要宣毒，加紫皂角刺一分。

粉乳托里散　痈疽初发便服，或毒气入里冲心，烦闷吃呕嗽喘以至泄泻，急用此频服，托里返出毒气，自内发起于外，此药又能消，已发、未发皆可服，神妙。

真绿豆粉心二两　明乳香半两，以竹叶包，熨斗火熨，乃研细

上末。每服二钱，熟新水调下，或生甘草煎汤调，食后少时细呷。常要药味在胸膈间，则毒气不能攻心。或疮已沉晦，用当归一钱，辣桂二钱，煎汤调下，仍以

加味不换金正气散为佐。小儿痘疮陷，入粉乳散能救之；瘰疬攻心呕闷通治。

蜡矾丸　治痈疽、发背、瘰疬、漏疮、恶疮。卫护内膜，驱解诸毒，自然内消。神妙。

通明白矾生用，二两

上细末，黄蜡一两二钱，溶汁，就炉上，入矾拌和，众手丸桐子大。每服十五丸，熟水下，或冷酒下，常常服之。漏疮用油发，又和鸡内金末外塞。

明胶酒　治痈疽等患，使毒气不攻于内，不转恶证。

通明牛皮胶每用一两，截片

上，醇酒一大碗，入胶重汤烑，令溶散，通口服。

排脓内消散　治痈疽发背，活血排脓消毒，红肿内消①。

何首乌一两　当归　川芎　生地黄　川续断各洗，焙　茯苓　芍药　白芷　半夏曲　藿香叶各半两　紫草茸　甘草炙。各三钱半

上粗末。每服三钱，新水二分，酒一分，姜、枣煎服。有热者加灯心，只用水煎。

究原排脓内补散　活血排脓，扶养内气。或大溃开烂，用此救里内塞，方见肠痈门。以加味不换金正气散佐之。有热证者勿用，以排脓内消散加灯心服。

五香散　治痈疽须用香气透达经络。

木香　丁香　藿香叶各一分　沉香　乳香　连翘　木通　续断　桑寄生　甘草微炙。各半分

上细锉。每服三钱，井水一碗，煎七分，入麝少许。患在上，食后服；患在

① 红肿内消：原作"红内消即红"，四库本和《医方类聚》卷一百七十四所引本书均同，今据《普济方》卷一百八十五改。

下，食前服。五发证皆令人头痛、恶心、寒热、气急、拘挛，此药疗之。如有热，加灯心、桑白皮。

加味不换金正气散　治痈疽寒热往来，或内挟风邪，或内气虚馁，通用。最能发出风毒，可与排脓内补散并行。

苍术焙炒　橘红　半夏曲　藿香叶　厚朴制。各一两　甘草炙，七钱半　白茯苓　川芎各半两　木香二钱半

上为末。每服三钱，姜五片、枣二枚煎服。若疮陷不发，多加辣桂、当归。

二香散　风、气、食三证通用。调畅胃气，须兼服之。

木香　藿香叶　白豆蔻仁　半夏曲　厚朴制　橘皮　茯苓　苍术炒　甘草炙。各半两　益智仁　缩砂仁各一两　丁香二钱半

上粗末。每二钱半，姜枣煎服。

黄芪托里散　托里内虚止痛。

黄芪　白茯苓各一两　甘草生，二钱半　乳香别研，一钱半

上末。每服二钱，酒小盏，慢火煎如膏，再添酒调服。内虚加当归。

当归酒　治痈疽阴证，头平向内，沉黯不疼，浑身患处不热。

辣桂去粗皮，半两　当归四钱　木香　白芷各二钱

上细锉。每服三钱半，醇酒一碗，慢火煎七分，入乳香末半钱，不饥饱温服。以排脓内补散、加味不换金正气散为佐，以熟脯　猪蹄　脊肉为养。荞麦面能起发，可煮食之。如更不发起，用局方姜附汤加当归、木香、炙甘草煎服。又更不起发，用：

穿山甲头截片，蘸醋炒焦　生人牙煅留性。各一分

上为末，分作两服，用辣桂、当归、去节麻黄煎酒，食前调下。患处用生姜汁和面厚涂，或用川乌、硫黄、人牙煅，并细末酒调敷之。

神授香附汤　治痈肿结硬，聚毒作痛。

香附杵去皮，用生姜汁浸一宿，晒干

上末。每一钱半，米饮调下；或紫苏、甘草煎汤调下，进数服肿硬自消，有脓即出，于气证尤便，急用只小乌沉汤。

消毒散　内消痈疽恶毒。

当归　白芷　甘草生　赤小豆　紫草茸各半两　贝母一两

上末，每二钱半，水酒煎，日二服。

瞿麦散　排脓止痛，通利小便，从小便出毒气。

瞿麦穗　赤小豆　当归　川芎　白芷　黄芪　赤茯苓各半两　辣桂　甘草各二钱半

上末。每二钱半，酒调下。

万病解毒丸　治痈疽发背，鱼脐毒疮，药毒、草毒、挑生毒、蛇兽毒、蛊毒、瘵虫诸恶病。

文蛤即五倍子，一两半　山慈菇即金灯花根。一两，洗，焙　红牙大戟洗，焙，七钱半　全蝎五枚　大山豆根　续随子取仁，去油留性。各半两　麝香一钱　朱砂　雄黄各二钱

上件先以前五味入木臼捣罗为细末，次研后四味，夹和糯米糊丸，分作三十五丸，端午、七夕、重阳、腊日、净室修合。每服一丸，生姜、蜜、水磨下，井水浸研敷患处，解毒收疮，救病神妙。朱砂、雄黄功能医五毒、攻疡中物也。

红内消散　痈疽内蕴热、外发热用此。

红何首乌半两　远志水浸，取肉，蘸姜汁焙　赤茯苓　川芎　北梗　苦参　赤小豆　赤芍药　蔓荆子　威灵仙各三钱　生甘草半两

上末。每服二钱，麦门冬十四粒煎汤调下。

清心散 治痈疽有热证。

远志_制 赤茯苓 赤芍药 生地黄 麦门冬_{去心} 知母 甘草_生。各等分

上锉。每三钱，姜枣煎服。小便秘加灯心、木通。

痈疽大便秘导毒方

紫草 栝蒌_{连皮}

上锉。新水煎服，或用黑豆一盏，入生姜、紫苏煎汤亦得。

痈疽烦渴方

参苓白术散

上以栝蒌根、绿豆、乌梅煎汤调下。

加味八味丸 降心火，生肾水，治诸渴疾。痈疽未发前、已瘥后渴证通用。

好熟地黄_{洗、焙，二两} 山药_{锉，微炒} 山茱萸_{蒸，取肉，焙。各一两} 辣桂_{去粗皮，半两} 泽泻_{截作块，酒蘸，瓷器盛，甑内蒸五次，锉，焙} 牡丹皮_焙 白茯苓_{各八钱} 真北五味子_{慢火焙透，另研，一两半}

上为末，炼蜜候冷，和丸桐子大。每服三十丸，空心盐汤下。

痈疽腹痛方

辣桂_{一分} 木香 芍药 北五灵脂_{各半分}

上锉散。每服三钱，姜枣煎服。

痈疽泄泻方

粉乳托里散

上用木香、白茯苓煎汤调下，加味不换金正气散佐之，呕恶通用。

痈疽虚证寒战方

明乳香_{研细，半两}

上每服一钱，熟水调下。战发于肝，乳香着肝而温之，寒战随止。

山药丸_{见漏浊门}。治痈疽，因肾虚劳损所发。每服七十丸，五更初肾气开时，端坐，勿言勿动，勿咳勿唾，侍侧有人进药，盐汤下，日间以排脓内补散加川芎、当归、白茯苓佐之，最疗劳损证。

内托黄芪丸 痈疽因针砭锥割伤其经络，白脓赤汁逗留不止用此。

黄芪_{二两} 当归_{生，七钱半} 肉桂 木香 沉香 乳香_{别研。各二钱半}

上末，绿豆粉一两，生姜汁煮糊丸桐子大。每服七十丸，温熟水下。

特异万灵散 治痈疽发背、肿毒等患，神妙。

软石膏_{烧通红，碗覆在泥地上一宿} 大白南星 赤小豆 草乌_{连皮尖。各半两} 乳香_{别研，二钱}

上细末，蜜水调膏，以外抹收入，留最高处如钱勿敷。如已破，切忌药入疮口，恐痛。敛毒排脓，不致溃烂，屡效。

洗疮方

莽草 苦参 贝母 射干 木通 蜂房 大腹皮 桑白皮 汉椒 连根葱白_{多用} 白芷

上煎汤，密室中淋洗。

又方

白芷_{一两} 新桑白皮_{三分} 贝母_{半两} 汉椒_{三两} 紫苏_{三茎}

上锉碎，分两次入连根葱煎，以葱蘸汤洗。溃烂者，猪蹄煎汤洗，或水胶煎汤洗亦好。

北艾汤 痈疽疮口冷滞，脓血少，肉色白，久不合，逐日用。

北艾_{一把}

上煎汤，密室中洗，仍以白胶烧烟熏之，续贴膏药，仍多服排脓内补散、加味不换金正气散。

又方 疮口已成大窟，以：

桑白皮_{一分} 当归_{半分}

上为末，干掺，外用北艾蘸蜜水，研细塞口。

桑皮散　治疮口有热，攻焮作痛，赤①烂淫汁。

桑白皮新者，一两　苦参　槐花　天花粉晒。各半两

上杵细末，干掺，仍煎苦参、桑白皮汤荡洗，痒者加槟榔、轻粉。

又痛疽方

白芷　桑白皮

上煎汤洗，以桑白皮末掺效。

又疮口大窟方　专以：

大桑叶日干

上末之，频掺，效。经霜黄桑叶尤好，掺敷、煎汤皆可用。

又方　生丝瓜或生地黄、或芭蕉根取汁，笔蘸抹。

消蚀散　消蚀恶肉，淫虫朽骨，先用洗疮方，然后敷此。

明白矾入银窝内，瓦盖，煅令性尽，一两　绿矾煅热　雄黄　乳香　好胭脂　远志水浸，取肉，焙。各二钱

上细末，蜜水研膏，敷恶肉上，麻油调亦得。

又消蚀方　腊月收猯猪粪，烧存性。

猯猪粪腊月取，一两　雄黄研　鸡心槟榔各二钱

上细末，湿者掺，干者麻油轻粉调抹。蚀恶肉，蔺茹好。

茶蜡丸　诸疮溃后，孔中以熔蜡和好茶捏尖丸塞其中，以牛角内粉屑夹天花粉、真蚌粉干掺。消毒生肌。

敛疮散

软滑石　花蕊石　鸡内金各半两　白及三钱半　白矾二钱半　虢丹煅　滴乳香各一钱

上滑石、花蕊石炭烧通红，碗覆泥地一伏时，为细末，次入余药末研和，干掺，神妙。

保安敛疮方

白蔹　白及各一两　鸡内金一两　厚黄柏半两

上细末，井水调敷，须脓尽乃用，溃者亦能敛。

硬疮生肌方

降真香一两，紫赤大片者，油处更好　桑白皮新者　半夏生。各半两　乳香　当归　五倍子各二钱

上细末，干掺。

又方

大南星　半夏生　五倍子　鸡内金各半两　南木香　当归　厚黄柏　降真香节　白蔹　白及各二钱半

上细末，先荡洗，后掺药，伤扑通用。

生肌散

老狗头生脑骨截碎，新瓦煅透，二两　桑白皮新者，一两　当归二钱半

上细末，麻油调敷，疮深则掺，伞纸护之。

太乙膏　治痈疽发背恶毒。

好虢丹二两半　男生发洗，焙，二钱　木鳖仁碎，三枚　肥白巴豆肉十八粒

上用麻油四两，慢火先煎巴豆、木鳖、发团，更换柳枝搅准发耗五分，顿冷炉，绢滤，再暖，入净虢丹，换柳枝频搅，候色变，滴入水成珠，随意入乳香末，再煎沸，倾入瓷器候凝，覆泥三日贴用。凡修合膏药密室中，勿令猫、犬、妇人见之。

神应膏　治痈疽发背恶毒。

龙泉好光粉二两　真麻油三两

上慢火同熬，更换柳枝频搅，滴入水成珠，方入白胶末少许，徐徐倾入瓷器，以水浸两日，抄纸摊贴。

———————

① 赤：原作"亦"，四库本同，据《医方类聚》卷一百七十四所引本书改。

神异膏 治痈疽发背，恶毒疮疖。

黑参 白芷实 露蜂房 杏仁不去皮 木鳖仁 男生发洗，焙。各二钱 蛇蜕盐水洗，焙，一钱 肥白巴豆一十五粒

上锉细，麻油五两，同药入瓷铫浸一宿，慢火煎，更换柳枝搅，候药色焦黑，顿冷炉，生绢滤，再入铫暖，入净虢丹二两，柳枝急搅，候黑，滴入水成珠，入乳香末二钱，拌和，倾入瓷器候凝，覆泥地三日，贴用。

遇仙膏 治痈疽发背毒疮等。

川五灵脂 白芷 贝母各半两 当归二钱半

上锉，细柳枝截二十四寸，麻油六两，同上药入瓷铫一宿，慢火煎，柳枝搅，药色稍焦，入肥白巴豆二十一粒，木鳖仁碎五个，搅煎令黑，顿冷炉，生绢滤，再暖，入蜡半两溶尽，再顿冷炉，入净虢丹二两半，更换柳枝急搅，候色黑，滴入水如珠，入乳香、没药末各二钱，拌和，倾入瓷器候凝，覆泥地三日，贴服皆好。柳枝止痛。

神仙截法 治痈疽发背毒疮，发作便服，使毒气不内攻，可保。

真麻油银器内煎十余沸，倾出候冷，一斤

上和醇酒二碗，分五次荡、温，日夜服尽，解阴证沉毒。

将理法

避风邪；少睡卧；勿惊忧；勿嗔怒；徐行动；省言语；戒闺房；绝思虑；防触秽；听好事；疮频洗；药常助；盥漱闻香；二便顺序；择饮食内充，无饥饱失度；敷药、运掉屈伸，疮口常加爱护；妄用恶草愈滋其毒，不忌饮食，反害其疮。皆非正法。

痈疽发背龟形灸法 凡发背如龟形，辨认龟头，不论左右上下，但以肿高处为头，或有疑似，即以黄秆纸蘸醋掩之，先干处为头，把笔点定，男女皆取左手中指，用草比量全指为度，一样剪草十二片。六片安顿在外，合作龟背形六片，安顿于龟背之内，中心直顿二片，四方分顿四片，内外各相连合，如是则头尾四足定矣。以笔点其尾足，抹蒜膏灸之，先灸其尾七壮，火未灭，便灸后一脚七壮，火未灭，又灸后一脚七壮，迤逦如是，灸至前两脚而止，须留龟头莫灸，以出毒气，法艾擀实如筯，中间大，剪作艾炷。此法合阴阳气候，可用灸之，省力疗理。

论热 背发大疮，惟发热则谓之背，若不发热皆疖也。其有阴证于五脏内发者，却又沉晦无热，大凡痈疽惟藉有热则发，热则气血行，冷则气血滞，热则能生肌，冷则疮不合。遇有热者，切不可退热，但用温药以微凉少济之，是为和剂。

论晕 痈疽发背，俗以肿痕所至为晕，非真晕也。晕生于疮口之旁，如红筋之状，才见晕则非美证矣。一晕、二晕以至三晕尚可措手，若四晕、五晕是脏腑蕴受锐毒，断断难医。

保安炙①甘草方 痈疽漏疮，通用神妙。

粉草以山泉溪涧长流水一小碗，徐蘸，慢火炙②，水尽为度，秤一两

上锉粗末，用醇酒三碗，煎二碗，空心随意温服，最活血消毒。

痈疽方

赤小豆 绿豆 黑豆 川姜黄

上为细末。未发起，姜汁和井水调敷；已发起，蜜水调敷。

诸痈疽大便秘方

甘草生，一两

---

① 炙：原作“灸”，四库本同，今据本卷《漏疮证治》篇同名方改。

② 炙：原作“灸”，四库本同，据文义改。

上锉碎，井水浓煎，入酒温服。能疏导恶物。

蚀漏方

生油发_{烧，留性，四钱}　白及一钱，细末，掺敷。

去水膏　治痈疽破穴后，误入皂角水及诸毒水，以致疼痛。

甘草_{生，为末，一分}　砂糖　糯米粉_{各三分}

上为膏，摊在绢上贴，毒水自出。驴马汗及尿粪，一切毒①水，皆治之。

木香掺收疮口方

木香　鸡心槟榔　虢丹_{煅。各一钱}　轻粉_{半钱}

上细末，掺。

秦艽掺方　治一切疮口不合。

秦艽细末，掺之。

荡洗方

蜂房　白芷　苦参　川椒

上煎洗，热燉加荆芥。

痈疽疮口深大方

深山黄牛粪塞满疮，藤纸贴上三②四日后

蜂房　白芷　大腹皮_{三件煎汤淋洗，拭干}

上以黄桑叶晒，为细末，撒掺，常服酒调排脓内补散，饮醇酒，食肥肉，自然生肌。深山黄牛吃百草，平田牛只吃禾藁。

诸恶核方

或在上，或在下，顽结留滞，不溃不散，用瘰疬门立应散宣毒从小便出，非用一醉膏之类宣毒从大便出也。先以大戟、草乌为末，酒调敷，仍服蜡矾丸，或穿山甲炙焦为末，温酒调下佐之，在上者加皂荚刺带生灰，煎葱汤熏洗。

痈疽恶核，男以左边为重，女以右边为重。

发颐方　此疮最险，毒气灌注头面，肿大可畏，牙齿亦脱。治法：解开头发，寻顶螺中灸二十一壮，如不透达，灸至四十九壮而止。其疮开口大孔，用东向石榴皮，晒，为细末，撒掺其中。特异万灵散，本方加煅过石膏半倍，蜜水少许，调敷四围；不换金正气散、排脓内补散，二药各加川续断、皂角刺烧去半带生灰，相间煎服。皂荚刺性上行，主上焦病。凡痈疽药太温，加干薄荷煎服。石膏性寒，始亦疑之，然火煅通红，盆覆地上，以出火毒，最能收晕，使疮口把就，不至烂肌。

附：诸方

真人活命饮　治痈疽发背、发脑、发髭、发胁、疔毒、骑毒肿、肚痈、腿痈、附骨痈疽、恶疮、恶漏疮、血块气块、面目手足浮肿，随病加减，并宜治之。

天花粉_{一钱}　甘草节　乳香_{透明。各一钱}　穿山甲_{三大片，蛤粉炒，去粉}　赤芍药　白芷　贝母_{各一钱}　防风_{去芦，七分}　没药　皂角刺_{各五分}　当归尾_{酒洗}　陈皮_{各一钱半}　金银花_{三钱}　或加大黄_{一钱}　木鳖子_{去壳，八分}　体虚加黄芪_{一钱}

在背俞，皂角刺为君；在腹，白芷为君；在胸次，加栝蒌二钱；在四肢，金银花为君；如疔疮，加紫河车草根三钱。无加亦可。

上作一贴，用金华好酒一钟半煎至一钟，温服。煎时次用大瓦瓶，以纸密封口，勿令泄气。能饮酒，服药后再饮数钟，浩大不可憶度。

偈云：

真人活法世间稀，大恶痈疽总可医，

消毒只如汤泼雪，化脓渐使肉生肌。阴功岂止万人活，神效何须刻日期，留下仙方诚信授，存仁修制上天知。

此方治一切痈疽疔肿，不同阴阳、虚实、善恶、肿溃，大痛或不痛，先用此剂，大势已退，然后随余证调治，其功甚捷，诚仙方也。

防风通圣散　治痈疽通用。方见中风门。

狗宝丸《济生方》　专治痈疽发背、附骨疽、诸般恶肿将发时，先觉口中烦渴、四肢沉重、遍身壮热乃其候也，此药功效不可具述。

蟾酥二钱　金条蜈蚣七条，全者，酥炙黄色　轻粉　雄黄　滴乳香　没药　乌金石即石炭。各一钱　狗宝癞狗腹中得之，一钱。又云①一两　狗胆一个，干者用之，去皮，黑狗腊月者佳　鲤鱼胆一个，干者用之，腊月者佳　粉霜　黄蜡各三钱　硇砂半两　麝香一分　孩儿乳一合，头首者　铅白霜一钱。一本无此

上先将乳汁、黄蜡放在罐内，文武火化开，次将各药末和成剂，用时大人丸绿豆大，小儿丸如芥子大。每服三丸，病重者加至五丸，用白丁香七个研烂，新汲水调送下。腰以下，食前服；腰以上，食后服。如人行五里，热葱白粥投之，即以衣被盖定，汗出为度，以后只吃白粥，常服十宣散。留头，其四边以乌龙膏贴。

漏芦汤《精义》　治一切恶疮毒肿，丹瘤瘰疬，疔肿鱼睛，五发瘭疽。初觉一二日便如伤寒，头痛烦渴，拘急恶寒，肢体疼痛，四肢沉重，恍惚闷乱，坐卧不宁，皮肤壮热，大便秘涩，小便赤黄并宜服之，惟妊娠忌服。

漏芦　白蔹　黄芩去黑心　麻黄去节　枳实麸炒，去瓤　升麻　芍药　甘草炙。各一钱　大黄二钱　朴硝一钱

上，水煎服。

千金漏芦汤《精要》　治证同前。

漏芦　连翘　黄芩　白蔹　枳壳去瓤，麸炒　升麻　粉草炙　麻黄去根节。各一钱　大黄一钱半，湿纸煨　朴硝另研，一字

上作一服，用水一盏半煎至八分，去滓，空心热服。

渊然真人夺命丹　专治疔疮、发背、脑疽、乳痈、附骨疽，一切无头肿毒。恶疮服之便有头，不痛者服之便痛，已成者服之立愈。此乃恶证药中至宝，病危者服之亦可矣，万无一失，不可轻易。

蟾酥二钱，干者，老酒化　血竭一钱　乳香　没药　铜绿　朱砂为衣。各二钱　轻粉半钱　胆矾　寒水石各一钱　雄黄三钱　麝香半钱　脑子半钱，无亦可　蜗牛二十一个，连壳用　蜈蚣一条，酒浸，炙黄，去头足

上为细末，将蜗牛研作泥，和前药为丸如绿豆大。若丸不就，以好酒煮面糊为丸。每服只二丸，先用葱白三寸，令病人嚼烂，吐于手心，男左女右，将丸子裹在葱白内，用无灰热酒三四盏送下，于避风处，以衣被盖覆，约人行五里之久，再用热酒数杯，以助药力，发热大汗出为度。如汗不出，重者，再服二丸，汗出即效。初觉者二丸即消，三五日病重者，再进二丸。如疔疮走黄，过心者难治，汗出冷者亦死。如病人不能嚼，葱擂烂裹药，仍以热酒吞下。疮在上，食后服；疮在下，食前服。服后忌冷水、黄瓜、茄子、油、面、猪羊杂肉、鱼一切发风疮毒等物及妇人洗换、狐臭，犯之难治。

竹叶黄芪汤《精义》方　治诸痈疽发背烦渴及一切恶疮发大渴者。

淡竹叶二分半　生地黄一两　黄芪　黄芩去腐　当归　川芎　甘草　芍药　人参　麦门冬去心　半夏汤洗　石膏各四分

---

① 云：原作"去"，四库本同，据文义改。

上用水一盏半，竹叶五片，生姜五片，煎至一盏，温服。

内补散　专治痈疽发背溃脓出，多内虚少力，不进饮食，有虚证恶重者亦治之。

人参　白茯苓　川归　黄芪　桂心　甘草　远志各半两　芎劳　麦门冬　白芍药　陈皮　熟地黄　五味子各一两

上㕮咀。水一钟，姜三片，枣一枚，煎至半钟，温服。

败毒流气散

人参　桔梗　枳壳　甘草　防风　柴胡　前胡　川芎　羌活　白芷　芍药　紫苏各等分

上㕮咀。水一钟半，姜枣煎服。

护心托里饮

人参　黄芪　当归　川芎　甘草　白芍药　乳香　木香　乌药　官桂　防风　枳壳　桔梗　厚朴各等分

上㕮咀。水、姜煎服。

铁圈散　治痈疽肿毒。

乳香　没药半两　大黄　黄柏　黄连　南星　半夏　防风　皂角刺　木鳖子　栝蒌　甘草节　草乌　阿胶

上为末，醋调成膏，砂石器内火熬黑色，鹅翎敷之。

围药　治诸般痈疽，敷上消散。

乳香　没药　大黄　连翘　黄芩　黄连　黄柏　南星　半夏　防风　羌活　栝蒌　阿胶　皂角刺各等分

上研细末，好醋煎黑色成膏，寒者热用，热者寒用。

围药铁井拦

贝母　南星各七钱　连翘　五倍子　经霜芙蓉叶各一两

上为细末，用水调敷四向肿处，止留中间一窍出毒气。

秘传铁箍散

霜后芙蓉叶二两　海金沙五钱　草乌　金线重楼　天南星生者佳。各五钱

上为末，用好米醋调药成膏，围敷患处。若是发背加木鳖子五钱，为末，和前药，立效。

千金托里散　治背疽并诸恶疮，如三日以内未针灸及利大便者，则可消矣。

羌活　藁本　生黄芩　人参　炙甘草　木猪苓各一钱半　防风身洗　防风梢各五分　川归身酒洗　连翘　酒黄芩各三钱　川归梢　生甘草　陈皮　苏木　五味子　酒黄柏　酒防己各五分　桔梗　山栀　酒生茴　酒黄连各一钱　酒大黄三钱　麦门冬二钱

上细切，分作二服，每服用水三大盏，浸半日，煎一盏，稍热服，后一服如前，并滓煎服，忌生冷。此方如觉有病，即便忙服无不效者，若疮势已发三四日，或成脓者，则不消矣。

十全内托散　治疮肿托里，未成者速散，已成者速溃。

人参　当归　黄芪各一钱　厚朴　川芎　桔梗　防风　桂心　白芷　甘草各一钱

上细切，作一服，用水二盏煎至一盏，去滓，食远服。

秘授仙方万应膏药　治一切肿毒，未溃贴之则消，已溃贴则去腐生肌，并治杨梅痈漏、恶疮、风气骨节疼痛、痞气积块、挫闪腰痛，一切诸证，贴之神效。

羌活一两　巴豆二两　木鳖子二两　川乌　皂角刺　穿山甲　白芷　蝉蜕　杜当　赤芍药　金线重楼　五倍子　独脚莲　雷藤　连翘　血余　白及　降香　白蔹　紫荆皮　藁本　黄连　石羊角　广藤　川芎　僵蚕各一两　蓖麻子二两五钱　防风二两　蜈蚣七条　草乌二两　当归一两五钱　蛇蜕　叶下红　三白草　八角风　苦参　孩思母

何首乌　大风藤　小风藤　海风藤　寻风藤　七叶黄荆　松节　金银花　车前草　槐角　丹参　斑蝥　青木香　玄参　牛膝　地榆　威灵仙　生地黄　薄荷　苍术　五灵脂　天花粉　南星生者，一个佳　细辛　虾蟆一只　桔梗　山栀　荆芥　黑丑　花蛇　大风子　乌药　小茴　节骨草　两头尖　黄柏　乌梢蛇　槐嫩枝　桃嫩枝　柳嫩枝　榆嫩枝　椿嫩枝各五两

上件七十九味㕮咀片末，用真香油十斤和药，浸七日，下锅熬，待药滓成炭、血余无形方可滤去药滓，再熬，滴水成珠，再将黄丹徐徐入内收为膏，再入后项药。

乳香　血竭　阿魏　龙骨　胆矾　雄黄　轻粉　没药　孩儿茶各五钱　樟脑四钱　赤石脂七钱　沉香　木香各三钱　麝香一钱　冰片三分

上十五味，研为极细末，入膏内搅匀，用瓷钵收贮，出火毒，油纸摊贴，神效。

秘传定痛生肌散

龙骨煅　白芷各三钱　黄丹水飞，五钱　软石膏煅，去火毒，一两　没药　乳香各三钱　血竭二钱　黄连四钱　轻粉　朱砂各五钱

上为极细末，掺于疮口上。止痛生肌神效。再用白膏药贴之。

秘传白膏药

官白粉一两半　赤石脂煅，一两　樟脑五钱　轻粉二钱五分

上为细末，生猪油去膜，捣烂，和前药调匀，先将生肌散掺上，后贴之。

洗毒散 《通玄论》

治诸般恶疮、风湿阴蚀，并宜此洗之。

用蛇床子、地骨皮丁、麻黄、荆芥、防风、桔、矾各三钱。

上用水三碗，葱白三根，煎至二碗，无风处洗。

乳　痈

乳痈方论

男子以肾为重，妇人以乳为重，上下不同而性命之根一也。坐草以后，风邪袭虚，营卫为之凝滞，与夫婴幼未能吮乳，或乳为儿辈所吹，饮而不泄，或断乳之时捻出不尽，皆令乳汁停蓄其间，与血气搏，始而肿痛，继而结硬，至于手不能近，则乳痈之患成矣。乳痈一名妒乳，妇人四十以下，血气周流，患此可疗；年事既高，血气耗涩，患此难瘳。恶寒发热，烦躁大渴，是其证也，甚则呕吐无已，咽膈窒碍，何耶？盖胃属足阳明之经，实通乎乳，血热入胃呕吐何疑？或者不能温散，妄以寒凉疏转之剂行之，即使痛毒自外入里，呕吐尤甚，其咽膈妨碍者，毒气上冲所致也。生姜甘桔汤为咽间要药，乳粉托里散最能反出毒气，二香散加栝蒌根止呕止渴，两得其便焉，更仗万金一醉膏佐之，能事毕矣。虽然，渴而过饮，水入肠胃，必至下利；医理失节，久而不瘥，必成漏疮，又不可不防其变。

乳痈证治

究原五物汤　痈疽、发背、乳痈通用。

栝蒌研，一枚　皂角刺半烧，带生　没药各半两　乳香　甘草各二钱半

上粗末。醇酒三升煎取二升，时时饮之，痛不可忍立止。

万金一醉膏内加川芎一分，当归半分。

乳痈方

皂荚刺半烧带生，半两　真蚌粉三钱

上研细。每一钱，酒调下。

生姜甘桔汤　治痈疽诸发，毒气上冲咽喉，胸膈窒塞不利。

北梗去芦头，一两　甘草生　生姜各半两

上锉细。每服三钱，井水煎服。

乳初肿方

甘草生二钱，炙二钱

粗末，分两次，新水煎服，即令人吮乳。

敷乳方

大南星　半夏生　皂荚刺烧，带生。各二分　白芷　草乌　直僵蚕焙。各一分

上细末，多用葱白研取汁入蜜调敷。若破疮口，用膏药贴。

乳痈方　乳痈初发。

贝母为末

上每服二钱，温酒调下，即以两手覆按于棹上，垂乳良久自通。

又方

石膏烧红，碗覆地出毒，细末三钱，温酒调下。

附：诸方

橘皮汤　治乳痈，初发即散，已溃即效，痛不可忍者。

陈皮汤浸，去白，晒干，麸炒微黄色

上为细末，麝香研少许。每服二钱，酒调服，初发觉赤肿疼痛，一服效。因小儿吹奶变成此疾者并治。

复元通气散　治发乳、痈疽及一切肿毒。

木香　茴香　青皮　穿山甲炙酥　陈皮　白芷　甘草各等分　贝母去心，姜制加漏芦

上㕮咀。每服五钱，水一盏半，煎八分，去滓，入酒，食远服。末，酒服二钱

亦可。

一方　治妇人乳赤肿成痈者。

歌曰：

欲治乳痈良捷法，紫苏一味胜他方，浓煎汤饮频频服，苏叶围来合乳房。

一方　治乳痈神效。

用桑黄不拘多少，用好酒磨，热服即安。

一方　治妇人吹奶。

用枣七枚去核，入鼠粪七粒，火煅存性，研末，入麝香少许，温酒调服。

又方　治妇人吹奶。

诗曰：

妇人吹奶治如何？皂角烧灰蛤粉和，热酒一盏调八字，双手揉散笑呵呵。

一方　加乳香少许。

一方　治妇人乳头裂。

用秋后冷露茄儿裂开者，晒干，烧存性，为末，水调敷患处，甚验。

癌痈疽诸发，此法通用

发癌方论

癌者，上高下深，岩穴之状，颗颗累垂，裂如瞽眼，其中带青，由是簇头各露一舌，毒根深藏，穿孔透里，男则多发于腹，女则多发于乳，或项或肩或臂，外证令人昏迷，治法急用蓖麻子等药外敷，以多出其毒水，如痈疽方中乳香膏，神攻妙贴散是也。内则于小便利之，盖诸痛痒疮，皆属于心，心与小肠为表里，所当宣毒于小便。但诸发蕴毒，又非麦门冬、灯心草之所能宣，必如是斋方中立应散，以地胆为主，以白牵牛、滑石、木通佐之，而后可以宣其毒矣。自此又于心肾用工，人之一身，水不能济火，则渴而后发疮，

心肾相交，水火既济，于人何病之有？心主血也，清心行血，固所当然，亦使肾得其养，则水有所司，真元凝合，彼疮自平，更服童尿，又可以灌涤余毒，切戒忌风邪入之，将理一节，米煏猪蹄，可以益肾，可以养中，当加之意。

痈

发痈方论

痈发于手足，或掌心，或腰腿，或臀下伸缩处，长形平肿，无头无面，低贴肌肉，瞰里开疮，如痕而大，走注牵连，较之诸发烦渴为甚。其患浅则可疗，其患深则害人，或重毒已平，数月之后，复于他处大发，但作肉色微带淡红，终不能救治。法以痈疽类例推之，大要培养内气，以防滑泄，兼用膏药吮疮，神异膏、遇仙膏，可贴可服。

瘭

发瘭方论

瘭疽之发有数种，先作点而后露肉，小者如粟如豆，剧者如梅如李，赤黑青白，色变不常，或臂或臀，或口齿，或肚脐，发无定处，大概多见于手指之间，根深入肌，走臂游肿，毒血流注，贯穿筋脉，烂肉见骨，出血极多，令人串痛，狂言，痛入于心即死，突出于外肾者亦死。此疮最虑引风，治法宣毒行血，尤当于心肾加意焉。盖心为万病之门，败血郁滞，烦躁嗳闷，皆毒气攻心之候也。心家为毒所攻，若于小便利之，又恐外肾虚怯，易

至伤风，势必宣毒于大便，如栝蒌酒之入没药、五灵脂、皂荚刺带生灰是也。是虽大便引导毒气，然清心行血，去风邪之剂，如之何而废之？心清血行，风邪解散，庶乎有瘳矣。经云：在指则截，在肉则割，盖虑毒气随风走肌，随脉入腹，倏忽害人至速而不可留也。此疾根源，初因感受恶风，入于脉理，或伤寒瘴疟之后，毒变所生。凡痈疽诸发，开一寸则一寸引风，非必风入于其中，盖虚处自引风也。惟风邪袭虚，则肉烂透骨，恶血横流，大南星、生半夏、白芷梢最能去风，可以频敷，其诸疗理，推广痈疽法度行之。

发瘭证治

痈疽、癌、瘭、恶疮妙方

生发烧，留性，三分　皂荚刺烧，带生，二分　白及一分

上细末，干掺或井水调敷。皂荚刺能行诸药。

瘭方

生发烧，留性　皂荚刺烧，留性。各二分　赤蜈蚣半烧　厚黄柏各一分

上细末，雄猪胆汁调敷。

又方

鸡内金　生发各烧，留性，夹和　大南星　半夏生

上为细末掺。

又方

皂荚刺烧，带生　白及少许

上为细末掺。诸疮通用。

又方

燕窠和百雀儿粪，研膏敷。

又方

生发烧，留性，末之，米汤调服，兼敷。漏疮亦效。

诸发诸疮，蜡矾丸冷酒入麝香送下。

洗荡瘰疬方

荆芥穗　白芷　汉椒去目　葱白连根

上用井水煎，入盐候温，自手臂上荡下，日三次。瘰疬毒气走臂，肿所至处紧系之。

又洗方

山灶屋垂尘　灶烟　釜下土各半升

上研和，分两次井水煮沸，温洗，日如是。

疬方

生井蛙取皮，日干，烧，带生

上细末掺，或蜜水调敷。

又通用方在前。

是斋立应散方见瘰疬门。

瘰疬灸法　瘰疬自手发者，毒走至心不救；自足发者，毒走至肾不救。各有小红筋，汤洗，再寻其筋之住处，灸小艾炷三壮，即瘥，此即蛇瘴。

瘰疮方论

瘰疮一名蛇瘴，南地多有毒蛇，吐毒于蛮烟瘴雨之乡，人有伏水土、风气而感触之者，数月以还，未有不发为蛇瘴也。惟赤蜈蚣、伏蛇最为上药，雄黄、白芷次之，诸蛇药亦可以制其毒矣。雄黄有毒，烂肌，但夹和蛇药用。

疔　疮

疔疮方论

疔疮含蓄毒气，突出两寸，痛痒异常，一、二日间害人甚速，是尤在痈疽之上也。《内经》以白疔发于右鼻，赤疔发于舌根，黄疔发于口唇。黑疔发于耳前，青疔发于目下，盖取五色之应五脏，各有所属部位而已，然或肩或腰或足，发无定处，在手足头面骨节间者最急，其余尚庶几焉。疔曰五疔，类分数种，如曰、如豆、如瘖、如箔金、如茱萸、如石榴子，或发疹搔破而青黄汁出，或衣物触着而疼痛忽生，或白而肿实，或赤而浮虚，其状不一，大抵疮头黑硬如钉，四畔带赤如火，盘根突起，随变焦黑，未几肿大而光，转为湿烂，深孔透肌，如大针穿之状，外证心惊头痛，拘急恶寒，四肢痛强，或寒热交作，颊舌间赤黑，点点如珠。若毒入腹心，则烦闷呕逆，恍惚痴眠，其毙可立待也。此疾虽自风毒而来，其诸触犯，不可不信，如石疔之忌瓦砾、砖石；麻子疔之忌麻衣、麻仁；火疔之忌火光、炙煿；水疔之忌饮水渡河。恶眼咸食，烂帛刀镰，色色见忌。又不特雌雄二疔，戒谨房事而止，一有触犯，难以有瘳，其或背脊拘强，疮痛彻骨，此触犯之候也。治法以调平心气为上，盖疔疮蓄毒，壅结于心，如茯苓、茯神、远志、益智、莲子、石菖蒲之类，佐以川芎、当归，皆舒豁心经之剂也，心气一清，毒自消散。外所敷者，用销蚀恶肉辈，如胆矾、绿矾、铅霜、斑蝥等类，以饼药调和而笔敷之。烂其肉而后剪，随敷随烂，次第剪平。却以生发、蛇皮、土蜂窠、皂荚刺，各烧，留性，白及减半，并为细末，以平疮口，或销蚀恶肉辈敷之。作痛，则以排脓内补散，多用酒调以醉之矣。又有一种疮头黑深，形如鱼脐，破之黄水渗出，四畔浮浆，是曰鱼脐疔疮，其毒尤甚，通前治法，即痈疽方中万病解毒丸，以清心行血汤使服之，以井花水磨敷之，是为神仙妙药。

疔疮证治

诸疔疮方

生发披一团如鸡子大，摊在一尺绯绢上　雄黄研，一豆许　皂荚刺二十一针　赤小豆二十一粒

上并粗末，撒放发上，卷就绯绢作一团，外用发绳十字缚定，熨斗内烈火烧，带性，为末，入地骨皮末倍之，分作两服，空心酒调下。

又方

生发　蛇皮洗，晒　土蜂窠　皂荚刺各半两

上以绯绢一尺，分作四片，分裹上件药，发绳扎之，炭火烧，带生，并为细末，每一钱，空心酒调下。

又方

蛇皮　土蜂窠烧，带性。等分

上为末，每一钱，酒调下。

又方

蛇皮洗晒，炙焦为末，鸡子清调敷。

又方

磁石于石臼中，捣为细末，再研醋调敷。

又方

苍耳亦名鼠粘子，根茎苗实，但取一色，研细

上，酒调下，仍以苍耳烧灰，醋调敷。或不拘一色，杂采用之。

疔疮方

金头蜈蚣一条　胆矾　铜绿　乌贼骨各一钱　麝一字

上细末，以纸捻蘸麻油粘药，引入疮中，如疮头硬，即灸破或针刺破，然后入药。

附：诸方

立马回疔丹　治疔疮走彻不止。

金脚信　蟾酥　血竭　朱砂　没药各五分　轻粉　片脑　麝香各一字

上为细末，生草、乌头汁为锭如麦子长大，用时将疮头刺破，纳入一锭，第二日疮肿为效，以膏药贴之。

飞龙夺命丹《圣惠方》　治一切恶疔疮。

人言二钱半　斑蝥十二个，去足　巴豆十二个，去壳油　朱砂　硇砂　硼砂　乳香　没药　黄丹各三钱　南星水洗　半夏水洗。各一钱　血竭二钱　麝香一钱二分半

上为末，蟾酥汁为丸如红豆大。五分内分一分，加入斑蝥四个，然后捻成锭子，如小麦大，每一疮针破，下一锭子，用饭粘白纸封口，用前四分内一丸嚼在舌上，觉麻，凉水吞下。忌热物片时。如蟾酥干，用人乳汁化开。一方加雄黄二钱。

千金托里散　治疔肿发背，一切恶肿。

官桂　人参　甘草　川芎　白芷　芍药各一两　木香　没药各三钱　乳香二钱　当归半两　连翘一两二钱　黄芪一两半　防风　桔梗　厚朴

上十五味为细末。每服三钱，酒一盏，煎三二沸，和滓服，无时。

一方　治疔疮。

土蜂房一窠，全　蛇蜕一条，全

上作一处细瓦器中，以黄泥封固，火煅存性，研为细末。空心，酒调服一钱，少顷，腹中大痛，痛止，其疮已化为黄水，仍服五圣散。

五圣散

大黄　生姜　金银花　甘草各一两　栝蒌一个　皂角针二两

上㕮咀。每服一两，用好酒二盏，煎至一盏，温服。

瘰疬

瘰疬方论

瘰疬生于项腋之间，凡人少小以来，动辄蓄怒，或忧思惊恐，抑郁不伸，多致结核于项，日积月累，风毒热气聚焉，于是肿溃开疮，起伏无已，甚则牵连至于腋下，自腋下而蔓衍心胸，殆无及矣。发热憎寒，烦渴盗汗，或寒热往来，或痛或不痛，其外证也。治法无他，大抵以地胆、斑蝥为主，盖瘰疬之毒，莫不有根，地胆、斑蝥制度如法，能使其根从小便中出，或如粉片，或如块血，或如烂肉，皆其验耳。但毒根之行，小便亦必涩痛，当以木通、滑石辈导之。然是毒必从小便出者何哉？诸痛痒疮，盖属于心，其或一二流行于大便尤快便也[①]。人有此患，不惟惩忿窒欲，谨护燥湿风寒，其于饮食百味一切戒之，然则投方匕之剂，当何如而责效焉？曰饭蔬食而已。

瘰疬证治

是斋立应散　治瘰疬神效，已破未破皆可服。

连翘　赤芍药　川芎　当归　甘草炙　滑石研。各半两　黄芩三钱　白牵牛生，取末　土蜂房蜜水洗，饭上蒸，日干。各二钱半　川乌尖七个　地胆去头、皮、足，秫米炒，米黄为度，去米，秤三钱

上为细末。每服抄一大钱匕，煎浓木通汤调下，临卧服。毒根从小便中出，涩痛不妨。毒根如粉片块血烂肉是也。如未效，后再服。继以薄荷丹解其风热。且地胆性带毒，济以乌尖，或冲上麻闷，不能

强制，嚼葱白一寸，茶清下以解之。如小便涩，灯心煎汤调五苓散服，疮处用好膏药贴。若疔痛疽，用此宣导恶毒，本方去黄芩不用。

薄荷丹　解瘰疬风热之毒，自小便宣毒，后须常服。

杜薄荷　皂角不蛀者，去弦皮　连翘　何首乌米泔浸一宿　蔓荆子　京三棱煨　荆芥各一两

上为末，好豉二两半，以米醋煎沸，洒豉，淹令软，研如[②]糊，和[③]丸桐子大。每三十丸，食后熟水下，日一服，病虽愈，常服之。

必捷丸　治瘰疬多年不瘥。

斑蝥去头皮足，秫米炒，一分　薄荷叶三分

上细末，乌鸡子清和丸，桐子大，空心茶清下二丸，午时后服三丸，临卧服四丸，次日空心服五丸。脐下痛，小便取下恶物为效。如小便秘，吃葱茶少许。

神秘散　治瘰疬。

斑蝥去头足翅[④]，面炒，二十一个　荆芥穗日干　直僵蚕炒，去丝嘴　黑牵牛微炒，取仁。各二钱

上细末。每服一钱，五更好酒调下，日中当取下恶物，如不下，次日五更再进一服，或更不下，第三日五更先吃秫米粥一盏，次服此药，其毒决下。如小便痛涩，以葱茶解之，或木通灯心煎汤利之。

雌雄散　治瘰疬。

斑蝥一雌一雄，足翅全者，新瓦焙焦，去头、

---

① 其或一二流行于大便尤快便也：《普济方》卷二百九十一所引本书作"其或流行于小便就快也"。

② 如：原作"和"，四库本同，据《医方类聚》卷一百八十所引本书改。

③ 和：原作"如"，四库本同，据《医方类聚》卷一百八十所引本书改。

④ 翅：原作"皮"，四库本同，据《医方类聚》卷一百八十所引本书改。

翅、足　贯众二钱　鹤虱　甘草各五分

上细末，作两服，饱饭后，好茶浓点一钱①调下。

木鳖膏　治瘰疬，经年发歇无已。

木鳖仁二个，用厚纸捏去油，研碎

上以乌鸡子清调和，瓷盏盛之，甑内蒸熟，每日食后吃一次，服之半月，自然消靡。

粉乳托里散　治瘰疬攻心，呕吐，发出毒方。见痈疽门。

蜡矾丸　治瘰疬神效方。见痈疽门。

山豆根方　治咽喉上膈热毒，患瘰疬者。常常含汁咽下，仍以山豆根、紫苏叶细锉煎汤，临卧服。

解热方　瘰疬四畔红肿多汁，为热证。

小黑豆二合　紫苏一茎　姜七片

上细锉，煎汤，食后服。

洗敷方

白芷煎汤泡荆芥。

上候温，软帛蘸洗，拭干，好膏药贴，脓汁恶肉出尽，更用：

半夏生　南星各二钱　血竭一钱　轻粉少许

上细末，以津唾调敷。

究原方　敛疮口。

血竭一字　枣烧灰，半钱　麝少许

上夹研，津唾调敷。

附：诸方

散肿溃坚汤　治马刀疮结硬如石，或在耳前后上下，及肩、胁、背、手足少阳经，及瘰疬遍于头，或颊车，坚而②不溃，在足阳明经。一疮已破，乃流脓水，并皆治之。

草龙胆酒洗，炒四次　桔梗各五钱　升麻六钱　甘草炙　柴胡各五分　连翘三钱　葛

根　白芍药　黄连各二钱　黄芩梢钱半酒，钱半生　昆布　知母酒洗　栝蒌根酒洗　黄柏各五钱　京三棱酒洗　广茂酒洗。各三钱　当归梢酒洗，半钱

上㕮咀。每帖七钱，水二盏，煎八分，去粗，食远热服，于卧处伸足于高处，头微低，每噙一口，作数次咽下，至服毕，如常安卧，取药在胸中停蓄也。另攒一料作细末，炼蜜丸。每服百丸，此药汤留一口送下，更加海藻五钱炒。

白花蛇散《三因方》　治久漏瘰疬发于项腋之间，痒痛，憎寒发热。

青皮半两　生犀镑，半钱　黑牵牛半两，一半生用，一半炒熟　白花蛇酒浸软，去皮骨，焙干，秤二两

上为末。每服二钱，腻粉五分，研匀，五更糯米饮调下，以利下恶毒为度，十余日再进一服，可绝病根。

梅花点舌丹　治男妇恶疮瘰疬。

蟾酥二钱　粉霜　没药　轻粉各六分　麝香　冰片　血竭各四分　乳香　雄黄各一钱

上为细末，用男人乳，丸如茄子大。每服一丸，含一丸在舌上，待自化。瘰疬，可先食胡椒面，然后含之，其疮自消神效。

针灸法　治瘰疬，以手仰置肩上，微举，肘尖上是穴，随患处左即灸左，右即灸右，艾炷如箸头大，再灸如前三次，永无恙。如患四五年，用药不退，辰时着灸，申时即落，所感稍深，三灸即安，法仍以蒜切片，贴病疮上，灸七壮，易蒜，多灸取效。

---

① 钱：原作"盏"，四库本同，据《医方类聚》卷一百八十所引本书改。

② 而：原作"面"，四库本同，据文义改。

瘰　瘤

瘿瘤方论

气血凝滞，结为瘿瘤。瘿则忧恚所生，多着于肩项，皮宽不急，槌槌而垂是也。瘤则随气留住，初作梅李之状，皮嫩而光，渐如杯卵是也。其肉色不变者，谓之肉瘿；其筋脉呈露者，谓之筋瘿；其赤脉交络者，谓之血瘿；随忧愁而消长者，谓之气瘿；坚硬而不可移者，谓之石瘿，瘿之名有五者此也。一曰骨瘤，二曰脂瘤，三曰肉瘤，四曰脓瘤，五曰血瘤，六曰石瘤，瘤之种有六者此也。瘿瘤二者，虽无痛痒，最不可决破，决破则脓血崩溃，渗漏无已，必至杀人，其间肉瘤，攻疗尤所不许。若夫脂瘤、气瘿，随顺用药，尚庶几焉。

瘿瘤证治

海藻丸　瘿瘤通用。

海藻洗晒，一两　海蛤煅　松萝各七钱半　当归　川芎　官桂　白芷　细辛　藿香　白蔹　明矾煅　昆布洗，晒。各五钱①

上细末，炼蜜丸弹子大。每一丸，含咽下。

蜡矾丸　瘿瘤通用，常服自然缩小消磨。方见痈疽门。

针砂方　专治气瘿。

针砂浸于水缸，平日饮食皆用此水，十日一换。针砂服之半年，自然消散，针砂能去积也。

治小瘤方

先用甘草煎膏，笔蘸妆瘤旁四围，干而复妆，凡三次，后以：

大戟　芫花　甘遂

上等分为细末，米醋调，别笔妆敷其中，不得近着甘草处，次日缩小，又以甘草膏妆小晕三次，中间仍用大戟、芫花、甘遂如前，自然焦缩。

又治瘤方

旧牛皮鞋皮，洗，煎冻，常食之。瘤若破，如豆腐极臭。

附：诸方

破结散　治五瘿。

海藻洗　龙胆草　海蛤　通草　昆布　明矾枯　松萝各三分　麦曲四分　半夏　贝母各二分

上为末。酒调服，日三食。忌甘草、鲫鱼、猪肉、五辛、生菜、毒物。

昆布丸　治一切瘿瘤。

昆布洗　海藻洗　小麦醋煮干。各一两

上为末，炼蜜丸如杏核大。每一丸，食后噙咽。

秘传治瘿方　治一切瘿瘤神效。

干猪靥七个，用灯盏火烘过，干，为末　海螵蛸　木香　青木香　孩儿茶各五钱　雄黄　神曲　麦芽　辰砂各一钱

上为细末。用酒送下，食后令睡时服之，即睡，再不可言语，戒恼怒房室。此方系累用无不效验。

海带丸　治瘿气久不消者。

海带　贝母　青皮　陈皮

上各等分，为末，炼蜜丸如弹子大。每服一丸，食后噙化。

一方　治颏下结核不消，经效。

大蜘蛛不计多少

---

① 各五钱：原脱，四库本同，今据《普济方》卷九十四补入。

上以好酒浸过，研烂，同酒调开，澄去滓，临卧服。

《外台秘要》治项下猝结囊，渐大欲成瘿者

昆布　海藻各等分

上为末，蜜丸如杏核大。含，稍稍咽津。

针灸法　天突一穴，在结喉下宛宛中，灸三七壮。治诸般瘿疾。　肩髃二穴，在膊骨头肩端两骨间陷宛中，举臂取之。男左十八壮，右十七壮；女左十七壮，右十八壮。

又灸　两耳后发际七壮。

漏　疮

漏疮方论

漏者，诸瘘之溃漏也。狼瘘、鼠瘘、蝼蛄瘘、蜂瘘、蚍蜉瘘、蛴螬瘘、蜉蛆瘘、瘰疬瘘、转筋瘘，古所谓九瘘是尔。析而言之，三十六种，其名目又不同焉。大抵外伤四气，内窘七情，与夫饮食乖常，染触蠹动含灵之毒，未有不变为瘘疮，穿孔一深，脓汁不尽，得冷而风邪并之，于是涓涓而成漏矣。漏喜发于项腋，亦喜发于阴僻肛门之间，疗治失时，即生寒热。不特瘘能为漏，凡痈疽诸发，随所在处，苟有宿脓败肉朽骨停蓄其间，皆一切漏疮之萌蘖也。治法温散风冷为急，收水次之，生肌又次之，藿香、厚朴、半夏、橘皮、苍术、细辛、川芎、白芷，以官桂、干姜一匕[1]佐之，此足以温散风冷矣。然有近年漏者，有久年漏者，近则或带淡红，或带微肿，或留小核，久则上而槁白，内而黑烂，淫虫恶臭生焉。近者不

过前药数品而已，久者复其元阳，亦当以漏监辈加减而用之。如其不当用而轻用，又恐热气乘虚，变移结核，旁缘相通，而孔窍为尤甚，若夫收水一节。则有司存，水属肾也，肾虚不能传导，而后水溢于肾，水溢则渗漉于漏疮。行肾之水，无如黑牵牛，必以牵牛取末，入于猪肾，慢火煨熟，而温酒下之，则借肾入肾，一纵一擒，两得其便。恶水既泄，不复淋漓，继以当归、黄芪、川芎、官桂、川续断、胡芦巴等，修治细末，佐以发灰，空心温酒调下，仍以安肾丸、山药丸兼而济之，庶几肾得所养，真元凝合。夫然后龙骨、牡蛎、人齿、犬牙，加之血竭、乳、麝、发灰，内外相维，生肌必矣。然而新肉方生，又当以膂肉、猪蹄、米餔为养，不惟滋味益肾，而阳明之主肌肉，亦藉谷气以充之，此则自本自根之论也。虽然漏已息矣，疮已平矣，衾帱动念，可乎？否乎？曰：始焉之漏者，沟浍之细流也，终焉之犯者，江河之浚决也，知而故作，卢扁其如之何！

漏疮证治

温解散　温散漏疮风冷。

藿香叶　厚朴制　半夏曲　橘皮　苍术炒　细辛　川芎　白芷各一分　辣桂　川白姜生　甘草炙。各半分

上锉散。姜枣煎服。

猪肾酒　通行漏疮中恶水自大肠出。

黑牵牛碾细，去皮，取末一分入猪肾中，以线扎，青竹叶包。

上，慢火煨熟，空心温酒嚼下。

---

[1] 匕：原作"已"，四库本同，据《医方类聚》卷一百八十一所引本书改。

续断散　止漏活血，益肾气，续筋脉。

楷藤子去瓤，酥炙　当归　川芎　黄芪微炙　川续断洗，晒　胡芦巴炒　紫金皮生干地黄洗，晒　牡蛎粉研细。各半两　木香辣桂各三钱　甘草炙，二钱

上为末。每二钱，空心温酒调下。或加发灰佐之。

保安炙甘草方　治漏疮内外痈。方见乳痈门。①

乳麝云母膏　治漏疮效。

穿山甲浸一宿，去肉，用一片　真蚌粉同炒，侯香熟起泡，去粉，以甲为末，四两

上入乳香末一钱，麝香半钱，夹和云母膏十五贴为丸，桐子大。每服三十丸，温酒下，仍以鹿角胶调盐酒服。神授丸，川椒方见虚劳门兼服之。

代赭石丸　治漏疮，脓血不止。方见痔门。

冷漏乳香丸

白净滴乳香一分　牡蛎粉半分

上细末，雪糕糊丸麻子大。每服三十丸，道地川白姜生用煎汤，空心下。

雄黄膏　治积年冷漏，黄水不止。

雄黄　硫黄研细。各一分　头发　黄蜡各半两

上用麻油二两，煎熬头发，溶尽，去滓，次入雄黄、硫黄、碎片黄蜡，慢火上桑枝频搅为膏，摊生绢贴。用药先以赤甘草头煎汤洗，或露蜂房、白芷煎汤，常洗常贴。

黑灵散　漏疮通用。

露蜂房锉，净，二分　牡蛎粉　虢丹硫黄研。各一分

上，同炒令烟尽，为细末，入发灰一分，麝少许，拌和敷患处。麝能引药透达，亦杀虫。

血竭散　治痔漏痛不可忍。

血竭　牡蛎灰　发灰各等分

上细末，入麝香少许，自以津唾调敷。如更痛，研杏仁膏调药敷之。

生地黄膏　漏疮通用。

露蜂房炙黄　五倍子　木香各三钱　滴乳香二钱　轻粉一字

上细末，用生地黄一握，捣细和为膏，摊生绢上贴疮。

蜂房散　治久年漏疮，或暂瘥复发，或移于别处。

多孔露蜂房炙黄，三分　穿山甲炙焦龙骨各一分

上末，入麝香，用腊月猪脂调敷，湿则掺。

蛇蜕散　治漏疮血水不止。

蛇皮洗，焙焦　五倍子　龙骨各一分川续断洗，晒，二分

上细末，入麝香少许，津唾调敷。

人牙散　治漏疮、恶疮。生肌。里欲干则用。

人牙　油发各烧存性　雄鸡内金各等分

上为末，入麝香、轻粉少许，湿则掺，干则麻油调敷。

平肌散　治漏疮久不合，露干则用。

老狗头骨　露蜂房　生发各烧存性，一分　新桑白皮半分

上细末，入轻粉、麝香少许，津唾调敷，干则掺。

铁屑膏　治漏疮，露干则用。

煅落铁屑半两　狗头连齿骨炙黄，一两鹿角烧灰，一两　真轻粉一钱

上细末，用猪脂调敷。

熏漏疮方

———

① 方见乳痈门：当作"方见痈疽门"。

艾叶　五倍子　白胶　苦楝根等分

上锉碎，如烧香法，置长桶内，坐熏疮处。

洗漏疮方　漏疮孔中多有恶秽，常须避风洗净。

露蜂房、白芷煎汤洗；或大腹皮、苦参煎汤洗。

上洗毕，候水出，拭干，先用东向石榴皮晒，为末干掺，以杀淫虫，少顷敷药。

诸漏疮方

百日儿屎，密器封五日，取涂疮。

恶核漏疮，并戒怒气，不然核则大，漏则水多。

漏疮方

真龙骨　蜂房_{炙黄。各二钱}　黄丹_煅五倍子　降真香节　枯骸骨_{瓦煅。各一钱}

上为细末，敷之。

久瘘方

九孔蜂房，炙黄为末，腊月猪脂研敷。俟收汁，以真龙骨、降真香节细末入些乳香涂疮。

附：诸方

盖漏疮须先服补药以主血

人参　黄芪　白术　当归　川芎_{各等分}

上㕮咀，为一大剂服之，外以附子末唾调作饼如钱厚，以艾炷灸之，漏大艾炷亦大，但灸令微热，不可令痛，干则易之。如困倦则止，来日又灸，直至肉平为效。仍用好膏药贴之。

翠霞锭子　治年深冷漏，日久恶疮，有反肉用之。

铜绿　寒水石_煅　滑石_{各三钱}　明矾腻粉　砒霜　云母石_{研如粉。各钱二分半}

上为细末，擦百日便愈。

仁斋直指方论卷之二十三

三山名医仁斋杨士瀛登父编撰
新安后学惠斋朱崇正宗儒附遗

肠痈

肠痈论

痈发于外，人可得见者，犹为危急之疾，而况隐伏肠间，痛无定处，人不可得而见者乎？盖痈疽五发，在外则为发背、发脑、发眉、发须、发颐。在内则为肠痈、心痈、肾痈、肺痈、脐痈等患，治之得法，尚庶几焉，一着少差，枰棋去矣。何则？肠痈为病，身皮甲错，腹皮紧急，如肿之状。而按之濡，体无閒热，腹无积聚者，此积阴冷之所致也，当以温药调之；发热无汗，洒淅恶寒，小腹肿强而按之痛，小便涩数，其候如淋者，此内结热之所致也，当以凉剂利之。其脉迟紧，脓未成者，可下；其脉洪数，脓已成者，不可下。甚者，腹肚胀大，转侧闻有水声，或绕脐生疮，脓汁穿出，或脐中常常出脓，或大便屡下脓血，凡此皆为恶证。其间寒热、气急、烦渴、惊悸、呕恶、唾脓、咳嗽痰涎、自汗自利，如寻常发痈之状，亦类有此，妇人尤多得之，但恐世俗不识其证耳！抑余闻焉。《内经》有曰：息贲①病，有人得之二三年，遍身微肿，其后大肠与脐俱出脓血，遂至不救，此亦

肠痈类也。又可不审思而明辨之乎？

肠痈证治

牡丹散　治肠痈冷证，腹濡而痛，时时利脓。

人参　牡丹皮　白茯苓　天麻　黄芪　木香　当归　川芎　辣桂　桃仁浸，去皮，炒。各三分　白芷　薏苡仁　甘草炙。各二分

上末。每服三钱，井水煎，食前服。

木通散　治肠痈热证，腹痛而强，发热恶寒，小便似淋，脓未成者用此。

木通　薏苡仁　葶苈炒　甘草炙　川升麻　北梗　桃仁浸，去皮，炒　赤茯苓　牡丹皮各一两　生干地黄　甜瓜子　败酱　赤芍药各一两半　大黄半两　朴硝一分

上锉为散。每服三钱，井水一盏半，姜五片，煎服。

四圣散　治肠痈、痈疽、便毒，神效。

生黄栝蒌一枚，去皮　粉草末四钱　没药末三钱　乳香末一钱

上件用好红酒二大碗，慢火煎至一碗，分作两服，二日服尽，大便顺，导恶物，妙。若干栝蒌，则用二枚。

---

① 贲：原误作"贵"，四库本同，据《医方类聚》卷一百七十所引本书改。

薏苡汤 治肠痈，冷热证通用，方见血类。加北梗、甘草煎服。

究原排脓内补散 治肠痈冷证及痈疽等患。

人参　当归　川芎　厚朴姜制　防风
北梗焙　白芷　辣桂　黄芪炙　甘草炙
白茯苓等分

上为末。每服三钱，温酒调下。如不饮酒，南木香煎汤下，诸痈热证，黄栝蒌煎汤下。

云母膏 治内外一切痈肿结毒，冷热证通用。药料四十件，修制法度详见《和剂方》。

每服一钱，丸如梧桐子大。冷证，以酒送下；热证，甘草煎汤送下。又肺痈，胸膈间隐痛而咯脓血，腥气上冲，浓煎北梗、甘草汤送下，服毕皆就枕。

蜡矾丸 治诸痈肿毒，痔瘘恶疮。方见痔门。

烧枣散 治肠痈。

干枣连核烧存性　川百药煎研细。等用
上为末。每服一钱，米饮调下。

附：诸方

秘传薏苡仁汤 治肠痈，腹中疗痛，烦毒不安；或胀满不食，小便涩。妇人产后虚热多有此病，纵非是痈证，疑似间便可服。

薏苡仁五钱　牡丹皮　桃仁去皮尖，炒，各三钱　瓜仁四钱

上㕮咀，分二帖，每帖水二盏，煎八分，去滓，温服。

一方 治肚痈、便痈。

牵牛末一两　大黄半两　牛蒡子二钱半
补骨脂一钱二分半

上为细末，冷蜜水调，空心服，每二钱。加芒硝妙。

牡丹汤 治肠痈，小腹肿痞，按之即痛，小便如淋①，或小便自调，时时发热，自汗出，复恶寒，其脉迟紧者，脓未成可下之，当有血；洪数者，脓已成，不可下。

大黄蒸　桃仁去皮尖。各五钱　牡丹一钱一字　栝蒌实三钱　芒硝三钱三分，包

上㕮咀，作一服煎，去滓，入芒硝，再煎沸，频服。未效，再服败毒散。方见伤寒门。

神效托里散《和剂方》　治痈疽发背，肠痈、奶痈、无名毒肿，煣②作疼痛，憎寒壮热，类若伤寒，不问老幼虚人并治之。

忍冬草去梗　黄芪各五两。去芦　当归八两二钱　甘草炙，八钱

上为细末。每服二钱，酒一盏半，煎至一盏，病上食后，病下食前，少顷再进，滓外敷。未成内消，已成即溃也。

一方 治腹内痈肿。

大黄一两，取末四钱半　破故纸一两，取末二钱　牛蒡子一两，取末一钱　牵牛一两，取末二钱半

上和作二服，蜜水调，空心服，以利为度。

丹溪云：大肠有痰积死血流注，用桃仁承气汤加连翘、秦艽。近肚门破入风者难治，防风之类。

桃仁承气汤方见血门。

---

① 小腹肿痞，按之即痛，小便如淋：原作"小便肿否，按之即痛，如淋。"四库本同，今据《证治准绳》卷二改。

② 煣：原作"毒"，据《和剂局方》卷八改。

肠风

肠风论

肠胃不虚，邪气无从而入。人惟坐卧风湿，醉饱房劳，生冷停寒，酒面积热，以致荣血失道，渗入大肠，此肠风、脏毒之所由作也。挟热下血，清而色鲜，腹中有痛；挟冷下血，浊而色黯，腹内略疼。清则为肠风，浊则为脏毒。有先便而后血者，其来也远；有先血而后便者；其来也近。世俗粪前粪后之说非也。治法大要，先当解散肠胃风邪，热者与败毒散，冷者与不换金正气散，风邪既去，然后随其冷热而对治之。或曰：血遇热则行，止血多用凉药，如地榆散、柏皮汤、黄连阿胶丸、酒蒸黄连丸辈施之，热证固当，然尔其或阳虚阴走，正气不得归原，则用木香理中汤、附子理中汤、震灵丹、黑锡丹辈，如之何而废之？要之，芎归汤一剂，又调血之上品。热者如茯苓、槐花，冷者加茯苓、木香，此则自根自本之论也。虽然精气、血气生于谷气，靖惟大肠下血，大抵以胃药收功，真料四君子汤、参苓白术散，以枳壳散、小乌沉汤和之，胃气一回，血自循于经络矣，抑犹有说焉。肠风之与虫痔，特介乎毫芒之间，肠风之血，自肠中来；虫痔之血，肛门边旁别一小窍，射如血线是也。迨夫肛门既脱，腐血浸淫于其间，则俱化为虫，蛊蚀肠口，滴血淋漓，自此又不能约而收之矣。善调理者，尤当以芜荑、艾叶、苦楝根辈为之化虫。血属于心，虽曰川芎、当归主血，当以茯苓、茯神佐之。前辈止血亦不用甘草，但增枣入药用。

肠风证治

败毒散、不换金正气散方并见寒类。

地榆散　治肠风热证下血。

地榆　黄连　茜根　黄芩　茯神各半两　栀子仁一分

上粗末。每服三钱，薤白五寸，同煎服。又柏皮汤。方见泻类，通用。

酒蒸黄连丸方见疸门。

黄连阿胶丸方见嗽门。茯苓、茯神煎汤下，治诸下血腹痛。痛即是血，多服为佳。

附子理中汤方见寒类。

理中汤方见泻类。内加木香，治虚冷肠风。

芎归汤方见血类。热证加茯苓、槐花，冷证加茯苓、木香。

小乌沉汤

香附杵去皮毛，焙，二两　天台乌药去心，一两　甘草炒，一分

上为末。每一钱，盐点服。

枳壳散　正方不用加药。

参苓白术散　方并见虚劳门。

四君子汤疸门。四件夹和，姜枣煎服，治诸下血。

乌荆丸　治肠风下血，诸风抽掣。

川乌头一两，炮，去皮　荆芥穗二两

上为末，醋面糊丸，如桐子大。每服二十九，枳壳散下。

不换金正气散加川芎、当归同煎，吞白丸子，方见身疼门。治肠风及便血妙。

四君子汤加制白扁豆、黄芪，治肠风、五痔下血，萎黄乏力。

猪脏丸　治大人小儿大便下血日久，多食易饥，腹不痛，里不急，名曰野鸡。先用海螵蛸炙黄去皮，取白者为末，以木贼草煎汤调下，服之三日后，用净黄连二

两锉碎，嫩猪脏二尺去肥，以黄连塞满猪脏，系两头，煮十分烂，研细，添糕糊丸如桐子大。每服三五十丸，米饮下。

橄榄散　治肠风、脏毒久不止。

橄榄核于灯烛上烧存性，研为末。每服二钱，用陈米饮食前调下。

蒜连丸　一名金屑万应丸。　治肠风、脏毒。方见血类。

法制香附方并黑散子　治肠风、脏毒。方见血门类。

黑玉丹　治肠风、痔瘘等疾。

棕榈　头发以皂角水洗净。各二两　刺猬皮　槐角各三两　牛角䯑四两。以上并烧存性　生油麻　雷丸各一两　苦楝根一两一分　乳香半两　麝香二钱　猪蹄甲四十九个，炒　楂藤子炒香，一两一分

上为末，酒面糊丸桐子大。每服五十丸，食前米饮下。

肠风黑散　治肠风下血，腹痛。

败棕　头发　木馒头　木贼各烧存性　槐角炒　枳壳制。各一分　甘草炒焦　乌梅肉炒。各半分

上为末。每服二钱，陈米饮乘热调下。

木贼散　治肠风下血。

木贼去节，炒，一两　木馒头炒　枳壳制　槐角炒　茯苓　荆芥各半两

上为末，每二钱，浓煎枣汤调下。

槐角丸　治肠风[1]泻血，脱肛。

槐角一两　防风　地榆　当归　枳壳制　木贼　茯神各半两

上为末，酒面糊丸桐子大。每服三十丸，米饮下。

真人养脏汤方见泻类。加生槐花，治肠风冷热不调下血。

黑圣散　治肠风、脏毒、痔瘘及诸下血。

当归　川芎　茯苓　地榆　槐花焙

败棕　艾叶烧存性　百草霜

上件等分为末。每服二钱，食前陈米饮调下。

鲫鱼方　治肠风、血痔及下痢脓血。

大活鲫鱼一个，不去鳞，肚下穿一孔，去其肠秽，入透明白矾一块如金橘大，以败棕皮重包，外用厚纸裹，先煨令香熟，去纸，于熨斗内烧，带生存性为末。每服一钱，空心温米饮调下。

震灵丹、方见泻类。**玉华白丹**方见痢类。

治脏腑虚损，大肠不收，久作肠风下血，二药夹用，煎不换金正气散加川芎，空心咽下。

黄龙丸　治伤酒脏毒，及暑泻、热泻。

黄连净八两，用酒一大升煮干，研细，水面糊为丸如桐子大。每服四五十丸，陈米饮汤下。

消风散　治肠风，米饮调下。吞乌荆丸、酒蒸黄连丸，随意。方见头风类。

肠风久血方

吴茱萸净，半两，荡七次，炒过　黄连去须，七钱

上为末，陈米糊丸桐子大。每服五十丸，陈米饮下，食前服。

又方

茅花　败荷叶　败棕各半两，烧存性　香附杵，净，一两，炒盐和，一半炒焦，一半略炒

上为末。食前米饮调下二钱。

肠风方

香附一两，制　枳壳三分　当归　川芎各半两　槐花炒　甘草炙。各一分

上为粗末。每服三钱，新水一盏半，姜枣煎，食前服。

---

[1]　肠风：原误作"伤风"，四库本同，据《医方类聚》卷一百八十三所引本书改。

附：诸方

加减四物汤　治肠风下血不止。

侧柏叶　生地黄　当归酒侵，去芦　川芎各一两　枳壳去白，炒　荆芥穗　槐花炒　甘草炙。各半两

上㕮咀。每服四钱，水一钟，姜三片，乌梅少许同煎，空心温服。

肠风黑散《和剂方》　治肠风下血，或在粪前后，并皆治之。

荆芥二两　乱发　槐花　槐角各一两。烧　甘草炙　猬皮炒。各两半　枳壳去白，二两，炒一两

上将所烧药同入瓷瓶内，盐泥固济，烧存三分性，出火毒，同甘草、枳壳捣罗为末。每服三钱，水一钟，煎七分，空心服。

结阴丹《拔粹》方　治肠风下血，脏毒下血，诸大便血疾。

枳壳去瓤，麸炒　威灵仙　黄芪　陈皮去白　椿根白皮　何首乌　荆芥穗各半两

上为末，酒糊丸梧子大。每服五七十丸，陈米饮入醋少许煎过，要放温水送下。

黄连贯众散张子和方　治肠风下血。

黄连　鸡冠花　贯众　大黄　乌梅肉　枳壳　荆芥各一两　甘草炙，七钱五分

上为末。每服二钱，温米饮下，食前。

一方　治脏毒下血。

用黄连四两，酒侵，春秋五日，夏三日，冬七日，晒干为末，以乌梅肉六两同捣为膏，丸如梧子大。每二三十丸，空心白汤下。

一方　治肠风下血。

滑石　当归　生芐　黄芩　苍术各等分

上以水煎服，或以苍术、生芐不犯铁器为末，丸服。

一方　治肠风脏毒。

用茄蒂烧灰存性为末，米饮调下二钱，小儿服半钱。

诸　痔

诸痔论

脏腑本虚，外伤风湿，内蕴热毒，醉饱交接，多欲自戕，以故气血下坠，结聚肛门，宿滞不散，而冲突为痔也。肛边发露肉珠，状如鼠孔，时时滴溃脓血，曰牡痔；肛边生疮，肿痛突出一枚，数日脓溃即散，曰牝痔；肠口颗颗发瘰，且痛且痒，出血淋沥，曰脉痔；肠内结核有血，寒热往来，登溷脱肛，曰肠痔。若血痔，则每遇大便，清血随下而不止；若酒痔，则每遇饮酒发动，疮肿而血流；若气痔，则忧恐郁怒适临乎前，立见肿痛，大便艰难，强力则肛出而不收矣，此诸痔之外证然也。治法总要：大抵以解热、调血、顺气先之。盖热则血伤，血伤则经滞，经滞则气不运行，气与血俱滞，乘虚而坠入大肠，此其所以为痔也。诸痔出血，肛门间别有小窍，下如血线，不与便物共道。痔久不愈，必至穿穴，疮口不合，漏无已时，此则变而为瘘矣。前乎治法之外，抑犹有说焉。肠风、脏毒之与痔瘘，同出而异名也。岁积月累，淫蚀肠头，湿烂可畏，此果何物致然哉？虫是也。其间执剂又当为之化虫，不然古书何以谓之虫痔？气血下坠，冲突为痔，既不能坐，又不容行，立则愈觉其坠矣。惟高枕偃仰，心平气定，其肿自收。

诸痔证治

清心汤 《素问》云：诸痛痒疮，皆属于心。心主血热，诸痔受病之源也，此药主之。

黄连净，一两 茯神去木 微赤茯苓各半两

上为末，炼蜜丸如桐子大。每服一百丸，食前米饮下。患痔只是吃白米稀粥，疏其肠胃。

黄连阿胶丸 治诸痔，解热调血。方见嗽门。用枳壳散送下方见虚劳门。或黑豆煎汤，解里热先用此。

追风毒锉散 治诸痔蕴热肿痛，大便不通。加枳壳煎。方见脚气门。

清凉饮 治诸痔热证，大便秘结。

当归 赤芍药 甘草炙 大黄米上蒸，晒。等分

上为粗末。每服二钱，新水煎服。

五痔散 治诸痔，不问冷热内外。

鳖甲醋浸，炙焦 猬皮锉碎，炒焦 猪甲锉碎，炒焦 蜂房炒。各半两 蛇皮一条，烧。并各存性

上为末，入麝香少许。每服一钱半，食前米饮调下。

圣丸子 诸痔通用。

楖藤子重一两者，三个，去瓤，酥炙 猪牙皂角二两，酥炙 猬皮一个，炙令焦 大皂荚刺二两，烧。各存性用 没药别研 槐角各三分 麝少许

上为末，酒面稀糊丸桐子大。每服三十丸，枳壳散送下。

鸡峰乌金散 治痔漏。

穿山甲 刺猬皮 黄牛角心各碎，炒黄 猪牙皂角 槐子 皂荚刺 枳壳 贯众 阿胶各等分，再夹和 牛角 猬皮 山甲同炒黑

上为末。每服一钱半，用胡桃肉研烂，并调酒，食前服。大肠有热，荆芥泡汤调下；漏血不止，当归煎汤调下。

槐角丸 治诸痔及肠风、下血、脱肛。

槐角去梗，一两 防风 地榆 当归 枳壳麸炒 黄芩各半两

上为末，酒面稀糊丸梧桐子大。每服三十丸，米饮下。

猬皮丸 治诸痔出血，里急疼痛。

槐花微炒 艾叶炒黄 枳壳制 地榆 当归 川芎 黄芪 白芍药 白矾煅 贯众各半两 猬皮一两，炙焦 头发烧，三钱。各存性 猪后蹄垂甲十枚，炙焦 盈尺皂角一锭，去弦核，醋炙黄

上为细末，炼蜜丸桐子大。每服五十丸，食前米饮下。

收痔丸 诸痔通用。

透明阿胶炒酥 黄连净 贯众各半两 盈尺皂角去弦核，醋炙焦 猬皮炙焦 蜂房炒焦 蛇皮略炒 皂角刺略炒 穿山甲插入热火灰中令焦 猪后蹄垂甲烧。以上各存性 当归 川芎 槐花并用二钱半

上为末，米醋煮面糊丸桐子大。每服七十丸。调气用枳壳散下，消血热荆芥煎汤下，食前服。

蜡矾丸 治诸痔，诸痈恶疮，便毒。

明白矾煅为末，熔蜡丸桐子大。每服七丸，温熟水下。

猪甲散 治诸痔。

猪后蹄垂甲不拘多少，烧存性

上为末。陈米饮调二钱，空心服。

青蛙丸 治诸痔。

青色蛙长脚者，取一个，烧存性

上为末，雪糕丸桐子大。每服十五丸，空心先吃饭二匙，次以胡桃肉切细煎汤，调枳壳散送下。若产妇发痔，里急作疼，用黑豆一百粒，陈米一合，夹煎汤

下，亦先吃饭二匙。

穿山甲散　治痔、肛边生鼠乳，或成疮痛。

穿山甲_{横取后段尾根尽处，一两，炙焦，存性}　鳖甲_{半两，酒炙酥}　麝_{半钱，细研}

上为末。每服一钱半，用蜡茶半匙夹和，沸汤调下，防风煎调亦得，留滓敷痔。

又方　单用穿山甲。

地榆散　治痔生疮肿痛。

地榆　黄芪　枳壳　槟榔　川芎　黄芩　赤芍药　槐花　羌活_{各半两}　白蒺蜂房_{炒焦}　甘草_{炙。各一分}

上锉。每服三钱，新水煎服。

皂刺丸　治痔痛而复痒。

皂荚刺_{二两，烧，烟尽存性}　防风　槐花_{各三分}　蛇床　白矾_煅　白蒺藜_{炒，去刺}枳壳_制　羌活_{各半两}　蜂房_{炒焦}　五倍子_{各一分}

上为末，醋调绿豆粉为糊丸如小豆大。每服五十丸。以苦楝根煎汤下，仍用童子热尿入白矾末，浇洗肛门。

皂角煎丸　治内痔，肠头里面生核，寒热往来。

满尺皂角_{三锭，去弦核，醋炙}　刺猬皮一_{两炙黄}　白矾_{煅，一两}　猪后蹄垂甲_{十枚，烧存性}　桃仁_{浸，去皮尖}　川芎　北梗　甘葶苈_{炒焦。各半两}　薏苡　白芷_{各一分}①

上为末，炼蜜丸如桐子大。每服五十丸，桑白皮煎汤下，仍以藩篱草根煎汤熏洗。

芎归丸　治痔下血不止。

川芎　当归　黄芪　神曲_炒　地榆槐花_{微炒。各半两}　阿胶_{炒酥}　荆芥穗　木贼　头发_{烧存性。各一分}

上末，炼蜜丸桐子大。每服五十丸，食前米饮下。

干葛汤　治酒痔。

白干葛　枳壳_炒　半夏_制　茯苓　生干地黄　杏仁_{各半两}　黄芩　甘草_{各一分}

上锉碎。每服三钱，黑豆百粒，姜五片，白梅一个煎服。

橘皮汤　治气痔。

橘皮　枳壳_炒　川芎　槐花_{炒。各半两}槟榔　木香　桃仁_{浸，去皮尖}　紫苏茎叶香附　甘草_{炙。各二钱半}

上锉。每三钱，姜枣煎服。

代赭石丸　治痔变为瘘，脓血不止。

代赭石_{煅，醋淬，研}　磁石_{煮米醋数沸，蘸七次，研}　白矾_煅　牡蛎灰　龙骨_研　猬皮_{炙焦}　皂荚刺_烧　猪后蹄垂甲_{烧。各存性}赤石脂　川椒_焙　木贼　蜂房_炒

上件等分，细末，神曲糊丸小豆大。每服五十丸，食前艾并生姜煎汤下，漏血处以熟艾揉和血竭塞，日三换。

荆枳汤　治气滞发痔。

荆芥穗　枳壳_炒　槐花　香附　紫苏茎叶　甘草_{炙。等分}

上为末。每服二钱，米汤调下。

芎归汤　方具载血类。加茯苓、槐花微炒，治产妇诸痔。

敷痔方　治肠口热肿。朴硝二钱，硼砂半钱，末之，干掺。

又大黄、滑石等分，末之，井水调敷。

又朴硝、五倍子等末，敷之。

止血方　明血竭末敷之。

通用方　猪后蹄垂甲烧灰敷。

又水浸熊胆汁，以笔敷。

又鸭嘴青胆矾煅为末，用清蜜调，笔敷，可以消脱。

又鸡子一个煮熟，去黄取白，切焙，明矾_煅、白蒺各一钱，同末敷，有孔用纸

———————

①　各一分：原脱，四库本同，据《医方类聚》卷一百八十三所引本书补。

撚蘸入。

熏洗方

槐花、荆芥、枳壳、艾叶水煎，入白矾熏洗。

又木鳖七枚，取仁，研土矾末二钱，少水煎熏二三次。

又藩篱草根煎汤，先熏后洗。藩篱花似小芙蓉。

又猬皮三指许，艾叶一团，如烧香法，置长桶中坐熏三次。凡痔发于肛内者，须用熏洗；若肠口肿热，朴硝末新汲水调，常常淋之。

治诸痔方　凡痔皆因酒面炙煿，蓄热伤血，恶血结聚于下焦，不得疏通，于是下坠而为痔。患痔之人，下部留蓄血热，多致大小便不通，小腹结急，才得一通，又复闭塞，且有漱水之证，此下焦留蓄血热明矣。其下焦蓄血，亦以尺脉洪盛见之，合用逐瘀汤主治，须得大小便通快，患处即以明白矾泡汤温洗，仍以葱汤再沃，次用桐壳灰、穿山甲尾间炙焦、地胆去翅足、秫米炒，各一分，为细末，入胆矾少许，研和，酒调，以笔蘸敷，少顷痛来，以葱汤沃去，准一时许，前药又增些胆矾，若痛，又以葱汤沃之，又等一时，药中又增些胆矾，并如前法，一日三次。用前药，其胆矾又以渐加多于第一日矣。后日三次用前①药，其胆矾又以渐加多于第二日矣。痛则沃之以葱汤，三日以还，更不用药，只是明矾泡汤，与白汤相间淋洗，日三四次，十余日自然成痂，如柿干之状。无胆矾，以绿矾代之。

逐瘀汤　通利大小便，取下黑物。

川芎　白芷　生干地黄　赤芍药　五灵脂　枳壳制　阿胶炒　蓬莪术　茯苓　茯神　木通　生甘草各一分　实大黄生用　桃仁荡，去皮，焙。各一分半

上锉散。每三钱，井水一碗，姜三片，蜜三匙，煎服，以利为度。瘀血作痛通用。

治痔五圣丹

雄黄　叶子雌黄　朴硝　绿矾　明白矾各半两

上件，各别磕碎，以银窝，一入雄黄，二入雌黄，三入朴硝，四入绿矾，五入白矾，圆瓦片盖定，炭火煅一日夜，看青烟出尽，有红烟上方好，候冷取出，纸衬顷地上，用盆盖，出火毒一日夜，入乳香、没药末各一钱，同研极细。每抄一匙，煎甘草汤调敷，外用鸡羽扫药末盖之，日二次，夜一次，自然干硬而脱，逐日须用葱白煎汤，入朴硝温洗，软帛拭干，然后敷药。

治痔猪胆膏

猪胆七枚，各取汁，以建盏盛，炭火熬成膏，用单纸摊敷，须先用槐根，取白皮煎汤温洗，然后敷药。

熏痔方

五倍子晒干，如烧香法置长桶内，坐熏患处，自然收缩。

治痔方

紫荆皮，新水煎，食前服。

又方

白芷末，用米饮调，食前服。

又方

赤蜈蚣焙干为末，入脑，以津唾调敷青纱上贴，或朴硝末掺亦得。

又方

五倍子焙黄，锉碎，每用一两，井水三大碗煎，乘热熏洗，拭干，烂石膏烧红，碗覆地出毒，细末敷。

---

①　前：原作"煎"，四库本同，据《医方类聚》卷一百八十三所引本书改。

附：诸方

干葛汤　治每遇饮酒发动，痔疮肿痛而流血。

干葛　枳壳炒　半夏　茯苓　生苄　杏仁各半两　黄芩　甘草炙。各二钱半

上锉。每服三钱，黑豆一百粒，姜三片，白梅一个，水煎服。

橘皮丸　治因忧思恐怒适临于前，痔疮发作肿痛，大便难，强努则肛出，并皆治之。

橘皮　枳壳炒　川芎　槐花炒。各半两　槟榔　木香　桃仁炒，去皮　紫苏茎叶　香附　甘草炙。各二钱半

上锉。每服三钱，姜枣煎服。

地黄丸　治五痔，滋阴必用之。

地黄酒蒸熟，一两六钱　槐花炒　黄柏炒　杜仲炒　白芷各一两　山药　山茱萸取肉　独活各八钱　泽泻　牡丹皮各六钱　茯苓六钱　黄芪一两半　白附子二钱

上为末，炼蜜丸如梧子大。每服五十丸，空心米汤服下。

五灰散《三因方》　治五种痔疮，不问内外，并宜服之。

鳖甲治牡痔　猬皮治牝①痔　蜂房治脉痔　蛇蜕治气痔　猪左足悬蹄甲治肠痔。各等分

上烧存性，随证倍用一分为末，井花水调二钱，空心临卧时服之。

一方　治热痔疼痛不可忍者。

用鲜枸杞根数茎杵烂，煎汤熏洗，其痛立止。

四物汤方见虚劳门。

解毒汤方见积热门。

灸法　用大蒜一片，头垢捻成饼子，先安头垢饼于痔上，外安蒜，艾灸之。

便　毒

便毒论

肾为作强之官，所藏者志也。男女大欲不能以直遂其志，故败精搏血，留聚中途，而结为便毒矣。夫人脚腿与小腹合缝之间，精气所出之道路也。或触景而动心，或梦泄而不泄，既不得偶合阴阳，又不能忘情息念，精与血交滞，其不为肿结也几希。便毒处所，上不在腹，下不在腿，介乎两者之中是也。尝怪世俗无知，才觉有便毒证状，必以为热气所攻，每每薄衣露足，遂使寒邪乘之，热气转不得散，日复一日，败精宿血，愈聚而愈结焉。不思一身宗筋，上络于舌本，下聚于阴器，筋得寒则急，急则缩，甚至伛偻而不获伸。于斯时也，百药并陈，亦难责效，况复从事于寒凉者乎？治法散寒、利热，泄其肾邪，活其血脉，是为捷径。外此，老人气滞，亦或有之。

便毒证治

双解散　治便毒内蕴热气，外挟寒邪，精血交滞，肿结疼痛。

辣桂　川大黄生　白芍药　泽泻　牵牛炒，取末　桃仁去皮，炒干。各一分　甘草半分

上为粗末。每服三钱，姜五片，食前煎服，日两服。先小便快，热从小便出，后大便利，皆是稠毒。

连翘汤　治便毒肿结。

---

① 牝：原作"牡"，四库本同，据《三因方》卷十五改。

连翘　独活　川升麻　射干　木通
桑寄生　赤茯苓　甘草_{炙。各七钱半}　大黄
_{生用}　木香　乳香　沉香_{各半两}

上锉细。每服三钱，慢火煎服。

复元通气散　便毒初发用此方。

穿山甲_{酒浸，炙焦，二两}　天花粉_{酒浸一}
_{宿，焙}　白芷　舶上茴香_炒　白牵牛末_炒
延胡索_{擦去皮}　南木香　当归　甘草_{炙。各}
_{一两}　青木香_{半两}

上为细末。每服二钱，温酒调，食前
服，不饮酒，南木香煎汤下。

退毒饮　治便毒肿结。

穿山甲_{半两，蘸法醋炙焦}　木猪苓_{三钱，}
_{法醋微炙}

上为末。每服二钱，食前老酒调下，
次以法醋煮肥皂，研膏敷之妙。

五苓散　疏利小便，以泄败精。_{方见}
_{饮水门。}用葱二茎，煎汤调下。

追风毒锉散　治便毒热证，大便秘
结。_{方见脚气门。}

又清凉饮　通用。_{方见痔门。}

和剂流气饮　治便毒，大便不通加生
大黄，食前服。_{方见胀满门。}

究原排脓内补散　便毒已消，常服
之。_{方见肠痈门。}

溃处以白蔹、白及、没药、乳香、血
竭为末，敷之。

蜡矾丸　治肿核、痔漏、诸痈。_{方见}
_{痔门。}

四圣散　治便毒、痈疽、肠痈，神
效。_{方见肠痈门。}

敷方　治便毒肿痛。

雄黄　乳香_{各二钱半重}　黄柏_{一钱}

上为细末，分作两服，以新水调敷，
自平。

皂角膏　治痈疽、便毒等。

皂角一条，长尺以上者，捶碎，法醋
煮烂，研成膏敷之，屡效。

胶方　便毒初发。

水胶用水溶开，涂敷。若便毒已大而
软，则用鱼鳔胶于热汤中煮软，乘热研烂
敷之。或要换药，以热汤洗去。

蕉叶方　治便毒。

蕉弓叶干者，焙焦为末，法醋、生姜
自然汁等分调敷。

又方

紫背草研，醋调敷。

附：诸方

秘传蝉蜕散　治便毒初起疼痛，服之
神效。

蝉蜕_{去土并头、足}　枫由虫_{炙死。各二钱}
蜈蚣_{三条，烧存性}　雄黄_{三分}

上件共为细末，分三服，用好酒煎一
二沸，食前服，忌食诸热毒物。

秘传独圣散　治一切便毒，连连作
痛，更不肿起，名曰阴毒，服之立应。

取活蜈蚣一二条，用炭火烧存性，为
末，用好酒调服，食前下。

双解散　治便毒内蕴热气，外挟寒
邪，精血交错，肿结疼痛。

辣桂　大黄　白芍药　泽泻　牵牛
_{炒，捣研}　桃仁_{去皮。各二钱半}　甘草_{五分}　干
姜_{一钱}

上㕮咀，分二帖。每服用水二盏，煎
七分，食前服。

一方　治便毒初发。

以生姜一大块，米醋一合，以姜蘸醋
磨，取千步峰泥，敷之即散。_{千步峰泥，地}
_{上人经行日久，其泥突起者是。}

附：痔疮方

秘传凤凰衣散　治痔疮肿痛神效。

凤凰衣_{即包鸡子壳内衣是也，不以多少}　轻

粉　冰片各少许
　　上为极细末，敷患处，效。
　　麝香轻粉散　治血痔、阴蚀、臁疮、
耳疳、一切恶疮。
　　轻粉　麝香各五分　乳香　没药　明
矾各一两
　　上为细末，干贴。
　　一方　治下疳疮。
　　密陀僧　黄连　黄柏　轻粉各等分
　　上为细末，以盐、艾汤沃洗，干掺。

附：妒精疮方

　　津调散　治妒精疮，脓汁淋漓臭烂。
　　黄连　款冬花等分
　　上为末，以地骨皮、蛇床子煎汤洗，

绢帛挹干，津调药敷。
　　歌曰：
　　阴疮痒痛黄汁注，
　　轻粉石膏湿干敷，
　　不然细研生白矾，
　　冷水洗之根亦去。
　　又：
　　腊茶五倍末同调，
　　掺敷阴疮便可消，
　　更有一般官局药，
　　水银和粉玉龙膏。
　　又：
　　妇人交接妒精疮，
　　地龙蛇床作洗汤，
　　细研黄连款冬末，
　　唾津调敷是良方。

仁斋直指方论卷之二十四

三山名医仁斋杨士瀛登父编撰
新安后学惠斋朱崇正宗儒附遗

瘾疹风

瘾疹风论

风气挟热，起于腠理，皮肤不肿不疼，发为瘙痒，谓之瘾疹，此风热之浮浅者也。其亦有寒、暑、湿之气行焉。风热在表，天时炎暄而燥气乘之，则为赤疹；风热在表，天时寒凉而冷气折之，则为白疹。赤者遇凉清而后消；白者遇温暖而后灭，然则用药加减，可无权度于此哉？其有浴后凑风，与夫汗出解脱而得之者，隐隐微黄，似赤似白，凝滞于肌肉之间，而四体为之重着，此风热之挟湿外证，又可推矣。如其不知寒、暑、湿之所由生，概以疗风热等辈索之按图，殆恐痰嗽、呕渴杂证交攻，由瘾疹而变为疮疹。

瘾疹证治

天麻散 治风热瘾疹。

天麻 川芎 川升麻 半夏制。各三钱 防风 细辛 羌活 荆芥穗 蝉蜕去嘴、足 甘草焙。各二钱

上细锉。每服二钱，姜三片，井水煎服。挟寒者加官桂；挟暑者加柴胡、黄芩；挟湿者加茯苓、苍术。

加味羌活散 瘾疹通用。

羌活 前胡各半两 人参 北梗 川芎 茯苓 天麻 枳壳制 甘草炙。各二钱半 蝉蜕去头、足，二钱 脑荷一钱半

上末。每挑二大钱匕，姜钱三片，煎服。

消风散 治瘾疹瘙痒。方见头风门。

川芎茶调散 治风热瘾疹。方见头风门。

胡麻散 治风热瘾疹。方见历节门。

人参羌活散 治风热瘾疹瘙痒。方见眼目门。

惺惺散

桔梗 细辛 人参 茯苓 白术 栝蒌根 甘草炙。等分

上末，入薄荷煎。要和气，添姜钱，可挟和人参羌活散，治瘾疹，亦治疮疹。

僵蚕散 治瘾疹。

白僵蚕直者，去嘴，焙尽丝令黄

上末，好茶清入些姜汁调下。

敷药

明矾 朴硝

为末，井水调，鸡羽扫敷。

又方

赤小豆 荆芥穗晒

为末，鸡子清调，薄敷。

又方

朱黛散扑敷。方见丹毒门。

洗方

蚕砂，新水煎，密室温洗。

胡麻散　治风气挟热，瘾疹瘙痒。

胡麻子十二两　苦参　荆芥穗　何首乌各八两　威灵仙　防风　石菖蒲　牛蒡子炒　菊花　蔓荆子　蒺藜炒，去刺　甘草炙。各六两

上末。每服二钱，食后薄荷汤点服，或好茶清亦得。

丹疹，并不得吃醋。

附：诸方

阳毒升麻汤　斑在面，伤寒一二日，或吐下后变，或阳毒，腰背痛，烦闷不安，面赤，狂言见鬼，下痢，脉浮大，咽痛。

人参　黄芩　麝香　犀角　甘草各二钱五分　升麻半两

上㕮咀。水煎，取饮半盏，刻许，再进，温覆手足得汗出解。

玄参升麻汤　斑在身，治汗下吐后，毒不散，表虚里实发于外，甚则烦躁谵妄。

玄参　升麻　甘草各等分

上㕮咀。水煎服。

阳毒栀子汤　治伤寒壮热，百节疼痛而发斑。

升麻　栀子仁　黄芩　芍药　石膏知母　杏仁　柴胡　甘草各等分

上为粗末。每五钱，入姜五片，豉百粒，煎服。

消毒犀角饮子　治斑及瘾疹。

牛蒡子六钱　荆芥　防风各三钱　甘草一钱

上㕮咀。水煎服。

解毒防风汤　治斑及瘾疹痒痛。

防风一两　地骨皮　黄芪　芍药　荆芥　枳壳　牛蒡子各半两

上为粗末。每四五钱，水煎服。

调中汤　治内伤外感而发阴斑。

苍术一钱半　陈皮　砂仁　藿香　芍药炒　甘草炙　桔梗　半夏　白芷　羌活　枳壳各一钱　川芎五分　麻黄　桂枝各五分

上㕮咀。姜三片，水煎服。

丹　毒

丹毒方论

丹之为候，由热毒之气搏于荣血而风乘之，所以赤浮肌肉而为之走注也。然丹有五丹，不特色赤，或青，或黄，或白，或黑，是血热风毒，有盛有衰，挟①冷挟热，故其色变易又不同焉。要之，诸疮皆属于心，心为血之主，血为热之媒，古人以丹命名，盖谓心应火，色尚赤，揣本②揆元，大概心家血热所致，风以动之，于是游走而遍体也。蔓延而不歇则烂肌，自四肢而入腹、入肾则杀人。惟初生于胸腹，然后流散于四肢者易愈。

丹毒证治

蓝叶散　治诸丹发热赤肿。

白芷　柴胡　知母　杏仁去皮　川芎赤芍药　生地黄　川升麻　干葛　生甘草各一分　烂石膏　栀子仁各半分　蓝叶日干，一分

---

① 挟：原作"元"，四库本同，据《医方类聚》卷一百七十九所引本书改。

② 揣本：原作"端冷"，四库本同，据《医方类聚》卷一百七十九所引本书改。

上锉细。每一钱半，新水煎服。热甚加黄芩、玄参煎服。

防己散 治诸丹。

汉防己三钱 川升麻 黄芩 犀角 黄芪 川芎各一分 朴硝一钱

上锉。每一钱半，新水入少蜜并竹叶煎。

朱黛散 解丹热诸毒。

青黛 土朱各一分 软滑石 荆芥穗各半分

上为末。每一钱半，蜜水调下，兼与扑身。

人参羌活散、方见眼目门。**惺惺散**方见瘾疹门。 夹和，用竹叶煎汤调下，治诸丹。

诸丹热证加黄芩、玄参，冷证加黄芪、白芷。

疏风解毒散 亦治丹毒。方见诸恶疮门。

敷方

紫浮萍一碗、中等活地龙七条，研细敷。

又方

芒硝末，水调敷。

又方

赤小豆末，鸡子清调敷。

又方

青靛汁敷。

又方

水藻捣敷。

又方

芭蕉根，取汁敷。

又方

栀子、大黄，蜜水捣敷。

又方

猪粪烧灰，鸡子清调敷。

洗方

蚕砂一升，井水煎，温和，密室洗。

青白丹

灶中黄土一分 豉半分

为末，麻油调敷。

小儿风疹走带方

姜黄 荆芥 黄连 土朱 赤小豆 烂石膏等分

上为末扑之，服药同前。

附：诸方

蓝青散 治一切丹毒赤肿。

蓝青 知母 甘草 杏仁去皮尖。各五钱 黄芩 升麻 柴胡 寒水石 石膏 山栀 赤芍药各四钱 羚羊角三钱

上锉。每服三钱，水煎服。

消毒饮 治赤丹、火丹、紫荏丹。

牛蒡子炒，研，三两 荆芥穗五钱 甘草炙，一两 防风 升麻各七钱半 犀角三钱 麦门冬 桔梗各五钱 一方加朴硝二钱

上㕮咀。每服一二钱，水煎服。

一方 治火丹毒，遍身赤肿痛。

寒水石 石膏各三钱 黄柏 甘草各一两

上为末，芭蕉汁调敷。

一方 治火带。

歌曰：

疮毒细如天火带，

能令斑驳皮肉坏，

烂研一味百合根，

敷若频时消亦快。

一方 治丹瘤。

大黄 朴硝 土蜂窝

上为末，水调涂之。

洗药方

防风 酸车草 赤豆 灶心土等分

上煎汤，洗，立效。

附：天疱疮方

防风通圣散 蚯蚓泥

上共为末，略炒，蜜调敷，极妙。

从肚皮上起者，是重热发于外，还服防风通圣散。见中风门。

癞　风

癞风方论

癞风，即经所载疠风也。癞之名非一，证状多端，不出五种。风生五种，虫是尔。黄风生黄虫，青风生青虫，赤风生赤虫，白风生白虫，黑风生黑虫。四虫犹可措手，惟黑虫未必有瘳，吁！此恶疾也。疮痍荼毒，乍热乍寒，身体魁羸，手足指脱，眼烂鼻塌，齿豁唇翻，颜色枯黄，眉鬓堕落，顽痹痛痒不能屈伸，病证之恶，莫甚乎此。然此虽出于风，必有所致。大率多因嗜欲无度，劳动气血，热发汗出，不避冷湿外风，遂致淫气与营卫相干，卫气挟邪则肌肉不仁，营气泣浊则脉络瘀热，故遍身疡溃，变坏人形，《千金》所谓自作不仁极猥之业，虽有悔言而无悔心，故应如是。亦有传染触犯而得者，此则不谨之所招也。其虫在于病躯，去来无数，甚入骨髓。食人肝，则眉睫脱落；食人肺，则鼻柱颓崩；食人脾，则语音变散；食人肾，则耳鸣如雷；若食其心，则诸痛痒疮心实司之，心不受触，触则死矣。人有斯疾，切须忌盐及一切口味，幽隐林泉，屏弃世务，早早救疗，庶为全人。治法以疏风、杀虫、逐恶毒辈为之宣通，谨勿用补。此风从头起而下者顺，从足起而上者逆，顺则易，逆则难，又当识此。余于《直指》后集历节方论见之。大寒大热不得行淫，多致风癞，或久病尪羸，废其肢体。

癞风证治[①]

通天再造散　治大风诸癞。

川郁金半两　绵纹大黄一两，微焙　白牵牛半生半炒，取仁，半两　黑色大皂荚刺一两半，焙

上细末。每服三钱半，月首五更面东，好酒调下。重者，泄出黑头小虫；轻者，泄如鱼肠烂肉，极臭，服药至无虫则瘥。四个月绝口味，但吃白粥、白饭，惩忿窒欲，永断牛马鹅鸭等物，下药攸至，勿令病人知，恐虫匿也。

本事神效追命散　治大风。

北大黄七钱半　大皂荚刺一两　川郁金半两

上细末。每二钱，用真大风油入好酒温调，临睡服。隔两日再服，直候泄下无虫方瘥。此疾业缘果报，常须至诚念佛忏悔以全其身。

皂棘汤　治大风。

皂荚刺烧，半生半灰，二钱　北大黄一钱　轻粉半钱

上末。酒调空心服，取下恶物，服药数日，齿出毒血甚臭。

皂角丸　治大风诸癞。

肥长皂角二十条，先炙透，后去皮、弦，其核自脱

上以皂角肉多用酒，慢火煎得稠粘，滤出清稠者，候冷，入雪糕，杵为丸桐子大。每五十丸，不饥饱酒送下。

硫黄酒　杀癞风虫。

明硫黄乳钵研细

上入酒调，空心饮清汁。明日添硫黄再研，入酒如前，或添大风油更好。

---

① 癞风证治：原作"癞风方论"，按本书体例改。

黑虎丹 治大风诸癞，恶虫内蚀，形骸变坏。

天灵盖二两 虾蟆二个，去头、足，烧存半生 生人中白 桃仁浸，去皮。各二两 麝香一钱 硫黄 雄黄各一两 穿山甲热灰插焦 老皂荚刺烧存半生。各半两 轻粉二钱半

上末，炼蜜丸桐子大。每三十丸，月首五更米饮连日服，取虫尽则愈，杀瘵虫通用。

乌蛇丸 治风癞，杀五虫。

胡麻子四两 乌蛇肉酒浸，焙。各半两 干蜂房炙。各半两 苦参 槟榔 独活 桃仁浸去皮，晒干 白蒺藜炒，杵去刺。各一两 皂荚刺炒焦 贯众各七钱半 芫荑 雷丸 雄黄 硫黄各半两 朱砂二钱半 虾蟆二个，去头足，炙焦

上细末，以长皂角十条，水三升，挼取浓汁，去滓，煎成膏，和药末，丸如桐子。每三十丸，空心温酒下。

雄朱散 治大风。

雄黄 朱砂 滑石 阿魏 雌黄 雷丸炒 藜芦炒 硫黄 生犀角屑各三钱半 芫青虫 斑蝥虫各去翅、足，糯米炒透，各用二十四个 黑皂荚刺焙，七钱半

上细末。每服三钱，天明温酒调下。明日再服。

雷丸散 风癞取虫。

水银 硫黄 雄黄各二钱半，用乳钵入点醋同研，令星尽为度 雷丸 阿魏 贯众末各二钱半 麝香半钱①

上研极细。每一钱，天明温酒调下，明日又服。

虾蟆丸 治大风，杀五虫。

干虾蟆一两，炙黄 肥长皂角一条，先炙透，后去皮、弦、核，蘸酒再炙

上为末，以竹管引入羊肠内，系两头，用麸二升铺甑内，置麸上蒸熟，去麸，入麝香半钱同捣，丸如桐子。每二十一粒，空心温酒下。

蔓荆丸 治大风。

蔓荆子 苍耳即鼠粘子 枸杞子 牛蒡子炒 黑牵牛炒 胡麻 白芷 何首乌 威灵仙 荆芥穗 独活 蒺藜炒，杵去刺 华阴细辛去苗、叶、土 直僵蚕炒去丝 道人头去刺，取仁。各半两 皂荚刺炒焦 苦参 大草乌去皮、尖，生。各一两

上细末，大风油和丸桐子大。每二十四丸，食前茶清下。

必用历风方 并返魂追命再造散皆治大风，胡麻散解风毒热气，瘾疹瘙痒。方并见历节门。

蜡矾丸 癞风常服，以解内毒。方见痈疽门。

《圣惠方》、《千金方》治大风，单服炼成松脂。

癞风服药半月后，两腰眼各灸七壮。

附：诸方

磨风丸 治大风。

川当归 羌活 独活 川芎 天麻 细辛 防风 荆芥 威灵仙 麻黄 何首乌 石京子 牛蒡子 车前子 皱面草即地松 苍耳子各一两

上，皆不见火，晒干为细末，酒煮面糊为丸如梧桐子大。每服三十丸，食前温酒下，服后煎药熏洗。

加减大造苦参丸 治大风疮及诸风、赤白癜风。

苦参一斤 防风 荆芥 苍耳子 胡麻子半生半熟 皂角刺各十两 蔓荆子 牛蒡子 黄荆子 枸杞子 何首乌 禹余粮 蛇床子各三两 香白芷一两半 薄荷 生地

① 半钱：原脱，四库本同，据《医方类聚》卷二十一所引本书补。

黄各一两

上为细末，用皂角捣烂熬膏，入前药匀为丸，丸如梧桐子大。每服五十丸，茶酒任下。

一方　治大风眉毛脱落，肌肤坼裂。

用防风通圣散加苦参、天麻、蝉蜕，早晚各一服，至百帖必愈。忌房事、盐、酱、荤腥、生冷油腻之物。

一方　治大麻风。

苦参酒浸一宿　牙皂一两　龟板一个，酥炙　僵蚕一钱　全蝎去头，凡一钱　轻粉三分全副鹅毛锅内炒化，放于地上出火毒。

共为末。每服一钱，好酒调下。每日早晚各一服。

一方　治大麻风洗药

苦参　荆芥　防风　白芷　独活　羌活　藁本各一两　落阳花四两，用烧酒一斤，浸一宿，酒不用

上㕮咀，匀作三次，煎水洗，汗出为度。

防风通圣散方见中风门。

当归㧅[1]痛汤　治大麻风，两足血风疮痛痒等证。方见脚气门。

癜　风

癜风方

鸡子一枚，用酸醋浸一宿

上以针刺小穿，沥清汁，入砒末并绿豆末少许夹和，先以石札擦破，次用青布蘸擦，妙。

治赤癜、白癜方

硫黄　明白矾并生

上为末，姜汁调，茄蒂蘸擦二三次。

癜风方

雄黄　硫黄　黄虢丹　密陀僧　大南星

上等分为末，先用姜汁擦患处，次用姜蘸药末擦，擦后渐黑，次日再擦，黑散则无事矣。

附：诸方

苍耳丸　治诸风，及诸风瘾疹、白紫癜风。

五月五日割取苍耳草叶，洗净，晒干为末，炼蜜丸如梧桐子大。每服十丸，日三服。若身体有风处或如麻豆粒，此为风毒出也，可以针刺，黄汁出尽乃止。

灵草丹　治一切风疾及瘾疹、紫白癜风痛痒顽麻。

采紫背浮萍草摊于竹筛内，下着水，晒干为细末，炼蜜丸如弹子大。每服一丸，用黑豆淋酒化下。及治脚气、打扑伤损、浑身麻痹。

诸风应效酒　治一切诸般风湿痹，遍身骨节疼痛，紫白癜风，神效。方见历节门。

附：汗斑方

一方　治汗斑紫白色者。

用白附子、硫黄各等分，为细末，以茄蒂蘸醋粘末擦。

一方

用夏枯草浓煎水，日洗数次。

肥皂方　去白癜、黑黯、白癣诸般疮痕，令人面色好。

白芷　白附子　白僵蚕　白及　猪牙皂角　白蒺藜　白蔹　草乌　山楂　甘松白丁香　大黄　藁本　鹤白　杏仁　豆粉各一两　猪脂去膜三两　轻粉　密陀僧　樟脑各半两　孩儿茶三钱　肥皂去里外皮、筋并

_____

① 㧅：原作"括"，四库本同，据本书脚气门改。

子，只要净肉一茶盏

上，先将净肥皂肉捣烂，用鸡清和，晒去气息，将各药为末，同肥皂、猪脂、鸡清和为丸。

一方

用生小茄儿，分为节擦之，三五次效。

诸　疮

诸疮方论

诸疮虽不能害人，然浸淫无已，亦有多年不获愈者，此皆心肾不济，饮食不节，肠胃停留，以致风毒与血气搏，凝滞于肌肉之间而发露也，其名目疗治有异焉。凡人体虚，感受风热湿毒之气，发为疮疡，痒痛焮肿，身热多汗，是为恶疮。或生于手足间，相对如新茱萸，痒痛坼裂，搔则黄汁淋漓，有孔如病，久而生虫是为蜗疮。或初生如饭粒，渐大而有根，头破血流脓出，肉反如花开之状，是为反花疮。或初生甚小，先痒后痛，汁出浸淫，湿烂肌肉，延至遍身，若从口发出，流散四肢者轻，若从四肢发生，然后入口者重，是为浸淫疮。或生于两耳鼻面间，及下部诸窍，侵蚀筋络，月中则疮盛，月末则疮衰，以其随月而生，是为月蚀疮。小儿耳下疮，亦名月蚀。或毒气攻于手足指，胬肉裹上指甲，疼痛出血，疮中有虫，是为甲蛆疮。或指头先肿，焮热掣痛，然后于爪甲边结脓，甚者爪甲俱脱，是为代指。或人禀性畏漆，见漆则中毒，面痒而肿，绕眼微赤，痒处搔之随起瘖瘟，重者遍身如豆如杏，脓焮作痛，是为漆疮。或盛夏腠理易开，风热毒气搏于皮肤，轻者状如撒粟，重者热汗浸渍，匦

匦成疮，曰痱疮。或心神郁躁，遍身发疮，多出脓血，赤烂如火，曰热疮。或身触风寒冷气，以致血涩不行，其疮顽滞，不知痛痒，经久难瘥，曰冷疮。或身发疮肿，非痈非疽，非癣非疥，状如恶疮，或瘥或剧，曰无名疮。或头生白团，斑驳如癣，上有白皮，久则成痂，遂至满头，疮中有孔有脓，细虫入里，不痛微痒，少长不瘥，曰秃疮。或风热毒气流注，两脚生疮，肿烂疼痛，步履艰难，惟生于臁骨者为重，曰臁疮，以其骨上肉少皮薄，难愈。至有多年无已，疮口开阔，皮烂骨现，臭秽可畏者，先当取虫，然后敷药。或淫夫龟上生疮，初发如粟，抚之则痛，由是出清脓，作白孔，侵蚀臭烂，日渐大痛，曰妒精疮。以妇人先有宿精在内，或月水未断，与之交接，涤秽不前，傅气而作。妇人亦有生于玉门者，曰阴蚀疮。或满颊满项发如豆梅，痒而多汁，延蔓两耳，内外湿烂，如浸淫疮之状，曰走皮瘭疮，田野呼为悲羊疮。以上数种，名目不同，治各有方，条列于后。

诸疮证治

桑螵蛸散　治诸恶疮。

桑螵蛸　地龙　贝母　厚黄柏各半两　虢丹煅　乳香各一分　粳米粉二钱　雄黄　轻粉各一钱　麝香半钱

上细末，以不食井水和砂糖调敷。

又方

蜘蛛晒为末，麻油、轻粉调敷。

乳香蜡油膏　治蜗疮久不瘥。

杏仁水浸，去皮，晒　乳香各三钱　硫黄　轻粉各一钱半　蜡半两　麻油一合

上研极细，先熬油沸，入蜡溶尽，次入诸药煎，搅成膏，冷地出火毒，瓷器收用。

又方

燕窠取抱子处土为末，掺，先以白芷、大腹皮煎汤洗，拭后掺。

胭脂散　治反花疮。

胭脂　贝母　胡粉各一分　硼砂　没药各半分

上末，研细，先以温浆水洗，拭后敷药。

苦楝散　治浸淫疮。

苦楝根日干，烧存性

上为末，猪脂调敷，湿则掺，先用苦参、大腹皮煎汤洗。

胡粉散　治月蚀疮。

胡粉炒微黄　白矾煅　虢丹煅　黄连净
轻粉各二钱　胭脂一钱　麝少许

上末，先以温浆水入盐洗，拭后掺药。如疮干，麻油调敷。

绿矾散　治甲疮。

绿矾半两，烧熟　芦荟一钱半　麝一字

上研如粉，以绢袋盛药，纳所患指于袋中，线扎定，瘥为度。

乌梅醋法　治代指、手指甲头肿。

乌梅捶去壳肉，只取仁

上研细，米醋调得所，入指渍之自愈。

又方　中样蚯蚓，和猪脂捣如泥，敷。

漆疮方　生蟹取黄，随疮大小遍敷之。

又方　腊茶用麻油调涂。

又方　鸡子中黄打开涂。

又方　磨铁槽中取泥涂，磨刀石下泥亦得。

滑石粉　治痱疮。

绿豆粉二两，焙透　软滑石一两，研

上末，拌和，以绵扑子蘸扑，仍以石粉佐之。

紫草膏　治热疮。

紫草茸　黄连　黄柏　漏芦各半两
赤小豆　绿豆粉各一合

上捣细，入麻油为膏，日三敷。常服黄连阿胶丸清心。

又方　治热疮淫湿。

南星　半夏　黄柏　黄连各一分　五倍子煅　虢丹各半分

上细末，掺。痒加煅白矾，更痒加雄黄。

又方　热疮止痛收汁。

先用大腹皮、苦参、白芷煎汤，泡荆芥洗，次用：

地榆　苦参　黄连等分

上为细末，入些真蚌粉，干掺。更痛加去皮绿豆①。

槟榔散　治冷疮。

鸡心槟榔　木香　硫黄　姜黄各半两
吴茱萸二钱　麝一字

上捣末，麻油调敷，有脓则干掺。

赤豆散　治无名疮。

赤小豆　吴茱萸　赤色白胶　厚黄柏
黄连　贝母　硫黄　糯米焙。各一分　虢丹
煅，半分

上末，麻油、轻粉调抹，槐枝煎汤，先洗后抹。

乌羊膏　治头白秃疮及恶疮、臁疮。

猨猪粪腊月收，烧灰，半两　槟榔二钱
雄黄一钱

上末，先以麻油调和鸭子清，约头大小作厚饼，温覆头上引虫。不可热覆，不得动头。待十分痒，忍不得，令人急手揭起，次用苦楝根煎汤淋洗，拭净。湿则掺，干则麻油、轻粉调抹。

治头烂疮方

燕窠土为末掺。

―――――――

① 更痛加去皮绿豆：原作："更去皮绿豆"，四库本同，据《医方类聚》卷一百九十所引本书改。

竹叶膏 治两脚骨臁疮。先用：

小网虾三十尾，去头、壳、尾

上同糯米饭一合研细，临卧以帛扎患处上下，次以青纱罩疮，却将虾饭敷青纱上，别用青纱罩虾饭之上，系定至五更初，解纱连虾饭揭起，挂空闲处，皆是小赤虫，即以汉椒、葱白煎汤，候温淋洗；次用旧茶笼内白竹叶，随疮大小剪贴，软帛系之，一日二换，直待汁水出尽，方以好膏药贴，逐日煎苦楝根汤淋洗，仍换膏药，直待生肉将满，则不用膏药，其疮口只如筋尾许，乃可以血竭或降真香节夹白芨收平疮口。切忌动风发气等物。

又臁疮方 先用荆芥、葱头入白盐少许，煎汤洗拭，次用：

雄黄 雌黄 硫黄 白矾煅。各二钱
鹰爪黄连去须 厚黄柏各三钱 轻粉半钱
虢丹煅，二钱

上并细末，外用麻油一酒盏，煎巴豆肉二钱，滤清，笔蘸抹药末掺其上，妙甚。

又方

先用桑叶、白芷煎汤洗拭，次用：

木香 槟榔 五倍子 白芷 贝母等
分，末掺

又方

猾猪粪烧带性，半两 鸡心槟榔三钱
真龙骨二钱 轻粉一字

上末，麻油调敷，先盐汤洗拭，后用药，二日一换。

又方

中鲫鱼二尾，洗净 满尺皂角一条，擘开
两片，夹鲫鱼，用麻扎，煨干，烧存性 穿山甲炙
焦，入皂角内，二钱

上细末，先以井花水洗尽脓汁，用白竹叶一叶，针插多孔，缚于疮上，候水出尽，然以麻油、轻粉调药敷。

又方 先用酸浆水温暖淋洗，次用：

生覆盆子叶瓦上煅干

上碾极细，干掺，纱扎，次日以新水湿，去痂，又用温浆水洗拭，掺药。

麝香散 治炉精疮。

青黛干 款冬花等分 麝少许

上末，先以地骨皮、桑白皮煎汤温洗，软帛拭干，次以津唾调药敷。

又方

久年册皮青纸，以津唾粘湿贴上，明日又重贴，勿动自愈。旧青纸，盖取青黛凉而杀虫，纸无性耳。

治阴汗湿痒方

绿色炉甘石一分 真蚌粉半分

上细末，扑敷。

豆坯散 治阴蚀疮。

绿豆粉 虾蟆灰各一分 胭脂半分

上细末，干掺。

神降散 治走皮癣。桑寄生一小把、木槵桑根取皮一握、白芷、黄连煎汤，温和，以帛蘸洗，候露出尽，拭干敷药。

满尺皂角去弦核，烧存性 麻竹大篾烧存
性 厚黄柏 鹰爪黄连 瓜樟叶干 白芷

上逐件为末，等分，麻油调抹，自然生①，神效，谨勿吃醋。

又 癣疮发歇不止。

凌霄藤并叶煎汤温洗，凌霄旁松柏槵生，数次洗，效。

蜡矾丸方见痈疽门。 诸疮皆可服，内消其毒。凡洗疮，须用药草煎汤。

疏风解毒散 治诸恶疮顽痒閟热，及妇人血风，遍身红斑圆点，斑中渐发疹痱，开烂成疮痒痛。

白芷 细辛 蒺藜炒，去刺 麻黄去节
鸡心槟榔 当归须 生干地黄 川芎 赤
芍药 川独活 牵牛微炒，取仁 苍术炒

---

① 生：原本与四库本同，《医方类聚》卷一百九十所引本书此后有一"匕"字。

桑白皮炒　枳壳制　甘草微炙。等分

上锉散。每服三钱，入黑豆七十粒，紫苏五叶，姜五片，同煎服。如大便秘，加些生大黄，次用贝母膏敷疮。

贝母膏

贝母三钱半　半夏生　南星　五倍子　白芷　厚黄柏　苦参各二钱半　虢丹煅，一钱半　雄黄一钱

上细末，初用蜜水调敷二三次，后只干掺。先以蜂房、白芷、苦参、大腹皮煎汤熏洗，拭干即用药。或间有留滞不瘥，以好膏药贴。

恶疮方

赤色白胶一钱　明白矾三钱　黄色黄丹半钱

上细末，麻油调敷。先以酸浆水暖过，洗疮，拭干用。

又方

贝母为末，入些雄黄掺。

又方　治久不瘥。

透明硫黄　黄连等分

上细末，以鸡子清一个打碎，铺新瓦上焙，为末，夹上项药，麻油、轻粉调敷，先用白芷、葱头煎洗。

诸疮头疮方

满尺皂角去弦核，一锭　黄连净，半两　赤色白胶　五倍子各三钱　蛇床一钱　黄丹煅，二钱　轻粉半钱

上细末，先用柳枝煎汤洗拭，后掺，或用黄连半两，蛇床一分，晒干为末，麻油、轻粉调敷。

又头疮方

黄连

为末，用麻油、轻粉调，得所摊于碗中，将艾一撮烧烟，碗覆其上熏之，续再加艾熏用。

治头秃疮方

五灵脂　白矾　白芷　青黛　好草乌

各一分

上为末，麻油调敷。

头痹头脑方　头枕后生，正者为脑，侧者为痹。

轻浮白浮石烧存性，为末[①]

上麻油、轻粉调，鸡羽刷上，勿用手，按即涨。或用黄牛粪于瓦上焙干加之尤好。亦治头痕。

治痕方

大干芭蕉叶熨斗内烧存性

上为末，麻油、轻粉打和，敷痕留头，以软纱贴，换易三次，或散或破，无痕。

又方

穿山甲　蚌粉同炒

上末，麻油、轻粉调敷。

胎瘰头热，红饼疮方

生艾　白芷　大腹皮　连根葱

上煎汤洗拭，以生蓝青叶入些生艾捣细，蜜水为膏敷，亦治恶疮。

又恶疮方

硫黄　黄连净，末。各一分　黄丹　赤白胶　蛇床　樟脑　发灰各半分

上末，湿则掺，干则麻油调敷。

又方

白矾煅　五倍子　厚黄柏　黄连净　黄丹煅　海螵蛸　贝母等分

上为末，入麝少许，掺。痛则加地榆，痒则加苦参。

又方

用贝母膏方见诸恶疮类。加黄连、蜂房、烂石膏尤好，或用麻油、腻粉调抹。本方内去雄黄。

白秃头方

雄猪胆汁半入法醋，须以鸡羽扫敷。

———

① 为末：原作"各半"，四库本同，据《医方类聚》卷一百九十所引本书改。

附：诸方

当归饮子 治心血凝滞，内蕴风热，发现皮肤，遍身疮疥，或肿痒脓水浸淫，或发赤疹痞瘤。

当归 川芎 芍药 地黄 防风 白蒺藜炒，去刺 荆芥穗各一钱七分 何首乌 黄芪 甘草各八分半

上㕮咀，分二帖，每帖水二盏，姜三片，煎八分，温服。

连翘饮 治诸恶疮，痛痒不定，心烦口干，及妇人血风红斑圆点，开烂成疮流黄汁。

川芎 当归 芍药 地黄 防风 荆芥 连翘 牛蒡子炒，研破 山栀 黄芩 瞿麦 木通 栝蒌根 麦门冬去心 甘草各等分

上㕮咀，每帖七钱，水二盏，灯心二十茎同煎，八分服。

一方 治一切疥疮。

雄黄五钱 樟脑五分 大风子取肉 斑蝥去足、翅，炒。各十只 狗脊 蛇床子 寒水石 硫黄各五钱

上为极细末，疥疮用柏油调搽，癣疮用柏油调搽。

一方 治疥疮神效。

大风子肉 樟脑各一两 水银 皂矾各一钱 油核桃肉 柏烛油

先将大风子捣烂，次加樟脑、水银、皂矾、核桃，碾和为末，再将柏油熬化入药和匀，抓破疮搽之效。

一方 治冻烂脚成疮。

黑附子生，去皮脐

上为末，面水调贴。

白蔹散 治冻耳成疮痒痛。

黄柏 白蔹各五钱

上为末，先汤洗，次用香油调敷。

治手足皲裂方

沥青二两，黄蜡一两，共熬搅匀，瓦罐盛贮。先以热汤洗，令皮软，拭干，将药于慢火上略炙，擦敷。

一方 治手足皲裂，春夏不愈者。

生姜汁 红糟 盐 猪膏腊月者佳

上研烂炒熟，擦入皲内，一时虽痛，少顷使皮软皲合，再擦即安。

一方 治脚跟皲。

用头发一大握，桐油一碗，于瓦器内熬，候油沸头发化烂，出火摊冷，以瓦器收贮，勿令灰入。每用百沸汤泡洗皲裂令软，拭干，敷其上即安。一方加米粉。

附：杨梅疮方

防风通圣散 治杨梅疮初起疼痛，憎寒壮热。方见中风门。

本方每服加山牛四两，如汗多去麻黄，大便溏去硝、黄服之。

又方

冷饭团一名土茯苓 五加皮 白鲜皮 防风 白芍药 木瓜各一两半 皂角 白丑各三十粒 生地黄酒洗 地骨皮 牛膝 黄连 槐花 川芎 寻风藤 威灵仙 白茯苓 杜仲炒断丝 白芷 当归酒浸洗。各一两 甘草炙，半两 荆芥穗一两半

上㕮咀，作二十服，每服用水一钟、酒一钟，煎至一钟。在上食后服，在下食前服，忌牛肉。

又方

当归 连翘 羌活 荆芥穗 薄荷叶 枳壳 黄柏 茯苓 车前子 防风 木通 芍药 川芎头上用 山栀 桔梗 天花粉 僵蚕 白芷 甘草 金银花 独活各一两 柴胡 前胡各半两

上㕮咀，作二十服，每服用水二钟，煎至八分，温服。上多食后服，下多食前

服，服此仍用熏药并治。

一方　治杨梅疮神效。

人参　白术　当归　生地黄各一钱二分
防风一钱五分　木通　苦参　川芎　连翘
薏苡仁各一钱　木瓜　皂角刺　天花粉各八
分　甘草　羌活　青风藤各五分　白鲜皮一
钱　山牛三两　金银花一钱八分

上㕮咀。每服水三碗，煎至二碗，一
次用，渣并二次。忌烧酒、茶、牛肉。

熏杨梅疮方

雄黄　沉香各三分　乳香　没药　朱
砂各五分　血竭三分　黑铅　水银各一钱

上为末，均作纸捻七条，用香油点灯
放床上，令病人两腿抱住，上用单被通身
盖之，口嚼冷水，频频换之则不损口，头
一日用三条，后每日用一条熏之有效。

一方　治杨梅痈漏肿块。

杜枸杞子　防风　牛膝　牙皂　枳壳
当归　连翘　苦参　罂粟壳　僵蚕　赤芍
药　杜仲　荆芥　白鲜皮　川芎　皂角刺
木瓜　防己　薏苡仁　天麻　木通　金银
花　茯苓　黄柏　牛蒡子各等分

上㕮咀。每服一两，加冷饭团四两，
用水五碗，煎三碗，病在上食后服，病在
下食前服。忌食鸡、鱼、牛肉、煎炒。虚
者人参服之神效。外用秘传止血定痛生肌
散掺之，去腐生新收口。方见折伤门。

疥　癣

疥癣方论

疥与癣，风毒客于肌肤所致也。风毒
之浮浅者为疥，风毒之沉深者为癣。疥则
多因风毒挟热得之，癣则多因风毒挟湿得
之。疥发于手足，或至于遍身，癣则肌肉
瘾疹，或圆或斜，或如苔莓走散，内藏汁

而外有筐，二者莫不均有虫也，亦莫不易
为之染触也。焮赤痒痛，作疮有脓，曰大
疥；隐起带根，搔不知痛，曰马疥；痞
瘟含浆，摘破出水，曰水疥；痒而搔之，
皮起干痂，曰干疥；薄皮小疮，常常淫
汁，曰湿疥，此疥之名目然也。干癣则搔
出白屑，索然凋枯；湿癣则淫如虫行，搔
之多汁；风癣则爪擦痹顽，不知痛痒；牛
癣则状如牛领，皮厚而坚；其若时作微
痒，白点相连，是之谓狗癣；轮廓全无，
纵横不定，是之谓刀癣，此癣之种类然
也。疥癣治法，祛风杀虫固也。然杀虫于
其外，亦须以硫黄、轻粉、蜡矾丸辈，服
饵而内济之，庶绝其根矣。若夫肿而湿者
有热，槁而干者无热，用药加减，又当权
衡。

疥癣证治

诸疥方

透明生硫黄半两　明白矾煅，二钱半
白叶一叶，去中心骨，烧存性

上末，麻油、轻粉调抹。

又方　疥癣方

硫黄　明矾煅。各半两　黄连净，七钱半
雌黄　胡粉　蛇床各二钱

上细末，猪膏稀调抹。

又方

生明硫黄半两　黄丹　樟脑各一钱　轻
粉半钱

上末，干擦。热疥赤肿加荆芥。

又方

生明硫黄半两　烂石膏二钱　黄丹一钱
上末，麻油调抹。

湿疥方

生明硫黄半两　胡粉　黄丹各二钱
上末，干擦。

疥癣恶疮方

满尺不蛀皂角三条，炙，去弦、核，为末，米醋二大盏，煮如溶胶滤清汁

上入黄连末半两，轻粉二钱，调抹。

太学全蝎散 治疮疥。方见痒门。

诸癣妙方

斑蝥二十一枚，生用 明硫黄 藜芦各三钱 轻粉一钱半

上细末，麻油调擦。

又方

鲫鱼一头 生发一鸡子大 明硫黄 雄黄各半两 生猪脂四两

上件先煮猪脂熔沸，即入鲫鱼煎，令烟尽，次入发，销尽滤清，即入硫黄、雄黄末拌和，瓷器收用。

又方

草乌头不去皮、尖，截小块，一半用猪脂煮令浮黄，一半用盐炒令焦黄

上末，酒面糊丸桐子大。每十五丸，茶酒任下。亦治诸风顽痹。

王医师癣方

先用川椒、连根葱、紫苏茎煎汤温洗，次用：

吴茱萸 生半夏 草乌 白芷 赤小豆等分

上细末，米醋夹生蜜稀调敷。

又恶癣方

紫背草入生明矾研细，敷二三次断根。

又久癣方

生硫黄 硝石 明矾煅。各半两 雄黄 雌黄各二钱半 轻粉一钱

上细末，好麻油调敷，湿则掺。

又方

猪脂蘸真腻粉擦。

小儿癣，猪脊骨髓条研，和腻粉敷。

干癣方

狼毒 草乌头各二钱半 斑蝥七枚，去翅、足

上，生为末，津唾调抹。

湿癣方

明矾煅 黄连各半两 胡粉 黄丹 水银各二钱

上末，用猪脂油二两夹研，令水银星尽散，瓷盒收用。

又方

斑蝥去头、足，糯米炒，去米

上，为末，以淮枣荡软，取肉研圆，津唾调抹。

牛皮癣方

旧皮鞋底烧存性，麻油、轻粉调抹。

又癣方

石榴根取皮，蘸明矾末擦，切莫用醋，则虫沉也。

轻粉治癣方

五更吃炙牛肉一片，细嚼下，少刻，以真轻粉醇酒调下。

遍身牛皮癣方

川乌 草乌去皮尖 何首乌 白芷 苏木等分

上截小片，腊月猪脂油煮焦，候冷，入盐少许，瓷器收。时常挑一匙，酒调，空心服。

又方

雌黄末，入轻粉，猪膏调抹。

附：诸方

连粉散 风癣湿疮并皆治之。

黄连 腻粉 黄柏 黄丹 枯白矾各一钱 轻粉 龙骨 炉甘石各五分

上为细末，每用少许，湿则干搽，干则香油调搽。

碧玉散 治癣。

铜绿 硼砂 白矾各等分

上为细末，香油调搽。

又方

防风通圣散去硝、黄，加浮萍、皂角刺服，又用紫苏、樟脑、苍耳、浮萍煎汤洗。

又方

浮萍　苍耳　苍术各一两　苦参一两半
黄芩半两　香附二钱半
上用酒糊为丸。

一方　治癣神效。
巴豆十粒　黑枣五个
共捣为烂，搽之立效。

一方　治诸癣神效。
川槿皮　剪草　木鳖子各等分
上为细末，用醋调，涂之即愈。

仁斋直指方论卷之二十五

三山名医仁斋杨士瀛登父编撰
新安后学惠斋朱崇正宗儒附遗

诸　　虫

诸虫方论

经云：人身中有八万尸虫，若无，即人身不成不立。尸虫与人俱生，状如马尾，或如薄筋，出则在脾，入则五脏之俞居之。然人亦不必尽有，有亦不必尽多也。古人论脏腑九虫多寡有无固未可必，亦当备识其名目。九虫者何？一曰伏虫，二曰白虫，三曰肉虫，四曰肺虫，五曰胃虫，六曰弱虫，七曰赤虫，八曰蛲虫，九曰蛔虫。蛔虫俗谓之食虫，固不待辨而知矣。其他皆由脏腑不实，脾胃俱虚，杂食生冷、甘肥、油腻、咸藏等物，节宣不时，腐败停滞，所以发动。虫之为候，呕恶吐涎，口出清沫，痛有去来，乍作乍止。寸白虫色白形褊，损人精气，力乏腰痛。蛲虫细如菜虫，能为痔瘘、疮癫、疥癣、痈疽等患。寸白、蛲、蛔是三者，皆九虫数中之一物也。外此又有儿童疳蟹，昏睡烦躁，鼻烂汁臭，齿龈生疮，下利黑血，支集《疳论》附之。其伤寒湿罿证候，虫食下部为狐，下唇有疮；虫食其脏为惑，上唇有疮。《活人总括》言之详矣。

诸虫证治

芜荑散　取诸虫。

鸡心槟榔三钱　芜荑二钱　木香一钱

上末，为一服，当晚先煎酸石榴根汤，至五更吃炙肉一片，嚼细，引虫上至喉，以石榴根汤暖温调药服，虫自软而下。

木香槟榔丸　杀下诸虫。

鸡心槟榔一两　木香　鹤虱　贯众　锡灰　干漆烧烟尽　使君子肉各半两　轻粉二钱　雷丸　巴豆肉各二钱半

上细末，飞，白面糊丸麻子大。每服二十粒，五更粥饮下，或菖蒲、石榴根煎汤下。

锡灰丸　取寸白诸虫。

锡灰研细末，一两　鸡心槟榔　贯众各半两　木香二钱半　轻粉　黄丹为衣。各二钱

上细末，酒醋煮面糊丸荔枝干大。每一丸，米泔浸软，日衙先吃饭了，至黄昏不饥饱时，吃肉脯一片引虫，俟少刻，温酒嚼下，天明虫出，又专吃韭菜，治寸白虫。

虾蟆丸　杀虫。

大虾蟆干一个，炙令焦　木香　鸡心槟榔　桃仁水浸，去皮，晒　苦楝根　酸石榴根皮　贯众各三钱　芜荑　鹤虱各二钱　巴

豆肉二钱半

上末，粳米粉糊研丸麻子大。每服十丸，五更石菖蒲煎汤下。

雄砂丸　杀诸虫。

鹤虱　芜荑　干漆炒令烟尽　直僵蚕炒。各三钱　贯众　酸石榴根皮日干。各半两　朱砂　雄黄　雷丸　甘遂各一钱半

上细末，粳米粉糊丸麻子大。每十丸，五更粥饮下。

化虫散　雷丸二个　鸡心槟榔二个　鹤虱一钱　大使君子七个，去壳

上细末，入轻粉少许，分作二服，当晚用精猪肉一两，切成片，以皂角浆浸一宿，至五更，微火炙熟，又用些麻油拭肉，候温取一服药末，掺于肉上，略烘过，空腹食之，至巳刻，虫自下，乃饮食。

贯众酒　取寸白诸虫。五更嚼炙肉一片，莫吞，俟虫寻肉，其头向上，却吐出肉，嚼使君子三个，并轻粉一字，吞下。少顷，以当晚所煎贯众酒，吞解毒雄黄丸七粒，泻下皆虫也。

酒蜡膏　杀诸虫。

醇酒一盏　蜜一合　蜡三钱　蜀漆一两

上，铜铫内慢火同熬，可丸即丸，弹子大。每服一丸，温酒化开，拂晓服之，虫自下。

附：诸方

万应丸　下诸虫。

槟榔五钱，末　大黄八两，末　黑牵牛四两，末　皂角十锭，用不蛀者　苦楝根皮一斤

上件将皂角、苦楝根皮二味，用水一大碗熬成膏子，一处搜和前药。二味研细末为衣，先用沉香衣，后用雷丸木香衣。每服三丸，四更时分用砂糖水送下。

一方　取寸白虫。

紫槟榔十个　向阳石榴皮十七片

上，水煎，露一宿，以下虫为度。

一方　治吐虫有积。

黑锡灰　槟榔

上为末，米饮调下。

木香三棱散《瑞竹》　治腹中有虫，面色萎黄，一切积滞。

黑牵牛半生半①取末，五钱　大腹子二钱　槟榔　雷丸　锡灰醋炒　三棱煨　莪术煨　木香二钱　大黄二钱

上为末。每服五钱，用砂糖水调服。先将烧肉一片口中细嚼，吐出，然后服药。一方加阿魏一钱，芜荑仁三钱。

一方　消化虫毒在腹作痛。

槟榔　酸榴根皮焙干。各一两　红丹煅　雷丸　贯众如鸡头者　君子肉各二钱　甘草炙　枳壳制　大黄各五钱

上为末，清油打薄鸡子饼，抄药一钱于上，空心卷而食之，小儿糯米糊丸粟米大。每服二三十丸，以淡猪肉汁或鸡汁吞下，空心亦佳。

乌梅丸　治胃冷蛔虫攻心痛，呕吐，四肢冷。

秘传槟榔散　治男妇心脾痛虫痛。方并见脾疼门。

蛊　毒

蛊毒方论

害人利己，识者不为，昧者竞趋之，而况伤人性命，以图家道之温燠，此为富不仁之甚者也。夫蛊毒有数种，皆妖魅变惑之气，其怪使然。人有造作而得之者，

---

① 半生半：四库本同，疑为脱"熟"或"炒"字。当为"半生半熟"或"半生半炒"。

多取虫蛇之类，以盆盎盛之，任其自相啖食，其间一物独存，则以之为蛊，即能变惑，随酒食以毒害于人，他人受殃，则蓄事之家，日益富盛。又有一种飞蛊，倏尔去来，状如鬼气，得之卒重，吁！毋怪乎变现惑人之不可晓也。凡中蛊毒，不论年月远近，但煮一鸡卵，去壳，以小银钗插入其中，并含入口，一饭之顷取视，钗卵俱黑，即为中毒。又法：以水一碗，唾津液入水，其唾沉则为蛊，浮则非蛊。又法：口含大豆①，中蛊者，豆胀烂而皮脱，非蛊则豆不脱烂。其候面目青黄，力乏身痛，唇口干焦，烦躁而闷，胸胁妨满，肚胀皮坚，腹中蛳蛳切痛如虫啮，又如虫行，唾吐鲜血，小便淋沥，大便脓血杂下，病人所食之物皆变化而为虫，侵蚀脏腑，蚀尽则死矣。死则病气流注，复染着于旁人，夫是之谓蛊疰。

凡中蛊人，用药已瘥，自后饮食，永不得吃冷。若饮食带冷，鬼气乘之，毒虫复生，竟不能救。

蛊毒证治

治蛊毒挑生毒神咒　出大藏经典。凡在外饮食先默诵七遍，则其毒不行。咒曰：姑苏琢磨耶琢，吾知蛊毒生四角，父是穿窿穿，母是舍耶女，眷属百千万，吾今悉知汝，摩诃萨摩诃。

如饮食上有蜘蛛丝便莫吃。

又法

每遇所到处念药王万福七遍，亦可辟之。

灸蛊毒

于足小指尖处灸三壮，即有物出，酒得之随酒出，饭得之随饭出，肉菜得之随肉菜出。

保灵丹　治蛊毒、诸毒、一切药毒，

神妙。出《刘涓子神仙遗论》、《鸡峰普济方》一卷，凡三处刊。

朱砂净，细研，一两　大山豆根半两　雄黄　黄丹　麝香　黄药子　续随子生，杵末。各二钱半　川巴豆肥者，二钱半，取肉，不去油　斑蝥二钱半，去头、翅、足　糯米半炒半生用　赤蜈蚣二条，一炙一生

上十味，各修治，入乳钵研和，于端午、重阳、腊日修合，不令鸡犬妇人见，用糯米稀糊丸如圆眼核大，阴干，瓷盒收。每服一丸，好茶清吞下，不得嚼破。须臾，病人自觉心头如拽断皮条声，将次毒物下，或自口出，或大便出，嫩则是血，老则成鳖。或蜘蛛诸杂带命之物，药丸凝血并下。以水洗净收之，可救三人。如中毒口噤，即挑开下药，或蛇蝎、马汗诸毒，以好醋磨敷患处立解。服药已效，如知毒害之家，不必研究，若诉之，其毒再发不救。瘥后，更忌酒、肉、毒食一月，惟软饭可也。或急用，但择吉日精洁修合。

圣惠丸　治蛊毒心腹坚痛，羸瘁骨立。

朱砂研　雄黄研细。各七钱半　藜芦去芦头　莽草微炙　鬼臼去须。各半两　肥巴豆肉十五个，去油　麝香一钱　青色大虾蟆一个，烧存性　斑蝥去翅、足，三钱，糯米炒黄

上细末，炼蜜和捣五百杵，丸如小豆大。每五丸，空心温酒下。少刻，更吃粥饮一盏，利出虫蛇恶物。若不吐利，更服二丸必效。

万病解毒丸　治蛊毒、挑生毒、药毒、草毒、畜兽毒。方见痈疽门。

《夷坚志》治蛊毒方

五倍子一两　硫黄末，二钱　甘草三寸，

①　大豆，原作"禾豆"，四库本同，据《医方类聚》卷一百六十五所引本书改。

半生半炙透　丁香　木香各一钱　轻粉半钱

麝香少许　糯米二十一粒

上八味，锉细入瓷瓶内，用水满十分，煎取七分，候药面带皱皮为熟，生绢滤去滓，空腹通口服。却令病人平正仰睡，高起头，觉腹中有物冲心者三，即不得动。若吐出，以桶盛之，如鱼鳔烂肉之类，乃是恶物。吐罢吃茶一盏，泻亦不妨。少进白粥为补，忌生冷油腻、酢脯、咸藏。五日后，服万病解毒丸二粒。旬日，又服二粒，自然平复。

生漆丸　治蛊毒。

正料平胃散

上，用好生漆和丸桐子大。每七十粒，空腹温酒下，加至百粒。

东坡雄黄丸　治蛊毒及虫蛇畜兽毒。

雄黄　明白矾生研。等分

上，端午日研细，溶黄蜡为丸桐子大。每七丸，念药王菩萨、药上菩萨七遍，熟水送下。

黄南卫生治蛊毒单方

破鼓皮烧存性，为末，新水调二钱服之。中蛊者，虽昏睡，口中言蛊主姓名。

又方

蚕蜕纸不拘多少，以麻油纸撚，烧存性

上为末，研细，新水调一钱频服，诸中毒，面青脉绝，昏迷如醉，口噤吐血，服之即苏。

七宝丸　治蛊毒。

破鼓皮　蚕蜕纸各烧存性　刺猬皮　五倍子　续随子　朱砂研　雄黄研

上等分，为细末，糯米稀糊丸桐子大。每七丸，空心熟水下。

又方　治蛊毒，亦治挑生毒。

川升麻

细锉一两，作一服，水煎常服。

又方　明矾生末，夹好茶水调，解百毒。

挑　生

挑生方论

人苟爱身，不可轻于濯水，江南有射工毒虫，其色黑，形如肉窝，口中横骨如角弓，生溪涧内，或因雨潦，逐水而入人家，含沙射人之影。得之寒热闷乱，头目俱痛，亦如中尸，卒不能语。又水毒虫，一名溪温，得之病状与射工相若，但有烂疮为射工，无疮为溪温，特少异耳。又沙虱虫，细如疥虫，视不得见，遇阴雨则行出草间，着人身则钻入皮里，刺如针芒。是三者为病，朝轻暮剧，皆能杀人，以方术、灸法、麝犀辈治之。治之不早，变生飞蛊，倏入患躯，啖食五脏而死矣。挑生之毒，其类是乎？挑生多于饮食过度，凡鱼、肉、果、菜、茶、汤、酒、醋之中，皆可挑毒以中人。自岭以南，率多有此。其候初觉胸腹作痛，次则渐渐搅刺，十日生于腹中，生则能动矣。治法：胸痛则为生在上膈，腹痛则为生在下焦。在上膈者，用胆矾半钱，投入一盏热茶之内，候矾溶化，通口服之，少顷，以鸡翎搅刺喉中取吐；在下焦者，用川郁金二钱，末之，米汤调下，即泻出恶物。吐泻以后，以人参一分，白术、茯苓倍之，碎为粗末，新汲水和，入瓷瓶中，慢火煨至半日，每一盏通口服，日二三剂。前蛊毒挑生咒，常须诵之。抑有闻焉，二广山谷间，有草曰胡蔓草，亦曰断肠草，或以药人，急水吞之急死，缓水吞之缓死。又有取毒蛇杀之，以草覆蛇，以水洒草，数日菌生，采取为末，入酒毒人，始亦无患，后再饮酒，毒发立死。其俗淫妇多偶合北人，情好虽稠，不肯归北，阴以药置食中与之，还即叩之曰：子某年来。若从其说，复以药解之；若过期不来，则毙矣。戒之哉！戒之哉！

挑生证治

万病解毒丸　治挑生毒、蛊毒、药毒、草毒、金石毒、百虫毒、蛇畜兽恶毒、鬼胎、鬼气、痈疽诸病一切毒。出入，可以此药随身，若觉意思不快，四大不和，即磨服之。方见痈疽门。

治挑生方

好茶、生明白矾各一钱，沸汤调服，即吐毒。

中诸毒证治

立胜散　治虫、蛇、蜂、蝎、蚖蛇、蜘蛛、沙虫等伤毒。

大红川椒去核，十五粒　豆豉十粒

上同入口嚼烂，唾在手心，次将南星末调和得所，敷伤处，毒水自出，续又再敷，神效。

又方

贝母为末

上每服半两，令病人尽其酒量，剧饮，良久酒化为水，从伤处出，俟出尽，又以贝母末塞疮口，妙不可言。

蠷螋方　蠷螋，妖虫也，隐于墙壁间，尿射人之影，令人遍体疮如汤火所伤，治法以鸡羽烧存性。

上麻油调敷。鸡食百虫，故能治之。或用燕粪水调敷。或南向燕窠自东取土末

之，新水调敷。

天蛇毒方

秦皮浓煎服，蚌粉、滑石、贝母末敷。

辟妖魅、瘟疗

朱砂、雄黄等分，为末，法醋调入口鼻。

治挑生毒、蛊毒、野葛毒方

川升麻多煎频服。

解诸药毒，杀腹内毒虫方

蓝青叶多研，水调服。

五绝欲死方

半夏末，水丸，风干入鼻，气回即活。

头虱方

藜芦末掺发。

又方

麻油调轻粉涂发。

身虱方

水银和鹤虱末，帛揉之为索，系衣，自落。

独胜散　解药毒、蛊毒、虫蛇诸毒。

大甘草节以真麻油浸，年岁愈多愈妙。

上取甘草嚼，或水煎服，神效。

附：跌仆损伤

跌仆损伤方论

《袖珍方》云：折伤者，谓其有所伤于身体者也。或为刀斧所刃，或坠堕险地，打扑身体，皆能使血出不止。又恐瘀血停积于脏腑，结而不散，去之不早，恐有入腹攻心之患。治疗之法须外用敷贴之

药散其血，止其痛；内则用花蕊石散之类化利瘀血，然后款款调理生肌。或因折伤而停郁其气，又当顺之。子和云：诸落马、坠井、打扑伤损、闪肭损折、杖疮肿发，焮痛不止者，可峻下二三十行，痛止肿消宜以通经散、导水丸等药，或加汤剂泻之，后服和血消肿散毒之药。

花蕊石散《和剂方》　治一切金刃所伤，打扑伤损，身体血出者，急于伤处掺药，其血自化为黄水。如有内损，血入脏腑，热煎童子小便，入酒少许，调一钱服之立效。若牛牴肠出，不损者，急送入，用细丝桑白皮尖茸为线，缝合肚皮，缝上掺药，血止立活。如无桑白皮，用生麻缕亦得，并不得封裹疮口，恐作脓血。如疮干，以津液润之，然后掺药。妇人产后败血不尽，恶血奔心，胎死腹中，胎衣不下，并用童子小便调下。

硫黄上色明净者四两，捣为细末　花蕊石一两，捣为粗末

上二味相拌和匀，先用纸筋和盐泥固济瓦罐子一个，候泥干入药于内，再用泥封口，候干，安在四方砖埒，书八卦五行，用炭一秤，笼迭周匝①，自巳午时从下着火，令渐渐上彻，直至经宿火冷炭消，又放经宿，罐冷取出，细研，以绢罗子罗至细，瓷盒内盛，依前法服。

《金匮》治马坠及一切筋骨损方

大黄一两，切，浸成汤下　绯帛如手大，烧灰　乱发如鸡子大，烧灰　炊单布一尺，烧灰　败蒲一把，二寸　桃仁四十九个，去皮尖　甘草如中指节，炙锉

上七味，以童子小便量多少煎汤成，纳酒一大盏，次下大黄，去滓，分温三服。先锉败蒲席半领，煎汤，浴衣被处，斯须通利数行，痛楚立瘥。

复元活血汤《发明》方　治从高堕下，恶血留于胁下，疼痛实不可忍。

柴胡半两　当归六钱　甘草　穿山甲炮。各二钱　大黄酒浸，一两　桃仁去皮尖，五十个　红花　栝蒌根各二钱

上件桃仁研烂，余药锉如麻豆大。每服一两，水二盏半，酒半盏，煎至七分，去滓，食前大温服，以利为度，得利后痛或不尽，服乳香神应散。《灵枢》云：坠堕恶血留于胁下则伤肝，肝胆之经行于胁下，属厥阴、少阳，宜以柴胡为引，用为君，以当归活血脉。又急者痛也，以甘草缓其急，亦能生新血，阳生阴长故也，为臣。穿山甲、栝蒌根、桃仁、红花破血润血，为之佐。大黄酒制，以荡涤败血，为之使。

地龙散　治腰脊痛，或打扑损伤，从高堕下，恶血留在太阳经中，令人腰脊或胫腨臂腰中痛不可忍。

中桂　地龙各四分　羌活二钱　黄柏　甘草各一钱　苏木六分　麻黄五分　桃仁六个　归梢一分

上㕮咀。每服半两，水二盏，煎至一盏，去滓，温服。

补损当归散　疗坠马落车，伤腕折臂疼痛，服此药疼痛即止，筋骨即当相连。

泽兰炒　附子炮。各一钱　当归炒　蜀椒②炒　甘草炙　桂心各三分　芎𦬊炒，六分

上为细末。每服二钱，温酒调服，日三。忌生葱、猪肉、冷水、生果。

接骨丹

没药　乳香　当归　川椒　自然铜醋淬　赤芍药　败龟炙　虎骨　白芷　骨碎

---

① 周匝：原作"固匝"，四库本同，据《和剂局方》卷八改。

② 蜀椒：原作"蜀极"，四库本同，据《和剂局方》卷八改。

补炙　千金藤郁李仁是也。各等分

又方加龙骨、川芎。

上为细末，化蜡半两，丸如弹子大。每服一丸，好酒半升，化开煎，用东南柳枝搅散热服。

秘传止血定痛生肌散　专治跌打损伤，牙咬，刀伤出血，诸般肿毒出脓后，肌肉不生，痛不止者，并皆治之。方见破伤风门。

一方　治刀伤斧斫。

五倍子一味为末，干贴神效。

桑叶阴干为末，干贴。如无，旋熨干，末，贴之妙。

汤火疮

用腊月猪胆涂，黄柏炙干为末，敷之。

一方　治火烧。

桐油　水各二钱

上二件，以桃柳枝不住手搅成膏，再入少水溶，外用猫儿肚底毛细剪掺上。

一方　治汤火伤未成疮者。

用小麦炒黑为度，研为末，腻粉减半，油调涂之。

四黄散《澹寮方》　治汤荡火烧，热疮连痛。

大黄　黄连　黄柏　黄芩　白及各等分

上为末，水调成膏，以鸡翎时涂疮上。

治汤火疮《澹寮方》

用螺蛳壳多年干白者，火煅为末，如疮破用干掺之；如不破，轻粉、清油调敷之。

仁斋直指方论卷之二十六

三山名医仁斋杨士瀛登父编撰
新安后学惠斋朱崇正宗儒附遗

妇　人

产妇伤寒方论

或问妇人伤寒可得闻乎？曰：伤寒三百九十七条，一百一十三方，此张氏截然之笔削也。于某证则有某药，何尝以男女为别哉？要之，月事去来，产前产后男子所无，请发明其蕴，以解世俗之惑。盖妇人以血为主。发热恶寒，经水适来，经曰：热除而胸满谵语者，是则邪气结于胸胁，当刺期门，随其实而取之。伤风经日，续生寒热，发作似疟而经水适断者，是则血结而不行，当以小柴胡汤散之，所谓治之而愈者此也。至如伤寒发热，经水适来，昼醒暮谵，如见怪状，是则里无留邪，热随血散，所谓不治自愈者此也。前乎吐血下血，两条并以犀角地黄汤、桃仁承气汤、抵当汤、丸之类，言之详矣。抑产前产后治法将何择焉？曰：产前安胎，产后消瘀，于是遵依条列，斟酌轻重而调理之。安胎者何？桑寄生、阿胶、缩砂为要药，他如桂枝、半夏、桃仁、大黄堕胎及燥热等辈则不可轻用也。消瘀者何？川芎、蒲黄、赤芍药、生地黄为要药，他如内补、拦住败血之剂则不可轻进也。朱氏

以阿胶、桑寄生、人参、茯苓、白术等为细末，糯米饮调剂为孕妇安胎。以红花一分，官桂、芍药、甘草半之，姜、枣同煎为解表消瘀；以葱白、生姜大剂浓汁为产前发散；以小柴胡汤去半夏和解热入子宫。郭稽中以枳壳、防风一度，甘草减半末之，点服，主大便秘涩。又以蜜导一法，真可活人，然则产妇证治观此可以问津索途矣。虽然，知安胎则不可不调气，知消瘀则不可不扶虚，枳壳、香附、陈皮以调气也，当归、川芎、黄芪、人参以扶虚也。退热则柴胡、黄芩；解肌则紫苏、干葛；滋肠则麻仁、枳壳；助阳则干姜、良姜，其间采摭虽未备古人之经，然而甘辛为阳，酸苦为阴，皆不越古人之意，姑存之篇末，以便学者之观览云。

妇人论

男女均有此血气，人皆曰妇人以血为本，何邪？盖其血胜于气耳！血藏于肝，流注子脏，而主其血者在心，上为乳汁，下为月水，合精而为胞胎，独非血乎？血之所以流畅于经络者，气实使之，又不可举一而遗一也。女子十四而天癸至，男子二八天癸至，精气溢泻，冲任二脉男女均有。任脉通，太冲之脉盛，故月候以时而行。冲任者，血之海也；月候者，经络之余也。经

言其常，其来有期，无过不及，反此皆病，其不行则尤甚，百病生焉。

自其血气和平，阴阳调顺，则精血聚而胞胎成，胞胎已成，而心肾二脉其动也应手而疾。盖心之所主者血，肾之所主者精，精血交并而成之，精胜则为男，血胜则为女，此亦自然之理也。

自其血气不调，阴阳愆伏，过于阳则经脉前期而来，过于阴则经脉后期而至，盖血性得热则宣流，得寒则凝涩。阴气乘阳，内寒血涩，故其来乍少；阳气乘阴，血热流散，故其来乍多，过与不及，皆致病也。

然经脉不行，其候有三：一则血气盛实，经络遏闭，其脉滑实见之。当通经疏利。一则形体憔悴，经络涸竭，其脉虚弱见之。当滋养血气。一则风冷内伤，七情内贼，以致经络痹滞，其脉浮涩见之。解散风冷，去瘀生热。经脉不行，此诸病之所由生也。

是故血虚閴①热，盗汗筋挛，则为虚劳；血少水涸，燥气乘肺，则为干嗽；宿寒留滞，血与气搏，则为腹痛；败血结块，时发寒热，则为瘕癥；或风寒滞经，血化为水，流溢四肢，谓之血分；或脾不制水，血与水并，浮胀肌肉，谓之虚肿；或冲任气虚，内欲过度，风邪冷热诸气入于胞门，秽液与血相兼而下，冷则多白，热则多赤，冷热不调，赤白相半，谓之赤白带；或冲任劳损，经海伤动，脾虚卫弱，不能约制，其血倏然暴下，谓之崩中；亦有非时血行淋沥不断，谓之漏下。崩之中复有瘀血，时崩时止，谓之崩中漏下。所下五色，各应五脏。五脏俱虚，五色俱下。妇人血海挟受风邪，不换金正气散加川芎、官桂主之。以至眩晕烦闷，呕恶怔忪，迷乱多忘，发狂妄语，小便不禁，此妇人以血受病最多，而血之为病，遇夜愈增剧也。血属阴，

阴虚则夜争。

然则产育一科可得闻乎？曰：产前之病，其脉贵乎实；产后之病，其脉贵乎虚。产前为之顺气安胎，产后为之扶虚消瘀，此其要也。抑产育之后，血衰气弱，宿瘀未尽，饮食起居，梳洗解脱，一有不谨，得病犹甚易焉。凡妇人血气诸疾，但用四物汤加以炒吴茱萸主之，阴脏加多，阳脏加少，无不效者。若产难、若胎衣不下、若胎损腹中，则入醋夹煎；或生料五积散加芎、归、缩砂，煎之以水醋；或局方黑神散，用乳香煎汤调下，皆其类耳。外此，则有芎归汤，佐以缩砂调理胎妇腹痛。或胎动下血，更以炒阿胶并熟艾济之。至若胎妇喘咳则缩砂、川芎、炒阿胶等分，入生姜、乌梅、紫苏梗最良。胎妇艰食，则调气散、枳壳散等分，入缩砂为妙。大小产后，津液涸燥，滞血停留，易至大便秘结，枳壳散加炒桃仁，用蜜水同煎，入醋数沸可也。缩胎之剂，枳壳、缩砂、乌药所不可无；安胎之剂，阿胶、缩砂、桑寄生又不可缺。妇人多因怒气伤胎，所以安胎尤莫先于顺气。其于产后发热，黑神散加川芎、荆芥，入生姜、葱白尤佳。产后消瘀，黑神散须多服饵，至一腊以后，腹中略无疼痛，方可与四物、建中汤辈，服之太早则补住败血，为害非轻。若夫郭稽中所编《产宝方论》，迩来书肆别有经验节本，辞简理明，此可为产科公据。

附：调经诸方

丹溪曰：经候有枯闭不通者，有不及期与过期者，有妄行者，有色紫黑及淡

---

① 閴：原作"关"，四库本同，据《医方类聚》卷二百一十所引本书改。

者，有成块者，有作疼者。夫经不通，或因堕胎及多产伤血，或因久患潮热消血，或因久发盗汗耗血，或因脾胃不和，饮食少进而不生血，或因痢疾失血，治宜生血补血，除热调胃之剂，随证用之。或因七情伤心，心气停结，故血闭而不行，宜调心气，通心经，使血生而经自行矣。如虚中有热，月事不来，以四物汤加黄芩治之。常过期者，血少也，以芎、归、参、术兼痰药治之，过期紫黑有块作痛，血热也，以四物汤加香附、黄连；过期色淡挟痰者，以二陈汤加芎、归。常不及期者，血热也，以四物汤加黄芩、黄连、香附，肥人多兼痰药治之。血枯经闭者，以四物汤加红花、桃仁，痰多占①住血海地位因而下多者，目必渐昏，肥人多有之，以南星、苍术、川芎、香附作丸服之。肥人躯脂满经闭者，以导痰汤加芎、归、黄连，不可服地黄，泥痰故也，如用必以姜汁炒。肥人少子，亦由痰多脂膜闭塞，子宫不能受精而施化也，宜服上药。瘦人子宫无血，精气不聚，亦令无子，以四物汤养血养阴等药。经水未行，临经将来作痛者，血实也，一曰瘀血郁滞也。以四物汤加桃仁、香附、黄连、红花，或加延胡索、莪术、木香，有热加柴胡、黄芩。经水行后而作痛者，气血俱虚也，以八物汤加减煎服。又云：血为气之配，因气而行。成块者，气之凝，将行而痛者，气之滞行，后作痛者，气血虚也。色淡者，亦虚也，而有水以混之也。错经妄行者，气之乱也。紫者气之热，黑则热之甚也。今人悉指为风冷，而行温热之剂，祸不旋踵。

四物汤《和剂方》　治冲任虚损，月水不调。常服调益营卫，滋养血气。

当归去芦　川芎　白芍药　熟干地黄酒蒸，焙。各等分。

上㕮咀。每服四钱，水一盏，煎八分，空心服。崩中去血过多者，加熟艾煎服。

大温经汤《和剂方》　治冲任虚损，月候不调，或来多不已，或过期不行、或崩中去血过多，或经损娠，瘀血停留，小腹急痛，五心烦热。

阿胶碎，炒　芎劳　当归去芦　人参去芦　肉桂去皮　甘草炒　芍药　牡丹皮各一两　半夏二两半　吴茱萸二两，各汤洗七次　麦门冬去心，五两半

上㕮咀。每服三钱，水一盏，姜五片，煎八分，空心热服。

调经散　治经水或前或后，或多或少，或逾月不至，或一月而来，皆可服。

川归酒洗，一钱半　麦门冬去心，二钱　吴茱萸择去闭目者，沸汤泡七次，焙干，半钱　人参去芦　半夏汤泡七次　白芍药　牡丹皮去心　川芎各一钱　肉桂半钱　阿胶炒　甘草各七分半

上细切。作一服，水二盏，加生姜三片，煎至一盏，空心稍热服。

逍遥散《和剂方》　治血虚烦热，月水不调，脐腹胀痛，痰嗽潮热。

甘草炙，半两　当归去芦，炒　茯苓去皮　芍药　白术　柴胡去苗。各一两

上㕮咀，每服三钱，水一盏，煨姜一块，薄荷少许，煎服，不拘时。

加减吴茱萸汤　治冲任衰弱，月候愆期，或前或后，或崩漏不止，赤白带下，小腹急痛。每至经脉行时头眩，饮食减少，气满心松，肌肤不泽，悉皆主之。

吴茱萸半两　麦门冬　干姜　白茯苓　牡丹皮　南木香　苦梗各三钱　甘草三钱半　当归半两　北细辛一钱半　防风　官桂各

---

① 占：原作"拈"，四库本同，据《丹溪心法》卷五改。

一分 半夏七钱

上㕮咀。每服四钱，水一盏半，生姜五片，枣子一枚，煎至七分，去滓，空心温服。

桃仁散 治妇人月水不调，或淋沥不断，断后复来，状如泻水，四体虚羸，不能饮食，腹中坚痛，不可行动，月水或前或后，或经月不来，举体沉重，惟欲眠睡，多思酸物。

桃仁 粉草 半夏各一两 赤芍药 生地黄各三两 泽兰叶 川牛膝 当归 桂心 牡丹皮 人参 蒲黄 川芎各两

上为粗末。每服五大钱，水盏半，姜三片，煎七分，空心，去滓，温服。

牡丹散《和剂方》 治血气虚损，内则月水不行，外发潮热，肌体羸困，渐成骨蒸，并宜服之。

桂心 牡丹皮 芍药 延胡索炒 没药别研 陈皮去白 红花 当归去芦 甘草 乌药各一两 真蓬莪术 鬼箭 苏木各二钱半 干漆炒，二两

上㕮咀。每服三钱，水一盏，煎七分，不拘时候。

内补当归丸 治血气虚损，月水不调，或崩中漏下去血过多，肌体羸困，及月水将行腰腿痛重，并皆治之。

真蒲黄炒，七钱 熟地黄半两 当归酒煮 阿胶炒 白芷 续断 干姜炮 甘草炙 川芎各四两 肉桂 附子炮，去皮脐 白芍药各一两 白术 吴茱萸汤洗七次，炒。各三两

上为末，炼蜜丸梧桐子大。每服五十丸，食前温酒下。

内灸[1]散《和剂方》 治妇人血气虚损，崩中漏下，淋沥不已，或凝积血块，腰腹刺痛，凡月水不调，血晕头眩皆治。

藿香叶 丁香皮 熟干地黄洗焙 肉桂去皮。各一两半 甘草炙 当归去芦 白术 山药 白芷各八两 茴香一两半 藁本去芦 干姜炮 川芎 黄芪去苗 木香 白芍药各一两 陈皮去白，四两

上为末。每服三钱，水一盏，姜五片，艾十叶同煎，空心热服，温酒调下亦可。如产后下血过多加蒲黄煎，恶露不快加当归、红花煎，呕吐加藿香、生姜煎。

温经汤《大全良方》 治妇人血海虚寒，月水不利。

当归 川芎 芍药 桂心 牡丹皮 莪术各半两 人参 甘草 牛膝各一两

上㕮咀。每服五钱，水一盏半，煎至八分，温服，不拘时服。

凌花散《澹寮方》 治妇人月水不行，发热腹胀。

当归酒浸 凌霄花 刘寄奴 红花酒浸，候煎药一二沸即入 官桂去皮 牡丹皮酒洗 川白芷 赤芍药 延胡索各等分

上㕮咀。每服四钱，水一盏，酒半盏，煎八分，再入红花煎热服。

四制醋附丸《瑞竹堂方》 治妇人、女子经候不调。

香附子去毛，一斤，作四分

一分好酒浸七日，一分小便浸七日，一分盐水浸七日，一分米醋浸七日。各焙干。

上为末，醋糊丸如梧桐子大。每服七十丸，空心食前盐酒送下。肥人依方服，瘦人加泽兰叶、赤茯苓各二两。

六合汤《济生方》 治妇人经事不行，腹中结块，腰腿重痛。

当归 白芍药 官桂去皮 熟地黄洗 川芎 莪术炮。各等分

上㕮咀。每服四钱，水一盏，煎七分，空心服。

---

① 灸：原作“炙”，四库本同，据《和剂局方》卷九改。

白薇丸《大全良方》 治妇人月水不利，四肢羸瘦，渐觉虚乏。

当归 白薇 柏子仁 白芍药 川芎 白术 桂心 附子 萆薢 木香 细辛 吴茱萸各半两 人参 石斛 白茯苓 川牛膝 泽兰叶各七钱半 槟榔半两 熟地黄二两 牡丹皮 紫石英各一两

上为末，炼蜜丸如梧桐子大。每服五十丸，空心温酒下。

茯苓补心汤《澹寮方》 治妇人去血过多，虚劳发热。

用四物汤一两，参苏饮三两和均，生姜五片，煎八分，温服。方见虚劳门。

增损四物汤《兰室秘藏》方 治血积。

当归 川芎 白芍 熟地黄 蓬莪术 京三棱 官桂 干漆炒烟尽。各等分

上㕮咀。每服五钱，水二盏，煎一盏，去滓，温服，食前。

磨积丸《杨氏家藏方》 治妇人积气内攻，经候不调，腹胁膨胀刺痛。

京三棱 莪术各煨，二两 茴香炒 附子炮 川楝子肉 白芍药 干姜炮。各一两半 巴戟去心，炒 当归洗 艾叶醋炒。各一两七钱半。

上为末，酒糊丸如梧桐子大。每服五十丸，空心温酒下。

麦门冬散《大全良方》 治妇人客热，四肢烦闷疼痛，饮食不下。

麦门冬 柴胡 赤茯苓各一两 羚羊角 赤芍药 桑白皮 黄芪各三钱 生地黄 甘草各五钱

上㕮咀。每服一两，水二盏，生姜三片，煎至一盏，去滓，通口服。

黄芪散《大全良方》 治妇人热劳羸瘦，四肢烦疼，心燥口干，不欲饮食。

人参 黄芩 当归各七钱半 柴胡一两半 黄芪 地骨皮 赤茯苓 麦门冬 生地黄 赤芍药 白芍药各一两

上㕮咀。每服一两，水二盏，姜五片，煎至一盏，去滓，通口食前服。

乌鸡煎丸秘方 治妇人百病，虚劳血气，赤白带下等证。

人参二两 茯苓三两 香附四两 当归六两 官桂 地骨皮各二两 生熟地黄四两 黄芪六两

上用乌骨白鸡一只，男用雌，女用雄，笼住，将黄芪末，和炒面丸鸡头大，喂鸡服，生眵吊死，肠肚洗净，捋毛捶碎骨，入前药鸡腹内，用酒、醋各一瓶，煮一宿，取骨焙枯，研，用汁打糊丸如梧桐子大。每服五十丸，盐汤下。

胜金丸一方名不换金丸。治妇人诸虚不足，心腹疼痛。一名胜金丹，有沉香。 治妇人久虚无子，产前产后一切病患，兼疗男子下虚无力。此药能安胎催生，妊娠临月服五七丸，产时减痛。妇人无子是子宫冷，如服二十丸，男女自至。又治积年血风，脚手麻痹，半身不遂，赤白带下，血如山崩，及治产后腹中结痛，吐逆心痛，子死腹中，绕脐痛，气满烦闷。夫盖汗不出，月水不通，四肢浮肿无力，血劳虚劳，小便不禁，中风不语，口噤，产后痢疾，消渴，眼前见鬼迷晕，败血上冲，寒热头痛，面色萎黄，淋涩诸疾，血下无度，血痢不止，饮食无味，产后伤寒，虚烦劳闷，产后血癖，产后羸瘦。凡妇人众疾，不论年月日深，并皆治之。

白芍药 藁本 石脂赤白皆可 川芎不见火 牡丹皮 当归 白茯苓 人参 白薇 白芷 桂心 延胡索 白术 没药 甘草炙。江西安抚司没药、甘草减半。

上十五味，等分为细末，炼蜜为丸如弹子大。每服一丸，温酒化下，初产子，并用热醋汤下，空心食前。

此方系王子宣祖传渠家，凡妇人怀身便服此药，甚神妙。常服尤好。系在京师

于能家传到。

七制香附丸　治妇人诸虚百损，血气不调，月水前后结成癥瘕，或骨蒸发热，四肢无力，并皆治之。

香附　当归各二两。同用酒浸　香附　莪术各二两。同用童便浸　香附二两　牡丹皮一两　艾叶一两，同用米泔浸　香附　乌药各二两。同用米泔浸　香附二两　川芎　延胡各一两。同用水浸　香附二两　三棱　柴胡各一两。同用泔浸　香附二两　红花一两　乌梅肉二十个，同用盐水浸

上作七处，春浸三日，夏浸二日，秋浸七日，冬浸十日，晒干为末，入药汁打糊为丸如梧桐子大。每服八十丸，临卧酒调下。

王节斋曰：妇人、女子经脉不行，多有脾胃损伤而致者，不可便认作经闭血死，轻用通经破血之药，遇有此证，便须审其脾胃如何？若因饮食劳倦损伤脾胃，少食恶食，泻泄疼痛，或因误服汗下攻克药，伤其中气，以致血少而不行者，只宜补养脾胃，用白术为君，茯苓、芍药为臣，佐以黄芪、甘草、陈皮、麦芽、川芎、当归、柴胡等药，脾旺则能生血而经自行矣。又有饮食积滞致损脾胃者，亦宜消积补脾，若脾胃无病，果有血块凝结，方宜行血通经。

附：子嗣

子嗣方论

《内经》曰：阴搏阳别，谓之有子。谓阴脉搏手。其中别有阳脉也。是为血气和平，阳施而阴化也。盖为人之夫妇，犹天地然。天地之道，阴阳和而后万物育；夫妇之道，阴阳和而后男女生。是故欲求嗣者，先须调其妇之经脉，经脉既调则气血和平，气血和平则百病不生而乐乎有子矣。丹溪云：若是肥盛妇人，禀受盛厚，恣于酒食之人，经水不调不能成胎，谓之躯脂满溢，闭塞子宫，宜行湿燥痰，用半夏、苍术、台芎、防风、羌活、滑石，或导痰汤之类。若是怯瘦性急之人，经水不调不能成胎，谓之子宫干涩无血，不能摄受精气，宜凉血降火，或四物加香附、黄芩、柴胡养血养阴等药可宜。东垣有六味地黄丸以补妇人之阴血不足，无子服之者，能使胎孕。

又诀云：三十时中两日半，二十八九君须算，落红满地是佳期，金水过时空霍乱。霍乱之后枉费工，树头树底觅残红，但解开花能结子，何愁丹桂不成业。此盖妇人月经方绝，金水才生，此时子宫正开，乃受精结胎之候，妙合太和之时，过此佳期则子宫闭而不受胎矣。然男女之分，各有要妙存焉。如月候方经一日、三日、五日交会者成男，二日、四日、六日交会者成女，过此则不孕矣。又云：阴血先至，阳精后冲，纵气来乘，血开裹精，阴外阳内，则成坎卦之象而为男；若阳精先入，阴血后参，横气来助，精开裹血，阴内阳外，则成离卦之象而为女。若胎成三月之内，男女未分之时，亦有转女为男之术，其法：以铁斧一柄，置于孕妇床席之下，勿令人见知，更佩雄黄一二两于孕妇身左，或佩萱花亦可，以上三法皆验，不可轻忽。传曰：不孝有三，无后为大。古诗云：无官一身轻，有子万事足。诚哉是言也！无嗣者，宜深思之无怠。

诜诜丸《和剂方》　治妇人冲任虚寒，胎孕不成，或多损坠。

泽兰叶一两半　肉桂去皮，五钱　当归洗，焙　熟地黄洗，焙　川芎　石斛酒洗，炒　白芍药　牡丹皮　延胡索各一两　白术一两

半　干姜炮，半两

上为末，醋糊丸如梧桐子大。每服五十丸，空心温酒下。

艾附暖宫丸　治妇人子宫虚冷，带下白淫，面色萎黄，四肢酸痛，倦怠无力，饮食减少，经脉不调，血无颜色，肚腹时痛，久无子息。服药更宜戒恼怒生冷，累用经验。

艾叶大叶者，去枝梗，三两　香附去毛，六两。俱要合时采者，用醋五升，以瓦罐煮一昼夜，捣烂分饼，慢火焙干　吴茱萸去枝梗　大川芎雀胎者　白芍药满酒炒　黄芪取黄色、白色软者。各二两　川椒酒洗，三两　续断去芦，一两五钱　生地黄生用，一两，酒洗，焙干　官桂五钱

上为细末，上好米醋打糊为丸如梧桐子大。每服五七十丸，淡醋汤食远送下，修合日宜天德合，月德合，日壬子日，精选药材为妙耳。

乌鸡丸　治妇人羸弱，血虚有热，经水不调，崩漏带下，骨蒸等疾不能成胎。

用白毛乌骨公鸡一只，重二斤半许，闭死，去毛、肠净，用艾四两、青蒿四两锉碎，纳一半在鸡肠，用空酒坛一只，纳鸡并余艾、蒿在内，用童便和水灌令没鸡二寸许，煮绝干，取出去骨，余俱捣烂如薄饼状，焙干，研为细末。

南香附子去毛净，一斤，分作四分，米泔水浸一分，童便浸一分，醋浸一分，酒浸一分，春秋二日，夏一日，冬四日，取出晒干。

熟地黄四两　当归酒浸洗　白芍药　鳖甲醋浸，炙黄色　辽人参各三两　川牛膝去芦　白术　知母各二两　川芎三两半　牡丹皮去心　贝母　柴胡各二两　地骨皮　干姜　玄胡索　黄连炒。各一两　秦艽一两半　黄芪　白茯苓去木，一两　生地黄怀庆者，勿犯铁，三两

上并香附共为细末，并鸡末，酒醋糊为丸如梧子大。每服五六十丸，渐加至七八十丸，温酒下或米饮下。亦得忌煎炒辛辣之物及苋菜。

白薇丸《大全良方》　治妇人无子。

白薇　牡蒙　藁本各五分　姜黄　当归　熟地黄各七分　川芎　人参　柏子仁　石斛　桂心　附子炮　五味子　防风　甘草　川牛膝　吴茱萸　桑寄生各六分　川椒二分　禹余粮八分

上为末，炼蜜丸如梧桐子大。空心酒下三十丸，日二服。忌生菜、葱、热面、荞麦、蒜、猪肉、炙爆、葵菜、芜荑、菘菜、海藻、粘食臭物。

孕育备论

经云：少阴脉动甚者，有子。厥旨何哉？曰：手少阴之经属心，足少阴之经属肾，心之所主者血，肾之所主者精，精血合气而成之也。然而胞门子户，又所以为精血之会，其于尺部二脉，尤有可验者焉。且妇人尺部之脉滑，是为血实，必主月事不行。若其来断绝，或中绝而不至者，此皆无孕。惟滑而不绝，略无间断于其间，此则真胎孕之脉也。

妇人怀胎，脏气壅闭，不可多睡，不可忧惧、劳役，不可啖食粘滞、辛辣、强硬之物，又不可妄施针灸，所贵时行数步，调畅自适，使气得其平。若酒面炙爆，热毒熏蒸，若感触风邪，传染热气，若误服药饵，破血动胎，若七情内伤，快意纵欲，则易致漏胎。若腹痛方来，用力太早，若觉则惊动，胎转未得，若抱持不正，奔突后趋，若近产多淫，触犯禁忌，则易致产难。既产之后，或过用心力，或素有痰阻，或血虚气逆，或虚极乘寒，则血晕眩闷之证生矣。

然而安胎之法有二：因母病以致动胎

者，但疗母病，其胎自安；或胎气不坚，因触动以致母病者，则安胎而母自产，以胶艾汤、芎归汤各半，缩砂佐之为良。难产之剂，前所谓四物汤加吴茱萸，入醋夹煎，黑神散用乳香煎汤调下，皆其要药。产后血晕，先以旧漆器烧烟，微向其鼻，次则五灵脂末，半生半炒，入苏合香丸，百沸汤调与之，或黑神散入麝少许，调以紫苏汤，或花蕊石散，用童子小便温温调剂可也。

损孕验法：妇人面色青，手足冷，指甲黑，而且遍体不仁，腰腹痛割，其或面青、唇青，以至舌间黯黑，口角沫出，则不容以人力胜之。大要将产腹痛，万勿惊动，且须凭物而行，直至腰疼，子逼育门方可用力，盖肾系于腰，而胎系于肾故也。

俗于产下多用理中丸，然蜜甘而滞，不若但用理中汤。俗于小儿初诞，多用黄连，然差苦伤胃，不若但用甘草炙煎，绵蘸入口，良久迭用，恶物自出。俗于胎孕已成，多服滑胎枳壳散，然枳壳微寒，须以缩砂、乌药为佐。产后饮食米饮勿用，产后盥洗，沸汤是常。调血以四物，逐瘀以黑神，人所共知也。若夫顺气等剂，胎前产后，尤当兼施而并用之。血晕昏迷，切勿用降真香熏之，以塞其气。

论王叔和、刘元宾别男女法

叔和以左手太阳浮大为男，右手太阴沉细为女。元宾以右手浮大为女，左手沉实为男，较是二说，不无抵牾，然即其《脉经》本旨而详之，又有若异而实同者。经曰：左手沉实为男，右手浮大为女。又曰：左右手俱浮大者，生二女；俱沉实者，生二男。元宾之所主者此也。经曰：左手尺中浮大者男，右手尺中沉细者

女。又曰：尺脉俱浮产二男，尺脉俱沉产二女。叔和之所主者此也，何者？沉细之说与沉实之义不同，左尺浮大之说与右手浮大者亦异。欲知男女之法，大抵沉实者，可以为男，沉细者，断然为女。右手浮大者，固知其女，左尺浮大者，大抵皆男。沉细为女，沉实为男，即所谓诸阳为男，诸阴为女者是也。左尺浮大为男、右手浮大为女，即所谓左疾为男，右疾为女者是也，元宾言其详。盖合左右手而别阴阳，叔和言其略，特不过《脉经》论尺脉之义矣，尚何有异同之辨哉！

《圣惠》云：凡脉得太阳为男，得太阴为女，盖太阳则浮，太阴则沉也。《脉经》云：尺脉左偏大为男，尺脉右偏大为女，左右俱大产二子，大者而有力也。左右手脉俱疾二子。脉来纵横，逆而不顺，并主夹胎。左尺脉带强，右尺带弱者为男；右尺脉带强，左尺带弱者为女。胎妇遣面南而行，忽从后呼之，左回首者为男，右回首者为女，或于厕所呼之亦同。又胎妇其夫左乳有核者生男，右乳有核者生女。

附：胎前诸方

安胎当归汤《大全良方》 疗妊娠五月举动惊愕，胎动不安，下坠，小腹痛引腰胁，小便疼痛下血。

当归　阿胶　川芎　人参各一两　枣子二枚　艾一虎口

上细切。酒、水各三升，合煮至三升，纳胶令烊，分二服，腹中当安，小便当缓①也。

一方有甘草，无参、枣。

① 缓：原作"暖"，四库本同，据《妇人大全良方》卷十二改。

旋覆花汤《大全良方》　治妊娠六七月间，胎不安常处，亦名阻病。

旋覆花一两　厚朴　白术　枳壳　黄芩　茯苓各三两　半夏炒，一方无　芍药　生姜各二两

上㕮咀。每服一两，水钟半，煎至一钟，去滓，温服，食前。忌羊肉、饧、醋、桃、李、雀肉。

阿胶散《大全良方》　治妊娠胎动，腹中痞痛，不思饮食。

白茯苓　白术　川芎　阿胶炒。各七钱半　当归炒　陈皮各一两　甘草二钱半

上㕮咀。每服八钱，生姜三片，枣二枚，水一钟半，煎至八分，食前温服。

当归散《金匮》方　妊娠宜常服之。

当归　川芎　白芍药　黄芩各一两　白术半两

上五味为末，酒饮调服方寸匕，日二次。或用酒糊为丸如梧桐子大。每服五十丸，茶汤任下，空心食前服，日三次。

桑寄生散《济生方》　治胎漏经血妄行，淋沥不已。

当归去芦，酒浸　桑寄生　川续断酒浸　川芎　白术　香附子炒去毛　阿胶蛤粉炒成珠　人参　茯神去木。各一两　甘草炙，五钱

上㕮咀。每服四钱，水一钟，姜五片，煎七分，去滓，不拘时服。

半夏茯苓汤《和剂方》　治妊娠恶阻，恶闻食气，胸膈痰逆呕吐。

旋覆花　陈皮去白，麸炒　桔梗　白芍药　人参去芦　甘草炙　川芎各半两　半夏炮，二两二钱半　赤茯苓　熟菌各七钱半

上㕮咀，每服四钱，水一钟，姜四片，煎七分，空心热服。

竹茹汤《和剂方》　治妊娠呕吐，头痛眩晕。

橘红去白，一两　人参　麦门冬去心　白术各一两　甘草二钱半　厚朴姜制　白茯苓各半两

上㕮咀。每服五钱，水一钟，姜五片，入竹茹一块如弹子大，同煎至八分，温服，不拘时。

竹叶汤《简易方》　治妊娠心惊胆怯，终日烦闷，证曰子烦。

白茯苓四两　防风　麦门冬去心　黄芩各三两

上㕮咀。每服四钱，水一钟，竹叶五片，煎服，不拘时。

羚羊角散《永类钤方》①　治妊娠中风，头项强直，筋脉挛急，言语謇涩，痰涎不利，或时发搐，不省人事，名曰子痫。

羚羊角镑　川独活　酸枣仁炒　五加皮各半钱　薏苡仁　防风　当归　川芎　茯神　杏仁各四分　木香　甘草各二分半

上㕮咀，每服四钱，水一钟，姜五片，煎七分，不拘时服。

防风汤《大全良方》　治妊娠中风猝倒，心神闷乱，口噤不能言，四肢强急。

防风　寄生　葛根各一两　菊花　防己　细辛　秦艽　当归　官桂　茯神　甘草　羚羊角各半两

上㕮咀。每服四钱，水一钟半，生姜三片，煎至八分，去滓，加竹沥半合，温服，不拘时。

全生白术散《简易方》　治妊娠面目虚浮，肢体肿如水气，名曰子肿。

白术　生姜皮　大腹皮　陈皮　白茯苓各半两

上为末，每服二钱，米饮调下，不拘时。

肾着汤《大全良方》　治妊娠腰脚肿。

茯苓　白术各四钱　杏仁　甘草各三钱

上㕮咀。每服八钱，水二钟，煎至一

---

① 《永类钤方》：原作"《永类经方》"，四库本同，按文义改。

钟，去滓，通口食前。

安荣散《济生方》 治妊娠小便涩少，遂成淋沥，名曰子淋。

麦门冬去心 通草 滑石各三钱 当归去芦，酒浸 灯心 甘草各半两 人参 细辛各一两

上为细末，煎麦门冬汤调下，不拘时。

紫苏饮《济生方》 治胎气不和凑上，心腹胀满疼痛，谓之子悬。

大腹皮 川芎 白芍药 陈皮去白 紫苏叶 当归去芦，酒浸。各一两 人参 甘草各半两

上咬咀。每服四钱，水一钟，生姜五片，葱白七寸，煎至七分，空心温服。

独圣散 治胎前心腹诸痛，胎动不安，此药安胎止痛行气故也。若非八九个月，不宜多服。

砂仁不拘多少，去皮，略炒

上为细末。每服一匕，热酒或艾汤、米饮、盐汤皆可调服，如觉胎中热即安矣。大抵孕妇不可缺此。

束胎散 第八个月可服。

炒黄芩夏一两，春、秋七钱半，冬五钱 白术不见火 陈皮各二两 茯苓七钱半，不见火

上为末，粥丸服。

达生散 又名束胎散。

大腹皮三钱 人参 陈皮 紫苏茎、叶各半钱 白术 芍药 归身尾 甘草炙，二钱

上作一服，入青葱五叶，黄杨脑十个，此即黄杨树叶梢儿也。或加枳壳、砂仁，以水煎，食后服，于八九个月服十数帖，甚得力。夏月加黄芩，冬不必加，春加川芎，或有别证以意消息于后。气虚加参、术，气实倍香附、陈皮，血虚倍当归加地黄，形实倍紫苏，性急加黄连，有热加黄芩，湿痰加滑石、半夏，食积加山楂，食后易饥倍黄杨脑，有痰加半夏，腹痛加木香、桂。

又方 治难产。

砂仁 香附醋煮 枳壳 甘草

上为末，汤调下，以香油、蜜、小便和匀各半钟，调益母草末。

催生

白芷灰 百草霜 滑石

上为末，用芎归煎汤调下，或姜汁服。

天麻丸 易产。

天麻即益母草，六月间连根采，阴干

上为末，不拘多少，炼蜜丸如龙眼大。临睡时温酒或白汤化一丸，能除产后百病。

催生丹 疗产妇生理不顺，产育艰难，或横或逆，大有神效、宜天医日合。

十二月兔脑去膜，碾如泥 通明乳香研细 母丁香研为末。各一钱 麝香一字，研细

上以乳、麝、丁香拌匀，入兔脑髓，和丸鸡头大，阴干，油纸密封固，临产服一丸，温水送下，立产。男左女右，手中握药，出，神验。

风寒热病

表虚六合汤《圣惠方》 若妊娠伤寒中风，表虚自汗，头痛项强，身热恶风，脉浮而弱，太阳经病，宜服。

四物汤四两 桂枝 地骨皮各七钱

表实六合汤《圣惠方》 若妊娠伤寒，头痛身热，无汗脉浮紧，恶寒，太阳经病，宜服。

四物汤四两 麻黄 细辛各半两

风湿六合汤《圣惠方》 若妊娠伤寒，中风湿之气，肢节烦疼，脉浮而涩，头痛，太阳标病也，宜服。

四物汤四两 防风 苍术制。各七钱

升麻六合汤《圣惠方》　若妊娠伤寒，下后过经不愈，温毒发斑如锦纹，宜服。

四物汤四两　升麻　连翘各七钱

柴胡六合汤《圣惠方》　若妊娠伤寒，胸满痛而脉弦，少阳头昏项强，宜服。

四物汤四两　柴胡　黄芩各七钱

大黄六合汤《圣惠方》　若妊娠伤寒，大便硬，小便赤，气满而脉沉数，阳明太阳本病也，急下之，宜服。

四物汤四两　大黄五钱　桃仁十个去皮、尖，麸炒

厚朴六合汤《圣惠方》　若妊娠伤寒汗下后，虚痞胀满者，阳明本病也，宜服。亦治咳嗽喘满。

四物汤四两　厚朴　枳实麸炒。各五钱

人参六合汤《圣惠方》　若妊娠伤寒，汗下后咳嗽不止者，宜服。

四物汤四两　人参　五味子各五钱

栀子六合汤《圣惠方》　若妊娠伤寒，汗下后不得眠者，宜服。

四物汤四两　栀子　黄芩各五钱

石膏六合汤《圣惠方》　若妊娠伤寒，身热大渴，蒸热而烦，脉长而大者，宜服。

四物汤四两　石膏　知母各五钱

茯苓六合汤《圣惠方》　若妊娠伤寒，小便不利，太阳本病，宜服。

四物汤四两　茯苓　泽泻各五钱

琥珀六合汤《圣惠方》　若妊娠伤寒，太阳本病，小便赤如血状者，宜服。

四物汤四两　琥珀　茯苓各五钱

胶艾六合汤《圣惠方》　若妊娠伤寒汗下后，血漏不止，胎气损者，宜服。

四物汤四两　阿胶　艾叶各五钱

一方加甘草同上，一方加干姜、甘草、黄芪。

附子六合汤《圣惠方》　若妊娠伤寒，四肢拘急，身凉微汗，腹中痛，脉沉而迟，少阴病也，宜服。

四物汤四两　附子炮，去皮脐　桂各五钱

前胡汤《大全良方》　治妊娠伤寒，头痛壮热，肢节烦疼。

石膏一钱二分　前胡六分　甜竹叶三分　黄芩　大青各五分　知母　栀子各四分

上㕮咀。每服八钱，水一盏半，葱白三寸，煎至八分，去滓，温服，不拘时。《外台》无甜竹叶。

黄芪解肌汤《圣惠方》　治妊娠伤风自汗。

人参　黄芪　当归　川芎　甘草各半两　芍药六钱

上㕮咀。每服八钱，水二盏，煎至八分。去滓，温服，不拘时。加苍术、生地黄亦可。

百合散《济生方》　治妊娠风壅咳嗽，痰喘满闷。

百合蒸　紫菀茸洗　贝母去心　白芍药　前胡去芦　赤茯苓去皮　桔梗去芦，炒。各一两　甘草炙，五钱

上㕮咀。每服四钱，水一盏，姜五片，煎至八分，去滓，温服，不拘时。

马兜铃散《大全良方》　治妊娠胎气壅滞，咳嗽喘急。

马兜铃　桔梗　人参　甘草　贝母各五钱　陈皮　大腹皮　紫苏　桑白皮各一两　五味子七钱

上㕮咀。每服八钱，生姜三片，水一盏半，煎至八分，去滓，食后温服。

食公下气汤《大全良方》　治妊娠心腹胀满，两胁妨闷，不下饮食，四肢无力。

羌活　赤芍药　甘草　槟榔　青皮　大腹皮　陈皮　赤茯苓　半夏　桑白皮　官桂各五钱　紫苏二两

上㕮咀。每服八钱，生姜五片，枣一枚，水一盏半，煎至八分，去滓，食前服。

香桂散《大全良方》 下死胎。

麝香另研，五分 官桂末，三钱

上共和匀，用温酒一盏调服，须臾如手推下。

一字神散《大全良方》 治子死腹中，胎不下，胞破不生，此方累有效验。

鬼臼不拘多少，黄色者，去毛

上研为末，以手指撚之如粉，极细为度。此药不用罗，每服三钱，用无灰酒一盏，同煎至八分，通口服，立生如神。

附：产后诸方

王节斋曰：凡妇人产后阴血虚，阳无所依而浮散于外，故多发热。治法用四物汤补阴血，而以炙干姜之苦温从治，收其浮散，使归依于阴。然产后脾胃虚，多有过服饮食，伤滞而发热者，误作血虚则不效矣。但遇产后发热者，须审问服何饮食，有无伤积、胸膈饱闷、嗳气恶食、泄泻等证，只作伤食治之。若发热而饮食自调者，方用补血证法。产后无得令虚，当大补气血为先，虽有杂证，以末治之，一切病，多是血虚，皆不可发表。产后中风，切不可作风治，必大补气血为主，然后治痰，当以左右手之脉分其血气多少，而治产后中风，口眼㖞斜，切不可服小续命汤。产后水肿，必用大补气血为主，少佐苍术、茯苓，使水自利。产后大发热，必用干姜，轻者用茯苓，淡渗其热，一应寒苦并发表之药，皆不可用。产后发热、恶寒皆属血虚，左手脉不足，补血药多于补气药。恶寒、发热、腹痛者，当去恶血；腹满者不是产后发热，乳汁不通及膨者，无子当消，用麦蘖二两，炒，研细末，清汤调下，作四服。有子者，用木通、通草、猪蹄煎服。凡产后有病，先固正气。前条云：产后大热必用干姜。或

曰：用姜者，何也？此热非有余之热，乃阴虚生内热耳。故以补阴药大剂服之。且干姜能入肺，和肺气入肝分，引血药生血，然不可独用，必与补阴药同用，此造化自然之妙，非天下之至神，孰能与于此乎？产后脉洪数，产前脉细小涩弱，多死。怀孕者，脉主洪数。已产而洪数不段者，多主死。

一方 产后补虚

人参 白术各一钱 茯苓 归身尾陈皮 川芎各半钱 甘草炙，三分 有热加黄芩一钱

生姜三片，水煎服。

产后消血块方

滑石三钱 没药 血竭各二钱。如无，牡丹皮代之

上为末，醋糊丸，如恶露不下，以①皮汤下。瓦垅子能消血块。

又方 治产后泄泻。

黄芩 白术 川芎 茯苓 干姜 滑石 陈皮 炒芍药 甘草炙

上㕮咀，水煎服。

又方 治产后恶露不尽，小腹作痛。

五灵脂 香附

一方加蛤粉

上为末，醋糊丸。甚者入桃仁，不去尖用。

参术膏 治产后胞损成淋沥证。

人参二钱半 白术二钱 桃仁 陈皮茯苓各一钱 黄芪一钱半 甘草炙，五分

上㕮咀。水煎猪、羊胞，后入药，作一服。

夺命丹《济生方》 治产后血入衣中，胀满冲心，久而不下，或去血过多，肺气喘促，谓之孤阳绝阴，亦难治之证，宜急取鞋底炙热，小腹上下熨之，次进此药。

_____

① 以：疑"以"下有脱漏。

附子炮，去皮脐，半两　牡丹皮去心　干漆炒令烟尽。各一两

上为末，用酸醋一升，大黄末一两，同熬成膏，和药丸如梧桐子大。每服五十丸，温酒送下。

花蕊石散　治产后胎衣不下极有神效。方见跌仆门。

返魂丹　治生产一十六证，一名益母丸。

野天麻一名益母草，方梗，四五月节间开紫花时采花、叶子，阴干，半斤　木香五钱　赤芍药六钱　当归七钱

上同为末，炼蜜丸如弹子大。每服一丸，随饮子下。

子死腹中冷痛，小便流出，腹胀，四肢冷，爪甲青黑，童便、酒和匀煎沸化下。

产后恶血不尽，脐腹刺痛，童便和酒化下。

产时面垢颜赤，胎衣不下，败血自下如带，或横生不顺，心闷欲死，童便、酒、薄荷自然汁和匀化下，盐酒亦可。

产后三四日，起卧不得，眼暗生花，口干烦躁，心乱见鬼，狂言不省人事，童便、酒、薄荷汁下。

产后烦渴呵欠，不思饮食，手足麻疼，温米饮下。

产后浮肿，气喘，小便涩，咳嗽，恶心口吐酸水，胁痛，腰痛无力，酒下。

产后寒热如疟，脐肠作痛，米汤下，桂枝汤亦可。

产后中风，牙关紧急，半身不遂，失音不语，童便和酒下。

产后大便秘，心烦口渴，童便、酒化下，薄荷自然汁亦可。

产后痢疾，月未满，食冷物，与血相击，或有积，枣汤化下。

产后身体百节疼痛，温米饮下。

产后崩中，盖是伤酸物，状如鸡肝，脊背闷倦，糯米秦艽汤下，桂枝汤下亦可。

产后食热面，壅结成块，四肢无力，睡后汗出不止，月水不调，久成骨蒸劳，童便和酒下。

产后呕逆虚胀，酒下。

产后鼻衄，口干舌黑，童便、酒下。

产后赤白带下，秦艽同糯米煎汤下。

黑神散《和剂方》　治妇人产后恶露不尽，胎衣不下，血气攻心，眩晕等证。

黑豆炒，半斤　熟地黄　当归酒浸，去芦　肉桂去皮　干姜炮　甘草炙　芍药　蒲黄各四两　《济生方》除蒲黄加附子

上为末。每服二钱，热酒调下。

清魂散《济生方》　治产后血晕，昏不知人，更宜先取干漆，或漆器烧烟，鼻中熏之，频置醋炭房内，次进此药。

泽兰叶　人参去芦，一两　荆芥穗四两　甘草炙，八钱　川芎二两

上为末。每服二钱，热汤、温酒各半盏，调匀灌下。

愈风散《圣惠方》　疗产后中风不省人事，口噤牙紧，手足瘛疭如角弓状，口吐涎沫，亦治血晕，四肢强直，或筑心眼倒，吐泻欲死。

荆芥穗略焙　当归身尾各等分

上为末，每服三钱，豆淋、酒调下，用童子小便亦可，其效如神。口噤者，斡开灌之，或吹鼻中皆效。一方用蜜丸，或面糊丸如梧子大，每服五十丸，空心米汤下。

人参汤《永类钤方》　治产后诸虚不足，发热盗汗。

人参去芦　归身

上等分为末。猪腰子一双，去膜切作片，以水三升，糯米半合，葱二茎，煮米熟，取清汁一盏，入药二钱，煎至八分，

不拘时服。

黄龙汤《大全良方》　治妇人寒热头痛，嘿嘿不欲食，胁下痛，呕逆痰气，及产后伤风，热入胞室，寒热如疟，并经水时来时断，病后劳后余热不解。

柴胡四钱八分　黄芩　人参　甘草各一钱八分

上作一服，用水二盏，煎至一盏，去滓，温服，不拘时服。

汉防己散《大全良方》　治产后风虚，气壅上攻，头面浮肿。

汉防己　猪苓　枳壳　桑白皮各一①两　商陆　甘草各七钱半

上㕮咀。每服八钱，水一盏半，生姜三片，煎至八分，去滓，温服，无时。一方空心服。

参苏饮《圣惠方》　治妇人产后血入于肺，面赤发肿欲死者。

人参一两，为末　苏木二两，捶碎

上用水二碗，煮取一碗，去滓，调人参末随时加减服。

玉露散《大全良方》　治产后乳脉不行，身体壮热疼痛，头目昏痛，大便涩滞，悉能治之，凉膈、压热、下乳。

人参　白茯苓　甘草各半两　桔梗炒　川芎　白芷各一两　当归二钱半　芍药七钱半

上㕮咀。每服四钱，水一钟半，煎至七分，去滓，温服，食后。如头热甚，大便秘，加大黄二钱半。

涌泉散　治因气乳汁少。

瞿麦穗　麦门冬去心　王不留行　紧龙骨　穿山甲炮黄。各等分

上为细末。每服一钱，热酒调下，先食猪蹄羹，后服药，以木梳左右乳上，梳三十余下，日三服。

猪蹄汤《澹寮方》　治奶妇气少力衰，脉涩不行，绝乳汁。

猪蹄七孔者，一只　通草五两

上将猪蹄净洗，依食法事治，次用水一斗，同通草浸煮，得四五升，取汁饮之。

歌曰：

妇人吹乳意如何？

皂角烧灰蛤粉和，

热酒一杯调八字，

须臾揉散笑呵呵。

理中汤方见中寒门。

苏合香丸方见咳嗽门。

四物汤方见调经类。

论崩中带下

下部出血不止，谓之崩中；秽液常流，谓之带下。崩中失血，多因冲任虚损，营道受伤得之；冷带杂下，多因下焦不固，内挟风冷得之，是固然尔。然崩中者，投以当归、川芎、香附诸黑药之属，血暂止而终不止；带下者，投以熟艾、余粮、牡蛎、海螵蛸之类，带暂歇而终不歇，其故何哉？经曰：卫气者，所以温分肉，充皮肤，肥腠理，司开阖。卫气若虚，则分肉不温，皮肤不充，腠理不肥，而开阖失其司耳！况胃为血海，水液会焉。胃者，中央之土，又所以主肌肉而约血水也。卫气与胃气俱虚则肌弱而肤空，血之与水不能约制，是以涓涓漏卮，休作无时而不暂停矣。然则封之止之，其可不加意于固卫厚脾之剂乎？此桂枝附子汤以之固卫，见《活人书》。而人参、白术、茯苓、草果、丁香、木香，以之厚脾，二者俱不可缺也。

虽然酒家嗜好炙煿，亦有协热而下血者，此则黄连丸辈所不可无。肺经脉微，

————————

① 一：原脱，四库本同，据《妇人大全良方》卷二十二补。

亦主带下，此则草果、白术虽可燥水，亦须以阿胶佐之。若夫带之为患出于风冷停宿，官桂、干姜、细辛、白芷先与散其寒邪，然后为之封固，所贵择之精而用之审云。

一应妇人大小产及诸下血新瘥，未得经久，遽触房事，皆作崩中漏下、二带之疾。又有月事久闭，才得一通，下部为风邪所搏，致使败瘀出而未尽，亦作崩中漏下，黄水或粉红渗漏无时。其崩中下血不止者，震灵丹三粒，陈米并香附煎汤，食前送下。又方：人参、白术、炮干姜、炒甘草、制半夏、缩砂、香附、木香等分，姜枣煎服。又方：圆白半夏，锉碎，以姜汁和面，捏饼包裹，炙令香熟，去面，取半夏末之，糯米稀糊丸麻子大。每服五十丸，芎归汤、沉香降气汤各半，食空送下，此皆止血之圣药。

附：诸方

胶艾汤《和济方》　治劳伤血气，冲任虚损，月水过多，淋沥不断，及妊娠调摄失宜，胎气不安，或因损动漏血伤胎，并宜服之。

阿胶　芎蒡　甘草炙。各二两　当归　艾叶炒。各三两　熟干地黄　白芍药各四两

上㕮咀。每服三钱，水一盏，酒半钟，煎八分，热服。

当归芍药汤东垣方　治妇人经脉漏下不止，其色鲜红，饮食减。

黄芪　橘皮　熟地黄各半两　苍术白术　当归　白芍药各一钱　炙甘草　柴胡　生地黄各二分

上㕮咀。煎服，空心食前。

柴胡调经汤《试效方》　治经水不止，鲜红，项筋急，脑痛，脊骨强痛，不思饮食。

羌活　苍术各一钱　独活　藁本　升麻各半钱　柴胡七分　干葛　当归　甘草各三分　红花少许

上㕮咀。水煎去滓，空心，稍热服，取微汗立止。

艾煎丸　治崩伤淋沥不已，小腹满痛，常服益荣调经。

吴茱黄汤泡　当归各七钱半　熟地黄白芍药各一两半　石菖蒲炒　川芎　人参熟艾四两，熟米饮调作饼子

上为末，酒糊为丸如桐子大。每服五十丸，酒饮任下。

鹿茸丸《大全良方》　治冲任虚损，以致经候过多，又为风冷所乘，尺脉微细，甚者可灸关元百壮。

鹿茸火去毛，醋炙煮　赤石脂　禹余粮各一两　艾叶　柏叶　附子焙，去皮脐。各半两　熟地黄酒洗　当归酒浸　续断各二两

上为末，酒糊为丸如梧桐子大。每服五十丸，空心温酒下。

凉血地黄汤《拔粹》方　治妇人血崩，是肾水真阴不能镇守包络相火，故血走而崩也。

生地　当归各五分　黄连　黄柏　知母　藁本　川芎　升麻各二分　柴胡　羌活　防风各三钱　黄芩　甘草炙　细辛荆芥　蔓荆子各一分　红花少许

上㕮咀。水煎，通口服，食前。

一方　治妇人血崩不止。

槐花一两　棕毛灰五钱

上为末。水一钟，盐少许，煎七分，去滓，温服。

一方《大全良方》　用棕白矾煅为末，酒调二钱服。

带下方

暖宫妙丸　治妇人赤白带下。

艾叶　龙骨　当归　川芎　牡蛎　白

芍药　牡丹皮　茯苓　赤石脂　熟地黄_各等分

上为末，面糊为丸梧桐子大。服五十丸，空心艾醋汤下。

白芷散<small>《大全良方》</small>　治妇人赤白带下。

白芷<small>一两</small>　海螵蛸<small>二个，烧</small>　胎发<small>一团①，烧</small>

上为末。空心酒调服二钱。

当归散<small>《济生方》</small>　治妇人赤白带下，腹内疼痛，不欲饮食，日渐羸瘦。

当归<small>酒洗</small>　赤芍药　牡蛎<small>火煅，取粉</small>　熟地<small>酒洗，蒸，焙</small>　阿胶　白芍药　续断<small>酒浸。各一两</small>　地榆<small>半两</small>

上为末，醋糊丸如梧桐子大。每服五十丸，空心米饮下。

一方<small>丹溪方</small>　治白带因七情所伤而脉数者。

黄连<small>炒</small>　扁柏<small>酒蒸</small>　黄柏<small>炒。各半两</small>　香附<small>醋炒</small>　白芍药　白术<small>各一两</small>　椿根皮<small>二两，炒</small>　白芷<small>烧存性，三钱</small>

上为末，粥糊丸梧子大。每服五十丸，食前米饮下。

伏龙肝散　治妇人五色带下。

伏龙肝<small>即灶心土</small>　麦门冬<small>去心</small>　赤石脂<small>各一两</small>　甘草　肉桂<small>各五钱</small>　川芎<small>三两</small>　艾叶　熟地黄<small>各二两</small>　干姜<small>烧，七钱</small>　当归头<small>七钱半</small>

上㕮咀，水、枣煎服，或作末子，米饮调下。

一方<small>丹溪方</small>　治妇人有孕白带。

苍术<small>三钱</small>　白芷<small>二钱</small>　黄连<small>炒，二钱</small>　黄芩<small>炒，三钱</small>　白芍药　山茱<small>各二钱半</small>　椿根皮<small>炒</small>　黄柏<small>炒。各一钱②半</small>

上为末，糊丸，空心温酒下。

一方<small>丹溪方</small>　治白带兼风痛。

半夏　茯苓　川芎　陈皮　甘草　苍术　黄柏<small>酒炒</small>　南星　牛膝<small>各等分</small>

上㕮咀。水姜煎服。

一方　治妇人白带。

龟板<small>炙</small>　枳子<small>各二两</small>　黄柏<small>炒，一两</small>　白芍药<small>七钱半</small>　香附<small>半两</small>　干姜<small>炒，二钱半</small>　山茱萸　苦参　椿根皮　贝母<small>各半两</small>

上为末，酒糊丸梧子大。每服五十丸，空心米饮下。

一方　治白带，或时腹痛。

龟板<small>酒炙，二两</small>　黄柏<small>炒，一③两</small>　干姜<small>炒一钱</small>　枳子<small>二钱半</small>

上为末，酒糊丸梧子大。每服七十丸，日服二次。

桂枝附子汤<small>方见伤寒门。</small>

黄连丸<small>方见痢门。</small>

芎归汤<small>方见痔类。</small>

沉香降气汤<small>方见诸气门。</small>

血

血　论

人具此阴阳即有此血气。气，阳也；血，阴也。男以阳为主，则阳胜乎阴；女以阴为主，则阴胜乎阳。气血之为病，男女则同耳。人皆知百病生于气，又孰知血为百病之胎乎？血犹水也，水行乎地中百川，理则无壅遏之患，人之血脉一或凝滞于经络、肠胃之间，百病由此而根矣。乍寒乍热，发黄发斑，谵妄惊狂，烦闷呕恶，痴痰，自汗，閟热，虚劳，尿淋，漏崩，吐衄咳唾，以致眩运厥冷，昏愦迷

---

① 团，原作"个"，四库本同，据《妇人大全良方》卷一改。

② 钱：原脱，四库本同，据《丹溪心法》卷五补。

③ 一：原脱，四库本同，据《丹溪心法》卷五补。

妄，块痛瘀疼，起止遗溺，凡此数证，非血而何？经所谓先去其血，然后调之，良有以也。夫血得寒则闭涩，得热则宣流，营气虚竭，风冷交侵，固易为虚劳月闭之证。其若出血等类，大抵多因蓄热致之，营道一开解，血亦为之不禁矣。川芎、当归，血中上药也。出血诸证，每每以胃药收功。盖心主血，肝藏血，胃者又所以生其血，而能使真气归原，故其血自止。经又云乎，血随气行，气逆则血逆，于此尤当加意。

血疾证治

血崩，芎归汤加南木香，下震灵丹。

血崩带下，胶艾汤，以海螵蛸炙黄刮碎，和入同煎，吞产宝固经丸，并局方泽兰丸。

血气虚损，腰腹疼痛，当归建中汤加南木香，若自汗则去木香，加人参、白术。

嗽血，咯血，局方大阿胶丸加木香末少许，略煎，食后服。

肺热嗽血，金沸草散方见咳嗽门。加桑白皮、天门冬去心同煎，乘热调大阿胶丸服。霍乱吐泻，泻血不止，正料治中汤。方见诸气类。

大便下血，芎归汤加炒槐花。

口舌出血方　槐花晒干为末，敷之。

血遇热则宣流，故止血多用凉药，然亦有气虚挟寒，阴阳不相为守，营气虚散，血亦错行，所谓阳虚阴必走是尔，外证必有虚冷之状，法当温中，使血自归于经络，可用理中汤加南木香，或局方七气汤方见诸气类。加川芎，或甘草干姜汤，其效甚著。又有饮食伤胃，或胃虚不能传化，其气逆上，亦令吐衄，木香理中汤、甘草干姜汤通用。五丹丸治虚极而壅，气

不归原，衄血，喘嗽痰作，来复丹、黑锡丹、震灵丹、金液丹各一帖，养正丹二帖，上件别研细末，米糊丸桐子大，每服三十丸，空心生料理中汤加木香送下，或沸汤调苏合香丸下。方见诸气类。

出血诸证，每以胃药收功，用木香理中汤，或参苓白术散二分，枳壳散一分方见诸气类。夹和米汤，乘热调下，或真方四君子汤夹和小乌沉汤，米汤调下。以上并用姜枣略煎亦得。上药不惟养胃，盖以调气辈与之并行，若夫桔梗枳壳汤方见诸气类。夹和二陈汤，方见诸气类。姜枣同煎，入苏合香丸少许佐之，又调气之上药也。

苏没沉麝丸　治诸血诸气痛不可忍。

血竭　没药　沉香　辰砂各一分　木香　麝香各半分

上生为末，瓷器熬，生甘草膏丸如皂子大。每一丸，姜盐汤嚼下。产后血痛、气痛并主之，亦治脾痛。

桂香丸　治月事不调，心腹刺痛，寒热间作。

当归须　川芎　赤芍药　牡丹皮　南木香　细辛　辣桂并晒干　延胡索略炒　乳香　没药等分

上煮米醋，将乳香，没药为膏，余药末之，揉和为丸桐子大。每服七十丸，续断煎汤送下。有热多加生槐花煎汤。

调荣汤　治瘀血不消，脐腹引腰背俱痛。

川芎　当归　芍药　生干地黄　三棱　莪术　白芷　延胡索　蒲黄　香附子　泽兰　细辛　川白姜　厚朴制　桃仁浸，去皮，焙。各二分　辣桂　半夏制　甘草炙。各三分

上锉散。每服三钱，姜枣煎，食前①

---

①　前：原脱，四库本同，据《医方类聚》卷二百十七所引本书补。

服。

缩砂汤 治胎动腹胁腰痛，或忍痛失气，胎又不动，或血水间下。

缩砂 桑寄生各半两 当归 川芎 艾叶炒 阿胶炒酥。各三钱 南木香 甘草炙。各二钱

上锉散。每服三钱，姜五片，枣二枚煎服。下血水者，更以真料理中汤加缩砂佐之。

交济散 治血结作痛。

生地黄生取，半斤 生姜四两，各洗净，同杵治，留一夕，焙干

上末，每服二钱，温酒调下，或男女血热心烦，或产后伤风，则以荆芥煎汤调下。

小柴胡汤 男女诸热出血，血热蕴隆。

柴胡二两 黄芩 人参 甘草炙。各七钱半 半夏制，六钱一字

上锉散。每服三钱，姜五片，枣二个，乌梅一个煎服。

桃仁承气汤 治男女下焦蓄血，小腹急痛，内外有热，大便秘结。

大黄半两 桂枝 甘草炙。各二钱半 桃仁浸去皮，炒 芒硝别下。各一钱半

上锉散，分作三服。每煎至临熟入芒硝半钱，再煎沸，温服，以通利为度。

甘草干姜汤 男女诸虚出血，胃寒不能引气归原，无以收约其血。

甘草炙 川白姜炮。各等分

上锉散。每服三钱，食前煎服。

加减四物汤 治血气不足，肢体乏力，或瘀血腹痛，或下血过多。

当归 川芎 白芍药 干姜炒。各半两 南木香 甘草炒。各二钱半

上锉散。每服三钱，食前煎服。若腹不痛，则无瘀血，更加人参，又能益血。

半夏丸 治吐血，下血，崩中带下，喘急痰呕，中满虚肿，亦消宿瘀，百病通用。

圆白半夏刮净，捶扁，以生姜汁调和飞白面作软饼，包掩半夏，慢火炙令色黄，去面，取半夏为末。

上末。米糊丸绿豆大，晒干。每三四十丸，温熟水下。

黑散子 诸窍出血并主之。

隔年莲蓬 败棕榈 头发并烧存性，等分

上为末。每服二钱，煎南木香汤调下。或只用棕榈烧灰，米汤调下，亦可。

茅苏汤 治吐血、衄血。

茅花三钱 紫苏茎叶二钱

上散。新汲水一碗，煎七分，乘热调生蒲黄二钱，旋服，仍以大蒜两颗煨熟，捶扁，贴敷两脚心，少顷，自觉胸中有蒜气，其血立止。若下部出血，可以煨蒜敷两掌心。

豆苏汤 治上焦有热，咯血瘀血，烦闷燥渴。

黑豆三合 紫苏茎叶二条 乌梅二个

上，水大碗同煎，临熟入姜汁三大匙，食后旋服。

阿胶散 治肺破嗽血、唾血。

人参 茯苓 生干地黄 天门冬水浸，去心 北五味子各一分 阿胶炒酥 白及各二钱

上白及别为末，余药锉散。每服三钱，水大盏，入蜜二大匙，秫米百粒，姜五片同煎，临熟入白及少许，食后服。

地黄煎 治肺损吐血、嗽血。

生地黄四两，取汁 鹿角胶一两，捣碎，炒黄

上为末，拌和。每服三钱，童子小便一盏，暖热，入姜汁少许调下。无鹿胶，则以透明阿胶炒酥代用。

薏苡汤 治肺痈唾吐脓血。

薏苡二合　黑豆百粒　乌梅一个

上，水二盏，煎一盏，入透明阿胶、生蒲黄各一钱，再煎沸，食后服。

艾姜汤　治大便下脓血。

艾叶一握　黑豆白粒

上，新水一大盏，煎六分，入生姜汁三大匙，稍热服。

又方

黄连一钱　南木香一钱

上锉细。慢火煎，食前服。

蒜连丸　治诸血妄行。

黄连日干，为末　独头蒜一颗，煨熟，取肉研细

上，入米醋些子捣和为丸桐子大，日干，每三四十丸，陈米饮下。

人参汤　治吐血、咯血。

新罗人参，慢火煎服。

又方

人参　川芎　茯苓　半夏制。各三分甘草炒，一分

上锉。每服三钱，姜五片，煎服。

萝卜饮　治诸热吐血、衄血。

生萝卜，取汁半盏，入白盐少许服之，立效。如无生萝卜，只用萝卜子一分微炒，紫苏茎半分锉散用，煎亦效。

血余散　治吐血、衄血。

头发，烧存性。

上研细。每服二钱，米汤调下。衄者，更以少许吹入鼻。

小便出血，则小肠气秘，气秘则小便难，其痛者谓之淋，不痛者谓之尿血。

头发烧存性，为末，新汲水调下，妙。

又方

车前子但晒干为末，每二钱，以车前子叶煎汤调下。

又方

海金沙为细末，新汲水调下。五淋散夹五苓散，竹园尿、门冬草、灯心、葱头煎汤调下。

法制香附方　治诸下血。

大香附杵去毛皮，以童子小便浸一日夜，日干，截碎，又用米醋蘸过，焙干

上为末。每二钱，米汤调下。治冷带，用炒艾叶煎汤调下。

又方

净香附，酒醋各半，煮透，焙。

上为末，黄秫米糊丸，桐子大。每四五十丸，米汤下。

又方　治血下、带下。

香附杵去皮，二分，童尿浸一日夜　艾叶三分，米醋煮透，晒，焙

上为末，秫米糊丸，桐子大。每五六十丸，艾醋汤或醋汤下。

烧盐酒　治血闭腹痛，产后瘀血腹痛。

新布数重包裹白盐一合，炭火烧存性。

上研细末，温酒调下。新布即青麻也，能逐瘀血。

桂枝酒　治打仆伤坠，瘀血溷闷，身体疼痛。

辣桂

上为末。每二钱，温酒调下。或用辣桂一分，大黄，当归各半分，每三钱，生姜、紫苏煎服，取下黑物即安。或未有药，仓猝且服米醋一小盏，亦散瘀血。

朱砂丸　治打仆惊杵，血入心窍不能语言。

朱砂为细末。

上以雄猪心生血和丸麻子大，日干。每服七丸，石菖蒲煎汤下，枣汤亦可。

咯血方

天门冬去心　青黛晒干。各四钱　生蒲

黄 川姜黄 油发灰各①钱

上末，炼蜜丸桐子大。每五十丸，入松阳柿中，湿纸包，煨香，候冷，桑白皮煎汤，临卧嚼下。柿能恋肺，咯血属肺，呕血属脾。

九窍出血方

荆芥酒煎，通口服。

又方 暴惊风，九窍血，其脉虚者。

灵砂百粒，分三次，人参煎汤下。此证不可错认，血得热则宣流，妄用凉药，误矣。

又方 治伤寒呕血，继而齿缝皆流血不止。

开口川椒四十九粒。

上用法醋大盏同煎，临熟入白矾少许，漱口，含在口中，少顷吐出，再啜漱而含。

和剂芎归汤 治诸血作痛，血晕沉迷，血涩难产，一切出血过多。

川芎 当归等分

上为粗散。每服三钱，水盏半，取一盏，稍热服，不拘时。加缩砂，治胎动腹痛漏血，又名芎䓖汤。

胶艾汤 治劳伤血气，月水过多，淋沥漏下，连日不断，脐腹疼痛，经血淋沥不断。

熟干地黄 白芍药各四两 当归去芦头 艾叶微炒。各三钱 阿胶捣碎，炒令黄燥 芎䓖 甘草炙。各二两

上为粗末。每服三钱，水一盏，酒六分，煎至八分，去滓，热服，空心食前，日三服。病甚者，连夜并服。

产宝固经丸

赤石脂煅 艾叶 补骨脂炒 木贼各半两 附子炮，一枚

上末，陈米饮和丸梧桐子大。每服五十丸，食前温酒送下。

泽兰丸 治气血不调，肢体瘦弱。

熟干地黄一两半 泽兰去大枝梗 人参

去芦头 黄芪去芦头，锉 牛膝去芦，酒浸一宿，焙 赤石脂各一两 白茯苓去皮 木香 草薢酒浸一宿，锉 附子炮，去皮脐 续断各三分 干姜炮 肉桂去粗皮 芎䓖 白术 当归去芦，酒浸一宿，锉碎，微炒 甘草炙微赤。各半两

上为末，炼蜜丸如梧桐子大。每服三十丸，温米饮下，空心食前。产一百日内，每日常服，壮气益血。

当归建中汤 治妇人一切血气虚损。方见虚汗门。

和剂大阿胶丸方见咳嗽门。

理中汤 治胸胁逆冷，心腹疼痛。方见泄泻门。

和剂来复丹 配类阴阳，扶虚补损，治心腹冷痛，小儿慢惊风，或吐利不止，变成虚风。搐搦者，非风也，胃气欲绝故也，用五粒研碎，米饮送下。老人伏暑迷闷，紫苏汤下。妇人产后血逆，上抢闷绝，并恶露不下及赤白带下，并用醋汤下。常服和阴阳，益精神，散肾阴湿，止腹胁冷疼。应诸疾不辨阴阳证，并宜服之。方见暑门。

震灵丹方见湿门。

和剂黑锡丹 升降阴阳，暖脾补肾，气冲胸腹，膨胀刺痛。方见痼冷门。

和剂金液丹 固其气，治衄血。方见脾胃类。

养正丹 治妇人血气，带下腹痛，助阳接真，升降阴阳。方见痼冷门。

小乌沉汤 调中快气，治心腹刺痛。

乌药一两，去心 香附子砂盆内，渐去皮毛，焙干，称二两 甘草一分

上为细末。每服一钱，盐少许，或不着盐沸汤点，不拘时。

参苓白术散方见虚劳门。

———

① 各：此下原脱，四库本同。

诸　血

诸血方论

《内经》曰：大怒则形气绝而血菀于上。又曰：怒则气逆，甚则吐血。又曰：阳明厥逆，喘咳身热，善惊，衄吐血。又曰：湿淫汗出为衄衊。又曰：脾移热于肝，则为惊衄。胞移热于膀胱，则癃而溺血。又曰：结阴者，便血一升，再结二升，三结三升。刘宗厚曰：经云荣者，水谷之精也。和调五脏，洒陈于六腑，乃能入于脉也。源源而来，生化于脾；总统于心，藏受于肝；宣布于肺，施泄于肾，灌溉一身。目得之而能视，耳得之而能听，手得之而能摄，掌得之而能握，足得之而能步，脏得之而能液，腑得之而能气，是以出入升降，濡润宣通者，由此使然也。注之于脉，少则涩，充则实，常以饮食日滋，故能阳生阴长，取汁变化而赤为血也。生化旺则诸经恃此而长养，衰耗竭则百脉由此而空虚，可不知谨养哉？故经曰：一息不运则机缄穷，一毫不续则穹壤判。若夫失于调护者，或暴喜伤心，暴怒伤肝，劳役太过，饮酒坠堕，积热三焦，以致阴火沸腾，血从火起，故错经妄行而出诸窍。是以从肺而上溢于鼻者，曰衄血；从胃而上溢于口者，曰呕血、咯血；唾血者，出于肾也；咳血、嗽血出者，出于肺也。痰中带血丝而出者，或从肾，或从肺来也。又有血从毛孔出者，曰肌衄；血从齿出者，曰牙宣；其血出于小便来者，曰溺血、曰血淋；出于大便者，曰肠风、痔血。粪前来者，曰近血；粪后来者，曰远血。流结于肠胃之间而成积者曰血瘕、血蔑。大抵血从下流者为顺，易

治；血从上溢者为逆，难治。丹溪曰：口鼻出血，皆是阳盛阴虚，有升无降，血随气上而出上窍，法当补阴抑阳，气降则血归经矣。夫治血必血属之药，欲求血药，其四物之谓乎？河间谓随证辅佐，谓之六[①]合汤者，详言之矣。余故陈其气味，专司之要，不可不察。如川芎，血中气药也，通肝经，性味辛散，能行血滞于气也。地黄，血中血药也，通肾经，性味甘寒，能生真阴之虚也。当归分三，治血中主药也，通肝经，性味辛温，全用能活血，各归其经也。芍药，阴分药也，通脾经，性味酸寒，能和血，治虚腹痛也。若求阴药之属，必于此而取则焉。《脾胃论》有云：若善治者，随证损益。摘其一二味之所宜为主治可也。此特论血病而求其血药之属也。若气虚血弱，又当从长沙，血虚以人参补之，阳旺则生阴血也。若四物者，独能主血分受伤，为气不虚也，辅佐之属，若桃仁、红花、苏木、血竭、牡丹皮者，血滞所宜；蒲黄、阿胶、地榆、百草霜、棕榈灰者，血崩所宜；乳香、没药、五灵脂、凌霄花者，血痛所宜；肉苁蓉、锁阳、牛膝、枸杞子、益母草、夏枯草、败龟板者，血虚所宜；乳酪、血液之物，血燥所宜；干姜、桂者，血寒所宜；生地、苦参，血热所宜，特取其证治大略耳。夫人生之血，赖气升降，气升则升，气降则降，气逆则逆，气和则和，气浊则乱，如此失血，岂不皆由气浊遇热妄行之所致也。大抵治血莫先清热，气清则血和，气浊则血乱。斯言信矣。大凡失血，当先辨其血出何经，当用此经清气之药，然后凉血，审其虚实调治之。东垣云：伤寒家衄血者，仲景言不可发汗，盖为脉微也。若浮紧者麻黄汤，浮缓者桂

----

① 六，原作"大"，四库本同，据文义改。

枝汤，脉已微者，二药俱不可用，宜黄芩芍药汤主之。经曰：诸见血，身热脉大者，难治，是火邪胜也；身凉脉静者，易治，是正气复也。故《脉诀》云：鼻衄吐血沉细宜，忽然脉大即倾危，此之谓也。

犀角地黄汤 治伤寒汗下不解，郁于经络，随气涌泄为衄血，或沟道闭塞流入胃腹，吐出清血如鼻衄，吐血不尽，余血停留，致面色萎黄，大便黑者，更宜服之。方见声音门。

木香理中汤、甘草干姜汤 治男妇饮食伤胃，虚寒呕吐，衄血。

小柴胡汤、茅苏汤、人参汤、萝卜汤、血余散 治诸呕吐血。方见前气血门。

三黄补血汤 治初见血及血多宜服。

熟地一钱 生地五分 当归 川芎各七分半 柴胡 黄芪 牡丹皮各五分 升麻 芍药二钱

上以水煎服，血不止可加桃仁五分，酒大黄，斟酌虚实用之。内却去柴胡、升麻。

人参饮子 治脾胃虚弱，气促气弱，精神短少，衄血吐血。

人参去芦，三分 黄芪一钱 五味子五个 白芍药 甘草各一钱 当归身三分 麦门冬二分

上件为粗散，分作二服，每服水一盏八分，煎至一盏，去滓，稍热服。

麦门冬饮子 《拔粹》方 治脾胃虚弱，气促气弱，精神短少，衄血吐血。方见内伤门。

归脾汤 治思虑伤脾，不能统摄心血，以致反行，或吐血下血。方见惊悸门。

是斋白术散 《简易方》 治积热吐血、咳血。若因饮食过度负重有伤脾胃而吐血者，最宜服之。惟忌食热面、煎煿，一切发风之物。

白术二两 人参去芦 白茯苓去皮 黄芪蜜浸。各一两 山药 百合去心。各七钱半 甘草炙半两 柴胡 前胡各二钱半

上㕮咀。每服三钱，水一钟，姜三片，枣一枚，煎六分，温服。

黄连解毒汤、三黄丸 治积热吐血，咽膈不利。并见火门。

龙脑鸡苏丸 治膈热咳嗽，或吐血衄血。方见积热门。

茯苓补心汤 治心虚为邪气所伤吐血。方见虚劳门。

四生丸 《良方》 治吐血衄血，阳盛于阴，血热妄行。

生荷叶 生艾叶 生柏叶 生地黄各等分

上研烂，丸如鸡子大。每服一丸，水三钟，煎至一钟，滤过温服。

藕汁散 《济生方》 治吐衄不止。

生藕汁 生地黄汁 大蓟汁各三合 生蜜半匙

上件药汁调和令匀，每服一小钟，不拘时候。

双荷散 《圣惠方》 治猝暴吐血。

藕节七个 荷叶顶七个

上同蜜擂细，水二钟，煎八分，去滓温服，或研末蜜调下。

枇杷叶散 治暑毒攻心，呕吐鲜血。方见中暑门。

侧柏散 治内损吐血下血。因酒太过，劳伤于内，血气妄行，其血如涌泉，口鼻皆流。须臾不救，服此即安。又治男子妇人九窍出血。

人参去芦 荆芥穗烧灰。各一两 侧柏叶蒸干，一两五钱

上为末。每服三钱，入飞罗面三钱拌和，汲水调粘相似啜服。

一方 治饮酒过多，蕴热胸膈，以致吐血衄血。

葛花二两　黄连四两

上为末，以大黄末熬膏子，丸如梧桐子大。每服一百丸，温汤下，或煎服亦可。

衄　血

丹溪云：凉血行血为主，大抵与吐血同。

犀角地黄汤入郁金、黄芩、升麻煎服。

金液丹《和剂方》　固真气，治衄血。方见气血门。

生地黄散河间方　治郁热衄血，或咯吐血皆治之。

枸杞　柴胡　黄连　地骨　白芍　甘草　天门冬　黄芩　黄芪　生地　熟地各等分

上㕮咀，水煎服。若下血加地榆。

茜根散、黄芩芍药汤　治鼻衄不止。方并见鼻门。

鼻通于脑，血上溢于脑，所以从鼻而出。凡鼻衄，并以茅花调止衄散，时进，折二泔，仍令以麻油滴于鼻，或以萝卜汁滴入亦可。又茅花、白芍药对半尤好。外迎法：以井花水湿纸，顶上贴之，左鼻衄以线扎左手中指，右出扎右手中指，俱出两手俱扎，或炒黑蒲黄吹鼻中，或龙骨末亦可。

止衄散

黄芪六钱　赤茯苓　白芍药　当归　生茴　阿胶各三钱

上为末。每服二钱，食黄芪汤调下。

麦门冬饮　治鼻衄。

川芎三黄散　治实热衄血。并见鼻门。

清肺饮《试效方》　治衄血吐血久不愈者。

五味子十个　麦门冬　当归身　人参

生地黄各五分　黄芪二钱

上㕮咀，作一服，水二钟，煎至一钟，去滓，食后温服。用三棱针气街出血，立愈。

一方　治鼻衄不止。

用茅花塞鼻中，外用茅花浓煎汤服。

咯唾血

咯唾血者，由于肾也。又有瘀血内积，肺气壅遏不能下降，用天门冬、麦门冬、知母、贝母、桔梗、黄柏、熟地黄、远志、百部，或加干姜。丹溪云：痰带血丝出者，用姜汁、青黛、童便、竹沥入血药中用，如四物汤加地黄膏、牛膝膏之类主之。

阿胶丸　治肺破嗽血唾血。方见前气血门。

一方　治痰中见血。

牡丹皮　白术各一钱五分　当归　芍药　桃仁研　贝母各一钱　山栀炒黑　黄芩各八分　桔梗七分　甘草三分　青皮五分

上以水煎服。

又方　治痰中血。

牡丹皮　白术各一钱五分　贝母　芍药　桑白皮　桃仁研。各一钱　甘草三分　山栀炒黑，一钱一分

上以水煎服。

又方　治痰中血。

橘红二钱　五味十五个　甘草三分　人参五分　半夏　茯苓　白术　枳壳　桑白皮　黄芩各一钱

上以水一钟，姜三片煎服，或加青黛二钱。

鸡苏散《济生方》　治劳伤肺经，唾内有血，咽喉不利。

鸡苏叶　黄芪　生地黄洗净　阿胶　贝母去心　白茅根各一两　麦门冬去心　桔

梗去芦　甘草炙。各五钱

上㕮咀。每服四钱，水一钟，姜三片，煎七分，温服。

黄连阿胶丸《济生方》　治劳嗽血唾血。方见咳嗽门。

咳嗽血

丹溪云：火升痰盛身热多是血虚。用青黛、栝蒌仁、诃子、贝母、海石、山栀子为末，蜜同姜汁丸，噙化。嗽盛者，加杏仁，后以八物汤加减调理。痰盛者，更加痰药主之。

大阿胶丸《局方》　治嗽血咯血。

金沸草散　治肺热嗽血。并见咳嗽门。

茯苓补心汤　治心气虚耗不能藏血，以致面色黄瘁，五心烦热，咳嗽唾血，及妇人怀孕恶阻呕吐宜治之。方见虚劳门。

人参芎归汤　治虚劳少血，津液内耗，心火自炎，燥热乘肺，咳嗽咯血，及血不荣肌，动辄毛寒咳嗽。方见咳嗽门。

鸡苏丸《拔粹》方　治虚热昏冒倦怠，下虚上壅嗽血衄血。

黄芪　防风　荆芥各一两　鸡苏叶八两，即金钱薄荷　桔梗　川芎　甘草　菊花生地黄各半两　片脑五分

上为末，炼蜜丸如弹子大。每服一丸，用麦门冬去心，煎汤送下。

牙宣血

戴氏曰：牙宣有二证，有风壅牙宣，有肾虚牙宣。风壅牙宣消风散擦之，仍服。肾虚牙宣，以肾主骨，牙者骨之余，虚而上炎，故宣服凉剂而愈。甚者，此属肾经下虚上盛，宜盐汤下安肾丸间黑锡丹，仍用姜、盐炒香附黑色为末揩擦，其妙不可言也。

消风散方见伤风门。

安肾丸方见水饮门。

黑锡丹方见癥冷门。

肌　衄

巢氏曰：肝藏血，心之液为汗，言肝心俱伤于邪，故血从肤腠而出也，名曰肌衄。

一方　治肌衄。

用男胎发烧灰，噙之立效。

溺　血

巢氏云：心主于血，与小肠合。若心家有热，结于小肠，故小便血也。血虚者，四物汤加牛膝膏；实者，当归承气汤下之。

琥珀散　治尿血。

增味导赤散　治血淋尿血。

瞿麦汤、姜蜜汤、五苓散　并治小便尿血。方并见诸淋门。

小蓟饮子　治下焦结热，血淋尿血。

生茵　小蓟　滑石　通草　淡竹叶蒲黄炒　藕节　当归酒浸　栀子炒　甘草炙。各半两

上用水煎，空心服。

当归承气汤

当归　厚朴　枳实　大黄　芒硝

上锉，水煎。

便　血

大便下血者，皆由五脏伤损所为。脏气既伤，则风邪易入，积热在内，而大便下血。治宜四物汤加炒山栀、升麻、秦艽、阿胶，虚者加干姜温散之。

法制香附方　治诸下血。方见气血门。

黄连香薷饮　治伏暑纯下鲜血。方见暑门。

败毒散　治风热流入大肠经下血不止。方见中寒门。

胃风汤　治风湿乘虚入于肠胃，或下瘀血。方见痢门。

当归和血散　治肠癖下血，湿毒下血。

槐花　青皮各六钱　当归身　升麻各二钱　荆芥穗　熟地黄　白术各六分　川芎四分

上为末。每服二三钱，清米饮调下。

一方　治中毒下血。

用猬皮烧存性，研细，每服二钱，水调下，日进三服。

肠风下血方别有肠风门类，故不载矣。

拾　遗

腋气方
明白矾　黄丹入麝少许，末之敷。

又方
白矾研，飞过，临卧以纸衬棹上，伸手托壁柱，以矾擦腋下令热痛，即换衣着，旧衣用灰汁洗。

又方
好绿矾半生半煅为细末，入少轻粉研细，每半钱匕，浴后以生姜汁调擦，候十分热痛即止。

又方　治腋下遗臭不可向迩。
大蜘蛛一个，以黄泥入少赤石脂并盐杵为窠子，纳裹蜘蛛烧令通红，候冷，取蜘蛛研细，入轻粉一字，米醋调膏，临卧浴净，敷之腋下，来早泻黑汁恶物为效，埋之僻处。

又方　夜明砂为末，用豉汁调敷。

跌破出血方

乌贼鱼骨细末敷。亦治汤火伤烂。

头破伤风方
大南星末，水调涂四围，水出为效。

失欠颊骨差方
恣酒令醉，通关散入鼻，嚏即止。

脚筋冷缩顽痹方
大川椒去肉，二分，炒出汗　辣桂　川白姜　华阴细辛各一分

上为末，酒面糊丸桐子大。每七十丸，食前温酒下。

附：诸杂方

体气方

田螺散　治体气。患此疾者，因内有油湿是。

用大田螺一枚，水中养之，俟靥①开，以巴豆一粒去壳，将针挑巴豆放在内，取去拭干，仰倾盏内②夏月一宿，冬月五七宿，自然成水，取搽腋下绝根。

一方　先用胭脂搽腋下，其出狐臭之处黄色，就将前说巴豆、田螺去靥掩于狐臭之上，绢帛勒紧，其狐臭从大便出则绝根矣。

一方　用熟蒸饼一个，擘开作两边，掺密陀僧细末一钱，急夹在腋下，略睡少时，候冷，热之除根。

附：倒仓法

倒仓法治瘫劳蛊癞等证，推陈致新，扶虚补损，可吐可下。用黄色肥牯牛腿精

---

① 靥，原作"厴"，四库本同，据文义改。
② 仰倾盏内：倾，原作"顿"，四库本同，据文义改。

肉二十斤或十五斤，顺取长流急水于大锅内煮，候水干少再添汤，不可用冷水，以肉烂成粥为度，滤去滓，用肉汤再熬如琥珀色，隔宿不吃晚饭，大便秘者，隔宿进神芎丸，不秘者不用。五更于密室不通风处温服一钟，伺隔间药行，又继续服至七八钟，病人不欲服，强再与之，必身体皮毛皆痛，方见吐下。寒月则重汤温之。病在上，欲吐多者，须紧服，又不可太紧，恐其不纳；病在下，欲利多者，须疏服，又不可太疏，恐其不达，临时消息。大抵先见下，方可使吐，须极吐下，伺其上下积俱出尽，在大便中见如胡桃肉状，无臭气则止。吐利后或渴，不得与汤，其小便必长，取以饮病者，名曰轮回酒，与一二碗，非惟可以止渴，抑亦可以涤荡余垢，睡一二日觉饥甚，乃与粥淡食之，待三日后，始与少菜羹自养半月，觉精神焕发，形体轻健，沉疴悉安矣。大概中间饮至七八钟时，药力经涉经络骨节，搜逐宿垢，正邪宁不抵牾，悉有急闷，似痛非痛，自然恶况，此皆好消息，邪不能胜正，将就擒耳，尤须宁耐忍受。又于欲吐未吐，欲泄未泄交作，皆有恼聒意思，皆须欢喜乐受，一以静处之，此等有大半日景象，不先说知，便方寸了然，鲜有不张惶者矣。未行此法，前一月不可近妇人，已行此法，半年不可近妇人，五年不可吃牛肉，性急好淫不守禁忌者，皆不可行此法。倒仓全在初起三钟慢饮最紧要，能行经隧中去。丹溪曰：肠胃为市，以其无物不有，而谷为最多，故曰仓。仓积谷之室也。倒者，倾去积垢而涤濯，使之洁净也。经曰：胃为受盛之官，故五味入口，即入于胃，留毒不散，积聚既久，致伤冲和，诸病生焉。今用黄牯牛肉，其义至矣。夫牛，坤土也，黄土之色也，以顺为德而效法乎健以为功者，牡之用也。肉者，胃之

药也，熟而为液，无形之物也，横散入肉络，由肠胃而渗透，肌肤毛窍爪甲无不入也，积聚久则形质成，依附肠胃回薄曲折处，以为栖泊之窠臼，阻碍津液气血，重蒸燔灼成病，自非剖肠刮骨之神妙，孰能去之？又岂合勺铢两之丸散所能窥犯其籓墙户牖乎？夫牛肉全重厚和顺之性，润枯泽槁，岂有损也。其方出于西域之异人，人于中年后行一二次，亦却疾养寿之一助也。

附：取吐方

独圣散 治中风痰迷心窍，癫狂烦乱，人事昏沉，痰涎壅盛，及治五痫，心风等证。

瓜蒂不拘多少

上为细末。每服一钱，以虀汁调下。

四灵散 治证同前。

瓜蒂一钱 人参芦二钱 赤小豆 甘草各一钱半

上为细末。每服一二钱，或少至半钱，量情与之，食后虀汁调下。

四玄散 治证同前。

绿矾 赤小豆 猪牙皂角不蛀者，去皮弦，炙 明矾二钱 葱管藜芦五钱

上为细末。每服半钱，或一二钱，浆水调下。如牙关紧闭，斡开灌之。

鱼骨鲠方 鱼骨鲠，用砂糖、白炭皮末、紫苏叶、滑石末和丸，含口中，津液咽下，骨自随下。

一方 治鱼刺骨鲠在喉内。

用山楂树独根向下者，与玉簪花根同捣，取自然汁，用匙或竹筒盛汁送入口内，不可着牙，着牙皆化，累验。

附：自缢法

凡自缢高悬者，徐徐抱住解绳，不得截断上下，安被卧之，以一人脚踏其两肩，手挽其发，常令弦急，勿使缓纵。一人以手按据胸上，数摩动之，一人摩将臂胫屈伸之，若已强直，但渐屈之，并按其腹，如此一时顷，虽得气从口出，呼吸眼开，仍引按不住，须臾，以少桂汤及粥清灌令喉润，渐渐能咽乃止。更令两人以管吹其两耳，此法最好，无不活者。自旦至暮虽冷亦可救，自暮至旦阴气盛为难救尔。

附：救冻死法

凡四肢直、口噤，只有微气者，用大釜炒灰暖，以囊盛，熨心上，冷即换之，目开气出，然后以粥清稍稍进之。若不先温其心，便将火炙，则冷气与火争，必死。

孙真人救落水法《医方大成》
急解去死人衣带，艾灸脐中，即活。
一方　治疯狗咬。
用小儿胎发炒新香附子、野菊花，研细，酒调服，尽醉。

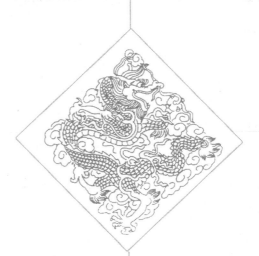

仁斋小儿方论

仁斋小儿方论序

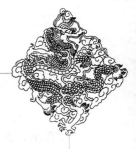

　　虹桥涉川，足以为福田乎？湊洧济人，不足为惠，然成者有时而坏也。红粟振饥，足以为阴德乎？鬻桑待哺，不能家给，然利者有时而病也。人生天地间，溥万物为一体，参大造为全仁，盍思所以广其济。余每见人以疾痛为忧，财匮者无力召医，力到者无医能疗，杂药遍尝，付性命于一掷，未尝不为之扼腕焉。于是窃暇灯窗研精脉法，上稽灵素之书，下及汤液之论。张长沙鸣于汉，孙地仙鸣于唐，与夫晋宋而下诸贤之所撰次者，搜览迨尽，将以推广，不忍人之仁，就是而得三昧。窃谓大科伤寒法度为甚严，小科惊风方论为难尽。伤寒治法表里阴阳出入传变，若纲在纲，固不容紊。若夫婴儿惊风急转而慢，实俄而虚，形似实非，尤难臆度，自非审脉验证，达变知几，鲜有不以婴儿为戏，此《惊风证治指要》之所由作也。证以言惊风之状，治以言惊风之方，指者直诀以晓人，要者精义以致用。王氏非无家传，然方粹而证不详；钱氏非无诀法，然义深而方难用。是编所作，本之前圣大贤之方论，参之闻人高士之见闻，得之先畴已试之效，虚实补泻之辨，其证参苓桂术之随其方览者，历历可晓，惠之方来传之同志，使据病可以识证，因证可以得方，为天下挟提回生立命，起备扶衰，倘执周流人间，卫生求物，独不得如封君达之用心乎？径刻诸梓，嘉与四方共之，庶几广济于无穷也。或曰：子胡不私诸己为家传计？余应之曰：喜舍方便释氏书第一义也，政使学者复之孰之，榷是以及人之幼耳，若南阳一书，余当绅绎其说，目曰《活人总括》，嗣此以求其传，堂上呼卢喝六作五，小子则不敢知。

景定庚申开朔三山郡北后曹杨士瀛登父自序

目录

仁斋小儿方论卷之一

三山仁斋杨士瀛登父撰次
新安惠斋朱崇正宗儒附遗

初　　生

小儿病证，惟惊、疳、泻、痢四者难治，古语有之。急慢脾风，与夫诸风种类，余于《惊风证治指要》言之详矣，诸疳方论，于此又详备焉，所阙者，惟泻、痢两件而已。然小儿病状亦不止乎泻痢，如《直指方论》前后编，集诸病证治，小儿类有之，但病各有原，治各随证，由博而约，不过大人方法推之也。虽然，小儿多热，用药不可过温，惟小小分剂调而平之，毋至以药胜病则得之矣。其他婴幼证类，大人所无者，并与名方骈集于后。

附：小儿初生总说①

夫人禀阴阳二气而生，得患起自三焦，然冠壮易明，童幼难治，古云不能察其幼小者，是以别为一家调理耳。小儿所禀形质寿命长短者，全在乎精血，二者和而有妊，在母之胎中十月而生。一月如珠露；二月似桃花；三月男女分；四月形象具；五月筋骨成；六月毛发生；七月游其魂，儿能动左手；八月游其魄，儿能动右手；九月三转身；十月受气足。又《颅囟经》云：一月胎胞精血凝也；二月胎形成胚也；三月阳神为三魂；四月阴灵为七魄；五月五行分五脏；六月六律定六腑；七月精关窍通光明也；八月元神具降真灵也；九月宫室罗布，以定生人也；十月受气足，万象成而生也。大抵寿夭穷通，聪明愚痴，皆以预定，岂能逃乎？

小儿所禀，全习父母之余，以长形质。故肥不可生瘦，瘦不可生肥，大小与父母不等则难养也，初生虽多患，若形体相称则寿也。小儿回舒转首迟滞，稍费人雕琢者，寿不兆也；若小儿预知人意，身轻力懦者，难养也。古人有言：譬如梅花早发，不睹腊岁寒，甘菊脱荣，终于年事，故知晚成者，寿之兆也。若小儿阴大而黑，与身相等者，可养之子；若阴小而白者，难养也。若小儿形体弱，头面多青脉，精神昏瘁者，难养也；若小儿刚悍，眼目俊朗，神气爽健，发绀而泽者，寿之兆也。若小儿精神实则少病，故易养长成也；若形瘁而多病者，难养也。若小儿眼内黑珠少，白睛大，面色白光白者，非寿之相也，纵长不及天年；若眼中黑珠大而白睛少，面色黑，形不淡者，亦要观其小儿眼中，黑白分明，表里相称，曰寿曰

---

① 附：《小儿初生总说》："附"，指附录，原作"朱崇正补遗文"。

康；若黑珠动摇，光明闪烁，纵长亦忧目疾，寿亦不及四旬矣。

凡婴孩始生，坐婆急以绵裹指拭儿口中恶物，令净方可浴秽，若不急拭，啼声一出，咽下，则生百病矣。如或浴水未到，且以棉絮包裹，暖大人怀中。浴汤极须调和，若冷热失所，则令儿惊，亦致五脏疾矣。虽浴出亦当暖之，若遇暑月，亦未可去其棉絮。乍出母腹，不可令冒寒气也。宜以预先煎下沸汤，以瓶收之，临时渐暖，不犯生水，则儿不生疮，如此一月为佳，自然长而少病矣。

初生小儿，未乳之先，用黄连些少浸汁，调干胭脂一蚬壳，抹儿口中，去其腹中旧粪，方可与儿乳之。一日以内，以少许朱砂，入蜜些少调，灌半蚬壳。一腊，以牛黄少许，徐徐抹儿口中。若儿多睡，慎勿强与乳之。新生浴儿，用猪胆一枚取汁，和入汤中浴儿，则终身不生疮疥。又用五根汤浴儿亦可。五根者，桃、柳、楝、梅、槐，加之苦参、白芷，煎汤浴之，辟诸不详。

大凡小儿，冬不可久浴，浴久则伤冷；夏不可久浴，浴久则伤热；频浴则背冷而发惊。若遇热，时以软绢蘸汤拭之。

小儿肌肤未成，不可暖衣，暖则令筋骨软弱。时常宜见风日，若爱惜不见风日，令儿肌肤脆软，便易伤损。当将父母穿过旧絮着衣，少假父母之余气，幸勿以新绵着儿。遇其天气和暖无风之时，令人抱向日中嬉戏，数见风日，则血凝气刚，肌肤坚密，堪耐风寒，不致疾病。若藏帷帐之中，重衣温暖，譬如草木生于阴地，不见风日，软脆不耐风寒。又当消息衣服，无令衣多，多则令儿汗出，汗多则致虚损，风邪易感。

夫小儿当慎风池，在颈项筋两辕之间，诸疾从此而发。

小儿脐带未脱，不可频浴，频浴则脐中入水，撮口、脐风，皆从此起，不可不慎，此乃前人之戒说，实后人之龟鉴者欤。

附：相儿寿夭歌

身软阳痿头四破，脐小脐高肉不就，发稀色脆短声啼，遍体青筋俱不寿。尻踵膑骨若不成，能踞能行能立死。脐深色老性尊持，方是人家长命子。

附：乳子调护歌

养小须调护，看承莫纵弛。乳多终损胃，食壅即伤脾。衾厚非为益，衣单正所宜。无风频见日，寒暑顺天时。

附：小儿无患歌[①]

孩儿常体貌，情态儿殊然。鼻内干无涕，喉中绝没涎。头如青黛染，唇似点朱鲜。脸方花映竹，颊绽水浮莲。喜引方才笑，非时口不宣。纵哭无多哭，虽眠不久眠。意同波浪静，性若镜中天。此子多安吉，何愁患再缠。

附：小儿常安

四时欲得小儿安，常要一分饥与寒，但愿人皆依此法，自然诸疾不相干。

附：视　　证

《三因》曰：经云：视精明者，五脏

---

① 小儿无患歌：本篇内容见于《古今医统·无患歌》。

精明聚于目，精全则自明，神定则视，当察其面之五色，乃气之精华也。赤欲如帛裹朱，不欲如赭；白欲如白玉光泽，不欲如垩；青欲如苍玉之泽，不欲如蓝；黄欲如罗裹雄黄，不欲如黄土；黑欲如漆重泽，不欲如灰。察五色□败，则生死见立谈间矣。

附：观形气

观形观气要精通，禀受原来自不同，细察盈亏明部分，随机用药见奇功。

附：察病形色歌

形色总歌 大病唇红不可医，看来眼慢不相宜。睛青颊赤并青黑，发直哑声转泪啼。手足无纹指头白，鼻干燥热口角垂。昏沉口禁不开眼，便是神仙难治之。

五脏精明面上窥，假如肝病面青时。三春白气如形见，此候须亡余仿之。

面目 目如赤白并青黑，面若黄时病亦瘳。目黑与青并赤白，面无黄色救无由。

正口 正口常红四体和，青黄必定积惊多，干燥脾家皆有热，黑色来时怎奈何？

人中 人中若有点点黑，只因泻痢难逃厄，若还平满出分明，任是卢医救不得。

鼻 鼻头无病要微黄，黄甚长忧入死乡，黑色必当烦躁死，灵丹何必救其殃。

山根 山根黑者死来侵，紫色曾因饮食惊，青色必添人叫唤，医士仔细辨其形。

印堂 印堂青色受人惊，红白皆缘水火侵，若要安然无疾病，镇惊定搐使安宁。

额 额上青纹先受惊，忽然红白命逡巡，何如早早求灵药，莫使根源渐渐深。

两眉 两眉红色夜多啼，紫色由遭风气随，若见赤红千万死，何须苦苦拜神医。

两眼 两眼根源本属肝，黑瞳黄色定伤寒，白睛黄色皆因积，黑白分明仔细看。

太阳 太阳若有两纹青，此是皆缘第二惊，若要安然无疾病，惊纹入耳不惺惺。

风池 风池若有青黄色，其子必然多吐逆，青色呼为小小惊，医士何用千金力。

金匮 金匮望之青，却缘先受惊，用药宜先早，何劳辨其形。

两颊 两颊赤色曾惊热，多哭多啼无休歇，医士见者不须忧，一服清凉便喜忧。

年上 年上微黄为正色，若平更陷夭难禁，忽然痢疾黑危后，霍乱吐时黄色深。

鼻准 鼻准微黄赤白平，土黄燥黑死兼并，人中短缩亡因痢，蛔咬心乌黑主蛔死唇反倾。

承浆 承浆青色食时惊，黑主惊风所感生，吐逆心黄红则痢，要须仔细与推寻。

白睛 白睛青色是肝风，若是黄时有积攻，或见黑睛黄色现，伤寒病证此其踪。

风气二池 风气二池黄吐逆，若还青色定为风，惊啼烦躁红为脸，两头如莲客热攻。

地阁 地阁赤色号满顺，冷积痰涎久在脾，喘叫至眠方得息，下涎去积莫迟疑。

囟门 囟门未肿忽如吹，五脏风热早宜医，速与泻疏为大妙，肿痛须知是死期。

两颐　两颐赤色应南方，积气来朝恰似汤，早用凉心调五脏，何须更向别求方。

面上春白夏中黑，秋赤冬黄为鬼色，若还有患卒难襟，五行相逆为死厄。

天门　天门有色发如针，入目须知死气临，劝君不用劳心力，魂已飘扬不可寻。

脸堂　脸上青纹未入口，性命难存如木朽，余色宽时亦大凶，此候谁人先下手。

武台　武台红脉欲来寻，吐泻之候渐渐成，却又惊风为恶候，明医良药便惺惺。

附：面色观形察色图

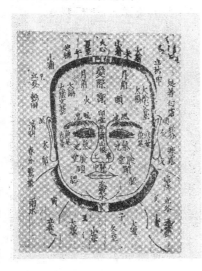

附：察杂病生死证

内外俱虚，身体冷，汗出微喘而烦扰，手足厥逆，体不安静者死。形羸不能服药，谷气绝也，一病才已，一病复生，五行胜复相乘也，其人必死。

附：克绝歌

五脏相形克，推之数可量。耳焦并鼻黑，戊己丙丁当。目陷唇枯缩，庚辛甲乙方。舌青并紫肿，壬癸八泉乡。克绝者，病在心，证主舌绝，壬癸水；病在肝，证主目绝，庚辛金；病在脾，证主唇绝，甲乙木；病在肺，证主鼻绝，丙丁火；病在肾，证主耳绝，戊己土。

附：侯氏绝证

吐泻惊风眼上膜，风在掌中抓不觉。急惊过了喘无休，慢惊过了皮肤薄。盘肠气过心中孤，嗽吐呕逆心凹恶。伤寒赤脉青相交，结热面黑皮毛落。痘子入腹眼不开，热泻出虫口干恶。锁口腰低唇鼻青，积痢脾毒唇卷缩，此病因惊兼有积，岂有神仙留妙药。

附：汉东王氏绝证

小儿死候卒难侧，满口痰涎喉中塞。吐泻无时加咳嗽。身上皮肤死血色。汗出如油头山献①峻，目无光彩鼻中黑。浮胸心突牵撮口，手足如冰脚面直。搐搦眼斜连唇口，将手抱头难可改。

眼眶青色多焦渴，饮水百盏犹不歇。脸肿眼浮脉不来，是物粘身将口呷。啼哭无泪及鸦声②，喉中牵锯口吹沫。此疾诚难可疗之，免彼时人道医杀。

———————

① 山献：原意指大小成两截的山。

② 鸦声：声音嘶哑，发声困难，如同乌鸦的叫声一样。

附：风髓绝证

眼上赤脉，下贯瞳人，水火困绝。囟门肿起，兼及作坑，心绝。鼻干黑燥，肺绝。肚大青筋，脾绝。气不荣，目多直视，五脏俱绝。睹不转睛，止注，指甲黑色，肝气绝。啼作哑声，气有出无入，脉绝也。嘘舌出口，心绝。啮齿咬人，肾绝也。鱼口气急，口如鱼呷水之状，是气急肺绝也。啼不作声，肺绝。蛔虫既出，消食虫是脉，胃冷热皆出来，必是死形，用药连救，十无一生。

附：验五脏气绝证论

心绝病证 囟肿囟陷，汗出不流，汗出如珠、如油，舒舌出口，舌肿发惊，泻黑黯血，发直如麻，皮肤无色，并死壬癸日。

肝绝病证 病重啼哭无泪，病重不哭下泪，爪甲青黑，眼深如陷，舌卷囊缩，发搐目斜，连唇口动，手如抱头之状，或脚面直。《素问》云："其华在爪，其充在筋"，并死庚辛日。

脾绝病证 人中满，人中黑，唇缩翻张，唇焦枯燥，唇干紫黑，唇不盖齿，血肿尿血，舌缩或卷，鼻孔开张，齿噤，冷涎如油，撮口如囊，面色如土，四肢逆冷，如湿石之状，吃乳不收，泻粪赤黑，并死甲乙日。

肺绝病证 有热，咽汤水并药食喉中鸣，是胃管直，水不能荫肺。此证医书罕有，盖累曾有验，必死不治。目直青鲜，目直气喘不回，吃食多噎，嗽痰顽涎塞口，喉中鸣响，鼻干黑燥，鼻塞不通，肿胀胸膈，头汗肢冷，并死丙丁日。

肾绝病证 面黑神昏，眼黑睛肿，目无光彩，耳轮青黄，耳轮焦枯，牙齿焦枯，疳牙齿落，发疏黄燥，肤黑皮燥，惊风咬奶，惊风嘎齿泄屁，发惊，黑色绕口，并死戊己日。

附：五脏相克杂证

心病目黑，肾克心，壬癸日绝。
肝病皮黑，肺克肝，庚辛日绝。
脾病唇青，肝克脾，甲乙日绝。
肺病颊肿目赤，心克肺，丙丁日绝。
肾病面肿唇黄，脾克肾，戊己日绝。

附：小儿形证歌

摇头揉目，肝热生风。
眵泪憎明，三焦积热。
鼻生清涕，肺受其寒。
颊赤面黄，风伤腑热。
霍乱吐逆，胃积气伤。
泻痢不常，气攻肠滑。
面青呵欠，惊风传疳。
盗汗频频，脏腑虚热。
伤寒惊搐，风盛发狂。
胸热生斑，气伤冷厥。
长吁啮齿，风盛气生。
上窜摇头，胸高胃结。
肺壅气伤，咳嗽咯血。
涎盛发哮，积伤风热。
小便淋赤，热聚膀胱。
疝气因啼，胎中积结。
奶癖脾癖，因物所伤。
喉闭丹疮，肺之受热。
爱吃泥土，脾脏生疳。
呕逆痰涎，蛔虫上出。
脱肛泻血，冷热积伤。
消渴口疮，心家受热。
面黄浮肿，积气所攻。

鹤膝解颅，因风腑热。
行迟语涩，胎积气伤。
项硬肝风，气伤木舌。
医经要略，病源辨别。
审而用之，细详使药。

附：小儿诸杂病状论

小儿惊哭声沉不响者，是病重，用药难瘥。若声浮者轻，调治便瘥。头皮干枯，筋脉紧急，唇外赤而内白，有疮痍如无津至者，兼惊而难痊，此是热过极矣。赤眼，是肝积热；怕明，心肝有惊；牙疳，奶食之毒；吃食不消，是脾积冷；耳聋，是肾之亏；胎癣，是肺积风；潮热，是因惊而得；喉内如锯，是膈上客风入肺，及因惊入大肠而得；或悲或歌，是邪入脾；口疮、肚胀、疳积、气逆、吐虫、胃与大肠热；疟疾，是脾之积；开口睡，是五脏毒盛；多哭是惊风入肺；爱吃泥土是脾生虫；夜多盗汗是虚热疳；气不顺、五心热，是疳劳；聤耳是肾积风；腹胀恶心是肺中积；爱吃布脚是肺生虫；爱吃木炭是肝生虫；爱吃盐，肾生虫；爱吃茶米是心生虫；爱吃酸物，是胆生虫。

初生噤风、撮口、脐风方论

初生噤风、撮口、脐风，是三者，一种病也。噤风者，眼闭口噤，啼声渐小，舌上聚肉如粟米状，吮乳不得，口吐白沫，大小便皆通。盖由胎中感受热气，流毒于心脾，故形见于喉舌间也；抑亦生下复为风邪击搏致之。自满月至百二十日见此，名曰犯风噤。依法将护，防于未然，则无此患。

撮口者，面目黄赤，气息喘急，啼声不出。盖由胎气挟热，兼风邪入脐，流毒心脾之经，故令舌强唇青，聚口撮面，饮乳有妨。若口出白沫而四肢冷者，不可救药。其或肚胀青筋，吊肠卵疝，内气引痛，皆肠胃郁结不通致之，治法贵乎疏利。撮口最为恶候，一腊内见之尤急。

脐风者，断脐之后，为水湿风冷所乘。风湿之气入于脐而流于心脾，遂令肚胀脐肿，身体重着，四肢柔直，日夜多啼，不能吮乳，甚则发为风搐。若脐边青黑，撮口不开，是为内搐，不治；爪甲黑者，即死。其或热在胸膛，伸引弩气，亦令脐肿，可与千金龙胆汤。

如前三者，受病之源非一朝夕。大抵里气郁结，壅闭不通，并用取下胎毒，天麻丸、定命丹、朱银丸辈，可量与之。《千金》论云：小儿始生，其气尚盛[1]，若有微患，即须下之；若不时下，则成大疾，疾成则难疗矣。紫霜丸[2]可量与之。紫丸子方见变蒸门。

噤风、撮口、脐风证治

风噤方　先用控痰散吐风涎，次与益脾散和胃，又用辰砂膏利惊即愈。或手捉拳，噤口不开者，不治。

控痰散
蝎尾　铜青各半钱　朱砂一钱　腻粉一字　麝少许
上为末，每服一字，腊茶清调下，先吐风涎，然后和胃。或后段甘草方吐痰，随轻重用。

益脾散
白茯苓　人参　草果　木香湿纸裹，热灰内煨　甘草炒　陈皮　厚朴制　苏子炒
上等分，为末，每一钱，姜、枣煎

---

[1]　其气尚盛：原作"其气未盛"，据上下文改。
[2]　紫霜丸：原作"紫阙丸"。

服。

辰砂膏

辰砂三钱　硼砂　马牙硝各一钱半　玄明粉二钱　全蝎　真珠末各一钱　麝一字

上为末，和毕，用好单包起，自然成膏，每服一豆粒许。治诸惊，金银、薄荷汤下；潮热，甘草汤下。月内用乳汁调，傅奶上令吮下。

僵蚕方　治撮口。

直僵蚕二枚，去嘴，略炒，为末，蜜调，傅唇口中。

甘草汤　治撮口取吐。

甘草生，一钱

上锉，煎服，令吐出痰涎，却以猪乳点入口中，即瘥。

撮风散　治撮口。

赤脚蜈蚣半条，炙　钩藤一分　朱砂　直僵蚕焙　血蝎梢各一钱　麝一字

上为末，每服一字，用竹沥调下。竹沥解热。

蜈蚣方　治口噤不开，不能吸乳。

赤足蜈蚣半枚，去足，炙令焦。

上为末，入麝少许，以猪乳一合和之，分三服。猪乳主小儿口噤不开最良。

蜘蛛方　治口噤不开，不能吮乳。

蜘蛛一枚，去足及口，炙令焦，细研。

上用猪乳一合调和，为三服，徐徐灌之，神妙。牙疳亦用蜘蛛并麝香。

牛沫方

取东行牛口沫，涂儿口及额上即效。

立圣散　治小儿口噤。

蝎梢七个　干蜘蛛一个，去口足，先以新竹于火上炙，取竹油一蛤壳许，乃竹沥也，浸蜘蛛一宿，炙令焦

上同末，研极细，入腻粉少许，每一字用乳汁调，时时滴入口中。

安脐散　小儿断脐后便傅之。

赤蜈蚣一寸，略炒　羚羊角三钱，略烧

乱发一团。烧令烟欲断不断，各存性　麝少许
雀瓮一枚

上为末，断脐后便傅之。

傅脐方

瓜蒂　南星　白蔹　赤小豆等分

上为末，每三钱用芭蕉自然汁调，傅脐四边。

脐风撮口方

金头蜈蚣一个　蝎梢五个　直僵蚕七个
瞿麦半钱

上为末，每一字，吹入鼻内，嚏则可医，仍用薄荷汤调一字服。

千金龙胆汤方见胎惊门。

朱银丸方见胎惊门。

天麻丸、定命丹急惊下剂。

附　　方①

秘传立圣散　治脐风、撮口。

赤蜈蚣一条，酒炙　蝎梢七个　瞿麦五分
僵蚕七个，炒　蝉退

上为末，先用鹅毛管吹少许入鼻内，嚏则可医，仍用薄荷汤调下。

秘传蝎梢散　治胎风及月内撮口、脐风。

蝎梢四十九个　僵蚕四十九个，生姜汁炒干，去嘴、爪、丝　脑子另研　麝各少许

上先将蝎梢每个用薄荷叶包定，以线扎，放砂铫内炒，令薄荷干为度，同僵蚕研细，入脑、麝末研匀，用紫雄鸡肝二片，煎汤调下。

秘传神效方　治脐风。

取蛴螬虫一条，将尾须二根剪断，自然出水，滴入脐内，少刻即愈。其虫在多年墙毛内取，人家水缸底亦有。

――――――――

① 附方：以下诸方系朱崇正补遗之方，《仁斋小儿方论》原文无此内容，为朱氏新刊时补入的。下同。

初生不乳证治

婴儿初出胞胎，其声未发，急以手拭掠其口，令恶血净尽，不得下咽，则无他病。若拭口不前，恶秽入腹，则腹满气短，不能饮乳。或产妇取冷过度，胎中受寒，则令儿腹痛，不肯饮乳。恶秽入腹，宜用茯苓丸。

茯苓丸

赤茯苓　川黄连去须　枳壳炒

上等分为末，炼蜜丸，桐子大，每一丸，乳汁调灌下。

治胎寒腹痛方

木香　陈橘皮　槟榔各一分　辣桂川白姜生　甘草炙。各半分

上末，取一捻，水煎，以绵蘸与之。

治恶秽入腹令儿呕吐不止方

木香　干姜生　茯苓　甘草焙，各一分　酸木瓜　丁香各半分

上粗末一捻，水煎，以绵与之。

附　方

定命散　治初生儿口噤不乳。

蝉蜕二七枚，去嘴脚　全蝎二七个，去毒

上为极细末，入轻粉少许和研，用乳汁远调化服。

变　蒸

变蒸方论

变蒸[1]者，阴阳水火蒸于血气，而使形体成就，是五脏之变气而七情之所由生也。三十二日一变，其后三大蒸，总五百七十有六日。变者上气，蒸者体热。每经一变，情态即异。轻则发热微汗，其状似惊；重则壮热，脉乱而数，或吐或汗，或烦啼燥渴。轻者五日解，重者七八日解。其候与伤寒相若。亦有变蒸之余，续感寒邪者。但变蒸则耳冷尻[2]冷，上唇发泡，状如浊珠；若寒邪搏之，则寒热交争，腹中作痛，而啼叫之声日夜不绝。变者易也。蒸于肝则目昏微赤；蒸于肺则嚏嗽毛耸。凡五脏六腑、筋脉骨节，皆循环一匝，各有证应其阴阳水火之变欤。治法：和平之剂微表，热实者微利之，或不治亦自愈。

变蒸证治

柴胡汤　治变蒸骨热，心烦啼叫不已。

人参　甘草微炙　麦门冬　柴胡各二钱龙胆草　防风各一钱

上锉散，每服三字，煎服。

紫阳黑散　解利热气。

麻黄一两，不去节　大黄半两　杏仁去皮，一分

上件同一处捣和，并略烧存性，再以杏仁少许，研膏和之，密器盛，每用一豆许，乳汁和咽之。

紫丸子　疏利积气实热。

代赭一两，烧，醋淬以裂为度　赤石脂七钱巴豆二十枚，去心去油，用纸托炒，过板　杏仁五十个

上代赭、赤石脂先捣末，和杏仁、巴豆，捣三千杵，若硬加蜜少许，更捣，丸如粟米大，用密器收，每服二丸，以乳汁

---

① 变蒸：古代医家大多认为变蒸是小儿发育成长过程的正常生理现象。

② 尻（kāo）：尻为尾骶骨部位，这里指小孩屁股。

送下；如更有热不泄，明日再与二丸。此药兼治惊、积、痰、消、食痫、温壮诸疾。

当归散 治变蒸有寒无热。

当归二钱 木香 官桂辣者 甘草炙 人参各一钱

上锉散，每服一钱，姜枣煎，食前服[1]。

调气散 治变蒸吐泻，不乳多啼。

木香 香附 厚朴制 人参 橘皮 藿香 甘草炙，各一钱

上锉散，每服三字，姜枣煎服。

附　方

人参散 治变蒸骨热，心烦啼叫。

人参 甘草 麦门冬去心 柴胡各二钱 防风去芦 龙胆草各一钱 一方加升麻

上锉散，每服三字，水一盏，煎服。

秘传平和饮子 治婴孩小儿变蒸，前三日，后三日，进一服，可免百病，及百日内宜服。

人参去芦 甘草炙，各五分 川升麻二分，煨 白茯苓去皮，一钱半

上㕮咀，用水煎，不以时候服。禀受弱者加白术一钱，肥大壮实者不用。

惊

急风、慢风、慢脾风总论

小儿急慢惊风，古所谓阴阳痫是尔。急者属阳，阳盛而阴亏；慢者属阴，阳亏而阴盛。阳动而躁疾，阴静而迟缓。其始也，皆因脏腑虚而得之。虚能发热，热则生风。是以风生于肝，痰生于脾，惊出于心，热出于肺，而心亦主热。《天官·疾医》注云：肺气热，心气次之。惊、风、痰、热，合为四证[2]。四证已具，八候生焉。搐、搦、掣、颤、反、引、窜、视曰八候。凡搐[3]眼摇头，张目出舌，唇红脸赤，面青，眼青，唇青，泻青，太阳、发际、印堂青筋，三关虎口纹红紫或青者，皆惊风状也。大抵热论虚实，证别逆顺，治有后先。盖实热为急惊，虚热为慢惊，慢惊本无热，所以发热者，虚使然尔。急惊属阳，用药以寒；慢惊属阴，用药以温，甚不可以阴阳无别。故曰：热论虚实者此也。男搐左视左，女搐右视右；男眼上窜，女眼下窜；男握拇指出外，女握拇指入里；男引手挽[4]左直右曲，女引手挽右直左曲，凡此皆顺，反之则逆。亦有先搐左而后双搐者，但搐顺则无声，搐逆则有声。其指纹形势弯弓入里者顺，出外者逆，出入相半者难痊。目属肝，肝受风热则目直视，或上窜，或两眦频搐。若无脸赤、五心烦热之证，却不发搐，必挟心热，则肝风、心火二者交争而发搐也。但窜视、直视者，与泻青丸；更加发搐者，以导赤散兼之。大抵肝风、心火，乃急惊受病之处，泻青丸去肝风，导赤散降心火，《幼幼新书》以为要药。故曰：证别逆顺者此也。阳病阴脉，阴病阳脉，亦反。热盛生痰，痰盛生惊，惊盛生风，风盛发搐。治搐先于截风，治风先于利惊，治惊先于豁痰，治痰先于解热。其若四证俱有，又当兼施并理，一或有遗，必生他证。故曰：治有先后者此也。纲领如此。

若析急慢脾风而言之，则暴烈者为急惊，沉重者为慢惊，而慢脾则重而深矣。

急惊之候 牙关紧急，壮热涎潮，窜

---

[1] 食前服：原作误作"食煎服"，今据上下文改正。

[2] 四证：急惊风的四种证候——惊、风、痰、热。

[3] 搐：搐拉，通"牵拉"，下垂。

[4] 挽：原作误刊为"晚"，据上下文改。

视反张，搐搦颤动，搦者，十指开合。唇口眉眼，眨引频并，口中热气，颊赤唇红，大小便黄赤，其脉浮数洪紧。盖由内有实热，外挟风邪。心家受热而积惊，肝家生风而发搐，肝风、心火二脏交争，血乱气并，痰涎壅塞，所以百脉凝滞，关窍不通，风气燔盛而无所泄，故暴烈也。

治法大要　用药有序：通关①以后，且与截风定搐；痰热尚作，乃下之；痰热一泄，又须急与和胃定心之剂；如搐定而痰热无多，则但用轻药消痰除热可也。然急惊虽当下，切不可过用寒凉及银、粉、巴、硝辈荡涤太骤。水银、轻粉、巴豆、芒硝、铅霜、蟾酥、脑、麝等剂，医家不得已而用之，仅去疾即止；或不当用而用，或当用而过焉，往往由此成慢惊矣。下痰热，不必须用银、粉、巴、硝，但能斟酌，大黄可也。欲下之法，须当审问前人已下未下，或曾经吐泻否？已下及吐泻者，不可再下，但祛风化痰消热而已。大约痰热十分，且泄其三之二。下剂中须以枳壳、菖蒲、宽气通心之类佐之。盖急惊急在一时，治之不可宽缓，稍缓则证候转深；若一时体认未明，又不可妄施药饵。

截风定搐，先与通关嚏惊辈，次则人参羌活散、截风丸、一字散、阳痫散、擒风汤，定搐散、泻青丸、木通散、清宁散、阿胶散以意择用。

下剂有三：轻下则用定命丹、利惊丸、防风汤、宣风散、枳壳散、小柴胡汤辈；稍重下则用揭风汤、朱砂膏、疏风散、柴胡加大黄汤辈；重下则青金丸、天麻丸、芦荟散、牛黄凉膈丸、青金丹、王监京②墨丸辈。

下后和胃助气，如生气散、银白散、茯苓二陈汤、异功散、天麻苏合香丸、参苓白术散、和中散、醒脾散之类，皆可选用。

定志宁神，则以定志丸、温胆汤、定心丸、百枝膏与之。他如太乙保生丹、聚宝丹、蝉蝎散、不冷不热祛风镇惊之剂，又当继此以防其再发也。下之后诸证犹存者未易痊愈，更勿再下，当作慢惊理之。

其有搐搦、反张、斜视，而牙关不紧，口无痰涎者，未可直指以为惊风，恐是伤风、伤寒、伤食成三等证，或夹惊而成，如钱氏假搐之说。伤风夹惊，神困昏愦，头疼气粗，先用人参羌活散、惺惺散、消风散辈微取其表，次与天麻防风丸。伤食夹惊，身热温壮，或吐，不思食，大便酸臭，先用人参羌活散加青皮、紫苏，取表消积，次与祛风镇惊之剂。凡搐搦者，不可把握，但扶持之，否则风痫逆入经络，遂使手足拘挛以成废疾。

此治急惊之大要然也。

慢惊之候　或吐或泻，涎鸣微喘，眼开神缓，睡则露睛，惊跳搐搦，乍发乍静，或身热，或身冷，或四肢热，或口鼻冷气，面色淡白淡青，眉间唇间或青或黯，其脉沉迟散缓。盖由急惊过用寒凉，或转下太骤，传变成之；又有吐利不止而成者；有气虚暴吐泻而成者；钱云：夏月脾胃伏热，大吐泻者，当解暑热，不可专曰固阳。有脏腑虚洞泄成者；风邪入于肠胃，故大便不聚而泻。有久痢气脱成者；有下积取泻成者；有吐血泻血成者；有感风不解，误药成者；有伤寒传变阴证成者；有得之久嗽作痫者；有得之发痫不已者；有得之虫积冲心者；有得之卵肿疝气腹痛者。其或日夜汗出，脾困多睡，烦躁引饮，四肢浮肿，大小便闭，丹瘤肿毒，龙带缠腰，走马急疳，并传慢候。惟吐泻积痢成虚致之，则证变甚速。才经吐泻，便是慢惊，须用温中扶里；或搐来紧急，乃慢惊初传，尚有阳证，不可误作急惊

① 通关：用开通牙关的药擦在臼齿龈上，使口噤自开；或用通关散之类药吹入鼻内，使病人打喷嚏。

② 京：原作"惊"，据文义改。

用药。世言：搐慢为慢惊，非也。若泥此，往往指慢脾为慢惊矣。慢惊，男子以泻得之为重，女子以吐得之为重。

治法大要 须当审问源流，不可概曰慢证。如吐泻得之，则理中汤加木香以温其中，五苓散以导其水；脏寒洞泄得之，则先与术附汤①；下积取转得之，则先与调气散；外感寒邪得之，则先与桂枝汤、解肌汤辈；其他可以类推矣。然慢惊虽属阴，亦须准较阴阳亏盛浅深如何，不可纯用温药及燥烈太热之剂，惟于生胃气中加以截风定搐，如全蝎、花蛇、僵蚕、白附、天麻、南星辈为良。

方传慢候而尚有阳证者，<small>八候尚在</small>，不必回阳，但与截风调胃，可冷可热，均平阴阳而已，太乙保生丹、聚宝丹、蝉蝎散、神保既济丹、来复丹、王氏惺惺散、醒脾散、大醒脾散、温白丸可选用之。

若阳亏阴盛，病已传过，纯属慢惊，无搐掣、反引、窜视之证，而但昏沉者，与星香全蝎散、定命饮、四圣散、乌蝎四君子汤、天南星散、乌沉汤、沉香散之属。

若手足冰冷者，方可回阳，用硫黄、附子。

慢惊下痰，身暖者，天南星丸、苏合香、白丸子；痰盛者神保既济丹、礞石散；虚甚而不可下痰者灵脂丸、七珍丸。如脑、麝、银、粉、巴、霜，寒凉通关利肠辈，一切禁止。<small>麝虽温，然性属阴，能化阳通膣。</small>其有阳已传阴，或者不知，但见引搐，误用脑、麝、银、粉及寒凉辈，必为慢脾阴逆；若慢惊之候，其眼半开半合，则当预作慢脾风调理之。于斯时也，阴气易盛，阳气易微，时刻少延，则药力不及；频并投药，则势又不可，才进一二剂，须审有无传变，稍定则和平为愈，势笃则以刚剂投之。

此治慢惊之大要然也。

慢脾风之候 面青额汗，舌短头低，眼合不开，困睡中摇头吐舌，频呕腥臭，噤口咬牙，手足微搐而不收，或身冷，或身温而四肢冷，其脉沉微，阴气极盛，胃气极虚，十救一二。盖由慢惊之后，吐泻损脾，病传已极，总归虚处，惟脾所受，故曰脾风。若逐风，则无风可逐；若疗惊，则无惊可疗；但脾间痰涎，虚热往来，其眼合者，脾困气乏，神志沉迷，痰涎凝滞然尔。世所谓慢风难疗者，慢脾风是也。然慢脾一名虚风，凡小儿或吐或泻之后，面色虚黄，大势虚损，若因虚而发热，继此必得慢脾风。才见摇头斜视，以手摸人，昏困喜睡，额上汗多，身亦粘汗，其声沉小而焦，即是脾风之证，不必皆由急慢风传次而至，又当识之。

治法大要 生胃回阳，黑附汤、川乌散、金液丹、白丸子各半，生附四君子汤可斟酌用；胃气渐复则异功散辈，温平而调理之，如蝎附散、阴痫散、灵砂丹、震灵丹②等，亦可参用。

若其眼半开半合，手足不冷，证候尚在，慢惊则勿用回阳。

或已入慢脾而阳气未甚脱者，亦不可用硫黄、附子。凡服回阳汤剂，手足渐暖者，仍以醒脾散等继其后以调之。

慢脾下痰，轻者神保既济丹、白僵蚕丸；重者辰砂膏，甚则七宝妙砂矣。慢惊、慢脾逆恶证候，诸药不效者，如有太冲脉，则取百会穴灸之。<small>灸百会穴，详具于后。</small>

此治慢脾风之大要然也。

虽然小儿有病，问之则幼不能言，望之则易惊易喜，诊之则或惕或动，自六岁

---

① 术附汤：原本作"本附汤"，据文义改。
② 震灵丹：原本无"丹"字，据文义补。

以下，黄帝不载其说者，以其难也。又况惊风一科，古无全书，则尤为难。如前所云：固足以知三证之详矣。至于辨析体认通变之际，有言而不能尽其蕴者，可不深加之意乎？

惊风一也，痉痓、发痫、卒中、天瘹①、撮口，亦风之种类焉。

痉者，手足冰冷，痓者，举身僵仆。痉痓本一病，当以阳刚阴柔之别之。刚者有汗，柔者无汗。肢体强直，腰身反张，甚于风痫，大抵不治。

痫者，目瞪涎流，神气郁勃，四体不收，沉默昏愦，似死似生，其声恶叫。身软时醒有声者为痫，身强不醒无声者为痉痓。凡治惊遇咬牙啼叫者，须与通心行小便剂。痫亦多种，钱氏有牛、羊、鸡、犬、猪之说，大抵以风、惊、食三证别而治之。

中风者，五脏各有脉证，随五脏俞以施灸法，与大科则同，特小小分剂耳。

天瘹者，身体壮热，翻眼抬睛，手足搐掣，其状如鱼之上钓。又内瘹，腹痛多啼，唇黑阴肿，伛偻反张，眼有红筋斑血，乃寒气壅结兼惊得之。

撮口者，一腊内之笃疾，脐风、胎风、锁肚②、吊肠卵疝俱至撮口。盖风入心脾，故令小儿气促，口撮如囊而不乳也。

其有初生百日，频频吐㖞③，呵来喷去，睡里多惊，眼翻肚胀，手足缓急，烦躁多啼者，当作胎惊风理之。

又有变蒸亦发微惊，不治自愈。

又疮痘欲发，亦或搐掣如风。若鼻冷、脚冷、尻冷，耳后有红脉赤缕者，必是疮痘之证，戒不可以脑、麝开腠及银、粉、巴、硝转下而冰压之，是辨析之不可不审也。至若眼陷无光，白睛灌人④，爪甲青黑，四体垂軃⑤，一脏气绝，不可勉强下药。面赤如绯，面青背冷，头目仰后，足

冷目青，腹胀胸高，手擎胸膈，唇舌鼻黑，鱼口气粗，囟肿囟坑，啼哭无泪，冷汗不止，汗出如珠如油，眼青，泻黑血，闷涩入心肺，嘘舌⑥出口，咬人，五硬、五软、五冷、五干，皆恶证也。

急惊　眼睛翻转，中出血，两足摆跳，腹肚搐动，或神缓而摸体寻衣，或证罢而神昏气促，喷药不下，通关不嚏，心中痛绝，忽大叫者，难愈。

慢惊　四肢厥冷，吐泻加嗽，面黯唇惨，胃痛，鸦声，两胁动气，口生白疮，胃闭损也。发直头摇，眼睛不转，涎鸣喘噎，口眼手足一边牵引者，难瘥。

慢脾　身冷粘汗，直卧如尸，喘嗽头软，大小便不禁，背冒，口噤头摇者，最难为力。

或者慢惊欲绝之时，虚痰上攻，咽喉引气，呼吸粗大、脉来浮数，是谓阴盛阳强，错认以为阳气已复，直与峻药下痰，痰随药下，气随痰绝。人以医杀咎之，此则不识覆灯将绝之证，虽不下药，亦无生意矣。又有喉中痰涎，声如拽锯，一两日间但闭目不开者，此为虚候之极，虚痰饱养其气然也。凌遽下痰，亦未可保，姑以苏合香、白丸子辈与之。他如急惊安静之后两日再发，面色变易，又三四日，定而复发。其后淹淹，必至沉重，若急惊证候。徒知定搐，不去惊热，才见搐定，遂指为安，未几复搐，是为过街候。

若慢惊之候，药服已瘥，尚虚乏，数日未省者，或妄攻之，则前功俱废，是体

---

① 瘹（diào）：通"钓"，亦作"吊"。

② 锁肚：指初生儿大便不通。

③ 吐㖞（xiàn）：即吐乳。

④ 人：通"仁"，即瞳仁。

⑤ 四体垂軃（duǒ）：軃通"嚲"，下垂意。四体垂軃指四肢重坠下垂，疲惫不堪的感觉。

⑥ 嘘舌：吐舌。

认之不可不精也。其或伤风、伤寒、伤暑、伤湿、伤食、停积、疳劳、烦渴、盘肠、肚钓，诸疮痘证，皆因之而发风，须当体认，随某证疗某病，正病去则风自去矣。按钱氏方，小儿发搐，身热喘急，目斜露睛，四肢逆冷。李医概以定惊搐一剂与之，殊无主对，钱遂别之曰：发搐为肝实，身热喘急为肺虚，目斜露睛为肝肺相胜，四肢冷为脾虚。治法：先用益脾补肺，胃气稍复，然后泻肝凉惊而安。

一证直视而不能食，或谓神祟使然。钱知其为肝旺胜脾，与之泻肺而愈。一证吐泻，或利，小便过多，以致脾虚不食。钱氏[①]用益黄散作效，已经数日，忽而不语。众医类以失音汤剂主之，竟无寸效。钱氏用地黄丸数剂补肾，于是能言。所以然者，前乎清利小便太过，遂使脾肾俱虚，虽已补脾，而肾尚虚故尔。

至论肺虚痰实，治法当下，故下必先益脾，然后泻肺。经云：欲泻其子，先补其母，此钱氏要诀。钱氏方泻青丸、泻白散、导赤散、泻黄散、宣风散，乃泻五脏药，益黄散、白术散、阿胶散、地黄丸皆补五脏药。

心中惊热，清心而热不退，则与之助胃，胃不虚则热不生。或胃虚不食，又且大小便难，则不为之疏利。盖利之则胃愈虚，而身必冷。

其有伤风寒而吐泻者，欲止吐泻，不特温脾，须以发散之剂先之，风寒散而吐泻自止矣。不特此尔，小儿平常服药过多，顽玩脏腑，调和之剂不愈，则易之以攻击；固守之剂太过，则时乎而疏利。主治在我，不可不问源流，不可偏徇病家所欲，圆机达变，消息轻重而应之。是通变之不可无法也。大概小儿脏腑柔嫩，易实易虚，易冷易热；儿有大小壮弱，病有轻重浅深，所以贵乎目视指切，意度心推，医权药衡，斟酌对治，用之得中为上矣。

惊风方论

惊者，虚惕怔忪，气怯神散，痰涎来去，其泻必青，渐生风而未至风也。惊邪入心，则面红脸赤，惕惕夜啼；惊邪入肝，则面目俱青，眼睛窜视；惊邪入肾，则面黑恶叫，啮奶咬牙；惊邪入肺，则面色淡白，喘息气乏；惊邪入脾，则呕吐不食，虚汗多睡，面色淡黄。据脉观之，虚则散而濡，实则数而驶。

治法：镇惊化痰，安神定志，亦须究竟某脏受病之处而调理之。然有所谓温惊，有所谓利惊，有所谓凉惊。虚者温之，实者利之，热者凉之，是为活法。睡中惊啼，声浮者易治，声沉不响者难痊。

惊风证治

全蝎散 治小儿惊风不语，通窍豁痰。大人通用。

全蝎七枚，各用紫苏叶包，涂蜜炙，重包，又涂蜜炙。

上细末，每服一字，姜汁入蜜搜和，含化。

羌活膏 治小儿惊风痰涎。

天麻 赤茯苓各半两 羌活 防风各二钱半 人参 全蝎 朱砂研 明硫黄 水银各一钱

上硫黄、水银同研如泥，次以七味末夹和，炼蜜丸，皂子大，每服一粒，薄荷汤调下。

来复丹 治小儿惊风昏塞，以二三丸，薄荷泡汤研，灌下得泄即愈。凡惊风，对证用药已效，若觉未甚苏省，可与

---

① 钱氏：原作"钱"，遗漏"氏"字。

来复丹，丸数酌量用。

星香散　治小儿急慢风搐搦、窜视、涎潮。

南星圆白者，一钱半　木香　橘红各半钱　全蝎一枚

上锉细，入姜钱四片，慢煎熟，灌下大便出涎即愈。

本事人参散　治慢脾风神昏痰盛。

人参半两　圆白大南星一两，切片，以生姜汁并浆水各半，阴满煮带性晒

上末每一钱，水一盏，姜三片，冬瓜仁擂细少许，同煎取半盏，作两三次灌下。

至宝丸　治小儿惊风痰热。

螺青半两　京墨四钱　巴豆去油，一钱　北五灵脂二钱半　轻粉　脑各半钱　使君子十四个，连壳煨取肉　麝一字　飞白面三钱

上末，并水搜丸桐子大，每一丸，水研下。

驱痫散　治诸痫，口眼相引，上视涎流，手足抽掣，头项反张，腰背强直。

朱砂研　雄黄研　蛇皮炙黄　石膏煅通红，出火毒一宿。各一分　蜂房炒　远志取肉，姜制焙　细辛华阴①者，去苗土　麻黄去节　直僵蚕炒　川大黄生　川芎　独活各一分半

上末每一钱，钩藤入少蜜煎汤，温和调灌，大儿增用。

又方

雄黄　朱砂等分

上末每一钱，猪心血夹韭水调下。

雌黄散　治癫痫方发，瘈疭嚼舌，眼暗声恶。

雌黄　黄丹微炒。各一两　麝一钱，研

上细末，用牛乳汁半升，拨熬成膏，即入上项药，筑和，杵三五百下，丸如麻子大，每三四丸，温熟水下，日三服。

消惊丸　治诸惊。

人参　天麻　茯苓　朱砂　全蝎焙

直僵蚕炒　羚羊角　犀角各一钱　牛胆酿南星四钱　麝少许

上为末，炼蜜丸，桐子大，每服一丸，菖蒲煎汤调下。

压惊丸　治诸惊虚惕，定心镇痰。所谓"重可去怯"之剂。

紫石英　代赭石　蛇黄各烧红，米醋淬　铁粉筛过净者。各二钱　朱砂　龙齿　白附焙　远志肉姜汁浸炒。各一钱

上为末，研极细，稀面糊丸，桐子大，每服一丸，金银煎汤调下。凡煅石药，以裂为度②，不拘遍次，研十分细。

安惊丸　治诸惊风痫，或犬声，异物惊忤，打坠不省人事并主之。

远志肉姜汁浸，焙　净铁粉　朱砂　人参　茯神各半两　全蝎二十一个，焙　南星中者一个，姜汁浸一宿，切细焙　白附子略炮，二钱半　花蛇头酒浸肉，焙　麝半钱

上为末，炼蜜丸，桐子大，每服一丸，菖蒲、灯心煎汤调下。建阳刘参议方。

参砂膏　通心气，除膈热，去痰壅。

朱砂　人参　南星炮　茯神　远志肉姜汁浸，焙　天麻　白附子　僵蚕炒。等分　硼砂半倍　麝香少许

上为末，炼蜜为膏，桐子大，金箔衣，每一丸，麦门冬汤调下。

定心丸　温惊用此。

茯神　白附子炮　南星炮。各三钱　人参　远志肉姜汁炒　蝎梢各一钱半　直僵蚕十四个，炒　乳香三字

上为末，牛胆汁丸，桐子大，每一丸，金银煎汤调下。

---

①　华阴：原作误刻为"革阴"，今参照上下文改。

②　凡煅石药，以裂为度：原作为"凡服石药，以裂为度"，今据《普济方》卷三七三引本方文字改。

附　方

琥珀抱龙丸　抱龙之义，抱者保也，龙者肝也，应东方青龙木，木生火，所谓生我者父母也。肝为母，心为子，母安则子安。况心藏神，肝藏魂，神魂既定，惊从何生？故曰抱龙丸。理小儿诸惊，四时感冒，风寒湿痰邪热致烦躁不宁，痰嗽气急及疮疹欲出发搐并宜可投，其药性温平，不僭不燥，常服祛风化痰，镇心解热，和脾胃益精神。

真琥珀　天竺黄　檀香细锉　人参去芦　白茯苓各一两半　粉草去节，三两　枳壳去瓤，麸炒　枳实去瓤，麸炒。各一两　朱砂水飞过，五两，先以磁石引去碎屑，次用水乳钵内细杵，取浮者飞过，净器中澄清，去土余水。不如此一般精制，见朱砂尽晒干用　山药去黑皮，一斤，切作小块，慢火炒，令热，速候冷用　南星一两，锉碎，用腊月雄黄牛胆酿经一夏　金箔百片，去护纸取见成药一两，同在乳钵内研细，杵，乃和同前药末用

上前十二味，除朱砂、金箔不入碾，内余十味，檀香不过火外，九味或晒或焙，同研为末，仍和匀，朱砂、金箔每一两重，取新汲井水一两重，入乳钵内，略杵匀，随手丸此样。大粒阴干，晴霁略晒，日色燥甚则坼裂，宜频放当风处，取其自干。

治法：并用葱汤，无时化服；或薄荷汤，痰壅嗽甚，淡姜汤下；痘疮见形有惊，温净汤下；心悸不安，甘草汤下；暑天迷闷，麦门冬熟水下；百日内婴孩，每丸作三次投，二岁以上者，止一丸或二丸。

其品剂修合之时，但缺一味，不依制度必无效矣。常用瓦瓶入麝香同收，毋使被泄气味。入珍珠末一两合和，名金珠散。盖珍珠能镇心宁肝，坠痰尤效。治

法：汤使同煎，此药乃家传秘方，尝自精制出赎，人多信用，取者甚众，今推诚刊行，愿与天下共之，非敢自矜，特以全婴为念耳。此方出《活幼心书》，屡用神效，故附于此。

惊　热

惊热方论

惊热者，内蕴实热，郁勃发惊，甚则搐掣，变而痫耳。

治法：疏导热气，利惊定心。亦有变蒸微惊，以其热盛得之，但与轻药，或不治亦自愈。

惊热证治

犀角汤　治心惊热盛。

犀角　防风　木通　赤茯苓　桑白皮炒　甘草炙，等分

上锉细，每三字，水煎服。

银枣汤　治惊热、潮热。

麦门冬　地骨皮　远志肉姜制，焙　人参　茯苓　防风　甘草焙。各二钱　大黄湿纸煨，二钱

上为末，每半钱，煎服。

清心丸　治惊热烦躁。

人参　茯神　防风　朱砂　柴胡各二钱　金箔三十片

上为末，炼蜜丸，桐子大，每服一丸，竹沥调下。

茯神丸　治壮热发惊，痰壅直视。

南星　胡黄连　天麻　茯神各三钱　青黛　牙硝　朱砂各二钱　麝一字

上为末，粟米糊丸，桐子大，每服一丸，石菖蒲、荆芥煎汤调下。

胆星丸　镇心压惊，利痰解热。

牛胆南星半两　朱砂　防风各二钱　麝一字

上用腊月黄牛胆汁，和南星末作饼子，挂当风处四十九日，和下项药末研细，浸牛胆皮汤，为丸，如桐子大，每服一丸，井花水调下。

羚羊角汤　治诸惊壮热。

羚羊角　蝉壳半分　茯神去心　麦门冬　柴胡　地骨皮各一分　黄芩　甘草炒，半分

上锉散，每一钱，姜枣煎服。

附方

祛风羌活散　败风邪，止惊搐，退肌热。

羌活　粉草　天麻生　茯苓　川芎各二钱　荆芥穗　白僵蚕炒　白术　白附子炮，各一钱　桔梗二钱半　防风一钱半　全蝎去皮，半钱，炒　朱砂五分　天南星一字，炮熟

上为细末，薄荷汤下。

胎惊

胎惊方论

胎惊风，以胎妇调适乖常，饮酒嗜欲，忿怒惊仆，母有所触，胎必感之；或外挟风邪，有伤于胎，故子乘母气，生下即病也。其候：月内温壮，翻眼握拳，噤口咬牙，身腰强直，涎潮呕吐，搐掣惊啼，腮缩囟开，或颊赤，或面青眼合。胎风眼合，不可误作慢脾，妄用温药。其有着噤、撮口之类，亦此一种之所发也。视其眉间气色，红赤鲜碧者可治，若黯黑青黑者不治。虎口指纹曲入里者可治；纹反出外者不治。

治法：解散风邪，利惊化涎，调气贴囟，甚则以朱银丸利之。

胎惊证治

太一散　治胎惊。

天浆子去壳微炒　南星　白附子各微炮　天麻　防风　茯苓各二钱　全蝎　朱砂各一钱　麝少许

上为末，每服半钱，乳汁化下。

参蝎膏　治胎惊，定心神。

天浆子　天竺黄　人参　朱砂　全蝎　天麻　蝉壳各等分　麝少许

上为末，炼蜜丸，桐子大，每服一丸，金银汤下。

猪乳散　治胎惊最妙。

琥珀　防风各一钱　朱砂半钱

上为末，猪乳调一字，拭入口中。

全蝎散　治诸惊胎痫。

全蝎一个，焙　琥珀　朱砂各少许

上为末，每服一字，麦门冬煎汤调下。

朱麝散　治胎风，心热痰壅。

人参　朱砂各半分　牛胆南星　天竺黄　牙硝　铁粉各半分　麝少许

上为末，每服一字，生姜、薄荷汤调下。

独活汤　治胎惊，发散风邪。

羌活　独活各一分　槟榔　天麻　麻黄去节　甘草炙，各半分

上锉散，每服半钱，水煎服。于内加南星末蜜调，可贴囟用。

朱银丸　治胎风，壮热痰盛，翻眼口噤。取下胎中蕴受之毒，亦治惊积，但量用之。

水银一钱，蒸枣肉，研如泥　白附子一钱半　蝎一钱　南星　朱砂一分　天浆子　牛

黄　芦荟各半分　铅霜半钱，和水银研　脑一字　麝半钱　直僵蚕①炒，七个

上为末，粟米糊丸，芥子大，每一丸，薄荷汤下，如未通利，加至二丸。

千金龙胆汤　治胎惊，月内气盛，发热。凡脐风、撮口壮热，皆可用。

龙胆草　钩藤　柴胡　黄芩　北梗　赤芍药　茯苓　甘草炙，各半　蜣螂一枚，去翅足，炙　大黄一分，湿纸煨

上为末，每服一钱，北枣煎服；或加防风、麦门冬以导心热，黄芩减半用。

附　　方

青金散　治婴孩小儿，解散胎热，化痰涎，镇胎惊。

人参去芦　天麻煨　茯神去皮木　白附子炮　牛胆南星炒，各二钱　甘草炙，一钱半　青黛一钱　朱砂水飞，半钱　麝香一字

上为极细末，炼蜜丸，桐子大，用钩藤、皂荚子煎汤化服。

附：胎惊歌

胎惊搐搦口㖞斜，筋骨拘拳脸似花。
口唾涎沫哭声短，手足相牵胆受邪。
唇青齿龈多紧急，腹脐肿起似垂瓜。
腹腹额头青脉见，逐涎安魄命须深。
面肿鸦声蛇眼视，名方漫说几千车。

定　　惊

通关定惊方论

诸风搐搦，关窍不通，皆由痰塞中脘，留滞百节所致。痰之所为潮塞者，气实使之。治风痰虽不出南星、半夏、全蝎、僵蚕数辈，亦须先用苏合香丸入朱砂少许，以姜汁浸薄荷汤调和与之。盖使气下则痰下，痰下则关窍自通。

通关定惊证治

开关散

赤蜈蚣一条，炙　直僵蚕　南星炮。各一钱　麝香一字　猪牙皂二铤，略烧存性

上为末，以手点姜汁蘸药少许擦牙，或用物引滴入药两三点，涎出自开。

开牙散

华阴细辛　南星　朴硝各一钱　麝半钱　蝎梢五条

上为末，以少许，用乌梅肉揉和擦牙。兼用细辛、皂角、荆芥末吹入鼻中。

嚏惊散

半夏生，一钱　皂角半钱

上为末，用一豆许，用管子吹入鼻，立惺。

开关圣散

赤蜈蚣一条，中分为两片，各用葱汁浸一宿，焙干　全蝎一个，亦中分为两片，各记左右，以二味记左右作两处

上各为末，左眼翻左手搐，以左药末搐入左鼻孔；右眼翻右手搐，以右药末搐入右鼻孔；双眼翻双手搐兼用之。

截风定搐治法

人参羌活散　散风邪，除风热。初作急风，每服三字。轻者紫苏、薄荷汤调下；搐掣紧急者，去节麻黄煎汤调下，或惺惺散加荆芥、防风，亦可常用，免得遽施脑、麝。

---

① 僵蚕：原作"羌蚕"，据《普济方》引本文改。

截风丸　治惊风痰搐。

天麻　直僵蚕炒　南星炮。各二钱　麝少许　赤蜈蚣大者一条，酒浸炙　白附子炮　防风　朱砂　全蝎焙。各一钱

上为末，炼蜜丸，桐子大，每服一丸，薄荷汤下。

一字散　截风定搐。

全蝎褐色者是，一个　赤蜈蚣一条，并新瓦焙　朱砂半钱　脑　麝各少许

上为末，每服一字，薄荷汤调下。先以些少，用管子吹入鼻中，自然通窍。

阳痫散　治惊风搐、痰热。

朱砂　芦荟　白附子生。各一钱　麝少许　轻粉一字　胡黄连二钱　蝎尾十四个　直僵蚕十个　赤蜈蚣一条，炙　金箔十片

上为末，每服一字，薄荷、荆芥泡汤调下。如口不开，先吹入鼻中。

擒风汤　治急风，定搐。

白附　僵蚕　全蝎各一钱，焙　川姜黄　赤蜈蚣一个，去足，酒研生葱生薄荷浸一宿，焙干　南星炮　麻黄去节　羌活各一钱　牙硝①半钱

上为末，每服一字，薄荷汤调下。

定搐散　治急风，定搐。

赤蜈蚣大者一条，酒浸炙　麻黄去节　南星炮　白附子　直僵蚕炒　羌活　代赭石煅，醋淬七次　蝎梢　川姜黄各一钱　麝半钱　朱砂一钱

上为末，每服一字，荆芥、紫苏煎汤调下。如搐不止，加乌蛇肉②。

泻青丸　治窜视，发搐，痰热。

龙胆草焙　栀子仁　大黄湿纸煨　羌活　防风各一钱　川芎一钱半

上为末，炼蜜丸，桐子大，每服一丸，煎首药泡薄荷汤调下。

木通散　能泻肝风，降心火，最利惊热。

山栀二钱　大黄湿纸煨　羌活　木通　赤茯苓　甘草各一钱

上为末，每服一字，紫苏煎汤调下。

清宁散　凡惊热出于心肺，须从小便利之。

桑白皮炒　葶苈炒　赤茯苓　车前子　栀子仁等分　甘草炙，减半

上为末，每服半钱，姜枣煎服。

阿胶散　治风热，涎潮，喘促，搐搦，窜视。

透明阿胶炒，二钱半　紫苏二钱

上为末，每服一钱，入乌梅肉少许同煎，灌下，神效。热出于肺，热则生风，阿胶清肺行小便故也，肺风用之尤妙。

治惊轻下法

定命丹　治急惊天吊、撮口，通利痰热。

全蝎七个　天麻　南星炮　白附各二钱半　朱砂　青黛各一钱半　轻粉　麝各半　脑一字

上为末，粟米糊丸，绿豆大，每服一丸，荆芥、薄荷汤调下。先研半丸，吹入鼻中。

利惊丸　利惊，下痰，清热。

龙胆草　防风　青黛　芦荟　南星炮　钓藤各二钱　牙硝　铁粉各一钱　脑　麝少许

上为末，面糊丸，麻子大，每服二丸，煎金银汤下。

防风汤　治风热痰壅，大便不通。

羌活　防风　枳实各半两　川芎　甘草炒　大黄湿纸煨。各二钱半

上锉末，每服三字，姜枣煎服。

---

① 牙硝：原作"消"，据《普济方》卷三七零改。

② 乌蛇肉：原作缺，据《普济方》卷三七零补。

宣风散 疏导风热。

鸡心槟榔二个 甘草 橘红各半两 牵牛二两，半生用，半炒熟

上为末，每服半钱，蜜汤调下。

枳壳散 小儿虚中壅实，以此导之。

小柴胡汤加枳壳、防风，最能利风热，解血热，免得用银、粉、巴、硝辈。

治惊稍重下法

揭风汤 利下痰热。

青黛 芦荟 全蝎各一分 南星半两，为末，水调作饼，包裹前项全蝎煨令赤色 朱砂一钱半 牙硝 轻粉各三字

上为末，每服一字，煎金银薄荷汤调下。

朱砂膏 治惊风痰盛。

朱砂 马牙硝各二钱 川灵脂 芦荟各一钱半 麝半钱 脑一字

上研细，甘草膏为丸，绿豆大，金箔衣。每服一丸，薄荷汤调下。

疏风散 治惊风痰热俱盛。

槟榔 陈皮各二钱 牵牛 大黄各三钱，湿纸略煨

上为末，每服半钱，生蜜调下。

小柴胡汤 最利热实。加大黄少许。

治惊重下法

青金丸 治风痰壅盛惊重下法。

巴霜巴豆去油，净尽如霜者，一字 青黛 南星炮，各一钱 轻粉半钱 滑石二钱 全蝎一钱，焙

上为末，稀面糊丸，麻子大，每服一丸，薄荷汤点茶清送下。

天麻丸 利惊下痰。凡钓肠、锁肚、撮口，可通用。

南星炮，二钱 白附子炮 牙硝 天麻

川灵脂 全蝎焙，各一钱 轻粉半钱 巴霜一字

上为末，稀面糊丸，麻子大，每服一丸，薄荷、姜钱泡汤送下。

芦荟散 治惊风痰盛发搐。

全蝎五个，焙 巴霜一字 轻粉半钱 芦荟 南星炮 朱砂各一钱 川郁金一分，皂角水煮，焙干 脑 麝各一字

上为末，每服一字，煎金银，薄荷汤调下。

牛黄凉膈丸 治热盛涎潮。

马牙硝 寒水石煅 硬石膏 甘草各半两 牛胆南星二钱半 紫石英一钱 牛黄 脑 麝各半钱

上为末，甘草膏为丸，绿豆大。每服一丸，橘皮汤调下。

青金丹 疏风利痰。

芦荟 牙硝 青黛各一钱 使君子三个 南硼砂 轻粉半钱 蝎梢十四个

上为末，用香墨水丸，麻子大，每服一丸，薄荷泡汤下。

王监京墨丸 治痰热、惊积。

青黛 使君子焙熟 芦荟 牛胆南星 川墨各二钱 腻粉 麝各半钱 脑一字

上为末，飞白面糊丸，桐子大。每服一丸，薄荷汤调下。楚州王监，卖此药著名，大利痰热、惊积、疳积。

和胃助气治法

生气散 诸风疏利后，以此调气。

丁香三字 白术 青皮各二钱 甘草微炙 木香 人参一钱

上为末，每服半钱，沸汤点服，或用《和剂方》调气散亦得。

银白散 助胃祛风。呕吐作慢惊者通用。

石莲肉 白扁豆制 茯苓各一分 人

参　天麻　白附炮　全蝎炒　木香　甘草炒　藿香半分　陈米炒香，三钱

上为末，每服一钱，姜钱一片，入冬瓜子仁七粒同煎，或用陈米饮调下。

茯苓二陈汤　和胃助气加莲子肉、石菖蒲，用姜枣煎。

异功散　温中正气，吐泻不食用此。

人参　茯苓　白术　甘草炒　橘红　木香各等分

上为末，每服三字，姜枣煎服。

天麻苏合香丸

天麻防风丸、苏合香丸等分，姜枣煎汤调下。

参苓白术散　用酸枣仁、石菖蒲煎汤调下。

和中散　和胃气，止吐泻。

茯苓　石莲肉各一分　藿香　人参　天麻　白扁豆制　木香　白术　甘草炒，各半分

上锉散，每服三字，煎服。

醒脾散并**王氏惺惺散**　方见初传慢惊门。皆和胃助气。

定志宁神治法

定志丸　惊风已退，神志未定，以此调之。

琥珀　茯神　远志姜制，焙　人参　白附子炮　天麻　天门冬　酸枣仁　甘草炙，等分

上为末，炼蜜丸，皂子大，朱砂为衣，每服一丸，灯心、薄荷汤调下。

温胆汤　治惊悸顽痰。

半夏制　枳实各二钱半　茯苓半两　橘红　甘草各一钱半　酸枣仁温汤浸，去壳，二钱半

上锉散，每服一钱，入竹茹少许，用姜枣煎服。

定心丸　治惊悸烦躁。

北参　远志姜制，焙　茯神　天麻　犀角各一分　防风　朱砂一钱　麝一字

上为末，炼蜜丸，皂子大，金箔衣，每服一丸，薄荷汤调下。

百枝膏　安心宁神。

人参　防风　天麻　茯神各秤一钱半　白附子　酸枣仁　琥珀　石菖蒲各一钱　麝少许

上为末，炼蜜丸，皂子大，麦门冬汤调下一丸。

附　　方

秘传经验定惊丸　治小儿一切惊风，热甚发躁，或因痘疹初出，伤寒发热，跌扑而发惊风，牙关紧急，目窜上视，并皆治之。

南星制法：每两切片用白附子、枯矾、姜黄各三分，同入牛黄胆内，悬于阴处一年，取出听用　蝉退去头足　硼　孩儿茶　礞石金心者，煅过用　薄荷　防风去芦　全蝎去足尾，用荆芥汤漂过，晒干听用　僵蚕洗去灰，去头嘴，炒去丝，以上各三钱　雄黄明者，四钱　朱砂　胡黄连　姜黄　羌活　天麻以上各三钱　天竺黄二钱　甘草直者五钱　石膏　滑石各一两　牛黄真者　珍珠用豆腐煮过　琥珀各一钱　冰片　麝香各八分

上将朱砂、牛黄、冰片、麝香、珍珠、琥珀六味，另研为极细末，余药亦研为细末，和匀，用黏米糊为丸。大用朱砂一两，研极细末为衣，再用金箔二帖为外衣，每服一丸，薄荷灯心汤下。

虎口三关纹诀法①

虎口者，叉手处是也。三关者，第二指之三节是也。除拇指为第一指。近虎口第一节为初关，亦名风关；第二节为中关，亦名气关；近指端第三节为末关，亦名命关。男以左手，女以右手侧看之。

惊风初得，纹出虎口，或在初关，多是红色；传至中关，色赤而紫；看病又传过，其色紫青；病势深重，其色青黑。青而纹乱者，病深重。若见纯黑，危恶不治。大抵红者风热轻，赤者风热盛，紫者惊热，青者惊积。青赤相半，惊积风热俱有，主急惊风；青而淡紫，伸缩来去，主慢惊风；紫丝、青丝，或黑丝隐隐相杂，似出不出，主慢脾风。凡手纹在初关者易治；过中关者难治；透末关者不治；三关直透，大抵不治。然纹势弯曲入里者，病虽重而证顺，犹可用力；若纹势弓反出外，骎骎②靠于指甲者断不可回。其有三关纹如流珠、流米，三五点相连，或形于面，或形于身，危恶尤甚。

阳为男，阴为女，三关虎口纹，男以左手，女以右手验之。盖取左手属相，男以阳为主；右手属相，女以阴为主耳。然男女一身，均其此阴阳，左右两手，亦当参验。左手之纹，病应心肝，右手之纹，病应肺脾，于此消息，又得变而通之之意。

附：指掌图

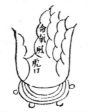

虎口三关指掌图
虎口叉手处是也。

三关第二指分三节，风关第一节寅位，气关第二节卯位，命关第三节辰位。

婴儿生下一月至三岁，当看虎口内脉两边。

附：辨虎口手诀

夫三岁以前若有患，须看虎口脉。次指末节为命关，次气关，次风关。古人所谓初得风关病犹可，传入气命定难陈是也。汤氏云：小儿初生至五岁，血气未定，呼吸至数太过，必辨虎口脉色，方可察其病之的要者，正谓此也。男以左手观之，女以右手观之。

附：定指上三关

辰关指头上节　　卯关指中节　　寅关指下节

---

① 虎口三关纹诀法：此篇与其后附录十五篇，朱崇正补遗刊本，原排列于《惊》、《急风慢风慢脾风总论》之后，《惊风方论》之前，为了使杨氏论述内容连贯，将这篇移至篇末。

朱氏补遗刊本原排列顺序如下：

② 骎骎（qīn）：原意是指马跑得快的样子，这里形容指纹变化迅速。

连掌

脉纹从寅关起不至卯关者，病易治；若连于卯关者，有病难治；如寅关连卯关侵过辰关者，十难救一；若脉纹小或短者，看病不妨。

附：指纹脉主病

初起寅关浅，纹侵过卯深，生枝终不治，辰位实难禁。

青色胎气不全主惊积，多搐搦

指脉深青卧不宁，微青腹痛粪多青。
青兼黑色盘肠病，发搐牵抽不暂停。

红色惊入脾窍

孩儿指脉深红色，发热惊时身强直，
微红下痢腹中疼，吐泻脾虚多不食。

紫色胎惊热

紫中纹生紫色深，惊时哭泣又呻吟，
微中紫色肠中痛，吐泻纹弯主恶心。

附：脉指歌

小儿食指变三关，男左女右一般看，
皆知初气中风候，末是命关易亦难，
要知虎口气纹脉，倒指看纹分五色，
黄红安乐五脏和，红紫依稀有损益，
紫青伤食气虚烦，青黑之时气候逆，
忽然纯黑在其间，好手医士心胆寒。
若也直上到风关，粒米短长分两端，
如枪冲射惊风至，分作枝杈有数般：
弓反里顺外为逆，顺逆交连病已难，
叉头长短尤可救，如此医士仔细看。
男儿两岁尚为婴，三岁四岁幼为名，
五六次第年少长，七龆八龀渐论情，
九岁为童十稚子，有病关格辨其因，
十一痫疾号癫风，痫病还同劳病攻。
痞癖定为沉积候，退他潮热不相同，
初看掌心中有热，便知身体热相纵，

肚热脚冷伤积定，脾热额热是感风，
额冷脚热惊所得，疮疹发来耳后红。
小儿有积宜与塌，伤寒三种解为宜，
食泻之时须有积，冷泻须用与温脾，
水泻宜与涩脏腑，先将滞肠散与之。
孩儿无事忽大叫，不是惊风是天病。
大叫气促长声粗，误吃热毒闷心窍，
急须吐下却和脾，若将惊药真堪笑。
痢疾努气眉头皱，不努不皱阳有风，
冷热不调分赤白，脱肛因毒热相攻。
十二种痢何为恶？噤口刮肠一作活。大不同。
孩儿有病不可下，不热自汗兼自泻，
神困凶陷四肢冷，干呕气虚神祛怕，
吐虫面白毛焦穗，疳气潮热食不化，
鼻塞咳嗽反虚痰，脉细肠鸣烦躁讶。
若将有积与疏通，下了之时必生诧，
孩儿实热下无妨，面赤睛红气壮强，
脉大弦洪肚上热，疟腮喉痛尿如汤。
屎硬腹胀胁肋满，四肢浮肿夜啼长，
遍体生疮肚隐痛，下之必愈是为良。

附：入门候歌

五指梢头冷，惊来不可当，若逢中指热。必定是伤寒。中指独自冷，麻豆证相传，女右男分左，分明仔细看。

附：三关歌

左有红纹似线形，定知发热又兼惊，
右有红纹如左样，脾肠惊积一齐生，
纹头若是三叉样，肺热风痰夜有声，
青赤应是伤寒候，只见空红定泻生。

虎口乱纹多，因知气不和。色青惊积聚，下乱泻相和。青即慢惊发，入掌内病多，三关若通过，此病必沉疴。脉候若深青，情知四足惊，赤因水火得，红色是人惊。曲反风热盛，纹弯食上停，但看叉手处，方可辨直形。青色大小曲，人惊并四足；赤色大小曲，水火飞禽蹼；紫色大小曲，伤米面鱼肉；黑色大小曲，脾风微作搐。

附：详解脉纹

流珠只一点子红色，环珠其形差大，长珠其形圆长，以上非谓圈子，总皆红脉贯气之如此。来蛇即是长珠散，一头大，一头尖。去蛇亦如此，乃分其上下朝，故曰来去。角弓反张，其里外向里为顺，向外为逆。枪形直上，鱼骨分开，水字即三脉并行，针行即过关一二粒米许，射甲命脉射外，透指命脉曲里。一十三位，悉有轻重，元由一气，自微至著，纵渐至总，轻重参详。前云五色者，黄红紫青黑，由其病盛，色能加变。又传加进，即越黄红之色，红盛作紫；又有红紫之色，紫盛作青；又有紫青之色，青盛作黑；又有青黑之色，至于纯黑之色者，不可得而疗治之也。

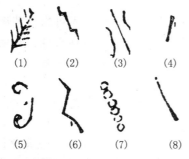

（1）鱼刺□□□　　（2）蛇来肝气粗
（3）水纹知食积　　（4）针样热伤风
（5）虫卷脾虚散　　（6）咳嗽肝反弓
（7）流珠中膈热　　（8）恶受透关口

风关青如鱼刺易治，是初惊候；黑色难治。

气关青如鱼刺，主虚劳、身热，易治。

命关青如鱼刺，主虚风邪传脾，难治。

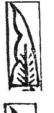

风关青黑如悬针，青主水惊。

气关赤如悬针，主疳兼肺脏积热。

命关青黑如悬针，主人惊，有此凡五色皆是死候。三关通度如悬者，主慢惊风，难治。

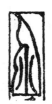

风关如水字，主惊风入肺咳嗽面赤。

气关如水字，主膈上有涎并痰积停滞。

命关如水字，主惊风疳极，不拘五色，三关通度者不治。

风关如乙字，主肝脏惊风，易治。

气关如乙字主惊风。

命关如乙字，青黑色，主慢脾难治。

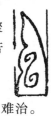

风关如曲虫者，肝病，虫聚胸前如横排算子，肚皮似吹起若猪脬。

气关如曲虫，主大肠秽积。

命关如曲虫，主心脏传肝，难治。

风关如环，主肝脏疳有积聚。

气关如环，主疳入胃，吐逆不治。

命关如环难治。

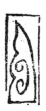

此纹若在风气二关易治；若在命关通度难治。

 此纹若在手上，或在面上，或左右，验遍，皆是死候。

 脉曲向里者是气疳；脉曲向外者是风疳。

 脉斜向右，是伤寒，身热、不食、无汗。

 脉斜向左是伤风，身热不食有汗。

 双钩脉者是伤冷。

 脉三曲如长虫是伤硬物。

 脉二曲如钩是伤冷。

 脉一头如环又有脚者是伤冷。

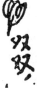 头面肚上有大脉，并有青惊，并是食毒惊积难。

 面上有似点子，并有再发之候。

脉如乱虫是常疳，亦有虫疳、蛔虫食积之疳，治之必瘥。凡脉不足，细者并是风气，但消疳然后取虫为效。

附：辨三部脉证

上黑须知肾脏传，中关黑候又缠绵，
人惊此患两相杂，目多直视定痰涎；
下黑须知是再惊，但宣风积便和平；
上下是同因打扑，热来闷闷没心情。

上青肝脏有风停，目直便青面更青；
中是人惊并四足，渴来发燥便惺惺；
下青原是再惊根，解热宣肠是何论；
上下俱青候是恶，十个之中得一存。
上赤风多入肺停，或来发热嗽声频；
中是风来入心脏，肠痛频频下泻青；
下赤重惊见本宗，但调心脏有神功；
上下一同难治疗，口开目下是知凶。
上青肝脏本因留，目闭身疼四体柔；
中是水泻并再扑，热来喘嗽不知休；
下青因是再惊来，妙药仙风定少灾；
上下若青俱发热，四肢逆冷奄泉台。
上黑之时目上瞪，大便流粪又兼青；
中见之时状消渴，下热尿黄便安宁；
下黑若见赤相随，气多下泻候如斯；
上下俱同须看手，虚烦燥渴速求医。

附：小儿诊脉论

小儿脉三岁以上、五岁以下，然后可看候，与大人有异者，为呼吸至八是常也，九至病，十至病。盖小儿纯阳，故脉息数促，与大人者为不同也。小儿周岁以前，脉息难凭，周岁以后，方有脉形。《宝鉴》云：五百七十六日乃成人，血脉骨肉皆兼劳。方可诊候也。

附：三关六脉生死歌

小儿有证须凭脉，一指三关定数息。
须知风热脉浮洪，紧数惊风四肢掣。
紧促之时疹痘生，浮缓伤风身汗出。
洪紧无汗是伤寒，医士不辨诚无识。
人迎紧盛伤于寒，气口紧盛伤于食。
分明妙诀请君知，三至为脱二至卒。
五至为虚四至病，六至平和曰无病，
七至八至病犹轻，九至十至病势极，
十一十二死无疑，此诀万中无一失。

附：诀脉逆顺歌

伤寒脉大最相宜，肿满浮洪病可医。
微细心疼终是顺，沉迟吐泻必须危。
虫攻紧滑皆知急，渴饮沉微势已衰。

附：脉证直诀

小儿脉大多风热，沉细元因乳食结，
弦长多是肝膈风，紧数惊风四肢掣，
洪浮胃口是火烧，沉紧腹中痛不歇，
虚濡有气又兼惊，脉芤大小便中血，
四至洪来若烦满，沉细腹中痛切切。
滑中露湿冷所伤，弦急客忤分明说，
小儿乳后多呕逆，更兼脉乱无虑忧，
弦急之时被气缠，脉缓即是不消乳，
紧数细快亦少苦，虚濡惊风邪气助，
痢下宣肠急痛时，浮大之脉归泉路。

附：太冲尺脉

寸关无脉已昏沉，脚石犹看尺脉存，
此理恰如枝叶悴，尚余生意在其根。

附：太冲阳脉

太冲穴在两足大指本节后二寸陷中动脉是，一云一寸半。足厥阴之所注，诊此者可决男子之死生，或诊太溪，命门外穴。在足内踝后跟骨上动脉陷中。

附：惊风握拳图[①]

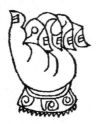

惊风握拳

附：惊风搐握拳

夫惊搐握拳者，有阴阳两证。阴者拇指在内，阳者拇指在外；阳拳者顺，阴拳者逆。又曰：男子握拳于外为顺，于内为逆；女子握拳于内为顺，于外为逆。又指者恶候也。

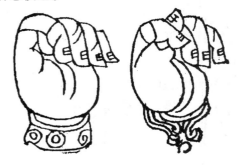

惊风搐握拳

附：急惊握拳歌

急惊欲发先握拳，盖因胸中有毒涎。
阴错阳差为逆频，男左女右搐须痊。
目白唇白应少睡，口喎舌卷更惊眠。
大忌腹高头手汗，神昏气促岂能安。
又
才发惊风看握拳，指分内外须细言。握指在内外。
内阴阳外斯为顺，女右左男令搐先。
太极闷涎冲入肺，喘急。入心之内不能安。
更将形证重重看，用药开关双眼前。
速与凉心为治疗，解惊调气用汤丸。
搐忌手心汗如水，此命端的属九泉。

仁斋小儿方论卷之二

三山仁斋杨士瀛登父编撰
新安惠斋朱崇正宗儒附遗

慢　惊

方传慢惊证治

太一保生丹　治慢惊尚有阳证。

全蝎青者十四个　白附子生　直僵蚕
牛胆南星　蝉壳　琥珀各二钱　麝半钱　防
风　朱砂各一钱

上为末，粟米糊丸，如桐子，金薄
衣，每服一丸，薄荷汤调下。

聚宝丹方　传慢惊可用。

人参　茯神　琥珀　天麻　直僵蚕炒
防风　南星炮　白附生　蝎炙　乌蛇肉
酒浸，焙，各一钱　朱砂半钱　麝少许

上为末，炼蜜丸，桐子大，每服一
丸，菖蒲汤调下。

蝉蝎散　治方传慢惊。

全蝎七个，去尾尖　蝉壳二十一个　甘草
二钱半，炙　大天南星一个，炮香

上为末，每服半钱，姜枣煎服。

神保即济丹　分阴阳，平冷热，定吐
泻，豁痰涎。

硫黄　焰硝　五灵脂　青皮　陈皮
半夏曲炒，等分

上硫、硝夹研，用瓷器溶汁，倾出，
候冷再研细，旋入诸药末拌和，粟米糊

丸，麻子大，每服三丸，食前米饮下。

来复丹　升降阴阳，疏风利痰。

王氏惺惺散　治吐泻，脾困内虚。

人参　茯苓　木香焙　天麻　白扁豆
制　陈米炒　全蝎焙

上等分为末，每服半钱，姜枣略煎
服。

醒脾散　治吐泻，脾困不食。

全蝎焙，半钱　白附子炮　天麻焙　甘
草炙　人参　白茯苓　石菖蒲细节者①　木
香　石莲肉　白术各一钱

上为末，每服三字，姜枣煎服，有热
者去木香。

大醒脾散

南星　白茯苓　橘红各一分　全蝎焙
甘草炒　白附子炮　石莲子　人参　木
香各半分　陈仓米二百粒

上为末，每服三字，姜枣煎服。祛风
醒脾，两方通用。亦可酿乳。小儿胃虚、
不消乳食尤须节约。

温白丸　祛风豁痰。

人参　防风　白附子生　直僵蚕　全
蝎并焙。各一钱　南星烫七次，焙干　天麻各二
钱

上为末，飞白面糊丸，桐子大，每服

---

① 细节者：原作"节"字残，今据《普济方》
卷三九五改。

一丸，姜汤调下。

已传慢惊证治

星香全蝎散 治慢惊风昏迷痰搐。

南星湿纸煨，二钱 木香 人参 橘红各一钱 全蝎炙，三个 甘草炙，半钱

上锉细，每服一钱，入紫苏、姜、枣浓煎，旋以匙送下。有热加防风。

定命饮 治慢惊。吐泻困重，欲传慢脾通用。

圆白半夏生 茯苓 木香 老生姜切片干。各一分 白术 甘草炙。各半分

上为末，每服半钱，姜枣煎汤调下。

四圣散 治慢惊痰滞虚热。若有窜视、搐搦证状，以少许，用管吹入鼻中。

全蝎七个 直僵蚕十四个 大南星七钱半 真川乌三钱三字，并生用

上将南星为末，水调作饼，裹蚕、蝎、川乌，外用湿纸重包，放火灰中煨令赤色，顿地上一伏时，为末。每服一字，煎金银汤，点好茶清少许，调下。

乌蝎四君子汤

四君子汤加川乌、生。全蝎焙。为末，各少许，每服半钱，姜枣煎服；如再服即去川乌。

南星散 祛风豁痰。

南星重八九钱以上者用一个，就地上作小坑，深七八寸，火炭五斤，烧通红，以好米醋半盏，洒入坑中，即纳南星于内，次以火炭条密盖之，又用盆盖其上，一伏时取出，洗净切焙

上为末，入琥珀、全蝎末各一钱，每服半钱，煎生姜、防风汤调下。

乌沉汤 慢惊祛风助胃。

天麻二钱 人参 真川乌生 全蝎焙 南星炮 木香 沉香各一钱 甘草炒，半钱

上锉散，每服三字，姜三片，慢火煎，取其半与之。

沉香散 生胃气，止吐泻。

茯苓二钱 沉香 丁香 木香 藿香 川厚朴制 甘草炙。各一钱①

上为末，每服一字，米饮调下。

慢惊下痰证治

天南星丸 治慢惊痰壅，惟身热者可服。

南星一斤，每重一两上下者，用温汤浸洗，刮去里外浮皮并虚软处令净，用法酒浸一宿，用桑七蒸，不住添热汤，令釜满，甑内气猛，更不住②洒酒，常令药润，七伏时满，取出。用铜刀子切开一个大者，嚼少许，不麻舌为熟，未即再炊，候熟，用铜刀切细，焙干 麝香研 丁香各一两 龙脑研，一两半 辰砂别研，水飞，二两，用一半为衣

上为细末，入研药匀，炼蜜并酒丸，朱砂为衣，每服一豆许，生姜煎汤调下。

苏合香丸一倍，白丸子二倍，夹和，每服半钱，姜汤调下。

神保既济丹 方见方传慢惊门 治慢惊痰盛。

礞石散 最能利痰，急慢脾风通用。

青礞石扬碎，一两 焰硝半两，同礞石入甘窝内，用炭火煅令通红，候冷

上为末，雪糕薄糊丸，绿豆大，每服二丸。急风薄荷、荆芥泡汤调下，慢风、慢脾风用南木香煎汤调下。礞石、焰硝、古文钱辈，虽能利痰，然其性非胃家所好，须以木香佐之。

灵脂丸 治慢惊痰盛搐搦。

五灵脂香润者 白附子略炮 木香 直僵蚕炒。各一分 全蝎焙，半分 朱砂一钱 大南星湿纸炮，半两

上为末，米醋煮生半夏糊为丸，麻子

---

① 各一钱：原作漏"各"字，此依上下文补上。
② 住：原作"佳"字，依文义改。

大，每服三丸，姜汤送下。

七珍丸　治诸风，顽痰壅盛，大小通用。

细辛　川灵脂　直僵蚕炒。各一钱半　白附子一钱　朱砂半钱　全蝎四个，焙

上为末，用大南星生为末煮糊丸，麻子大，每服五丸，姜汤送下。

慢脾风生胃回阳治法

黑附汤　治慢脾风盛，四肢厥冷。

附子炮去皮，三钱　木香一钱半　白附子一钱　甘草炙，半钱

上锉散，每服三字，姜五片，煎取其半，以匙送下者，若手足暖而苏省，即止后剂。

川乌散　祛风回阳。

真川乌生，一分　全蝎　木香各半分

上为末，每服三字，姜四片，煎取其半，旋滴入口中。呕吐者加丁香。

金液丹白丸子等分，祛风回阳，二药为末；每服半钱，陈米饮调下。

生附四君子汤　助胃回阳。

四君子汤加生附子末四分之一；厥逆者对加。每服半钱，姜五片，慢火熟煎，以匙送下。

蝎附散　回阳气，豁风痰。

全蝎七个　附子炮，二钱　南星炮　白附子炮　木香各一钱

上为末，每服半钱，姜四片，慢火熟煎，旋服。

阴痫散　祛风豁痰，回阳正胃。

白附子　黑附子　南星　半夏并生。各一分半

上为末，井水浸七日，逐日换水，浸讫控干，次入全蝎末二钱。每服一字，生姜汤调下。

灵砂　正胃回阳，能止呕吐，温利痰涩，但泻者勿用。为细末，以少许米饮调下，或用糕糊丸，如粟米大，儿两三丸，米饮灌下。

震灵丹　治慢脾风吐泻不止，每服一丸，研细，人参、南木香煎汤，乘热调下。已上诸药，温热并乳食前服。

附　方

寿星锭　治婴孩小儿急慢惊风。

防风去芦叉，五钱　人参去芦　白术面麸炒　远志去心，酒浸炒　茯苓去皮　茯神去皮木　川芎　僵蚕去嘴丝，炒　白芷　莲肉不去心　甘草炙。各二钱半　藿香叶一钱　天麻煨　白附蜜汤煮，去皮　桔梗去芦，炒　天南星去脐皮，姜制　羌活去芦　琥珀各一钱半　钩藤五钱　全蝎去毒，炒。十个　辰砂水飞二钱　蝉蜕去头足，二十四个　麝香一角　金箔二十片　山药炒，三钱

上为极细末，炼白蜜印锭，用薄荷煎汤研化，不拘时候服之。

镇心饼　治婴孩小儿急慢惊风。

人参去芦　赤茯苓去皮　甘草炙　山药各五钱　辰砂水飞　桔梗炒，各二钱半　乳香一钱半　麝香二分

上为极细末，炼白蜜为饼，用薄荷煎汤研化，不拘时候服之。

急慢脾风

慢脾风下痰证治

神保既济丹　方见方传慢惊门

白僵蚕丸　方传慢脾，阳气未甚脱者，可用；亦能截风。

牛胆酿南星二钱　直僵蚕炒　钱子地龙干　五灵脂　全蝎焙，各一钱

上为末，水煮生半夏糊丸，麻子大，每服五丸，姜汤下。

辰砂膏 治慢脾冷痰壅滞，手足冷而微搐。

黑附子一枚八钱重者，去皮，脐顶上刻一孔，入辰砂末一钱重，用附子末塞之，以炭火三七烧，存性为度 南星炮，半两 白附子炮 川五灵脂 蝎梢各一分

上为末，炼蜜丸，桐子大，每服一丸，生姜汁泡汤调下。

七宝妙砂丹 利痰奇效。慢惊、慢脾通用。以木香佐之，开元通宝钱背后上下有两月片者，其色淡黑，颇小，诸钱以一个，放铁匙头，于炭火内烧，少顷，四围上下各出黄白珠子，将出，候冷，倾入盏中，只作一服，南木香煎汤送下，人参煎汤亦得。

急慢脾风证治

星苏散 治诸风口噤不语。

天南星略炮，锉散，每服三字，姜四片、紫苏、五叶，煎取其半，却入雄猪胆汁少许，温和服。凡不语者，大小便须要调导，治慢风不语，只用南星，更以人参、石菖蒲为佐。

木通汤 治诸风失音。

木通 石菖蒲 防风 北梗 桑螵蛸 全蝎焙 直僵蚕 甘草并炒。各一分 南星略炮，半两

上锉散，每服三字，紫苏三叶，姜三片，煎熟与之。大便不通，更加枳壳、杏仁。

神圣丸 治惊风，痰盛搐搦，口眼牵引。

乌蛇肉米醋浸，炙 直僵蚕炒 防风 天麻 南星牛胆制。各半两 五灵脂 代赭石煅醋淬。各二钱半 全蝎焙 朱砂各一钱

上为末，粟米糊丸，桐子大，每服一丸。急惊荆芥汤调下，慢惊用生姜汤。

虎蝎丸 治急惊，上视搐搦，胎风涎潮。

虎睛一对，酒炙 全蝎炒 天麻 防风 南星煨 直僵蚕炒 乌蛇肉酒浸焙。各一分 麝一钱

上为末，面糊丸，桐子大，每服一丸，薄荷汤调下。

南星醒神散 治惊风痰热。

天南星不去皮切片 生姜切片

上用竹串一条，以南星并姜相间插定，次用轻粉些子，掺于南星、生姜片间，风干为末。每服一字，薄荷、紫苏泡汤调下。大人服半钱，或吐，或汗，或下，即病气出也。

镇心丸 急惊化痰镇心。

朱砂 龙齿 牛黄各一钱 铁粉 琥珀 人参 茯神 防风各二钱 全蝎七个，焙

上为末，炼蜜丸，桐子大，每服一丸，薄荷汤调下；如无牛黄，以牛胆南星代之。

木香汤 治慢风、慢脾得效。

南星湿纸煨 白附子焙 天麻 木香 橘皮 白茯苓 石莲肉各一分 黄芪 白术 石菖蒲 甘草炙，各半分

上为粗末，每服半钱，姜枣煎服。

乳麝丸 治惊风掣疭反折。

赤蜈蚣全者一条，去嘴足，酒浸焙 花蛇肉酒浸炙 直僵蚕生，各二钱 南星炮，三钱 朱砂 蝎梢各一钱 乳香半钱 麝一字

上为末，飞白面糊丸桐子大，每一丸，金银煎汤，泡薄荷调下。

莆阳赵公施此多所全活。

太一万金丹 治惊风痰热。

代赭石煅，醋淬 全蝎焙 朱砂 琥珀各一钱 南星湿纸煨 白附子生 防风 乌

蛇肉酒浸炙　天麻各一钱　麝一字

上为末，粟米糊丸桐子大，每服一丸，急惊薄荷汤调下，初传慢惊尚有阳证，用人参汤。

香饼子　治慢惊初传，涎潮昏搐。

全蝎十四个，姜汁浸　麻黄缠匝，慢火炙干，又蘸姜汁，又炙，凡三次　花蛇肉　乌蛇肉并酒浸焙　直僵蚕炒，各一分　白附子焙　人参　天麻　防风各一钱　乳香半钱　麝一字

上为末，用南星末煮糊丸桐子大，捏作饼，日干，每服一饼，薄姜汤调下。

至圣保命丹　治惊风搐搦，胎惊夜啼。

青色全蝎十四个　防风　天麻　白附子　蝉壳　直僵蚕炒，各二钱　南星炮，三钱　麝半钱

上为末，粳米饭丸，梧子大，朱砂衣，每一丸，薄荷汤调下。

蟾蜍散　治慢惊身热痰滞。

大干蟾一个，酥涂炙黄　直僵蚕　蝉壳　蝎尾各焙　白附子微炮　五灵脂　芦荟　琥珀各一分　朱砂一钱　麝半钱。

上为末，每服半钱，防风煎汤调下。

快脾散　治慢惊，脾困不食，和胃祛风。

大南星一两，锉如棋子块，用生姜一两，切川厚朴一两，锉碎，水三升同煮，令南星透，去姜、朴，只用南星，切，焙。　白茯苓半两　木香　人参　天麻各二钱半　全蝎七个，焙

上为末，每服半钱，甘草、生姜煎汤调下。

助胃膏　治慢风吐泻，不进乳食。

人参　白术　石莲肉各二钱　丁香　檀香　舶上茴香炒　白豆蔻　木香　甘草炙，各一钱

上为末，粟米糊丸桐子大，每服一丸，陈米饮调下；脾困不醒，用冬瓜仁子煎汤。

沉附汤　治慢脾风，厥冷吐泻。

沉香　丁香　木香　黑附子炮　白附子焙　全蝎焙　藿香　天麻各等分

上为末，每半钱，炙甘草、生姜煎汤调下，身温则去附子。

镇痰丸　治诸风顽痰，喉风缠痹。

北矾火煅枯，水飞过　直僵蚕米醋浸，焙，各一分　大南星切片，浓皂角水浸一宿，焙，二分

上为末，稀糕糊丸，麻子大，每服五丸，姜汤送下，喉风，用皂角水研开灌下。

利痰丸　治诸风、诸痫痰热。

圆白半夏生

上为末，旋入姜汁略拌松，次以香润五灵脂研细，全蝎焙为末，各一钱，牛黄凉膈丸二钱夹和，研揉得所丸，如麻子大。每服四五丸，薄荷、生姜泡汤送下。随大小增减用。

慢惊、慢脾，危恶证候，药力不到者，但看两脚面中间陷处，有太冲脉，即灸百会穴。其穴直取前后发际折中，横取两耳尖折中，在头之中心端正旋毛处是也；如有双旋，及旋毛不正者非，所捏艾炷约如小麦许，但三五壮而止，灸后仍与醒脾之剂。

附　方

加味大醒脾散　治小儿慢脾风，内虚昏迷不醒。

人参去芦　白附子炮　天麻炮　甘草炙　全蝎去毒，炒　石莲肉去心　茯苓去皮　木香　白术去梗　石菖蒲细节　橘红去白　山药炒　天南星去脐，炮　肉豆蔻面裹去油，各一钱　缩砂去壳，二钱半　丁香一钱半

上㕮咀，用生姜三片、枣一个（去核）同煎，食前服。回阳加附子，去脐、皮、尖，炮白姜。

客忤

客忤方论

客忤①者，小儿神气嫩弱，外邪客气，兽畜异物，暴触而忤之。其候：口吐青黄白沫，水谷鲜杂，面色变易，喘息腹痛，反侧瘈疭，状似惊痫，但眼不上窜耳。脉来弦急而数。视其口中，悬痈左右，若有小小肿核，即以竹针刺溃之，或以爪摘之。治法：辟邪正气，散惊定心。延久则难为力也。大凡客忤、中恶②，急作醋炭，仍以降真香、皂角熏之。

客忤证治

雄麝散　治客忤腹痛危急。

雄黄一钱　乳香半钱　麝一字

上为细末，每一字，刺雄鸡冠血调灌之。

苏合香丸

用姜汤调灌。

次用豉三合，水湿捣为丸，如鸡子大，以摩儿囟上及足心各五六遍，次摩脐心及上下，良久掰开，自有毛，即掷之。

麝香饮

麝香少许，研细，乳汁调，涂口中，仍以母衣覆其身，即愈。

犀角散　治客忤惊啼壮热。

天麻　犀角　麦门冬　钩藤　朱砂各一钱　铁粉　雄黄各半钱　麝少许

上为末，每服半钱，以金银煎汤调下。

安神丸

生犀末　人参　茯苓　菖蒲　朱砂雄黄等分

上为末，研桃仁膏为丸，如麻子大，每三丸，紫苏汤下。

伏龙肝方

灶中黄土和醋，捣丸，裹子大，摩儿头及五心。

千金龙胆汤方见胎惊风门。

马尾方　治中马汗气臭忤，或马鸣惊忤。

马尾烧烟熏儿面，频熏，以瘥为度。

惊风杂治

惊积方论

惊积者，受惊日久而积成其状。额上有汗，喘息，烦渴，潮热往来，肚皮有热，睡中觉腹内有物跳动，泻下如白脂、豆沙是也。治法：量轻重而疏导之。仍与调气和胃取愈。大凡小儿腹肚或热或胀或硬，皆为内实，法当疏导。

惊积证治

辰砂膏方见风噤门　疏利惊积

青龙丸　治惊积有热。

青黛　茯神　芦荟　南星炮，各一钱麝少许　轻粉　巴霜各一字　全蝎三个，焙

上先将巴豆研如泥，次入诸药研，令极细，丸如粟米大，朱砂衣。每服一丸，薄荷汤送下。

朱银丸方见胎惊风门　治惊积。

---

① 客忤（wǔ）：忤：不和睦。客忤系因小儿神气未定，如骤见生人，突遇异物异声，引起惊吓啼哭。

② 中恶：小儿体质娇嫩，气血未充，秽恶之气骤然遇之，即闭塞清窍，堵滞胸中，称为"中恶"。

天瘹方论

天瘹，壮热惊悸，眼目翻腾，手足抽掣，或啼或笑，喜怒不常，甚者爪甲皆青，如祟之状。盖由乳母酒肉过度，烦毒之气入乳，遄复乳儿，遂使心肺生热，痰郁气滞，加之外挟风邪，致有此耳。治法：解利风热取愈。

天瘹证治

钩藤饮

钩藤　白茯苓各半两　大黄湿纸裹煨，二钱半　防风　朱砂　蝉壳　羌活　独活　青皮　甘草炙。各二钱半

上为粗末，每服一钱，姜枣煎服。

保命丹

全蝎焙　蝉壳　直僵蚕微炒　天麻　犀角　天浆子有子者　白附子　南星炮　青黛　朱砂　川姜黄各等分　麝少许

上为末，雄猪胆汁为丸，绿豆大。先将井水调开一丸，入鼻令嚏，次以钩藤煎汤，调服。

惊风内瘹方论 附盘肠气虫痛

惊风内瘹，腹痛多啼，唇黑囊肿，伛偻反张，眼内有红筋斑血者，是盖寒气壅结，兼惊风而得之。又盘肠气与虫证，亦令腹痛多啼，伛偻相若；但盘肠气痛，则腰曲干啼，额上有汗，是小肠为冷气所搏然尔；虫痛则呕吐清沫，痛有去来，是疳化为蛔，脏腑留滞然尔。内瘹用调气疏风镇惊之剂，盘肠气用温和调气之剂，虫证用杀虫之剂，条列于后，请详审之。

惊风内瘹证治

乳香丸　治惊风内瘹，腹痛惊啼。

乳香半钱　没药　沉香各一钱　蝎梢十四个　鸡心槟榔一钱半

上为末，炼蜜丸，桐子大，每服二丸，菖蒲、钩藤煎汤调下。

木香丸　治惊风内瘹，肚痛惊啼。

没药　木香　舶上茴香炒　钩藤等分　全蝎　乳香各半

上先将乳香、没药别研，次入诸药末和毕，取大蒜少许研细，和丸，桐子大，日干，每二丸，钩藤汤下。

白豆蔻散　治盘肠气痛。

白豆蔻仁　缩砂仁　青皮　陈皮　甘草炙　香附子　蓬莪术各等分

上为末，每服一钱，紫苏煎汤调下。

萝卜子散　治盘肠气痛。

萝卜子炒黄，不拘多少。

上为末，每服半钱，辣桂煎汤调下；或只入苏合香丸，则用姜汤调下。

化虫丸　治虫痛。

芜荑　川鹤虱　鸡心槟榔　干虾蟆炙焦，各一分　芦荟半分

上为末，雄猪胆汁为丸，麻子大，每服五丸，陈米饮下，或使君子煎汤送下。凡虫月首则头向上，凌晨可服药。

安息香丸　治内瘹、盘肠气痛、虫痛通用。

安息香　桃仁去皮尖，炒　蓬莪术炮　使君子肉各半两　阿魏一钱　茴香炒　全蝎各一分

上阿魏并安息香，以酒少许，就汤瓶口上，以盏盛，蒸溶去沙，旋入桃仁同研，次入诸药末，炼蜜丸，桐子大，每一丸姜汤调下。

茴香散　治小儿脐下气块疼痛。

芸苔子炒　蓬莪术　茴香炒　青皮
甘草各一分　辣桂　木香各半分

上为末，每服半钱，盐汤调下。

芎归散　治内瘹，胎寒，腹痛，躯啼。

官桂　当归　川芎　香附各一分　川
白姜　木香　甘草炒，各半分

上为末，每半钱，白水煎，乳食前
服。

养脏汤　治内躯瘹啼，挟冷作痛。内
瘹一名瘹肠。

当归　沉香　木香　桂　川芎各半两
丁香二钱

上为末，每一钱，用姜煎，食前服。

附　方

钩藤饮

钩藤　人参去芦　犀角各二钱半　甘草
炙，二钱半　全蝎去毒焙，半钱　天麻煨，一分

上㕮咀，水煎，不拘时服。

中　风

中风方论

小儿中风者，以其血气未定，寒温失
调，内则盛热蕴蓄，外则腠理虚开，故风
邪乘其外虚而暴中之。其状昏不知人，壮
热狂躁，搐掣气粗，口噤涎潮是也。心中
风，则偃卧不能倾侧，发热失音，其舌焦
赤，若汗流唇赤者，可治，灸心俞；或唇
间白黑青黄，乃心坏为水，或面目亭亭，
时时悚动者，并不治。肝中风，则踞坐不
得低头，左胁疼痛，诸筋挛急，头目瞤
动，上视多怒，其目青，若绕两目，连额
微青，唇青面黄者，可治，灸肝俞；或大

段青黑，其目一黄一白者，不治。肾中
风，则踞坐面浮，腰脊痛引小腹，其耳
黑，若两胁左右未有黄色起者，可治，灸
肾俞；或间胁如黄土，鬓发直而齿黄赤
者，不治。肺中风，则偃卧胸满，喘息咳
嗽，闷汗出，其鼻白，若目下至鼻四围及
口间白色者，可治，灸肺俞；或色带黄，
乃肺坏为血，并手寻衣缝者，不治。脾中
风，则踞坐腹满，皮肉瞤动，四肢不收，
其唇黄，若一身通黄，口吐咸汁者，可
治，灸脾俞；或手足青而厥冷者，不治。

凡人为风邪所中，皆从背上五脏俞入
之，风入于颔颊之筋，则口㖞而牙嚼，风
塞于咽喉声音之门，则语不出而失音，风
与气搏，气以痰隔，则喉间如鼾鼻合之
响。是风也，始入于腠肤，次达于经络而
搏于筋脉，筋得寒则拘急挛痛，得热则缓
弛不随，风挟寒邪，即挛急也；风挟热
气，即缓弛也；挟寒而拘挛，脉必浮紧；
挟热而缓弛，脉必浮洪。寒者，与小续命
汤；热者，与追风毒锉散之类。大抵脉浮
者，病在表；脉实者，病在里；脉促者，
病在上。在表则发散之，在里则疏导之，
促于上而胸膈澎湃者，涌吐之。若虚寒证
候，则附子、川乌又不可阙。古人治法，
虽以灼艾为本，亦须消息权度而投剂焉。
此法自大人方论演触而得之，若遇大人中
风，即以此推也。虽然风寒暑湿皆能中
人，况又有因气而中者。人之骤病，莫若
中风，一时仓卒，若未能精审，且先与下
气豁痰，盖诸中皆因痰郁气滞而作，通关
以还，急以南星、南星治卒中，下气豁痰。生
姜、木香煎汤，和苏合香丸灌下。牙紧
者，南星、细辛末之，入麝、乌梅肉点
擦，牙自开。进药之后，痰消气下，病势
稍苏，即仔细体认五脏外证而调理之。至
若口开手散，嘘气粗大，喉间鼾鼻合，瞪
眼合眼，泻血遗尿，或面色如绯，或面色

黯惨，或汗出如珠，如油，皆恶候也。又一证，小儿多因伤风咳嗽，不能发散，遂成肺风。其候喘促涎潮，面色青黄，目能认人，口不能言，如此者，当以桑白皮、紫苏、麻黄、阿胶主之，仍灸肺俞取愈。

大人小儿，凡病头面冷如按瓜，或鼻冷不回，或汗出发润，其身如洗，皆不可救。

五脏俞穴

心俞二穴在背上第五椎骨下两旁各一寸半。肝俞二穴在背上第九椎骨下两旁各一寸半。肾俞二穴在背上第十四椎骨下两旁各一寸半。肺俞二穴在背上第三椎骨下两旁各一寸半。脾俞二穴在背上第十一椎骨下两旁各一寸半。

小儿艾炷，如小麦许，但三五壮而止。取分寸法：大人小儿，男取左手，女取右手，比量中指第一节为一寸。见《千金翼方》。第一节者，指根是也。

中风证治

排风汤　治中风昏愦，或狂语，或失音。

白鲜皮　白术　芍药　官桂去粗皮
川芎　当归　杏仁面微炒　防风　甘草炙。
各半两　麻黄去节　川独活　白茯苓各七钱半

上细锉，每服一钱，姜二片煎。

小续命汤　治中风不省人事，涎鸣，反张，失音，厥冷。

麻黄去节　人参　黄芩　川芎　芍药
甘草炒　杏仁去皮尖，炒　防己　官桂去粗皮，各半两　防风七钱半　附子炮，去皮脐，二钱半

上除附子、杏仁外，并捣为粗末，次入二味夹和，每一钱，姜三片煎，食前服。

交济汤　治中风肢体缓弱，筋筋疼痛。排风汤、续命汤二药夹和，入鸡心槟榔，用生姜煎服；次以乌药顺气散加全蝎继之。

摄生饮　治中风。

南星大者，湿纸略炮，用二钱，　半夏圆白者，汤七次　南木香各一钱　细辛　石菖蒲　苍术略炒　甘草炒。各半钱

上锉散，每服一钱，姜三片，慢火煎取其半，调苏合香丸一粒灌下。痰盛者，又加全蝎。

星香散　治中风。

南星略炮，二钱　木香　橘皮各一钱　全蝎二个，焙　甘草炒，半钱

上锉细，每服一钱，姜三片，慢火煎熟与之。虚冷者，加熟附子、川乌少许，添姜钱。

附子散　治中风厥冷。

生附子一分　木香半分

上锉细，每服半钱，姜四片，煎服。

阿胶散　专治小儿肺风，喘促涎潮，窜视、斜视。

透明阿胶锉细，炒如珠。

上用紫苏、乌梅肉焙干，末之为衣，煎人参汤送下；或以阿胶炒为末，和人参、紫苏、乌梅同煎亦得。阿胶育神，凡惊风后，眼中瞳人不正，可以阿胶一倍，人参半倍煎与之。

追风毒锉散　治中风内外皆热。

大黄一分　槟榔　桑白皮各半两，炒　羌活一两　防风半两　郁李仁一分，炒

上锉散，每服一钱，黑豆三十粒同煎，乳食后服。

肥儿丸　治风后暗不能言。

芜荑　神曲　麦蘗各炒　黄连等分

上为末，猪胆汁丸，麻子大，每五丸，用陈皮、木香、使君子、炙甘草煎汤送下。盖黄连能去心窍恶血故尔。

星苏散、木通汤方见急慢脾风诸方门 治中风不语。

通关散方见急惊门。

附 方

祛风散 治婴孩小儿，卒暴中风，全不能言，口眼㖞斜，惊瘫抽搐，痰实烦闷，神昏有热，睡卧不稳。

防风去芦又，一两半 天南星生，去皮脐 甘草生 半夏姜制，去脐 黄芩炒，各一两半

上㕮咀，用生姜三片同煎，不拘时候服。

疏风散 治婴孩小儿五脏中风，身体不能自收，冒闷不知疼痛，口不能言，筋脉拘急，手足抽搐。

防风去芦又 犀角 麻黄去节 当归去尾芦 川芎 羌活去芦 人参去芦 远志去心 茯神去皮木 甘草炙。各五分

上㕮咀，用水煎，食前服，永除根本，不成痼疾。

白丸子 治婴孩小儿惊风，中风痰盛。

白附子炮 天南星去脐，炮 半夏生，去脐。各五钱 天麻煨 全蝎去毒，炒 僵蚕去嘴丝，炒 川乌去皮尖，煨。各二钱半

上为极细末，生姜汁煮麦糊丸如黍米，用生姜煎汤，不拘时候服。

痉痓

痉痓方论痉音景，痓音翅，字异义同

发痓证候，先伤与风，又感寒湿致之。此虚极生热，热极生风之甚者也。伤风发热，头痛汗出，又自呕逆，汗之必发痓。湿家发汗稍多亦发痓。女人新产血虚，汗出伤风，发痓无疑矣。项背强直，腰身反张，摇头掣疭，噤口不语，发热腹痛，整日不醒，其状可畏，病在足太阳经。刚痓无汗，柔痓有汗。其面红眼赤，牙紧手张，痰涎壅盛，昏愦烦渴，小便赤涩，先谵语而发者，此刚痓也。其大便滑泄，不渴不语，先手足冷而发者，此柔痓也。刚柔二痓，亦如阴隔阳，阳隔阴之类。刚痓为之发汗，柔痓为之解肌，并以小续命汤加减，刚痓去附子，用麻黄；柔痓去麻黄，用生附子，大便利而厥逆者，则以熟附佐之。其间一证：身体壮热，谵语，口干，手足反微寒，大便反滑泄，此为刚柔不分之痓，可用生附子、小续命汤，要之得病以来，无汗则麻黄按方，有汗则麻黄谨勿用也。其若痰塞气盛，则南星、半夏、茯苓以消其痰；枳实、陈皮、紫苏以顺其气，痰消则风止，气顺则神醒。治疗之法：先与消痰顺气为上，嗣是病势稍止，然后审其热之轻重而解利之。轻者与败毒散，热盛者与小柴胡汤，壮热胸满，口噤咬齿，而大便秘结者，是为内实，大承气汤下之。又法：刚痓，麻黄葛根汤；柔痓，桂枝加葛根汤。痓最难痊，十救其一，过三日不治，请早图之。余见《伤寒类书活人总括》。

痉痓证治

小续命汤方见中风门。

防风温胆汤 消痰，顺气，疏风。

半夏制 枳壳麸炒 茯苓各半两 橘皮 防风各二钱半 甘草炒，一钱半

上锉散，每服一钱，入生姜、紫苏煎服。

败毒散

人参 茯苓 甘草炒 芎䓖 前胡

羌活　独活　柴胡　北梗　枳壳

上加防风，等分为粗末，每服一钱，薄荷少许，煎服。

小柴胡汤　治刚痓有热。

柴胡一两　黄芩　人参　半夏制　生姜各三钱半　甘草炒，一钱半

上锉散，每服三字，入枣煎服。

大承气汤　治刚痓，胸满内实，口噤咬牙。

大黄　芒硝各半两　厚朴一两　枳壳二枚

上锉散，每服三字，姜三片，煎服。

麻黄葛根汤　治刚痓无汗。

麻黄去节　赤芍药各一两半　干葛半两①　葱白三茎　豉半合

上锉散，每服三字，煎服。

桂枝葛根汤　治柔痓有汗。

桂枝　芍药　甘草炒。各六钱三字　葛根一两三钱　生姜一两　大枣四枚

上锉散，每服三字，煎服。

理中汤　治柔痓，厥冷自汗。

人参　川白姜炮　甘草炒　白术等分

上锉散，每服三字，煎服。

三生饮　治柔痓，自汗，肢体厥冷。

天南星生，一两　川乌生　附子各半两　木香一分

上锉散，每服一钱，生姜五片，慢火煎取其半，通口与之。

附　方

至圣散　治婴孩小儿中风痓病，昏闷不醒。

全蝎尾去毒，二十一个　脱蚕蛾　天浆子　白附子炮。各五钱　辰砂水飞，一分　麝香一分

上为极细末，用薄荷煎汤，入酒二、三滴调化，不拘时服。

附：痓病强直歌

强直仅如弓，神昏似中风。

涎流唇口动，瘛疭与痫同。

小儿痓痉病停中，气满心胸闭不通。

乳食有时开口懒，情俄憔悴少舒容。

睡卧多惊如搐搦，目睛半病似痫风。

项翻胃叠刚柔痓，细辨阴阳始见功。

发　痫

发痫方论

痫者，小儿之恶病也。小儿血脉不敛，气骨不聚，为风邪所伤，为惊怪所触，为乳哺失节、停滞结癖而得之。其候神气怫郁，瞪眼直视，面目牵引，口噤涎流，腹肚膨紧，手足搐掣，似死似生，或声或默，或项背反张，或腰脊强直，但四体柔软，发而时醒者为痫；若一身强硬，终日不醒，则为痓痉矣。痫曰五痫，病关五脏。面赤目瞪，吐舌啮齿，心下烦躁，气短息数者，曰心痫；面青唇青，其眼上窜，手足拳挛，抽掣反折者，曰肝痫；面黑而晦，振目视人，其吐清沫，不动如尸者，曰肾痫；面如枯骨，目白反视，惊跳摇动，亦吐涎沫者，曰肺痫；面色萎黄，眼睛直视，腹满自利，四肢不收者，曰脾痫。此五脏之证然也。调理之法，惟以惊、风、食三种，阴阳二证，别而治之。风痫者，汗出解脱，风邪乘虚，其初屈指如计数，有热生痰是也。惊痫者，震骇怀怖，打坠积惊，其初惊叫大啼，恍惚神魂

----

① 干葛半两：原作"两"字前空缺，今据《普济方》卷三六七补入"半"字。

是也。食痫者，食时得惊，停宿结滞，其初吐乳不哺，大便酸臭，或结成乳癖，先寒后热是也。别之从阴阳，则始者身体有热，抽掣啼叫，是为阳痫。阳病脉浮，面色光泽，病在六腑肌肤，此犹易愈。始者身体无热，手足清冷，不抽掣，不啼叫，是为阴痫。阴病脉沉，面色黯晦，病在五脏骨髓，此最难痊。或以仰卧属阳，覆卧属阴，亦可参验。盖阳证不可用温，阴证不可用寒。风痫则先为之散风，惊痫则先为之利惊，食痫则先为之消积，续以定痫等剂主之。若脏若腑，一阴一阳，是固不可无别。

大概血滞心窍，邪气在心，积惊成痫，通行心经，调平心血，顺气豁痰，又其要也。继入小儿有热有痰，不欲乳哺，眠睡不安，常常惊悸，此皆发痫之渐，即以紫霜丸导之。时间量与紫霜丸减其盛气，则无惊风痫痉之患。痫证方萌，耳后高骨间必有青纹纷纷如线，见之急为爪破，须令血出啼叫，尤得气通。浣濯儿衣，不可露天，恐为纯雎落羽所污染，触其间未有不为痫也。挟邪怪者而色变易不常，见人羞怕。诸痫喑不能言者，盖咽喉为气之道路，风伤其气，以掩声音道路之门，抑亦血滞于心，心窍不通所致耳。南星炮为末，雄猪胆汁调和，少许，啖之辄效。若夫钱氏五痫丸并南星散，以菖蒲煎汤调下，甘遂猪心汤以和苏合香丸，皆治痫之要药也，故表而出之。

诸痫不治证候

目直无声，目睛不转，眼生白障，眼慢唇黑，瞳人瞬动，眉间色青黑，面青指黑，口中涎沫如白脓，口噤肚胀不乳，喉如锯声，多睡不乳，身热下血不食，身体痿软不醒，腹满虚鸣，厥逆而痛，吐利不止，汗出壮热不止，卧久不寐，痫痉身体反张，大人脊下容侧手，小儿脊下容三指，并不治。

诸痫僵仆搐搦，但扶持之，谨勿把捉。

风痫证治

散风丹 治风痫，先用此。

黄牛胆二钱 羌活 独活 防风 天麻 人参 荆芥穗 川芎 细辛各一钱

上为末，炼蜜丸，桐子大，每服二丸，薄荷、紫苏泡汤调下。

保安丸 治诸风痫，久远亦验。

川乌生，去皮尖，二钱半 五灵脂半两

上为末，猪心血丸如桐子大，每一丸，姜汁泡汤调下。

独活汤 治风痫，解表通里。

独活 麻黄去节 川芎各一钱 大黄焙 甘草炒。各半钱

上锉散，每服三字，姜三片，煎服。

细辛大黄汤 治风痫内热。

天麻 防风各半两 细辛 大黄焙 川芎各一分 甘草炙。一钱半

上锉散，每服三字，入犀角少许，煎服。

牛黄丸 治风痫迷闷，抽掣，涎潮。

牛胆汁和南星末风干 全蝎焙 蝉壳各二钱半 防风 白附子生 天麻 直僵蚕炒。各一钱半 麝半钱

上为末，以煮枣去皮核取肉，和水银半钱，研极细，次入药末和丸如绿豆大，每服一丸，荆芥、生姜汤下。

惊痫证治

比金膏 惊痫先用此。

人参 琥珀 白茯苓 远志肉姜制，

焙　朱砂　天麻　石菖蒲细节者　川芎
南星姜汁浸。各二钱　麝一字　青黛一钱

上为末，炼蜜丸，桐子大，每服一丸，金银煎汤泡薄荷调下。

镇惊丸　治一切惊痫。

紫石英烧，醋淬，研　铁粉　远志肉姜制，焙　茯神　人参　琥珀　滑石　南星炮　蛇黄煅，醋淬。各一分　龙齿　熊胆半分　轻粉三字。

上为细末，炼蜜丸，朱砂衣，桐子大，每一丸，金银汤调下。或用猪乳调，拭入口中。

虎睛丸　治惊痫，邪气入心。

虎睛细研　远志姜制，焙　犀角　大黄湿纸煨　石菖蒲　麦门冬各一分　蜣螂去足翅，炒。三枚

上为末，粟米糊丸，桐子大，每服一丸，竹叶煎汤调下，或金银汤调下。

七宝镇心丸　治惊痫心热。

远志肉姜制，焙　雄黄　铁粉　琥珀各二钱　朱砂一钱　金银箔二十片　麝少许

上为末，枣肉丸，桐子大，每服一丸，去心麦门冬煎汤下。

清神汤　治惊痫。

犀角　远志肉姜制，焙　白鲜皮　石菖蒲　半夏制。各一分　茯神半两　大黄焙　人参　甘草炒。各一钱半

上为末，每服三字，去心麦门冬煎汤调下。

密陀僧饮　治惊痫入心不语，神效。诸惊失音，大人通用。

密陀僧为细末。

上每服一字，米醋汤调下。大人用二钱，热酒调下。

食痫证治

紫霜丸　治食痫，先用此取积。

代赭石煅，醋淬，研　赤石脂末。各一两　巴豆二十粒，去皮出油，炒研　杏仁五十个，去皮尖，麸炒，另研

上件合研细，汤浸，蒸饭丸麻子大，每服三丸，米饮下。

妙圣丹　食痫通利。

代赭石煅，醋淬，一分　雄黄　蝎梢　朱砂各一钱　轻粉　麝各一字　巴豆三个，去心膜，出油　杏仁去皮尖，微炒，二钱

上为末，蒸枣肉丸，桐子大，每服一丸，木香煎汤调下。

天麻丸方见急惊重下门　治食痫。

定痫治法

钱氏五痫丸

朱砂半两　水银一分　铅三两。熔开，次入水银，结沙　雄黄二两，熬　真珠一两，研细

上为末，炼蜜丸，麻子大，每服二丸，金银煎汤下。

南星散方见已传慢惊门　如大便取下恶物，急与和胃之剂。

猪心汤　治五痫、癫痫及心风血迷神效①。

甘遂末一钱

上用带性猪心一个，取三管头血三条，和甘遂末，如血多，只随药末得中和之，将猪心劈作两片，将所和药入在内再合，用线缚定，外以湿纸包，慢火内煨熟，不可过度，取出，去纸，取甘遂细研，次入朱砂末半钱和之，分作四丸，每服一丸，以所煨猪心煎汤调下，后别用猪心煎汤。重者，只守本方；轻者，加苏合香丸一粒，准过半日，不动，又进一服。如大便已下恶物，即止后剂，急与醒脾散以助胃气。

---

① 效：原作为"双"，据上下文改。

本事雌黄丸　治癫痫搐搦，恶声嚼舌。

雌黄　黄丹微炒。各半两　麝半钱

上为末拌和，用牛乳三合，熬成膏，入药末杵三百下，丸如麻子大，每服二丸，温熟水下。

蛇黄丸　治诸痫

蛇黄一个，煅，醋淬七八次，研细　郁金雄黄各二钱　铁粉筛净，研细，三钱　青礞石朱砂各一钱

上为末，粳米饭丸，桐子大，每服一丸，人参煎汤调下。

断痫丸　治诸痫痰盛。

皂角盈尺三锭，去皮捶碎，水三升，浸取汁，滤过，煨器内，熬成膏　白矾煅枯，研细，一两半　南星湿纸炮熟，一两　蝎梢炒　直僵蚕炒雄黄别研　朱砂　白附子各半两　麝香一钱，别研　乌蛇酒浸，取肉焙干，炒，一分　赤蜈蚣一条，去头足，酒浸，炙

上为末，用水煮半夏糊和丸，前项皂角膏为丸，桐子大，每服一丸，生姜汤调下。

当归大黄汤　治诸痫，壮热利下，心中恶血。

大黄湿纸略煨　甘草炙　当归　赤芍药各三钱　半夏制　川芎各一钱半

上为末，每服三字，姜枣煎服。

蝎虎散　治惊痫屡效。

褐色生蝎一个，连血细研

上入朱砂末并麝少许，同研，薄荷调作一服，数年癫痫亦作效。盖痫疾皆心血虚滞，生蝎可以官守其血，继是，即以二陈汤与之；若无生蝎，当取带性雄猪心血代用，入于代赭石散中，亦作效。

代赭石散　阴阳痫通用。

代赭石煅，醋淬，研为末，水飞过，日干

上每服半钱，以金银煎汤，和金银箔调下，连进二服。良久，小儿脚胫上有自赤斑，即邪气发出，其病随瘥；若无赤斑则难治也。

日应丹　治癫痫连年不瘥。

黑锡　硫黄　水银研　铁粉研。各半两金银箔各三十片

上水银、铁粉、金银箔夹和一处，先将黑锡于铫内溶开，次入硫黄，不住手就铫内研搅，候硫黄烟气欲息，次入余药，就火上同搅，少顷时，倾出在地一宿，出火毒，再研细，粳米饭丸，麻子大，朱砂衣。每服三丸，食后人参煎汤下。

地龙散　治诸痫发歇无时。

干地龙半两，焙　虎睛一对，炙　人参一分　金银箔三十片　天竺黄　朱砂　代赭石煅，醋淬　铁粉各一分　雄黄一钱半　轻粉半钱

上为末，每服半钱，紫苏汤调下。

定痫丸　治小儿五痫

赤蜈蚣一个，去头足，酒浸炙　蝎梢　白附子生　乌蛇肉酒炙　大南星末　圆白半夏末①用姜汁和一宿。各一分　熊胆　白矾新瓦上煅枯。各半分

上为末，稀面糊丸，桐子大，朱砂衣。每服一丸，薄荷泡汤调下。

全蝎五痫丸

赤蜈蚣一条，去头足，酒浸炙　南星炮熟，二钱半　麝一字　全蝎　防风　朱砂研细远志肉姜汁浸炒　白附子生　芦荟　延胡索各一钱　金银箔各三十片

上为末，入麝，糕糊丸，桐子大，每服一丸，菖蒲、紫苏煎汤调下。

金朱丹　定一切痫。

赤蜈蚣大者一条，去头足，酒浸炙　乌蛇头酒浸炙取肉　延胡索生。各一钱半　白附子远志姜汁浸一宿，炒　铁粉　透明防风全蝎焙　天麻各一钱　金银箔各三十片　大

---

① 末：原作为"木"，文义不通。依文义改。

南星二钱半，末，姜浸一宿

上为末，以圆白半夏为稠糊，入黄牛胆汁并脑、麝少许和丸，桐子大，朱砂衣。每服二丸，金银器煎汤泡薄荷调下。

千金龙胆汤 方见胎惊风门　治诸痫壮热。

星朱散 定痫利痰。

南星湿纸炮香熟，一两　朱砂二钱

上为末，用带性猪心血为丸，桐子大。每服一丸，煎防风汤调下。

猪胆南星散 治痫后喑不能言。

大天南星湿纸煨香

上为末，每服一字，雄猪胆汁调下。

肥儿丸 治小儿心窍有恶血，喑不能言。木香、陈皮、甘草煎汤吞肥儿丸。方见中风门。盖肥儿丸内有黄连，能去恶血。《局方》四床者是。

惊啼方 油发烧灰存性，每服一字，米汤调下。

论发际穴

小儿初涎，收生者多于头额前发际中间灸之，盖取其可以截风路也。诸风惊笃证，药力不及，昏迷沉绝，嘿然无声，于此处灼艾，每有扶危之功。然亦顾其善后之剂何如耳。前集所载百会一穴，在顶心端正旋毛间，亦济危困者以是哉。

论脑麝银粉巴硝等不可轻用

小儿急惊风，古人以其内外热炽，风气暴烈而无所泄，故用脑、麝、麻黄以通其关窍，银、粉、巴、硝以下其痰热，盖不得已而用之，其实为风热盛实者设也。世俗无见，不权轻重。每见发热发搐，辄用脑、麝、蟾酥、铅霜、水银、轻粉。巴豆、芒硝等剂，视之为常，惟其不当用而轻用，或当用而过用之，是以急惊转为慢惊，吐泻胃虚，荏苒时月，惊风之所为难疗者，正坐此也。万一发热惊搐，本为伤风、伤寒、伤食、疮痘而作，误药至此，其为害岂浅浅哉！以理观之，能用细辛、羌活、青皮、干姜、荆芥之类以为发散，胜如脑麝；能用独活、柴胡、山栀、枳壳、大黄之类以为通利，胜如银、粉、膏、硝。或当用而不可无之，亦须酌量勿过剂，此《幼幼》书所谓泻青丸、导赤散乃医用之上药者，良以是欤，故论此以为轻用药者劝。

论蜈蚣有毒

蜈蚣有毒，惟风气暴烈者，可以当之。然其风气暴烈，非蜈蚣能截能擒，亦不自止，但用之贵乎药病相当，弗容固执。或半字，或一字，或桐子半丸，或桐子一丸，尤在酌量而作剂也。设或过焉，当以蚯蚓、桑皮为解。

凡幼儿欲发惊风，先神志不定，惚恍惧人，搭眼上视，左顾右盼，神手握拳，闷郁弩气，情态不若寻常；如此者，有惊即散惊，有热即退热，壅实即去壅实，热退则不生痰，惊散则不生风，壅滞通则气得其平，病无由作。是固当以小剂治之，若夫患在痰热，全未有风、痫、搐、搦、颤、引之状，则只与退热化痰，如参苏饮之类可也。谨勿妄投通关利膝等剂，恶或透其热流入经络，反成风痰，此又小儿无病不可服药之戒。

世俗玩习，以为小儿体热，或遇澡浴，即与久坐汤水之中，风冷外伤，水湿内渗，顷刻间遽成风搐，或恶叫频吐，或昏迷失音，或洞泄不已，势如暴风疾雨，难以支吾，不可不戒。

附　方

独活散　治小儿风痫，解表，通里内热。

独活　麻黄去节　川芎　天麻煨　防风去芦叉　细辛去叶　荆芥穗各一钱　甘草炙　大黄纸裹煨。各五分

上哎咀，用生姜三片同煎，食前服

化风丹　治小儿风痫。

天南星牛胆制炒，二钱　天麻煨　羌活去芦　独活　防风去芦叉　人参去芦　荆芥穗　川芎　甘草炙。各一钱

上为极细末，炼白蜜丸如芡实大，用薄荷煎汤研化，或紫苏煎汤，食远服。

仁斋小儿方论卷之三

三山仁斋杨士瀛登父编撰
新安惠斋朱崇正宗儒附遗

疳

诸疳方论

儿童二十岁以下其病为疳；二十岁以上其病为劳。疳与劳，皆气血虚惫，肠胃受伤致之，同出而异名也。何者？小儿脏腑娇嫩，饱则易伤，乳哺饮食，一或失常，不为疳者鲜矣。疳皆乳食不调，甘肥无节而作也。或婴幼缺乳，粥饭太早，耗伤形气，则疳之根生。或三两晬后①，乳食稍多，过饱无度，则疳以伤得。或恣食甘肥粘腻，生冷咸酸，以滞中脘，则疳因积成；或乳母寒暄失理，饮食乖常，喜怒房劳，即与儿乳，则疳因母患传气而入，此非病家不能调适之过乎？疳皆脾胃受病，内无津液而作也。有因吐泻之后，妄施吐下，津液虚竭得之者；有因潮热大下，利无禁约，胃中焦燥得之者；有因伤寒里证，冷驶太过，渴引水浆，变而生热，热气未散，复于他邪得之者；又有病癖寒热，胁下痛硬，或者不能渐与消磨，遽以硇巴峻决，津液暴伤得之者，此非医家轻药坏病之过乎？

疳之为候，头皮光急，毛发焦稀，腮缩鼻干，口馋唇白，两眼昏烂，揉鼻捋眉②，脊耸体黄，斗牙咬甲，焦渴自汗，尿白泻酸，肚胀肠鸣，癖结潮热，酷嗜瓜果、咸酸、炭米、泥土，而饮水占饮者，皆其候也。

疳曰五疳，病关五脏，以脏别之。

心疳，即惊疳。由乳食不调，心脏受热所致也。盖其血气未定，乳哺有伤，易生壅滞，内有滞热，未得疏通，故心神惊郁而作惊疳之候。外证：身体壮热，脸赤唇红，口舌生疮，胸膈烦闷，小便赤涩，五心皆热，盗汗发渴，啮齿虚惊，夫是之谓心疳。

肝疳，即风疳。由乳食不调，肝脏受热所致也。若乳母寒暄不调，滋味不节，或外感风寒，内伤喜怒，邪气未撤，遽尔乳儿，多成风疳。肝者眼之候，上膈伏热，痰涎壅滞，以致肝风入眼，赤肿翳生，眵泪烂眩，痛痒揉擦，昏暗雀盲，甚至经月眼合，亦名疳眼。外证：摇头揉目，白膜遮睛，眼青泪多，头焦发直③，筋青脑热，甲痒筋挛，燥渴汗多，下痢疮癣，夫是之谓肝疳。

肾疳，即急疳。由乳食不调，脏腑伏热所致也。凡甘味入于脾而动虫，虫动则

---

① 晬（zuì 最）：婴儿周岁之称。
② 捋（xiān 贤）眉：拔眉毛。
③ 直：原作为"止"。

侵蚀脏腑，遂使孩提心下扰闷。若上蚀齿断，则口疮出血，齿色紫黑；下蚀肠胃，则下痢肛烂，湿痒生疮，疗治不早，精髓消耗，难以有瘳。虫者斯也，日为湿成，多因疳伤。久痢肠胃受湿得之，状如狐惑，伤寒齿蚀之证，或以走马命名。盖齿属肾，肾主虚，才受热邪，疳气直奔上焦，故以走马为喻。初作口气名曰臭息，次第齿黑名曰崩砂，盛则龈烂名曰溃槽。热血迸出，名曰宣露。甚者齿皆脱落，名曰腐根。其根既腐，纵得全活，齿不复生。外证：脑热肌削，手足如冰，寒热时来，滑泄肚痛，口臭干渴，齿龈①生疮，爪黑面黧，身多疮疥，夫是之谓肾疳。

肺疳，即气疳。由乳食不调，壅热伤肺所致也。肺主乎气，鼻乃肺气所通，其气不和，则风湿乘虚，客于皮毛，入于血脉，故鼻下两旁，赤痒疮湿，是为鼻疳，其疮不痛，汁所流处，随即成疮，亦名疳䘌。外证：咳嗽喘逆，壮热恶寒，皮肤粟生，鼻痒流涕，咽喉不利，颐烂唾红，气胀毛焦，泄利频并，夫是之谓肺疳。

脾疳，即食疳。由乳食不节，脾胃受伤所致也。或乳母恣食生冷肥腻，或乳儿过伤，或饭后与乳，致使吐乳，多眠，久则变为乳癖，腹胁结块，亦名奶疳。外证：面黄身黄，肚大脚细，吐逆中满，乏力酷啼，水谷不消，泄下酸臭，合面困睡，减食吃泥，夫是之谓脾疳。五脏疳伤大抵然尔。

析而论之：曰五疳出虫，曰蛔疳，曰脊疳，曰脑疳，曰干疳，曰疳渴，曰疳泻，曰疳痢，曰疳肿胀，曰疳劳，曰无辜疳，曰丁奚，曰哺露。证状非一，可不举宏摄要而条析之乎？

五疳出虫者，疳伤之源，虽起于乳哺不调，然脏腑停积已大，莫不化而为虫。其虫或如丝发，或如马尾，多出于头项腹

背之间，黄白或赤者，可医，青黑则难疗也。

蛔疳者，失乳饭早，食肉太早，或肠胃停蓄，甜腻化为蛔虫，皱眉多啼，呕吐青沫，腹中乍痛，肚胀青筋，唇口紫黑，肠头齿痒是也。蛔虽食虫，虫不可动，从口鼻出者，难治。

脊疳者，虫蚀脊膂，身热羸黄，积中生热，烦渴下利②，拍背如鼓鸣，脊骨如锯齿，或十指皆疮，频啮爪甲是也。

脑疳者，胎中素挟风热，生下乳哺越常，头皮光急，满头饼疮，脑热如火，发结如穗，遍身多汗，腮肿囟高是也。临产多欲亦然，易损儿眼。

干疳者，瘦悴少血，舌干多啼，其病在心；目不转睛③，干啼少泪，其病在肝；身热尿干，手足清冷，其病在肾；声焦皮燥，大便干结，其病在肺；搭口痴眠，胸脘干渴，其病在脾；总为五干疳是也。

疳渴者，脏中夙有疳气，加之乳母恣食五辛酒面炙爆④，使小儿心肺壅热，日则烦渴引水，乳食不进，夜则渴止是尔。

疳泻者，毛干唇白，额上青纹，肚胀肠鸣，泄下糟粕是尔。勿用热药止之。

疳痢者，挟受风寒暑湿，或冷热不调，或停积宿滞，水谷不聚，频下恶物是尔。

疳肿胀者，虚中有积，其毒与气交并，故令腹肚紧胀，由是脾复受湿，故令头面脚手虚浮是尔。法当磨积调气。

---

① 龈：原作误刻作"断"，据《普济方》卷三七九改。

② 烦渴下利：原作作"烦温下利"，"温"字疑为刻误，据《婴童百问》改为"烦渴下利"。

③ 目不转睛：原作误将"目"字刻为"自"字，据《婴童百问》改为"目"。

④ 爆（bó 搏）：原作误刻为"博"，据《普济方》卷三七九改作"爆"。

疳劳者，潮热往来，五心烦热，手足心及胸前热而发疮，盗汗骨蒸，嗽喘枯悴是尔。或渴而复泻，饮水恶食，肚硬如石，面色如银，断不可活。

无辜疳者，脑后项边有核如弹，按之转动，软而不疼，其间有虫如米粉，不速破之，则虫随热气流散，淫蚀脏腑，以致肢体痈疮，便利脓血，壮热羸瘦，头露骨高是尔。针刺破，膏药贴。或浣濯儿衣，露于檐下为雌乌落羽所污，儿著此衣，虫入皮毛，亦致无辜之疾。儿衣已晒，须微火烘。其若手足极细，项小骨高，尻削体瘘，腹大脐突，号哭胸陷，或生谷症，是为丁奚①。虚热来往，头骨分开，翻食吐虫，烦渴呕哕，是为哺露。丁奚、哺露，皆因脾胃久虚，不能化水谷以荣血气，故肌肉销烁，肾气不足，复为风冷所伤，使柴骨枯露，亦有胎中受毒，脏腑少血致之。此皆无辜种类之疾，病而至此，不几殆哉！

又有小儿久患肾疳，内虚不食，甚者天柱骨倒，治法当用钱氏地黄丸加驱疳等剂，仍与贴项强筋。若不识证，谓之五软，非也。天柱骨倒，凡有三种：有吐泻日久，羸弱成者；有肝胆伏热，面赤唇红，忽变此者；有伤寒不及发表成者。是皆风邪入肝，以致筋络舒弛。吐泻者当调胃气，肝热者随轻重以凉肝，并与强筋贴项，惟伤寒天柱骨倒者难疗，故并及之。

虽然疳之为说，亦略尽矣，调治之法，将何择焉？

钱氏曰：治疳当辨冷热肥瘦，初病为肥热疳，久病为瘦冷疳。热者凉之，冷者温之，冷热者温凉之，此其要也。热疳病多在外，鼻下赤烂，头疮湿痒，五心烦热，掀衣气粗，渴引冷水，烦躁卧地，肚热脚冷，潮热往来，皆热疳也。冷疳病，多在内，利色无常，其沫青白，肢体软

弱，目肿面黧。又一证，燥渴卧地，似有热状，惟饮食不进，滑泄无已，亦冷疳也。其有泻多脓血，日加瘦弱，此则谓之冷热疳。大抵疳之受病，皆虚使然，热者虚中之热，冷者虚中之冷，治热不可妄表过凉，治冷不可峻温骤补。故钱氏又曰：小儿易为虚实，脾虚不受寒温，服寒则生冷，服温则生热，当识此而勿误，是果非幼幼之纲领乎？上医处此，消积和胃，滋血调气，随顺药饵以扶之，淡薄饮食以养之，荣卫调和，脏腑自然充实，一或过焉，君子未保其往也。取积之法又当权衡。积者，疳之母，由积而虚，谓之疳极。诸有积者，无不肚热脚冷，须酌量虚实而取之。若积而虚甚，则先与扶胃，使胃气内充，然后为之。微利若积朕乎？虚者则先与利导，才得一泄，急以和胃之剂，为之扶虚。然取积虽当疏利，如白豆蔻、萝卜子、缩砂、蓬术消积等辈，亦不可无。胁间癖痛，亦虚中之积也，先寒后热，饮水不食，或因饮水以致喘嗽。钱氏有癖为潮热之说。治法：解散寒热，即与下癖。合是而观，发作不同，疗治不一，又可无权度于此哉？

若夫诸疳恶证：心疳，饮水不已，食则惊啼，耳边纹多，舌上黯黑者，不治；肝疳，左胁结硬，频数吐涎，目睛青筋，眼角黑气者，不治；肾疳，饮水好咸，小便如乳，耳焦户耸，牙黑骨枯者，不治；肺疳，咳逆气促，频泻白沫，身上粟生，其色斑黑者，不治；脾疳，吃泥泄痢，水谷不消，唇口腹高，人中平满者，不治。其或滑泄不休，脱肛吃逆，抱起昏沉，手足垂软，衬及脚心，全不知觉，项筋舒展，身体变冷，是则为五绝证候。甚者，胸陷喘哕，乳食直泻，肿满下痢，腹胁胀

————

① 丁奚：指小儿黄瘦腹大。

疼，皮发紫疤，肌肉光紫，与夫疳劳渴泻，面稿色夭，骨露齿张，肚硬不食者，皆危笃矣。抑有闻焉，石韫玉而山辉，水怀珠而川媚。人受父母之气以生，精血不荣，胞胎有损，如草木萌芽之受伤，望其华实之不褊傀者，难矣。丁奚、哺露、脑疳、疮烂，非胎中已受之病乎？不特此尔，儿方周晬，母复有孕，乳汁成毒，敛郁小儿神气，亦致骨立晶羸，是谓之魃病。凡此等类，卢扁复生，难施其巧，余于终篇所以为之抽关启钥云。

诸疳证治

集圣丸　诸疳通用。

芦荟　北五灵脂　好夜明砂_焙　缩砂　橘皮　青皮_{去白}　蓬莪术_煨　木香　使君子_{略煨取肉。各二钱}　鹰爪黄连_净　虾蟆_{日干炙焦。各三钱}

上末，雄猪胆二枚，取汁和药，入糕糊丸，麻子大，每十五丸，米饮下。疳劳瘦弱，本方加当归一钱半，川芎三钱。

嚏疳散

芦荟　黄连_{各一钱}　瓜蒂　猪牙皂角　虾蟆灰_{各半钱}　麝少许

上末，吹入鼻，嚏则可疗。

黄连肥儿丸　治一切疳，及疳眼赤肿，痛痒昏暗，雀盲，或经月合眼。

鹰爪黄连_{净，一两}　芜荑_焙　麦芽_炒　神曲_{炒。各半两}　青皮_{去白}　使君子肉_{焙。各二钱半}

上末，獖猪胆汁浸糕丸，麻子大，每七丸，米汤下。疳热眼，山栀仁煎汤下。

大芦荟丸　治诸疳。

芦荟　芜荑　木香　青黛_干　槟榔　川黄连_{净。各一分}　蝉壳二十一枚　胡黄连_{半两}　麝少许

上末猪胆二个，取汁浸糕丸，麻子

大，每二十丸米饮下。

脂连丸　治五疳潮热，肚胀发黑。

胡黄连_{半两}　香润五灵脂_{一两}

上末，獖猪胆汁丸，麻子大，每服十五丸，米饮下。五疳潮热，谨勿用大黄、黄芩。

五疳良方

川黄连_{去须}　芜荑_{取仁}　神曲_炒　麦蘖_炒　橘红　木香　虾蟆_{烧存性。各一钱}　使君子_{三十个，煨去壳}　肉豆蔻_{生，二个}　鸡心槟榔_{二个}　麝_{一字，别研}

上细末，雄猪胆二枚，取汁，入好酒，打清面为丸，芥子大，每服十五丸，米饮下

胡黄连丸　治热疳。

胡黄连　川黄连_{各半两}　朱砂_{一钱半，另研}

上二连为末，和朱砂入猪胆内，系定虚悬于铫中，煮一炊久，取出研，芦荟、青黛干各二钱半，去足虾蟆灰二钱，麝少许，粳米饭丸麻子大，每七十丸，食后米饮下。

至圣丸　治冷疳疳泻。

丁香　丁皮_{各一钱}　木香　紫厚朴_制　使君子肉_焙　肉豆蔻_{湿纸略煨}　橘红_{各二钱}

上末，神曲糊丸麻子大，每七丸，食前米饮下。

通神丸　治冷热疳。

胡黄连　川黄连_{各三钱}　木香　芜荑_{炒。各二钱}　丁香　肉豆蔻_生　使君子_{焙肉。各一钱}　大虾蟆干_{一枚，锉碎，水煮烂研膏}

上末膏和丸，麻子大，每十丸，米饮下。

茯神丸　治心疳、惊疳。

茯神　芦荟　琥珀　川黄连_净　赤茯苓_{各三钱}　钩藤皮　远志肉_{姜制，焙干}　虾蟆灰_{各二钱}　细节石菖蒲_{一钱}　麝少许

上末粟米糊丸，麻子大，每十丸，薄荷汤下。

天麻丸　治肝疳、风疳、疳眼。

青黛干　川黄连　天麻　北五灵脂　夜明砂微炒　川芎　芦荟各二钱　龙胆草　防风　蝉壳去足，各一钱半　全蝎二枚，焙　麝少许　干蟾头炙焦，三钱

上末，猪胆汁浸糕丸麻子大，每十丸，薄荷汤下。

生熟地黄汤　治疳眼闭合不开，内有朦雾。

生干地黄　熟地黄各半两，净　川芎半　赤茯苓　枳壳制　杏仁水浸去皮　川黄连净半　半夏曲　天麻　地骨皮　甘草炙，各两钱半

上锉每服二钱，姜三片，黑豆十五粒，水煎，临卧服。

地黄丸　治肾疳。

大熟地黄净，四钱半　赤茯苓　山茱萸蒸取肉焙，　当归　川芎　川楝子肉焙　牡丹皮　山药焙　使君子略煨取肉。各二钱。

上末，炼蜜丸，桐子大，每三丸，空心温汤化下。

走马疳方　治口齿出血臭气。

铜绿半钱　生蜘蛛一枚

上研细，入麝少许，夹和，擦齿。如无蜘蛛，即用壳二个。

清肺饮　治肺热疳，中蚀为穿孔，汗臭，或生息肉。

桑白皮炒，半两　紫苏　北前胡　黄芩　当归　天门冬去心　连翘　防风　赤茯苓　北梗　生干地黄　甘草炙。各一分

上锉，每服二钱，井水煎，食后服，次用化䘌丸。

化䘌丸

芜荑　芦荟　青黛干　川芎　白芷梢　胡黄连　川黄连　虾蟆灰各等分

上末，猪胆汁浸糕糊丸，麻子大，每服二十丸，食后临卧杏仁煎汤下。其鼻常用熊胆泡汤，小笔蘸洗，俟前药各进数服，却用青黛、当归、赤小豆、瓜蒂、地榆、黄连、芦荟等分，雄黄少许，细末，入鼻敛疮。

灵脂丸　治脾疳、食疳

北五灵脂　缩砂仁　白豆蔻仁　麦芽炒　蓬术煨　青皮去白　橘红　使君子肉焙，各二钱　虾蟆炙焦，三钱

上末，米糊丸，麻子大，每十丸，米汤下。

下虫丸　治疳蛔诸虫。

新白苦楝根皮酒浸，焙　绿色贯众　木香　桃仁浸去皮，焙　芜荑焙　鸡心槟榔各二钱　鹤虱炒，一钱　轻粉半钱　干虾蟆炙焦，三钱　使君子略煨，取肉，五十枚①

上末，飞面糊丸，麻子大，每二十丸，天明清肉汁下，内加当归、川黄连各二钱半，治脊疳兼疳劳，方可择用。

龙胆丸　治脑疳、脑热、饼疮。

龙胆草　川升麻　苦楝根皮焙　防风　赤茯神　芦荟　油发灰各二钱　青黛干　黄连净，各三钱

上末，猪胆汁浸糕糊丸，麻子大，每二十丸，薄荷、紫苏泡汤下，食后仍以芦荟末入鼻。

黄连丸　治疳渴。

黄连半两，净猪胆汁浸一夜，晒干　栝蒌根　乌梅肉焙干　杏仁浸去皮，焙　石莲肉各二钱

上末，牛胆汁浸糕为糊丸，麻子大，每十五丸，煎乌梅、姜、蜜汤下。

又瘵虫后附消渴方论内二药，可治疳渴及五干疳。

---

① 五十枚：原作为"五十两"。《普济方》卷三八二等书所载此方，使君子量均作"五十枚"，据此将原本中"两"字改为"枚"。

香蔻丸 治疳泻。

黄连三钱，炒 肉豆蔻生 木香 诃子煨 缩砂仁 茯苓各六一钱

上末，粳饭丸，麻子大，每十五丸，食前米饮下。

木香丸 治疳痢。

黄连条，三钱 木香 紫厚朴制 缩砂仁 夜明砂隔纸炒。各二钱 诃子肉炒，一钱

上末，粳饭丸麻子大，每十五丸，干艾叶、生姜煎汤，食前温下。

褐丸子 治疳肿胀。

萝卜子一两，微炒 陈皮 青皮去白 好槟榔 黑牵牛取仁，一半炒一半生 北五灵脂 赤茯苓 蓬莪术煨，各半两 木香二钱半

上末，飞面糊丸，绿豆大，每十五丸，紫苏、桑白皮煎汤下。

又大异香散加五灵脂末煎紫苏汤调下，少吞紫霜丸，治疳胀肚皮紧。

黄芪汤 治疳劳。

黄芪蜜炙 当归 川芎 白芍药 生干地黄 虾蟆去足，炙焦 鳖甲醋炙焦。各三钱 人参 白茯苓 橘皮 半夏曲 柴胡 使君子略煨 甘草炙。各二钱

上粗末，每二钱，姜枣煎，食前服之。

鳖血煎 治疳劳。

人参半两 川芎 芜荑 柴胡各一两 使君子二十一个 胡黄连 川黄连各二两

上用鳖血一盏，吴茱萸一两，拌和二黄连，淹一宿，次早炒，干透，去茱萸并血，只用二连，夹余药杵末，粟米粉糊丸，麻子大，每二十丸，食前熟水下。

虾蟆丸 治无辜疳、诸疳，一服虚热退，二服烦渴止，三服泻痢住。

蟾蜍一枚，夏日沟渠中取，腹大不跳不鸣者[1]其身多癞。

上取粪虫一杓，置桶中，以尿浸之桶

上，要干，不与虫走，却将蟾酥打杀顿在虫中，恁与虫食，一日夜，次以新布作袋尽包。系定置之急流一宿，取瓦上焙为末，入麝一字，粳饭揉丸，麻子大，每二、三、十丸，米饮下。

又方 治无辜疳。

夜明砂炒为末，入诸饮食中与之。

十全丹 治丁奚、哺露。

青皮 陈皮各去白，一钱 蓬术 川芎 北五灵脂 白豆蔻仁 鸡心槟榔 芦荟各半两 木香 使君子肉焙 虾蟆灰各二钱

上末，猪胆汁浸糕糊丸，麻子大，每二十丸，米饮下。有热则薄荷汤下。

五珍丸 治疳伤肚大。

挨癖丸 治疳积。方并见积类。

《和剂方》小黄连阿胶丸 最治小儿诸疳、疳热、疳泻，每服二十丸，米饮下。疳哑不能发声方 前黄连肥儿丸，每服十五丸，用苏合香丸一粒，入朱砂、五灵脂末各少许，以石菖蒲煎汤，乘热调开送下。

龙胆汤 治魃病。

龙胆草微炒 钩藤皮 柴胡 北梗 芍药 川芎 茯苓 甘草炙。各二钱 人参一钱 大黄二钱半，湿纸裹煨

上锉散，每二钱，井水煎服。仍以红纱袋夜明砂与儿带。

附 方

秘传保安丸 治小儿五疳。又痢，吐泻，肚大青筋，面黄肌瘦，疳积等证，神效。

白术泔浸土炒，三两 神曲炒 木香

---

[1] 腹大不跳不鸣者：原作漏"大"字，于文义不通，据《普济方》卷三八三"腹肚大不能跳又不能鸣者"，添一个"大"字。

槟榔　茯苓　三棱　使君子　厚朴姜制
荸荠　甘草炙。各一两　茅山苍术二两　陈
皮去白　枳实去瓤，麸炒　人参去芦　莪术各
一两　砂仁炒　黄连猪胆汁制过　麦芽炒　益
智炒　肉豆蔻制去油　藿香　白豆蔻各五钱

上为极细末，炼蜜为丸，如龙眼大，每服一丸，用清米饮磨化送下，呕吐，姜汤下。肉积加山楂一两，喘加萝卜子一两，泻加猪苓，泽泻各一两，如无他证，只服本方神效。

布袋丸　治诸疳疾，面黄腹大，饮食不润肌肤。

夜明砂拣净　芜荑炒去皮　使君子肥白者各二两　甘草　白茯苓去皮　白术无油者去芦　人参去芦　芦荟细研。各半两

上为细末，汤浸蒸饼和丸弹子大，每用一丸，以生绢袋盛之，次用精猪肉二两，同药一处煮，候肉熟烂提起药，于当风处悬挂，将所煮肉并汁令小儿食之。所悬之药第二日仍依前法煮食，只待药尽为度。

五疳保童丸　治小儿五种疳疾。

青黛　五倍子生用　芦荟另研　夜明砂布裹，洗去砂土　黄连去须　龙胆草生用　熊胆　苦楝根皮　麝香另研　芜荑仁　蝉壳去土等分

上为细末，用粟米粉打糊为丸如麻子大，一岁小儿服一十丸，用米饮汤送下，不拘时服。量儿大小加减。

子丑散　治小儿疳证。

鼠粪　黑牵牛各等分

上为细末，三岁儿每服一钱，用橘皮汤调，不拘时服。

疳疮方论

凡人自孩提以至弱冠，潮热发疮，只是疳气使然。盖疳虫耗其精髓，蚀其肌肤，体虚肤空，疳热流注，遂使遍身热疮发歇无已。须用猪肚黄连丸主治，仍以大腹皮、苦参、白芷煎汤浴之，芦荟丸、肥儿丸二药夹和佐之可也。

疳疮证治

猪肚黄连丸

雄猪肚一具，洗净　鹰爪黄连去须，净，七两

上锉作小截，少水和湿，纳猪肚中，用线缝密，顿在五升粳米上，蒸十分烂，取放臼中，入些蒸饭，捣千余杵，粘实得所，众手捏丸如小桐子。每服二十丸，米饮下。童子倍之，冠者又倍之。仍以川芎、生地黄、茯苓、茯神与之调血清心，热多者间服和剂生犀散。二十岁以上潮热发疮，是为虚劳，皆一种病也，用药同前。凡儿童诸病，不出于疳则出于热，热则生痰，常须识此矣。

积

积滞方论

小儿有积，面目黄肿，肚热胀痛，复睡多困[①]，酷啼不食；或大肠闭涩，小便如油；或便利无禁，粪白而酸，此等皆积证也。然有乳积，有食积，有气积，要当明辨。吐乳，泻乳，其气酸臭，此由啼叫未已，以乳与儿，停滞不化得之，是为乳积。肚硬带热，渴泻或呕，此由饮食无度，多餐过饱，饱后即睡得之，是为食

---

① 困：原作为"因"字，今参照《婴童百问》改作"困"。

积。腹痛啼叫，利如蟹渤^①，此由触忤其气，荣卫不和，淹涎日久得之，是为气积。合用木香丸主之。虽然积有虚有实，虚积浑身微热，不思饮食，昏昧^②神缓，抱起如睡；实积肚热粪闭，腮肿喉塞，壅盛涎鸣，热毒发疮。推此可见木香丸虚者少与之，实者倍用之。亦有伤乳、伤食而身体热者，惟腹肚之热为甚。人知伤积肚热，粪酸极臭，而夜间有热，伤积之明验，人所未识也。其或变证，面黑泻黑，久泻不止，腹肚胀满，气出粗大，手心生疮，瘦弱柔软，皆不可疗。

小儿消积多用青皮，然青皮最能发汗，有汗者勿与之。

积滞证治

木香丸　治乳积、食积、气积。

木香　蓬莪术　缩砂仁　青皮去白　朱砂研细　代赭石研。各二钱　大丁香一钱　川巴豆肉研压去油，一钱

上细末，和匀，一升白面和丸，麻子大，风干，每服二、三丸，乳伤乳汁下，食伤米饮下。后与大异香散，或和剂异香散亦得。气积，橘皮煎汤下，下后与和剂流气饮。

下积丸　治乳食伤积，心腹胀满，气粗壮热，或泻或呕。

丁香　缩砂仁各十二个　使君子五个，焙　乌梅肉焙　川巴豆肉各三个，不去油

上末，研细和匀，烂饭丸，麻子大，每三丸，橘皮煎汤下。

五珍丸　治酒食积通用。

青皮不去白，炒焦黄　干姜烧，带生存性　北五灵脂　蓬莪术各一两

上为末夹和，称药末一两，用肥巴豆肉以石压准去半油，称一钱，研细，拌和，粳米饭丸麻子大，每服三、五丸，米汤下，不饥饱时服。

挨癖丸方见癖气　治疳积。

辰砂膏方禁风门　疏利惊积。

青龙丸方见惊积门　治惊积有热。

朱银丸方见胎惊门　治惊积。

痞结证治

痞者塞也，结者实也，热气蕴于胸膈之间，留饮聚于腹胁之内，于是荣卫不得流行，脏腑不得宣通，由胀满而至痞结，势使然耳。此热实之证也，时或发为壮热，圣惠甘遂散主之。

圣惠甘遂散

甘遂一分，煨令微黄　青皮浸去白，焙　黄芩　川大黄锉碎微炒。各半两

上粗末，每服一钱，水小盏煎，去滓，温和服，量大小增减用，得通利则止后服，利后以糜粥放冷补之。

癖气证治

癖者，血膜包水僻侧胁旁，时时而作痛也。惟癖为能发潮热，惟癖为能生寒热，故疟家中脘多蓄黄水，日久而后结癖，寒热之不已者。以此小儿脏腑和平，荣卫调畅，则津液自然流通，纵使多饮水浆，不能为病。惟夫乳哺失调，三焦关隔，以致水浆停积，肠胃不通宣行，冷气搏之，于是结聚而成癖。轻者用积滞类木香丸，重者用取癖丸。

取癖丸

甘遂微炒　芫花炒　牵牛半炒半生，碾筛

---

① 蟹渤：福州方言，称蟹口中吹出的泡泡为"蟹渤"，这里借用来形容患儿泻下大便带泡沫。

② 昧：原作误刻作"脉"，今据文义改为"昧"。昧，神志迷糊，不明白。

取肉　辣桂　蓬术　青皮去白　木香　桃仁浸去皮，炒　五灵脂各二钱

上细末，入去油巴豆一钱，研和十分细，飞面糊丸，麻子大，固干，每服一二丸，姜蜜煎汤灌下，泄后冷粥补，仍和胃。

挨癖丸　治乳癖谷癥，腹中块痛。

代赭石火煅，醋淬至淬，研十分细　青皮去白　木香　蓬术　五灵脂　北大黄各三钱　巴豆压去油尽，一钱

上末，醋面糊丸麻子大，每服二丸，食后擦姜泡汤下。

代赭丸　治小儿腹中结癖块痛。

代赭石研细　川大黄各半两　木香　五灵脂　朱砂　鳖甲醋炙黄　桃仁浸去皮，焙　辣桂各一分　巴豆肉去油，半分

上细末，糕糊丸麻子大，风干，每服五丸，姜汤下。

附　方

快膈消食丸　消食积。

缩砂仁　橘皮　京三棱　莪术　神曲　麦芽各半两　香附子一两，略炒

上为末，面糊丸如麻子大，食后白汤下，随大小加减。

香棱丸　治五积，破痰癖，消癥块，及冷热积聚。

木香不见火　丁香各半两　京三棱酒浸一宿　枳壳去瓤，麸炒　青皮去白　川楝子锉炒　茴香炒。各一两　蓬术一两，细锉，去壳　巴豆三十粒，同炒黄色，去巴豆不用

上为细末，醋煮面糊为丸如麻子大，朱砂为衣，每服二十丸，炒生姜盐汤下，温酒亦可，不拘时服。

消积丸　治婴孩小儿中脘宿食不消，吞酸恶心，口吐青水，心腹利病，飧泄如痢。

乌梅去核，七个　百草霜三钱　巴豆去皮、心、油，二个　杏仁去皮尖，炒，二十一个　半夏去脐，汤浸七次，九个　缩砂去壳，二十一个　使君子去壳，五个

上为极细末，煮面糊丸如黍米大，每服三五七十丸，用生姜煎汤食前服。

三棱丸　治婴孩小儿癖积，消积进食。

三棱炮　蓬莪术炮　神曲炒　麦蘖炒　青皮去瓢，炒　陈皮去白。各一钱

上为极细末，煮面糊丸如黍米大，用米饭食远服。

秘传保安丸　治小儿五疳八痢吐泻，肚大青筋，面黄肌瘦，疳积等证神效。方见疳门。

三棱莪术丸　治积滞痞块乳癖。

蓬术一两，巴豆三十粒，同炒黄色，去巴豆　川楝子　茴香　三棱酒浸一宿　枳壳各半两　木香三钱　丁香　青皮各半两

上末，醋糊丸绿豆大，每服三丸，淡姜汤下。

热

诸热方论

小儿有病，惟热居多。夫热有虚有实，实则面赤浓黄，气粗口热，燥渴唇肿，大小便难，掀揭露衣，烦啼暴叫；虚则面色青白，恍惚神缓，口中清冷，嘘气软弱，泄泻多尿，夜出虚汗，其或乍清乍温，佛郁悸惕，上盛下泄，水谷不分，此则冷热不调之证。虚热，惺惺散；实热，四顺清凉饮加柴胡；冷热不调则败毒散加木香、当归；若夫升降阴阳，则来复丹三丸，薄荷汤研下。

小儿表里俱热，面黄颊赤，唇燥口干，小便赤涩，大便焦黄，先以四顺清凉饮为之疏利，其热即去。既去而腹热者，里已消而表未解也，当用惺惺散少加去节麻黄，以取微汗，则表热尽除。其或表已解而热又时来，此则表里俱虚，气不归原而阳浮于外，不可再用凉药再与解表，当为和其胃气，使阳敛而归内，身体自凉，参苓白术散，姜枣略煎服。

诸热证治

加味清凉饮 治小儿头身热，口中热气，大便黄赤。清凉饮加川芎、柴胡最妙。

人参芎归散 治儿童虚劳，烘热潮热，或遍身疮。

北参 当归 远志浸，取肉，姜制焙 北前胡 柴胡 地骨皮 防风 北梗 枳壳制 半夏曲各一钱半 川芎 茯苓 赤芍药 麦门冬去心。各二钱 甘草三钱，焙

上锉细，每服二钱，水小盏，姜三片，紫苏三四叶，煎服。

发疮者兼服猪肚黄连丸，方见疳类。别作小丸。不惟治疮、治渴，其发潮热而肚胀者，米饮常服二十丸。

猪胆丸 治小儿每日早膳后发热，夜则身凉，此血热也。

胡黄连二钱半 宣黄连 赤芍药各半两

上末，猕猪胆汁和成剂，入胆皮中虚挂，以浆水煮熟，取药研丸麻子大，每二十丸，米饮常服。

龙胆草丸 治疳热。

龙胆草 黄连 使君子肉 青皮等分

上末，猪胆汁丸麻子大，每十丸，食后熟水下。

清解散 治感风发热头疼，鼻塞涕流，及温壮悉主之。

北参 防风 大麻 北前胡 茯苓 北梗 枳壳锉 甘草各二钱 细辛 柴胡各一钱半 川芎三钱

上末，每一钱，水小盏，薄荷干三叶，略煎，温和服。

附 方

辰砂汤 治壮热，和胃进饮食，去心惊邪热。

白芍药 人参 甘草炙。各一钱 茯苓一钱半 朱砂五分 石莲肉五钱

上为末，次入朱砂研匀，每服五分，薄荷汤调服。

大连翘饮 治小儿诸热。

连翘 瞿麦穗 滑石 车前子 牛蒡子炒 红芍药各一两 山栀子 木通 当归 防风各半两 黄芩去心，一两半 柴胡去芦 甘草炙，各二两 荆芥穗一两五钱 蝉蜕去土脚

上件一十五味，呋咀，每服一大钱，水一盏煎服汤使于后。

如风热、痰热、变蒸热、肝热、大肠热、瘾疹热者，宜加麦门冬去心同煎。

如丹热、实热、血热、三焦热、小肠热、龙带热，宜加大黄、灯心同煎。

疮疹热、麻子热、温气热，已出未出证热，宜加紫草茸、川当归同煎。

如余毒热、胎热、肺热、伤寒后、疮疹后余毒发热，宜加薄荷叶同煎。

如项上生核作热，乍腮热，痈疖毒热，宜加大黄、朴硝同煎。

梨浆饮 治小儿潮热、积热、疟邪寒热。

青蒿取花头，用童子小便浸一二次，日干为度

柴胡_{去芦}　人参　黄芩_{去心}　前胡　秦艽_{去上芦}　甘草_炙

上等分，㕮咀，每服一岁儿半钱，两岁一钱匕，水小小盏，入生藕、生梨，_{如无生梨，梨条亦可}。薄荷二叶，生地黄一寸，同煎至半盏，去滓通口空心食前服。

仁斋小儿方论卷之四

三山仁斋杨士瀛登父撰次
新安惠斋朱崇正宗儒附遗

伤　　寒

伤寒方论

或问小儿伤寒，可得闻乎？曰：小儿伤寒，与大人法度则同，但分剂少异，用药少冷，已略陈于前矣。然而惊风、疮痘，亦尝赘布，此尤不可缺，请发明药证而条析之。恶风恶寒者，必偎人藏身，引衣密隐，是为表证，可微取其汗也。恶热内实者，必出头露面，扬手掷足，烦渴燥粪，掀衣气粗，是为里证，可略与疏利也。至若头额冷，手足凉，口中冷气，面色黯淡，大便泻青，此则阴病里虚，当以温药救其里也。举是三者，汗、下、温之法，可以类推矣。发汗，用桂枝麻黄各半汤加黄芩；解肌，用香苏散加干葛；通利，四顺清凉饮；微利，人参败毒散；温里，理中汤；厥冷，甘草干姜汤；寻常感冒，惺惺散或参苏饮；伤风发热，人参羌活散或天麻防风丸；壮热者，升麻葛根汤；潮热者，生犀散、小柴胡汤加大黄；小便不通者，导赤散、五苓散、甘露饮；表里俱热，如表里俱见之证，洗心散主之；咳嗽则人参润肺散加紫苏；夹食，则

异香散、紫霜丸辈。然亦视其小便，或赤或白，可以知里热之有无；或清或浊，可以知里热之轻重。幼而婴孩，则以虎口指纹之红色验之；长而童孺，则以一指按其三关，据左手人迎之紧盛者断之。所谓七十二证，某证某方，皆无越张、朱格例，特不过小小分剂，中病则止也。不然《幼幼新书》骈集小儿伤寒，虽略举《巢源》一二，而终篇以《活人书》为法，果何意哉？故附于卷末，以备学者之观览云。

伤寒证治

桂枝麻黄各半汤

桂枝八钱[①]一字，去皮　芍药半两　生姜半两，切　甘草炙，半两　麻黄半两，百沸汤泡去黄汁，焙干秤　杏仁十二个，汤浸去皮尖　大枣二枚

上锉如麻豆大，每服五钱，水一盏半，煮至八分，去滓温服。

香苏散　治四时瘟疫伤寒。

香附子炒去毛　紫苏叶各四两　青橘皮二两，不去白　甘草一两，炙

上为粗末，每服三钱，水一盏，煎七

_____

① 八钱："钱"字原作"分"，据《普济方》卷三六八改。

分，去滓，热服。不拘时，日三服，解肌加干葛煎。若作细末，只服二钱，入盐点服。

升麻葛根汤 治小儿时气瘟疫，头痛发热，肢体烦疼。

小柴胡汤
理中汤
甘露饮
四顺饮
五苓散
参苏饮
人参羌活散
人参润肺汤
紫霜丸 方见食痫类。
人参败毒散

附　方

脱甲散 治小儿伤寒，体热，头目昏沉，夹惊夹食，寒热烦躁，口渴，无汗，自汗，夹积伤滞，膈满胀急，日夜大热，及伤风伤暑，惊痫，客忤，疳气短热，并宜服之。

柴胡去芦　川当归洗净　龙胆草去芦　甘草炙　知母各三钱　白茯苓二钱五分　人参　川芎各二钱　麻黄二钱，去节，又根一钱

上为细末，每服一大钱，水一盏，葱白连根一寸，煎服。有热加干葛、升麻、荆芥。

薄荷散 治热极生风，夹惊伤食，痰涎壅盛。

薄荷半两　羌活　全蝎去毒　麻黄　甘草半分　僵蚕炒　天竺黄　白附子

上为末，薄荷汤调下一匙，略煎数沸，加竹沥少许。

香葛散 治小儿伤寒，夹食、夹惊，四时疟疾瘟疫。

香附子炒　紫苏叶各一两　陈皮去白

青皮去瓤炒，各五钱　甘草炙，二钱半　葛根炒五钱

上㕮咀，用生姜三片，葱白一茎同煎，不拘时候服。

竹叶石膏汤 治小儿伤寒，表里俱虚，胸中烦闷，或得汗以解，内无津液，虚羸少气虚烦。如伤寒未解不可服。

石膏二两　半夏四钱　人参　甘草各二钱　麦门冬去心，六钱

上锉散，每服二钱，水一盏，青竹叶、生姜各四片，粳米六七十粒同煎。呕加生姜、竹叶。

白虎加入参汤 治小儿伤寒，若吐若下后七八日不解，热结在里，表里俱热，恶寒、大渴，大汗出，烦渴不解，脉洪大者。

石膏二两　知母半两　甘草一钱半　粳米五勺　人参一分

上锉散，每服三钱，水煎米熟为度，去滓温服。

寒疟

寒疟证治

常山散 治小儿发疟，痰壅烦闷。

川常山　川大黄　甘草炙。各半两　桂心　乌梅肉各一分

上锉细，每服一钱，井水小盏，煎半候冷，未发前与之。

附　方

青皮饮 治小儿瘅疟，脉来弦数，但热不寒，或热多寒少，膈满不能食，口苦食干，心烦渴饮水，小便黄赤，大便不利。

草果散　治小儿疟疾，寒多热少，或遍身浮肿。

虚　寒

虚寒证治

惟肾主虚，亦惟肾受寒。小儿骨气未就，虽虚而不容补，但以地黄丸之方见肾疳门。厥冷者，以生干姜、炙甘草煎汤调下；洞泄者，却专用木香、白术、生干姜各一分，辣桂、炙甘草各半分，锉细，量大小作剂，入陈米煎服。

虚　汗

虚寒证治

团参汤　治小儿虚汗、盗汗。或心血液盛，亦发为汗。此药收敛心气。

新罗人参　川当归各三钱

上锉细，用雄猪心一个切三片，每服二钱，猪心一片，井水一盏半煎至一盏，食前两次服。

又扑汗方

黄连　母蛎粉　贝母各半两　米粉一升

上末傅。

附　方

牡蛎散　治血虚自汗，或病后暴虚，津液不固自汗。

牡蛎二两　黄芪　生地黄各一两

上锉散，每服二钱，加小麦一撮，水一盏，煎服。

又方　治睡中汗出。

酸枣仁　人参　茯苓各等分

上末，每服二钱，用米饮调下。

痰　嗽

痰涎证治

痰涎方论，《直指》讲之详矣。但小儿受病，多生于热，热则生痰。痰者诸病之根也，故申言之。用药白丸子加朱砂，同研细，薄荷泡汤，入姜汁少许调下。风痰，苏合香丸并天麻防风丸加朱砂末，姜汁泡汤调下。余方见《直指方》痰饮类择焉。

风痰证治

朱砂丸　镇心压惊，祛风坠痰。

朱砂研十分细　直僵蚕洗，焙　大南星炮制　白附子湿纸煨，纸干取焙，各半两　全蝎二钱半，焙　麝一字

上末，飞白面糊丸，麻子大，每服五丸，薄荷汤温服。

夺命散　控下风痰，全活危急。

青礞石一两，捣碎　焰硝一两，和入银窝内，硬炭火煅红，硝尽为度，候药冷如金色，取出碾细

上末，每服一钱匕。急风，薄荷汁入蜜调下，涎药自大便出[1]状如稠涕，次服退热截惊等剂。慢风，木香入少蜜，煎汤调下，涎即坠入腹中，次服花蛇、川乌等剂。

青州谢家白丸子

---

[1]　涎药自大便出：参照他书记载该方文字为"药裹涎随大便过"，所以这句话意思当为痰涎和药一起随大便排出。

圆白大半夏汤浸七次　真川乌略炮，去皮尖　白附子洗，略炮　圆白天南星洗，略炮　天麻各半两　全蝎一分

上细末，生姜汁煮，飞面糊丸，麻子大，每十丸热水下。诸痫，白丸子研入朱砂、雄黄、雌黄少许，薄荷汤入姜汁调下。伤风咳嗽，白丸子末，紫苏、乌梅煎汤入姜汁调下。寒疟，白丸子、金液丹等分为末，米饮调下。大抵小儿诸病，非热则痰，治痰惟半夏为上上药。

附　方

辰砂胆星膏　治小儿痰热，惊热，痰喘气急，风痰壅盛。

辰砂一钱　牛胆南星一两　琥珀　青礞石各一钱　天竺黄二钱　甘草五分　麝香少许

上为细末，炼蜜为丸，如芡实大，每服一丸，用姜汤不拘时化下。

喘　咳

咳嗽喘嗽证治

杏仁膏　治小儿久患咳嗽。

杏仁一两半，去皮，焙　茯苓一两　紫菀茸皂角去皮、核，蜜炙黄。各半两

上末，每半钱，生蜜调入薄荷汤泡开服。

紫菀汤　治小儿喘嗽

紫菀茸　贝母　真苏子微炒　杏仁水浸，去皮，焙黄　北梗　陈皮　麻黄去节　半夏曲　赤茯苓　桑白皮炒　甘草微炙，等分

上锉细，每服一钱，姜三片，紫苏三叶，并嫩梗准水煎服。

人参枳实汤　治感冒嗽喘，胸满痰滞。

人参一分　枳实制　桑白皮炒　半夏制　赤茯苓　五味子　细辛净　北梗　麻黄去节　阿胶炒酥　甘草炙。各半两

上锉散，每一钱，姜三片，紫苏三叶，水煎服。凡治喘嗽，不论肺实、肺虚，可汗，可温，药中须用阿胶，便得安肺润肺，其性和平，肺经要药。

附　方

清肺饮　治肺受风邪客热，咳嗽气促，喘闷痰壅，鼻塞声重，及解时行疮疹痘毒，咽痛烦渴。

人参去芦，半两　柴胡净洗，二两　杏仁汤泡去皮尖　桔梗锉，炒　赤芍药　荆芥　枳壳去瓤麸炒　桑白皮炒　北五味　麻黄　半夏汤泡七次。各一两　旋覆花五钱　甘草一两半

上件㕮咀，每服二钱，水一盏，姜二片，葱一根，煎七分，无时温服，或入薄荷同煎。

补肺散　治久患咳嗽，肺虚气促，有痰恶心。

阿胶一两半，炒　白茯苓去皮　马兜铃去老梗　糯米各半两　杏仁二十一粒，汤去皮尖　甘草四钱，炙

上㕮咀，每服二钱，水一盏，煎七分，无时温服。

神应散　治小儿一切虚嗽。

罂粟壳去梗蒂，锉碎，蜜水炒透　杏仁汤泡去皮尖，炒过　白胶香浮者水煮，过滤干　人参去芦　阿胶炒　麻黄去节存根　乌梅和核。各二两　桑白皮去皮，蜜水炒　款冬花浮者，各一两　甘草炙，一两半

上㕮咀，每服二钱，姜二片，枣一枚煎，温服不拘时。

脾　胃

胃气虚实证治

凡人以胃气为本，惟治病亦然。胃气有虚有实，虚则有呕吐不食之证，实则有痞满内热之证。虚者益之，实者损之。欲得其平则可矣。胃虚，用木香、丁皮、厚朴、肉蔻等剂，胃实，用北梗、枳壳、柴胡、大黄等剂。若夫胃中停寒，则干姜、良姜、官桂、丁香又不可缺。贵在酌量，但以小小分剂与之，夫是之为平胃。

和脾胃进饮食证治

心者脾之母，进食不止于和脾。盖火能生土，当以心药入于脾胃药之中，庶几两得。古人进食方剂，多用益智者此也。

益智仁　石菖蒲　白茯苓　莲子肉　陈皮　缩砂仁　半夏曲　木香　厚朴制，各二钱　甘草炙，一钱一字

上锉细，每服一钱，姜三片，枣一枚，水一盏煎，不饥饱服。

附　方

守胃散　治阴阳不和，吐泻不止，预防风证，常服则调脾胃，进饮食。

人参去芦　白术泔浸，土炒　白茯苓去皮　山药去黑皮　干葛　扁豆炒　南星制　甘草炙　藿香去老梗　防风去芦　天麻各等分

上㕮咀，每服二钱，水一盏，姜二片，冬瓜子仁五十粒，捣碎，煎七分，温服。如泻不止，沉香、白豆蔻同煎服。

温脾汤　治脾胃不和，腹胁虚胀，不进乳食，困倦无力。

诃肉煨　人参七钱半　木香　桔梗各半两，炒　茯苓　藿香洗　陈皮　黄芪　甘草各二钱半　白术半两

上锉散，每服二钱，姜枣煎。

助胃膏　治小儿冷气入胃，呕吐不已。

干山药　藿香各二两　甘草炙，五钱　橘皮去白，五两　砂仁　白茯苓去皮　白术　官桂各一两　人参　木香　丁香　肉豆蔻　白豆蔻各五分

上为细末，炼蜜丸如芡实大，米汤化下，一岁一丸。

四君子汤　治小儿，调理脾胃，进乳食，止泄泻。

人参　白术　茯苓　甘草各等分

上锉散，每服二钱，姜枣煎。加陈皮、砂仁名六君子汤。

参苓白术散　治小儿脾胃虚弱，饮食不进，或呕吐、泄泻及大病后调助脾胃，此药最好。

人参白术膏　治小儿脾胃虚弱，肌肤羸瘦，欲成疳证，服之则消积肥肌。

人参去芦　白术泔浸，土炒　茯苓去皮　山药　莲肉各一两　山楂七钱　甘草炙　陈皮去白　神曲炒　麦芽炒熟，取净粉　泽泻各五钱

上为细末，炼蜜为丸如龙眼大，每服一丸，米饮下。

吐　泻

呕吐证治

消乳丹　治乳哺不化，停滞中脘，或作呕恶。

丁香　木香　青皮　生肉蔻　三棱　蓬术等分

上细末，稀面糊丸，麻子大，每服五丸，米饮下，日服。

益胃散　快膈益脾，止呕进食。

木香　丁香　藿香　陈皮　缩砂　白豆蔻仁各一分　甘草炙，一钱

研为细末，每服三字，煎姜枣汤，乘热调下，或加茯苓。

半夏散　治小儿胃虚呕吐，水谷不能入。

圆白半夏汤浸七次，焙干一两　陈粳米三钱

上锉细，每服一钱，水大盏，姜五片，北枣一枚，煎半，温服。

吐泻证治

鸡舌香散　治小儿吐泻。

良姜　香附　天台乌药　辣桂各二钱　甘草微炙　陈皮　藿香各一钱

上细锉，每服一钱，水煎灌下，仍别煎与乳母服。

交泰散　治霍乱吐泻。

藿香叶　陈皮　肉豆蔻生　半夏制　青皮　酸木瓜　甘草微炒。各半两　石菖蒲二钱

上细锉，每一钱，姜三片，紫苏三叶，水煎服。暑月加香薷。

又方

桂心　甘草生。等分

粗末，水煎，入法醋些少服。

又方

藿香　肉蔻生。各一分　甘草生，半分

上为粗末，每服一钱，新水煎服。

不换金正气散方见寒类　加木香、茯苓，治呕泻。

附　　方

保和丸　治小儿乳食所伤，吐泻积俟，肚腹疼痛。

白术泔浸，土炒　苍术泔浸炒　厚朴姜汁制　陈皮去白。各二两　甘草炙，五钱　莪术醋炒，一两　三棱醋炒　香附炒。各二两　砂仁炒，五钱　益智炒，六钱　萝卜子炒，一两　山药八钱　人参去芦，五钱　肉果去油，四十个　白豆蔻四钱　槟榔三个　木香五钱　神曲炒，一两　麦芽炒取粉　山楂二两　茯苓去皮，一两　君子肉一两　干葛芽一两

上为细末，炼蜜为丸，如龙眼大，每服□丸，米饮化下。吐多姜汤。

二陈汤　治痰饮呕吐恶心，或头眩心悸，中脘不快，发为寒热；或因食生冷，脾胃不和。如伤寒宿食不化，加草果砂仁。

藿香正气散　治霍乱吐泄，反胃呕逆，恶心，腹冷痛，脏脐虚鸣，山岚瘴气，疟疾，遍身虚肿，小儿疳伤，及治伤寒头疼壮热，止喘咳嗽，五劳七伤，八般风痰，并宜服之。

大腹皮洗　白芷　紫苏　茯苓各半两　半夏汤泡七次　白术　陈皮　厚朴姜汁制　桔梗各一两　藿香一两半，洗　甘草一两，炙

上锉散，每服二钱，姜三片，枣一枚，煎服。

泄泻证治

钟乳震灵丹　治小儿肾泄，面黧黑，齿消脱骨力弱，小腹痛，泄多白脓，震灵丹三丸为末，入钟乳粉半钱，以炒破故纸一钱半，生肉豆蔻一钱，大枣二枚，煎取青汁，乘热调，空心灌下。

木香益黄散　治胃虚腹痛泄利。

陈皮一两　青皮　诃子肉微炒，各半两　丁香二钱　木香　甘草炙，各二钱半

上细末，每服一钱，陈米少许，水煎

服。

肉蔻散　治小儿腹痛大泻。

肉豆蔻一枚，剜一小孔，纳滴乳香一块，面裹煨热

为末，米饮调下。

和安散　治小儿冷热不调，上盛下泄。

木香　当归　川芎　北前胡　柴胡　青皮　北梗　甘草炙　半赤色茯苓等分

上锉散，每服一钱，姜枣煎，不饥饱服。

附　方

香橘饼　治积泻、冷泻、伤食泄泻。

木香　青皮炒　陈皮各二钱半　厚朴　神曲炒　麦蘖各半两

上为末，炼蜜丸饼，紫苏汤或米汤下。

钱氏白术散　治泄泻并吐泻，止渴。

胃苓汤　治小儿感暑，夹食泄泻，烦渴。

柴苓汤　治泻解热。

参苓白术散见前　治小儿脾胃虚弱。泄泻不止者加升麻、诃子肉。

泻痢证治

没石子丸　治疳痢或大便泻。

白没石子一枚　白豆蔻仁五个　诃子肉二个，焙　木香　黄连各一钱

上末，粳米糊丸，麻子大，每服十五丸，米饮下。

赤痢壮热方　蓝青捣汁，每服半盏与之。

附　方

豆蔻香连丸　治小儿乳食不节，肠胃虚弱，冷热之气客于肠间，下赤白痢，肠内疗痛，日夜频并，不饮乳食。

黄连七钱半，炒　肉豆蔻二枚　丁香二钱半　木香　诃肉各半两，煨

上为末，以粟米糊丸如黍米大，三岁儿服十丸，米饮下。

养脏汤　治小儿冷热不调，下痢赤白，或如脓血鱼脑，里急后重，脐腹疗痛，如脱肛坠下，并皆治之。

胃风汤　治小儿风冷，所伤乘虚客于肠胃，水谷不化，泄泻注下，腹胁虚满，肠鸣疗痛，如下豆汁，或下瘀血。

腹　痛

腹痛证治

腹痛多因邪正交争，与脏气相击而作也。挟热作痛者，以面赤或壮热，四肢烦，手足心热见之。挟冷作痛者，以面色或白或青见之。冷甚而证变，则面色黯黑，唇口爪甲皆青矣。热证，四顺清凉饮加青皮、枳壳；冷证，指迷七气汤加辣桂调苏合香丸；若乃邪正交争，冷热不调，则桔梗枳壳汤加青皮、陈皮、木香、当归为妙。

附　方

保童丹　治小儿内伤风冷，食积肚腹疼痛，吐泻呕恶。

人参　白术　白茯苓　甘草　苍术　厚朴　陈皮　猪苓　泽泻　赤石脂　藿香

丁香　半夏　干姜　官桂　白豆蔻　青皮　槟榔　肉豆蔻　滑石　全蝎各二钱　诃子肉八钱　木香二钱

上为细末，面糊丸为龙眼大，每服一丸，米饮化下。

肿　胀

肿胀证治

葶苈散　治小儿水气肿满。

甘葶苈隔纸炒　紫牵牛略炒，取仁　桑白皮炒　鸡心槟榔　川大黄锉，焙，等分

上为末，每半钱，水半盏，姜二片，蜜半匙，煎汤调下。或煎大流气饮研青木香丸灌下。

分气饮　治小儿肿胀作喘，气短而急。

北梗　赤茯苓　陈皮　桑白皮炒　大腹皮　枳壳制　半夏曲　真苏子微炒　紫苏　甘草炙。各二钱　草果仁一钱

上锉，每一钱半，水小盏，姜三片，枣一枚，煎半服。

阴肿证治

人有常言，天生地长，多与小儿近地。然儿有大小壮弱，起止中节可也，夫苟肾经气虚，或坐石不起，冷气凝之；或近地经久，风邪湿气伤之，不为阴肿几希矣！间有怒气闭击于下，结聚不散，加以水窦①不行，亦能发为此疾。治法用桃仁丸。

桃仁浸去皮，麸微炒，三钱　辣桂　牵牛微炒，碾取仁　白蒺藜炒香，捣去刺　牡丹皮　北大黄各二钱

上末，炼蜜丸麻子大，每服五丸或七丸，青皮、木通、葱白入盐少许，煎汤灌下，或煎大流气饮研青木香丸灌下。

傅药

牡蛎灰二分　干地龙一分

上细末，津唾调傅外肾。热者鸡子清调傅。

牡蛎散　治小儿外肾肿大，茎物通明。

牡蛎粉研十分细，先以津唾涂肿处，次以牡蛎粉掺傅。

又方

卵肿，研桃仁唾调傅。

附　方

温脾散　治小儿脾胃不和，腹胁虚胀，不欲乳食，困倦无力，憎寒壮热，并皆疗之。

诃肉煨　人参各七钱半　甘草二钱半，炙　白术　木香　茯苓　藿香洗　陈皮　黄芪　桔梗各半两

上锉散，每服二钱，姜一大片，枣一枚，煎服。

分气饮　治小儿肿胀作喘，气短而急，四肢浮肿。

桔梗炒　赤茯苓　陈皮　桑白皮炙　大腹皮洗　枳壳炒　半夏炮　甘草炙　真苏子微炒　紫苏各二钱　草果一钱，煨去壳　加木通

上锉散，每服二钱，水一盏，姜三片，枣一枚，煎服。

南星腹皮散　主小儿肿疾，欲愈未愈之间，脾胃虚□，气促痰鸣，腹胀胸满，饮食减，精神，小便不利，面色萎黄。

南星同前制，一两　大腹皮净洗，焙干

_____

① 水窦：窦，为孔洞，此处"水窦"指水道沟渠。

生姜皮　陈皮去皮　青皮去白　桑白皮锉,炒　甘草炙　扁豆炒。各半两

上㕮咀，每服二钱，水一盏，姜二片，煎七分，无时温服。

青木香丸　治小儿阴肿，宽中快膈，腹胁痛，心下坚痞，肠中水声。

黑豆炒,一两半　木香　补骨脂炒　荜澄茄　槟榔各四钱，粟米饭包，再用湿纸包裹，煨令焦，去饭不用

上为末，滴水为丸，绿豆大，每服十丸，白汤下。

大小便诸证

遗尿证治

小便者，津液之余也。肾主水，膀胱为津液之腑，肾与膀胱俱虚，而冷气乘之，故不能约制。其水出而不禁，谓之遗尿。睡里自出，谓之尿床。此皆肾与膀胱俱虚而挟冷所致也。用鸡肠散。

鸡肠散

鸡肠烧　牡蛎灰　白茯苓　真桑螵蛸微炒。各半两　辣桂　龙骨各二钱半

上粗末，每服一钱，姜枣煎服。

又方

鸡肶胵一具　鸡肠烧存性

上为末，每服一钱，酒调下，男用雌鸡，女用雄鸡。

尿白证治

小儿尿如白米泔状，由乳哺失节，有伤于脾，致使清浊不分而色白也。久则成疳，亦心膈伏热兼而得之，用茯苓散。

茯苓散

京三棱　蓬莪术煨　缩砂仁　赤茯苓

各半两　青皮　陈皮　滑石　甘草微炙,各二钱半

上末，每服一钱，麦门冬，灯心煎汤调下。

又方

大甘草头煎汤服。

诸淋证治

葵子散　治小儿诸淋。

葵子　车前子　木通　瞿麦　桑白皮炒　赤茯苓　山栀仁　甘草微炙。等分

上锉，每一钱，井水小盏，葱白二寸，煎七分，食前温服。

导赤散　治小儿血淋

生干地黄　木通各二钱　黄芩　甘草生。各一钱

上为末，每服一钱，井水入灯心煎服，仍以米饮调油发灰空①心灌下。

尿血方

生蒲黄　生地黄　赤茯苓　甘草微炙,等分

上锉，每一钱，水小盏，煎七分，调发灰，食前服。

大便不通证治

没药散　治小儿风与滞血留蓄上焦，胸膈高起，大便不通。

没药　大黄　枳壳炒　北梗各二钱　木香　甘草炙,各一钱

上锉，每一钱，姜二片，水煎服。

脱肛证治

龙骨散　治小儿大肠虚，肛门出。

_____

① 空：原作为"生"字，文义不通，今参照《普济方》卷三八六改作"空"字。

龙骨　诃子肉炒。各二钱半　没石子大者二枚　罂粟壳去瓤醋炙　赤石脂各二钱

上末，每服一钱，米饮调下。

丹　毒

丹毒证治

热毒与血相击，而风乘之，所以赤肿游走而遍体也。此由乳母酒面炙过度与夫，烘衣与儿，不候冷而即着，多成此候。或发于手足，或发于头面胸背，令儿躁闷腹胀，其热如火，痛不可言。才有入腹入肾之证，便不可救药。通用败毒散加紫草茸。外用青黛、土朱、井水入蜜研傅。

又方

北梗　天花粉　干葛　川升麻　川芎　地芍药　独活　柴胡　甘草等分

上锉散，每一钱，姜二片，井水煎服。余见丹疹门。

附　　方

又方　治小儿遍身火丹，诸药不效，取野苎根生杵汁，擦之立效。

吐　衄

吐衄证治

蒲黄散　治小儿吐血，咯血。

生蒲黄　油发灰等分

上研细，每一钱，暖生地黄汁调下，或米饮亦得。

地黄汁方　治小儿吐血、衄血。

生地黄汁，取一分，调发灰半钱，分作两服，食后少顷灌下。

鼻衄方　生萝卜捣汁，倾头滴下鼻，仍饮其汁。

附　　方

龙脑鸡丸　治小儿膈热[1]，吐血、衄血、咳嗽血。

龙脑鸡苏丸　治小儿膈热，吐血、衄吐咳饮血。

杂　证

囟陷证治

始因脏腑有热，渴引水浆，致成泄利。久则血气虚弱，不能上充脑髓，故囟陷如坑，不得平满。狗头骨炙黄为末，鸡子清调傅之。

囟填证治

囟填者，囟门肿起也。脾主肌肉，乳哺不常，饥饱无度，或寒或热，乘于脾家，致使脏腑不调，其气上冲，为之填胀，囟突而高，如物堆垛，毛发短黄，自汗是尔。若寒气上冲则牢䩄[2]；热气上冲则柔软。寒者温之，热者凉之，剂量重轻，兼与调气。小儿肝盛，风热交攻亦然，未易退瘥。

---

① 膈热：原作漏一"热"字，按上下文补。

② 牢䩄（áng）：涨满，饱满，实硬。

解颅证治

　　小儿年大，头缝开解而不合也。肾主髓，脑为髓海，肾气有亏，脑髓不足，所以头颅开而不能合。凡脑髓欠少，如木无根，不过千日，终成废人。姑与钱氏地黄丸。

　　大熟地黄洗焙，四钱　山茱萸　干山药各二钱　泽泻一钱　牡丹皮　白茯苓各一钱半

　　上末，炼蜜丸桐子大，每一二丸，温热水空心调服。仍用大南星微炮为末，米醋调傅于绯帛，烘热贴之。

　　又方

　　华阴细辛去苗土　辣桂去粗皮　干姜生

　　上等分，为末，乳汁调傅。

口舌证治

　　口角疮烂方

　　发灰细末，猪脂和傅。燕窠亦好。

附　　方

　　一方　治小儿口唇赤烂生疮，及治牙疳疮。

　　青黛三钱　枯矾二钱　冰片少许

　　上为细末，掺于患处，即有虫者加槟榔一个，共为末，掺患处。

重舌证治

　　重舌者，心脾俱有热也。心候于舌，所主者血；脾之络脉，出于舌下。若心脾有热，则血气俱盛，附舌根而重生一物，形如舌而短小是也。有著颊里及上腭者曰重腭；有著齿龈者曰重龈；皆当刺去其血也。用真蒲黄傅之，或发灰傅之，或马牙

　　硝傅之，或竹沥浸黄柏点之，焰硝亦好。

木舌证治

　　舌者心之候，脾之脉络于舌也。脏腑壅滞，心脾积热，热气上冲，故令舌肿，渐渐胀大，塞满口中，是为木舌。若不急疗，必至害人。

　　紫雪一字研细，竹沥调下。

　　又方

　　黄蜀葵花研细，黄丹拌之，同研，点七次。

　　又方

　　川朴硝二分，紫雪一分，白盐半分，同研，每半钱，竹沥、井水调傅。

滞颐证治

　　小儿滞颐，涎流出而渍于颐间也。涎者脾之液，脾胃虚冷，故涎液自流，不能收约，法当温脾。

　　一方

　　半夏　木香　丁香各半两　川白姜生　白术　青皮　陈皮各二钱半

　　上细末，糕糊丸，麻子大，一岁十丸，二岁二十丸，米汤灌下。

喉痹证治

　　喉痹肿痛方

　　蛇蜕烧存性，为末

　　上每半钱，乳汁调下，或用蜂房烧存性为末，每半钱，乳汁调下。

语迟证治

　　言，心声也。小儿受胎，其母卒有惊怖，邪气乘心，故儿感受母气，心官不

守，舌本不通，四五岁长大而不能言也。菖蒲丸主之。

菖蒲丸

人参　石菖蒲　麦门冬去心　远志取肉，姜制炒　川芎　当归各二钱　滴乳香　朱砂各一钱，别研

上末炼蜜丸，麻子大，每服十丸，粳米饮下。

夜啼证治

夜啼，小儿脏冷也。阴盛于夜则冷动，冷动则为，阴极发躁，寒盛作疼，所以夜啼而不歇也。**钩藤散**主之。

钩藤　茯神　茯苓　川芎　当归　木香各一钱　甘草炙，半钱

上末，每服一钱，姜枣略煎服。其或心热而烦啼，必有脸红舌白，小便赤涩之证，钩藤散去当归、木香，加朱砂末一钱，研和，每服一钱，木通煎汤调下。

又有触犯禁忌而夜啼者，醋炭熏，服苏合香丸，急以方术驱之。

又方：灯心烧灰存性，涂傅乳上与之。

眼病证治

眼睛白膜方　明白矾一分，井水四合，丹铜铫内，煎取半合。

上入冬蜜大匙，以绵滤过，点芥子许。

耳病证治

耳者肾之候。小儿肾经气实，其热上冲于耳，遂使津液壅滞，为稠脓，为清汁者此也。亦有沐浴，水入耳中，水湿停留，傅于血气，酝酿成热，亦令耳脓，久

不瘥，变成聋耳。

龙骨散

明矾煅　龙骨研各三钱　黄丹煅，二钱　胭脂一钱　麝少许

上细末，先以绵杖捻去水，次以鹅毛管吹药入耳。本方加海螵蛸末亦好。

月蚀耳疮方

胡粉和东方壁土为末傅。

又方

虾蟆烧灰存性，捣为末，和猪膏傅。

龟胸证治

胸高胀满，其状如龟。此肺经受热所致也。乳母酒面无度，或夏月热烦，热乳与儿得之。或乳母多食五辛，亦成此候。

川大黄三分，焙　天门冬去心，焙　杏仁去皮，微炒　百合　木通　桑白皮炒　甘葶苈纸上灯　烂石膏各半两

上末，炼蜜丸绿豆大，每五丸，食后临卧熟水化下。

龟背证治

婴儿生下，不能护背，客风吹脊，入于骨髓致之。或小儿坐早，亦致伛偻，背高如龟背矣。然此多成痼疾，间有灼艾收功。肺俞穴，第三椎骨下两旁各一寸半。膈俞穴，第七椎骨下两旁各一寸半。以小儿中指中节为一寸。艾炷如小麦大，但三五壮而止。

脐病证治

安脐散　治脐中汁出或赤肿。

白石脂末，焙出火气傅之，日三度，或油发灰傅，或当归末傅。

脐疮，当归末傅，虾蟆夹傅亦好。

鹤节证治

小儿禀受不足，血气不充，故肌肉瘦薄，骨节呈露如鹤之膝。抑亦肾虚得之，肾虚则精髓内耗，皮革不荣，易为邪气所袭，日就枯悴，其殆鹤脚之节乎。前项钱氏地黄丸，本方加鹿茸、酥炙。川牛膝各二钱，修合，服饵一丸，三岁以下与十丸，三岁以上与十五丸。

行迟证治

骨者髓之所养，小儿气血不充，则髓不满骨，故软弱而不能行，抑亦肝肾俱虚得之，肝主筋，筋弱而不能束也。

地黄丸 加牛膝、五加皮、酒炙鹿茸。

又方 虎骨丸

虎胫骨酒炙赤 生干地黄 酸枣仁酒浸去皮，炒香 白茯苓 辣桂 防风 当归川芎 牛膝等分

上末，炼蜜丸，麻子大，每五丸，酒调下，或煎木瓜汤下。

五加皮散 治小儿三岁不能行。

真五加皮一分 牛膝 酸木瓜干。各半分

上为末，每服一钱半，以粥饮调，次入好酒二点，再调，食前服，日二剂。

癞疝证治

癞疝者，阴核气结肿大而吊痛也。多因小儿啼怒不止，伤动阴气，故阴气下冲，结聚不散而得之；或胎妇啼泣过伤，令儿生下，小肠气闭亦变此候。惟是阴气不得流行，加以风冷入焉，血水聚焉，故水气上乘于肺，先喘急而后疝痛，其状有如李者，亦有稀软者，亦有并肾肿大者，亦有水硬者，脐下痛楚，皆不能忍。用药行心气，逐肾邪，利其大小二便，更无补法。

五苓散 木通入少盐煎汤调下，以利小便。

当归散

辣桂 牵牛微炒，取仁。各半两 当归北大黄 桃仁浸去皮，焙。各二钱半 全蝎一钱半

上细锉，每一钱，水入蜜煎服，以利大便。利后青皮、陈皮、茯苓、木香、缩砂、甘草和胃。恶证唇青不治。

川楝散 治小儿疝气，小腹痛，引腰脊挛曲，身不能直。

木香 槟榔 三棱 蓬术炮 青皮去白 陈皮 川楝子肉 芫花米醋浸炒，半两辣桂 牵牛生取仁，各三钱 川巴豆肉不去油，一钱

上细末，飞面糊丸，麻子大，每三丸空心一服，午前一服，姜汤送下。

疮癣证治

鲫鱼方 治小儿白秃疮。

鲫鱼一尾，重三四两者，去肠肚，以乱发填满，湿纸裹，烧存性 雄黄二钱

上同末，生麻油调傅，先以韭水洗拭，后用药。

又方

桑榆白皮为末，醋调傅。

又方

楝臭枝皮烧，猪膏调傅。

又方

蛇皮烧存性为末，猪膏调傅。

漏疮方

炼成松脂末，并发灰、生虢丹填傅。

诸疮久不瘥方

白胶香半两，碾末 轻粉二钱，研

和猪脂调傅。或猪筒骨髓调白胶，亦治大风。即是松脂熔炼投冷水中，为末，水调，空心常服。

瘭疮方　治卒得瘭疮，赤烂。

牛粪烧灰研细傅。

鱼脐疮方　疮头黑深，破之黄水出，四畔浮浆。

蛇退皮烧存性，细研，鸡子清调傅。

蠼螋疮方

燕窠土研细，猪脂调傅。

癣方

水银一分　胡粉二分　水研，入鸡冠血傅。

前甲散　治小儿眉丛中生疮，名曰练银癣。

穿山甲前膊鳞，炙焦为细末，麻油、轻粉调傅。

附　方

七宝洗心散　治小儿壮热烦躁，风热上壅，心经积热，口苦唇燥，眼涩多泪，大小便秘涩。

大黄湿纸煨　甘草炒　当归酒洗　麻黄不去节　芍药　荆芥穗各二两　白术三钱二分半

上为粗末，每服三钱，水一钟，生姜二片，薄荷三叶，煎至五分，食后服。

凉膈散　治小儿脏腑积热，口舌生疮。

连翘　甘草　黄芩　川大黄　朴硝　栀子　薄荷叶各等分

上锉碎，每服五钱，竹叶五叶，蜜少许，煎至五分，食后服。

大连翘饮子　治小儿上焦壅热，口舌生疮，小便赤涩。

连翘　瞿麦穗　滑石　牛蒡子炒研　车前子　赤芍药各一两　木通　山栀子炒　川当归　防风各半两　黄芩　荆芥穗各一两　柴胡去皮　甘草炙。各二两　蝉蜕去足，二钱半

上锉散，每服五钱，水一钟，煎至五分，食后服。

木通散　治小儿□蕴热湿，毒邪留热于膀胱，故生阴疮。

木通去皮　萹蓄去梗。各五钱　大黄　赤茯苓去皮　甘草各三钱　瞿麦去梗　滑石末　山栀仁　车前子　黄芩各二钱

上锉碎，每服五钱，水一钟，灯心十根，薄荷五叶，煎至五分，食前服。

腊茶散　治小儿阴囊生疮疼痛，水出久不瘥。

腊茶　五倍子各五钱　腻粉少许

上为末，先用葱椒汤洗，然后用香油调贴。

一方　治阴囊生疮疼痛。

先用川椒、荆芥、槐枝、柳枝、蛇床子煎汤洗，后用朴硝为末，鸡子清调敷。

仁斋小儿方论卷之五

三山仁斋杨士瀛登父撰次
新安惠斋朱崇正宗儒附遗

疮疹

疮疹方论

小儿疮疹，大抵与伤寒相类。发热烦躁，脸赤唇红，身痛头疼，乍寒乍热，喷嚏呵欠，嗽喘痰涎，伤寒证候类有之。始发之时，有因伤风伤寒而得者；有因时气传染而得者；有因伤食呕吐而得者；有因跌仆惊怒蓄血而得者。或为窜眼、禁牙、惊搐如风之证，或为口舌、咽喉、腹肚疼痛之状，疮从口腹中出，故痛。或为烦躁狂闷昏睡谵语之形，或自汗，或下利，或发热，或不发热，证候多端，卒未易辨。方论所载，以耳冷、尻冷、足冷验之。盖谓疮疹属阳，肾脏无证，耳与尻足俱属于肾，故肾之所部独冷。然疑似之间，或中或否，不若视其耳后有红脉赤缕为真，于此可以稽验矣。调护之法，首尾俱不可汗下，但温凉之剂，兼而济之，解毒和中安表而已。如欲解肌，干葛、紫苏可也。其或小儿气实，烦躁热炽，大便秘结，则与犀角地黄汤、人参败毒散辈，或紫草饮多服亦能利之。小便赤少者，分利小便，则热有所渗而出。凡热不可骤遏，但轻解

之。若无热，则疮又不能发也。已发未发，并与参苏饮为当。虚者益之，实者损之，冷者温之，热者平之，是为权度。借喻而言，亦如庖人笼蒸之法，但欲其松耳。如苟妄汗，则荣卫既开，转增疮烂。如苟妄下，则正气内脱，变而归肾，身体振寒，耳尻反热，眼合肚胀，其疮黑坏，十无一生。舌黑者尤难疗。何者？疮随五脏，有证未发，则五脏之证悉具，已发则归于一脏，受毒多者见之。故肝脏水疱，泪出如水，小而色青。肺腑脓疱，其涕稠浊，色白而大。心脏发斑，血疱色赤而小。脾脏发疹，色黄微赤又小斑疹。惟归肾则变而黑焉。青紫干陷。疮疹属阳，本无肾证。肾在膀之下，不受秽毒，故无证。阳取火也，肾取水也，以火用事，为水所制，岂不殆哉。然则欲救黑疮将何如？曰：先泻膀胱，而后急温脾是尔。钱氏云：黑陷青紫者百祥丸下之；不黑者谨勿下，余知其所下者，泻膀胱之邪也。小儿肾主虚，不可泻，但泻膀胱，以虚其腑，则肾邪去矣。又云：下后身热气温欲饮水者可治，水谷不消或寒战者为逆，余知其脾强者，土可以制水也。百祥丸太峻，当以宣风散代之。泻后温脾，则人参、茯苓、白术等分，厚朴、木香、甘草各半为妙。盖疮发肌肉，阳明主之，脾土一温，胃气随畅，独不可消胜已泄之肾水乎？此钱氏不刊之秘旨也。虽然疮黑本为恶证，治之有

方，犹有幸而生者。至于调卫之际，乳母不能谨口，流毒于小儿；或粥乳不时，使之饥虚；或衣被不周，致伤风冷，以至闺房有触，外邪有忤，则亦水硬变坏而归于肾，自我致寇，又谁咎耶？能调卫者，以温散汤剂，酿乳荫之，谨护风寒，使之气体和适，其于粥饵，则勿令饱而气实，饥而内虚，斯得矣，此尤在疮家垂意焉。

疮疹备论

疮疹之论，秦汉以来，其详可得闻也。粤自扁鹊仓公作古，以为婴孩汤散，当先和节阴阳，调治荣卫，方利脏腑，即热气渐解，而董汲、张涣、初虞世、栖真子诸医，认赘为嫡，每曰：疮疹证候，初见即疏利之，以宣其毒。又曰：已出者不可疏利，疮出已定，却用利之，余窃惑焉。盖尝深索古书之意，见其谆复持重，不直曰利脏腑，而必以和阴阳、调荣卫先之，则知古人所谓利者，畅达流行之谓，而非勇决峻下者此也。如曰已患之后，俗多禁饵，大小便不能，不能调汤药，以和脏腑，遂停败热于其间，是古人之利大小便，不过调剂以和之而已。如曰已出者，可服平和汤药，疗其脏腑，解其败热，以防热毒攻眼，是其解热又曷尝不用和平之剂乎？然则破诸家似是之非，开后世未明之惑，惟钱氏《直诀》、朱氏《活人书》其说为甚正。钱氏疗疮疹证候，惟用温凉药治之，不可妄下及妄攻发。朱氏曰：疮疹已发未发，但不可疏转，此为大戒。又曰：疮疹首尾皆不可下，辄用利药，即毒气入里杀人。以此观之，疮疹证状，虽与伤寒相似，而疮疹治法，实与伤寒不同。伤寒所传从表入里，疮疹所发从里出表。盖毒根于里，若下之，则内气一虚，毒不能出而返入焉。由是土不胜水，黑陷者有

之。毒发于表，若汗之，则荣卫一虚，重令开泄，转增疮烂。由是风邪乘间，变证者有之。汗下二说，古人所深戒也。调解之法将何如？曰：活血调气，安表和中，轻清消毒，温凉之剂，二者得兼而已。温如当归、黄芪、木香辈，凉如前胡、干葛、升麻辈，佐之以川芎、芍药、枳壳、桔梗、羌活、木通、紫草、甘草之属，则可以调适矣。继自今，小儿凡觉身热，证似伤寒，但未经疮痘，疑似未明，且先与惺惺散、参苏饮，或人参羌活散辈，热甚则与升麻葛根汤、人参败毒散。疮痘已出，则少与化毒汤，出不快者加味四圣散、紫草饮子、紫草木香汤、紫草木通汤，或快斑散、丝瓜汤。出太盛者，人参败毒散、犀角地黄汤。小便赤涩者，大连翘汤、甘露饮、麦门冬、五苓散。大便秘结、内烦外热者，小柴胡加枳壳汤，或小少四顺清凉饮。咽喉痛者，大如圣汤、鼠粘子汤。喘满气壅者，麻黄黄芩汤。胸腹胀满者，枳壳桔梗汤、二陈加枳壳汤。烦渴者，甘草散、乌梅汤。下利呕逆者，木香理中汤、甘草干姜汤。幼儿泄利，稠煮米汁，用匙送下，未可与乳。陷入者，加味四圣散，更以胡荽酒薄傅其身，厚傅其足，喷其衣服，并以厚绵盖之。若犹未也，独圣散入麝香、老酒调剂，或不用酒，则木香煎汤。若其疮已黑，乃可用钱氏宣风散加青皮主之。然而疮疹用药固有权度，大便小便不可不通，其有大便自调，所下黄黑，则毒气已减，不必多与汤剂，但少用化毒汤可也。大小二腑一或闭焉，则肠胃壅塞，脉络凝滞，毒气无从发泄，眼闭声哑，肌肉鳌然，不旋踵而告变矣。凡小儿先发搐而后发疮者，生疮已瘥而后发风，或吐或泻者死，先发热自利而后疮出者存；疮已发而后泄不止者亡；疮黑而忽泻脓血痂皮者顺；腹中有疮也。泻血而水谷不

消者逆；脾胃虚也。或泻血而疮坏无脓者亦不可救。胃烂也。要之阳明主肌肉，胃气不可一日而不强也，世俗无知，每见疮疹，不论男女禀受虚实，概用胡荽酒以傅其身，酒面毒物以充其腹，很曰使疮出快，其间儿气素怯，或遇天时阴寒犹可挟之而无恙，设若春夏之间，阳气发越，或儿气素强，酒面助虐，则以火济火，胃中热炽，毒蓄血聚，疮出愈难，亦或为之黑陷，当此之时，能用紫草煎汤，入生猪尾血和脑子少许以解之，犹可措手，或者更与热毒之物，遂使咽喉结闭，耳目口鼻肿满悉平，大便秘坚，小便出血而死矣。又或妄施巴粉取积之剂，则脏气暴脱，热又不除，邪气愈甚，变为喘满便血，痛烂破裂而死矣。吁！自诒伊阻如是，其可畏哉！虽然疮亦有再发者，特间有之。疮皮厚而色顽浊者发于脏，其候重。疮皮薄而色精明者发于腑，其候轻。脏热则为痘疮，腑热则为细疹。热重者疮亦重，热轻者疮亦轻。平复以还，消解余毒，甘露饮、参苏饮、人参羌活散辈，常须与之。否则败热留滞肌肉之间，亦令凹者再发，或瘢黑而不变，犹更饲之以毒，必致发痈患疮、腮肿、鼻衄、眼翳之患。疮烂成片者，黄牛粪干傅；脓多痛甚者，干净黄柏为末傅之；疮遍口中痛不能食者，五福化毒丹或生蜜浸渍黄连取汁唉之为愈。凡疮欲成痂，频以面油、乳酥、清蜜润之，可揭即揭，血出无害。若干硬已久，必成瘢痕，如茶，如醋，如猪肝、猪血之属，妄与食之，则已脱之迹，必为之黯惨。然而疮痂已脱，肌肉犹嫩，不可盥洗太早，亦不可以手加之也。胡荽酒能辟恶气，左右所不可无，或苍术、降真用之亦可，疮曰圣疮，七日热而发，七日泡而干，又七日则平复如旧矣。大抵调顺血气，温和脾胃，均平冷热，则疮出为甚易。若实实虚虚，损不足而益有余，则疮出为甚难，调解之法，无以逾此，故备论之，以解世俗之惑，云脉证于后。

疮疹证候

疮疹证候，面色燥，脸唇赤，眼睛黄，目胞赤，四肢亦赤，手足冷，耳尖冷，尻冷，鼻冷，身热，或乍凉乍热，头痛，腰脊痛，咳嗽，喷嚏呵欠，烦闷，搐跳惊悸，昏昏多睡，小便赤少，大便不通，不恶寒惟恶热，方其身热，未即发疮，迨其身凉，然后发出。

三部脉洪数往来，大小不应指而疾。

坏疮治法

一曰内虚泄泻，二曰外伤风冷，三曰变黑归肾。盖内虚泄泻者，或因脏腑虚怯，其证已逆，初发以来，自然作泻，或未发之前，误服凉药，以致泄下。凡此者，其疮不发，每形见小点，淡红而白，或白而微黄，如水泡之状，治之当用参苓白术散、南木香煎汤调下，先与止泻，然后以温和之剂发之。外伤风冷者，或因烦躁恶热，出头露面，点点方萌，遽为风冷所折，或疮出如珠，妄与解脱，以取凉快，而风冷袭之。凡此者，轻则其状如螫，色红而不发；重则陷如石，巨脚色白而冰。粗治之，当温血，散寒邪，用不换金正气散加川芎。若恶寒畏人，更加官桂、紫苏，然后与发疮之剂。或内虚泄泻，或外伤风冷，荏苒经日，胃气亏损，由是变坏焉。故令耳尻反热，其疮青紫变黑，此则肾证晓然矣。盖肾属北方水，是以其色黑，其证逆，治法先泻膀胱之腑，而后急与温脾。若其疮不黑，则断非肾证，谨不可下，请详审之。

泻膀胱法，先用桂枝、芍药、大戟等分为末，每服一钱，枣汤调下，次用宣风散一钱加青皮煎服。若泻下恶物，急以温脾汤剂继之。

疮痘为阴邪秽气所伤，亦令变坏，可用醋炭苏合香丸解之。

论升麻葛根汤

升麻葛根汤，按《和剂方》疮痘已发未发者皆可服，世俗习为常谈。不问小儿虚实冷热，自首至尾，率多用之。甚者方发而不快，既发而复陷，亦以升麻汤为常用之剂，其为害可胜叹哉！何者？葛根解表，升麻差寒，小儿气盛热多，服之犹可以消毒，万一内虚胃弱，则以水济水，宁不亏损胃气，水凝血脉，而疮疹转为之逆陷乎？夫古人所谓未发者，方身热尚疑似之时也。所谓已发者，既透彻欲成痂之候也。曷尝以发而不快与发而复陷为可用升麻哉？若不辨明，始恐世俗相传，枉死者半矣。又况人之齿牙，大热大毒，或者相习，变陷不透者，不问虚实，一概用之，其害又有甚于妄用升麻之不审也。盖疮痘变陷，有因外感风寒而压之者，治法则当解散寒邪。有内气太实、荣卫不得调畅而出不快者，治法则当流行气脉，安可概曰水冷，直用人牙，遂使小儿服之郁闷声哑[①]，迨其发出稠迭异常，往往沿此而不救矣。曷不用紫草、黄芪、川芎、甘草辈为愈哉？

疮疹恶证

疮疹属阳，春夏为顺，秋冬为逆。冬月寒盛肾水，得时多归于肾，或先如疟，后发渴。其疮色如黯血，此肾证也，不治。

春脓疮为金克木，夏黑陷为水克火，秋斑子为火克金，冬疹子为土克水，并逆。

舌黑，或鼻有黑毛，并不治。

疮已出而谵语者为恶证。

燥渴、小便涩、泄泻、不入食，不治。

疮成饼搭，黯惨不发，其声焦哑，不治。

两眼闭而黑睛蒙昧无快，不治。

面肿、鼻陷、目闭、频嚼齿者，不治。

头面肿大，疮尽爪破，或臭不可近，或脚冷至膝，并不治。

疮小黑而焦，风攻头[②]、颔、唇、项、肿硬，或胸高而突，并不治。

小儿诸病，但见两眼无精光，黑睛无运转，目睫无锋芒，如鱼眼猫眼之状，个个不治。或神藏于内，但外若昏困者无妨，其有病笃而眼中神气不脱者，犹可以活。眼者，五脏六腑神气之所举，神气已脱，脉虽仅存亦未能保。

疮疹证治 附眼药

参苏饮

前胡 去苗　人参 去节　紫苏叶　干葛半夏 汤洗七次，姜汁制炒　茯苓 去皮。各三分枳壳 去瓤麸炒　陈皮 去白　甘草 炙　桔梗去芦，各□□

上㕮咀，每服四钱，水盏半，姜七片，枣一个，煎六分去滓，微热服不拘时。

惺惺散　治小儿风热，及伤寒时气，

---

① 声哑：原作为"声嗯"，据文义改为"声哑"。

② 风攻头：原作为"风攻顺"，据文义改。

疮疹发热。

白茯苓去皮　细辛去叶　桔梗　栝蒌根　人参去芦　甘草炙　白术　川芎各等分

上为末，每服一钱，水小盏，薄荷三叶，同煎四分温服，如要和气，入生姜煎服，不拘时。

升麻葛根汤　治大人小儿疮疹已发及未发疑贰之间，并宜服之。

人参败毒散

化毒汤　疮痘已发，以此消毒。

紫草茸半两　川升麻　甘草炙。各二钱半

上锉散，每服二钱，糯米五十粒，同前旋服。

消风散　加蝉壳末，治小儿疹痘或发透或未透，或面青暴吼，是为风邪所伤用此主之。疹痘证以耳冷、尻冷、足下冷、及耳后有红缕验之，然须见心胸间细点如粟起，则为真是。

加味四圣散　治疮痘出不快及变陷者。

紫草茸　木通　南木香　黄芪微炒　川芎　甘草等分

上粗末，煎一钱，不时服。大便秘，加枳壳少许，大便如常加糯米百粒。糯米解毒能酿而发之。

紫草饮子

紫草一两

上锉细，百沸汤大碗沃之，盖定勿令气出，遂旋温服。紫草能导大便，发出亦轻。

又方

紫草茸一分　陈皮半分

上粗末，新汲水煎服。

紫草木香汤　治疮出不快，大便泄利。

紫草　木香　茯苓　白术等分　甘草炙，少许

上锉，糯米煎。盖紫草能利大便，木香、白术所以佐之也。

紫草木通汤　治疮出不快，大便泄利。

紫草　人参　木通　茯苓　糯米等分　甘草减半

上锉散，煎二钱，温服。内虚大便利者，可入南木香去紫草。

快斑散　治疮痘出不快。

紫草　蝉壳　人参　白芍药各一分　木通一钱　甘草炙，半钱

上锉散，煎二钱，温服。

丝瓜汤　发疮疹最妙。

丝瓜连皮烧炭存性，百沸汤调下。

犀角地黄汤　治疮出得大盛，以此解之。

大连翘汤　治疮疹壮热，小便不通。

连翘　瞿麦　荆芥　木通　车前子　赤芍药　当归　防风　柴胡　滑石　蝉壳　甘草炒。各一钱　山栀仁　黄芩各半钱

上锉散，每服一钱，加紫草煎温服。

人参羌活散　治小儿疹痘因服热药，多发而不透，身体、头面、两目皆肿，连日风搐，奋身硬直，羌活散并天麻防风丸煎，紫草调服。

甘露饮

五苓散

小柴胡汤

四顺清凉饮

大如圣汤

鼠粘子汤

麻黄黄芩汤

桔梗枳壳汤

二陈汤

甘草散　疮痘略出，烦渴不止。

粉甘草微炙　栝蒌根等分

上为末，煎服一钱。甘草通血脉，发疮痘。

乌梅汤　疮痘热渴。

小黑豆　绿豆各一合　乌梅二个

上㕮咀，新汲水一碗，煎取清汁旋服。

木香理中汤即和剂理中加木香、甘草、干姜汤。

加味四圣散方在前　胡荽酒，或用酒煎，或用热酒浇亦得。

独圣散

穿山甲汤洗净，炒令焦黄

上末，每服半钱，入麝少许，南木香煎汤调下。或紫草煎汤，入红酒少许调下。

宣风散

槟榔一个　陈皮　甘草炙。各一分　黑牵牛二两半，生米炒熟

上细末，幼者半钱，壮者一钱，蜜汤调，食前服。

甘露饮

五福化毒丹

加味宣风散　治肾证疮痘变黑，即宣风散加青皮一分。气怯者，外加南木香一钱，每服一钱，蜜汤调下，先下黑粪，次下褐粪，然后以和胃药加陈米，与之良久，粪黄疮自微出，又以竹园□章煎酒傅其身，即得发起。

调解散　治疮痘已发，或为风冷所折，荣卫不和；或为宿食所伤，内气壅遏，以致水硬并主之。

青皮　陈皮　桔梗　枳壳制　半夏制
川芎　木通　干葛　甘草炒　紫苏各等分　人参减半

上锉散，每二钱，姜枣煎服。

不换金正气散

黄柏膏　疮疹初萌，急以此防眼。

黄柏去粗皮　新绿豆　红花各一分　甘草生，半钱

上为末，麻油调为膏，薄涂眼眶四周，频用为妙，或胭脂傅之亦可，若用胡荽酒，尤先护肾。

人参羌活散　治疮痘热毒攻眼，赤肿，用绿豆皮煎汤调下。

豆皮饮　治斑疮入眼生翳。

白菊花　新绿豆皮　真谷精草各一分

上末，每服一钱，干柿一枚，粟米泔一盏同煎，候米泔尽，只吃柿干，日两枚。

蠓蛸散　斑疮翳眼。

真桑蠓蛸一分，炙焦研

上细末，入麝少许，每服一钱，米泔温调，临睡服。

治诸眼昏翳风痒方

真杏仁三五七粒，水浸，去皮尖。

上细嚼，和津液吞，五更端坐，常服杏仁，润肝，去尘滓也。

又斑翳方

生鳝鱼以针刺其血，瓷器盛之，点入翳上，自愈。

扁鹊油剂方　小儿方一二岁发热，恐成疮痘，以此止之。

生麻油　童子小便各半盏

上遂旋夹和，以柳枝频搅，令如蜜，每服二蚬壳许，服毕，令卧少时，但三四服，大小便利，身体热退，即不成疮痘之证。若形迹已露，则不可服也。

又方

以手蘸麻油，摩其背脊中间亦验。

灌药服药法

小儿煎药，以银盏约水半盏，药多又加多与焉。其或不能灌药，则以匙送下，服药未尽，旋旋与之。药性温热，乳食前服；药性寒凉，乳食后少顷服；和平之剂，随意无拘。

察小儿眼中神法

凡小儿病证可畏，而太冲有脉，神气未脱，囟门未陷，颜色、指甲未至暗黑者，犹可着力，虽然五脏六腑之精气皆上注于目，望而知之，当先以目中神气为验。

附：诸贤论

原痘论

魏氏曰：痘者豆也，像其形而名之也。顺其形则顺，逆其形则逆。以见前人命名之义有在矣。盖痘之为证，根于精血之初，而成于淫火之后。男女交媾，无欲不行，无火不动，欲因火生，火因欲炽，精行血就，何莫而非火之所为？且二五妙合，精血熔冶而成脏腑皮毛筋骨之形，夫形既成，而火即已中乎。众体无象无臭，人可得而测耶；毒中必发，特俟其时耳。俟时而发，必假气血，有如真金杂铜，须藉火之锻炼，斯其铜可出。故痘毒非气弗领，非血弗载。使气不盛，则何能逐其毒？血不荣，则何能任其毒？气血运用领载之功不前，又恶乎能解？以此观彼，岂不明甚矣乎？又若痘有稀稠，乃受火有浅深之故，而其吉凶生死，亦皆于此焉分，或遇天行时气击动而发者，何也？天地之沴气，与人身之遭毒同一橐籥，相感而动，如水流湿火就燥，云从龙风从虎之义，而又人之真气与客气不容并立故也。予尝愍其克害生灵，非天之设，非火之罪，诚父母之过也，明者鉴之。

看耳后红筋点歌

两耳红筋痘必轻，
紫筋次不定惶惶，
急须用药和脏腑，
十可全儿三五生。

戒烧香烟避秽

痘出之际，有寺俗会用杂香柴烧烟避秽，殊不知烟气满室朦胧，大人难以当之，小儿焉能受乎？触伤肺气，惹儿咳嗽，歹为害也，戒之戒之。只可以枣微微烧之。盖痘本属于脾土，以其枣气，则和之脾土也。

失于禁戒轻则变逆

生人往来，秽气相触，犯房室，醉气冲，詈骂呼怒，妇人经水，房内炙爆，对梳头，对搔痒，感冒风寒，房内太热，乳食过节，食蜜，食红柿，扫地。

禁忌法

常利暖，节饮食，调理得宜。勿屠宰，勿饮食歌乐，勿煎炒炙爆，勿对面荒语，勿烧烟气相触，勿嬉笑，勿僧道师巫入房内相见行净，盖等罕有存心为念，晕酒色欲者多，故反被厌耳，戒之，戒之。勿用少年女人入房，恐苟合者，恐经水者，故不净者也。新砖三块烧热，常用清水于房门外渍可也。

小儿麻痘脉诀

五指梢头冷，惊来不可当，若逢中指

热，必定是伤寒。中指独自冷，麻痘证相传。男左女右法，分明仔细看。

察　形

包血而成员者，气之形也，天之象也。毒出血从气交，则员必周净，以见气之制毒，得其官矣。附气而成晕者，血之形也，地之象也。毒出气从血会，则晕必光明，以见血之制毒，得其职矣。然如气和，血就并行，祛毒斯其邪正自分，痘可不治而自愈，苟或和者乱而顺者逆，内力不王，将见毒肆，攻剥痒塌倒陷之患作矣。治者当以实其肌表，不使内虚，宗其补益不俾毒胜庶乎可也。不然员晕之形脱去，虽力有援天下之溺者，亦无如之何也已。

验　色

五色者，五行之精华也，正则光而明，衰则惨而暗，五脏荣枯于此可见矣。故痘毒之出于脏，惟利乎明，不利乎暗。光明者，气血正也；惨暗者，气血衰也。气位王而血得其令，气位衰而血被其因。血非气则毒不收，气非血则毒不化，信乎？痘毒必气血而后，可以终始其功，且夫色之红者，毒始出也，白者毒未解也，黄者毒将解也，干黄者毒尽解也，灰白者血衰而气滞也，黑者毒滞而血干也，焦褐者气血枯也。如红变白，白变黄者生，红变紫，紫变黑者，死之兆也。且毒出于五脏，而毒不主一脏，何前人言五脏各主其色，斯言谬矣，予尝究钱氏、陈氏之论，皆过于理，有若所谓变黑归肾之说，果何谓哉？然五色固有之而又不载各脏。治法但用辛热解毒发泄之剂，若此不过攻毒动气之术耳。呜呼！痘果可以如此一例治之

哉，须察形色之浅深，辨邪正之善恶，治必固真气以胜其毒斯为可也。予曾试验无失，如此者岂有颠沛之理欤！

稀　稠

淫火逆顺，毒受浅深，痘之稀稠可见矣。盖稀如匜豆，则毒不能胜其气血，虽不治其邪自解，间有气血弱而为风寒所侵，泄泻所陷，毒药所伤者，亦有可死之理焉。稠如缀粟则气血不能胜其毒，其毒友胜，火动生风，鼓舞气血，气血柔弱则无以当其邪，表里为之不顺，荣卫为之不调，十二经络、百脉七窍皆为壅塞，如此者可得而疗乎？间有气血胜于毒者，其形员净不连，其色红活不滞，大加保元汤连进数服，防其倒陷损烂痒塌，斯为要法。奈世之为医者，不此之悟也噫。

痘疹当分轻重治之

病深药浅不能去病，病浅药深真气受弊。观其外黑里白者轻，外黑里赤者微重，外白里黑大重。青干黑、黑陷、昏睡，汗出不止，烦躁热渴、惊啼腹胀、大小便闭者困也。疮中黑点如针孔者剧。又有风邪捕于皮肤，热不得泄，疮变为瘾疹，皮肤瘙痒者轻。内先蕴热，外被风邪瘀血，则赤斑亦深。其者五内七窍皆有疮。用药之法，轻者宜匀气全其自出；半轻半重者宜解，毒散则轻也。重者利小便。大重势剧者当随症渗泄。热气冲心，谵言妄语宜朱砂、参苓之类。蒸于肝则搐搦，状如惊痫，宜防风、羌活、天麻、全蝎、南星之类。蒸于脾则腹胀渴水、目肿、大便秘，宜枳壳散、橘、曲、山栀、地黄之类。蒸于肺则喘急渴水、咳嗽鼻干，宜桑白皮、马兜铃、半夏之类。毒气

归肾、黑靥倒入者，急用猪尾膏、活血散。惟伤风伤寒亦痘疹，是汗下失过。

治痘三法

痘者，顺、逆、险三者之象也。顺者，吉之象也；逆者，凶之象也；险者，悔吝之象也。吉者不治之，治之反凶；凶者，不劳治，治亦无益；险者，则可以治之，治则转危就安矣。

魏氏三法图式

初出乃阴阳交会之际，不得其一，故立图式，以观其形，分其气血而治之。凡圈内白者属气也，圈外黑者属血也，圈内之圈若陷也，圈外散血不附也，圈内黑者气衰也，圈外黑者血干也，圈内外黑者气疮血俱衰也。

附：痘图式

始出图

顺　　初出血点，淡红润色。

逆　形如蚕种，紫黑干枯。

险　圆晕成形，干红少润。

气尊血分者生，毒参阳位者死。

一二日初出之像如粟，于口鼻、腮耳、年寿之间，先发三两点。淡红润色者，顺之兆也，顺者不治自愈，为气得其正，血得其行，其毒不得妄行肆其虐也。

于天庭、司空、太阳、印堂方广之处先发者，逆之兆也。逆者不治，为气涩血滞，致毒妄参阳位，无以当其势也。

虽稠而红，润泽成个者，险之兆也。

险者毒虽犯土，其气未离忧虑之象，未可加治，俟其气血交会之后，以保元汤加桂主之。谨防气泄血散，将无逮也。

圆混图

顺　　气溢血附，饱满光洁。

逆　气失血散，枯死不荣。

险　顶陷不滞，光洁有神。

阴阳得道而形圆，气血成功而毒化。

二三日根窠圆混，气之冲满也。气之冲满，血必归附为顺，顺者不治自愈，为气血得其道也。

根窠无晕，气离血散为逆，逆者气血交会不足，致毒乘机而犯内也。

根窠虽圆而顶陷者，血亦难聚为险，为气弱不能领袖其血也，以保元汤加芍、桂扶阳抑阴，岂有不痊者哉！

形色图

顺　　气精血荣，鲜明光泽。

逆　绵密如泡，黑紫干红。

险　根窠难起，色惨不明。

形圆而体天象，色润而现精华。

四五日观痘势之形色，则知气血之壮弱，受毒之浅深，此治法之大要也。其形失圆，光泽大小不一等，气和血就顺也。顺者自愈，为气归血附，各得其道而毒自化矣。

其形绵密如蚕种，黑陷干红紫泡者，逆也。逆者不治，为气血相离，纵毒内攻也。

其形根窠虽起，色不光洁，生意犹在，险也。险回治为气弱血盛，热虽挟毒犯上，然得交会分明，用保元汤加芍药、桂、米助卫制荣，斯为调理之妙也。

起发图

顺 气会血府，红活鲜明。

逆 气背血离，干拈绵密。

险 ⬤ 气陷血荣，色昏红紫。

气血并隆能制毒，盈亏双治见神功。

五六日气盛血荣于内，则发扬于外为顺。顺者自愈，为气血丰厚，毒受制也。

气虽旺而血不归附，其色灰陷或紫陷，或发为水泡痒塌为逆。逆者不治，为气弱血衰，致毒下陷而外剥也。

气虽正，血虽归附不厚，其色光白不荣为险。险者易治，为气盈血弱不及归附，用保元汤加木香、归、芎，助血归附气位，以全中和之道也。

浆行图

顺 气化浆行，光洁饱满。

逆 浆毒不行，神去色枯。

险 ◎ 气血少足，光润有神。

气血胜淫邪之毒，乾坤顺造化之情。

五六日，气盈血附，其毒自化，化则成浆顺也。顺者不治自愈，为气血得中，其毒自解也。

气陷血衰，其毒内伏，伏则不成浆，逆也。逆者不治，为气血相离，不能制毒而外剥也。

气交不旺，血虽归附不能成浆，险也。险者虽急，治之为气血少，寒不能制作，急投保元汤加桂、米，助其成浆，而收济惠之伟功，斯为治矣。

浆足图

顺 气足血微，神全光润。

逆 气陷不满，色枯干紫。

险 ◎ 气弱血附，光润不枯。

痘渐收而毒溢，气色满而□□。

七八日气旺血附，其毒化浆，顺也。顺则不烦，治而自愈，为气旺拘血化毒之故也。

气血乖离，其毒不化浆，逆也。逆则难治，为气血不及，不能振作以制其毒，以发痈发疔者，可生内剥外伤者必死。

其气血少缓，毒虽化浆而不满，险也。险则可治，为气血有凝不能大振，以保元汤加桂、米发阳助浆，斯可以保全生命矣。

浆老图

顺 气壮血化，毒始去身。

逆 气陷不满，毒成外剥。

险 ◎ 气平少冲，红黄色润。

血赖天和而保命，气刑毒化而成功。

八九日浆足，气血之功成矣。气血功成生命定矣，如无他证，顺而也已。

浆不足者，气血尽矣，气血尽而大命临之，逆矣。

浆不冲满，血附线红，气弱而险也，以保元汤加姜、米以助其气而驾其血，斯浆成矣，于此可见施治者之妙道也。

血尽图

顺 气平血收，光色始敛。

逆 气弱血凝，枯朽剥极。

陷 气少冲满，血亦有力。

邪正明君臣道济，真元固气血成功。

十一二日血尽毒解，气调浆足，此生生自然之理也，为顺。

或血淡而浆薄，或血凝而浆滞，以见气亏而不解为逆。

血尽浆足，温润不敛者内虚也，为险。以保元汤加芩、术，助其收敛结痂也。

结痂图

顺 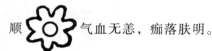 气血归本，神化功全。

逆 气血不全，功成一篑。

险 气血效功，神化大过。

君道成而臣为致，神化全而毒势平。

十三四日气血归本，毒既殄灭，浆老结痂，顺也。

毒未脱形，诸邪并作，虽云结痂，此其逆也。

毒虽尽脱，浆老结痂之际，或有杂证相仍，以保元汤随证加减，不可峻用寒凉大热之剂，恐致内损之患故也。

还元图

顺 气血无恙，痂落肤明。

逆 气血两亏，天年尽矣。

险 气血功收，神化少全。

蜕尽客感淫邪之火，补尽太和造化之功。

十四五六日气血功收，痂落而无他证，顺之兆也。

痂未易落，寒战咬牙，谵语狂烦，疔肿作者，无可生之路，逆之兆也。

痂落，潮热唇红，口渴不食者，险之势也，以四君子汤加陈皮、山楂、黄连。渴甚加参苓白术散，不解以大连翘饮去黄芩主之。证去之后，多有内损或余毒未解，此则尤为难治也。

气血偏胜受伤图

痘之初发，阴阳交会不得其一，则诸恶证生矣。盖气血不能胜毒，甚至灭亡，得其生者，百不一焉。予尝悯其痘之恶证，七日前后为陷，为疱，为痈，为疔，为痒塌，为倒陷。如此者有因毒胜而不治，有因毒胜而自痊，难于知识疗理，惟其阳毒内溃，媒孽于表里，受伤之初，又非气血能胜其所胜，而救其危也。故另立治法图式，开陈于后，尚冀治是者当加缜密，深为我而察之。

顶陷图

 阳虚阴实之象，故性好下陷也。

气弱毒滞而成形，血附浆行而顺道。

七日前后五陷者，气不足也。气不足不能收血，而毒不能成浆，盖气不胜毒故也。七日前后见此，宜治以保元汤加芎、桂、粳米，温胃助气。又以水杨汤沃洗之，血不荣加归。至十一二日浆足，或有之如血气光泽有起势者，亦不可过于治也，深恐满而过盛，反虐百骸。或血如死灰，浆不满足，其血虽附不荣而兼有内证者，生命不可保矣。

倒陷图

 内外俱虚之象，气血势离，故满而复陷也。

九仞山成功亏一篑，两仪道否治赖孤阳。

七日前后倒陷者，气血衰也；七日后根窠发足浆行之。次因泻气陷，毒即随气血而反陷也。如血不走，归附鲜明，护卫之力独在，治必有可拯之理。其血不顾，亦不挟毒内攻，祸复起于萧墙，岂可救乎？急以保元汤加苓、术、肉豆蔻，渴以参苓白术散主之，又有峻用发泄毒剂，致伤元气，而气血随毒气反陷伏者有之。用予保元汤者，岂有是患，诚谓一丝九鼎治者，不可轻视也。

阳毒图

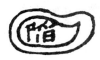

外实内虚，
阳之象也，
故性外旺。

毒聚媒孽之初，功收里补之后。

七日前阳毒者，凡疮也，或疮未痊及初结瘢处，内分必虚，毒受气血相击，周流百脉，必趋虚处而出也。盖阳疮阴毒混杂一党，反胜诸毒而名之也。其毒湿润者，为气血俱盛而诸毒易成浆。其毒枯燥干红，气血俱弱，毒与诸疮相抗而俱不成浆也。治法同彼。顶陷如枯，转润红变白，其浆自溢，于此可见治者之功效也。

毒聚于已发之未发，功收于欲危之未危。

七日后发痈者，阳毒也。痘之毒并聚一处而假其名也。盖气血不能拘收，乘载其毒，使气弱血盛，阳分空虚，血则载毒传注四肢合处。合者海也，曲池、委中是也。毒不成浆，七日前后发者，宜纵之发其毒，并从此而出也。若治其毒必从豆而散，内攻脏腑，必无可生之理。如痘毒已解，血气丰盛，宜解散其余毒，以保元汤加解毒汤主之为妙。

痈毒图

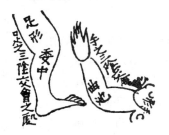

疔毒图

中实外虚，阴之象也，故性犯内。

气有全道之功，毒无立身之地。

九日后发疔，疔者钉也，毒参阳位聚而自成窠穴也。盖气位弱而血分不密，其毒性不能自散，故聚结而成其形。如气固血盛则毒受制归附岂有是耶。结于四肢或小或大，不近脏腑，惟抵穿筋骨者易治。结于头面腹背，逼近于内者，其势必攻穿脏腑，难治。如不穿者急治，治不可加峻。以保元汤加牛蒡子、当归、荆芥助气逐毒，待毒溢满自释矣。

内溃图

腹形凶象也。

起风寒不测之端，绝天地有生之路。

七日前内溃者胃烂也。盖因风寒所中，腠理固密，阴阳二分，壅塞不通，其毒内攻，气既不能拘血，血又不能载毒，脏腑之间，毒入泡炽，则溃而成脓，口舌皆白，是其验也。如此克害生灵何其惨。毒识者知痘毒未出之时，或有风寒阻隔，气粗热盛，身必战动，腹肚急痛。谨防此患，以和解汤、升麻汤逐散寒邪，开泄腠理，纵毒而出，岂有是证者哉！

保元汤加减总要

夫痘泄玄中消息，医崇心上工夫，非刺绣雕刻之难，岂像罔寻获之易。弥缝造化，起万命于迷途；窥窃刀圭，收全功于反掌。是以人参益内，甘草和中，实表宜用黄芪，助阳须凭官桂。前三味，得三才之道体；后一味，扶一命之颠危。川芎助清阳而调血，糯米温中内以壮神，豆蔻非泄利而莫投，木香必积滞而可下，当归能活动其血。对证方加芍药能收敛其阴，合宜则用。胃不实始议白术、茯苓，泻止即止。心烦热急与麦门冬、五味，渴除即除。陈皮解湿痰，黄连退虚热。毒凝滞而不透，紫草当行；气郁闷而不通，山楂莫缺；加之得当，君子登堂；用之不应，小人入室；宁可缓治于尽寸，不可纵步于毫厘，毒虽系夭横之机，世可弃保元之剂屡试屡验，能收百中之功。原吉原凶，独摄一方之力。变前人之旨，阐当世之幽，坐悟行思少声廿年，小见回生起死，敢当诸行大成，匪我能之，实天假也。

保元汤

人参二钱　黄芪三钱　甘草一钱

上用水一盏半，生姜一片，煎至五分，不拘时服。

论曰：保元汤即东垣所制黄芪汤，见《兰室秘藏》小儿方。夫是汤之剂，不越人参、黄芪、甘草而已。然此药大抵性味甘温，专补中气而能泻火，故虚火非此不去也。三味之剂借以治痘，以人参为君，黄芪为臣，甘草为佐，上下相济，治虽异而道则同。呜呼！制方之义何其妙欤！予尝计其药性之功，用黄芪能固表，人参能固内，甘草能解毒，究其痘之宜治，必须此三味之神品。偶用他方，而更密察性味善恶之可否，减削而成暗合前人之旨，非为陋窃东垣之制也。今用以治痘，令其内固外护，扶阳助气，则气于焉而生，血于焉而附，气血无恙，斯一身之真元可以保合而无坏乱矣。区区痘毒，藉此领载，则何难出之有哉？惟其是药有起死回生之功，有转危就安之力，予故替改为保元汤也，知我者谅无罪焉。或元气血与毒本同一途，何专理气而不理血，是亦一偏之说也。故惟痘之一证与他证不同，痘出阴分，先动其血，惟血本盛，故能载毒，使血一弱，则何能有为？而毒不能以自出。

此理虽然殊，不知气者又所以领载其血也。若气少馁，则血无凭藉，彼毒又将何从而载行气分哉？故治痘当先治气，此不易之常法也。又曰：血弱不能载毒，奈何？曰：毒辟则货也，血辟则舡也，货若舡败何以能负载耶？可见血虚则内虚，内虚则痘不得出，血虚非仓卒可补，故付之无可奈何。又不观孕妇出痘，热盛毒壅，其胎必落，落则血去气陷，毒复内，其人宁其生欤？此证血虚之验。或曰：白术、茯苓亦多益气，世多□之，今不加入何也？曰：苓术虽益气而性皆利燥，淡泄通利水道之剂，苟或用之，则津液随水而下，其湿润生息之气不行于上，譬诸地气不蒸，天气不降，尚何有天泽以救其物哉？由是三焦为之枯燥，气脉为之壅塞，浆毒为之不行。毒遗皮肉间，外剥之患其可复救乎？或曰：桂辛物也，痘已出，热之极矣。今更用此，诚恐重实之证生焉。曰：是知桂虽辛而不知辛能发散，且如毒壅于皮肉间与脉络之处，苟非此剂推动其毒，而毒能自散耶？况此药又能扶阳益气，充达周体，翊助参芪之力而成伟功也。夫我所谓治痘当固元气者何也？譬之用兵，惟求主将无恙而已。然后以戈甲洩兵，粮草济其武功。若主将不能胜任，则其本先已摇矣。虽有戈甲粮草蚁叠如山，将安施耶？昔武侯未死，而敌国不敢言战；武侯已死，而敌国即已据营，岂非尤可信耶？予故曰：保元汤者，治痘之要剂，用兵之要道也。予愧浅识陋见，但以二十年究理之心，颇得试验，故敢僭立是书，少济穷乡僻壤行道不及之处也。

升麻葛根汤　古方三日前后用。

升麻　葛根　芍药　甘草

上用水一钟半，生姜三片煎至五分。

和解汤　古方三日前后用。

升麻　葛根　芍药　甘草　人参　川

芎　羌活　防风

上用水一钟半，生姜三片煎至五分。

四顺清凉饮　古方七日前用。

大黄　当归　芍药　甘草

上用水一钟，煎至五分。

解毒汤　古方十四日前后用。

荆芥　甘草　粘子

上用姜一片，水一钟半，煎至五分。

大连翘饮　古方十四日后用。

连翘　当归　芍药　鼠粘子　防风
荆芥　木通　滑石　瞿麦　蝉蜕　栀子
车前子　黄芩　柴胡　甘草

上用水一钟半，姜一片，煎至五分。

参苏饮见前　十四日前后服。

四君子汤　古方不拘日例。

人参　白术　茯苓　甘草

上煎法同前。

生脉散　古方不拘日例。

人参　五味子　麦门冬

上煎汤当茶与服，止烦渴。

甘桔汤　古方不拘日例。

甘草　桔梗

上煎如前法。

参苓白术散　古方不拘日例。

人参　白术　干葛　茯苓　藿香　木
香　甘草

上煎法同前。

四苓汤　止水泻。

白术　茯苓　猪苓　泽泻

上用水一钟，煎至四分，不拘时服。

白螺散　治痘疮不收。

白螺蛳壳不拘多少，古墙上取

上用去土洗净，火炼红，取出存性，
为极细末，疮口湿处干掺为妙。

金华散　专治痘证后肥疮、痱疮、疥
癣，能收水凉肌肉解毒。

黄丹　黄柏　黄芪　黄连　大黄　轻
粉　麝香

上为极细末，疮湿干掺，燥用腊猪油
熬化调掺。

生肌散　专治疮蚀不敛，并痘后脓血
杂渗不收等疮。

地骨皮　黄连炒　五倍子　甘草　黄
柏

上为细末，干掺疮上。

以上诸品名方，乃前人所创，治各有
条，今册之入痘科，协助保元以收图治非
常之效。是以升麻葛根汤、和解汤、四顺
清凉饮，有开济之能，故用之于保元之
前；解毒汤、大连翘饮、参苏饮有治平之
能，故用之于保元之后；四君子汤、生脉
散、甘桔汤、参苓白术散、四苓汤有赞相
之能，故惟用之于保元之间。盖诸名方虽
世用功多克济之患，但不能独用于痘科，
予取之不过翊运保元以济阴阳亏盈之变，
是故治痘用药之要，始出之前宜开和解之
门，既出之后当塞走泄之路，痂落以后，
清凉渐进，毒已去尽，补益宜疏，如此者
不得不录，以备危难。其他虽有奇方异
味，迭见诸氏之书，似不合人身气血中和
之道，录之何益。

紫草膏　治麻痘不快。

紫草　白附子各一钱　麻黄去节　甘草
各二钱　全蝎十个　僵蚕炒，十个

上为末，用蜜一两，酒半盏，入紫草
煎数沸，旋旋和入前药，丸如皂子大，每
服一粒，用紫草煎汤化下，续用黄花散调
治，此上等药也。紫草膏治疮痘兼此药，
治痘兼此药，治惊痫风疾，又治疮痘出不
快，如疮初证，似伤风伤寒，惊风疑惑之
间，服之皆有主治，不至败事，医家常蓄
为妙。

猪尾膏

冰片　朱砂各一钱　牛黄一钱　一方加
麝香一分

上为细末，用活猪尾滴血为丸，紫草

汤送下。

木香散

木香　大腹皮　人参去芦　桂心　赤茯苓去粗皮　青皮去瓤　前胡去芦　半夏炙丁香　甘草各二钱

上每服水一大钟，生姜三片同煎，空心温服，量大小加减服。

异功散

木香　当归各三钱半　官桂去皮　茯苓去皮　白术各一钱　人参去芦　厚朴姜炒　肉豆蔻　丁香　陈皮　半夏姜制　附子炮，去皮

上每服水一大钟半，生姜五片，肥枣三枚同煎，空心温服。三岁作三次服，五岁二次服，一周两岁作三、五次服，量大小加减。

绵茧散　因痘疮身体肢节上有疳蚀疮，脓水不绝者，用出蛾绵茧，不拘多少，以生白矾捶碎入绵茧内，令满以炭火烧之，令白矾汁尽出方取，研细于掺疮上。

麦汤散　治水痘。

地骨皮　滑石　甘草炙，各半分　麻黄去节　人参　大黄　知母　羌活　甘葶苈各一分

上为末，每服水一盏，入小麦七粒，同煎十数沸服。

苍术散　治痘疮入眼。

苍术　干葛各一两　槐花　藁本　蛇蜕　防风　枸杞　白蒺藜各三钱　黄芩　川芎各半两　白菊花　木贼　甘草各二两　蝉蜕四钱　乳香　没药各半钱　硬石膏煅，半两

上为末，白水煎，食后服加谷精草三钱尤好。

菊花散　治痘疮入眼。

白菊花三两　绿豆壳　密蒙花　旋覆花　谷精草　甘草各一两

上为末，每二钱用干柿一枚，米泔一盏，煎干为度，取干柿食后服之。

附：朱崇正按语

予观世之治小儿痘疹方论，不为不多，而兴丧得失，难获万全。予心尝有不慊焉耳。既而获睹三山仁斋杨先生治疮疹之书，造理甚明，立方精粹，超迈于群书之右，实痘科之要典也。曩之所以不慊者，今则豁然矣。惜乎其状痘之形色、愈否未详。予则选附摘桂岩魏先生《博爱心鉴》顺、逆、险三法，形色图像并保元汤剂经验切要方论，以补其备。是书诚如乐之大成，网裘纲领，明白简易，便于检阅，庶几有补于保初活人之功，万一云尔。

小儿医难于大人

夫医之道诚为难矣，故治小儿尤为难理，宁医十丈夫莫医一妇人，何也？丈夫者，荣卫气壮，妇人血脉相冲兼产难治。《千金》云：妇人之病比男子十倍难疗乎？医十妇人莫疗一老儿，何也？妇人者气血尚盛，老儿元阳枯竭，气血皆衰，以为老儿难治乎？医十老儿莫医一不语小儿，何也？老儿元阳皆竭，气血皆衰，疼痛皆能言。不语小儿者，疼痛不能言，精神犹未备，骨气犹未坚，形声犹未正，脉息犹未全。所以难治者，语不能问其得病之由，脉搏不能诊其必然之理，故黄帝云：若吾不能察其幼小也。《宝鉴》云：冠壮易明，幼童难治。孙真人云：医有十三科，最难者无过于小儿也。

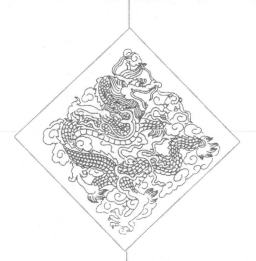

仁斋伤寒类书

仁斋伤寒类书目录

仁斋伤寒类书卷一

宋　杨士瀛　撰

明　朱崇正附遗

活人证治赋　理内通彻
攻取阴阳

一、论风寒暑湿温热诸种
脉证治法

风缓寒紧。

太阳病，自汗，脉浮缓，为伤风，用桂枝汤；无汗，脉浮紧，为伤寒，用麻黄汤。伤风证见寒脉，伤寒证见风脉，则二药兼用。

张氏云：凡服桂枝汤而吐者其后必吐脓血；诸可汗证，服麻黄汤之后，发烦，目瞑，剧者必衄血，衄乃解。

寻常感冒，不换金正气散加川芎。燥实内热者，人参败毒散与之。世俗多以五积散为常用之剂，然其用药温燥，但可施之寒湿，其他证候服之误人。

暑虚热洪。

中暑与夏月热病，外证皆相似，但中暑脉虚弱，肢节不疼；热病脉洪盛，肢体痛重。

中暑与香薷散、小柴胡汤。小便不通，五苓散。

夏月热病，用药不可太温，如表证当用桂枝汤、麻黄汤之类，须以黄芩、升麻佐之，其有表里俱热，经日不解而脉数者，竹叶汤可量与之。

中暑何以脉虚？暑伤气而不伤形，热则气散也。夏月登途，十神汤亦能解暑。

春曰温，斑曰毒。

春病曰温，脉浮紧，其病轻，夏至以前是也。

春病发斑疹者曰温毒，寸脉洪数，尺脉实大，其病重，盖阴气衰而阳气盛也。

春温，升麻葛根汤；热多者，小柴胡汤。

温毒用败毒散、葛根橘皮汤，并加紫草、芍药。

坏如疟，痉①如风。

坏病曰温疟，尺寸脉弦盛，先热后寒，吐汗下积之余证也。温疟先热后寒及寒热相等者，并小柴胡汤；先寒后热，小柴胡汤加桂；若脉紧实，大便秘，大柴胡汤下之。

痉如风痫，脉沉迟弦细，项背强急，身体反张，刚痉无汗，柔痉有汗。先谵语者发刚痉，先手足冷者发柔痉，并属太阳。盖先伤风又感寒湿，致之阳沉于阴之中，故其脉沉细。痉最难痊，十救一二。

————————

① 痉：病名。同"痉"。

湿家发汗太过亦作痉。刚痉麻黄葛根汤，柔痉桂枝加葛根汤。

风温、湿温自汗多发汗逆。

风温脉浮，张氏云：寸脉浮滑，尺脉濡弱。盖素伤于风，因而伤热所致也。湿温寸脉濡弱，尺脉小急，素伤于湿，因而伤暑所致也。外证并多自汗，谨勿发表，表汗则逆。

风温，人参羌活散、小柴胡汤、葳蕤汤。

湿温通用除湿汤、五苓散。湿气胜，身痛，大便滑，与术附汤。暑气胜，烦渴，大便秘，白虎加苍术汤。

风湿、中湿有便秘与便通。

风湿，脉浮虚，大便秘，小便利，身痛微肿，风气与湿气相搏然也。

中湿，脉沉缓，大便利，小便秘，身痛发黄，风雨袭虚，山泽蒸气然也。

风湿通用败毒散，小便不利者五苓散。

中湿通用除湿汤、五苓散。大便利，小便亦自利，术附汤①。以上总名伤寒。

二、论阴阳虚盛表汗里下及表里余证

原夫阳虚则阴从内出而恶寒，阴虚则阳自外入而结热。

经云：阳虚则外寒，阴虚则内热。阳虚于表，故阴出而乘之，所以恶寒而肌肤②怯冷也。

阴虚于里，故阳入而乘之，所以结热而燥，胃干而大便硬秘也。出入之间，寒暑则变。

恶寒者为表邪，汗则必愈；结热者为里病，下之随撤。③

阳虚阴盛表病里和，汗之而愈，属桂枝汤、麻黄汤、葛根解肌汤。

阴虚阳盛里病表和，下之而愈，属小承气汤、大柴胡汤、大承气汤，随轻重而度用之，不过除邪辅正而已。

原韵四句，汗下纲领，表证脉浮，里证脉实，有能察脉以辨其表里，验证以审其汗下，治法无余蕴矣。

脉微迟，坏病虚烦咽干，诸血诸动气，并不可汗。

脉浮涩，小便清或少，呕吐，厥逆，喉塞，诸动气，并不可下。

非汗候又不可下，表里无证但和解。④

非汗证又非下证，小柴胡汤随证加减为良。解表加桂，通里加枳壳，半表半里证亦主之。败毒散、和解散可以参用。

若经多日不大便，目中不明了，或热不止，脉虽浮数，可小承气汤、大柴胡汤下之。

有浮脉，复作里烦，内外俱见，惟渗泄。

渗泄以五苓散利小便。若久不大便而小便反清者，与桂枝汤。

若心下满，大便硬，头汗出，微恶寒，与小柴胡汤。

又：桂枝人参汤即理中汤加桂可以解表和里，桂枝加大黄汤可以解表攻里，皆主治表里俱见之证。

三、论随变随应不可拘以日数及荣卫腑脏受病浅深

意曰：脉以证别，证因脉寻。

据脉以验证，问证而对脉，证如此脉

---

① 术附汤：原作"木附汤"，据文义改。
② 肌肤：原作"支肤"，据文义改。
③ 撤：原作"徹"，据文义改。
④ 和解：原作"解和"，据文义改。

亦如此，一依条例用药；证与脉略同，则加减于其间；证与脉大异，则消息揣量，俟其形见，然后以某证某药条例主之。凡治伤寒贵乎纤悉问证。

阳脉浮长弦而盛，阴家细微缓而沉。

太阳脉浮，阳明脉长，少阳脉弦，太阴脉沉细，少阴脉沉带紧，厥阴脉微缓，尺寸俱如此。手六经足六经，经有十二，伤寒只传足六经。

始证遽阳盛，即下胃腑。

始得病便为阳盛入内之证，即属阳明。阳明即胃腑也，用小承气汤下之，不必拘以一二日在太阳。

初得若脏病，直温少阴。

阳受病则在腑，阴受病则入脏，发于阳则先属太阳，发于阴则先属少阴，此二经受病最多。

若初得病便作脉沉，厥冷恶寒，即是少阴，用干姜甘草汤、四逆汤温之。少阴反发热证，麻黄附子细辛汤。

少阴属肾，太阳属膀胱，合为脏腑，此二经受病最多者，谚曰"伤寒偏打下虚人"是也。

如脉浮多日，以有表，但病在太阳，宜究心。

张氏云：凡病至十余日，太阳证犹在而脉浮者，但治太阳，不可拘以日数，桂枝麻黄各半汤主之。

皮肤为卫，血脉为荣。荣行中，卫行外。

卫行脉外，在皮肤；荣行脉中，在血脉。风伤卫气，其病浅，故用桂枝汤以解肌；寒伤荣气，其病深，故用麻黄汤以发汗，合而谓之太阳表证也。

肌肉属胃，阴证属脏，胃入里，脏尤深。

荣卫之下为肌肉，阳明主之。肌肉之下为脏，三阴主之。胃者阳证之里，脏者阴证之里。入胃当下，入脏当温。胃府为里脏，则又深于里者矣。

四、论一证之中有表有里

岂不以恶寒一也，外热属阳，无热属阴。

太阳恶寒，脉浮有热，用桂枝汤、麻黄汤。

少阴恶寒，脉沉无热，用理中汤、四逆汤。

太阴、厥阴皆不恶寒，然厥阴只有一证，大汗出，热不去，中拘急，肢体疼，下利，厥逆，不恶寒者，四逆汤主之。

发热一也，不渴为表，见渴为里。

表有热，不渴，小柴胡加桂。

里有热，口燥烦渴，身热四肢厥而脉滑，白虎加人参汤。欲知内有热内无热，但以饮食喜冷喜热试之。

太阳发热则恶寒，阳明发热则自汗，少阳发热则呕。

有先温乃汗之证。

厥阴下利，腹满，身疼，先温里乃发表。温里用四逆汤，发表用桂枝汤。

有先解后攻之理。

太阳病不解，热结膀胱，其人善忘如狂，而血自下，下者愈。若外不解，可先与桂枝汤。外已解，但小腹结急，乃以桃仁承气汤攻之。

身疼作热，诊之浮，则腑候外应；体痛，自利，沉而得，则脏家病起。

均是身体疼痛，脉浮发热者，表未解，用桂枝汤。

脉沉自利者，里不和，用四逆汤。

凡下利须辨阴阳，三阳下利身热，太阴下利手足温，少阴、厥阴下利身冷。

热而忪①满哕曰支饮，凉而胁坚呕为里水。

身热，干呕，嗽喘，微利，心下忪忪，此为表有水，小青龙汤汗之。

身凉，干呕，汗出，短气，微嗽，微利，心下痞满，引胁硬痛，此为表已解而里有水，十枣汤下之。经云：诸有水气，目下微肿。

体如火，反欲被，寒在骨髓，热在皮肤；身极冷，犹恶衣，寒在皮肤，热在骨髓。

表热里寒者，脉沉而迟，先与阴旦汤；寒已，用小柴胡汤加桂。

里热表寒者，状如热厥，脉沉而滑，先与白虎加人参汤；热已，用桂枝麻黄各半汤。

又少阴恶寒而蜷，时烦，不欲厚衣，大柴胡汤下之。

五、论病在三阴当温病在胸膈可吐及合病并病治法误汗误
下失汗失下诸变证。

大抵无身热无头疼，则温以阴经之剂。

身热，头疼，多是阳证。三阴证例无身热，无头疼，盖诸阴经络上至颈而不至头故也，理中汤、甘草干姜汤、四逆汤温之。

惟厥阴呕涎沫，有头疼而无身热，用吴茱萸汤。

少阴有反发热而无头疼，然其脉沉，不可误下，以麻黄附子细辛汤温而表之。

但阴证终无大热，亦无汗，纵有微热，亦或下利、手足厥也。世俗不识阴证者多，每遇伤寒必欲发汗，请以上数条例鉴之。

有痰妨有胸满，则吐其膈上之忪。

病在胸膈，或多痰，或邪气妨满而怔忪者，可吐之，用瓜蒂散、栀子豉汤，或盐汤。脉微者不可吐，只用半夏、茯苓、枳壳、桔梗、陈皮之剂。

三阳明②俱可下，惟合病恶寒者有表当汗。

太阳阳明本太阳病，因汗下利小便后，胃中燥，大便坚，小便数，属脾约丸。不恶寒，反恶热，大便秘或谵语，属调胃承气汤。

少阳阳明本少阳病，因发汗利小便后，胃中燥，大便难，亦属调胃承气汤。

正阳阳明即本经自病，属小承气汤、大承气汤，三者俱可下。

惟太阳阳明合病而有恶寒之证，此则病在表，却当汗之，用麻黄桂枝各半汤。

又：喘条太阳阳明合病，喘而胸满者不可下，可与麻黄汤。盖麻黄主喘故也。

少阳阳明合病，下利，脉弦者，木克土，名曰负，不治。

并太阳在外解，若归根入胃者，本条用攻。

太阳阳明先合病，然后并归一经，但见太阳证者可汗，但见阳明证者可下。

所以阳盛有桂枝之毙，阴多戒承气之冲。

桂枝下咽，阳盛即毙，以火济火也。承气入胃，阴盛以亡，以水济水也。

当下而汗为无阳为厥竭为谵语，当汗而下为痞气为懊憹为结胸。

当下而误汗，则外泄其正气，内之邪气乘虚而出焉。当汗而误下，则内泄其正气，外之邪气乘虚而入焉。又有伏阳证

---

① 忪（zhōng）：惊，惶惧。

② 三阳明：指太阳阳明、少阳阳明合病、正阳阳明病。

候，而脉沉伏，尤不可误用热药温之，轻则变证，重则害人，常须体认。

下厥上竭者由其妄汗动血，口鼻耳目有血出也。

懊侬者，真气内虚，客气动膈。懊侬，烦郁之状。

失下则血凝气滞以热厥。

当下不下，血气不通，故热深则厥深也。热厥初得病，身有热，其脉沉滑，指爪时温，小承气汤主之。

失汗则热闭狂忘而蓄脓。

当汗不汗，蓄热化为毒血。善忘如狂，昏迷谵语，心忪语短，眼闭目红，漱水躁烦，喘满痛闷，骨热肤閖[①]，背冷足寒，小便多，大便黑，小腹结急，皆血证也。轻者犀角地黄汤，重者桃仁承气汤、三黄丸、抵当丸，取尽黑物为度。

若外不解者，用先解后攻条例。经云：血在上则忘，血在下则狂。

下后脉数，大便坚，当解瘀红之毒。

无表里证，已下后，脉数不解，消谷易饥，至六七日不大便，内有瘀血也，属抵当汤。

少者热壮与断下，转加热闷之凶。

少实人壮热下利，若用药止之，则转加热闷而死矣。

六、论审证投药三可[②]轻用

尝考夫无汗烦躁而脉浮紧者，可服青龙。

无汗脉紧为伤寒，烦躁脉浮为伤风。若无汗而烦躁，其脉浮紧，此[③]为伤风见伤寒证候，风寒俱盛，小青龙汤[④]汗之。

无汗喜渴而脉单浮者，勿投白虎。

无汗脉浮，表未解而阴气盛，虽渴，不可用白虎，太寒，可小柴胡汤。若汗后脉洪大而渴，则为里有热，乃可用白虎汤；或脉浮滑而渴，则为表里皆热，亦可用白虎汤。盖滑在浮之下生，血气实，滑脉当作里证，大抵白虎汤主病在太阳、阳明之间，若全谓太阳则表证已解，全谓阳明则大便不结，若表里之间有热，故用之。然而当用白虎汤者，可且与竹叶汤。

用热远热之为当，用寒远寒而后愈。

冬温夏清，用药亦然。谓如夏月桂枝汤加黄芩，冬月柴胡汤加桂是也。嗜饮酒者不可用桂枝，热呕者不可用生姜。

伤寒服药，中病即止，后服不必尽剂。

阳明自汗引饮，则五苓散非可轻进。

阳明汗多以利小便为戒。汗多则胃燥，虽渴不可用五苓散，恐利其小便，胃愈燥也，可竹叶汤。此渴证与其他不可。

太阳自汗数尿，则桂枝汤不容妄取。

桂利小便。自汗数尿，津液已泄，故不可与桂枝汤，误服桂枝，得之便厥，但用甘草干姜汤、芍药甘草汤，甘辛以表之，皆去桂枝[⑤]。

发散为阳，药以甘辛；涌泄为阴，剂惟酸苦。

阳虚阴盛，汗之则愈，故用甘辛发散以助阳，甘辛之药为能复其阳气也。

阴虚阳盛，下之则愈，故用酸苦涌泄以助阴，酸苦之剂为能复其阴气也。

口噤咬齿大承气。

刚痓，咬齿口噤，胸满，脚挛，大承气汤主之。

吐取豉行。

瓜蒂散、栀子豉汤皆用豉。

---

① 閖：福州方言，皮肤发烫的感觉。
② 三可：疑作"三不可"。
③ 此：原作"比"，据文义改。
④ 小青龙汤：疑作"大青龙汤"。
⑤ 桂枝：原作"桂甘"，据上文文义改。

奔豚动气用桂心。

动气曰奔豚，桂利小便而泄之，故动气药中多用桂。

大抵水结不散，气与之搏，即发奔豚。治法多利小便，勿汗下，或用理中汤去术加桂，盖肾恶燥，故去术也。

呕由姜主。

呕家圣药是生姜，《千金》之说信矣。然气逆作呕，生姜散之；痰与水作呕，半夏逐之。呕有热有寒，生姜于寒证最便；若遇热呕，不可无乌梅。

七、论脉证顺逆及诸恶证不治

又当知阴病阳脉与汗后而平静者活，阳病阴脉兼汗已而疾洪者亡。

阴病阳脉则不成，阳病阴脉则不永①。得汗而脉静者生，汗已而脉躁疾者死。故汗后复热，其脉躁疾，狂言不食，曰阴阳交，不治。

凡汗后复热，脉浮数或洪大者，为表证犹在，当再汗之。若脉沉实则下之。

尺寸脉俱虚而热不止者，不治。七八日以上，发大热者，难治。大发湿家汗则成痉，热而痉者不治。又厥逆，胃脉无脉，服药后，脉不至，或脉暴出者，并死。

厥而烦加吐泻，肾证未易保。

少阴证四肢厥冷，吐利，烦躁，不治，盖真阳气绝而虚阳独用也。

厥而利反能食，除中何以当。

厥阴证，厥逆下利，当不能食反能食者曰除中，不治。张氏云：胸中如虫咬，粥入则出。盖暴多食，一顿而绝也。

或气出呕闷，或肢冷脐硬。

张口出气，干呕，或目眶陷，不治。上气喘粗，心下洼闷，不治。四肢冷，脐下绞痛如石硬者，逆。

或口噤汗战，或肝弦土伤。

汗出如油，口噤肉战，呻吟喘促者，死。

六七日传厥阴经，脉来浮缓，此为胃气全，其病欲愈，荣卫将复，寒热作而大汗解。若脉弦为厥阴肝经移气克土，肝受贼邪，不治，故有耳聋，舌卷，囊缩之证。

又阳明少阳合病，下利，脉弦，木②克土，不治。

两感之与脏结脏厥。

两感乃阴阳二经双传，最恶，不治，有本条。

脏结者证如结胸，舌上苔滑，虽能饮食，然时时下利，脐腹引阴筋急痛，不治，有本条。

脏厥者七八日，肌肤冷，下利发躁，无时暂安，不治。

多日而为毒阴毒阳。

阳气暴绝病为阴毒，阴气暴绝病为阳毒，非得汗不能复其正气。然此二毒随气逆上，结伏于胸中，皆令人心腹筑痛。有自利者，有用药而不得利者，并要随其寒温而利逐之，庶几毒泄则暴绝之气复，荣卫流行，自然大汗而解矣，药证详见本条。凡阴阳二毒，急作救疗，过六七日者不治。

烦躁结胸。

结胸证具，更加烦躁者逆，盖阴气内绝而孤阳不生也。

重暍寻衣而直视。

误发湿温汗曰重痓，不治。目直视，口鼻黑，手寻衣缝，最逆。形体暗惨，直视，摇头，为心绝，不治。狂言，直视，遗尿，为肾绝，不治。喘满，下利，妄

---

① 永：原作“水”，据文义改。
② 木：原作“本”，据文义改。

言，直视，亦死。

又日晡潮热，独语直视，如怔①，甚则循衣摸床，但谵语者，承气汤下之。下后脉弦者生，脉涩者死。弦为阳，涩为阴，是阳病见阴脉也。

缩囊咳逆。

厥阴，唇青舌卷黑而肾囊缩者死。伤寒，腹满而泄或咳逆不止者死。

离经代脉以皆戕。

损脉离经②，一呼一至为不及；至脉离经③，一呼二至为太过，惟阴易、阳易二证有之。

代脉动而中止，不能自还，因而复动，元气绝也，并不治。张氏曰：乍数乍疏者死。又曰：伤寒脉结代，心动悸，炙甘草汤主之。

八、论变例法当通变

断之曰：阳明无汗，少阴反热，取表以温。

阳明反无汗，皮上如虫行，此为久虚，用术附汤、建中汤温之。又阳明脉浮，无汗而喘，可发汗，用麻黄汤。又阳明脉迟，汗出多，微恶寒者，表未解也，用桂枝汤。

少阴反发热，脉虽沉，麻黄细辛附子汤微汗之。又少阴反发热，自利，厥逆，无脉，用通脉四逆汤。又少阴病二三日，常见少阴无阳热中满之证，用麻黄附子甘草汤。少阴亦有反自汗之证，见无阳咽痛条。

太阴腹满脉浮，与桂枝汤。

少阴口燥，阳明汗多，急攻其内。

少阴口燥咽干而渴，恐肾汁干，大承气汤急下之。者④口燥，自利，心下痛则为积证，亦用承气汤。少阴恶寒而蜷，时烦，不欲衣被，为表寒⑤里热，大柴胡汤

下之。少阴多日，脐⑥腹满，不大便，可与承气汤。

阳明发热汗出多，恐胃汁干，大承气汤急下之。

又太阳结热在里，往来寒热；太阳发热，吐利，心下痞；便太阳无表里证，发热多日，大便难，并用大柴胡汤下之。此亦变例。

下腹满，下缩囊，皆阴证之下剂。

太阴腹满时痛，桂枝加大黄汤。若腹满而脉浮，则表证犹在，只用桂枝汤微汗之。

厥阴舌卷囊缩，为毒气入脏，承气汤下之。厥阴下利，谵语，脉不微细，与小承气汤。

温漏虚温涩脉乃阳家之温辈。

太阳证发汗漏不止，拘急恶风；太阳风湿八九日，身烦疼，脉虚浮涩，通用桂枝⑦加附子汤、芍药甘草附子汤。太阳七八日，脉细，恶寒，为阴阳俱虚，黄芪建中汤。太阳风湿，身体肿疼，汗出短气，恶风，小便不利，甘草附子汤。太阳心中悸而烦躁，小建中汤。太阳汗后或下后，病不解而烦躁，茯苓四逆汤。

至若阴极发躁脉沉迟，热极发厥脉沉滑，与夫阴证似阳脉沉微，阳证似阴脉沉滑，又当识脉之所在。

物极则反，寒暑则变，证虽难疑似，

---

① 怔：疑作"怪"。

② 损脉离经：损：耗损减退之意。于阴盛脉搏至数减少一类的脉。《难经·十四难》："一呼一至曰离经"。

③ 至脉离经：至，增进之意。于阳盛脉搏至数增多一类的脉。《难经·十四难》："至之脉，一呼再至曰平，三至曰离经"。

④ 者：疑作"若"。

⑤ 寒：原作"塞"，据文义改。

⑥ 脐：原作"脉"，据文义改。

⑦ 枝：原作"皮"，据文义改。

脉可推寻。数热迟寒，阴阳别矣。

又阴盛隔阳证，身冷，烦躁而不饮水者是，霹雳散主之。

厥有二证：初得病，身热，烦躁，大小便秘，以至于厥者，为热厥，其脉沉滑，可下之；初得病身不热，大小便利，常凄清而厥者，为冷厥，其脉沉迟，可温之。又有发寒热而厥者，面色不泽，眩冒无脉，急与麻黄甘草附子汤以汗之，汗解则生，服药无汗或脉不至者不治。

凡当汗当下者，如更有他证相妨，切须且用和解，俟其他证已退，即依汗下法。谓如脉来微迟虚涩，不可汗下，且与建中汤辈。四肢厥冷不可汗下，且与通和血脉。脐间动气，不可汗下，且与理中汤去术加桂，俟其脉不微迟虚涩，俟其四肢已和，俟其动气不作，然后详审表里而汗下之。至若结胸当下，厥冷脉微，即未可下，且与枳梗汤之属。热厥当下，疑似未辨，且以理中汤试之。

谨勿尚急，急则误，误则不可救解，戒之哉！

妊娠伤寒，产前安胎，产后调血，川芎、香附为要药。发热以小柴胡主之，汗、下、温法酌量而已。

伤寒多日，忽觉浑身瘾疹发越而痒，此乃用药中病，阴阳分别，荣卫流行，病气自毛窍中出也。他病亦然，小儿惊风发热、将产亦如是。

伤寒格法，张长沙开其源，朱奉议导其流，前哲后贤，发明秘妙，吾儒之孔孟矣。世有谓《伤寒论》其辞艰深，亦有以问答繁多，增益意度，议《活人书》者多见，其不知量也，活人宗师张、朱作古，是篇刊布，不敢名称，使学者稽为验为决，以溯古人之用心，皆知起敬。

附一：司天在泉五运六气之图

司　天　在　泉　图			
金燥司天 酉	阳明 卯	火君司 午	阴少天 子
在	在		
火君泉阴少	金燥泉明阳		
木风司天 亥	阴厥 巳	火相司 申	阳少天 寅
在	在		
火相泉阳少	木风泉阴厥		
水寒司天 戌	阳太 辰	土湿司 未	阴太天 丑
在	在		
土湿泉阴太	水寒泉阳太		

图　之　运　五	
微少癸戊太微　火运　太天过符岁赫伏会曦之气平明之纪纪升明纪	商太庚乙少商　金运　太天过符岁坚从会革成之气平审之纪纪平纪
太乙天符岁会	应天为天符
宫少己甲六宫　土运　太天过符岁训卑卑会阜之气平备之纪纪化纪	
承岁为岁会	
角太壬丁少角　木运　太天过符岁发委会和生之气平敷之纪纪和纪	三合为治
	羽少辛丙太羽　水运　太天过符岁润衍会流流之气平静之纪纪顺纪

云先立其年以明其气，是知司天在

泉，上见下临，为其始也，如子午卯酉，阴阳互换，六气在其中矣。胜复之理，补泻之法，可从而推之。诀曰：子午少阴君火天，阳明燥金应在泉，丑未太阴湿①土上，太阳寒水两连绵，寅申少阳相火旺，厥阴风木地中联，卯酉却与子午比，辰戌巳亥亦同然。

岁会者，甲己化土而遇辰戌丑未之岁，乙庚化金而遇申酉岁之类。太乙天符，如乙酉岁，乙庚化金而遇酉，又上见燥金司天也。天符者，如丙戌岁，丙辛化水上见寒水司天是也。司天符者如庚子、庚午岁，下临燥金在泉。同岁会者，如辛丑辛未岁，下临寒水在泉是也。岁遇天符，岁会则为卑气。阳干阳辰则为太过，阴干阴辰则为不及也。

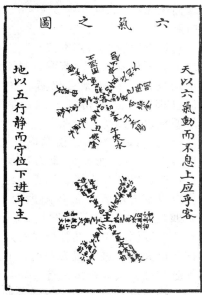

六气图说曰：太阳寒水治宜热，阳明燥金治②宜苦温，少阳相火治宜咸寒，太阴湿土治宜苦热，少阴君火治宜咸寒，厥阴风木治宜辛凉。六气之行，各居六十日有奇，以其时而化其气，过犹不及，病乃生焉。故察其盛衰，以味折之，以正其气。经云：必折其还气而取化源，益其岁元，使邪胜，使暴过不生，奇疾不起，是理岁之大要也。

附二：伤寒脉法指掌图

阳脉 阴病见阳脉则生。

大 满指散漫，虚而洪盛。大为血虚，大为病进，大为气盛。浮大昼加，中缓而大，为胃土正脉。

浮 重按不足，轻按有余。浮为在表。浮而缓为太阳中风，浮而紧为太阳伤寒。浮而数，浮为风，数为虚，则洒淅恶寒也。

数 去来促急，一息数至。数为热为实。浮而数，可发汗。浮数而大，邪气传也，浮数而微，邪气不传。

动 当关如豆，厥厥动摇。阴阳相搏名曰动。阳动则汗出，阴动则发热。形冷恶寒，此三焦伤也。数脉见于关上，上下关头尾如豆大，厥厥动摇名曰动，动为阳，虚为痛。

滑 状如转珠，圆盛而实。翕奄沉为滑。翕，合也，言张而复合也，故曰翕，为正阳。沉言忽降而下，故曰沉，为纯阴。方翕合而降下也。奄为奄忽之间，此阴阳和合也，为实为吐。

阴脉 阳病见阴脉则死。

沉 轻按不足，重按有余。沉为在里，为寒为实为水。沉细夜加，沉则荣气微也。

涩 按之战栗，如刀刮竹。荣气不足也，为少血，为亡汗，为逆冷。阴脉迟滞，故知血亡。

弱 轻取无力，按之欲绝。卫气弱名曰碟，荣气弱名曰卑。卑碟相搏名曰损。阴脉弱则血虚，血虚则筋急也。

弦 状如弓弦，紧动不移。脉浮紧名曰弦，为痛，为寒，为水气。纯弦劲急，死脉也。

微 轻细而软，似有若无。动气衰也，为衄，为泄，为亡汗，为亡阳。

结 往来迟缓，时止复来。脉来缓，时止复

---

① 湿：原作"温"，据文义改。
② 治：原作"金"，据文义改。

来，名曰结。阴盛则结，结者阴阳气不相杂。脉蔼蔼如车盖者，阳结也，阳气结于外；脉垒垒如犹长竿者，阴结也，阴气结于内。

促往来急数，时止复来。脉来数，时正①复来名曰促。阳盛则促，盖阴阳之气缓数不相续也，致为病脉，非若结代之脉，动而中止。为饮，为痰。

濡上下和柔，按之虚弱。阳脉，寸口也。浮大而濡；阴脉，尺中也。浮大而濡。上下同等为和，又为虚，为痹，为自汗。

缓动无偏胜，去来微迟。阴阳脉浮大而濡，上下同等名曰缓，缓为病后阴阳将复而和缓也，小快于迟。若寻常迟缓则为虚，为风。

紧去来过常，动如转索。阳脉紧，雾露之气中上焦；阴脉紧，寒邪中下焦。上焦为太阳，主头痛项强；下焦为少阴，主内栗，足膝逆冷。诸紧为寒为痛。

迟去来极缓，一息三至。迟为在脏，迟为寒。阴脉迟涩，故知亡血。

芤中空旁实，浮之又浮。荣气不足也，为虚，为失血。

散按之解散，阴阳离也。伤寒咳逆上气，其脉散者死，谓其形损故也。

革气血改革，不循常度。脉弦而大，弦则为减，大则为芤，减则为寒，芤则为虚，寒虚相搏，此名为革，妇人则半产漏下，男子则亡血失精。

代动而中止，不能自还。真气衰极，脉不能自动，因呼吸相引而动，为死脉也。

四时脉

春脉弦属肝，夏脉洪属心，秋脉浮属肺，冬脉沉属肾。脾脉中缓，分旺于辰戌丑未之月各一十八日，共七十二日也。

六经本脉

太阳尺寸俱浮，少阳尺寸俱弦，阳明尺寸俱长，太阴尺寸俱沉细，少阴尺寸俱沉，厥阴尺寸俱微缓。

残贼脉

弦紧浮滑沉涩，此六者名曰残贼，能为诸脉作病也。风则脉浮，寒则脉紧，中暑脉滑，中湿脉涩，伤于阴则脉沉，伤于阳则脉浮。

同等脉

弦为痛，纯弦为死脉。寸口关上尺中，三处大小浮沉迟数同等，虽有寒热不解，此脉阴阳为和平，虽剧必愈。

浮沉迟数脉

浮：诸浮为在表，为阳。

沉：诸沉为在里，为阴。

迟：诸迟为在脏，为寒。

数：诸数为在腑，为热。

微衰脱绝脉

脉敝敝如羹上肥者，阳气微也。脉索如蜘蛛丝者，阳气衰也。脉绵绵如泻漆之绝者，亡其血也。脉浮而洪，身汗如油，喘而无休②，北气命绝。

时脉

立夏得洪大脉，是其本位，其人病身体苦疼重者，须发其汗。若明日身不疼重者，不须发汗。若汗濈自出者，明日便解。何以言之，立夏得洪大脉，是其时脉，故便然也，四待故妃③。

或曰杂病以弦为阳，伤寒以弦为阴；杂病以缓为阴弱，伤寒以缓为和缓，何也？曰：杂病以弦为阳者，脉近乎浮，实也。伤寒以弦为阴者，弦乃阳为阴所郁，如养时寒气尚凛，阳不得发越，故春脉弦。经云：厥阴之至，其脉弦是也。若缓者，伤寒以大为病进，缓为邪退，邪退病除则气脉和缓，故为欲愈之脉。杂病以紧为七表，伤寒以紧急少阴，盖紧者仲景多言咽痛、下利、虚损、多汗等证，然在阳经则浮而紧，在阴经则沉而紧也。若时疫流行，经所谓天地之气胜复之作不行，于证诊当于运气内详之。

---

① 正：疑作"止"。

② 无休：原作"天休"，据文义改。

③ 故便然也，四待故妃：疑为衍文。

仁斋伤寒类书卷二

宋　杨士瀛　撰
明　朱崇正附遗

伤寒总括

调理伤寒统论

伤寒汗下温之法，最不可轻拘脉以验证，问证而对脉。太阳者阳证之表也，阳明者阳证之里也，少阳者二阳三阴之间，太阴、少阴、厥阴又居于里，总而谓之阴证也。发于阳则太阳为之首，发于阴则少阴为之先，太阳恶寒而少阴亦恶寒，但太阳之脉多浮，少阴之脉沉细，与其他症状亦自异也。发热恶寒，身体疼痛，或自汗或无汗，是为表证，可汗。不恶寒反恶热，手掌心并腋下溅上①而汗，口燥，胃干，壮热，腹满，小便如常，不白不少，而大便秘硬，是为里证，可下。厥冷，蜷默，自利，烦躁而无身热头疼，是为阴证，可温。单浮与浮洪、浮数、浮紧者，此表病之脉。脉滑实、弦紧，中间数盛者，此里病之脉。沉而微细、缓弱者，此阴病之脉。在表者邪传于荣卫之间，在里者邪入于胃腑之内。胃腑而下，少阳居焉，若传次三阴则为邪气入脏矣。胃腑如府库之府，故谓之里。少阳一证惟小柴胡汤和解之。三阴之经曰脏，大抵以刚剂温之。荣与卫均为表也，亦均可汗也。然自汗者为伤风，风伤

卫气，卫行脉外，其脉浮缓，而病尚浅，则以桂枝汤助阳而汗之轻。无汗者为伤寒，寒伤荣气，荣行脉中，其脉浮紧，而病稍深，则以麻黄汤助阳而汗之重。荣卫固为表也，胃腑亦可以为表也，然以腑脏而分表里，则在腑者谓之表，在脏者谓之里，胃取诸腑可以表言，若合荣卫腑脏而分之，则表者荣卫之所行，里者胃腑之所主，而脏则又深于里者矣。荣卫属太阳经，胃府属阳明经，脏属三阴经。审脉问证，辨名定经，真知其为表邪，则汗之；真知其为里邪，则下之；真知其为阴病，则温之。表有邪则为阳虚阴盛，而发表之药温；里有邪则为阴虚阳盛，而攻里之药寒；阴经受邪则为脏病，而温阴之药热，是三者贵乎得中否，则宁可不及亦不可太过。得中者上也，不及者次也，夫苟太过则斯为下矣。盖得中者，如此而汗，如彼而下，又如彼而温，桂枝、承气投之不差，姜、附、理中发而必中，重者用药紧，轻者用药微，不背阴阳，深合法度，故曰得中者上也。宁可不及者，证与脉大同而小异，名与证似异而实同，当五分取汗，而三分之剂散之；当五分转下，而三分之剂导之；当纯刚温里，而略温之剂扶持之；未可汗下者，与之和解；未可遽温者，且安

---

① 溅上：疑作"溅然"。

其中。若犹未也，则增减于其间，细细而加消详，徐徐而就条理，虽未遽安，亦无传变，故曰宁可不及者次也。太过者，粗工不知深浅，轻举妄动者为之，或问证而不知脉，或执脉而不对证，或名实之不辨，或日数之为拘，遂有汗下太早之失，甚者谩曰：不问阴阳，当汗而反下，则为痞，为结胸，为懊憹；当下而反汗，则为谵语，为无阳动经，为下厥上竭。至于阳厥似阴之类，误以刚剂投之，舌黑，发狂，闷乱可畏。性命至贵，可轻试哉？故曰：夫苟太过则斯为下矣。大抵治伤寒有法，与治他病不同，条例审的，药进病除；除剂少差，生死立异。古之人处方立论，曰可汗、曰可下、曰可温、曰和解、曰少与、曰急下、曰随证渗泄，与夫先温其里乃发其表、先解其表乃攻其里，谓知音者若纲在网，有条不紊，此固得中者之事也。若班固谓有病不服药常得中医，许仁则以为守过七日最为得计，此非宁可不及之意乎？王叔和善脉而且以承气为戒。初虞世善方，而论伤寒一节，且谓麻黄、桂枝非深于其道则莫之敢为，又非所以为太过者之戒乎？论而至此，则知古人之立论甚严，而伤寒汗下温之法其不可轻也，信矣！虽然，汗下温之法，固自有定论也。经云：伤寒六七日，目中不了了，无表里证，脉虽浮，亦有可下者；少阴二三日，无证，亦有可汗者；阴证四逆，法当用温，而四逆散辈中有柴胡、枳壳，此岂厚诬哉？曰：医在九流之中，非圆机之士不足与语也。何者？脉虽浮而亦可下者，无表里证，谓六七日大便难也，藉使大便不难，其敢轻下之乎？少阴病亦有发汗者，谓阴证初病便属少阴而反发热，少阴本无热今反发热者，是表犹未解，故用温药微取其汗也，藉使身不发热，其敢轻汗之乎？四逆汤用姜附，四逆散用枳柴，一热一寒，并主厥逆，固不侔矣。然传经之邪与阴经受邪初病便厥者不同，故四逆散用药寒，主先阳而后阴也；四逆汤用药热，主阳不足而阴有余也。敢例视阴逆，一切温之乎？不特此尔，伤寒有始得病，其脉沉数，外症腹满，口燥烦渴，即为阳盛入内之证，医法以下剂攻之，不可概以一、二日太阳而发表也，前所谓阴证伤寒，初病以来便见脉沉，厥冷，恶寒，更无头痛，即是少阴受病之证，医法以干姜、附子辈温之，又不可概以三阴传次先太阴而后少阴也。若张氏之论日数则曰：日数虽多，但有表证而脉浮者，犹可发汗；日数虽少，若有里证，而脉沉实者，即须下之。是日数之不可拘也如此。孙思邈云：服承气得利，谨不中补，热气得补复成，此所以言实热也。王叔和有曰：虚热不可大攻，热去则寒起，此所以言虚热也，二人之言殊途同归，是虚实之不可不辨也如此。又况寒温热同实而不同名，暑、湿、风异种而有兼病。异气之相乘，他邪之并作，表证中之有不可汗，里证中之有不可下，三阴可温而攻积，证者不同，表里俱见，与半表里、无表里者有异，中暑、热病疑似难明，伤寒、伤风脉证互见，阳明本多汗而有反无汗之形，少阴本无汗而有反自汗之症，或阴极发躁，热极发厥，阴证似阳，阳证似阴，差之毫厘，谬以千里，又有痰证、食积、虚烦、脚气证似伤寒，不可以伤寒之法拘之。自非心领意会，达变知几，体认之精，发用之审，则纵横泛应几何而不误哉？孔子曰：可与适道，未可与立，可与立，未可与权。是说也，亦在夫人权之而已矣。

阴阳虚盛用药寒温辨义

外有脉内无脉为外实内虚，外无脉内

有脉为内实外虚。虚实之义随其脉之有无者言之，人所共知也，若夫伤寒一书所谓阴阳虚盛，则精微之义不无辨析于其间。《四十八难》曰：病之虚实，出者为虚，入者为实。盖外有脉者表之真阳气虚，故阴邪以盛出而乘阳，是以脉浮于外，其病在表，法当汗之。当其阴邪出表，脉浮于外之时不可自惑，以为阳脉盛也。内有脉者，里之真阴气虚，故阳邪以盛入而乘阴，是以脉实于内，其病在里，法当下之。当其阳热入里，脉实于内之时，不可以自惑，以为阴脉盛也。是说非古人之立意也，盖使人知如此之为阴盛，则抑阴而助阳；如彼之为阳盛，则抑阳而助阴。阴盛而邪出于外者，发表之药当性温以助阳，如桂枝汤之类是也；阳盛而邪入于内者，攻里之药当性寒以抑阳，如承气汤之类是也。或曰阴出而乘于外是阳之不足也，发汗则亡阳，而汗之何哉？是大不然。阴邪传于外，不汗之则邪何由去？桂枝之性温，温之乃所以助阳，阳有所助而长，则阴邪之所由以消，甘辛发散为阳者，此也。张氏所谓承气入胃阴盛以亡者，正恐阴盛出外，而误以承气下之，外得寒以助邪内攻，虚而损正，安得而不亡？或者又曰：阳入而乘于内，是阴之不足也，阴受病则当有以温养而下之何哉？是又不然。阳邪入于内，不下之则邪何从出，承气之性寒，寒之乃所以抑阳，阳有所抑而微，则真阴之所由以长，酸苦涌泄为阴者此也。张氏所谓桂枝下咽阳盛即毙者，正恐阳盛入内，而误以桂枝汗之，内得热以助邪，外撤虚而损正，又安得而不毙？观古人发表之药多温、攻里之药多寒，则知阴阳虚盛之意微，非止为汗下设，正所以为用药寒温设也，可不明辨哉？桂枝汤、麻黄汤辈，夏月用之须加黄芩、升麻；柴胡汤辈，冬月用之须加官桂。

表里虚实辨义

伤寒治法，内则审脉，外则审证，大要辨表里虚实为先。病在表有表虚，有表实。病在里，有里实，有里虚。又有表里俱虚、表里俱实，毫厘之分，贵乎早辨。表虚者脉浮而缓，自汗，恶风，用桂枝汤以解肌。表实者脉浮而紧，无汗，恶寒，用麻黄汤以发汗。里实者脉伏而牢，心腹痛结或大便坚，小承气汤、大柴胡汤以下之。里虚者脉沉而弱，自利，厥冷，理中汤、四逆汤以温之。至若表里俱虚，则举按脉虚，如急救表里之类，下利，身疼，先与四逆汤；清温自调后，与桂枝汤是也。表里俱实，则举按脉实，如表里俱见之类，脉浮，尿赤，与五苓散；设下腹痛，与桂枝大黄汤是也。大抵出入传变各有处所，浅深轻重，时刻异同，精对无差，立当见效。

六经用药格法

太阳属膀胱，非发汗不能愈，必用桂枝、麻黄以助阳却邪。阳明属胃，非通泄不能痊，必用大黄、芒硝以疏利阳热。少阳属胆，无出入道，柴胡、半夏能利能汗，消解血热，黄芩佐之。太阴脾土性恶寒湿，非干姜、白术不能温燥。少阴肾水性恶寒燥，非附子不能温。厥阴肝木藏血荣筋，非芍药、甘草不能滋养，此用药经常之道也。然三阳汗、下、和解，人皆知之。至若太阴温燥不行，则亦当温利，如桂枝加大黄之类，是太阴自阳明而出也。少阴虽用附子，亦有麻黄细辛之证，是少阴自太阳而出也。厥阴类例，其间有用桂者，是厥阴自少阳而出也。其或太阳少阳二经郁闭，则三阴皆自阳明出焉，故三阴皆有下证。如太阴腹满时痛，为有积；少阴咽干口燥，为肾汁干；厥阴烦满耳聋，舌卷囊缩，为毒气入脏，皆当下之。知乎此，则伤寒用药之法随变随应而不穷矣。虽然，伤寒七日传遍六经，此约法也，或首尾只在一经，或间传一二经而止，又不可拘，但据脉与外证验之，是为活法。

是篇用字，膀胱即太阳，胃即阳明，胆即少阳，太阴曰脾，少阴曰肾，厥阴曰肝。盖取其音律正耳。

伤寒内实大热，通利之后已得轻瘥，且量进白粥，两三日未可遽与和胃之剂，热气得之，又复作也。继此，旋以易简温胆汤入竹茹与之，或二陈汤加前胡亦可矣。二药伤寒瘥后通用，无热者只守本方。世俗以四君子汤为贵，细①循习用之，不思内有白术温而闭气，往往因此而燥闷矣。

---

① 细：疑作："悉"。

仁斋伤寒类书卷三

宋　杨士瀛　撰
明　朱崇正附遗

伤寒证治

表里汗下二证

发热憎寒体痛时，脉浮解表定无疑，
不憎寒却频憎热，多汗咽干里下之。
表证脉浮，身体肢节疼痛，恶风恶
寒。
里证脉实而不浮，不恶风寒反恶热，
身不疼，自汗谵语，不大便或咽干腹满。
表里俱见证，张氏用五苓散，真人用
桂枝大黄甘草汤。一块生姜两个枣，肉桂①大黄
甘草等，满盏水煎存七分，表里伤寒只一扫。岳阳楼
降笔②。

三阳三阴脉

阳属膀胱胃胆间，阴居脾肾更连肝，
浮长弦细沉微缓，审脉仍将外证看。

三阳外证 足之三阳从头走足。

腰脊头疼热恶寒，目疼汗热鼻中干，
耳聋口苦时干呕，胸胁坚疼寒热干。
太阳证，腰脊强，头项痛，发热恶
寒，若伤风则鼻塞恶风。

阳明证，目疼，身热，鼻干，不恶寒
反恶热，自汗出，不得卧，内实大便难。
少阳证耳聋，胸胁痛，或口苦咽干，
目眩，或往来寒热而呕。
阳病体轻，脉轻，外证壮热，烦渴，
大小便秘，头面有汗，昏愦气粗，扬手掷
足。

三阴外证 足之三阴，从足走腹。

腹满肢温利不烦，舌干燥渴或憎寒，
唇青舌卷多烦满，筋急囊间缩又挛。
太阴证，腹满或痛，手足温，自利不
渴，喉下干。
少阴证，口燥舌干而渴，或口中和，
则恶寒，常默默欲寐，不欲见光明，有时
腹痛又有咽痛二证。
厥阴证唇青，舌卷，烦满，筋急，囊
缩，妇人则乳缩。或消渴，饥不欲食，食即
吐蛔。
阴病体重，脉重，外证厥冷，唇青，
腹满不渴，大小便自利，惺惺而静，引衣
自盖，足挛而卧。三阴病无身热，无头
痛，其或渴者，阴极发燥也。
阴证唇青舌黑，或白苔或卷强者，用

---

① 肉桂：疑作"桂枝"。
② 岳阳楼降笔：疑为衍文。

生姜频擦唇口，续又易之。姜能回阳、生胃、解毒、温血、散气，擦之后阴消阳长，黑转而红，最为良法。

汗下温正法

太阳伤风，自汗，恶风，桂枝汤。伤寒无汗，恶寒，麻黄汤。风寒俱盛，则以桂枝、麻黄汤兼用。自汗，小便数者，勿用桂枝，可干姜甘草汤、芍药甘草汤。桂枝汤、麻黄汤，夏月用之须加黄芩。

阳明不恶寒，反恶热，自汗，大便难，用小承气、大柴胡。汗多者胃汁干，急下，大承气。无汗，恶寒，升麻汤。有汗，脉迟微，恶寒，为表求解，桂枝汤。无汗，脉浮，发喘，麻黄汤。

少阳并属小柴胡汤。柴胡汤辈，冬月用之须加官桂。

太阴自利不渴为脏寒，理中汤、四逆汤。阴证手足必微厥，若手足温便是太阴，胸膈胀满，枳实理中丸；腹满，脉浮，桂枝汤；腹满时痛，桂枝加芍药汤；痛甚，桂枝加大黄汤。

少阴脉沉，口不干，舌不燥及背恶寒者，并用四逆汤。小便白者亦用四逆。始得病，脉沉反发热，麻黄细辛附子汤；口燥咽干而渴，急下之，用大承气。

厥阴脉微浮为欲愈，不浮未愈，小建中汤；脉浮缓如疟状者，囊不缩亦欲愈，桂枝麻黄各半汤；脉沉短者，囊必缩，为毒气入脏，可承气汤下之；利不止，用四逆汤。

三阴中寒，微则理中汤。稍厥或中寒下利则干姜甘草汤。大概[1]重者用四逆汤，无脉者用通脉四逆汤。六经惟少阴难治，大要以口燥而渴知其热，脉沉而迟别其寒。然亦有表里无热，但烦愦，默默不欲见光明，其脉沉细，或时腹痛，此可以四顺汤增加干姜对之，增损理中丸亦可矣。凡阴证，白通汤、四逆汤、通脉汤条例未敢遽用者，且以理中汤、甘草干姜汤代之。虽然阴寒亦有毒，乃病气也，滞须行之，养正丹、金液丹、半硫丸，皆可流利，又为要药。

变汗法

阳明与太阳合病，有恶寒证属表，可汗，用升麻汤。又太阳阳明合病，胸满而喘，麻黄汤。

阳明本多汗，若脉浮无汗而喘，可发汗，亦用麻黄汤。又阳明病脉迟，汗出多，微恶寒者，表未解也，可与桂枝汤。又阳明烦热，汗出如疟，或日晡发潮热而脉浮虚者，并与桂枝汤；若脉实者当用承气。

太阴腹满，脉浮，桂枝汤。凡太阴证有用五积散者，非谓发汗，盖去积耳。

少阴初得病，脉沉，反发热者，温之而微取其汗，用麻黄附子细辛汤。下利，手足冷而身热者，非[2]属通脉四逆汤。又少阴病二三日，常见少阴而无阳热中满之证者，用麻黄附子甘草汤微汗之。二药皆阴证伤寒解表之剂，阴证初病便属少阴，不待传次。

变下法

太阳发热，汗出不解，呕吐下利而心中痞硬者，大柴胡汤下之。又太阳病十余日，热结在里，往来寒热，亦用大柴胡

---

① 概：原作"段"，据文义改。

② 非：疑为衍文。《伤寒论》第317条"少阴病，下利清谷，里寒外热，手足厥冷，脉微欲绝，身反不恶寒，其人面色赤，或腹痛，或干呕，或咽痛，或利止脉不出者，通脉四逆汤主之。"

汤。无表里证，发热七八日，脉虽浮数，可下，大柴胡汤。若大便难，身微热者，大柴胡急下。

太阴腹满，时痛甚者，桂枝加大黄汤。

少阴口燥咽干而渴，大承气急下之。若口干燥，下利清水，心下痛者为积证，亦用承气汤。又少阴证六七日，腹胀满不大便，用承气汤。又少阴恶寒而蜷，时烦，不欲衣被，为表寒里热，大柴胡下之。

厥阴脉沉短，舌卷囊缩，为毒气入脏，承气汤下之。若厥冷，耳聋，囊缩而脉沉弦者，为少阳厥阴两感，不治，有本条。又厥阴下利，谵语，脉不微细，与小承气汤。

变温法

太阳发汗，漏不止，恶风，小便难，四肢急，难屈伸，桂枝加附子汤。太阳发汗后，病不解而恶风者，虚也，芍药甘草附子汤。又太阳汗后或下后，病不解而烦躁者，茯苓四逆汤。又太阳心中悸而烦躁，小建中汤。又太阳七八日，脉细，恶寒，为阴阳俱虚，并不可汗下，其人素无热者，芍药甘草附子汤；素有热者，黄芪建中汤。又太阳病八九日，风湿相搏，身烦疼，难转侧，不呕渴，脉浮虚而涩，桂枝附子汤；若大便硬而小便自利者，去桂加白术。又太阳风湿相搏，骨节疼烦，身体微肿，不能屈伸，汗出，短气，恶风，而小便不利者，甘草附子汤。

阳明病反无汗，皮上如虫行者为久虚，可温之，用术附汤、黄芪建中汤。此非冬阳明无汗证也，当加体认。

伤寒伤风脉证

伤寒无汗恶寒攻，紧涩浮兮惨在容。自汗恶风浮缓脉，面光不惨是伤风。

伤风脉浮而缓，自汗恶风，头疼，面光发热，烦躁，手足不寒，热胜于寒耳。风伤卫气，表虚自汗，法当解肌，桂枝汤、败毒散、独活散、人参羌活散可选用之。若项背强，桂枝加葛根汤。里寒不饮水者，桂枝去芍药加附子汤，或加干姜。脏腑滑者，和解散。若鼻塞，通关散。或发汗漏不止而恶风，四肢拘急，桂枝加附子汤。壮热烦躁，人参羌活散、参苏饮，或天麻防风丸，薄荷泡汤调下。脉濡紧，自汗，勿用桂枝汤，当用小建中汤。

伤寒脉浮而紧，无汗恶寒，头疼面惨，发热拘急，手足微寒，寒胜于热耳，寒伤荣气，表实无汗，法当发汗，麻黄汤、麻黄葛根汤、人参顺气散可选用之；头痛甚者，葱白汤；或热多寒少，脉弱无阳，只用桂枝二越婢一汤；或喘急者，可与麻黄汤；尺脉迟而血少者，黄芪建中汤。

淋家、衄血、疮家、虚家四动气，不可汗，可与小柴胡汤。

太阳脉浮有汗为伤风，脉紧无汗为伤寒。

阳明善饥为伤风，不食为伤寒。

少阳耳聋目赤胸烦满，为伤风，口苦咽干目眩，为伤寒。

三阴伤风，但四肢烦疼。

伤风见寒伤寒见风脉证

热盛而烦手足温，风生寒脉紧浮全。不烦少热肢微厥，寒证兼风浮缓然。伤风见寒脉，伤寒见风脉，为荣卫俱受邪，用大青龙汤。然大青龙不可轻用，须是风寒俱盛，又加烦躁一证，方可与之。叙《易简》者，谓二证交攻则桂枝、麻黄汤兼用，尤为稳当。

二阳合病

太阳合胃脉浮长，若是浮弦合少阳，胆合胃时弦不短，更将外证互推详。

太阳阳明本太阳病，若汗、若下、若利小便，无津液，胃中燥，转属阳明，故大便坚，小便利，是为脾约，脾约丸麻子仁丸主之。若恶寒，则用升麻葛根汤；不恶寒，反恶热，大便不秘，可少与白虎汤；不恶寒，反恶热，大便秘或谵语，调胃承气汤下之。喘而胸满者，不可下，用麻黄汤。

太阳少阳颈项强急，胁下硬满，目眩，往来寒热诸症，并小柴胡汤。

少阳阳明本少阳病，因发汗、利小便后，胃中燥，大便难，属调胃承气汤。

正阳阳明，本经风盛气实也，大柴胡汤、大小承气汤主之。

又三阳合病，腹满，身重，面垢，谵语，遗尿，口中不仁，属白虎汤。或舌干、口燥，不仁，背恶寒者通用。

太阳阳明、少阳阳明、正阳阳明无表证者，俱可下。惟恶寒、中寒为太阳阳明合病，未过经却属表，可发汗，用桂枝麻黄各半汤，盖在经则汗，过经则下也。

三阴无合病。

太阳阳明并病

太阳已汗并阳明，不恶寒兮里未宁，全入阳明须下剂，汗之犹在太阳经。

太阳阳明并病，本太阳初病，发汗而汗出不彻，转属阳明。续微汗自出，不恶寒，是并归阳明也。

若太阳证尚在，桂枝麻黄各半汤。

若太阳证已退，但有阳明者，大承气汤下之。

春温夏热

春温浮紧易轻安，发热头疼渴嗽干，夏月伤寒为热病，脉来洪盛疗应难。

温病，发于春间及夏至以前是也。发热咳嗽，头痛身疼，口中燥渴，脉来浮紧，特其病轻耳。

热多者，小柴胡汤；热少者，升麻汤、解肌汤；微热不渴者，小柴胡加桂；

渴者，小柴胡去半夏加人参、栝蒌根；脉实烦渴，大柴胡微利之，以其实而大便秘也；虚烦，用竹叶汤。

嗽者，小柴胡加五味子。

夏月伤寒，是为热病，发热，头疼，肢体痛肿，或恶寒，或恶热，其脉洪盛，用药不可太温，如桂枝、麻黄、青龙汤之属，须以黄芩、升麻佐之。

热病二日外，脉仍数，邪犹在经络未入脏腑者，桂枝石膏汤。三月至夏，谓之晚发，柏子升麻汤。

风温湿温

风温热汗脉多浮，喘渴痫眠体不收，腹满脚寒头目痛，湿温谵热汗频流。

风温，尺寸俱浮，素伤于风，因而发热，风与热搏，即发风温，惟其有风，则四肢缓纵而不收也。其症身热，自汗，头疼，喘息，发渴，昏睡或体重不仁。谨勿发汗，汗之则谵语躁扰，目乱无精。张氏又云：寸脉浮滑，尺脉濡弱，亦不可下，下之则失溲，直视；若被火则发黄，瘛疭，状如惊痫，皆变逆之证耳。

病在少阴、厥阴二经，用葳蕤汤、人参败毒散。

身灼热，知母干葛汤。

渴甚，栝蒌根汤。

脉浮，身重，汗出，汉防己汤。误汗，用防己黄芪汤救之。

庞氏用葛根龙胆汤，《证治论》用小柴胡汤、未醒汤、柴胡桂枝汤取微汗。

痰壅，金沸草散。咳嗽，加杏仁、细辛、五味子。

湿温寸濡而弱，尺小而急，素伤于湿，因而中暑，湿与热搏，即发湿温，其状胸腹满，头目痛，发壮热，苦妄言，身上汗多，两胫逆冷，倦怠，恶寒苦[①]，若忘[②]发其汗，使人不能言，耳聋，不知痛处，其身青，面色变，是重暍而医杀之。湿温病在太阴经，用白虎加苍术汤，更加官桂。

湿气胜则一身尽痛，发热，身黄，小便不利，大便反快，用除湿汤、五苓散。脏腑虚，大便湿[③]者，理中汤加苍术、白茯苓；虚滑甚者，术附汤。

暑气胜则壮热，烦躁，小便不利，大便闭涩，用香薷散、治要六和汤。脏腑闭而烦渴者，白虎加苍术汤。

风湿中湿

风湿浮兮额汗微，肿疼发热喜重衣，
身黄热痛沉而缓，中湿肠疏小腑稀。

风湿脉浮，先伤湿而后伤风故也，外症肢体肿痛，不能转侧，额上微汗，怯寒而不欲去衣，大便难，小便利，热至日晡而剧，治法但微解肌，若发正汗，则风去湿在，非徒无益，而又害之。

治法微解肌，用麻黄、杏子、薏苡、甘草加白术，防己黄芪汤。不呕不渴，脉虚浮涩者，桂枝附子汤。

湿多身痛，小便不利，甘草附子汤。烦渴，小便不利，五苓散。

外不热，内不渴，小便自利，术附汤。缓弱昏迷，腹满身重，自汗，失音，下利不禁，白通汤，多加白术少用甘草。

身肿痛，微喘恶风，杏仁汤。

通用人参败毒散。热而烦渴者，加栝蒌根。若误下之，小便必不利，可与五苓散。

中湿脉沉而缓，风雨袭虚，泽润蒸气，人多为湿所伤也，一身尽痛重着，发黄，关节烦疼，发热鼻塞，时或胀满，大便利，小便难。其外证可汗，湿家不可汗，汗之则发痓，热而痓者死。亦不可下，下之则额汗，胸满，微喘而哕，小便不利，全济亦难。经云：治湿之法，不利小便非其治也。

中湿小便不利，大便自利，甘草附子汤、五苓散或除湿汤加茯苓主之。大小便皆自利，则与术附汤。身体痛或鼻塞，黄芪建中汤、小建中汤。寒湿交攻，疼痛重着，《易简》渗湿汤；甚者，生料理中汤加熟附子。

风寒湿气合而为痹，其何以为之治？曰：寒多则为疼痛，当用官桂、干姜、附子；风多则为走注，当用麻黄、薏苡；为头中气，则为坚满，紫苏、陈皮、枳壳所不可缺；中湿则为重着，能以茯苓、苍术、干姜主之，应手而愈。

温毒中暑

温毒春间斑发疮，呕而咳闷透心肠，
背寒面垢虚表脉，自汗焦烦是暑伤。

----

① 苦：疑为衍字。
② 忘：疑作"妄"。
③ 湿：疑作"溏"。

温毒者，冬间感受寒毒乖气，至春而发也。表证未退，毒气不散，所以发斑，肌肉疹纹，心下烦闷，呕逆咳嗽，后必下利，寸脉洪数，尺脉实大，其为病重，盖阳气盛耳。

治法通用玄参升麻汤，黑膏亦主之，或用败毒散加紫草。咳闷而呕清汁者，葛根橘皮汤，《证治论》黄连橘皮汤。

中暑，脉虚弱或沉伏，身热背寒，面垢，自汗，烦躁大渴，手足恶寒，昏昏倦急，而身不痛。经云：寒则腠理闭，暑则腠理开，开则洒然，寒闭则热闷。体认不精，以伤暑为热病，误人多矣。

内外俱热，口燥烦渴，四肢微冷而不痛，白虎汤。

痰逆恶寒，橘皮汤。热闷不恶寒，竹叶石膏汤。

头疼，恶心，烦躁，心下不快，五苓散、消暑丸。

霍乱吐泻，香薷散温服。

《信效方》中暑用小柴胡汤。脉芤迟，腠理开，洒然毛耸，口前开而板齿燥，用白虎加人参汤。

伤暑发大热，头痛，自汗，咽痛，烦躁，腹中热缓，诸药不效者，小柴胡汤最良。小便不利，五苓散。

热病、中暑、湿温，虽皆因暑所致，然脉证不同，当明辨之。热病者，冬间感寒，至暑气盛而后发，此即夏月伤寒，但热多而脉洪盛是也。中暑者，病在太阳，外证与热病相似，但热病脉盛，肢节痛肿；中暑脉虚，肢节不疼，兼面垢背寒，而手足微冷是也。湿温者，湿热相搏致之，病在太阴，其脉寸濡而弱，尺小而急，外证胸腹满，头目痛，身热汗多，而足胫逆冷是也。以上三证，夏月病多有之，须别其名，庶无毫厘千里之谬。

凡夏月伤暑虽则热毒作恙，皆因脾胃虚怯而得之，胃虚然后伏暑，伏暑然后烦躁。其有饮水过多，及用解暑冷药太过，伤动其中真气，内虚呕吐不食，自利不渴，六脉沉微，按之隐隐，是为里寒外热，如阴盛格阳之类，不可更泥中暑伏热之说，急以理中汤、甘草干姜汤与之。纵或微烦，小便不利，断不可以为热也。又有冷药过度，胃寒停水，潮热而呕，或身热微烦，此亦阳浮外而不内，可与小半夏茯苓汤，或加前胡。脾胃素虚弱者，二陈汤主之。虽然，抑犹有戒也。夏月病多伤暑，暑家脉虚，面鼻，冷汗，手足微寒，苟不揣其里热之证，妄以刚剂投之，抱薪救焚，不发黄则发斑，甚至蓄血闷乱而死矣，可不溯源徂[1]流而精审云。

假如夏月泄泻不止，胃脘闭隔，饮食不进，或心腹痛满，大抵因暑得之。泄泻中满者，香薷散加缩砂下消暑丸，心腹刺痛者，香薷散加缩砂下苏感丸，俱得其便。

假如夏月下痢，或赤、或白。烦渴呕逆，腹中绞痛，小便不利，是亦因暑致之，可与五苓散、香薷散、小柴胡汤、黄龙丸之属。若以此呕证为脾胃虚寒，则误矣。

痉病温疟疫疠

痉甚风痫强体肢，柔刚二证汗谵推，
后寒先热名温疟，疫疠之邪责四时。

痉者，先伤于风，又感寒温致之。发热，腹痛，口噤，头摇，瘛疭，不语，项强背直，腰身反张，或目疼，或目赤，或闭目，或反目，或足冷，或足温，或妄行，其脉沉弦而迟，亦或带紧，此为恶候，不救者多。若脉如雨溅，散出于指外

---

① 徂（cú）：往。

者，且暮殂也。伤风，头痛，发热，常出微汗，又自呕逆，汗之必发痓。新产血虚，汗出伤风，亦致发痓。大发湿家汗，亦作痓。热而痓者死。痓初发来，多有腹痛之证。《内经》曰：戴眼反折，瘛疭，汗出如珠，着身不流，太阳绝也，其谓是乎？

发热无汗，恶寒，谵语为刚痓，曰阳，葛根汤、麻黄葛根汤。

发热有汗，不恶寒，为柔痓，曰阴，桂枝加葛根汤、桂枝栝蒌葛根汤。

二痓通用小续命汤，阳痓去附子，阴痓去麻黄。

刚痓，胸满，口噤，咬齿，脚挛，卧不着席，大承气汤下之。

柔痓，桂心白术汤、附子防风散、八物白术散、桂枝煮散。

温疟即坏病也，尺寸俱盛，先热后寒，吐、汗、下后，重感于寒得之。寒多者其脉弦迟，热多者其脉弦数。寒热乃阴阳之争也，或者谈论伤寒、误药、坏病、吐汗下后续生寒热则曰疟，未必死，所幸分而成之，不思古人一药对一病，药进病除，安有所谓分为寒热者哉？噫！此可为智者道也。

先热后寒及寒热相等，并小柴胡汤；先寒后热，小柴胡汤加桂。

多热，但热而燥，少与白虎汤或白虎加桂汤。

多寒但寒者，柴胡桂姜汤、治中汤加桂。虚人寒甚，七枣汤。

热多痰多，呕不入食，二陈汤加乌梅。

小便赤涩，汗出烦渴，素有瘴气，不伏水土而呕，五苓散。

大便秘，呕吐，寒热无时，脉小紧者，大柴胡下之。

疟脉自弦，弦数多热，弦迟多寒，迟弱可温，紧浮可汗，紧实可下，浮大而胸满者可吐。

经云：夏伤于暑，秋必病疟。固非伤寒之谓，然坏伤寒有温疟一证，若缠绵不已，腹中必有癥癖，用药对治或者殊途而同归。《活人书》以祛邪丸取吐，久不愈者，服疟母煎丸，亦诸疟中通用之剂耳。惟癥癖能生寒热，凡癖皆有水，恶血包裹而成也。疟母煎丸中有逐水破血之剂，为能下之。痰水在上者，祛邪丸中有常山为能吐之。疟家多蓄黄水，若水不在于上焦，则常山亦能下之也。一法：常山、槟榔一倍，草果、乌梅、炙甘草各半，新汲水隔宿煎，凌晨服。又法：青蒿、革丹等为细末，研蒜入，蜡丸如桐子，凌晨三十粒，枣汤下，此皆胜药。呕者可与二陈汤；痰饮中节致生寒热者，亦与二陈汤，余见似疟条例。

疫疠传染，老幼皆相似，调治一也。寸濡弱，尺弦紧，或肝脉濡细，是虽积邪四时，然发汗吐下条例通行，故曰：明知逆顺，正行无问。虽然阴阳表里条例通行固也。然其毒疠之气蕴蓄于中，亦须随其温凉，权其轻重，而利导之，庶毒有所泄，则易为力也。

《病源》云：挟毒疠之气，壮热烦毒发为心腹胀满者，不治。

春感清邪在肝，升麻葛根汤、解肌汤。

夏感寒邪在心，调中汤、射干汤、半夏桂枝甘草汤。

秋感热邪在肺，白虎加苍术汤，发黄疸，茵陈调五苓散。

冬感温邪在肾，亦名冬温，葳蕤汤。

土无正刑，因火而名，当随经取之，此大概然耳。

寒证者，圣散子、萤火丸、神明散可选用。圣散子内用术、附、豆蔻、良姜，只可施之寒湿，毋惑于通用之说。

温疫通用败毒散。

痰证伤食类伤寒

有痰头项皆和畅，外热憎寒寸浮上，
头疼右数身不疼，左手脉平伤食伏。

痰证寸口脉浮，发热，憎寒，恶风，自汗，胸膈妨满，气上冲咽，不能喘息，头不疼，项不强为异耳。

有热用柴胡半夏汤、金沸草散、易简参苏饮；无热二陈汤、温胆汤。

非次头痛者，胸膈满，发寒热，亦是痰证，但脉紧而不大，瓜蒂吐之。此不可谓痰证，例无头疼，当以他证参之也。

伤食，右手关脉紧盛而数，头疼，发热，恶寒，但身体不疼，中脘痞闷，嗳噫食臭为异耳，热邪伏于脾胃则食不能消。经云：人迎紧盛伤于寒，气口紧盛伤于食。人迎主外，风寒人之；气口主中，饮食伤之，是以有左右手之别。

中脘痞闷，呕而热者，二陈汤加生姜、乌梅。

寒多不甚热者，治中汤、五积散。心腹满痛者，大柴胡下之。

胸膈实而呕吐者，食在上脘，瓜蒂散吐之。

夹食伤寒，证候按《病源》云：下后六七日不大便，烦热，腹满而痛，为胃中有干粪挟宿食故也。审如是则夹食伤寒，即太阴积证，腹满时痛，桂枝汤加大黄者是尔。所以，太阴受病主胸膈膜胀、呕吐、飧泄，朱氏以为饮食得之，如曰：太阴证，饮食不节，胸膈不快，用理中汤加青皮、陈皮，或枳实理中丸，或二陈汤，皆其治也。今推明治法，有表者，与治中汤去白术，多用青皮；有表复有里者，与桂枝加大黄汤；若表证已解，但有

里证者，小承气汤与之可也。张氏云：伤食者，铧大黄三五粒入汤剂中，正此意耳。虽然，夹食伤寒，则脾胃已伤，暴加转下不可也，妄发其汗亦不可也，识者于此又当权衡。余见霍乱条例。

夹食伤寒，便见吐利厥逆而不挟表证者，依阴病及霍乱等治之。若吐利厥逆，而挟表证者，即依先救里后救表之法。

虚烦脚气类伤寒

虚烦身首全无痛，脉自和平多热壅，
转筋恶食大便难，脚气酸疼而弱肿。

虚烦，诸虚烦热也，不恶寒，身不痛，头不疼，脉不浮不紧数为异耳。伤寒亦有虚烦，见胸满烦躁条例。

重者竹沥汤，轻者小柴胡汤，呕者大橘皮汤，并不可汗下。

阴证虚烦，外热内寒，肢节疼痛，阴旦汤。

脚气初病，发热憎寒，头痛，呕哕，恶闻食臭，肢节酸疼，大便艰难，或胸满腹痛卒起，而脚转筋、屈弱、挛痛、肿重、痹顽为异耳。

脚气通用三和散、降气汤、大流气饮、乌药顺气散、分气紫苏饮、木瓜散、只可二仁丸、石南丸、枳壳散，用木瓜煎汤调下。

毒气入腹，冲心作痛，吐涎者，降气汤下养正丹，或用吴茱萸制炒煎热，入生姜汁主之。

寒多者，越婢汤、小续命汤加生姜汁。

热多者，人参羌活散、败毒散并加木瓜，或追风毒铧散加大黄。

风多者，小续命汤加独活或越婢汤。

湿①多者，除湿汤、五苓散。

痰多者，除湿汤下白丸子；挟寒者，养正丹。

烦躁者，竹沥汤或紫雪。

大便秘者，脾约丸、神功丸、麻仁丸或五积散加大黄。

风毒肿痛，排风汤、槟榔散。筋急掣痛，南木香煎汤，调乳香趁痛散。又法：香苏散三钱，川楝子二个，取皮肉锉，新瓦上焙。降真香碎，三节。和之，新汲水煎，空心热服。脚气、风癞痛痒皆作效，更加川芎。

脚气证候直与伤寒无异，或发热头痛，或身体冷疼，或寒热往来，或自汗恶风，或无汗恶寒，或大小便秘涩，腹痛下利，胸满气短，忪悸烦闷，呕哕涎沫，恶闻食臭，大类伤寒。但卒起腿脚屈弱顽痹，肢节挛急酸疼，或历节及踝胫间焮然赤肿为异耳。伤寒传足六经，脚气亦传足六经。在太阳则头痛，项强，腰背酸重；在阳明则口燥鼻干，恶热，谵语；在少阳则耳聋口苦，胸胁俱疼；在太阴则胸腹满痞，肢体浮肿；在少阴则咳喘，恐惕，咽痛，面黧；在厥阴则瘫痪筋挛，阴囊胀痛。六经所传又有合病、并病，外证与伤寒并同。凡遇发热，烦躁，大便不通，呕哕痰涎而恶食者，须审问之，脉浮而弦者，起于风，风则汗而愈；濡而弱者起于湿，湿则渗而愈；洪而数者起于热，热则下而愈；迟而涩者起于寒，寒则湿②而愈。风寒暑湿证状不同，然风为走注，寒为疼痛，暑为热烦，湿为重着，必有可验之迹，治法总要贵疏导大便，但不可过剂，其补汤淋洗则医家之大戒也。虽然，脚气渐入顿深，非药力相接不可也，治之亦当究其源，或因丹砂发动，则为之解丹砂；或因饮食酿成，则为之消饮食；气触而作者，与之调气；续生他病者，则以他病方药理之。所患气实而死，未有服药致虚而殂。甚者喘嗽上气冲筑，心疼，呕吐无已，腹胁胀满，脐下顽痹不仁，最为恶候。大概然尔，所谓寒则温之，热则寒之，在表则散，在里则下，太虚气乏扶养其中，是为不刊之法。

《千金》熨法：食盐并灶中灰等和炒热，重帛盛而熨。

伤寒传经之邪，病至厥阴，其脉微带浮缓之状，是则脾气将复，邪无所容，必寒热作而得汗解。若尺寸俱沉短，此为毒气入脏，土败木贼，脾受肝邪，必有囊缩、舌卷、耳聋、不知人之证，当急下之，五救其一。或脉来弦，亦贼邪也。

许学士云：轻手脉浮为在表，表实浮而兼有力，但浮无力表中虚，自汗恶风常淅淅。重手脉沉为在里，里实脉沉来有力。重手无力大而虚，此是里虚理端的。气口紧盛食必伤，人迎紧盛寒邪炽，趺阳胃脉定死生，太溪肾脉为根蒂。

治③热入血室，血热留滞，小柴胡汤加生地黄。治血结胸按之痛，《活人书》海蛤散。盖血聚膻中则小肠必壅，小便通则胸次之血散矣。

凡小便或赤或涩，皆其里有热也。

---

① 湿：原作"温"，据文义改。
② 湿：据文义，当以"温"为是。
③ 治：原作"之"，据文义改。

仁斋伤寒类书卷四

宋　杨士瀛　撰

明　朱崇正附遗

发　热

发热初阳冷必憎，阳明发热汗之形，少阳脉细仍兼呕，反热而沉属肾经。

发热多属三阳，太阴、厥阴皆不发热，惟少阴有发热之证，然少阴发热终是脉沉，或下利，手足冷也。三阳发热何以明之？太阳发热则恶寒，阳明发热则自汗，少阳发热必有干呕之症矣。热邪在表病属太阳，此表热而里不热也。热邪在里，病属阳明，此里热盛而远于表也。若表证未罢，邪气传里，里未作实，病在表证、里证之间。若传经之邪至于少阳，病在二阳三阴之间，其热皆轻于纯在表纯在里也。然而，阳明里实热盛，固当攻之以寒，太阳风寒外搏，阴盛恶寒，虽热尤当温散。少阳和解虽属小柴胡，微热不渴者又当加桂，是不可无以权之。虽然，伤寒发热，病之常也，脉阴阳俱虚，热不止者，仆；下利，发热者，殂。汗后复热，其脉躁疾，为阴阳交。此皆不治之证，其可例视之乎？

太阳发热，恶风，有汗，桂枝汤；恶寒，无汗，麻黄汤。

吐利，发热恶寒，是为霍乱。

发热而渴，自汗，不恶寒，是为风温，若误汗之，必身灼热、烦渴、独语，

各有本条。

阳明发热，汗出，脉实，调胃承气汤；脉浮，桂枝汤；汗多者，胃汁干，急下之，用大承气汤。

少阳发热，脉细而呕，小柴胡汤。

少阴反发热，有二证，脉沉，发热者，麻黄细辛附子汤；若下利厥逆，里寒外热，脉不出者，通脉四逆汤。

身热而不渴，则为表热，小柴胡汤加桂；身热而躁渴，则为里热，白虎加人参汤。

无表里证，发热七八日，脉虽浮数，可大柴胡汤下之。若下后脉数不解，消谷易饥，不大便，为瘀血，属抵当汤。

潮　热

热潮属胃下之和，大结胸家本例图，咳逆利溏并表证，勿攻则用小柴胡。

潮热属阳明，一日一发，日晡而作也。若非日晡所发，是谓其热不潮，盖阳明旺于未申故尔。惟属阳明，故潮热为可下之证。苟其脉或弦或浮，大便或溏或利，小便艰涩，外证犹有恶寒，则其热未全入府，并不可下，但以小柴胡和解之。是必表证已退，大便硬结，小便如常，乃可攻也。

日晡潮热属阳明经，脉实可下证，用

小承气汤、大柴胡汤；脉虚不可下者，与桂枝汤。

大结胸潮热①一证却属太阳，用大陷胸汤。

咳逆潮热，大便溏利潮热，表证潮热，并用小柴胡汤。

腹满不大便，只用小承气汤微利之，勿令大泄。

日晡潮热甚者，循衣摸床，独语如怪，直视，微喘，脉弦者，可治；脉涩者，不治；脉不实不虚，但用小柴胡汤。

冬阳明潮热有时，脉浮紧者，无汗；脉但浮，必盗汗，并用黄苓汤②。

寒　　热

往来寒热关阴阳，大小柴胡及桂姜，
结热心烦仍喜呕，渴而头汗用之良。
阳不足则先寒后热，阴不足则先热后寒。寒热往来者，阴阳相胜，邪正交争而作也。盖阳不足则阴邪出于表而与之争，故阴胜而为寒；阴不足则阳邪入于里而与之争，故阳盛而为热；若邪气在半表半里之间，则外与阳争而为寒，内与阴争而为热，出入无拘，所以乍往乍来而间作也。大抵邪居表多则多寒，邪居里多则多热，邪在半表半里则寒热相半。此又可以知其受病之处，用药固自有条。然小柴胡汤最主寒热，寒多者加桂，热结者加大黄，脉不甚实而大便涩者加枳壳，寒热相半只守本方，是亦活法。虽然，寒热之方来，如波涛之汹涌，其势有不容遏者，当迟之一二日，候少定而图之，经所谓其盛者可待衰而已，是又不可不知。

病至十余日，结热在里，往来寒热，大柴胡汤下之。

心烦喜呕，胸胁满，不欲食，寒热往来，小柴胡汤。或血气弱，腠理开，邪正交争，痰呕甚者，二陈汤。

汗下后不呕而渴，头汗出，胸胁满，小便不利，寒热往来，柴胡桂姜汤。

寒热似疟

似疟膀胱桂可医，清便不呕半麻枝，
阳明实下浮须汗，血室柴胡小者奇。
似疟，一名疟状，作止有时，非若寒热往来，或疏或数，而作止无定时也。凡感冒之人，忽觉毛寒股栗，筋节搜挛，百骸鼓撼，呕不欲食，其寒不可御，未几复转而发热者，此即温疟，不必谓疟。脉自弦，或洪数，或紧实，或虚缓，或刮涩，皆为疟状，但以外证别之，用药固有本条。然小柴胡汤如前斟酌加减，亦是活法。虽然血虚能生寒热，败血亦作寒热，阴阳相胜，虽一证各有一方，其间当以川芎为佐。

太阳似疟证，脉洪浮，与桂枝汤。

清便自可，不呕，日一二发，桂枝麻黄各半汤，其脉微缓微浮，则欲愈也。

阳明似疟证，烦热汗出，日晡发热，脉浮虚，与桂枝汤。脉实，与承气汤。

病人热入血室，其血必结，如疟状者，小柴胡汤主之。

疟后寒热或潮热，见瘥后昏沉条。诸疟通用二陈汤，热多者加川芎、前胡；寒多者加川芎、草果。

余见温疟。

热多寒少

热多寒少治膀胱，不呕清便各半汤。

---

① 潮热：原缺"热"字，据文义补入。
② 黄苓汤：疑作"黄芩汤"。

尺脉①若迟为血少，脉皆微弱号无阳。

热多寒少，阳乘阴也，其间三证并属太阳。脉浮紧者，可汗；或迟或弱，皆和解之。清便自可，谓大便如常也。

不呕，清便自可，桂枝麻黄各半汤。

尺脉迟，血少者，先以小建中加黄芪以养血，俟脉不迟，即以小柴胡、桂枝二越婢一辈主之。

诸脉皆微弱，无阳者，用桂枝二越婢一汤，不可正汗。

汗后寒热

汗余寒热脉中论，若见憎寒法用温。
沉实当攻浮再表，风温误汗热而烦。
汗后寒热，邪气未解彻也。脉浮洪者，邪在太阳，法当再汗。脉沉实者，邪在阳明，又须下之。若厥阴余热，加以下利，厥逆，恶寒，四逆汤温之无疑矣。

憎寒者属厥阴，大汗出热不去，拘急体疼，下利厥逆，四逆汤温之。

脉沉实者属阳明，得汗后如疟状，日晡而发，大柴胡汤、承气汤下之。若只恶寒则为虚，用芍药甘草附子汤。只发热则为实，大承气汤。

脉浮洪者，属太阳，汗后寒热，桂枝二麻黄一汤。

风温不恶寒，若误发汗，必身灼热，烦渴，独语，姜蕤汤②

温家汗后大热，脉躁，名阴阳交，不治。热病已得汗，而脉躁盛，亦不治，详见阴阳交条，有再汗再下之剂。

下后有热　劳食复附

下于汗后致伤荣，阴气衰兮热又生。
瘥后热名劳食复，心中痛者豉栀平。

大汗则损气，损气则阳微，脉虚而恶寒。大下则伤血，伤血则阴弱，脉涩而发热。误汗误下，亦犹是尔。且阴以阳为主，阳以阴为根。血阴也，气阳也，血非气使不能自行令也。下之亡阳，是阳不主阴矣，阴无所主，而寒气搏之，所以脉涩；寒极血虚，所以发热。方方之剂，其可轻乎？

汗后阳微而恶寒，可四逆汤，或用芍药甘草附子汤。

下后阴弱而发热，是为内热，可萆荔苦酒汤。

瘥后劳复发热，小柴胡汤、枳壳栀子汤、豭鼠粪汤。即雄鼠粪两头尖者。若脉浮，则汗之，用麻黄汤、葱白汤。脉实，则下之，用承气汤、大柴胡汤。《证治论》愈后余热用柴胡桂枝汤；下利腹鸣，痞满者，生姜泻心汤；小便不利，麦门冬汤。

交接劳复，外肾肿，腹中绞痛，竹皮汤；劳役心力复热，用枳壳栀子汤、小柴胡汤。余见阴阳易条。

瘥后食复发热，枳实栀子汤加大黄。粥饭伤饱，或食肉，或饼脯，硬物不消，皆复热也。伤食必有痞满、嗳气、吞酸、腹鸣、下利等症，可与生姜泻心汤。

下后身热而心中结痛，栀子汤。

饮酒复热有本条。

恶　风

恶风汗出怯风吹，脉缓而浮但解肌。
发汗亡阳成漏者，温经之法莫迟疑。
恶风者见风则怯，密室之中无所恶也。风伤卫气，卫虚则腠理不密，由是而汗出焉。证虽属表，不可发汗，但微解肌

---

① 尺脉：原作"及脉"，据文义改。
② 姜蕤汤：疑作"葳蕤汤"。

而已。卫者，阳也，恶风，阳证也。所以表怯而恶风，盖亦阳虚故阴邪出而乘之，特其病在皮肤，邪气尚浅耳。

桂枝汤、桂枝加葛根汤主之。壮热者，与参苏饮。

发汗太过，卫虚亡阳，汗漏不止而恶风者，法当温经，用桂枝附子汤；或小便难，四肢微急，难以屈伸，并用桂枝附子汤。

身热恶风，项强胁满，手足温而渴，小柴胡汤。

风湿恶风，不欲去衣，骨节间烦疼掣痛，不得屈伸，汗出短气，小便不利，或身微肿，甘草附子汤。

恶　　寒

恶寒发热属于阳，阴病憎寒体自凉。
浮数桂枝并越婢，沉而细者理中汤。

恶寒者，不见风而怯寒，身虽灼热亦不欲去衣被也，此阴邪出而乘阳致之。盖寒伤荣气，荣行脉中，居卫之下，是为表邪已深，法当发汗。间有一二自汗，则其表已虚，但与解肌可也。然而发热恶寒者属阳，无热恶寒者属阴。在阳则发汗，在阴则温里，常须识之。大要恶寒皆为表证，或里证悉具而微恶寒者，是表犹未解，当先解表，俟不恶寒，然后可以攻里。恶寒家不可近火气及过覆衣被，则寒热相搏，脉道沉伏，愈令寒不可遏，但服和表等剂温而散之。

发于阳者脉浮数，桂枝汤、桂枝二越婢一汤、麻黄汤、青龙汤酌量轻重用。

太阳证发热或未发热皆恶寒，有汗用桂枝汤，无汗用麻黄汤。

阳明证固当下之，惟恶寒、中寒者系与太阳合病，在经属表，可汗，用麻黄汤。若脉迟，汗多，微恶寒者，表未解也，虽阳明病，可桂枝汤。

少阳证，头汗出，微恶寒，小柴胡汤加桂。发热微恶寒，柴胡桂枝汤。

汗后反恶寒者为虚，芍药甘草附子汤。

下后复发其汗，心下痞而恶寒者，表未解也，当先解表，用桂枝汤。表解然后攻痞，用三黄泻心汤入生姜汁。

发于阴者脉沉细，理中汤、四逆汤。

少阴证脉沉细，用理中汤、四逆汤。若下利，恶寒而蜷，手足温者，可治，用小建中汤。若恶寒而蜷，时时自烦，不欲厚衣，可大柴胡汤下之。

背恶寒

背上憎寒值少阴，口和附子本条寻。
舌干口燥三阳合，白虎汤中好酌斟。

背负阳，腹抱阴。背寒者，阳弱也。然背寒有阴阳二证，何以别之？少阴一证，以其阴寒气盛，不能消耗津液，故口中和。三阳合病，以其阳气陷入，津液为之干焦，故舌干口燥。阴寒阳热，识者以口中润燥推之，思过半矣。

口中和而背恶寒者，属少阴，附子汤。

舌干口燥内有热证，口中不仁而背恶寒者，为三阳合病，白虎汤。经云：腹满，身重，面垢，谵语，遗尿，口中不仁，为三阳合病，白虎加人参汤主之。若自汗者，亦用白虎加人参汤。

又阳明证，背微恶寒，无大热，口中燥渴者，亦用白虎加人参汤。

中暑亦有背恶寒证，但面垢，自汗，脉虚而伏，自有本条。

凡脾胃素虚之人，遇暑月间，或饮冷水，或多吃茶，或餐雪果之属，易致生冷坏脾，寒气蓄聚，阴上乘阳，故寒从背起，冷如掌大，此当以温药主之。

四　　逆

四逆须将肾证详，病家手足但微凉。
枳柴芍药传经剂，邪中阴经四逆汤。
手足不温谓之四逆，阴经之邪主之太阴，受病手足自温，传至少阴则有手足四逆之证。四逆之与厥冷，实相远也。或曰：均是四逆耳，而四逆汤、散，一寒一热，用药何不类耶？盖手足自热而至温，由温而至四逆，是传经之邪，非虚寒之候也，四逆散主之。若得病以来手足不温，便成厥逆，此则阴经受邪，阳气之不足也，可以四逆汤温之。脉诊要当审，此虽然吐利烦躁，恶见四逆？四逆下利，恶寒而蜷，并属少阴，又为不治之诊，故并及之。

少阴四逆，其人或咳或悸，或小便不利，或腹中痛满，或泄利下重，并用四逆散。

初病以来厥冷四逆，即用四逆汤。
湿温两足胫逆冷，有本条。

厥

冷厥初来厥有源，沉迟而弱冷常存。
热深发厥初身热，沉滑时乎指爪温。
阳气伏藏，阴气越出，阴阳不相顺接，所以厥也。其手足逆冷之症乎？盖诸阳会于四末，阳微而为阴所胜。初病便厥者，是为冷厥，其脉沉迟按之则弱，醒醒而静，恶寒引衣，足多挛卧，或身上粟形，或下利清谷也。热伏于内，先热而后厥者，是为热厥，脉必沉滑，按之则数，昏塞狂言，发渴引饮，露手揭衣，或躁不得眠，或大小便不利也，外证皆可验焉。若先厥而后得热，是则阴邪退而阳气复矣，伤寒热多厥少，其病当愈；厥多热

少，其病则进。下利发厥一条，亦以厥者复热为有疗，热者复厥为已甚，盖下虚则厥，阴实使之，阳长阴消，其可也？虽然，伤寒血证亦有四肢发厥以至昏迷闷绝者，此又不可不知。至若少阴下利，恶寒而拳，手足厥冷，与夫脏厥一证，皆为不治之诊。厥之为厥，可无辨乎？

冷厥初病便作，四肢逆冷，足挛恶寒，引衣自盖，不渴，大小便滑泄，外症默默而醒，四逆汤、理中汤、通脉四逆汤、白通加猪胆汤、当归四逆加茱萸生姜汤可选用。

又痰厥、气厥、肾厥，用《易简》芎辛汤。

热厥初病身热，然后发厥，其人畏热，扬手掷足，烦躁饮水，头汗，大便秘，小便赤，怫郁昏愦，盖当下失下，血气不通，故四肢逆冷，所谓热深则厥深，所谓下证悉具而见厥逆者，此也，与大承气汤、大柴胡汤或白虎汤。

热厥与冷厥相类，但指爪时温为异耳，若疑似未明，且以四顺丸试之，阳厥则有热，阴厥则无热。

寒热而厥者，一手或两手无脉，面色昏昧不泽，急与五味子汤并麻黄细辛甘草汤，人参调血通脉，可以为佐。服之汗解则生，投药无汗或脉不至者不治。

水气厥者，心下怔忪，茯苓甘草汤。

邪气结胸中而厥者，脉乍紧乍结，心烦满，饥不欲食，瓜蒂散吐之。

脏厥者，七八日，逆冷下利，发躁，无时暂安，不治。

痰饮厥逆眩运，少与三生饮。

头　　痛

头疼恶冷太阳先，恶热阳明胆细弦。
湿鼻寒兮痰膈满，厥阴干呕吐清涎。

头痛属三阳，阳明、少阳皆有之，而太阳则专主是也。太阳专主头痛，则头痛之属表证者居多，阳明、少阳又次而轻耳。三阴经络上不至头，故无头痛，惟厥阴循喉咙之后，上连目系、顶巅，有头痛，干呕吐涎，吴茱萸汤一证，却无身热，亦与阳证不同也。虽然太阴、少阴其经从足至胸，并无头痛，是固然尔。然风温病在少阴，湿温病在太阴而头反痛，至于阴毒亦然，是又某病则有某证，脉络相通，不可拘也。若夫头痛剧甚，入连于脑，手足俱寒，此则真痛①，神丹在手，其能救乎？

太阳头痛，发热，恶寒，无汗，麻黄汤；有汗，桂枝汤。已汗未汗，头痛如破，连须葱白汤。服之痛不止，葛根葱白汤。

阳明头疼，不恶寒反恶热，胃实气实，攻于头也，少与调胃承气汤。

少阳头痛，发热，脉弦细，小柴胡汤。

湿头疼，鼻塞，头中寒湿也，瓜蒂末纳鼻中，黄水出则愈。

痰涎头疼，胸膈满，发寒热，脉紧不大，瓜蒂散吐之，可以痰证条参验。

厥阴头疼，干呕涎沫，吴茱萸汤。若脉微浮，为欲愈。脾气将复，邪无所容。不愈，用桂枝汤、小建中汤。若发热似疟亦欲愈，桂枝麻黄各半汤。诸头疼无热，如圣饼，用生姜、葱白煎汤下。

项　　强

项强葛根主表强，表虚桂葛去麻黄。
结胸须进陷胸剂，桂入栝蒌痓反张。
伤寒颈项强急，太阳表证也，当发散而解之。若误下，太阳邪气乘虚入里，则为结胸、项强。

太阳病项背强，无汗恶风，为表实，葛根汤。项背强，发热，汗出恶风，为表虚，桂枝汤加葛根，不加麻黄。

误下，太阳结胸，项强，大陷胸丸。

太阳伤风复感寒湿，身热，足寒，头摇，口噤，颈项强，背反张，其脉沉迟，此为发痓，桂枝加栝蒌根汤。

项强，胁下满，小柴胡汤。

咽　　痛

咽疼阳毒发成斑，肢冷咽疮肾证看。
脉紧无阳咽亦痛，脉微下利肾伤寒。
咽喉不利，或痛或疮，谷不入而呕吐者，毒气上冲所致也。阳毒必然发斑，少阴四肢必冷，其有下利者，可与甘桔汤，半夏散入甘草、生姜佐之。其不下利，或小便赤而去衣者，可与甘桔汤入玄参、枳壳，使大便顺导，则黑臭之毒泄矣，续以甘草、生姜煎汤调之，甘草、生姜解其毒也。肾病咽痛，下利，身犹热者，未可用四顺汤，且与黄连龙骨汤，即黄连鸡子汤去鸡子加龙骨②。

阳毒咽痛，发斑，唾脓血，脉洪数，用药有本条。

少阴咽痛，咽疮，脉沉迟，厥冷或吐利；又阴阳脉俱紧，反自汗，为无阳，法当咽痛而后吐利，亦属少阴，并不可汗下，熏熨汗出，以藁本粉敷之。咽痛，用甘桔汤、猪肤汤。若沉冷甚者，半夏散、通脉四逆汤去芍药③加北梗与之。

咽疼通用甘桔汤。上焦壅热，加枳壳、北前胡。

肾伤寒一证，乃非时暴寒中人，伏于

---

① 真痛：疑作"真头痛"。
② 骨：原作"汤"，据文义改。
③ 去芍药：疑为衍文。

少阴之经，头疼腰痛，其脉微弱，初咽痛，以伤寒次必下利，非咽闭之比。咽痛，半夏桂甘汤即半夏散是也；下利，四逆汤，或四顺汤下之。

《证治论》口疮赤烂，用蜜浸黄柏一宿，取汁含咽。热甚，升麻六物汤；咽中闭塞，乌扇汤。

伤寒六七日，大下之，寸脉沉迟，尺脉不至，咽喉不利，唾脓血，手足厥，利不止者，难治，麻黄升麻汤。

身　痛

身疼浮紧太阳临，自利肝并肾带沉，
中湿毒阴与风湿，汗余霍乱本条寻。

《局方》大柴胡汤证云：邪结在里，大便秘涩，心腹痛硬者可服；若身体疼痛，是表证未解，不可与之。然则身体疼痛，不脉沉，不自利，太阳之表证明矣。其或自利脉沉，此则阴证之身痛，脏家之里病云。身痛大抵多是表证。

太阳身痛，脉浮紧，无汗，麻黄汤以汗之。或尺脉迟者，血不足也，先用小建中汤以养之，俟其尺脉浮，即用麻黄汤。太阳病七八日，脉细，恶寒，为阴阳俱虚，吐汗下并不可至再。其人素无热，可芍药甘草附子汤；素有热，可黄芪建中汤。

厥阴、少阴身痛，其脉沉，必自利，四逆汤、真武汤、附子汤。

中湿一身尽痛，不可汗下，但利小便，有本条。

阴毒身痛如被杖，腹中绞痛，脉沉而疾，有本条。

风湿一身痛重，但微汗，不可大发汗，有本条。

发汗后身痛，脉沉迟，桂枝加芍药人参汤。汗后身痛为寒邪在表，脉沉迟为在

里，用芍药入荣，人参安和真气，或用黄芪建中汤。又，汗后霍乱身痛不休，少与桂枝汤。

腹痛胀

腹痛肾兮通脉汤，脾兼表证桂加黄。
实疼便结虚疼利，胀则陈皮梗夏良。

阴邪在里，阳邪入里，与正气搏则为腹痛，所以痛者有异焉。脉实腹满而大便秘者，实痛也；脉虚肠鸣而大便泄者，虚痛也。阴阳异证，用药不同，大抵痛为邪气实，法当疏利，阴受病则金液诐、养正丹辈温而利之。

少阴腹痛，四逆，或咳或悸，或小便不利，或泄利下重，四逆散。下利清谷，脉微欲绝，通脉四逆汤。腹痛，小便不利，用真武汤。

误下太阳，因而腹满时痛，是有表复有里，为太阴太阳俱病，用桂枝加芍药汤。痛甚，桂枝加大黄汤。

实痛者，关脉实，烦躁，腹满，大便秘结，桂枝加大黄汤、小承气汤。胸中热，胃中邪气，腹痛，欲呕吐，则用黄连汤。

虚痛者，寸脉涩，尺脉弦，肠鸣泄利，先与小建中汤；不瘥，小柴胡去黄芩加芍药与之，《易简》用建中汤加远志。腹中冷痛，四肢厥逆，用姜附汤。

腹胀者，阴阳不和也，桔梗半夏汤最良。

奔豚动气

奔豚动气数般□，左右高低细揣量。
玄术理中并□□，不堪汗下例中详。

动气者，脏气不调，筑触而动，随脏而生，而形见于脐之左右上下也。大抵真

气内虚，水结不散，气与之搏，即发奔豚，以其走痛冲突如豚之奔。虽有发表攻里之证，汗之下之并不可也。然而不言当脐动气者何耶？盖胃为中州，以主津液，妄施汗下，必先动脾，是以不言而喻也。举此动气，非问证何以知之？然则调理伤寒贵乎纤悉问证。动气诸药详见不可汗、不可下条例。太阳病下之后，气上冲者，桂枝汤，若不上冲，不可与也。若从小腹上冲于心，桂枝加桂汤。

发汗后脐下悸者，欲作奔豚，茯苓桂甘大黄汤。

动气通用理中汤去术加桂。盖桂利小便，泄奔豚故也。奔豚一名肾气，白术燥肾闭气，是以去之。

吐汗下后，必下逆满，气上冲胸，起即头眩，其脉沉紧，误汗之则动经，故其身振振摇动，茯苓桂甘白术汤主之，此方用白术者，盖以误汗动经，故用白术闭其汗也。

奔豚动气脉沉弱，肢体冷，可与养正丹。

动气《证治论》用柴胡桂枝汤。

腹　　满

腹满脾家及胃家，三阳合病口顽麻。

入邪吐汗下之后，肾证便坚承气加。

腹满多属太阴，盖脾为中央土，所以主腹满之候。腹中常满者，里实而可下；时满时减者，里虚不可下，当以温药和之；其有吐汗下后因成腹满者，此则邪气乘虚而入，或疏利，或温散，或涌吐，条例又不同焉。审其邪气之所起，知其邪气之所在，斯可矣。虽然太阴主腹满固也，阳热为邪，必腹满而咽干；阴寒为邪，必腹满吐食而自利，一热一寒又不可以无别。若夫腹满而泄，难以有疗。

太阴腹满吐食，不可下，枳实理中丸主之。误下太阳，因而腹满时痛，为太阴太阳俱病，桂枝大黄汤[①]；重者，桂枝加大黄汤。

阳明发热，腹满，微喘，口苦咽干，或不大便，谵语火迫者，亦有此证，并小柴胡汤；哕而小便难，加茯苓。又阳明腹大满，不大便，小承气汤微下之。阳明脉迟，腹满，时喘，潮热，亦用小承气汤。发黄证有本条。

三阳合病，腹满，身重难以转侧，谵语，口中不仁，少与白虎汤。

吐后，腹胀满常不减者，胸中之邪下传入胃，壅而为实也，少与调胃承气汤。

汗后腹胀满者，胃虚而不能敷布，诸气壅滞也，厚朴生姜半夏人参甘草汤；若满而痛，则小承气汤微下之。

妄下后，腹胀满，心烦而卧起不安者，表邪乘虚而入，郁于胸中也，栀子厚朴汤。

少阴病六七日，腹胀满，不大便，承气汤急下之。腹胀通用桔梗半夏汤。

腹皮痛者，脾不胜水，故水与气搏于皮肉之间，观其肠鸣辘辘可知矣，小半夏茯苓汤加官桂、茯苓[②]。腹胀满而短气者，邪在里而为实也；腹濡满而短气者，邪在里而为虚也，见气短条。

腹满用药皆去白术，术温燥而闭气也。

胸胁满

胸胁多将表证看，半居表里胁间坚。

虚烦客热须栀豉，瓜蒂拈来吐冷涎。

胸满者，胸膈间气塞满闷，非心下满

---

① 桂枝大黄汤：疑作"桂枝加芍药汤"。

② 茯苓：疑为衍文。

也。胁满者，胁肋下气胀填满，非腹中满也。胸满多带表证，胁满多在半表半里之间。

太阳病下后，脉促胸满，桂枝去芍药汤。病在卫气，芍药入荣，其性利故去之。

阳明喘而胸满，此犹带表证，不可下，可与麻黄汤。

胸胁俱满或胁下硬痛，此半表半里之证，并用小柴胡汤和解之。

胸中虚烦，客热，或经汗下后，烦热窒塞，气逆抢心，并栀子豉汤吐之；若气乏，则与栀子甘草汤；若呕，则与栀子生姜汤。

胸中痰实宿寒，瓜蒂散吐之。

又阳明病，心下硬满，不可下，下之遂利不止而死，法当涌吐，详见结胸解题。此则胃中虚而气痞也，或用半夏泻心汤、生姜泻心汤。

孙用和云：胸满则诸泻心汤审证用。

邪气留于胸中，法当涌吐，其高者因而越之是尔。然有汗吐下后，邪气乘虚入而为烦，是则胸中客热，以栀子豉汤吐之，此吐剂之轻者也；不经发汗吐下，邪气留聚，烦满痰实，是则胸中宿寒，以瓜蒂散吐之，此吐剂之重者也。均之为吐，又当权衡。

胁　疼

胁疼多属少阳家，燥粪阳明并小柴。
里水痞坚须十枣，阴筋引痛脏中乖。

胁肋痛满者，邪气在半表半里之间也。邪方传里，未留为实，气郁不行，法当和解，若夫里水痛坚非下之不可也。

少阳病胁痛，耳聋，寒热，干呕，或胁下坚满，并用小柴胡汤和解之。

阳明病不解，转入少阳，胁下坚满，干呕，小柴胡汤。又阳明燥粪不大便，胁下坚满，舌上苔滑，小柴胡汤。

太阳病，咳嗽，干呕，微利，心下痞硬引胁下痛，身凉汗出，或时头疼，此为表解里有水，十枣汤下之。

病者胁下痛，素有痞积在于脐，旁引小腹入阴筋俱作痛，此为脏结，不治。

自　汗

自汗伤风暑不消，风温风湿冲难调。
无阳霍乱并柔痓，更与阳明共九条。

卫气所以密腠理而固津液也，卫为邪所干，不能护卫，于见①而汗出焉。寒伤荣气，汗独无之，惟风暑湿之邪有干于卫，皆为自汗之症也。若夫寒已入里，寒极生热，热则荣卫通，腠理开，又为阳明自汗，是其热越而汗出矣，治法各自有条。然而，汗出以至发润，或汗出如油，或汗出如珠，凝而不流，此皆不救，他病见之亦然。

太阳伤风自汗，脉浮缓者，桂枝汤；汗出而渴，或小便难者，五苓散；不渴者，茯苓甘草汤。自汗，小便数者，勿用桂枝，惟芍药甘草汤主之。自汗，小便不数，心烦，微恶寒，脚挛急，桂枝附子汤加人参。参以调荣，脚必伸也。

太阳中暑，汗出，恶寒，身热而渴，香薷散、白虎汤或用小柴胡汤。

风温，多眠，喘息，自汗，若误汗之，必身灼热谵语，并用葳蕤汤。

风湿，额上自汗，关节痛重，但微解肌，通用败毒散。余见本条。

卫不和者，脏无他病，时发热，自汗出，桂枝汤。

亡阳者，太阳证，发汗多，漏不止而

————————

① 于见：疑为"于是"。

恶风，用桂枝加附子汤。又少阴证，尺寸脉紧，反有汗出，额上手背冷汗为亡阳，主咽痛，吐利，四肢疼急，厥逆恶寒，用四逆汤。汗多不止，温粉扑之。若汗不止，恶风，烦躁，不得卧，先服防风白术牡蛎汤，次服小建中汤。咽痛通用甘桔汤、猪肤汤。

霍乱吐利，汗出，发热恶寒，手足拘急，厥冷，四逆汤。又中暑、霍乱烦渴，香薷散。

柔痓，太阳病身项反张，口噤，瘈疭，发热，汗出，小续命汤。

阳明汗多而渴，发热谵语，大便硬，调胃承气汤。若小便自利而汗出者，为津液少，不可攻，但用蜜导；若汗多者，胃汁[①]干，急下，大承气汤。阳明汗多而渴，勿用五苓散。阳明反无汗，脉浮而喘，麻黄汤。

无　汗

无汗因寒中太阳，三阴刚痓证中详。
冬阳明病兼阴易，七例推寻各有方。
腠理为风暑温所干皆令自汗，惟寒邪中经，腠理密致，则津液内渗，独无汗焉。此特伤寒在表然耳，若阴病若水饮与夫亡阳、久虚亦皆无汗，随证各自有条。惟热病脉躁盛而不得汗，此阳亢也，当汗无汗，与麻黄汤，三数剂而汗不出者，此亦不可活也。知其可进则进，知其不可则已之，君请择斯二者。

小柴胡汤证云：阴病不得有汗，盖三阴证本无汗，其或有汗者亡阳也。

冬阳明脉浮紧者，必发潮热，脉但浮者，必有盗汗，黄芩汤[②]主之。

盗汗者，邪气方侵于里，尚连于表，睡则卫气行里而表阳不致，因其表阳不致故津液得泄，觉则气散而周于表，腠理闭

焉，汗复止也，是之谓盗汗。此邪在半表半里之间，法当和解[③]。

余证无汗，治法各有本条。

头汗出

头汗诸阳气上蒸，身黄尿秘引浆频。
心忪水结谵言血，表里柴胡小是珍。
诸阳之经循于头，三阴则至颈而还也。里虚表实，腠理密致，热不得越，故阳气上腾，津液上凑而汗出于头，抑亦胞虚内涸使然耳。夫里虚则不可下，内涸则不可汗，头汗之证无所谓表邪，汗之断不可也。若夫阳明热入血室，燥粪，谵语，俟其过经，利之以小承气汤，是可无以权之哉？大抵寒湿相搏，与夫邪在半表半里之间则有头汗，设或小便不利，内外关格，头汗则为阳脱误下；湿家，额上汗出而喘，或小便不利，大便自利，亦为阳脱。二者皆不可活，临诊又当审斯。

发黄证，头汗及颈而止，小便难，引水浆，此受湿也，茵陈蒿汤、五苓散主之。

水结胸证，心下忪满，无大热，头汗出，小半夏加茯苓汤。

谵言头汗，是为血热，病属阳明，可承气汤。若心中懊侬而头汗者，栀子豉汤。

半在表半在里及余证，并小柴胡汤。寒热往来，微恶寒，为表；胁下满，大便坚，为里。

汗下后，胸满微结，寒热，心烦，呕渴，为表未解，柴胡桂枝干姜汤或柴胡桂枝汤。

---

① 胃汁：原作"胃汗"，据文义改。
② 黄芩汤：疑作"黄芩汤"。
③ 和解：原作"和表"，据文义改。

手足汗

手足如何汗不休，胃中热聚液旁流。
热家燥粪为谵语，寒证难教水谷流。

手足汗者，热聚于胃而津液之旁达也，亦有寒聚于胃致之。挟寒则水谷不分，蕴热则燥粪、谵语。

阳明病，手足漐漐汗出，谵语，大便难，此热证也，与承气汤下之。

阳明中寒不能食，小便不利，手足濈然汗出，大便初硬后溏，水谷不分，则不可下，少与理中汤。

不得汗

汗之不得亦须蒸，躁盛还无未必生。
身痒浮迟惟各半，阳明虚证若虫行。

伤寒欲得汗，与麻黄汤，数剂而汗不出者，不治。热病脉躁盛而不得汗，诸阳之极亦不治，二者盖真病也。亦有寒热而厥，忽两手或一手无脉，是犹重阴欲雨之时，必濈濈然大汗而解。其或投药无汗而脉不至者，亦不可活也。是可以容易谈哉？虽然，诸虚少血，津液中干，亦不能作汗，病人有挟宿恙如痰饮、癥癖之类，又隔汗而不能出也。少血者养血以汗之，痰癖者开关散气以汗之，是为活法。若夫汗出如油，喘而不休，未有能生者也。

服药不得汗，当用蒸法，烧地令热，去其火，以水洒之，用桃柏叶、蚕砂、糠麸夹和铺地，厚三寸许，上铺席，令病人仰卧，衣被覆之，片刻，周身至脚心皆汗出，乃用温粉扑，即移上床。

身痒，脉浮迟，为气虚亡阳，不能作汗，桂枝麻黄各半汤主之①。

阳明反无汗，皮中如虫行，以久虚也，术附汤、黄芪建中汤。

凡发汗须令上下周遍，身上衣被如常，腰以下厚盖之，若盖覆不周，汗出不匝不流，必致肢体拘挛，可与牛蒡根散。

不可汗

不堪汗者脉微迟，温湿虚烦坏病推。
经水忽来兼失血，脐间动气并如之。

病在表而脉浮者，可汗。表证悉具，若发渴，若脉不浮，是表犹带里也，未可汗之。伤寒不可汗条例最多，其可汗者，大抵脉症全在表也，表固可汗，然汗之太早太过，或者津液泄而变生焉。至于当下而误汗，则为亡阳，为谵语，为下厥上竭等证，其害人又速耳。设或误汗，则真武汤以救解之，羸甚者去芍药，有热者去附子。吁！此救兵也，谨之谨之！表中风寒里则不消。里病表热者，虽无阳证，可以小辛之剂温而散之。

脉微弱为亡阳，不可汗，用桂枝二越婢一汤。尺脉迟为血少，荣气不足也，不可发汗，先与黄芪建中以养血，俟其脉不迟，即以小柴胡汤、桂枝二越婢一汤和解之。

风温、湿温各有本条。

虚烦似伤寒却不恶寒，身不疼，脉不紧，并不可汗下，可竹叶汤或小柴胡汤。

坏病者，此汗下温不解，知犯何逆以法治之，并不可汗下，小柴胡加减。

经水适下，表里俱虚，不可汗，小柴胡汤主之。衄血下血，虽脉浮紧，无汗，然衄者欲愈，下者亦欲愈，不愈则用桂枝汤，但不可发汗。

----

① 桂枝麻黄各半汤主之：《伤寒论》23 条"太阳病……脉微缓者，为欲愈也；脉微而恶寒者，此阴阳俱虚……面色反有热色者，未欲解也，以其不得小汗出也，身必痒，宜桂枝麻黄各半汤。"

腹中左右上下动气，筑触，并不可汗下，《证治论》用柴胡桂枝汤。动在左，发汗则头眩，汗不止，筋惕肉瞤为逆，先服防风白术牡蛎汤；汗止，以建中汤与之。动在右，发汗则衄而渴，心苦烦，饮则吐，先五苓散，次竹叶汤。动在上，发汗则气上冲心，枣根汤。动在下，发汗则心中大烦，骨节烦疼，头痛，目运，入食即吐，先用大橘皮汤止吐，次小建中汤。

下利清谷，用理中汤，或大便不通者，皆不可汗。

恶寒脉浮，此为表证，若渴，则邪欲入里，不可汗。

咽干喉塞，亡血，淋家，衄家，疮家，动气，并不可汗，《证治论》皆用小柴胡汤。厥逆不可汗，当归四逆汤。

不可下

不可攻浮及细虚，恶寒呕吐与之俱。
小便自利并清少，有表仍兼失气无。

病在里而脉实者，可下。里证悉具，若恶寒，若脉不实，是里犹带表也，未可下之。伤寒不可下条例最多，其可下者大抵脉证全在里也，里固可下，然下之太早太过，或者水谷脱而变生焉。至于当汗而误下，则为痞气为懊侬为结胸等症，其害人又速耳。设或误下，则理中汤、丸以救解之，或里烦，则少加乌梅；或转损厥逆，则兼与四逆汤辈。吁，此救兵也，谨之谨之！

脉来细小固不可下也，若细小而牢紧又可下也。

脉浮，病在表，不可下。结胸，脉浮大，不可下。

脉细虚，或迟缓，或尺部涩弱，此凡皆为血气衰，不可下也。

恶寒者，表之虚，证虽阳明，恶寒，则与太阳合病属表，可汗不可下。若少阴证恶寒，则温之。

呕吐者，虽有阳明证，谨不可下，小柴胡加生姜主之。

小便自利汗出者，津液竭，粪虽硬，属阳明，但用蜜导而出也，猪胆汁亦可导也。

脾约证，大便坚，小便数者，枳实①脾约丸。

大便坚，小便清者，热不在里，虽不大便，不可下，可桂枝汤汗之。

少阴证小便白，为下焦虚寒，用四逆汤。

大便坚，小便少者，津液还入胃，必先硬后溏，不久自出，惟小便如常，乃可下之。

有表证脉带浮，或恶寒，或犹生寒热，并不可下。

不转失气，谓不下泄也，不下泄则先硬后溏，不可下。大抵阳明燥粪欲下之，先与小承气汤。若转失气，则必先溏后硬，更进一剂，不转失气则止。又阳明谵语，潮热，脉疾，与小承气汤。不转失气，则与小柴胡汤。若次日又不大便而脉涩，则为里虚，黄芪建中汤主之。凡阳证而脉涩，谨不可下。

头汗出为津液少，胞中虚，不可下。惟阳明谵语，血热，头汗，则可下。

诸虚少血，厥逆，喉闭，呕吐，亡阳，阴实动气，皆不可下。虚家，附子汤；厥逆，当归四逆汤；咽痛闭塞，乌扇汤；呕吐，小半夏加橘皮汤。无阳，阴实而大便硬者，下之，必清谷腹满，但用蜜导。

左动气，下之则腹满拘急，气愈动，身虽热，反欲拳，先甘草干姜汤，次小建

———
① 枳实：疑为衍文。

中汤。

右动气，下之则津液竭，咽鼻干，头眩，心悸，竹叶汤。

上动气，下之则握掌，热烦，汗出，欲灌水，竹叶汤。

下动气，下之则腹满，清谷，心痞，头眩，甘草泻心汤。

仁斋伤寒类书卷五

宋　杨士瀛　撰

明　朱崇正附遗

懊憹_{憹平仄两音}

懊憹心坚用陷胸，舌间苔白豉栀供。
发黄须与茵陈辈，燥粪阳明承气攻。

懊憹者，懊恼郁闷之状。盖由表证误下，正气内虚，于是客气乘虚入而动膈，烦郁微疼，特未至结胸之甚也，由懊憹而结胸亦不难矣。

短气，烦躁，胸中懊憹，心下困硬，则为结胸，用陷胸汤。

舌上白苔，虚烦不得眠，心下懊憹，或饥不能食，头汗出，此邪热郁于胸中也，并栀子豉汤吐之。

阳明病下之后，懊憹而烦，胃中有燥粪，此热结于胃也，承气汤攻之。

阳明无汗，小便不利，心中懊憹者，必发黄，用茵陈蒿汤，是则胃中邪热，前后二部俱泄之也。

痞

痞满关沉痛不侵，关浮肝热用连苓①。
恶寒勿下先投桂，痞利余粮及泻心。

当汗误下，或病属阴而反下之，轻则为痞，其状心下满而不痛，按之则濡，是其虚邪留滞，故但满而不痛也，通用枳壳、桔梗最良。若欲攻之，亦须表证已解，则可矣。

痞满关脉多沉，枳实理中丸、半夏泻心汤主之，桔梗枳壳汤尤妙。

关脉浮而痞，此为肝热，用三黄汤泻其肝。若或恶寒汗出，三黄汤加附子，名附子泻心汤。服汤后，痞不去，烦渴，小便不利，五苓散主之。

下后复汗，心下痞而恶寒者，表未解，不可攻痞，当先与桂枝汤，表解乃可攻痞，用三黄汤；表未解而心下妨闷，曰支结，用柴胡桂枝汤；胸胁满而微结，小柴胡加干姜牡蛎汤。表证在，数下之，协热而利，心下痞硬，表里俱病，桂枝人参汤。

下利，心下痞硬，干噫食臭，腹鸣，甘草泻心汤、生姜泻心汤，《证治论》用桂枝人参汤。若利不止，则治下焦，用赤石脂禹余粮汤。又不止，即利小便，用五苓散。

发热，汗出不解，呕吐，下利，心中痞硬，用大柴胡汤下之，此太阳证。

吐汗下后，嗳气，痞硬，旋覆代赭汤。若咳逆气虚则先用四逆汤，胃寒则先用理中丸，后用旋覆代赭汤。若虚烦，心

---

① 苓：疑作"芩"。

下痞薄①，气上冲胸，头眩，经脉动，身振摇，茯苓桂枝白术甘草汤。

十枣汤证须是身凉表解胁痛而痞则可用。

结　　胸

结胸痛硬满其中，大小随名用陷胸。
热实多烦寒不热，水兼浮脉岂容攻。

凡病发于阳而下之早，或当汗而误下，外证项强，心下满硬而痛者，结胸也。结胸痛硬，是为实邪在里，法当下之。若脉浮大，若表证，若水气，戒不可下。亦有不经下剂而心下硬满者，此又有可吐、可下不同焉。经曰：病人手足厥，脉乍紧，邪结胸中，心满而烦，饥不入食，当吐之，是则病在胸中故也。经曰：阳明病，心下硬满，不可下，下之遂利不止而死。是则邪气自表传重②，留于心下，未全为实，法当吐之，故有此戒也。审如是，则经所谓高者因而越之是尔，吐、下界限判然天壤，安可以结胸里实例论之乎？要之，结胸治法大要，审其邪气所在而已矣。或曰：结胸证具，加烦躁而不治者何？此胃气绝也。胃气既绝，安能布药力以胜邪也哉？

凡病在胸膈者，上脘澎湃，痰壅气促，粥药不能下咽。

结胸寸脉浮，关尺皆沉，或沉紧，俱当下。若脉浮大，或有表证，则先用小柴胡汤，表已解即下之。

大结胸，不按而痛，胸连脐腹痛硬不可近，大陷胸汤。陷胸汤太峻，合用者只与陷胸丸。

小结胸按之而痛，只心下硬，用小陷胸汤。

热实结胸，懊憹，烦渴，心下痛，少与大陷胸汤。

寒实结胸，无热证，三物白散，枳实理中汤、丸。

水结胸，心下怔忪，头汗出，无大热，小半夏加茯苓汤、小柴胡去枣加干蛎汤。

脏结亦是结胸一种，但舌上苔滑，时时下利，阴筋引痛，有本条。

病人血结胸，此热入血室，见谵语条、下脓血条。

结胸先理其气，用桔梗枳壳汤、枳实理中汤，渴者加栝蒌根，《证治论》诸药不愈用增损理中丸。凡结胸理气已平，旋复③大便涩者，须利导之，否则，热邪结为块血。

误下后未成结胸，急与理中汤救解。阴毒阳毒随气逆上，伏于胸中，亦有结胸痛硬之症，治法详见本条。

气　　短

气短里实热来潮，风湿溲难汗自流。
停水心间并里水，太阳误下结胸痞。

气短者，呼吸短促而不能相续是也，其间呼多吸少皆不救焉。《千金》曰：少气不足以息者危。《金匮》曰：短气不足以息者实。大抵短气为实，亦有表里虚实之差，心腹胀满而短气者，邪在里而为实也；心腹濡满而短气者，邪在表而为虚也；其或怔忪气短，此则心下停水致之，体认不精，其差千里，信矣哉！

气短，潮热，腹满而喘，此为外欲解而里实，小承气汤、大柴胡汤。

风湿相搏，汗出短气，小便不利，恶风不欲去衣，其邪在表，甘草附子汤。

---

① 痞薄：疑作"痞满"。
② 重：疑作"里"。
③ 复：原作"腹"，据文义改。

食少饮多，水停心下，亦令气短，小半夏汤。

身凉，干呕，短气，汗出，不恶寒，此表解而里有水，十枣汤。

误下太阳，短气，烦躁，心中懊忱，心下因硬，为结胸，大陷胸汤、丸。更发黄一症。

喘

喘不染染解表家，汗多潮热里攻邪。满胸合病尤须汗，水嗽青龙杏去麻。

《内经》云：肺气实则喘逆上气。所以气逆者，邪气为实耳。伤寒发喘，邪气在表者，心腹濡而不坚，外证无汗，法当汗之。邪气在里者，心腹胀而为满，外证有汗，法当下之。又有水气作喘，心下怔忪，即水为邪，是以有小青龙之证。若经汗、下、逐水，不获痊愈，喘促上攻，壅塞而不得息，可以瓜蒂散从权吐之。吁！喘特病之常也，其或直视谵语而喘，汗出发润而喘，身汗如油而喘，皆不可救。此邪气内盛，而正气欲绝也。临机对境，盍消息焉？

麻黄宁主喘，喘家汤剂多用麻黄。

太阳证无汗而喘，麻黄汤；或误下之，利不止，脉促，有汗而喘，葛根黄芩黄连汤；下之微喘者，桂枝加厚朴杏子汤。发汗后不可更行桂枝汤，若汗出而喘，无大热者，麻黄杏仁甘草石膏汤。

阳明证，汗出，不恶寒，气短，腹满，潮热而喘，小承气汤；若脉浮无汗而喘，即汗之，用麻黄汤。

太阳阳明合病，喘而胸满，勿下，可麻黄汤。

水气嗽喘，乃太阳汗后饮水多而水停心下，小青龙去麻黄加杏仁主之；小腹满者，小青龙去麻黄加茯苓。

阴证喘则必促，脉伏而厥，返阴丹、五味子汤。

鼻息鸣喘，气逆上冲，孙用和用麻黄汤加橘皮、杏子。久喘咳嗽，感冒鼻涕，易简九宝汤。

咳　嗽

嗽家呕喘属膀胱，寒热胸坚值少阳。若是少阴频下利，四肢沉重更清凉。

凡肺主气，气逆而不下则嗽。热邪乘之，气则燥郁；寒邪乘之，气则冷滞；水饮乘之，又与气搏。热寒水饮皆生痰壅，嗽之所从始乎？阴阳治法固自有条，其间水咳三证不可无辨。小青龙汤，太阳之表水也；十枣汤，太阳之里水也；真武汤，阴证之水气也，常须识之。虽然，古人一药对一病，所主安在哉？曰：水与表寒相合而咳，则小青龙法①之；水与里寒相合而咳，则真武汤温之；里癖合水动肺而嗽焉，十枣所以下之也。

太阳病，身热嗽喘，心下怔忪，干呕，微利，此水气在表，小青龙汤；小便不利，小腹满者，去麻黄加茯苓；发热，恶寒，身体痛者，只依本方。若身凉，咳嗽，干呕，微利，心下痞满，引胁疼痛，为里有水，十枣汤。

少阳病，寒热往来，胸胁硬满而痛，咳嗽，小柴胡汤或微利，去人参、生姜、枣，加五味子、干姜。

少阴病，水气咳嗽，四肢痛重，腹痛下利，或呕，真武汤加五味子、干姜、细辛。少阴咳而四逆，或腹痛，或泄利，或悸，四逆散加五味子、干姜。少阴咳而呕渴，心烦不得眠，下利，猪苓汤。

热咳，金沸草散。或唾脓血，小柴胡

---

① 法：疑作"汗"。

加黄芩或黑豆，入生姜煎汤。

咳嗽，头痛，不恶寒，身大热，若脐腹亦有热而内作痛者，须下之，用大柴胡汤。张氏曰：发汗不解，腹满痛者，急下之，可大承气汤。又曰：腹中满痛，此为实，大柴胡下之。

咳嗽中满而呕，用大半夏汤。解利以后，胃寒不食，则理中汤加橘皮、半夏、茯苓、细辛、五味子。痰多，二陈汤加细辛、五味子。治嗽通用大橘皮汤。

咳　逆

咳逆垂危苦胃寒，橘皮苓夏胜灵丹。
不瘥乳下应须灸，腹满之时疗已难。

咳逆俗谓之噎，古人谓之哕，盖胃气本虚，吐下太过，或复与之水以发其汗，胃虚气逆，噎哕生焉。病势至此极矣。虽然，咳逆出于胃，寒固也，其有水挟寒气击搏而成者，则茯苓、半夏逐水主噎，官桂、丁香下气御寒；又有热气壅郁，气不得通而成者，则小柴胡加生姜自有条例。惟是哕而腹满，不得小便，或后部不通，此为真病，虽有神医未如之何。

橘皮干姜汤、羌活附子散、半夏生姜汤、退阴散主之，以意择用。不瘥，即灸乳下。其法妇人屈，乳头向下尽处骨间三壮，丈夫乳小以一指为率，亦三壮，男左女右，艾丸如小豆许，大抵乳直下陷中有动脉处是，详见下脓血条。

《证治论》呕哕，手足逆冷，小橘皮汤；若加胸满，虚烦不安，大橘皮汤。

阳证咳逆潮热，小柴胡汤加生姜橘皮竹茹汤。仍视其大小便何部不调，即通利之。

哕而腹满，大便不利，小承气汤；哕而腹满，小便不利，猪苓汤。

阳明伤风，脉弦浮，小便难，潮热而

哕，小柴胡加茯苓汤。

《易简》论伤寒咳逆为笃证，他病见之亦然，以半夏生姜汤主之，又方丁香、甘草煎汤调苏合香丸。大抵咳逆不止者，不可救药。

水气乘肺亦主噎逆微咳，当以表水、里水法治之，见咳嗽条。

干　呕

干呕身热小青龙，涎沫茱萸汗桂供。
下利白通并四逆，胁痛十枣里之攻。

干呕者，呕而无物出也。大抵热在胃脘，与谷气并热气上熏，心下痞结，则呕而无所出焉。少阴下利，姜附主下利也；厥阴吐沫，茱萸主涎沫也；汗出干呕，桂枝主自汗也，邪去则呕者定矣。若夫水气二证，又当以表里分之，发热咳喘而干呕者，此则水气在表，与青龙汤；不发热，不恶寒，胁痛咳利而干呕者，此则水气在里，与十枣汤，是又不可无别。然而，表水、里水皆有咳嗽，何耶？曰：水气乘肺也。

表不解，心下水气，身热，干呕，微喘，或利，小青龙汗之。

干呕，吐涎沫，头痛，一云少阴，一云厥阴，并吴茱萸汤；得汤反剧者，则与小柴胡汤。汗出，头痛，干呕，桂枝汤。

少阴下利，干呕，脉微，白通汤；利不止，干呕而烦，厥逆无脉，白通加猪苓汤①；里寒外热，脉微欲绝，或干呕，通脉四逆汤。

身凉，汗出，胁痛，干呕，心下痞硬，短气，咳而微利，不恶寒，无表证，此里有水，十枣汤下之。

膈上有寒饮，干呕亦属于少阴，用四

---

① 白通加猪苓汤：疑作"白通加猪胆汁汤"。

逆汤。

《证治论》干呕而利，黄芩半夏生姜汤。

胸中似喘不喘，似呕不呕，似哕不哕，愦愦然无奈者，生姜半夏汤。

呕　吐

呕吐阳明气逆行，数为胃热缓寒生。

太阳合病利不利，肾证三条各有评。

表邪传里，里气上逆则为呕吐，水谷不下是也。伤寒呕吐有胃热，有胃寒，有水气，有脓血，辨是四者而已。胃热者，脉数或紧，必有口苦，舌干，烦渴之证；胃寒者，脉弦而迟，必有逆冷，不食，大小便，自利之证；水气者，先渴后呕，膈满，怔忪；若胃脘脓血，则腥气、燥气奔逆上冲，经所谓呕家有痈脓不须治，脓尽自愈。又谓：服桂枝汤吐者，其后必吐脓血，是矣。大抵呕吐皆有所出，已下咽而出者呕也，未下咽而出者吐也，吐特甚于呕耳。若概以呕无所出，则其间所谓干呕者独何耶？呕吐多属阳明，气逆而上行，戒不可下。汗后水药不入口者，逆。呕而脉弱，小便自利，微热而厥者，虚极难调也。生姜，呕家圣药。热燥者，乌梅代之。

阳明呕吐，小柴胡汤加生姜主之，阳证通用。呕而发热，小柴胡汤。呕而渴，猪苓汤。先呕后渴，此为欲解，急与水解。先渴后呕，为心下停水，赤茯苓汤。汗后或瘥后，胃脘余热，虚烦呕吐，竹叶汤加生姜汁。吐汗下后，虚烦不得眠而呕，栀子生姜汤。

寸脉数，烦热而吐，为胃热，五苓散、竹茹汤、小柴胡汤。

汗下后，关脉迟缓而吐，为胃寒，理中汤、正气散，加生姜。寒多不饮水而吐，理中汤去术加生姜。

太阳少阳合病，自利而呕，黄芩加半夏生姜汤。

太阳阳明合病，当自利，若不利但呕，葛根加半夏汤。胸中有热，胃中有邪气，腹痛，气逆欲呕，黄连汤。

太阳发热汗出，心下烦郁痞硬，下利，呕吐，大柴胡汤。

少阴呕证，四逆汤加生姜。水气，或咳，或悸，身痛，自利，真武汤去附子加生姜。膈上寒饮，干呕吐涎沫，四逆汤。若更吐利，手足逆冷，烦躁甚者，吴茱萸汤。又手足寒，心中温温，欲吐不得吐，脉弦迟，为胸中实，可吐之，或用半夏汤入生姜汁。并属少阴。

温毒发斑，心闷而呕，身热足冷，有本条。

水逆证，渴欲饮水，水入即吐，小肠不利故也，五苓散、小半夏茯苓汤。

《金匮》云：诸呕吐，谷不下，小半夏汤；似呕，似哕，似喘，心中愦愦，生姜汁、半夏汤、大小橘皮汤。

伤寒屡经吐下，寒气隔塞，食入口即吐，干姜黄芩黄连人参汤。

汗后水药不入口者逆，半夏茯苓汤。

呕吐脓血见吐血条。

吐　血

吐血诸阳受热邪，表之不发咎医家。

因而热毒流于脏，地血三黄数剂嘉。

诸阳受热，其邪在表，当汗不汗，致使热毒入脏，积瘀于内，遂成吐血。盖伤寒失汗，则邪热化为恶血，或蕴毒不除，亦能蒸腐其血。凡眼闭目红，神昏，语短，心忪，痛闷，眩冒，迷忘，漱水，躁烦，呕吐，喘促，惊狂，谵语，鼻衄，唾红，背冷，足寒，骨热，肤闠，四肢厥

逆，多汗，顽痰，胸胁、小腹满急，大便
黑而微利，小便多而不禁，此等皆瘀血证
也，男女均有此血脉，妇人伤寒尤多见
之，以其得病于经水来去之期，或受病中
间经水适至耳。血之为病，大抵夜重日
轻，或昼明了而暮谵语，血属阴，从其类
也。前证不必悉具，但见其一二分晓，便
作血证主张，犀角地黄汤、小柴胡汤、桃
仁承气汤、三黄汤丸酌量轻重用。瘀血结
其抵当汤、丸主之。诸汤皆以川芎为佐，
取尽大便黑物则佳。虽然，伤寒咯血犹难
救疗，况吐血乎？凡吐血皆非美恙，初病
犹可用工，有陆续而来或经数时而复吐
者，断不可救药也。

方药详见解题。通用萝卜汁一小盏入
新汲水煎茅花主之。血热者，黄连阿胶
汤。《证治论》用地血散、柏皮汤、三黄
泻心汤。

大下后寸脉沉迟尺脉不至，咽喉不
利，唾脓血者，麻黄升麻汤。此有两证，
一阳毒，一少阴。在阳毒则或用阳毒升麻
汤，在少阴则或用甘桔汤[1]加半夏、生姜
汁。

服桂枝汤吐者，其后必吐脓血，犀角
地黄汤。

非伤寒证而吐血者，与蛤粉散。若虚
痨咳嗽吐血，口苦咽干，黄芪汤[2]主之。

衄　血

衄血膀胱病欲瘥，脉微发表病家愁。
紧而无汗麻黄进，浮缓絷絷以桂投。

经络热盛，阳气拥重，迫血妄行出于
鼻者，为衄，其热在表也，是虽表热邪犹
在经，然亦不可发汗，汗之则额上陷，脉
紧急，直视而不得卧，古人戒之。所以无
汗用麻黄，有汗用桂枝者，非治衄也，散
其经中邪气耳。若邪气不得发散，拥迫于

血而衄，复不止也。太阳衄血固为饮解，
或有衄血不止，但头面汗出，其身无汗及
发汗不至足者，又为恶证，当明辨之。

太阳证衄血及服桂枝汤后致衄者，皆
阳气盛长，病欲解也，属犀角地黄汤。衄
而脉微，不可发汗，与犀角地黄汤、黄芩
芍药汤。衄不止，茅花汤。

无汗而衄，脉尚浮紧，可与麻黄汤。
有汗而衄，脉尚浮缓，可再与桂枝汤。

衄而烦渴欲饮水，水入即吐者，先服
五苓散，次服竹叶汤。

阴证本无衄，若少阴厥而无汗，强发
汗必动血，血从耳目口鼻而出，是为下厥
上竭，不可治，治要方用黑锡丹。

《千金》云：凡时行衄血不可断之，
如或过多即可断，以龙骨末吹入鼻，九窍
出血通用。

阳明发热，口燥漱水者，必衄，见漱
水条，谨不可汗。

脓　血

下脓血室必谵语，湿毒无如肠垢鲜。
消谷粪坚脐下蓄，膀胱热结六条全。

凡冲脉为血之海，即血室也，男女均
有此血气，亦均有此冲脉，冲之得热血必
妄行，在男子则为下血谵语，在妇人则于
经水适来适去之时，经气尚虚，邪乘虚
入，或热退而胸满谵语，或蓄血而寒热似
疟，皆谓之热入血室。私窃怪夫世俗常谈
凡病皆先调气，而血之一字念不到焉。其
间一二亦知理血，则曰妇人有之，不思血
气即阴阳也，负阴抱阳中，两间而为人，
谁独无此血气哉？否则，张朱之书所谓桃

---

① 甘桔汤：原作"甘梗汤"，据文义改。
② 黄芪汤："黄芪汤"前原有"真"字，为衍
文。

仁承气汤、抵当汤丸之类，是特为妇人设耳？然而，血证之脉何如？曰：挟血者，脉来乍涩乍数，闪灼明灭，或沉细而隐伏也。若夫血热交攻，则寸关洪盛，大抵多于左手见之，左手主血，固如是尔。经云：血上逆则忘，血下蓄则狂，下焦蓄血，小便必自利。血结之处又当以此推之。外证俱于吐血、汗解。

阳明病下血，谵语，或胸胁满如结胸，暮夜如见怪状，此为热入血室。头汗出者，刺期门以泻肝；若不刺，合用小柴胡汤加生地黄、枳壳、栀子仁。

腹痛身热，下脓血如鱼脑如烂肉汁，曰湿毒，桃花汤、地榆散、黄连阿胶丸，治要方用胃风汤加木香，或除湿汤。

热气乘虚入于肠胃，脐下有热，泄汗，赤黄白肠垢，黄芩汤、白头翁汤、柏皮汤。

无表里证，已下后，脉数不解，消谷易饥，多日不大便，此有瘀血，桃仁承气汤、抵当汤，或小柴胡加桃仁、大黄。又脾约证，胃热消谷，有本条。

下焦蓄血，其人如狂，小腹结急，小便必自利，与抵当丸，或小柴胡加桃仁、大黄。抵当汤太峻，合用者只与抵当丸。

太阳病不解，热结膀胱，其人如狂而血自下，下者愈，不愈用桂枝汤。

瘀血，炙甘草半钱，川芎、香附倍之，枳壳又倍之，新汲水煎，入醋下。

失血、少血，或尺脉迟或诸脉不出，汤剂中须以人参为佐。

期门即三焦之府，取穴以病人中指中节为寸，令仰卧，从脐心正中向上五寸，以墨点定，从墨点两边横量，各二寸半，大约直两乳，是期门穴也，针入四分。此《证治论》穴法，可与咳逆条乳下穴参用。

发　黄

发黄尿秘引清浆，便黑尿多血证黄。身热尽疼为中湿，鼻干腹满胃风伤。

发黄者，湿气在里，复瘀热于脾胃，蒸湿不散而得之，或病属阳而用温，内热而被火，亦发黄也。湿气胜则如熏，黄而晦；热气胜则如橘，黄而明。伤寒至于发黄，单阳无阴，病势已极，不可以寻常目之。如所谓寸口无脉，鼻出冷气；如所谓形如烟熏，摇头直视；如所谓环口黧黑，柔汗发黄，不治者亦多矣。然而发黄之与瘀血大抵相类，又何以辨之？曰：小便不利者为黄，小便自利则瘀血也。

《千金》云：酒疸下之终为黑疸，土瓜连根捣取汁，效。

黄疸证，脉浮滑而紧数，尿秘，头面汗出及颈而止，渴引水浆，茵陈蒿汤、五苓散①夹和茵陈蒿汤，或五苓散，下酒蒸黄连丸。血证发黄如狂，小便多，大便黑，桃仁承气汤、犀角地黄汤、抵当丸。

太阳中湿发黄，身热尽痛，头汗目黄，盖寒湿在里致之，可五苓散、栀子柏皮汤。若欲解散，则用麻黄连翘赤小豆汤，余见中湿条。中湿与发黄，不利小便非其治也。

阳明伤风发黄，易饥，气短腹满，鼻咽干，心胁痛，小便难，潮热，咳嗽，咽痛息短，头眩，嗜卧，脉弦浮，大小柴胡加茯苓。

初发黄，急用瓜蒂末，口含水，揾一字许，入鼻中，出黄水，次服茵陈五苓散。

---

① 五苓散：原作"五芩散"，据文义改。

发　斑

斑如温毒黑膏良，热病重阳别有方。

里实表虚因发出，若还发汗愈增疮。

病证属阳，误投温药，或当汗不汗，或当下不下，或汗下未解，阳热内然，蒸溽外迫，热毒入胃，皆致发斑。盖热必伤血，血热不散，里实表虚，由是热气乘虚出于皮肤，轻则如疹子，重则如锦纹。是尔斑家谨勿发汗，汗之重令闷泄，疮烂又加多也。凡斑略见一二，须早图之，日子①稍延，独阳绝阴不可救药。其发黑斑者，热剧胃烂无及矣。然而斑之方萌，与蚊迹类焉，又不可误用药也。发斑多见于胸腹，蚊迹多在手足之间。关前阳脉洪大，病人昏愦②，先红后赤者，斑也；阳脉不洪，病人自静，先红后黄者，蚊也。发斑属阳，阳毒具而阴脉形，或大便自利，或怫郁气短而燥粪久不得通，卢扁复生，莫能施其巧。

温毒发斑，冬月冒寒，至春间阳气盛则发病，经吐汗下而表未解，毒未消也，黑膏主之。肌肉斑烂，咳而心闷，下利，呕吐清汁，下部疮或口疮，黄连橘皮汤、葛根橘皮汤。

热病发斑、时气发斑，大青四物汤、猪胆鸡子汤。

阳毒曰重阳发斑，有本条。

咽痛者，玄参升麻汤。

发斑通用升麻葛根汤、败毒散、犀角地黄汤。热多者，玄参升麻汤加生姜、乌梅，又黄连一物汤、青木香一物汤可择用。有下证者，少与调胃承气汤。孙兆用紫灵一剂，《证治论》用白虎加人参汤。

发斑汤剂须以紫草、川芎为佐，血热内结者与小柴胡汤。

发斑小点稀疏，色常鲜红者易治，或如锦纹隐起饼搭者难治。若初发色红，渐次微黯，良久黯又转甚，面色肌肉黧晦者，断不可救，初发便如黑痣者亦然。赤斑五死一生，黑斑十死。凡内外热炽，汗下不解，烦闷，咳呕，足冷，耳聋，便是发斑之症。

舌白苔

舌苔大热疗应难，利腹疼兮呕恶寒。

懊恼胁坚并中湿，更兼脏结六条看。

病家邪气在表，舌上无苔。目传入里，津液结搏，则舌生白膜如苔之状，是亦丹田有热也。热初传里，其舌苔滑；热气渐深，其舌苔涩；热聚于胃，舌为之黄；若舌间黑色，则病已深而热已极矣。经云：热病口干舌黑者不治。盖舌属心，心属火者，肾家贼热所胜，五脏反克，其能生乎？

尺寸脉紧，口中热气而干燥，足冷蜷卧，鼻中涕出，舌上苔滑，勿妄治也。到七八日以来，微热，手足温，为欲解，或七八日以上反大热者难治。若腹痛者必欲利，与理中汤。若恶寒者必欲呕，与小柴胡汤加人参、栝蒌根。

太阳误下，胃中空虚，客热动膈，懊恼，舌白③苔，栀子豉汤。或阳明证具，其脉浮紧，下之而懊恼，舌白④苔，用药同。

阳明胁下硬满不大便而呕，白苔，小柴胡汤。

阳明中湿，舌上生苔，以丹田有热胃⑤中有寒湿也，五苓散主之。

---

① 日子：福州方言，意为时间。

② 愦：原作"溃"，径改。

③ 白：原文无此字，据文义补入。

④ 白：原文无此字，据文义补入。

⑤ 胃：原作"胸"，据文义改。

脏结亦属阳明，舌上白苔有本条。
舌黄者法当下之，舌黑者不治。

口燥咽干

口燥阳明背乍寒，人参白虎疗咽干。
少阳专以柴胡治，肾证应须急下安。

脾胃有热，津液涸少，所以口燥舌干。然而口中干燥，汗之将何如？曰：汗之重无津液，其咽干者尤不可汗也。治法固自有条，或依条用药而口中尚更不和，则当以瘀血推之。盖焦烦漱水，口燥唇干，血证有之矣。

阳明口燥咽干，无大热，背微恶寒，烦渴，白虎加人参汤。渴欲饮水者用药同。

少阳口燥咽干，小柴胡汤。

少阴口燥咽干而渴者，急下之，用承气汤。

血证口燥唇干，见漱水条。

狐惑咽干，唇疮，声哑，有本条。

烦　躁

烦躁来时热气升，阴为阳胜太阳经。
阳明燥粪连脐痛，肾候阳虚阴燥乘。

心主火，肾主水，心热则烦，肾热则躁，此通论也。伤寒烦躁，则有阴阳虚盛之别焉。阴虚而阳盛为烦，阳虚而阴胜则为躁。有先烦而渐加躁者，有先躁而后复烦者，烦其热之轻，躁其热之甚也。或邪在表，或邪在里，或阳胜，或阴胜，或火邪，条例不一，当详审而调理之。设若结胸证具而烦躁；吐利四逆而烦躁；下利发热，厥逆而躁不得眠；恶寒蜷挛，脉不出而躁，此皆不治之证，或者见几而作声之可乎？

太阳证烦躁，寸关脉浮数，身热是

也。风寒俱盛，其脉浮紧，无汗而烦躁；当汗不汗，其人烦躁，并用大青龙汤。心中悸而烦躁，小建中汤。热六七日，渴欲饮水，五苓散。无热，但狂言烦躁，五苓散水调服，刺吐之。自汗，心烦，小便数，不可与桂枝汤，只用芍药甘草汤。服桂枝汤后，汗出烦躁甚，脉洪大，白虎加人参汤。

阳明证烦躁，以多日不大便有燥粪，故绕脐痛而烦躁也，以承气汤随轻重用。

少阴证烦躁，尺寸俱沉，厥冷自利是也。心烦不得卧，黄连鸡子汤、黄连阿胶汤；吐利厥逆，烦躁欲死，吴茱萸汤、茯苓四逆汤；下利，咽痛，心中烦满，猪肤汤；下利，嗽呕，烦渴不得眠，猪苓汤；恶寒而蜷，时时自烦，欲去衣被，大柴胡汤。

太阳病，以火熏之而不得汗，亦致烦躁；或火熨其背，令人汗出，大热入胃而烦躁，并黑豆煎汤解之。

汗后烦不得眠，欲水者，少与之；小便不利，与五苓散。

下后昼烦夜静，不呕不渴，无表证，脉沉微，干姜附子汤；若兼懊憹，即与栀子豉汤发汗。若下之，病仍不解而烦躁，茯苓四逆汤。吐汗下后虚烦，心下痞满，气上冲胸，头眩经动，身为振摇，茯苓桂枝白术甘草汤[①]。虚烦附入胸满条。

瘥后胃弱不能胜谷，亦致微烦，减谷则愈，仍与小柴胡汤。

阴极发躁或阴毒，用火熨灸及投热药以至发躁者，并不可误用凉药，躁甚仍与热剂，用四逆汤、返阴丹。

---

① 茯苓桂枝白术甘草汤：《伤寒论》67 条："伤寒，若吐若下后，心下逆满，气上冲胸，起则头眩，脉沉紧，发汗则动经，身为振振摇者，茯苓桂枝白术甘草汤主之。"

阴盛隔阳，身冷，大躁，欲饮水不入口，不得睡，脉细沉紧，有本条。

渴

渴微浮脉太阳临，汗是阳明利少阴。

阳毒热多并中暑，其人引饮喜杯深。

热气熏蒸，津液耗少，所以发渴。热邪深浅，条例不同，然是渴者大抵里有热也。或曰：六经外证，独少阴曰渴，厥阴曰烦，何耶？少阴属肾主水，热气既深，肾水易竭，安得而不渴？厥阴属肝，心之母也，病主消渴，饮水多而小便少，是其里热已极，子气乘母，于是挟心火以为烦，惟烦则消矣。凡渴证用药并去半夏，以其性燥而逐水也。若先呕后渴则为欲解，当与之水；先渴后呕则为水停心下，属赤茯苓汤。故并述之。

太阳发渴，则脉浮，表不解，心下水气，小青龙汤去半夏加栝蒌根。服桂枝汤，汗出后，烦渴甚者，白虎加人参汤。小便不利而渴，五苓散。身热，恶风，手足温，胁满而渴，小柴胡去半夏加人参、栝蒌根。太阳病无汗而渴，勿用白虎汤，可小柴胡。若得汗后，脉洪大而渴，可少与白虎汤。

风温灼热而渴，栝蒌根汤。

阳明发渴，则有汗，胁下硬，不大便而呕，舌上白苔，小柴胡去半夏加人参、栝蒌根。阳明病汗多而渴，勿用五苓散，可竹叶汤。若汗少，小便不利，脉浮而渴，与五苓散，一云猪石汤[①]，然本方内有阿胶、滑石，其性尤利，又当审之。发黄症，头汗出，小便不利，渴引水浆，茵陈蒿汤、茵陈五苓散。

少阴发渴则自利，咳而呕，引水饮，猪苓汤。下利而渴欲饮，白头翁汤。脉微细，欲吐不吐，心烦但寐，小便白，下利

而渴，四逆汤。

阳毒，大热，大渴，黑效丸[②]主之。

中暑渴者，白虎加人参汤。若渴不已，与酒蒸黄连丸。

渴欲饮水，水入则吐，曰水逆，五苓散。

漱水不咽

漱水阳明衄血时，头疼口燥热生肌。

发狂瘀血无寒热，犀角桃仁类例推。

唇燥口干，血证类有之，必欲取水而灌漱也。然漱水而不饮水，何哉？盖渴者易为饮，阳热入里，胃中液干，患不与水耳，惟夫上焦瘀血、下焦蓄血，乘肺发燥，渴证独无，是以漱水而不欲下咽也。漱水条例惟血证有焉。

阳明身热，头疼，口燥，漱水不欲入咽，必衄血。脉微者，犀角地黄汤、棠花汤。

无表证不寒热，胸腹满，唇燥口干，漱水不咽，小便多，此为瘀血，必发狂，轻者犀角地黄汤、桃仁承气汤，甚者抵当丸，取尽黑物为度。

可与水

可水除烦使胃和，常须少与勿令多。

若还不与无由汗，强与还因水致痾。

病非大渴，不可与水。渴不与水，无由作汗，则喘而殂也。伤寒饮水，是为欲愈之候。若渴者与之过多，或小渴而强与之饮，腹中热少，一不能消，停饮作害者多矣。曰水结，曰喘悸，曰咳噎，曰呕哕，曰肿满，曰下利，曰小便不利，安有

---

① 猪石汤：疑作"猪苓汤"。
② 黑效丸：疑作"黑奴丸"。

不自水气得之？诊视又当识此。

太阳病，发汗后，大汗出，胃中燥，不得眠，其人欲饮水，当少与之，胃和则愈。

厥阴病，渴欲饮水者与水则愈。

霍乱发热，头痛身疼，热多饮水者，与五苓散。

呕吐，病在膈上，后必思水者，与猪苓汤。

水逆证见呕吐条。

水结证见头汗出条。

饮水多，水停心下，气上乘心则为悸；水气结于胸胁则为水结胸；胃中虚冷则为呕哕，冷气相搏则为噎；上迫于肺则为咳喘；渍入肠中则为下利；邪热所搏，蓄于下焦则为小便不利；小腹满而里急，溢于皮肤，则为肿痛。

饮水过多者，五苓散导之。

小便自利

小便自利血相干，蜜导阳明肾证寒。

脾约谵语脚挛厥，太阳汗下大便难。

小便自利，非血证则肾虚也。惟血证则小腹结而如狂；惟肾与膀胱俱虚，则不能约制水液，是二者小便皆自利也。若肾虚而挟热焉，故乍沥乍旋，谓之小便数。

伤寒下焦有热，小腹必满，应小便不利，今反自利者，此血证也，法当下之。又有病在太阳，遍身发黄，其脉沉结，小腹虽坚而小便不利，此则非血。若或小便自利，其人如狂，血证谛矣，下之，抵当汤、丸。

阳明自汗，应小便少而反自利者，津液竭也，粪虽硬，但以蜜导，猪胆汁亦可以导。

少阴四逆，小便自利，为虚寒，用四逆汤或真武汤去茯苓。若小便白，亦是下焦寒，与四逆汤。

小便数，大便硬，此为脾约，脾约丸麻仁丸。主之。张氏云：趺阳脉浮而涩，浮则胃气强，涩则小便数，是为脾约。趺阳，胃脉也。此证消谷引饮，盖胃壮而热矣。

伤寒脉浮自汗，小便数，若胃不和而谵语，少与调胃承气汤。

太阳自汗，四肢拘急，心烦，微恶寒，脚挛急，小便数，误服桂枝，得之便厥，可与甘草干姜汤、芍药甘草汤。

太阳吐汗下后，小便数，大便因硬，小承气和之。

小便尿血，《证治论》用延胡索散。

遗　溺

遗溺风温戒利肠，腹膨身重合三阳。

下焦不摄兼停血，肾绝狂言五证详。

水液之余者入胞而为小便，胞中虚寒，不能约制水液，加以邪气乘之，故旋溺自遗而不禁也。

风温脉浮，自汗，体重，多眠，鼻鼾，喘息，恬不欲言①，误下则小便不利，直视失溲。

三阳合病，腹满身重，口中不仁，面垢，谵语，遗尿，并不可汗下，少与白虎汤。

膀胱潴水，下焦不摄，则亦遗溺。经云：邪中下焦，阴气为栗，足膝逆冷，便溺妄出，合用四逆汤。

下焦蓄血，小腹结急，小便自利不禁，轻者桃仁承气汤，重则抵当汤、丸。

狂言，直视，遗尿，肾绝不治。

---

① 恬不欲言：恬，安静。《伤寒论》6 条："语言难出"。

小便难

小便汗竭胃干空，多汗阳明并戒通。
引饮湿黄须要利，涩难虚热客胞中。

汗自外泄，津液中干，此小便所以不通也，或阴虚而阳凑之，小肠伏热，亦令旋溺赤黄数且难矣。《素问》曰：阳入阴分则膀胱热而小便难。其谓是乎？多汗者以利小便为戒，伏热者以凉剂行之。若夫中湿发黄，不利小便，非其治也。

发汗多，亡津液，胃中干，小便不利，及阳明汗多，小便不利者，并不得利之，小便自利则愈。

引饮过多，下焦有热，小便不利，脉浮者，五苓散；脉沉者，猪苓汤。

中湿发黄家，并与利小便。

小便难者，阴虚而阳凑之，故小便黄，为下焦热，以瞿麦、滑石辈利之，木通散亦可。太阳汗后，漏不止而恶风，四肢急，小便难，桂枝附子汤。阳明中风，脉浮弦大，身黄乌干①，气短腹满，潮热时哕，心胁痛，嗜卧，小便难，小柴胡加茯苓。

表有水气，身热而咳，表不解，心下停水，小腹满，小便不利，小青龙汤去麻黄加茯苓。汗下后发热，头项强痛，无汗，心下满，微泄，小便不利，桂枝汤去桂加茯苓、白术。呕而发热，胸胁满，心下怔忪，小便不利，小柴胡去黄芩加茯苓。少阴亏，小便不利，四逆散加茯苓。

瘥后腰下有水气，牡蛎泽泻散主之。

大便下利

利惟胆胃负时殂，不渴脾寒渴肾虚。
肠垢鸭溏并湿毒，谵语备载古人书。

下利须别阴阳。三阳下利，身热；太阴下利，手足温；少阴、厥阴下利，身凉，无热，此大概也。自利，不渴，小便色白，脉微，清谷，厥冷，恶寒，凡此皆寒。渴欲饮水，尿色如常，泄下赤黄，发热后重，凡此皆热。要之，风邪入胃，木来胜土，故大肠暴下。其里虚，协热者，下利尤多。或解散，或和解，或攻泄，或温中，或固下焦，或利小便，随证有条，但不容发汗。盖邪气内攻，若外复泄其津液，则胃气转虚必胀满矣。然则，下利之脉何如？曰：身凉脉小者顺，身热脉大者逆，大则为虚，微弱则自止。滑而数者，是又有宿食也。若夫下利谵语，而目直视；下利厥躁而不得眠；下利发热，汗不止或厥不止；下利厥冷无脉，灸之，身不温而脉不回；下利日十余行，其脉反实，皆邪拥正气而下脱，五夺之最急者也，虽有工巧将焉用哉？

太阳阳明合病下利，头疼，目疼，鼻干，脉浮长，葛根汤。

太阳少阳合病下利，头疼，胸满，干呕，脉浮弦，黄芩汤，呕者加半夏、生姜。

少阳阳明合病下利，身热，胸胁满，干呕，往来寒热，脉长大而弦为负，负者死，但长大而不弦为顺。又脉滑而数则有宿食，小承气汤下之。迟而滑者，亦少下之。

太阴自和，不渴，四逆汤、理中汤、术附汤。

少阴自利必渴，肾虚引水自救，脉微者，白通汤；厥逆无脉，白通猪胆汁汤、通脉四逆汤。若渴而呕嗽，心烦不得眠，猪苓汤。自利清水，色青，心下必痛，口中干燥，此不可温，须下之，用大承气汤。三阴下利，法当用温，若自利清水，

---

① 乌干：福州方言，肌肤黑而无光泽之意。

心下痛，口干燥，须下之。下利发渴属少阴固也，然三阳亦有饮水者，乃有热也。

协热利者曰肠垢，脐下必热，便中垢腻赤黄，或饮水乃热也，黄芩汤、白头翁汤、薛翁汤。此证惟黄芩最妙，凡协热下利通用之。

胃寒利者曰鸭溏，脐下必寒，腹胀满，便中黄白青黑，或清谷，四逆汤、理中汤、白通加附子汤。寒毒下利，面戴阳者，下虚也。

湿毒利者腹必满，下脓血如鱼脑如烂肉汁，桃花汤、地榆散、黄连阿胶汤，或用除湿汤、胃风汤加木香。

下利谵语，有燥屎①也，脉不微细，可下之，用小承气汤。

三部脉平，心下硬而下利者，肠胃有积结也，急下之。

下利，心下痞者，详见痞条。

阴毒、阳毒亦有下利，有本条。

下利身痛，腹满，清谷，急救里，用四逆汤。服药后清谷止，但身痛者，急解表，用桂枝汤。

固下焦利小便方论见痞条。风邪入胃下利，热则败毒散，冷则不换金正气散，或加干姜、木香。

假如他病肠风失血、崩中漏血之人，继而下利，大肠里急，痛不可忍，虽与巴粉②取积，已行疏导，其痛独存者，此非积也，荣血亏少，阳刚胜阴故尔，使药当以川芎为佐，荣气一调其痛立止。设或小便不通，五苓散不能作效，当以分心气饮加川芎、麦门冬与之，自然快利。或蕴热血痢，腹中痛甚，疏通涤热，痛未得平，亦当为之调血。

霍　乱

霍乱渴来用五苓，寒多不水理中寻。

憎寒厥热姜甘附，中暑焦烦腹中侵。

张氏但称吐利者，非霍乱也，霍乱邪在中焦，以饮食无节，居处不常得之。夹食伤寒，阴阳乖隔，上吐下利而躁扰痛闷是其候尔。偏阳则多热，偏阴则多寒，卒然而来，危甚风烛。许仁则谓：湿霍乱死者少，干霍乱死者多。盖以所伤之物或因吐利而出泄，泄尽则止，其死少也；未③上不得吐，下不得利，所伤之物壅闭正气，关格阴阳，烦躁，喘胀，其死多也。夫饮食起居，当以此为戒。

霍乱吐利，热多而渴，五苓散；寒多而不饮水，理中汤、丸。或有寒，腹满而痛，四肢拘急，转筋下利者，锉理中汤加生附子、官桂。

吐利，汗出，发热，憎寒，手足厥冷拘急，其脉沉细，四逆汤。中暑，霍乱，烦躁，大渴，心腹撮痛，四肢冷，冷汗出，脚转筋，香薷散。《千金》云：转筋者用理中汤加煅石膏。

汗后霍乱，虽吐利已止，而身痛不休，少与桂枝汤。吐利已止，汗出，四肢厥而拘急，脉微欲绝，通脉四逆加猪胆汤。

霍乱通用藿香正气散，腹痛加桂，痛甚去藿香加茱萸，小便不利加茯苓。泻而不吐，除湿汤加桂；吐而不泻，除湿汤去苍术加桂、丁香。

干霍乱，心腹作痛，欲吐不吐，欲下不下，先以盐汤一盏顿服，候吐出令透，即以锉理中汤倍加橘红与之。凡气痞于中，不吐不泻，害人甚急，可苏合香丸，用枳壳散下；或用藿香正气散加官桂、茯苓倍加枳壳。大抵风雨寒湿邪自外入，藿

---

① 屎：原作"尿"，据文义改。
② 巴粉：即巴豆粉。
③ 未：疑为衍文。

香正气散、除湿汤为要。饮食居处，邪由内发，治中汤主之。其或吐泻不止，面青厥冷者，震灵丹研开，木香、干姜煎汤调下。

大柴胡汤一证云：发热汗出不解，呕吐下利而心中痞者，大柴胡主之。此则非霍乱也。

失　音

失音发痓反张弓，狐惑唇疮哑似聋。

风湿血迷并舌卷，更兼中暑语难通。

言，心声也。而声音道路出于喉咽，肺亦主之。若风若痰若血若热，与夫邪毒之气伏于心窍，或滞于喉间，皆令人失音，或语短而声謇涩也。《活人书》惟有发痓、狐惑条例。风湿而下，诸家之正说附焉。

痓证，口噤头摇，瘛疭不语，项强背直，腰身反张，有本条。

狐惑即湿蜃也，虫食下部为狐，下唇有疮，其咽干；虫食其脏为惑，上唇有疮，其声哑，有本条。

风湿内有一证，缓弱，昏迷，腹满，身重，自汗，失音，下利不禁，白通汤加白术、甘草。

血证心忪，语短，眩冒，迷忘，详见吐血、下脓血条。

厥阴舌卷囊缩，毒气入脏，或有不语，此用小承气汤。

伏暑发热汗渴，暑入心包络，亦或不语，此用小柴胡汤。热渴甚者，用竹叶汤。

风缠喉嗌不语，细辛、皂角末入鼻通关，次用南星略炮，加生姜、紫苏热煎与之。

失音亦须调导大小便。

仁斋伤寒类书卷六

宋　杨士瀛　撰
明　朱崇正附遗

佛郁

佛郁阳蒸聚体肤，便坚为实哕为虚。
二阳并病颜容赤，火迫身黄惕惕如。

佛郁者，阳气蒸越，形见于头面、体肤之间，聚赤而不散也，其证则有异焉。大便硬而气短者，实也；汗下后而得哕者，虚也。若虚若实，当详审之。

小便不利，时有微热，大便乍难，佛郁而不得卧，此燥粪里实也，承气汤主之。

吐下后极虚而汗之，其人佛郁，复与之水以发其汗，因而得哕，此胃中寒也，桂枝人参汤加茯苓。

太阳初得病，发汗不彻，并归阳明，续自微汗，面色赤者，阳气佛郁也，解肌汤主之；或汗又不彻，其脉紧涩，与麻黄汤。

阳脉浮，阴脉濡弱，妄以火熏熨，欲令汗出，客热得火，内则惊惕，外则佛郁蒸肌，身目发黄，小柴胡汤加黑豆与之。

冒眩

冒因虚极有寒伤，头痛胸坚属二阳。
吐汗下余苓桂术，脉沉自利理中汤。

冒者蒙冒之谓，眩者眩运之谓。上虚则眩，诸虚极而乘寒则冒，二者皆相似，眩其轻而冒其重也。妇人新产，血虚挟寒，必冒，冒家自汗则愈。若少阴病下利止而头眩，时时自冒者，此虚极而脱也，其与诸逆，发汗剧者，言乱目眩，设遇岐扁，其能起之乎？

太阳少阳并病，头项强痛，或眩冒，胸中痞硬，刺太倾，戒不得发汗。少阳本证，亦有目眩，见本条。

阳明伤风头眩，见发黄条。

吐汗下后，虚烦，脉微或沉紧，心下痞，胁下痛，气冲胸喉，眩冒身摇，筋脉动惕，久而成痿，茯苓桂枝白术甘草汤。

脉沉迟，面微赤，身微热，下利清谷者，必郁冒汗出，证属少阴，理中汤、甘草干姜汤、四逆汤随轻重用。

太阳病若下之不愈，因复发汗，以此表里俱虚，其人必冒，冒家汗自出而愈。

又痰饮眩冒、厥逆，少与《易简》三生饮。感湿头重眩晕，芎术除眩汤。

《金匮》曰：产妇亡血复汗，寒多故冒。又曰：产妇厥冒，其脉微弱，不能食，大便坚。盖血虚则厥，厥而必冒，皆是虚寒。

心动悸

心悸三阳证自详，粪坚谵语胃调汤。

冒眩甘桂睸真武，小建中兼炙草方。

动悸多生于停水，或阳气尚弱，心下虚空，正气内动致之，或汗下以后，正气内虚，邪气与之击搏而然也。此盖心悸而气动，其与惊惕不同焉。

太阳病小便利者，以饮水多，故心下悸；小便少者，必膀胱里急也，并用五苓散、小半夏茯苓汤主之。

阳明病壮热往来，心下悸，小便不利，心烦喜呕，小柴胡汤。伤风，往来寒热，或心下悸，小柴胡汤。

少阳病脉弦细，头痛，发热，误汗之，必谵语，转属胃，胃和则愈；胃不和，则烦悸，而大便硬，属调胃承气汤。然调胃承气汤太峻，《证治论》只用小柴胡汤，粪硬者可加大黄，烦躁者可入芒硝些少。凡调胃承气证以此法代之，尤为稳当。

太阳发汗过多，其人叉手自旋冒，心下悸，欲得按者，桂枝甘草汤。

太阳病发汗不解，仍发热，心下悸，头眩，肌体睸动，振振欲擗地者，真武汤主之，或理中汤加茯苓。

伤寒二三日，心中悸而烦，与小建中汤。经云：先烦而后悸者为热，先悸而后烦者为虚，惟虚则小建中汤主之。

少阳病耳聋目赤，胸满而烦，妄加吐下则悸而惊，可与小建中汤。如有热证，即以小柴胡继之。

伤寒脉结代，心动悸，炙甘草汤。

少阴四逆证，其人或悸，以四逆散[①]加桂主之。

心下水气，厥而悸，当先治水，茯苓甘草汤，然后治厥，有本条。不然，水入胃必下利也。

伤寒多因吐下或火熏或温针，以致惊惕。

太阳病若下之，胸满烦惊，小便不利，谵语，身重难以转侧，用柴胡加龙骨牡蛎汤，不可发汗。

风温妄用火熏，以致发狂，剧则如惊痫，时时瘛疭，此为逆也，《金匮》风引汤。

发　　狂

发狂面赤属重阳，葶苈升麻及大黄。
血证身黄仍漱水，尿多承气地黄汤。
阴邪并于阴则癫，阳邪并于阳则狂。

伤寒热毒在胃，并入于心，遂使神志昏乱，言动急速而发狂也。狂之发作，少卧，不饥，妄语，妄笑，妄倨，妄辩，妄起，妄行，弃衣而走，登高而歌，甚则逾垣上屋，皆独阳亢热使之，非吐下不能止。亦有当汗不汗，瘀热在里，下焦蓄血而如狂者，小便必利，特如狂而未至于狂耳，其或熏熨迫汗、灼艾、烧针，令人烦躁，卧起不安，则谓之火邪惊狂。凡是数者，各有条例。若夫狂言直视，旋溺自遗，其与汗后热多，脉躁，狂言，不食，智者寒心焉。

重阳即阳毒，脉实数，狂走，错语，烦躁，干呕，面赤，咽痛，潮热，发斑，葶苈苦酒汤、阳毒升麻汤、栀子仁汤、三黄汤、大黄散、升麻葛根汤加大黄。狂走者，水调瓜蒂末吐痰，瓜蒂散亦可吐。

血证如狂，脉微而沉，身黄，唇燥，漱水不欲下咽，无寒热，小腹硬满，小便利，大便微利而黑，轻者犀角地黄汤，重者桃仁承气汤，或抵当丸，取尽黑物为效。张云：太阳病不解，热结膀胱，其人如狂而血自下，下者愈。若外不解，可与桂枝汤，外已解，但小腹结急，乃以桃仁承气汤攻之。大抵伤寒当汗不汗，热蓄在

---

① 四逆散：疑作"四逆汤"。

里，热化为血，故喜忘如狂。

阳狂，寒水石、黄连末各一钱冷水调下，皆效。发狂妄语未可下者，龙胆草一物汤。

火邪惊狂者，医家以火熏熨迫汗及烧针灼艾而然也。其人亡阳，烦躁，卧起不安，《金匮》风引汤、柴胡加龙骨牡蛎汤、桂枝甘草龙骨牡蛎汤①。又火劫，腹满微喘，口干咽烂，或不大便，谵语，用小柴胡汤、黑豆解火邪汤。

直　视

直视无神不转睛，衄兼少血汗犹轻。

遗尿喘泄摇头证，脉涩循衣并卒倾。

水之精为志，火之精为神，五脏六腑之精皆上注于目。病人邪气极盛，冒其正气，遂使神志不慧，目不转睛，而为之直视。伤寒至于直视，证候最逆，不救者多。亦有反目倒窜，眼睛上腾，此则肾绝，虽昌阳引年，亦不及新矣。

衄血不可汗，汗之则额上陷，脉紧急，直视不能眴②，不得眠。

少血者，肝气虚，目力弱，若又发汗亡阳，则阴阳俱虚，必至直视，二者虽逆，犹未甚也。

狂言遗尿，反目直视，肾绝不治。

直视谵语，喘满者不治，下利者亦不治。

摇头直视，形如烟熏，心绝不治。

循衣摸床，惕惕不安，微喘直视，日晡潮热，下之后，脉弦者生，脉涩者不治。弦为阳，涩为阴，是阳病见阴脉，邪盛而正脱也。

无表里证，目中不了了，睛不和，大便难，身微热，此非直视，盖内实也，小承气汤、大柴胡汤。

谵　语

谵语脉数郑声虚，胃实身和热有无。

下利湿温并血证，三阳合病各殊途。

实则谵语，虚则郑声。经曰：邪气盛则实，精气夺则虚。伤寒胃中热盛，上乘于心，心为热冒，则神识昏迷，呢喃谵妄，此邪气盛而言语差也。若汗后、若病久，本音失而正气亏，则郑重语散不知高下，此精气夺而声不正也。谵语为热，独语亦热。若狂语则其热加多，至于言乱恶骂，又剧甚而难制矣。大抵大热入胃，水涸粪燥，必发谵语；当下误汗，当汗过多，亦发谵语。谵语属阳，见阴证者逆。谵语喘满，气逆而上奔也；谵语下利，气脱而下夺也，真气离绝，谓之何哉？

谵语为实，脉洪数，大便秘，小便赤，手足温，少与调胃承气汤。阳实谵语，脉短促者，不治。若逆冷而脉沉细者即死。

郑声为虚，脉微细，大小便自利，手足冷，用白通汤。

胃实谵语，身热汗多，胃中燥，大便硬，或潮热，少与调胃承气汤，大小承气汤酌量用。

身和谵语，以发汗多，亡阳，津液不和致之，不可下，只与柴胡桂枝汤。

下利谵语为有燥屎，脉不微细，即须下之，用小承气汤。谵语而利不止，则不治。又汗出谵语者，风也，须俟其过经乃下之。

湿温苦妄言证有本条。

瘀血谵语，狂言，漱水，大便黑，小

---

① 桂枝甘草龙骨牡蛎汤：此后尚有“柴胡加龙骨牡蛎汤”8字，疑为衍文。

② 眴（xuàn）：目动。

便多，遍身黄，小腹满，缘当汗不汗，蓄热在里，热化为血故尔。轻者犀角地黄汤，重者桃仁承气汤、抵当丸。

热入血室谵语，昼静夜谵如见鬼状，速与小柴胡汤，稍迟则热入胃，津液燥，中焦、上焦不荣，必为血结胸，当针期门。或脉迟，身凉无热，胸满如结胸状，亦刺期门。若血热犯于胃气，小腹急满，小便自利，喜忘如狂，昼夜谵语，抵当丸主之。

三阳合病谵语，脉滑实，身重难以转侧，口中不仁而垢，遗尿，不可汗下，少与白虎汤。

发少阳汗则谵语。经云：汗之则谵语甚，谓有少阳也；下之则额上汗，手足逆冷，谓下之早也。

太阳病八九日下之，胸满烦惊，小便不利，谵语，身重不可转侧，柴胡龙骨牡蛎汤。

发汗多，亡阳谵语，不可下，柴胡桂枝汤主之。

火劫谵语，口干，烦躁，喘满，小柴胡加黑豆。

摇　头

摇头直视似烟熏，真病心家已绝根。
痉①证反张并口噤，头中痛者战而言。

头者诸阳之会，阳脉有乖则头为之摇动，然有心绝而摇头者，有风盛而摇头者，有里痛而摇头者，形证皆不类焉。盖阴根于阳，阳根于阴，阴阳互根，气血所以周流而无间。若心绝则神去而阴竭，阳独无根，不能自主，是以头摇。经谓阳反独留，形体如烟熏，直视摇头者此也。至于太阳发痉，则风盛于上，风主乎动，是以头摇。经所谓独摇头，卒口噤，项背反

张者此也。言而摇头者，头中有痛，言则痛甚，痛则必摇。经所谓摇头言者，里痛也。又谓言者为虚，不言者为实是也。合是言之，均是摇头耳。析而分之，曰实邪，曰虚邪，曰真病，又当明其臧否云。

摇头直视，形如烟熏，心家绝也，真病不治。

太阳发痉，摇头，噤口，颔②背反张，身热足冷，有本条。

摇头言者，其里有痛，言者虚也，可与如圣饼、《易简》芎辛汤。

战　栗

战动于身栗动心，正邪胜负两般寻。
振振汗出将痉愈，鼓颔虚寒病已深。

战栗皆阴阳之争。战者，身为之摇也；栗者，心战而惕也。邪气外与正气争则为战，邪气内与正气争则为栗。战者正气胜，栗者邪气胜。战则欲愈，栗其已甚乎？

振振汗解者，盖邪气欲出，其人不虚，故邪与正争，发为振战，正气胜则得汗而解矣。

伤寒六七日欲愈，必振振汗出而解。其有身不战，而但鼓颔心栗者，遂成寒逆，此阴气内盛，正气内虚不能胜邪，反为邪所胜，当以四逆汤、姜附汤，并御文御之③，理至明矣。经云：阴中于邪，心内栗也。又云：邪中下焦，阴气为栗，足胫逆冷，便溺妄出，此合用四逆汤、姜附汤，仍与养正丹。

---

① 痉：原作"痓"，据文义改。
② 颔：疑作"项"。
③ 并御文御之：疑为衍文。

瘛　疭

瘛为引缩疭为伸，热极风生并在经。
涤热祛风犹可望，火熏发表定归真。

瘛则急而缩，疭则缓而伸。病躯瘛疭，热气极矣。热极生风，风主乎动，故筋脉相引而伸缩不宁。伤寒至于瘛疭，疾势过甚，诊视调理难乎否乎？《内经》曰：太阳终者，戴眼反折，瘛疭，汗出不流，瘛疭之为绝证也如此。

瘛疭最难疗理，能用涤热祛风之剂以折其热，间有可活之者，涤热如柴胡、山栀辈，祛风如防风、羌活辈是也。

风温妄以火熏，必然发黄，剧则状如惊痫，时瘛疭。经云：一逆尚引日，再逆促命期。设或为医所误，只得与《金匮》风引汤，火邪用黑豆解。

筋惕身瞤

筋惕身瞤发汗多，酌量真武更无过。
左边动气如轻汗，此证难医奈命何。

发汗过多，津液涸少，阳气偏虚，筋肉失其所养，故惕惕瞤瞤而跳动也。张氏特设真武汤以救之，然本方不特温经助阳而已，其间术苓姜附皆于胃气有关焉。《素问》云：脾中风则肌肉瞤。盖脾主肌肉，胃为津液之海，是虽过汗，法当温经助阳，又不可不以胃气为本也。虽然，已经吐下而复汗，汗下而复烧针，得之尤甚，逆也。经曰：伤寒吐下后发汗，脉微，心胁痞痛，虚烦，眩，胃气上冲咽，筋脉动惕者，久而成痿。又曰：太阳汗后复下，表里俱虚，更加烧针，因胸烦面黄肤瞤者难治；以至汗出如油，口噤肉战，呻吟喘促者，不治。然则，吐汗下可轻乎？

阳气之柔者养筋，发汗过多，病躯无阳，筋必战动。或虚人微取汗，或伤风自汗，妄用大青龙汤，便有厥逆、筋惕肉瞤之证，俱属真武汤，羸甚者去芍药，有热证者去附子，尤当酌量用之。

应发汗证而腹中左右上下有动气者，并不可汗。若汗之，即筋惕身瞤。其左边动气者，尤不可汗，发汗则头眩，汗不止，筋惕肉瞤，其候最逆，且先服防风白术牡蛎散，次服小建中汤，十救一二。

太阳病发汗不解，发热，心悸，头眩，身瞤，欲擗地，真武汤。

吐下后心下逆满，气上冲胸，起则头眩，脉沉紧，身振摇者，茯苓桂枝白术甘草汤。久而成痿者通用。若心下满痞，兼与枳梗汤①加茯苓、甘草。

不　仁

不仁口腹及肤皮，痛痒寒温总不知。
正气重为邪气伏，荣虚卫弱厥如尸。

经曰：诸邪乘寒则为厥，郁冒不仁。盖其血气亏少，不能周流于一身，于是正气为邪气所伏，故肢体顽痹，不知痛痒寒温，厥如尸而郁且冒也。苟其不仁，脉或浮洪，发喘无已，水浆不下，汗出如油，是气绝于命门，束手待尽而已。

甘草干姜汤、桂枝芍药汤加干姜，或桂枝麻黄各半汤，以意度用。

少阴脉不至，肾气微，精血少，寒气上奔，血结心下，阳气退下，热归阴股，与阴相动，令其身不仁，是为尸厥。

不得眠

不眠肾证利而顺，大汗膀胱胃里干。

―――――

① 枳梗汤：即桔梗枳壳汤。

吐汗下余烦懊侬，热多热少数般看。

按《素问》云：胃不和则卧不安。所以不和者，津液干焦，热邪烦躁，阳独盛而阴偏虚故尔。盖夜以阴为主，阴气盛则目闭而卧安。惟夫阴为阳所胜，故终夜烦扰而不得宁，所谓阴虚则夜争者，此也。若阳虚而阴胜焉，又有夜静昼烦之证耳。

少阴下利而渴不得眠，猪苓汤，此停水也。若二三日以上，心烦不得眠，黄连阿胶汤主之。

太阳发汗多或大汗出，胃中干燥，烦不得眠，欲饮水者，少与之，胃和即愈。若脉浮，小便不利而渴，五苓散。

吐汗下后，心中懊侬，虚烦，颠倒不得眠，栀子豉汤或酸枣仁汤。

大热，干呕，呻吟，错语不得眠，黄连解毒汤。

凡阳毒、热病，皆不得眠。

下后发汗，无大热，脉沉微，不呕渴，无表证，夜静昼烦而不得眠，干姜附子汤。

阳胜阴则狂，眠乱梦，用栀子豉汤。阴胜阳则惊悸，昏沉，用酸枣仁汤。

产后不得眠者，热气与诸阳相并，阴气未复故也，栀子乌梅汤或《易简》温胆汤加竹茹，此可通用。

多　　眠

多眠神思苦沉昏，自汗风温默默然。
狐惑唇疮沉细肾，太阳浮细亦痴眠。

阴邪胜阳，人多昏默。昏昏闭目者，阴司阖也；默默不言者，阴主静也。多眠四证，二者病在经。若太阳恶寒，其脉浮细，是阳气未尽复也。若狐惑淹沉，素得之下利，则其亡阳可知矣，此所以为阴胜欤？

风温证，尺寸俱浮，自汗，喘息，体重不收，嘿嘿欲眠，不可发汗，可葳蕤汤。病在少阴、厥阴二经。

狐惑证，四肢沉重，咽干声哑，上下唇疮，害人甚急，有本条。

少阴证，尺寸俱沉细，但欲寐，急与四逆汤复其阳气。又少阴欲吐不吐，烦而多寐，五六日自利而渴，张氏无治法。若小便白者，可用四逆汤。张氏又云：少阴病，脉微细沉，多寐，汗出，不烦，欲吐，若变证，五六日自利，烦躁，反不得寐者死。少阴证变难辨难治，贵在审详。

太阳证头项痛，恶寒，嗜卧，脉浮细，或胸胁满者，小柴胡汤；脉但浮，麻黄汤。

胃伤风，发黄，嗜引[①]，有本条。

瘥后昏沉

瘥后昏沉似怪妖，或时寒热或时潮。
语言错谬精神少，毒在心包汗未消。

伤寒瘥后，半月以来，终不惺惺，错语少神，或无寒热，或寒热似疟，或潮热烦赤。医以风魅治之，非也。是由发汗不尽，余毒在心包络间致之。

瘥后昏沉不醒，知母麻黄汤，再取微汗。

瘥后劳复、食复见下后有热条。

瘥后胃脘余热，虚烦而呕，竹叶汤加生姜。

瘥后喜唾不已，膈上有寒，理中丸。

瘥后从腰以下有水气，牡蛎泽泻散。

瘥后日暮微烦，以其病方瘥，强与谷食而不消也，节饮食则愈。

---

① 嗜引：疑作"嗜饮"。

饮酒复

饮酒还教病复来，闷烦口燥舌生苔。
妄言不寐仍干呕，解毒黄连汤妙哉。

极阴变阳，寒盛生热。古人以伤寒为大病，大病之后可与酒乎？有劳复而发热者，有食复而发热者，饮酒致剧，其热尤甚于劳、食复也。

伤寒已得汗解，因饮酒而复剧，烦闷，口燥，干呕，呻吟，妄语，不得睡，黄连解毒汤、龙胆草煎汤，或橘皮为佐。

寻衣摸空

寻衣妄语晡热潮，下后阳弦病有瘳。
脉涩为阴终不救，发黄须要小便流。

华佗云：病人手循衣缝不治，间有一二活者，幸也。

吐下后不解，多日不大便，日晡潮热，不恶寒，独语如见怪，剧者不识人，循衣撮空，怵惕不安，微喘，直视；微者但发热谵语，并用大承气汤下之。若得大便后脉弦者生，脉涩者死，弦为阳，涩为阴，是阳病见阴脉也。

太阳病用火熏之，以致发黄。阳盛则欲衄，阴虚小便难，阴阳俱虚，身体枯燥，头汗及颈，口干咽烂，腹满，微喘，或不大便，谵语甚者，呕哕，循衣摸床，此证小便利则可治。

百　合

百合昏如祟物厌，或时喜食或时嫌。
似寒不冷热无热，欲步难行卧不恬。

百合者，百脉一宗，举皆受病，无所谓经络传次也。皆因伤寒、虚劳、大病之后，脏腑不平，变而成此。其状似寒无寒，似热无热，意中欲食复不能食，默默欲卧复不得卧，强欲出行复不能行。祟朝口，若小便赤黄，药入即吐利也。《病源》所载证状一同，其脉微数，每尿则头痛者，六十日愈；若尿不头痛但淅淅如寒者，四十日愈；若尿则快然而但眩者，二十日愈。

百合知母汤、百合地黄汤、滑石代赭汤、鸡子汤、百合洗方选用之。

脏　结

脏结无阳舌白苔，阴筋急痛引脐来。
虽然饮食全如故，下利频频不可回。

脏结者，脏气闭结而不复流布也。一息不运机缄穷，一毫不续穿壤判，脏其可结乎？外证有如结胸，但饮食如故，时时下利为异耳。其脉寸浮，关沉细而紧，无阳舌苔，阴筋引脐腹俱痛是也。病人胁下宿有痞气，连于脐旁，痛引小腹而入阴筋者，亦名脏结，于此而图其痊济，岂不难矣哉？

脏结无阳证，不往来寒热，或寒而不热，其人反静，舌白苔者，皆不可下也，盖其邪未全成热。犹带表寒，可刺关元穴，仍与小柴胡汤加生姜。

两　感

两感膀胱对少阴，头疼口燥大而沉。
胃脾肝胆二三日，脉证变传准例寻。

伤寒惟两感不治。两感者，半属于阴，半属于阳，脏腑俱受病也。一日太阳少阳俱病，则头疼，口干，烦满而渴，脉大而沉；二日阳明太阴俱病，则身热，鼻干，谵语，腹满不食，脉长而沉；三日少阳、厥阴俱病，则耳聋，囊缩，厥冷，水浆不入，脉弦而沉，或三日而僵，或六日而仆。张氏无治法，但曰：两感病俱作，治有先后，发表攻里，本自不同。双钟以意消息，谓如下利不止，身体疼痛，急先救其里，与四逆汤；如不下利，但身体疼痛，急先救其表，与桂枝汤。此为治有先后，其达权识变之论也。谢复古释张氏治有先后之说，亦以为阳先受病在乎表则先解表，阴先受病在乎里则先救里。是亦一意，然先表者里不可缓，先里者表亦不可缓也欤！

蛔厥狐惑

蛔厥乌梅及理中，脏寒胃冷吐长虫。

咽干声哑名狐惑，湿蟨①唇疮限数终。

蛔厥证属厥阴，病家有寒，妄发其汗，或汗后身热又复汗之，以致胃中虚冷，故长虫逆上，饥不欲食，食即吐虫。其乍静乍烦者，虫或上而或止也。虫闻食臭必出，所以食则吐虫也。张氏有言：厥阴为病，消渴，气上冲心，饥不欲食，食则吐蛔。吐蛔既出于胃，令役②有消渴之证，何哉？盖热在上焦，而中焦、下焦虚寒无热耳。设或大便硬结，是亦蕴毒使然，又不可指为燥粪，但用生料理中汤加大黄入蜜以利之，白术、干姜所以辅大黄也。

治法先服理中丸，次用乌梅丸。若误下之利不止，则用四逆汤。又法：理中丸加茯苓、枳壳、乌梅，渴者加栝蒌根。

狐惑与温蟨③皆虫证也，状如伤寒，多因伤寒下利，变坏成之。盖腹中有热，入食无多，肠胃空虚，故三虫求食而食人之五脏也，其候四肢沉重，并恶饮食，默默欲眠，目不能闭，舌白齿晦，面目间赤白黑色，变易不当，虫食下部为狐，下唇有疮，其咽干；虫食其脏为惑，上唇有

疮，其声哑，温蟨条例是。虽调理有方，此越人所以望而惊也。

治蟨，桃仁承气汤、黄连犀角汤、雄黄锐散，备用而已。金液丹方治湿蟨，盖硫黄能杀腹中诸虫，无阳者与之。

阴阳易阴阳交

阳易阴根肿痛深，腹连腰胯痛为阴。

温家脉躁重生热，阴与阳交汗莫禁。

男子阳易，妇人阴易，病新产而动淫欲也，一名女劳复。感于情者亦然。其候身重气乏，小腹绞痛，头不能举，足不能立，四肢拘急，百节解散，眼中生花，热上冲胸，在男子则阴肿，入里腹内攻刺；在妇人则里急，腰肿引腹俱疼，若手足拳挛，其脉离经，皆不可活，或荣卫虚精髓竭，翕翕④少气，著席不能动摇者，引岁月死。吁！内伤六气、外伤七情其为害若是欤！

损脉离经一呼一至是为不足，至脉离经一呼三至是为有余。

烧裈散、鼠鼠粪汤、竹皮汤、干姜汤、青竹茹汤、当归白术汤，以意择用。

阴阳交者，温病不得发汗，若汗之复大六热⑤，狂言，不食，其脉躁疾是也，大抵不治。若脉浮数则表证犹在，可再汗之。若脉沉实，或狂语，则为胃实阳盛，又当下之。发汗后复热者，通用此例。

再汗，用桂枝汤；再下，用承气汤。

---

① 湿蟨：病名。指水湿内侵，肠虫侵蚀所致的疾患。

② 令役：疑作"今复"。

③ 温蟨：疑作"湿蟨"，下同。

④ 翕翕：收缩、收敛之意。

⑤ 六热：疑作"发热"。

阴毒阳毒

阴毒身如击扑然，疾沉汗渴痛脐咽。身斑面赤多烦躁，阳毒狂言洪数弦。

阴气独盛，阳气暴绝，则为阴毒，身冷有汗，其脉沉细而疾是也。沉而右疾者生。有初病遽然而成者，有服药数日变而成者，盖以肾气极损，生冷伤脾，内已伏阴外又感寒致之。或先感外寒，而后伏阴于内，内外皆阴，阳气不守故尔。阳气独盛，阴气暴绝，则为阳毒，身热无汗，其脉弦洪促数是也。有初病遽然而成者，有已经吐下变而成者，盖以酒曲过度，丹砂僭①燥，肠胃极热致之。或病证属阳，误投温药，助热为邪，内外皆阳，阴气不守故尔。阴阳二毒皆有头疼、微利之证，抑阴用热，抑阳用寒，固有条例，然此二毒随气逆上，结伏于胸中，皆令人心下痛硬，非常法所能通也，当急作规模以泄之。阴毒泄则阳气复，阳毒泄则阴气复，阴阳升降，荣卫流行，自然大汗而解矣。若心下已结，延至六七日间，断不可活。外证治法详于后篇。

阴毒外证，面目唇爪青黑，口开气短，咽喉不利，手足厥冷，身不甚热，痛肿如打扑，或数栗而寒，头目俱疼，腰重背强，毒气攻心，心下坚闷，腹中绞痛，外肾并脐下冷硬，额上及手背间冷汗不止，呕吐下利，燥渴。阴极发躁，精神恍惚，言语醒醒，声音郑重，舌上黑色。阴病回阳，服药未透，亦须外借火气，但勿迫胁也。生姜、良姜能解散寒邪、发越阳气，亦要药也。

阴毒，沉细而疾，身冷有汗，阴毒②甘草汤、白术散、附子散、正阳散、肉桂散、回阳丹、返阴丹、天雄散、正元散、退阴散、金液丹，可选用之，令阳气复而大汗解矣。

阴毒已深，则灸气海、关元二穴，以手足和为效，仍以前项药济之。若六脉附骨，疾势困甚者，脐中用先艾后葱法，方诀详具于后。凡治阴毒，得阳气乍复者皆生烦躁，切勿误投凉药。躁甚，与返阴丹辈。

阳毒外证，身量大热，面目俱赤，无汗头疼，腰背四肢疼痛，发斑如锦纹，心下结闷，烦躁，咽痛，喘粗，唾吐脓血，下利赤黄，小便亦赤黄，错语，惊狂或走，甚者舌卷而焦黑，鼻如烟煤。

阳毒，弦洪促数，身热无汗，阳毒③升麻汤、葶苈苦酒汤、即米醋大黄汤。栀子仁汤④、黑奴丸、太乙牛黄膏，用竹叶汤调下，或研生地龙大者三条，入生姜汁、薄荷汁、生蜜、脑子各少许，新汲水调灌下，可选用之，令阴气复而大汗解矣。阳毒大热，烦渴，谵语，赤斑，衄血不止，白虎汤一服效。

阳毒已深，脉洪大，内外结热，舌卷黑，鼻中如烟煤，用新汲水浸湿布数重搭于胸上，续又换新水，浸布溃冷，热势才减即已之，详法于后。

太师陈北山方诀，治阴毒心下结伏，按之极痛，大小便秘涩，累日用药不下，但出气稍换暖，亦可疗治，急取巴豆肉十粒研烂，入曲一钱许，捻作一饼，坚实，安顿脐心，立小艾炷灸五七壮，觉腹中鸣，良久自通利。其次，用葱白一束紧扎，切作数饼，灸令温热，贴于脐下，以熨斗火熨其上，续又易之，渐觉体温，即以五积散二钱，附子末一钱，姜七片，枣

---

① 僭：过分。
② 阴毒：疑为衍文。
③ 阳毒：疑为衍文。
④ 栀子仁汤：原作"栀子红汤"，据《活人书》改。

二枚，盐少许，水大盏，煎七分，温服，连并二三剂，即汗出而瘥。又法，以大蒜一枚捣研，捏作饼子，灸热至于脐心，灸十壮，大小便即通。

治阳毒累经药下不通，结胸坚硬，按之极痛，或稍通而复再结，喘促，极热，大躁，狂乱，即取大活地龙四条，洗净，砂盆内研如泥，入生姜自然汁少许，蜜一匙，薄荷汁少许，新汲水小盏调和，徐徐灌尽，渐次凉快。若热炽者，加脑子少许；如未效，再作一剂，自然汗出而解。或用竹叶汤调太乙牛黄丸，灌下二毒①，灌药少顷，以手揉其心膈，即得药下。

《本事方》灸结胸，巴豆肉七粒，黄连七寸，捣细，津唾调膏，安于脐心，艾灸其上，不拘壮数，以腹中有声为效，灸毕，即以汤蘸软帛拭之，恐成疮烂。此方与《集验》神助散一同。阴阳二毒但有微气者皆可灸，脐间有声，即得汗解。

尚药孙用和②破结丹治阴阳伏逆变为结胸五六日，大便结，攻之不及，达之不可，以此主之，用锦辰砂、银青、磁石、北口脂、肉豆蔻、木香、官桂、牵牛、生黑附、炮巴豆肉不去油各半两，轻粉半分，麝香半钱，金五箔，上件将法醋半升入朱砂、附子、牵牛三末熬成膏，次入余药③打和，得所丸如皂子大，轻粉衣，每二丸蜜汤调下。

阳证似阴阴证似阳

阳证如阴冷四肢，滑沉尿赤大便稀。
面红烦躁身微热，阴证如阳沉更微。
阴极发躁，热极发厥，物极则反也；重阳必阴，重阴必阳，寒暑之变也。四肢冷，小便赤，大便秘，或粪色黑，眼开言动，脉沉而滑，谓之阳证似阴；面赤烦躁，身有微热，眼闭谷热，脉沉而微，谓

之阴证似阳。欲知的定，当推原反本，察色听声，辨以六经，参以外证。徐徐焉据脉验之，数热迟寒，阴阳别矣。

阳之体轻，阴之体重，阴家脉重，阳家脉轻。

阳盛旦静，阴盛夜宁；阳虚暮乱，阴虚夜争。

阳证似阴白虎汤，热极生寒则四肢逆冷水④，或用承气汤。阴证似阳，四逆汤加葱白主之。阴盛则躁，下虚则面赤，衰寒则身微热也。

阴盛隔阳

凡阴盛隔阳，脉细沉疾，身冷，大烦躁，嗜卧泥水之中，欲饮水而不欲入口者是，饮水者非，可服霹雳散，少焰散、丹砂丸亦效。孙用和以半两黑附子一枚烧存性，候冷为末，入真腊茶一大钱，钱⑤和为二服。每服水一盏，蜜半匙，煎六分，冷服，躁止得睡，汗出，皆药之验也。

---

① 二毒：疑为衍文。
② 孙用和：北宋医家，用张仲景法治疗伤寒。曾任尚药奉。
③ 余药：原作"徐药"，据文义改。
④ 水：疑为衍文。
⑤ 钱：疑为衍文。

仁斋伤寒类书卷七

宋　杨士瀛　撰
明　朱崇正附遗

小柴胡汤加减法

伤寒诸方，惟小柴胡为用最多，而诸家屡称述之。盖以柴胡、半夏能利能汗，凡半表半里之间，以之和解，皆可用也。抑不知小柴胡非特为表里和解设，其于解血热、消恶血，诚有功焉！盖伤寒发热一二日间，解撒不去其热，必至于伤血，不问男女皆然。小柴胡汤内有黄芩、柴胡最行血热，所以屡获奇功，但药性差寒，用之贵能加减。今推明活法，凡表发热，里又有燥渴、粪硬、热证者，是为内外俱热，小柴胡加大黄。里无热证但发热在表者，小柴胡加桂枝主解表，可以温血，所谓阴盛恶寒，甘辛发散者此也；大黄主攻里，可以荡涤血热，所谓阳盛内热，酸苦涌泄者此也。是又别其解表以温、攻里以寒之义。若遇少阳本证及无表里证或表里不分之证，但依本方用之，并不须加减，此为正诀。虚者少与，尤在酌量。予每见后学数辈，疗治伤寒辄用当归，其意盖为调血计，不思一滞中脘，二动痰涎，三坏胃气，而血热又非当归之所能除，惑之甚矣！否则，热入血室，张氏特以小柴胡主之，何哉？虽然均是和解耳，《局方》以和解散平稳之剂为和解，张氏以小柴胡差寒之剂为和解，意安在哉？盖《局方》

和解散为寻常感冒和平解散设也。若夫热在半表半里，既不可汗又不可下，并小柴胡一剂，孰能内和而外解之乎？然而，学者亦不可以轻心而用小柴胡也，脉之不审，证之不详，纵横泛应执小柴胡以为公，据脉遇浮热似阳[1]其不误人性命几希矣。甚者仅以小柴胡收效一二，而乃不遵格法，轻用大柴胡，立意一差，祸不旋踵。吁！可畏哉！

伤寒诸笃证

摇头直视，形如烟熏，心绝。唇吻反青，四肢多汗，肝绝。反目直视，狂言，遗尿，肾绝。汗出发润，喘而不休，肺绝。环口黧黑，柔汗，发黄，脾绝。

汗出如油，喘促无已，水浆不下，形体不仁，命绝。

大发湿家汗，则成痉。热而痉，不治。

发湿温汗，身青，面变，耳聋，不语，曰重痓，不治。

发风温汗，必谵语，并不治。

发风湿、中湿汗，并逆。

发动气汗，不治。

发少阴汗，九窍出血，曰下厥上竭，

---

① 据脉遇浮热似阳：疑为衍文。

不治。

发少阳汗则谵语。

发汗只在头面，不至遍身，鼻衄不止者，逆。

发汗不至足者，逆。

诸逆发汗剧者，言乱目眩，并不治。

当汗无汗，服麻黄数剂，汗不出者，不治。

汗出如珠不流，不治。

汗出如油，口噤，肉战，呻吟，喘促，不治。

汗后呕吐，水药不入口者，逆。

热病脉躁盛而不得汗，不治。

汗后不为汗衰，复大热，脉①躁疾，狂言，不食，曰阴阳交，不治。

忽冒，脉无脉，服药后汗解则生；若无汗，脉不至者，不治。

少阴厥逆无脉，服药通脉，其脉渐续则生，暴出则不治。

下利厥逆，无脉，灸之，脉不回，身不温，不治。

少阴四逆，下利，恶寒而拳，发躁，无脉，不治。

下利日十余行，其脉反穴者，逆。

少阳、阳明合病下利，脉长大而弦曰负，不治。

阳病见阴脉，不治。

发斑属阳，见阴脉，不治。

代脉，不治。

吐血衄血，脉反浮大而牢，不治。

阴易阳易，脉离经外，肾肿，腹中绞痛，手足拳挛，不治。

咳逆上气，脉散者，不治。

谵语，脉反沉微，四肢厥冷，不治。

脉阴阳俱虚，热不止者，不治。

七八日以上发大热，难治。

舌木烂，热不止者，逆。

下利发热，或汗不止，厥不止，并不治。

下利发热，厥逆，躁不得眠，不治。

谵语，直视，或喘满，或下利，并不治。

谵语属阳，见阴证者逆。

伤寒脉乍疏乍数，不治。

发斑先赤后黯，面色黧晦，不治。

发斑，大便自利，不治。

发黄而变黑，不治。

口干舌黑，不治。

口张目陷，不治。

张口出气，干呕，骨骸热痛者，逆。咳逆不止者，不治。

心下痞闷，上气喘粗者，逆。

霍乱，喘胀，烦躁，不治。

误下湿家，额汗，喘促，或小便不利，大便自利，不治。

头汗，内外关格②，小便下利，此为阳脱，不治。

腹满，咳逆，不得小便，不治。

腹大满而下泄，不治。若脉洪紧而滑，尤可虑。

脏结如结胸，舌白苔，阴筋引脐腹痛，时时下利，不治。

结胸证具，加烦躁，不治。

脏厥七八日，发厥，肤冷，烦躁，下利，无时暂安，不治。

少阴吐利，厥逆，烦躁，不治。

厥而下利，反能食者，曰除中，不治。

四肢厥逆，脐下绞痛石硬，眼定者，逆。

厥阴唇青，舌卷黑而耳聋囊缩，不治。

头连脑痛甚，手足俱寒，不治。

---

① 脉：原作“脐”，据文义改。

② 关格：原作“开格”，据文义改。

阴毒、阳毒过六七日，不治。

两感不治。

狐惑咽干，声哑，唇疮，不治。

赤斑，五救其一。

黑斑，十救其一。

寻衣摸空者，逆。

伤寒别名

清便自调自可，谓大小便如常也。大便秘而坚则曰硬。小便不利，小便少，下利清谷，皆谓水谷不分。得大便曰更衣。大便坚，小便利，曰脾约。下利曰飧泄。肠澼谓痔也。寒而利曰鸭溏。热而利曰肠垢。转失气，谓气转而响。时时失下，即后分泄气，盖腹中有积。

大汗伤气，大下伤血，或火邪逼迫惊狂，或尺寸脉紧而反有汗，或发汗后汗不止而漏风，或阴病本无汗而反有汗，或其脉浮迟微弱不能作汗，皆曰亡阳。

吐、汗、下、温针以后，其病不解，曰坏病，曰何逆。

瘥后更发热曰遗热。

脉相克贼曰负。

两手无脉曰双伏，一手无脉曰单伏。

左关脉曰人迎，右关脉曰气口，足跗上动脉曰冲阳，足后根上陷中动脉曰太溪。

妇人乳头直下近腹处曰期门。

脐下一寸曰气海，二寸曰丹田，三寸曰关元。

玄府即汗空也。

脐间动气曰奔豚。

筋惕肉动曰瞤。

中暑曰中暍。

妄发湿温汗曰重暍。

渴欲饮水，水入即吐，曰水逆。

心下停水怔忪，身无大热，头额微汗，曰水结胸。

干呕曰哕，咳逆曰哕。

目中不了了，谓不明了也。睛不和，谓不和平如常也。

三月至夏方发病曰晚发。

伤寒戒忌

伤寒新瘥后，但少吃糜粥，常令稍饥，不得饱食，反此则复。又不得早起，不得梳头洗面，不得多言，不得劳心费力，反此则复。

瘥后百日内，气体未得平复，犯房室者死。

忌食猪、羊、鸡、鸭、狗肉、肥鱼、油腻、诸骨汁及咸藏鲊脯饼曲果物。

药有寒温相济

黄连汤用干姜、黄连，柴胡桂姜汤用黄芩、姜、桂，麻黄升麻汤用桂枝、石膏，返阴丹用附子、腻粉，阳旦汤用干姜、黄芩，与夫桂枝石膏汤、桂枝大黄汤、干姜黄连黄芩人参汤。某药性寒，某药性温，温以调阴，寒以调阳，盖使阴阳调而得其正。其有阳证当下而表怯者，阴证当温而带热者，皆可以前例推之。亦当权其冷热重轻，为之增减，斯可矣。虽然，古人分剂与今之分剂，多寡又不同焉。药则秤三四钱为一服，水则用一大盏，取七分为一剂，此亦通今之论也。所谓利药不嫌生，温汤须要熟，又当权衡于此云。

据　　脉

伤寒治法，据脉为要，问证次之。证如此脉亦如此，条例径行。若证热而脉迟，证寒而脉数，切不可自惑于仓卒。须是略去外证，专以脉为主领，斟酌而调理之，庶无差误。虽然，偏阳之脉又何耶？曰：人禀阴阳二气，阴根于阳，阳根于阴，往来流通而无间断也。一或偏胜，百病生焉。盖偏阳则多热，偏阴则多寒。偏阴则六脉虚濡，按之无力，颇有细涩、轻涩之状，病主沉寒，法当温散，人所易知。若夫病躯内外有热，其脉不数不洪，但指下急涩而小，紧如枝条刮刮之状，此则为阳胜阴，当用寒凉之剂，以解阳热衍伏之邪，以行血热凝结之毒，不可错认，以为脉小脾虚，误以温药益其疾也。纵或呕逆亦是热邪乘虚，热气闭隔，断不可以温热之剂投之，否则，坠厝火积薪之辙矣。凡病皆当审斯。

警　省

伤寒证候顷刻传变，伤寒治法绳尺谨严，非可以轻心视之也。其间种类不一，条例浩繁，是固难矣。至于阴极发躁，热极发厥，阴证如阳，阳证如阴，脚气似乎伤寒，中暑似乎热病，与夫蓄血一证，上热下冷，乍烘乍寒，甚至四肢发厥，昏迷闷绝，凡此等类，尤当审思而明辨之。若疑似未别，体认未明，姑且试探，切不可妄投决病之剂。方方虽微，死生之系也，谨之哉！

药　方

本祖《南阳活人书》，其详见于《伤寒百问》[1]。

凡下证不得用丸子药，谓水银、硇巴、粉霜之类作丸，以为转下，药性有毒，只取积滞，伤动脏腑，不能荡涤邪热以去病也。

小儿伤寒，节度[2]如大人法，但分剂[3]少异，其间，用药小冷耳。

产妇伤寒

或问：妇人伤寒可得闻乎？曰：伤寒三百九十七条，一百一十三方，此张氏截然之笔削也。于某证则有某药，何尝以男女为别哉？要之，月事去来、产前产后，男子所无，请发明其蕴，以解世俗之惑。盖妇人以血为主，发热恶寒，经水适来，经日热除而胸满，谵语者，是则邪气结于胸胁，当刺期门，随其实而取之。伤风经日，续生寒热，发作似疟，而经水适断者，是则血结而不行，当以小柴胡汤散之，所谓治之而愈者此也。至如伤寒发热，经水适来，昼醒暮谵如见怪状，是则里无留邪热随血散，所谓不治自愈者此也。前乎吐血、下血两条，并以犀角地黄汤、桃仁承气汤、抵当汤丸之类，言之详矣，抑产前、产后治法将何择焉？曰：产前安胎，产后消瘀，于是遵依条例，斟酌轻重而调理之。安胎者何？桑寄生、阿胶、缩砂为要药，他如桂枝、半夏、桃仁、大黄堕胎及燥热等辈则不可轻用也。消瘀者何？川芎、蒲黄、赤芍药、生地黄为要药，他如内补拦住败血之剂，则不可轻进也。朱氏以阿胶、桑寄生、人参、茯苓、白术等而细末，糯米饮调剂，为孕妇安胎。以红花一分，官桂、芍药、甘草半之，姜枣同煎，为解表消瘀。以葱白、生

① 《伤寒百问》：本书由北宋医家朱肱撰，后经张蔵作序，易名为《南阳活人书》，至明，徐镕校定，名为《活人书》。

② 节度：节，礼度；度，法则，应遵行的标准。节度，谓治法。

③ 分剂：分，同"份"，量词；剂，量词。分剂，指用量。

姜大剂浓汁为产前发散。以小柴胡汤去半夏和解。热入子宫，郭稽中以枳壳、防风一度，甘草减半，末之点服；主大便秘涩，又以蜜导一法，真可活人。然则，产妇证治观此可以问津索途矣。虽然，知安胎则不可不调气，知消瘀则不可不扶虚。枳壳、香附、陈皮以调气也，当归、川芎、黄芪、人参以扶虚也。退热则柴胡、黄芩，解肌则紫苏、干葛，滋肠则麻仁、枳壳，助阳则干姜、良姜，其间采摭，虽未备古人之经，然而甘辛为阳、酸苦为阴，皆不越古人之意，姑存之篇末，以便学者之观览云。

小儿伤寒

或问：小儿伤寒可得闻乎？曰：小儿伤寒与大人法度则同，但分剂少异，用药少冷，已略陈于前矣。然而惊风、疮痘①亦尝赘布，此尤不可缺，请发明药证而条析之。恶风、恶寒者必偎人藏身、引衣密隐，是为表证，可微取其汗也。恶热内实者，必出头露面，扬手掷足，烦渴，燥粪，掀衣，气粗，是为里证，可略与疏利也。至若头额冷，手足凉，口中冷气，面色黯淡，大便泻青，此则阴病里虚，当以温药救其里也。举是三者，汗下温之法，可以类推矣。发汗，用桂枝麻黄各半汤加黄芩；解肌，用香苏散加干葛；通利，四顺清凉饮；微利，人参败毒散；温里，理中汤；厥冷，甘草干姜汤；寻常感冒，惺惺散或参苏饮；伤风发热，人参羌活散或天麻防风丸；壮热者，升麻葛根汤；潮热者，生犀散、小柴胡汤加大黄；小便不通者，导赤散、五苓散、甘露饮；表里俱热如表里俱见之证，洗心散主之。咳嗽则人参润肺散加紫苏，夹食则异香散、紫霜丸辈。然亦视其小便或赤或白，可以知里热之有无；或清或浊可以知里热之轻重。幼儿②婴孩则以虎口指纹之红色验之，长儿③童孺则以一指按其三关，据左手人迎之紧盛者断之。所谓七十二证，某证某方，皆无越张朱格例，特不过小小分剂而中病则止也。不然，《幼幼新书·骈集·小儿伤寒》虽略举《巢源》一二，而终篇以《活人书》为法，果何意哉？故附于卷末以备学者之观览云。

---

① 痘：原作"豆"，据文义改。
② 幼儿：原作"幼而"，据文义改。
③ 长儿：原作"长而"，据文义改。

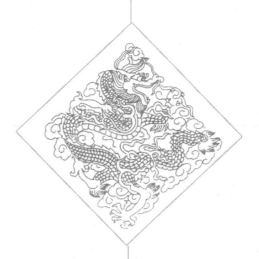

医脉真经

医脉真经目录

医脉真经卷一

三山名医仁斋杨士瀛登父撰次
新安后学惠斋朱崇正宗儒附遗

察脉总括

三部九候论

三才天地人，三部寸关尺。凡人左右手分寸关尺者，六脉之会也。寸部属阳，取法于天；尺部属阴，取法于地；关部阴阳相交，盖取诸人，合三部，凡一寸九分。寸在前，尺在后，而关处其中。从关至鱼际，阳得九分，有奇数焉；从关至尺泽，阴得一寸，有偶数焉。故关前为阳，其脉常浮而速；关后为阴，其脉常沉而迟；关居两境之间，介乎一阴一阳，上可以通天，下可以通地，阳出阴入以关为限也。是以寸部脉病，病在头目胸膈之上；关部脉病，病在腹胁胃脘之中；尺部脉病，病在脐腹腰脚之下。三部之中各有浮、中、沉，是之谓九候。候者，随其浮、中、沉举按而消息之。浮为阳，阳脉行之于皮肤。沉为阴，阴脉行之于筋骨。中为胃气，胃气行乎肌肉之中。浮者，病在表；沉者，病在里；胃气居中者，其为人之本软。所谓鱼际尺泽又不徒名也。寸上一分，掌骨后际如鱼之颈际，故曰鱼际。尺脉之外，余脉入而不出，如入深

泽，故曰尺泽，有其名必有其义云。九部九候俱以胃气为本。

脏腑部位论

左，心、小肠，肝、胆，肾；右，肺、大肠，脾、胃，命。此脏腑一定之位，而男女不可易者也。别而言之，左手寸口，心脏脉所出，小肠为之腑，心与小肠合而居乎左寸一部也；右手寸口，肺脏脉所出，大肠为之腑，肺与大肠合而居乎右寸一部也；左手中关，肝脉出焉，胆者腑也，肝合于胆而居左手之关；右手中关，脾脉出焉，胃者腑也，脾合于胃而居右手之关；肾脏之脉，出于左尺，腑曰膀胱，肾与膀胱合则左手尺部取之；命脉之脉，出于右尺，腑曰三焦，命与三焦合即右手尺部取之。腑者阳也，其脉在表，脏者阴也，其脉在里。浮之为阳脉，诸阳主热也；沉之为阴脉，诸阴主寒也。脏腑之所以合气，而人身之所以□□□□左右手寸关尺六部，五脏何以分定位耶？曰：心者，君之火，取其尊，火性上炎，故居左寸；肝者，心之母，上生心火，木应东方，故居左关；肾者，肝之母，上生肝木，水性就下，故居左尺；肺为五脏华盖，覆之于上，金生义而居右焉，故居右寸，其所以下生肾水者，顺水之性而生之

也；脾为中州，中央之土，下禀心包络相火之气，上生肺金，故居右关。关其所以为中也，果非五脏之不可易者乎？是固然尔！胃与脾并位，其应右关，又何以气行乎诸脏耶？曰：人以谷为生而受气于谷，谷入胃而传气于脏腑，五脏六腑皆取气于胃。其清者为荣，其浊者为卫，荣行脉中，卫行脉外，周养一身。凡春夏秋冬俱以胃气为本，古人所谓精气血气皆由谷气而生。肉□多不使胜，食气者是尔。况失胃合土家之气，土者，五行之主，而浮中沉三候，其中各有胃气之脉存焉，此其所以气行诸脏也。或者又曰：小肠为受盛之腑，大肠为传送之腑，胆者清净之腑，胃者水谷之腑，膀胱精液之腑，腑之名有五，而谓六腑，何哉？盖三焦为右尺命脉之腑。自膈以上曰上焦，位居膻中；自脐以上曰中焦，位居中脘；自脐以下曰下焦，肾间之动气应焉。是三者，蒸化水谷，引导阴阳，分别清浊，宣行荣卫，所以主持诸气，有其名而无其形者也。然而右尺之命脉与右肾之命门，又若同而实异耳。右尺之命脉即心主包络者，是三焦为之府，取象于相火，相行真心君火之命，宣流气血，一名膻中。上朝脑户，下接元阳，正气与子午相为流通，盖得阴中养性之候。《难经》有曰：五脏六腑，经十一耳。其一经者，心主脉也。心主与三焦为表里，俱有名而无形，复设图而明之。曰手厥阴心包络之经者，正谓此也。右尺右肾之命门，谓肾有两物者，是左为肾，以藏志，右为命门，以藏精。肾主纳气，收血化精而运入命门，长养骨髓。故男则化而为精，女则盈而为月事，两者俱属水，而气实相通。《难经》有曰：命门者，诸神精之舍，元气之所系。男子以藏精，女子以系胞者，此之谓也。学者但观俗呼，小便曰水，大便曰火，则知左尺膀胱，停

潴肾水，右尺三焦，焦热谷食。肾合膀胱，左尺之脉，纯乎水，命合三焦，右尺之脉，纯乎火，水火之义不待辨而自明矣。然则右手尺部，其经手厥阴，其脏心包络，其腑三焦，其名命脉，决非命门。君子于此宅见定焉。《金匮玉函》可隅反而类推矣。虽然左心、小肠，肝、胆，肾；右肺、大肠，脾、胃，命，叔和挈而冠脉书之首者，人不可以易此也。复继之曰：女人反此背看之，是岂五脏六腑其果倒装于人乎？吁！是论男女尺脉沉弱浮盛之不同耳。三阳从地长，地气上腾，故男子尺脉常弱而沉。三阴从天生，天气下降，故女子尺脉常盛而浮。男子阳多而阴少，其脉多应于关上，所以寸盛而尺弱。女子阴多而阳少，其脉多应于关下，所以寸沉而尺盛。故男子不可以久泻，女子不可以久吐。男得女脉为不足，以阴主内，故病在内。女得男脉为太过，以阳主外，故病在四肢。左得之，病在左；右得之，病在右。不足者虚，太过者实，二者皆不得其平，夫是之谓反。反之为义，盖男子尺脉当弱而今反盛，女子尺脉当盛而今反弱故也。否则如诸澄所谓：妇人左手寸下之关为脾，关下之尺为肺，右手寸下之关为肝，关下之尺为心，自附其说于"反此背看"之例，宁不左道以惑众耶？五脏六腑冠履易位，况望其不谬于诊耶？世为神农学者，当以"尺脉第三同断病"之语为的。大肠曰黄肠，小肠曰赤肠。

诊候论

凡人平旦阴气未动，阳气未散，饮食未进，血脉未乱。于斯时也，清明在躬，志气如神，一诊之余，洞见所蕴。若有缓急，故不可以此为拘，亦须扶持端坐，平心定气，勿动勿言，俟其定而后虑之也。

下指之法，三指齐按，不若一指随部之为精。三指齐按可以定寸关尺之大略，可以知浮沉迟数之大纲，至于每部各自浮中沉之候，三部分而九候存焉。若一齐举按于三指之间，则心无两用矣。况夫心肺俱浮，肝肾俱沉，脾为中州，自分高下。而人之五指，中指差长，或伸或缩，举按之次又有轻重之不等乎？善诊者，莫若但用一指，随部举按，尤得其精。凡三部之脉，大约一寸九分。人之长者，仅如之，而中人以下多不及此分寸也。究其精微，关之部位，其肌肉隐上而高中取其关，而上下分之，则人虽长短不侔，而三部之分亦随其长短而自定矣。是必先按寸口，次及于关，又次及尺，每部下指，初则浮按消息之，次则中按消息之，又次则沉按消息之。浮以诊其腑，沉以诊其脏，中以诊其胃气。于是举指而上，复隐指而下，又复挼指进退而消息之。心领意会，十得八九，然后三指齐按，候其前后往来，接续间断何如耳？肺之脉取以三菽在于皮肤，心之脉取以六菽在于血脉，候脾以九菽，按至肌肉，候肝以十二菽，按与筋平，若附骨而得，举指来疾者，其惟肾家之脉乎。然而右尺之诊，六腑之脉，又何以权轻重耶？曰：尺泽之诊，虽当重手按之，而右尺象火，举之则洪而上也。腑与脏合气，其下者为脏，其上者为腑。诸腑之脉，轻手取之可也。断病之法，四时、四季以其当旺者为主，五脏六腑，候其盛衰之极者为病。据此之脉验彼之证，灼见其脏腑受病之处。随其虚实而直指之，立谈可以决病机矣。所贵先调我之气，然后可以取病人之息。人以一呼一吸为一息。一息之间，脉四至者为平，或五至而均调，与四时相应者，亦为平。脉过则谓之至，不及则谓之损。至脉离经，一息六至；损脉离经，一息两至；至脉夺精，一息八至；损脉夺精，一息一至。离经者，离其正经脉气之数也；夺精者，精气消，神气乱，精神散脱之候也。然则和平之脉何如哉？曰：不大不小、不短不长、不纵不横、不低不昂、不缓不急、不存不亡、三部正等，各得其常，而且五十动而不止。此五脏俱有气者，此其所谓和平之脉也。否则，尺寸参差，上下毕错，心迷意惑，动失纪纲，宁不重贻古人之浩叹哉？虽然亦度其脉与形气相得乎？否也！人有长短、小大、老幼、强弱，而脉□之贵，性有刚柔、缓急、躁静、仁鄙，而脉亦如之。形气不相得者□，形气损者危，形气反者毙。脉乍疏乍数，或离绝而不至者，其死可立待也。何则？人长脉亦长，人短脉亦短。肥者脉沉，瘦者脉浮，老者脉衰，少者脉盛，性急者脉疾，性缓者脉迟，性刚者脉躁，性静者脉和。凡此皆顺，顺则生也。其或人长而脉短，人短而脉长，人大而脉小，人小而脉大，人壮而脉弱，人羸而脉强，性急而脉缓，性缓而脉躁，凡此皆逆。逆者绝，何而不殆哉？又况藜藿之躯与膏粱之躯不同，帛布之躯与纯棉之躯亦异。其于平时嗜□□房劳，与夫临病之顷，喜冷喜热，恶湿恶燥，五色所形，五味所欲，万不侔焉。经所谓以所喜者诱之，以所恶者攻之，尤贵明辨审思而执剂也。有能察其证之有表有里，验其气之有虚有实，度其刚者之易为热，柔者之易为寒，实则泄之，虚则补之，不实不虚，调而平之，此则了然胸次，智与神融，昌阳豨苓，必有择之精者。

脉病消息论

脉者，血也；息者，气也。脉不自动，气实使之。然则人之脉息与气血之先乎？故气血旺则脉盛，气血少则脉衰，气血热则脉数，气血寒则脉迟，气血搞则脉涩，气血平则脉和。消息盈□□□□此浮为风、为虚，沉为水、为实，迟为寒、为滞，数为热、为烦，紧为痛、为痫，弦为劳、为疟，洪为热、为狂，隔为气、为聚，滑为吐、为实、为下，动为惊、为痛、为劳。拘急则弦，风结则缓，气聚则实，气乏则散。急弦风热，洪数伏阳，沉冷微寒，伏积实痢。涩为雾露，紧为伤寒。伤暑者虚微，中湿者沉细，扎失血而涩血痹，濡虚损而弱筋痿。风则浮虚，寒则牢坚沉潜。水蓄支饮急弦。结甚则积甚，结微则积微。涩则血少而气多，滑则血多而气少，以至阳弦头疼，阴弦腹痛，阳微自汗，阴微自下，阳数即吐，阴数即泻，阳微心寒，阴滑食注，阴阳即尺寸也。浮大之脉为阳胜，病以昼加；沉细之脉为阴胜，病以夜作。七表之脉，属诸阳，腑病易治；八里之脉，属诸阴，脏病难医。知乎此，则是脉之应是病者为可验矣！诸风掉弦，皆属于肝；诸寒收引，皆属于肾；诸气膹郁，皆属于肺；诸湿肿满，皆属于脾；诸热瞀瘛，皆属于火；诸痛痒疮，皆属心。数为病在腑，迟为病在脏。浮而盛者病在表；沉而实者病在里。浮盛而紧者痛在外，沉实而紧者痛在内。短而急者病在上，长而缓者病在下。上盛则气高，下盛则气胀。前大后小，头痛目弦；前小后大，胸满气结。□出鱼际，喘急逆气，呼吸不足，胸中气□。上焦之病，寸脉主之；中焦之病，关脉主之；下焦之病，尺脉主之。某脏有证，又以某脏之脉验之。积，阴气也。阴沉而伏，发有常□，痛不离其部。聚，阳气也。阳浮而动，发随上下，痛走注不常。气来实强，谓之太过，其病在外，气来虚微，谓之不及，其病在内。内而不外，心腹积也；外而不内，身有热也。下而不上，腰足痛

也；上而不下，头项痛也。至如□有水气，目下微肿。盖水者阴也，肾者阴也，目下亦阴也，气类□从，有诸中必形诸外矣。然而肾之与肺，皆积水也。其本在肾，其末在肺。肾气上逆，则水气乘于肺中，□□为喘呼。而肾之水肿也，知乎此，则受病之处为可推矣。冬伤于寒，春必病温；春伤于风，夏必飧泄；夏伤于暑，秋必痎疟；秋伤于湿，冬必咳嗽。喜则脉散而气缓，怒则脉激而气上，悲则脉缩而气消，恐则脉乱而气下，恐则上焦闭气，还于下而为胀。忧则脉涩而气沉，惊则脉动而气乱。寒则气收，热则气泄，思则气结，劳则气耗。久视伤血，久卧伤气，久坐伤肉，久立伤骨，而久行伤筋。体中有寒，故筋急而挛痛，体中有热，故缓弛而不收。痹者逢寒则皮中痒如虫行。痹者逢热则四肢纵而不就。寒伤形而不伤气，寒则卫气不利，热伤气而不伤形，热则荣气内消也。大肠、小肠有以寒作痛者，有以热为疼者，有冷热不调而疏数者。五色见面，黄赤者为热，白者为寒，青黑则痛无疑矣。大凡邪客皮毛则腠理开，腠理开则邪入于络脉，络脉满则邪入于经脉，经脉满则邪入脏腑。履霜坚冰，有其渐也。其若脉来乍大乍小、乍短乍长、乍去乍来、错杂无等，此则深崇致之。知乎此，则得病之源为可究矣。诸脉实则泻之，虚则补之，阴阳相搏，损益治之。弦迟微弱者，可温；浮盛洪紧者，可汗；弦而小紧，以至滑实与肌肉相得者，可下。勿汗沉弱，勿下濡细，勿吐脉微，此为大戒，所贵乎识病标本，当观某脏某脉受邪，邪气盛者，直攻之。病在于血，当调其荣；病于气，当调其卫。暑燥胜则与之消暑除烦之剂，寒气盛则与之温中散寒之剂。因湿得病为之渗其湿，挟风受邪为之祛其风。体中有寒，筋急挛痛，则治之以温；体中有

热，萎缓不收，则治之以寒。用寒远寒，用热远热，寒者热之，热者寒之，散者收之，抑者散之，燥者润之，急者缓之，坚者软之，脆者坚之，有余损之，不足益之。形不足则温之以气，精不足则补之以味。食酸以收之，食甘以缓之，食咸以软之，食苦以坚之泄之，食辛以润之散之。酸走筋故收，甘走肉故缓，咸走血故软，苦走骨故坚，辛走气故散。"其高者，因而越之"，以病在上而涌吐之也；"其下者，引而竭之"，以病在下而利导之也。详观本草，庶知某药之疗某病；审问证状，庶知某病之用某药。证以脉辨，药因证寻，其或上热下冷，上痞下利，虚羸烦躁，呕吐内疼，证候相反者，又当精思审验，剂量增减而调护之，知乎此，则治病之方又有得，其所谓活法者矣。虽然，浮与芤相若，弦与紧略同，缓似乎迟，滑似乎数，至于牢之与革，伏之与沉，涩之于微，虚之于弱，大抵相类，有如脉书所谓：一阴二阳，沉滑而长；一阳二阴，长而沉涩；一阴三阳，浮滑而长，时乎一沉；一阳三阴，沉涩而短，时乎一浮者是。三部之脉，鲜有单行。学者又当于此而究心也。叔和有曰：在心易了，指下难明。亦在乎人熟之而已。苟能熟之，则浮芤相搏，中风出血；浮滑相搏，中风吐逆；浮实交并，中风下痢；浮弦交并，中风拘急；浮中之紧，中风体痛；浮中之洪，中风发热。举一为例，余以此推，其义可迎刃而解矣。

《素问》云：夫不得卧而卧则喘者，水气客之也。

水者循津液而流也，肾为水脏，主津液，主卧与喘也。凡肚皮痛者，盖脾虚不能制肾水，水气流注肌肉之间，当用温脾遂水等剂。虚肿用药同，当温脾调气逐水，继此不可无活血之剂。盖水淫肌肉之间，则血化为水，与之俱腐。凡虚肿者个个面黄身无血色，黯惨不泽以此可知也。

脉病逆顺论见直指方一内卷。

脉　　诀

脏腑定位

左心小肠肝胆肾，右肺大肠脾胃命。肾家之腑是膀胱，命脉外诊三焦病。

七表脉状

浮按不足举之强，芤脉中空有外旁，滑体如珠行有力，实形逼逼[①]大而长，弦如平按丝弦状，紧若牢绳急转网，洪举按之而满指，此为七表属诸阳。

八里脉状

脉微如有又如无，沉举全无按有诸，迟缓息间三度至，濡来散细软如虚，伏须附骨其形隐，弱软而沉快快如，涩似操刀轻刮竹，阴家八里载医书。

七表主病

浮主中风芤失血，滑吐实痢分明别，弦为拘急紧为疼，若是洪来多发热。

---

① 实形逼逼：《脉经》曰："实脉，浮沉皆得，脉大而大微弦，应指逼逼然"。逼逼：坚实貌。

八里主病

微寒沉冷缓风结，滞血须知其脉涩，伏则积毒迟久寒，濡弱病家虚败弱。

七表脉

浮者阳也，按之不足，举之有余，满指浮上。

浮脉病证

浮脉多因外中风，寸浮头痛热来攻，关浮腹胀胃虚泛，尺见二便秘不通。

浮主风虚、风热、浮肿、虚胀、鼻塞昏眩、自汗、喘嗽、表热里虚，其病在表。

芤者阳也，浮大而软，寻之中空旁实，旁有中无。寻在浮举沉按之间。

芤脉病证

芤为血热妄流行，吐衄源流寸口经，关上肠痈腹中瘀，血流下部尺芤形。

芤脉上为吐血、衄血，下为大小肠血，血热流远。风□肠胃，妇人漏胎、崩血。肠痈者，肠里生痈，肚皮光急如肿，腹内隐痛如块。轻按则坚，重按则痛，外证烦躁恶寒，时吐痰沫酸水，肠鸣水声，小便淋数，大便频，并以积脓血杂之，甚至绕脐生疮出脓，或脓自脐中出。

滑者阳也，往来流利，如盘中珠，重手则伏，不进不退。

滑脉病证

滑脉胚胎呕吐时，寸胸气逆关胃寒，寒聚而呕。尺间停□肠中痢，月信难通亦主之。

滑主呕吐、血实气壅、痰逆痰聚、宿食不消、小便艰涩、上为吐逆、下为气结。

实者阳也，举按不绝，逼逼而长，其动有力。

实脉病证

实为痢疾毒阳居，寸实胃中热有余，关实疝来兼痢痛，小便涩胀尺求诸。

实脉主痢、壅塞气满、食积内疼、伏阳在内、燥粪狂语。

弦者阳也，按之不移，举之应手，其来端直，状如丝弦。

弦脉病证

弦脉劳疼拘急然，寸弦寒痛搏胸前，关弦拘滞寒侵胃，尺胀脐间溢小便。

弦主劳倦、拘急、血虚、盗汗、寒结气凝、冷痹疝痛停饮寒癖、痃疟之疾，偏弦为饮，双弦为胁痛。

紧者阳也，其来劲急，按之则长，举之如牵绳转索之状。

紧脉病证

紧为疼痛百骸同，寸验于头关腹中，

尺部紧来脐下痛，热寒带数则须通。

　　紧脉大抵疼痛。紧在外则□□中寒，□□□□□□

　　病亦主风热、风痫，浮紧□□□□□□□□□

　　洪者阳也，按之极大，举之亦然□□□□。

洪脉病证

　　洪之为热属于阳，寸主心胸及□□，关则胃□□□□，尺中尿涩胀脐囊。
　　洪脉表里俱热，血热头痛咽燥。口干，烦满，发渴，大小便不通。

八里脉

　　微者阴也，指下依稀，其来□□若有若无。

微脉病证

　　微而为痞本来寒，腹内□□□□□，□□□寒冷滞，关于心胃尺脐间冷□。
　　微主败血，冷气气□□□□□□，或卫虚肤空不能约□其□□□□□。

　　沉者阴也，轻手全无，重手乃得。□□□□□状。

沉脉病证

　　沉主水兮冷气攻，寸沉□饮在胸中，□□□□□□□□，尺数小便腰脚癃。
　　沉主冷气，里水停饮，吞酸，两胁气胀。手足□冷□。

冷□泄其病在里。上则胸中水结，下则肾间停水。

　　缓者阴也，徐徐而来，指下和软，寻之如杨柳舞风。小于迟脉，特一间耳。

缓脉病证

　　缓乃风邪蕴结余，寸于肩项及皮肤，关中□□风攻腹，尺缓脐寒足更虚。
　　缓脉主风瘫筋弛，风痹不仁，风冷湿气，气乏耳鸣，在□则风牵头项，在下则脚弱不收，惟脾脉缓大是为本体。

　　涩者阴也，轻手候之，以紧不紧，其来细而涩，有轻刀刮竹之状。
　　大涩似紧而带数，刮刮如也。

涩脉病证

　　涩为血滞痹之形，寸涩阳虚卫不行，心血气衰关□□，尺间足冷腹□鸣。
　　涩主血少，气滞，血痹作痛，及风寒湿合而为痹。荣道□□，气虚精元走。女子有孕则主胎痛，无孕则主败血。脉涩者，解表先与温血，然后发散寒邪。

　　迟者阴也，重手按之，隐隐且牢，呼吸三至，犹甚于缓，但有力于缓。

迟脉病证

　　迟脉为寒本积阴，寸迟心膈冷难禁。关迟腹痛脾间□，腰脚脐寒尺内寻。_{漏溺水多}
　　迟主沉寒痼冷，气血俱寒，肾虚阳痿其病在脏，尺脉□□少血。

伏者阴也，沉隐不出，呼吸全无，重指著骨，略得之矣。

伏脉病证

伏脉根于积毒中，寸为气逆聚于胸，或背痛。当关停□兼溏泄，尺伏脐间疝瘕攻。水谷不化。

伏脉宿食不消，物积内滞，阴毒伏气，真阳不行，气厥体重，霍乱癖泄，男则为疝，女则为瘕。《活人书》：伏脉寸得之为热，尺得之为寒，关得之寒热不定。

濡者阴也，虚软无力，应指散细，轻手乍来，重手却去。

濡脉病证

濡脉真阳已久虚，汗多气怯寸中濡，关濡力乏偏羸弱，尺部憎寒热闭肤。

诸濡无血。内损力疲，血少气虚，阳微自汗，劳热外闭，下元虚冷。濡而细则伤湿。

弱者阴也，极软而沉细，快快不前，按之似绝不绝，举之则无。

弱脉病证

弱脉如绵筋已痿，阳虚寸弱汗淋漓，至关客热胃虚甚，尺弱酸疼闭体肢。

弱主瘤冷，虚劳，阳虚自汗，骨弱筋痿，精泄气散，虚热外闭，元阳久亏。

九道脉

长者阳也，举按如竿，过于本位。

长脉证状

长脉居中状若竿，寻之太过度二关，胃间阳毒浑身热，大抵通肠始得安。

病主阳盛入里，三焦烦躁，阳毒蕴蓄，身体壮热，通肠则安。

短者阴也，状如米粒，倏去忽来。中间有，两头无，寻之不及本位。

短脉证状

短于筋上去来频，中有旁无米粒形，宿食不消寒气壅，长嘘短气下之醒。

病主气急息短，腹中停寒，宿食不消，三焦气壅，下之即愈。

虚者阴也，状如柳絮，散慢而迟，举按不足。

虚脉证状

虚软而迟散漫耶，肉皮之上袭杨花，血虚主热心惊悸，多汗癃羸补病家。

阳衰阴盛，力乏汗多，恍惚易惊，血虚生热，血气俱弱，小儿虚风。经云：暑伤气而不伤形，脉亦虚也。

促者阳也，贯珠而上。促于寸口，出于鱼际。寻之数急，时倏止而复来。

促脉证状

促来频数出于鱼，急度关前若贯珠，血瘀肺心斑发炽，渐加不退付长吁！

病主怫郁气粗，闷乱狂语，心肺瘀

血，内已成斑，然后发出于外，亦主面目生疮。盖阳盛则促。渐退者生，渐加必不能救。其促不已，是为孤阳绝阴。

结者阴也，寻之状如麻子①，旋引旋收，聚而还散，散而还聚，时以止而复来。

结脉证状

结若回旋脉在皮，聚而还散往来迟，脾间积气连心胀，肠痛肢疼略泻之。

阴盛则结也。脾间积气，胀满攻心，或气块癥癖，大肠秘痛，四肢为气所妨。经云：结甚则积甚，结微则积微。酌量疏利可也，亦有思虑忧愁郁而脉结。

代者阴也，动中有止，不能自还，因而复动，由是复止，寻之良久，方来如更代之代，大抵形见于外。

代脉证状

代形筋肉动时浮，搏起因而复止留，口不能言元气绝，形骸枯瘁病家忧。

一脏气绝，余脏代之而动也。真元不守，形骸枯瘁，口不能言，必殂之脉。

牢者阴也，状如弦革而浮，轻手则来，动手则散。此非牢实之牢。

牢脉证状

牢似浮弦病主劳，脉多居表附皮毛，胸前气促身红肿，水火相刑命不牢。

气居于表，表实里虚，气促于胸前，故不能喘息；气结于皮肤之间，故身体红

肿，此五劳、七伤、六极、骨痿之危脉。牢而疾则发热，牢而迟则发寒，迟疾不常，寒热来往。若牢而坚是为寒结。

动者阴也，其状如豆，兀兀然动于内，不往不来，寻之却有，举之还无，多在关部。

动脉证状

动如豆子不流通，其动常常隐肉中，劳损崩中兼血痢，内疼气搏药无功。

病主虚劳，惊悸，崩中脱血，荣血久虚，如是为气所搏，气搏则内疼，此笃证。

细者阴也，指下如丝如线，乍往乍来，常有之，特细耳。

细脉证状

细则如丝脉甚微。往来皮下抑何稀，胫酸脑冷精元泄，识者如何不见几。

独阴绝阳，内外俱冷，胫酸精泄，髓冷脑疼，力乏骨痿，大□洞泄，元气惫也。又湿家之脉濡细。

细弱虚濡微迟诸脉不专在补，须以养胃之剂兼之，乃所以为用补之地。

上七表八里九道，盖法象乎二十四气。

---

① 麻子：《脉经》云："如麻子动摇，旋引旋收，聚散不常者曰结"。

附：杂证脉①

心部诸脉证

心脉芤形吐利红，浮惊濡汗脏中空，溢关胸痛心烦躁，洪实烦疼面热风。实带滑兮应舌强，涩无荣血少音容，微寒虚惕惊中热，急则溲肠痛不通。弦主虚饥单滑热，紧沉水逆刺心中，若还三部俱来数，狂躁唇疮热极洪。

肝部诸脉证

肝芤失血眼如遮，肢体俱瘫面目斜，眼痛赤昏浮大数，虚微气乏眼生花。滑来血实头风热，沉实而弦痃癖加，关溢筋疼头目眩，紧为拘急挟寒邪。血虚胁胀其来涩，浮甚筋痿手莫拿。目翳泪疼多怒气。三关弦盛泄肝家。

肾部诸脉证

肾部如何涩脉形，梦遗肠气漏其精，急弦脐硬风攻肾，细弱精虚水道倾。滑实溲肠淋乍痛，紧浮耳重不闻声，散时髓冷腰间气，沉紧腰疼跛鳖行。芤急热多应下血，小便秘涩色骍骍②。真元虚败皮肤槁，三部俱迟冷积成。

肺部诸脉证

肺浮兼实大便难，鼻不闻香嗌③转干，弦细骨蒸虚热证，濡来閟热又憎寒。滑而实大当疏利，咽燥毛焦疗不难，滑带紧况为咳嗽，急芤咯血热来干。溢为胸满肠鸣气，弦缓肠中冷结看，发热恶寒流鼻涕，肺风三部各浮单。

脾部诸脉证

脾实兼浮胃上虚，消中饥渴日焦枯，中风涎出关中溢，心下疼疼实更粗。单滑痞妨兼热呕，微浮客热閟肌肤，伏为癖积缠胸胁。肝胜而弦必告徂，紧则脾中疼欲吐，涩时食少转清癯，三关俱缓脾家热，呕臭齿宣未得苏。

五脏平脉

浮大而散心之常，肝脉来弦细又长，肺涩短浮脾缓大，沉濡而滑肾家乡。

病脉大者顺

伤寒发热与狂颠，四体烦疼热气煎。水气虚浮小肠气，积成胀满腹中坚。风寒留伏为头痛，中毒流行聚恶涎，咳嗽暴来并热呕。胸烦消渴瘅黄鲜。忤邪吐血咽喉闭，坠压伤中痛内缠，实数大浮无足虑，微沉细弱恐难痊。

病脉小者顺

久嗽吐哕食难消，心腹虚疼上气抽，气怯染邪为腹胀。中风口噤或筋搜。汗之不止加身冷，厥逆煎寒重索裘，下痢泄飧并霍乱，金疮伤重血频流。衄尿唾吐兼肠血，产后倾红月信留，沉细虚迟皆可治，芤弦数实必难瘳。

太冲尺脉

寸关无脉已沉昏，脚面犹兼尺脉存，
此理恰如枝叶悴，尚余生意在其根。

脾胃有脉

尺中弱甚似无根；脾胃于今脉尚存，
大腑色黄犹进食，斯人终不到泉门。

阴阳脉证顺逆

证属于阳阴脉形，神丹执剂少安平，
若还病候关阴证，阳脉回时又却生。

温汗下脉法

大凡温药脉沉迟，浮紧须知汗可施，
脉若来长兼紧实，此为可下不须疑。

有孕无孕脉

妇人月信不通行，尺脉求之滑动频。
断绝其间无孕候，来而不绝定怀身。

胎妇脉

少阴动甚主怀胎，血旺诸经气转摧。
尺滑数兮中不绝，双关单滑胃难开。浮沉
三部俱平等，流利相通疾往来。下脉切绳
珠转状，离经腰痛产相催。

察病截法

浮缓主风或风瘫不仁。肝浮缓主风，
浮大伤风鼻塞，紧伤于寒或中□。紧涩寒
痹，涩而紧细主痹，迟涩胃寒，迟而缓脾

寒，沉迟痼冷，乍疏乍数寒热，紧而数寒
热汗下。弦数疟，数主热，滑数结热，数
胃热烦渴热呕。短而数心烦疼，数心下热
烦亦主消渴，诸脉数惟肾脉弦滑主消渴。
心肝肺紧数潮热，浮数虚热，关脉数胃
热。长滑胃热，右尺洪大三焦热，心肺
弦洪吐血，肝芤或细而绝下血，滑血实，
微血崩，涩而坚血痹结。寸洪尺涩痹血，
挟热为淋。弦紧癥痛，沉弦癖痛，弦急癖
气，弦急疝瘕，弦涩寒癖，紧而駃刺痛，
弦而□胁下刺痛，弦而紧胁下痛，关脉石
而駃气痛。

紧而实里痛，关脉紧而细虫痛。细主
虫痛，肺洪急热嗽，寸口紧促气逆喘急。
肺滑大咳嗽，肺浮盛气壅，浮大腹满喘
息。紧而滑吐逆，寸脉数吐，脾滑呕吐，
滑细呕吐。沉濡停饮，沉细停饮，脾脉大
有涎。滑实宿食，沉滑宿食，短而滑酒病
食积，紧实谷不消。弦而实积，结主积，
促结积聚。浮泛主中满，弦筋挛，肝弦紧
筋挛急。沉伏不往不来卒中，弦急客忤，
坚疾发颠，洪疾癫狂。沉伏霍乱，浮数二
便涩。尺浮大二便涩，尺浮滑二便难，尺
数小便赤涩，肾弦小便多。心脉盛肾脉
虚，赤浊漏精。心虚肾涩而散，少血漏
精，诸脉弦尺脉涩虚劳。脾脉弱手足乏
力。脾涩而弱饮食不进，脾滑呕吐或饮食
停滞。肺横隔气不升降，脾洪而衮，头旋
目晕，亦主血瘀。下部脉涩，男子失精，
妇人带下。三部紧数，形如钗股，蛊毒，
脉软则生，脉坚则不保。五脏各有本体之
脉，但三部皆要和软则有胃气。

五脏所主

精神声舌掌皆心，血脉溲便汗可寻。
肝主爪筋兼眼□，藏魂生血贯冲任。肾司
耳骨背腰脚，齿唾精元水窦深。气魄皮毛

俱属肺，肠喉鼻涕暨声音，肚脐唇口并肢体。涎沫于脾好酌斟，皆以五行生克论，要令和顺莫相侵。心藏神，肝藏魂，肾藏志，肺藏魄，脾藏意，肝主筋络于舌本，系于牙关。

心病虚实证

心虚恍惚且多惊，色少胸怀胀不停，膊胛背膺并胁痛，舌干面赤实之形。

肝病虚实证

肝实头旋目怒红，胁疼气逆耳偏聋，如人将捕为虚证，筋胁拘挛两眼濛。

肾病虚实证

肾痿厥逆既。䏚胁下寒时，腰脊胸疼数小遗，旺则腹膨而体肿，尿黄汗泄面眸黧。

肺病虚实证

肺盛填胸嗽喘嘈，背肩股胫尻疼多，嗌干咳血流清涕，弱状无如气乏何。

脾病虚实证

脾衰肢弱吐多酸，胀泄肠鸣不任餐。强候脚疼身体重，苦饥腹满小便难。

上五脏病证，虚者补之，实者泻之。

察色听声

四时明润色安平，响亮之声岂病音。声色前知神圣事，良工揣度在胸襟。

面目察色

目如赤白黑兼青，面带黄时病以宁。面黄有胃气。目若黑青并赤色，面无黄色断难醒。

面色逆邪

假如肝病面青时，白色当春未易医。是谓肺金来克木，其余仿此以推之。

口味

肺辛心苦及肝酸，咸肾甘脾验舌端。所好即知其脏病，更将脉证细寻看。

声志

心喜笑兮肝怒呼，呻吟属肾恐无多。肺家声哭忧为志，脾志乎思声必歌。

审梦

阴盛水兮阳火光，阴阳俱盛阋而伤。下虚飞去上虚堕，喜怒忧思以脏详。

论祟脉

祟家面色黯惨，或斜视如淫。凡脉乍大，乍小，乍浮，乍沉，乍长，乍短，乍有，乍无，或错杂不伦，或刮驶暴至，或沉伏，或双弦，或钩啄，或衮运，或横隔，或促散，或尺部大于寸关，或关部大于尺寸，是皆染祟得之。刮驶钩啄多见于脾，洪运衮衮多见于肝，横隔促散多见于心肺。大抵祟家，心脉虚散，肝脉洪盛，尤可验焉。盖心藏神，肝藏魂，心虚则惊惕昏迷，神不守舍，而邪气得以入其魂尔。

论绝脉

弹石之脉状如硬蛇触石，辟辟而急，肾气绝也。解索之脉状如绳索解脱，散于两旁，□□多见于尺。精血竭也。雀啄状如鸡雀频啄，止而复来，多见于脾。谷气绝也。屋漏状如水滴地上，久后溅起，胃气绝也。虾游状如虾浮不动，瞥去倏来神魂绝也。尺脉涩如大虾须者死，脉连连如蜘蛛丝者亦死。鱼翔状如游鱼高泛，头定尾摇，命脉绝也。釜沸一脉如羹上肥，涌涌而浮，此阴阳之气绝也。所谓偃刀者，如侧刀刃，

其与弹石类焉，若代若牢，亦为危脉。代者动中一止，如更代之代。牢似乎革，经曰：浑浑革至如涌泉，谓出而不返也。又曰：牢而搏如薏苡，累累然者死。牢之与革，无以异也。前所论覆溢二脉，自关前进，上出于鱼际者谓之溢，自关后退，下入于尺泽者谓之覆。是皆阴阳不守，离经无根必死之脉也。凡笃病六脉涩刮，按之无力。若能用药挽得胃气脉回，三部和缓，蔼蔼而来，必有生意。或一何涩刮而胃气之脉不回，是虽息数犹存，终不能保。其诸笃证，但见右尺命脉和软而大，厥疾其有康乎？

附遗：五脏脉候虚实冷热引经用药证治图①

---

① 底本缺图。

医脉真经卷二

三山名医仁斋杨士瀛登父撰次
新安后学惠斋朱崇正宗儒附遗

药象门新增，出《东垣试效方》

标本阴阳论

天阳无圆，气上外升，生浮昼动，轻燥六腑。

地阴有方，血下内降，杀沉夜静，重温五脏。

夫治病者，当知标本。以身论之，则外为标，内为本，阳为标，阴为本。故六腑属阳为标，五脏属阴为本，此脏腑之标本也。又五脏六腑在内为本，各脏腑之经络在外为标，此脏腑经络之标本也。更人身之脏腑、阴阳、气血、经络、各有标本也。以病论之，先受病为本，后传流病为标。凡治病者，必先治其本，后治其标。若先治其标，后治其本，邪气滋甚，其病益蓄；若先治其本，后治其标，虽病有十数证皆去矣。谓如先生轻病，后滋生重病，亦先治轻病，后治重病，如是则邪气乃伏，盖先治本故也。若有中满，无问标本，先治中满，谓其急也。若中满后，有大小便不利，亦无问标本，先利大小便，次治中满，谓尤急也。除大小便不利及中满三者之外，皆治其本，不可不慎也。

从前来者为实邪，从后来者为虚邪，此子能令母实，母能令子虚是也。治法云，虚则补其母，实则泻其子。假令肝受心火之邪，是从前来者，为实邪，当泻其子火也。然非直泻其火，十二经中有各有金、水、木、火、土，当木之分，泻其火也。故《标本论》云：本而标之，先治其本，后治其标。即肝受火邪，先于肝经五穴中泻荥心行间穴是也；后治其标，于心经五穴内，泻荥火少府穴是也。以药论之，入肝经药为之引，用泻心火药为君，是治实邪之病也。假令肝受肾邪，是从后来者，为虚邪，虚则补其母。故《标本论》云：标而本之，先治其标，后治其本。即肝受水邪，当先于肾经涌泉穴中补木，是先治其标；后于肝经曲泉穴中泻水，是后治其本。此先治其标者，推其至理，亦是先治其本也。以药论之，入肾经药为引，用补肝经药为君是也。

用药法象

天有阴阳，风寒暑湿燥火，三阴三阳上奉之。温凉寒热，四气是也。温热者，天之阳也；凉寒者，天之阴也，此乃天之阴阳也。

地有阴阳，金水木火土，生长化收藏下应之。辛甘淡酸苦咸五味是也，皆象于地。辛甘淡者，地之阳也；酸苦咸者，地之阴也，此乃地之阴阳也。

味之薄者为阴中之阳，味薄则通，酸苦咸平是也；味之厚者阴中之阴，味厚则泄，酸苦咸寒是也。气之厚者为阳中之阳，气厚则发热，辛甘温热是也；气之薄者为阳中之阴，气薄则发泄，辛甘淡平寒凉是也。

轻清成象，味薄者茶之类。本乎天者亲上；重浊成形，味厚者大黄之类。本乎地者亲下。气味辛甘发散为阳，酸苦涌泄为阴。

阴中有阴，阳中有阳。

平旦至日中，天之阳，阳中之阳也。

日中至黄昏，天之阳，阳中之阴也。

合夜至鸡鸣，天之阴，阴中之阴也。

鸡鸣至平旦，天之阴，阴中之阳也。

故人亦应之。夫言人之阴阳，则外为阳，内为阴。言人身之阴阳，则背为阳，腹为阴。言人身脏腑中阴阳，则脏者为阴，腑者为阳。肝心脾肺肾，五脏皆为阴；胆胃大肠小肠膀胱三焦，六腑皆为阳。所以欲知阴中之阴、阳中之阳者，何也？为冬病在阴，夏病在阳，春病在阴，秋病在阳，皆视其所在，为施针石也。

背为阳，阳中之阳，心也；背为阳，阳中之阴，肺也；腹为阴，阴中之阴，肾也；腹为阴，阴中之阳，肝也；腹为阴，阴中之至阴，脾也。此皆阴阳表里内外雌雄相输应也，故以应天之阴阳也。

药象阴阳补泻图

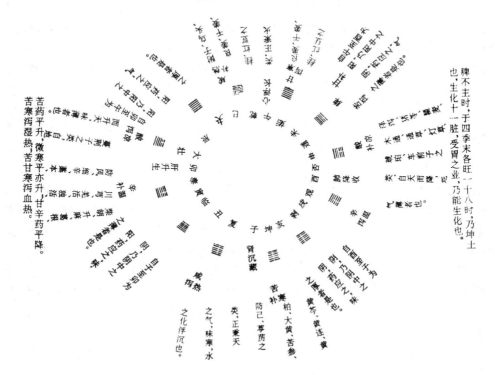

用药升降浮沉补泻法

肝、胆：味，辛补酸泻；气，温补凉泻。肝胆之经，前后寒热不同，逆顺互换，入求责法。

心、小肠：味，咸补甘泻；气，热补寒泻。三焦命门补泻同。

脾、胃：味，甘补苦泻；气，温凉寒热，补泻各从其宜。逆从互换，入求责法。

肺、大肠：味，酸补辛泻；气，凉补温泻。

肾、膀胱：味，苦补咸泻；气，寒补热泻。

五脏更相平也，一脏不平，所胜平之，此之谓也。故云：安谷则昌，绝谷则亡。水去则荣散，谷消则卫亡。荣散卫亡，神无所居。又仲景云：水入于经，其血乃成，谷入于胃，脉道乃行。故血不可不养，卫不可不温。血温卫和，荣卫将行，常有天命矣。

五方之正气味

东方：甲风、乙木，其气温，其味甘，在人以肝胆应之。

南方：丙热、丁火，其气热，其味辛，在人以心、小肠、三焦、包络应之。

中方：戊湿，其本气平，其兼气温凉寒热，在人以胃应之。己土，其本味咸，其兼味辛甘酸苦，在人以脾应之。

西方：庚燥、辛金，其气凉，其味酸，在人以肺、大肠应之。

北方：壬寒、癸水，其气寒，其味苦，在人以肾、膀胱应之。

人乃万物中之一也，独阳不生，独阴不长，须禀两仪之气而生化也。圣人垂世立教，不能浑说，必当分析，以至理而

言，则阴阳相附不相离，其实一也。呼则因阳出，吸则随阴入。天以阳生阴长，地以阳杀阴藏，此上说只明补泻用药君之一也。故曰：主病者为君。用药之机会，要明轻清成象，重浊成形。本乎天者亲上，本乎地者亲下，则各从其类也。清中清者，清肺以助其天真；清中浊者，荣华腠理；浊中清者，荣养于神；浊中浊者，坚强骨髓。故《至真要大论》云：五味阴阳之用，辛甘发散为阳，酸苦涌泄为阴，淡味渗泄为阳，咸味涌泄为阴，六者或收或散，或缓或急，或燥或润，或软或坚，各以所利而行之，调其气使之平也。帝曰：非调气而得者，治之奈何？有毒无毒，何先何后，愿闻其道。曰：有毒无毒，所治为主，适大小为制也。君一臣二制之小也，君一臣三佐五制之中也，君一臣三佐九制之大也。寒者热之，热者寒之，微者逆之，甚者从之，坚者削之，客者除之，劳者温之，结者散之，留者行之，燥者润之，急者缓之，散者收之，损者温之，逸者行之，惊者平之，上之下之，摩之浴之，薄者劫之，开之发之，适事为故。各安其气，必清必静，则病气衰去，归其所宗，此治之本体也。帝曰：反治何谓？岐伯曰：热因热用，寒因寒用，塞因塞用，通因通用，必伏其所主，而先其所因，其始则同，其终则异，可使破积，可使溃坚，可使气和，可使必已。方制君臣何谓也？岐伯曰：主病之谓君，佐君之谓臣，应臣之谓使，非上下三品之谓也。帝曰：三品何谓？岐伯曰：所以明善恶之殊贯也。

用药报使

太阳：羌活，下黄柏。

阳明：白芷、升麻，下石膏。

少阳：上柴胡，下青皮。

太阴：白芍药。

少阴：知母。

厥阴：青皮，上柴胡。

小肠膀胱属太阳，藁本羌活是本方。

三焦胆与肝包络，少阳厥阴柴胡强。

阳明大肠兼足胃，葛根白芷升麻当。

太阴肺脉中焦起，白芷升麻葱白乡。

脾经少与肺经异，升麻芍药白者详。

少阴心经独活主，肾经独活加桂良。

通经用此药为使，更有何病到膏肓。

药　鉴

治风门_{升生}

风属阳善行数变，自外而入以郁正气，故治风多行气开表药，又风入久变热能生痰，宜用祛风化痰药，又热极生风，风能燥液，宜用清热润燥药。

行气开表药

羌活苦甘辛平，微温　独活同上　防风甘辛，温　细辛大辛，温

升麻甘苦平，微寒　麻黄苦甘，温　白芷辛，温　藁本辛苦，温

天麻辛甘平，微寒　秦艽苦辛平，微温　威灵仙苦，温　葈耳实①苦甘，温

蔓荆实苦，微温　牡荆实②苦，温　恶实③辛苦，平　紫苏辛甘，温

薄荷辛苦，凉温　荆芥辛苦，温

祛风化痰药

天南星苦辛，平　何首乌甘，微温　白附子甘，辛温　皂荚辛，咸温　藜芦辛苦，寒　瓜蒂苦，寒　蝉蜕酸甘，寒　蝎甘辛　白僵蚕咸辛，平　白花蛇甘咸，温　牛膝苦平，凉　虎骨辛，微温

清热润燥药

菊花苦甘平，寒　蜜蒙花甘平　蒺藜子苦辛，微寒　青葙子苦，微寒　木贼甘，微苦　白薇苦咸平，寒　女萎甘平　巴戟天辛甘，微温　天竺黄甘寒　五加皮辛苦，微寒

主治各经风药

脾升麻　肺防风　肝川芎　心细辛　大肠白芷　小肠藁本　肾独活　胃升麻　三焦黄芪　膀胱羌活

以上诸药，发散风寒，升散郁火，兼治表湿之剂。

治热门_{沉藏}

治热以寒，寒药属阴，故治热多阴药，又郁火宜发散，宜用风门药，火郁则发之，升阳散火也，夫热燥皆属阳，宜与治燥门通看。

治上焦热药

黄芩苦平，寒　栀子苦，寒　沙参苦甘，微寒　玄参苦咸，微寒　前胡苦，微寒　青黛咸甘，寒　山豆根甘，寒　百部根甘苦，寒　桑白皮甘辛，温　丹参苦，微寒　白前甘辛，微寒　桔梗苦，微温

治中焦热药

黄连苦，寒　胡黄连苦，平　连翘苦平，微寒　葛根甘平　香薷辛，微温　石斛甘，平　滑石甘，寒　石膏辛甘，微寒　玄明粉辛甘，寒　茵陈蒿苦辛平，微寒　大黄苦，大寒　芒硝辛咸，寒　犀角甘辛咸，寒　羚羊角咸苦，寒

治下焦热药

檗木苦微辛，寒　柴胡苦平，微寒　草龙胆苦涩大④　防己辛苦平，寒　车前子甘咸，寒　地肤子苦，寒　石韦苦甘平，微寒　通草辛甘，平　地榆苦甘酸，微寒　苦参苦寒，沉⑤

---

① 葈耳实：出自《本经》，即苍耳子之别名。

② 牡荆实：双子叶植物马鞭草科植物牡荆的果实。

③ 恶实：即牛蒡。

④ 大：四气五味中无"大"。

⑤ 沉：四气五味中无"沉"。

秦皮苦寒　文蛤咸平　龟甲咸甘，平　鳖甲咸，平

主治各经热药

肝气柴胡，血黄芩　心气麦门冬，血黄连　脾气白芍药，血生大黄　肺气石膏，血栀子　肾气玄参，血黄柏　胆气连翘，血柴胡　胃气葛根，血大黄　三焦气连翘，血地骨皮　膀胱气滑石，血黄柏　大肠气连翘，血大黄　小肠气赤茯苓，血木通　包络气麦门冬，血牡丹皮

主治骨肉分劳瘵发热药

肝气当归，血柴胡　心气生地黄，血黄连　脾气芍药，血木瓜　肺气石膏，血桑白皮　肾气知母，血生地黄　胆气柴胡，血栝蒌　胃气石膏，血芒硝　大肠气芒硝，血大黄　小肠气赤茯苓，血木通　三焦气石膏，血竹叶　膀胱气滑石，血泽泻

以上诸药，治上中下三焦内热，兼治湿热之剂。

治湿门上化

湿因气虚不能运化水谷而生，宜用补气除湿药，又宜调中消导药，行湿利大小便药，外湿宜汗散，宜用风门药，风能胜湿也，夫湿寒皆属阴，宜与治寒门通看。

补气除湿药

黄芪甘，微温　人参甘微苦，温，微寒　甘草甘平，生寒，熟温　白术苦甘辛，温　茯苓甘淡，平　薯蓣甘，温

调中消导药

苍术苦甘，辛温，性烈　半夏辛微苦平，生寒，熟温　橘皮辛苦，温　青皮苦辛，寒　枳壳苦微辛，气微寒　枳实苦，微寒　厚朴苦辛，温　射干　旋覆花咸甘，温　大腹皮辛，微温　白扁豆甘，微温　大麦蘖咸甘，温　神曲甘，温　山楂子　京三棱苦辛，平　蓬莪术苦辛，温　阿魏辛平，热　使君子甘，温　薏苡仁甘，微寒　罂粟壳甘，平，性涩

行湿利大小便药

猪苓甘苦淡，平　泽泻甘咸，寒　瞿麦苦辛，寒　紫草苦，寒　木瓜实酸，温　赤小豆辛甘酸，温，平　百合甘，平　葶苈辛苦，大寒　牵牛子苦，寒　大戟苦甘，寒　芫花辛苦，温　甘遂苦甘，大寒　海藻苦咸，寒　昆布咸，寒

主治各经湿药

肝白术，一云川芎　心黄连，一云赤茯苓　脾白术　肺桑白皮　肾泽泻　胃白术　小肠车前子　三焦陈皮　膀胱茵陈　大肠秦艽　心包络蓍

以上诸药，治上中下三焦内湿，兼补气调气之剂。

治燥门降收

燥因血虚而然，盖血虚生热，热生燥是也，宜用解热生津药及滋血润燥药，夫燥热皆属阳，宜与治热门通看。

解热生津液

天门冬苦甘平，大寒　麦门冬甘微苦平，微寒　知母苦辛，寒　贝母辛苦平，微寒　栝楼根苦寒　枇杷叶苦平　五味子酸温　地骨皮苦寒　兰草辛甘平寒　梅实酸平　马兜铃苦寒　款冬花辛甘温　紫菀苦辛温　阿胶甘辛平微温　诃梨勒苦酸温，喜降　淡竹沥甘苦寒　远志苦温　菖蒲辛苦温　酸枣仁酸平　牡丹皮苦寒

滋血润燥药

生地黄甘苦，大寒　熟地黄甘苦寒，微温　当归甘辛温　芎䓖辛温　芍药苦酸，微寒　麻子甘平　杏核仁甘苦温　桃核仁苦甘平　红蓝花辛苦，温　蜀葵花甘寒　郁李仁酸苦平　苏方木甘咸酸，平　槐实苦酸咸，寒　柏实甘辛平　蒲黄甘平　牛膝苦酸平　枸杞苦寒　肉苁蓉甘酸咸，微温　锁阳甘咸　鹿茸苦温

主治各经燥药

肝当归　心麦门冬　脾麻仁　肺杏仁　肾

柏子仁　大肠硝石　小肠茴香　三焦山药　膀胱茴香　心包络桃仁

以上诸药，治上中下三焦内燥，兼补血和血之剂。

治寒门浮长

治寒以热，热药属阳，故治寒多阳药，外寒宜汗散，宜用风门药，寒从汗解也。夫寒湿皆属阴，宜与治湿门通看。

治上焦寒药

附子辛甘，温，大热　乌头辛甘，温　生姜辛甘，微温　桂枝

治中焦寒药

干姜辛温，大热　桂甘辛，大热　高良姜辛苦，大温　白豆蔻辛，大温　草豆蔻辛温　肉豆蔻苦辛温　□根甘辛，气微寒　缩砂蜜辛苦温　益智子辛温　藿草甘辛，微温　□□□□□　巴豆辛温　蜀椒辛，大温　胡椒辛大温　艾叶苦，微温　韭子　白芥子辛温　莱菔子　木香苦辛温　槟榔辛苦温　紫荆衢咸辛温　沉香辛温　常山苦辛寒　草果辛温　延胡索辛苦温　郁金辛苦寒　姜黄辛苦寒　五灵脂

治下焦寒药

菟丝子辛甘平，温　山茱萸酸涩平，微温　怀香子辛平　吴茱萸辛苦温，大热　补骨脂苦辛，大温　杜仲辛甘平，温　萆薢苦甘平　乌药辛温

主治各经寒药

肝气吴茱萸，血当归　心气桂心，血同上　脾气吴茱萸，血同上　肺气麻黄，血干姜　肾气细辛，血附子　胆气生姜血川芎　大肠气白芷，血秦艽　小肠气茴香，血玄明　三焦气附子，血川芎　膀胱气麻黄，血桂枝　心包络气附子，血川芎

以上诸药，治上中下三焦内寒，兼治湿寒之剂。

治疮门

疮属热属毒，故治疮多清热解毒药，亦因气逆血滞，又宜行气活血药。其内服药已见于前五门下，此惟赘其外傅药而已，又有各门载不尽者，亦附于此焉。

傅诸疮药

白及苦辛平，微寒　白敛苦甘平，微寒　五倍子苦酸平　商陆辛甘，酸平　芫蔚子辛甘，微温　蒲公草甘平　狗脊苦甘平，微温　蛇床子苦辛甘平　芫荑辛平　雷丸苦咸寒　松脂苦甘温　枫香脂辛苦平　乳香辛苦温　没药苦辛平　麒麟竭甘咸平　龙脑香辛苦温　麝香辛温　芦荟苦寒　樟脑　丹砂甘微寒　雄黄苦甘辛平，寒　水银苦寒，性滑重　硼砂咸苦辛，温　蓬砂苦辛，温　无名异甘平　凝水石辛甘寒　五石脂甘平　石硫黄酸甘温　矾石酸涩，寒　砒霜苦酸　青礞石　伏龙肝辛温　龙骨甘平，微寒　牡蛎咸平微寒　斑猫辛寒　蟾酥　鲮鲤甲微寒　乌贼鱼骨寒，微温　木虻苦平，微寒　水蛭咸苦平，微寒

以上诸药，傅贴疮肿及理气血之剂。

上五品药，性乃治风热湿燥寒五气切要之剂，除治风门通用外，治热门宜与治燥门兼用，治湿门宜与治寒门兼用，热燥属阳，寒湿属阴故也。盖瘦人血虚多热燥，肥人气虚多寒湿，宜仔细分类治之。

又按：药有寒热温凉平和之气、辛甘淡苦酸咸之味、升降浮沉之性、宜通泻补之能。经曰：补泻在味，随时换气。故辛以散之，谓散其郁表里怫也。甘以缓之，谓缓其大热大寒也。淡以渗之，谓渗其内湿，利小便是也。苦以泄之，谓泄其火上升之也。酸以收之，谓收其耗散之气也。咸以软之。谓软其结散之火热也。春气温而宜凉药，夏气热而宜寒药，秋气凉而宜温药，冬气寒而宜热药。若病与时违，不拘此例。病在上而宜升药，病在下而宜降药，病在外而宜浮药，病在内而宜沉

药。故曰升降浮沉则兼之，谓类其药之升降浮沉之性也。寒热温凉则逆之。谓逆治其□之寒热温凉之病也。

药象气味主治法度

硫黄酸大热　治妇人阴蚀，疽痔，恶血。坚筋骨，除头秃，疗心腹积聚邪气，冷癖在胁，咳逆上气，脚冷疼弱无力，及鼻衄恶疮，下部蜃疮。止血，杀疥虫。

雄黄苦甘酸　治寒热鼠瘘，恶疮，疽痔，死肌。疗疥虫蜃疮，目痛，鼻中息肉，及绝筋破骨，百节，中大风，积聚癖气，中恶，腹痛，鬼疰。

朱砂甘微寒　养精神，安魂魄，益气明目，通血脉，止烦渴。

禹余粮味甘　治咳逆寒热，烦满，下痢赤白，血闭，癥瘕大热。

代赭石苦甘寒　主鬼疰，贼风蛊毒。杀精物恶鬼，腹中毒邪气，女子赤沃漏下，带下百病，产难胞衣不出，堕胎。养血，除五脏血脉中热，血痹血瘀，大人小儿惊气入腹，及阴痿不起。

铅丹辛微寒　治吐逆反胃，惊癫痫疾，除热下气，止小便利，除毒热筋挛，金疮溢血。又云：镇心安神，止吐血。

朴硝苦辛寒　除寒热邪气，逐六腑积聚，结痼血癖，胃中食饮热结，去血闭，停痰痞满，消毒。揉细生用。

盆硝即芒硝，咸寒　治五脏积聚，久热胃闭，除邪气，破留血，腹中痰实结搏①。通经脉及月水，破五淋，消肿毒，疗天行热病。经云：热淫于内，治以咸寒，此之谓也。

赤石脂酸辛温　主五脏气，明目益精，疗腹痛泄澼，下痢赤白，小便利，及痈疽疮痔，女子崩中漏下，产难，胞衣不出。久服补髓，好颜色，益志不饥，轻身延

年。五色石脂，各入五脏补益。经云：涩可去脱，石脂为收敛之剂，胞衣不出，涩剂可以下之，赤入丙，白入庚。

白矾酸寒　治寒热泄泻下痢，白沃，阴蚀恶疮。消痰止渴，除痼热，治咽喉闭，目痛。坚骨齿。

伏龙肝辛温　治妇人崩中吐血，止咳逆，止血，消痈疽。

黄芪甘温　治虚劳自汗，补肺气，实皮毛，泻肺中火。如脉弦自汗，脾胃虚弱，亦善治疮疡，血脉不行，内托，阴证疮疡必用之药也。

人参甘温　治脾肺阳气不足，及肺气喘促，短气，少气。补中缓中，泻脾肺胃中火邪。若治短气少气非升麻为引，用不能补上升之气。升麻一分，人参三分，可相得也。若补下焦元气，泻肾中火，茯苓为之使，甘草梢子生用为君为主，善去茎中痛及睾挺中痛，或加苦楝酒煮玄胡为主，用为妙。

甘草甘平　生用大泻热火，炙之则温，能补上中下三焦元气，调和诸药，相协共为力而不争，性缓善解诸急，故有国老之称。

白术苦甘温　能除湿益燥，和中益气，利腹脐间血，除胃中热。

茯苓甘平　能止渴利小便，除湿益燥，和中益气，利腰脐间血为主，治小便不通，溺黄或赤而不利，如小便利或数服之，则大损人目，如汗多人服之，损元气，夭人天年，《名医》云：赤泻白补，上古无此说。

泽泻甘微咸平　除湿之圣药。治小便淋沥，去阴间汗，无此疾，服之令人目盲。

猪苓甘平　除湿，比诸淡渗药大燥，

————————

① 搏：原作"转"，据《证类本草》卷三改。

亡津液，无湿证勿服。

灯草　通草甘平　通阴窍涩不利，利小水，除水肿、癃闭，与琥珀同。

滑石甘寒滑　治前阴窍涩不利，性沉重能泄，上气令下行，故曰滑则利窍。不可同淡渗诸药同用。

葵菜甘寒滑　能利大便、小便。上气令下行，目病人不可服，诸热病服之，令人目盲。

苍术甘温　主治与白术同，若除上湿发汗，功最大，若补中焦除湿，力小，如白术。

白芍药酸微寒　补中焦之药，得炙甘草为辅，治腹中疼之圣药也。如夏中热，腹疼少加黄芩其痛立止；若病人春夏秋三时腹疼，亦少加黄芩；若恶寒腹疼只少加肉桂一钱，白芍药三钱，炙甘草一钱半，此三味为治寒腹疼，此仲景神品药也。如深秋腹痛更加桂二钱；如冬月大寒腹中冷痛，加桂作二钱半，水二盏煎服。

肉桂大辛热　补下焦热火不足，治沉寒之病及自汗，春夏二时为禁药也。

当归辛甘温　能和血补血，用尾破血，身和血。先使温水洗去土，酒制过，或焙或晒干方可用入药，血病须用。

熟地黄苦寒　酒洒久蒸如乌金，假酒力则微温，大补，血衰乏人须用之药。善黑鬓发，大忌食萝葡。

生地黄苦寒　凉血补血，补肾水真阴不足，此药大寒，宜斟酌用之，多服恐损人胃气。

川芎辛温　补血，治血虚头痛之圣药也。如妊娠妇人胎不动数月，加当归，二味各一钱半，或二钱水，煎服之神验。

橘皮微苦温　能益气，加青皮减半去气滞，能推陈致新，若补脾胃不去白，若理胸中补肺气，去白用红。

厚朴辛温，紫色厚者佳　能除腹胀，若元气虚弱，虽腹胀宜斟酌用之。如寒胀不可用。多是大热药中兼用，结者散之神药。误服脱元气，切禁。

柴胡微苦平　除虚劳寒热，解肌热，去早晨潮热，此少阳厥阴行经，本经药也。妇人产前产后须用此药。善除本经头疼，若本经病非他药能止也。治心下痞，胸胁疼，神药也。

升麻苦平微寒　此足阳明胃、足太阴脾行经药也。善补其脾，非此药为引用，行其本经，不能补此二经。若得葱白、香白芷之类亦能走手阳明、太阴、非此四经不可用也。能解肌肉间热，此手足阳明经伤风之药也。

葛根甘平　治脾胃虚而渴，除胃热善解酒毒，通行足阳明经之药也。

枳壳甘寒　治脾胃痞塞，泄肺气。

槟榔辛温　治后重如神。性如铁石之沉重，能坠诸药至于下。

槐实微苦寒　利胸中气，消膈上疾。

半夏辛苦热　治寒痰及形寒饮冷伤肺而咳，大和胃气，除胃寒，进食，治太阴经痰厥，头疼非此药不能除也。

天南星苦平　治形寒饮冷伤肺，风寒痰嗽。

佛耳草酸热　治寒嗽及痰涎，除肺中寒，大升肺气，少用款冬花为之使，过食损目。

草豆蔻大辛热　治风寒客于胃口，善去脾寒，及客寒心疼胃疼如神。

益智仁大辛热　治脾胃中受寒邪，和中益气，治多唾。当于补中药内兼用之，不可多服。

吴茱萸辛苦大热　治寒在咽嗌，噎塞，胸膈不利，经言膈咽不通，食不下，令人口开目瞪，寒邪所隔，气不得上下，此病不已，令人寒中，腹满膜胀，下泄寒气如神，诸药不能代也。

牡丹皮_{甘寒}　治肠胃积血及衄血，止血必用之药味也。

羌活_{苦甘平微温}　治肢节疼痛为君，通利诸节如神，手足太阳风药也，加川芎治足太阳、少阴头疼药也。

独活_{苦甘平微温}　足少阴肾经行经药也，若与细辛同用，治少阴经头疼如神。一名独摇草，得风不摇，无风自摇动。

防风_{辛温}　疗风通用，泻肺实如神，散头目中滞气，除上焦风邪之使药也，误服泻人上焦元气。

藁本_{大辛温，气力雄壮}　此太阳经风药也，治寒邪结郁于本经，治头疼脑痛，大寒犯脑痛，齿亦痛之药。亦治风通用，气力雄壮也。

细辛_{大辛温}　治少阴头疼如神，当少用之，独活为使，为主用药也。

蔓荆子_{辛温，大轻清}　治太阳经头疼，头昏闷，除目暗，散风邪之药也，若胃气虚之人不可服，恐生痰疾。

石膏_{大寒甘辛}　治足阳明经中热，发热，恶热，躁热，日晡潮热，自汗，小便浊①赤，大渴引饮，身体肌肉壮热，苦头痛之药，白虎汤是也。善治本经头疼，若无以上证勿服多，有脾胃虚劳，形体病证，初得之时与此有余证同医者，不识而误与之，不可胜拭也。

香白芷_{大辛温}　治手阳明经头疼，中风寒热解利之药也，以四味升麻汤加之，通行手足阳明经也。

黄柏_{大苦寒又辛寒}　治肾水膀胱不足。诸痿厥，脚膝无力，于黄芪汤中少加用之，使两足膝中气力如涌出，痿即去矣。蜜炒为细末，治口疮如神。瘫痪必用之药也。

知母_{大辛寒又苦寒}　泻足阳明经火热圣药也，大寒，益肾水膀胱，除烦热，止消渴，治胸热，劳热，补中益气，止嗽润心肺，镇惊悸。

黄芩_{微苦寒}　治肺中湿热，疗上热，目中赤肿，瘀血壅②盛必用之药，泄肺受火邪上逆于膈上肺中，补膀胱之寒不足，乃滋其化源药也。

大黄_{苦寒}　其性走而不守，泻诸实热不通，下大便荡肠胃间热，专治不大便。

汉防己_{大苦寒}　疗腰以下至足，湿热肿盛脚气，补膀胱，去留热，通行十二经。

草龙胆_{大苦寒}　治两目赤肿睛胀，瘀肉高起，疼痛不可忍，以柴胡为主，治疗眼中疾必用药也。

黄连_{苦寒}　泻心火，除脾胃中湿热，治心烦恶心，郁热在中焦，兀兀欲吐，治心下痞满必用药也，仲景治九种心下痞，五等泻心汤中皆用之。

炒曲　为细末，大热消食治脾胃，食不化须于脾胃药中加之麦蘖炒黄色，取表面补脾胃虚，宽肠胃。

五味子_{酸温}　大益五脏气，孙真人云：五月常服五味子以补五脏气。遇夏月季夏之间，令人困乏无力，无气以动，与黄芪、人参、麦门冬、五味子，少加黄柏锉煎汤服之，使人精神神气两足，筋力涌出。

天门冬_{微苦寒}　保肺气，治血热侵肺，上喘气促，加人参、黄芪为主，用之如神。

桃仁_{辛甘润}　治大便血结，血秘，血燥，通润大便，七宣丸中用专治血结，破血。

郁李仁_{甘润}　治大便气结，燥涩滞不

---

① 浊：原作"滑"，据《医学启源·药类法象》改。

② 血壅：原作"肉"，据《医学启源·药类法象》改。

通，七圣丸中用专治气燥。

大麻子仁辛甘润　治风燥大便不通。

皂角子仁辛燥润　其性得湿则滑，亦治风在肠中为燥结不通。

杏仁甘润辛润　除肺中燥，治气燥在胸膈。

白豆蔻仁大辛温　荡散肺中滞气。

缩砂仁辛温　治脾胃气结滞不散。

木香辛苦温　除肺中滞气，若疗中下焦气结滞，须用槟榔为使。

麦门冬微苦寒　治肺中伏火，脉气欲绝，加五味子、人参二味水煎服，为之生脉散，补中，元气不足须用之药。

黑附子大辛热　其性走而不守，亦能除胃中寒甚，以白术为佐谓之术附汤。除寒湿之圣药也，温药中少加之，通行诸经引用药也，治经闭。

川乌大辛热　疗风痹、血痹、寒痹，半身不遂，行经药也。

玄参微苦寒　足少阴肾经之君药也，治本经须用。

山栀子微苦寒　治心烦懊恼，欲眠而不得眠，心神颠倒欲绝，血滞，小便不利。

威灵仙苦温　主诸风湿冷，宣通五藏内癖滞，腰膝冷痛。

天麻甘平　治风痰，眩运头痛。

薄荷叶辛苦　疗贼风伤寒，发汗，主清利头目，破血利关节，治中风失音，小儿风痰。新病瘥人不可服之，令虚汗不止。

秦艽苦辛微温　疗风湿痹，寒热邪气，下利小水，治五种黄病，解酒毒。

鼠粘子辛平　主明目，补中除风，出痈疽疮头，治咽膈不利。

桔梗辛平，微温　治咽喉痛，利肺气。

麻黄苦微温　若去节，发太阳少阴汗，不去节，止太阳少阴经汗。

荆芥穗辛温　清利头目。

干姜大辛热　治沉寒痼冷，肾中无阳，脉气欲绝，黑附子为使，多用水同煎二物，姜附汤是也，亦治中焦有寒。

蜀椒辛温热　主咳逆上气，散风邪，温中明目，下乳汁。

茴香辛平　主诸瘘霍乱，治脚气补命门不足，并肾劳，疝气，止膀胱及阴痛，开胃下食，助阳道，理小肠气。

丁香辛温　温脾胃，止霍乱，消痃癖、气胀、反胃、腹内冷痛。

红花辛温　主产后血晕，口噤，腹内恶血。

藿香甘微温　助脾胃，治呕吐，疗风水毒肿，去恶气、霍乱、心痛。

干生姜辛大温　主伤寒头痛，鼻塞上气。止呕吐，治痰嗽，与生者并相同。与半夏等分，主治心下急痛。

良姜辛大热　主暴冷，胃中冷逆，霍乱腹痛，解酒毒。

玄胡索辛温　主破血，止少腹痛，产后诸疾，妇人月事不调。

青皮辛温　主胸膈气滞，下食破积。

蓬莪术苦辛温　除积聚。

当归梢甘辛温　主癥癖，破恶血，妇人产后恶物上冲。去诸疮疡，疗金疮恶血。温中，润燥，止痛。

阿胶甘平微温　主心腹内崩，补虚安胎，坚筋骨，和血脉，益气止痢。

诃梨勒苦温　主心腹胀满，不下饮食，消痰下气，通利津液，破胸结气，治久痢，疗肠风泻血。

生甘草甘微寒　补脾胃不足，能大泻心火，须用之。

乌梅酸温　主下气，除热烦满，安心调中，治痢止渴，以盐为白梅，亦入除痰药中用。

桑白皮甘寒　主伤中，五劳六极羸瘦，补虚益气。

枳实_{苦微寒} 除寒热，破结实，消痰癖，治心下痞，逆气胁痛。

犀角_{苦酸微寒} 主伤寒瘟疫头痛，解大热，散风毒，安心神，止烦闷，镇肝消痰，明目，治中风失音，小儿麸豆，风热惊痫。

京三棱_{苦平} 主老癖癥瘕块，妇人血脉不调，心腹刺痛，破瘀血，消气胀。

木通_{甘平} 主小便不利，导小肠中热。

茵陈蒿_{苦平微寒} 治风湿热邪结于内。

地榆_{苦甘酸微寒} 治月经不止，小儿疳痢，疗诸疮，止脓血，《衍义》云：性沉寒入下焦，治血热痢疾。

香豉_{苦寒} 主伤寒头痛寒热，脾气烦躁满闷。

连翘_{苦寒} 治寒热鼠瘘，瘰疬，痈疽，肿焮恶疮瘤，结热蛊毒，去白虫，主通利五淋，除心脏客热，排脓止痛。

地骨皮_{苦寒，根大寒，子微寒} 治表有风，实热邪自汗。

牡蛎_{咸平微寒} 主伤寒寒热，温疟，女子带下赤白，止汗，心痛气结，涩大小肠，治心胁痞。

山药_{味甘温} 主补中益气，除热强阴，主头项游风，风头眼眩。下气，充五脏，长肌肉，久服耳目聪明，轻老延年，不饥。手太阴药，润皮毛燥，凉而能补，与二门冬、紫芝为之使，恶甘遂。东垣云：仲景八味丸用干山药以其凉而能补也，亦治皮肤干燥，以此物润之。

薏苡仁_{甘微寒} 治筋急拘挛。不可屈伸，风湿痹，下气。除筋骨邪气不仁，利肠胃，消水肿，令人能食，久服轻身益气。其根能下三虫，仲景治风湿燥痛，日晡所剧者，与麻黄杏子薏苡仁汤。

白薇_{苦咸寒} 治暴中风身热，肢满，忽忽不知人，狂惑邪气，寒热酸疼，温疟洗洗，发作有时。疗伤中淋露，下水气，利阴气，益□。近道处处有之，状似^①牛膝、白前而短小，疗惊邪风狂痉病。《液》云：《局方》中多有用之治妇人，以《本经》疗伤中，下淋露故也。

贝母_{辛苦微寒} 治伤寒烦热，淋沥，邪气，疝瘕，喉痹，乳难，金疮，风痉。疗腹中结实，心下满，洗洗恶风寒，目眩项直，咳嗽上气。止烦渴，出汗，安五脏，利骨髓。又云：贝母能散胸中郁结之气，殊有功。

大戟_{苦甘寒} 治蛊毒，十二水，腹满急痛，积聚，中风，皮肤疼痛，吐逆，颈腋痈肿，头疼发汗，利大小肠。此泽漆根也。《液》云：与甘遂同为泄水之药，湿胜者苦燥除之。反甘草，与芫花、黄药子等分，水糊为丸，桐子大，每服十丸，伤风伤寒葱白汤下，伤食陈皮汤下，或十五丸微加至止，亦可。芫花别有条，海藏十枣汤同用。

芫花_{苦微寒} 治伤寒温疟，下十二水，破积聚大坚癥瘕，荡涤肠胃中留癖饮食寒热邪气。利水道，疗痰饮咳嗽。

商陆_{辛酸平} 治水胀，疝^②瘕痹，熨除痈肿，杀鬼精物。治胸中邪气，水肿，痿痹，腹满洪，真疏五脏，散水气，如人形者有神。

肉豆蔻_{味辛温} 治鬼气，温中治积冷，心腹胀痛，霍乱，中恶冷疰，呕沫，冷气，消食止泄，小儿伤乳，霍乱。

蒲黄_{味甘平} 治心腹膀胱寒热，利小便，止血消瘀血。又云：治一切吐衄唾溺，崩泻，带下等血，并皆治之，并疮疖通月候。堕胎，儿枕急痛，风肿鼻洪，下

---

① 似：原作"妙"，据文义改。
② 疝：原作"满"，据《证类本草》卷十改。

乳，止泄精血利。如破血消肿则生用，补血止血则炒用。

款冬花味甘温　润心肺，益五脏，除烦，补劳，消痰止嗽，肺痿肺痈。

苁蓉甘咸温　治五劳七伤，补中，除茎中寒热痛，养五脏，强阴，益精气，多子，妇人癥瘕，除膀胱邪气，腰痛，止痢。久服轻身。

苦参味苦寒　治心腹结气，癥瘕积聚，黄疸，逐水，除痈肿，明目止泪，除伏热肠澼，止渴，醒酒，去遍身风热疹痒。

牵牛味苦寒　主下气，疗脚满肿，除风毒①，利小便。

菊花若甘寒　治四肢游风，利血脉，心烦，胸膈壅闷。去翳膜，明目。

葶苈苦甘寒　治咳嗽，定喘促，除胸中痰饮。去面目浮肿，破坚逐邪，通利水道。

王不留行味苦　祛风毒，通血脉，下乳汁，调月经。

瞿麦苦辛寒　治关格，诸癃结，小便不通，治痈肿，排脓，明目去翳，破胎下闭血。逐膀胱邪热，用穗。

车前子甘咸寒　治气癃闭，利水道，通小便，除湿痹，男子伤中，女子淋沥，不欲食，养肺，强阴益精，令人有子，明目，治目热赤痛。轻身耐老。

郁金味苦辛寒　治血积，下气，生肌止血，破恶血，血淋，尿血，金疮。

柏子仁味甘平　主安五脏，除风湿痹，益气血，能长生，令人润泽，美颜色，耳目聪明，用之则润，肾之药也。

酸枣仁味酸平　治湿痹，烦心不得眠，脐上下痛，血转久泄，虚汗烦渴。补中益肝气，坚筋骨，助阴气，治惊悸不得眠，人参、白术、白茯苓、甘草、生姜、酸枣仁六物煎服，效。

山茱萸味酸微温　主温中，逐寒湿痹，强阴益精，通九窍，止小便，入足少阴厥阴，经云：滑则气脱。涩剂所以收之，山茱萸之涩以收其滑，仲景八味丸用为君主，如何涩剂以通九窍，《雷公》云：去核用，核能滑精，故去之。

乌药味辛温　治中恶心腹痛，蛊毒，疰忤鬼气，宿食不消，天行□瘴，膀胱肾间冷气攻冲背脊。妇人血气，小儿腹中诸虫。

杜仲辛甘平　温治腰脊痛，补中益精气，坚筋骨，强志，除阴下湿痒，小便余沥，脚中酸疼，不欲践地，久服轻身耐老。恶蛇蜕②皮、玄参。

琥珀味甘平　安五脏，定魂魄，消瘀血，通五淋，利小便，破癥积，明目磨翳。

苏木味甘辛平　治产后血胀，月水不调，血晕口噤，止痛排脓，消痈肿瘀血。

没药味苦平　破血止痛，疗诸恶疮。

大枣味甘温　治心腹邪气，和百药，通九窍，补脾胃不足，补中益气，中满者勿食。

香薷味辛微温　治霍乱腹痛，吐下，散水肿。

龙骨甘微寒　治喘息，肠痈内疽，阴蚀。止汗，缩小便，养精神，定魂魄，安五脏。涩可去脱而固气也。

麝香味辛温　治温疟，蛊毒痫痓，去三尸虫，心腹暴痛，胀急痞满，妇人产难，堕胎。祛恶气，杀鬼邪。

牛黄味苦平　治惊痫寒热，热盛，狂痉，逐鬼除邪。疗小儿百病，诸痫热，口噤不开，大人癫狂。又能堕胎。

鳖甲味咸平　治心腹癥瘕坚积，寒热，

---

①　除风毒：原作"除"，据《汤液本草》卷之四改。

②　蜕：原作"脱"，据《证类本草》卷十二改。

去鼻中息肉，阴蚀，痔，恶肉。疗温疟，血瘕，腰痛，小儿胁下坚。疗劳瘦，除骨热极佳。

豭鼠粪 治伤寒劳复，经言：牝鼠粪两头尖者是。

人尿_{咸凉} 止劳渴嗽，润心肺，疗血闭热狂，扑损瘀血，及难产胞衣不下。又云：童男子者佳。

人中黄_{性凉} 治温病，《日华子》有方。

蛇蜕 去翳膜用之，取其意也。催生亦佳。

蝉蜕 治小儿浑身壮热惊痫，兼能止渴，又云：治同蛇蜕。

白僵蚕_{味咸辛平} 治小儿惊痫夜啼，去三虫，灭黑黯，，令人面色好，男子阴疡病，女子崩中赤白，产后余痛，灭诸疮瘢痕。

斑蝥_{味辛寒} 治寒热，鬼疰蛊毒，鼠瘘，疥癣，恶疮疽蚀。

五灵脂_{味甘温} 疗心腹冷气，小儿五疳，辟疫，治肠风，通利气脉，女子月闭。出北地，此是寒号虫粪也。

药性要旨

苦药平升，微寒平亦升，甘辛药平降，甘寒泻火，苦寒泻湿热，苦甘寒泻血热。

去脏腑之火

黄连泻心火，栀子、黄芩泻肺火，白芍药泻脾火，知母泻肾经火，木通泻小肠火，黄芩泻大肠火，石膏泻胃经火。柴胡泻三焦火，黄芩佐之；柴胡泻肝经火，黄连佐之，胆经亦同。黄柏泻膀胱火，又曰龙火，膀胱乃水府之火，故曰龙火也。

以上诸药泻各经之火，不惟止能如此，更有治病，合为君臣，处详其宜而用之，不可执而言也。

药用根梢法

凡根之在上者，中半已上，气脉上行，以生苗者为根。中半以下，气脉下行，以入土者为梢。当知病在中焦用身，上焦用根，下焦用梢，经云：根升梢降。

升降者天地之气交

茯苓淡为在天之阳也，阳当上行，何谓利水而泄下。经云：气之薄者乃阳中之阴，所以茯苓利水而泄下。然而，泄下亦不离乎阳之体，故入手太阳也。

麻黄苦，为在地之阴也，阴当下行，何谓发汗而升上。经云：味之薄者乃阴中之阳，所以麻黄发汗，而升上，然而升上亦不离乎阴之体，故入手太阴也。

附子气之厚者，乃阳中之阳，故经云发热。

大黄味之厚者，乃阴中之阴，故经云泄下。

竹^①淡为阳中之阴，所以利小便。

茶苦为阴中之阳，所以清头目。

清阳发腠理，清之清者也，清阳实四肢，清之浊之者也。

浊阴归六腑，浊之浊者也，浊阴走五脏，浊之清者也。

脏气法时补泻法

肝苦急，急食甘以缓之，甘草。
心苦缓，急食酸以收之，五味子。

---

① 竹：原作"粥"，据《医学启源》改。

脾苦湿，急食苦以燥之，白术。

肺苦气上逆，急食苦以泻之，黄芩。

肾苦燥，急食辛以润之，知母、黄柏。注云：开腠理致津液通气也。

肝欲散，急食辛以散之，川芎。以辛补之，细辛。以酸泻之，白芍药。

心欲软，急食咸以软之，芒硝。以咸补之，泽泻。以甘泻之，黄芪、甘草、人参。

用药用方辨

如仲景治表虚，制桂枝汤方，桂枝味辛热，发散，助阳，体轻，本乎天者亲上，如桂枝为君，芍药、甘草佐之。如阳脉涩，阴脉弦，法当腹中急痛，制小建中汤方，芍药为君，桂枝、甘草佐之。一则治其表虚，一则治其里虚，是各言其主用也。后人之用古方者，触类而长之，则知其本，而不致差误矣。

药性生熟用法

黄芩、黄连、知母、黄柏，治病在头面及手梢皮肤者，须酒炒之，借酒力上升也。咽之下，脐之上，须酒洗之；在下者，生用。凡熟升生降也。大黄须煨，恐寒伤胃气；至于乌头、附子，须炮去其毒也。用上焦药，须酒洗曝干。黄柏、知母治下部之药也，久弱之人，须合之者，酒浸曝干，恐寒伤胃气也。熟地黄酒洗，亦然。当归酒浸，助发散之用也。

主治心法随证治病药品

如头痛，须用川芎。如不愈，各加引经药：太阳川芎，阳明白芷，少阳柴胡，太阴苍术，少阴细辛，厥阴吴茱萸。如顶巅痛，须用藁本，去川芎。

如肢节痛，须用羌活，去风湿亦宜用之。

如腹痛，须用芍药。恶寒而痛加桂，恶热而痛加黄柏。

如心下痞，须用枳实、黄连。

如肌热及去痰者，须用黄芩。肌热亦用黄芪。

如腹胀，用姜制厚朴。一本有芍药。

如虚热，须用黄芪，止虚汗亦用。

如胁下痛，往来潮热，日晡潮热，须用柴胡。

如脾胃受湿，沉困无力，急惰好卧，去痰，用白术。

如破滞气，用枳壳，高者用之。夫枳壳者，损胸中至高之气，二三服而已。

如破滞血，用桃仁、苏木。

如去痰，须用半夏。热痰加黄芩，风痰加南星。胸中寒痰痞塞用陈皮、白术，多用则泻脾胃。

如腹中窄狭，须用苍术。

如调气，须用木香。

如补气，须用人参。

如和血，须用当归，凡血受病者，皆当用当归也。

如去下焦湿肿及痛，并膀胱有火邪者，必须酒洗防己、草龙胆、黄柏、知母。

如去上焦湿及热，须用黄芩，泻肺火故也。

如去中焦湿与痛热，用黄连，能泻心火故也。

如去滞气用青皮，勿多服，多则泻人真气。

如渴者，用干葛、茯苓，禁半夏。

如嗽者，用五味子。

如喘者，用阿胶。

如宿食不消，须用黄连、枳实。

如胸中烦热，须用栀子仁。

如水泻，须用白术、茯苓、芍药。

如气刺痛，用枳壳，看何部分，以引经药导使之行则可。

如血刺痛，用当归，详上下，用根梢。

如疮痛不可忍者，用寒苦药，如黄柏、黄芩，详上下，用根梢，及引经药则可。

如眼痛不可忍者，用黄连、当归身，以酒浸煎。

如小便黄者，用黄柏；数者、涩者，或加泽泻。

如腹中实热，用大黄、芒硝。

如小腹痛，用青皮。

如茎中痛，用生甘草梢。

如惊悸恍惚，用茯神。

如饮水多，致伤脾，用白术、茯苓、猪苓。

如胃脘痛，用草豆蔻。

凡用纯寒、纯热药，必用甘草，以缓其力也。寒热相杂，亦用甘草，调和其性也。中满者禁用，经云：中满者勿食甘。

五脏补泻法

肝虚，以陈皮，生姜之类补之。经曰：虚则补其母，水能生木，肾乃肝之母，肾水也。若补其肾，熟地黄、黄柏是也。如无他证，惟不足，钱氏地黄丸主之。实则白芍药泻之，如无他证，钱氏泻青丸主之。实则泻其子，心乃肝之子，以甘草泻心。

心虚则炒盐补之。虚则补其母，木能生火，肝乃心之母，肝木也，心火也，以生姜补之。如无他证，钱氏安神丸是也。实则甘草泻之，如无他证，以钱氏方中，重则泻心汤，轻则导赤散。

脾虚则甘草，大枣之类补之，实则以枳实泻之。如无他证，虚则以钱氏益黄散，实则泻黄散。心乃脾之母，以炒盐补心。肺乃脾之子，以桑白皮泻肺。

肺虚则五味子补之，实则桑白皮泻之。如无他证，实则用钱氏泻白散，虚则用阿胶散。虚则以甘草补脾土，补其母也，实则以泽泻，泻肾水，泻其子也。

肾虚则熟地黄、黄柏补之，泻以泽泻之咸。肾本无实，本不可泻，钱氏有补肾地黄丸，无泻肾之药，肺乃肾之母，金生水故也，以五味子补肺而已。

以上五脏《内经·脏气法时论》中备言之，欲究其详，请看本论。

木火土金水，此制方相生相克之法，惟老于医者能之

风制法：肝，春，木，酸，生之道也，失常则病矣。

风淫于内，治以辛凉，佐以甘辛，以甘缓之，以辛散之。

暑制法：心，夏，火，苦，长之道也，失常则病矣。

热淫于内，治以咸寒，佐以甘苦，以酸收之，以苦发之。

湿制法：脾，土，甘，中方化成之道也，失常则病矣。

湿淫于内，治以苦热，佐以咸淡，以苦燥之，以淡泄之。

燥制法：肺，秋，金，辛，收之道也，失常则病矣。

燥淫于内，治以苦温，佐以甘辛，以辛润之，以苦下之。

寒制法：肾，冬，水，咸，藏之道也，失常则病矣。寒淫于内，治以甘热，佐以苦辛，以辛散之，以苦坚之。

注云：酸苦甘辛咸，即肝木、心火、

脾土、肺金、肾水之本也。四时之变，五行化生，各顺其道，违则病生。圣人设法以制其变，谓如风淫于内，即是肝木失常也，火随而炽，治以辛凉，是为辛金克其木，凉水沃其火，其治法例皆如此。下项二方，非为治病而设，此乃教人比证立方之道，容易通晓也。

五味之用

苦以泻之，甘以缓之及发之，详其所宜用之，酸以收之，辛以散之，咸以软之，淡以渗之。

五　入

辛入肺，苦入心，甘入脾，酸入肝，咸入肾。

五　走

辛走气，气病无多食辛。苦走骨，骨病无多食苦。酸走筋，筋病无多食酸。咸走血，血病无多食咸。甘走肉，肉病无多食甘。

五　宜

肝色青，宜食甘，粳米、牛肉、枣、葵皆甘。

心色赤，宜食酸，犬肉、麻、李、韭皆酸。

肺色白，宜食苦，小麦、羊肉、杏、薤皆苦。

脾色黄，宜食咸，大豆、豕肉、栗、藿皆咸。

肾色黑，宜食辛，黄黍、鸡肉、桃、葱皆辛。

毒药攻邪，五谷为养，五果为助，五畜为益，五菜为充。气味合而服之，以补精益气，此五者，有辛酸甘苦咸，各有所利：或散、或收、或缓、或急、或坚、或软，四时五脏，病随五味所宜也。

大毒治病，十去其六；常毒治病，十去其七；小毒治病，十去其八；无毒治病，十去其九。谷肉果菜，食养尽之，无使过之，伤其正也。盖阴之所生，本在五味，阴之五宫，伤在五味。是故味过于酸，肝气以津，脾气乃绝。味过于咸，大骨气劳，短肌，心气抑。味过于甘，心气喘满，色黑，肾气不衡。味过于苦，脾气不濡，胃气乃厚。味过于辛，筋脉沮弛，精神乃央。是故谨和五味，骨正筋柔，气血以流，腠理以密，如是则气骨以精，谨道如法，长有天命。

五多五伤

多食咸，则脉凝泣而变色。

多食苦，则皮槁而毛拔。

多食辛，则筋急而爪枯。

多食酸，则肉胝皱而唇揭。

多食甘，则骨痛而发落。

此五味所伤也。

天地生物有厚薄堪用不堪用

厥阴司天为风化，在泉为酸化，木司地气，故物化从酸。

少阴司天为热化，在泉为苦化，火司地气，故物化从苦。

太阴司天为湿化，在泉为甘化，土司地气，故物化从甘。

少阳司天为炎化，在泉为苦化，火司地气，故物化从苦。

阳明司天为燥化，在泉为辛化，金司

地气，故物化从辛。

太阳司天为寒化，在泉为咸化，司地气，故物化从咸。

故治病者，必明六化分治，五味五色所生，五脏所宜，乃可以言盈虚，病生之绪也。谨候气宜，无失病机。其主病何如，言采药之岁也。司岁备物，则无遗主矣。先岁物何也，天地之专精也，专精之气，药物肥浓，又于使用，当其正气味也。五运主岁，不足则物薄，有余则物精，非专精则散气，散气则物不纯。是以质同而异等，形质虽同，力用则异也。气味有厚薄，性用有躁静，治化有多少，力化有浅深，此之谓也。

用药凡例

凡解利伤风，以防风为君，甘草、白术为佐。经云：辛甘发散为阳。风宜辛散，防风味辛及治风通用，故防风为君，甘草、白术为佐。

凡解利伤寒，以甘草为君，防风、白术为佐，是寒宜甘发也。或有别证，于前随证治病药内选用，分两以君臣论。

凡眼暴发赤肿，以防风、黄芩为君，以泻火；以黄连、当归身和血，为佐；兼以各经药用之。

凡眼久病昏暗，以熟地黄、当归身为君；以羌活、防风为臣；甘草、甘菊之类为佐。

凡痢疾腹痛，以白芍药、甘草为君；当归、白术为佐。下血先后，以三焦热论。

凡水泻，以茯苓、白术为君，芍药、甘草为佐。

凡诸风，以防风为君，随治病为佐。

凡嗽，以五味子为君；有痰者，以半夏为佐；喘者，以阿胶为佐；有热、无

热，以黄芩为佐，但分两多寡不同耳。

凡小便不利，黄柏、知母为君，茯苓、泽泻为佐。

凡下焦有湿，草龙胆、防己为君，甘草、黄柏为佐。

凡痔漏，以苍术、防风为君，甘草、芍药为佐。详别证加减。

凡诸疮，以黄连、当归为君，甘草、黄芩为佐。

凡疟，以柴胡为君，随所发时所属经，分用引经药佐之。

以上，皆用药之大要。更详别证，于前随证治病药内，遂旋加减用之。

论用药必本四时

凡用药若不本四时，以顺为逆。四时者是春升夏浮，秋降冬沉，乃天地之升降沉化，化者，脾土中造化也，是为四时之宜。但言补之，从辛甘温之剂及味之薄者，诸风药也，此助春夏之升浮者也，此便是泻秋收冬藏之药也，在人之身，乃肝心也。但言之以酸苦寒凉之剂并淡味渗泻之药，此助秋冬之降沉者也，在人之身，乃肺肾也。用药者，因此法度则生，逆之则死，纵不死危困必矣。

古人服药活法

在上不厌频而少，在下不厌顿而多，少服则滋荣于上，多服则峻补于下。

古人服药有法

病在心上者，先食而后药；病在心下者，先药而后食。病在四肢者，宜饥食而在旦；病在骨髓者，宜饱食而在夜。

用丸散药例

仲景言：锉如麻豆大，与㕮咀同义。夫㕮咀，古之制也。古者无铁刃，以口咬细，令如麻豆，为粗药。煎之，使药水清，饮于腹中则易升易散也，此所谓㕮咀也。今人以刀器锉如麻豆大，此㕮咀之易成也。若一概为细末，不分清浊矣。经云：清阳发腠理，浊阴走五脏，果何谓也？又曰：清阳实四肢，浊阴归六腑。㕮咀之药，取汁易行经络也。若治至高之病，加酒煎。去湿，以生姜；补元气，以大枣；发散风寒，以葱白；去膈上痰，以蜜。细末者，不循经络，止去胃中及脏腑之积。气味厚者白汤调，气味薄者煎之，和渣服。去下部之疾，其丸极大而光且圆；治中焦者，次之；治上焦者，极小。稠面糊，取其迟化，直至下焦。或酒、或醋，取其收、其散之意也。犯半夏、南星，欲去湿者，以生姜汁。稀糊为丸，取其易化也；水浸宿，炊饼，又易化；滴水丸，又易化。炼蜜丸者，取其迟化而气循经络也。蜡丸者，取其难化，而旋旋取效也。大抵汤者"荡"也，去大病用之；散者"散"也，去急病用之；丸者"缓"也，不能速去之，其用药之舒缓而治之意也。

升合分两

古之方剂，锱铢分两，与今不同。谓如㕮咀者，即今锉如麻豆大是也。云一升者，即今之大白盏也。云铢者，六铢为一分，即二钱半也；二十四铢为一两也；云三两者，即今之一两；云二两，即今之六钱半也。料例大者，只合三分之一足矣。

君臣佐使法

帝曰：方制君臣何谓也？岐伯曰：主病之谓君，佐君之谓臣，应臣之谓使，非上中下三品之谓也。帝曰：三品何谓？曰：所以明善恶之殊贯也。

凡药之所用者，皆以气味为主。补泻在味，随时换气。主病者为君，假令治风者，防风为君；治上焦热，黄芩为君；治中焦热，黄连为君；治湿，防己为君；治寒，附子之类为君。兼见何证，以佐使药分治之。此制方之要也。《本草》说，上品药为君，各从其宜也。

七　　方

大：君一臣三佐九，制之大也。远而奇偶，制大其服也。大则数少，少则二之。肾肝位远，服汤散，不厌频而多。

小：君一臣二，制之小也。近而奇偶，制小其服也。小则数多，多则九之。心肺位近，服汤散，不厌频而少。

缓：补上治上制以缓，缓则气味薄。治主以缓，缓则治其本。

急：补下治下制以急，急则气味厚。治客以急，急则治其标。

奇：君一臣二，奇之制也；君二臣三，奇之制也。阳数奇。

偶：君二臣四，偶之制也；君二臣六，偶之制也。阴数偶。

复：奇之不去，则偶之，是为重方也。

十　　剂

宣：可以去壅，姜、橘之属是也。

通：可以去滞，木通、防己之属是

也。

补：可以去弱，人参、羊肉之属是也。

泻：可以去闭，葶苈、大黄之属是也。

轻：可以去实，麻黄、葛根之属是也。

重：可以去怯，磁石、铁浆之属是也。

滑：可以去着，冬葵子、榆白皮之属是也。

涩：可以去脱，牡蛎、龙骨之属是也。

燥：可以去湿，桑白皮、赤小豆之属是也。

湿：可以去枯，白石英、紫石英之属是也。

只如此体，皆有所属。凡用药者，审而详之，则靡所失矣。陶隐居云：药有宣、通、补、泻、轻、重、滑、涩、燥、湿。此十剂，今详之，惟寒、热二种，何独见遗，今补二种，以尽厥旨。寒可以去热，大黄、朴硝之属是也。热可以去寒，附子、官桂之属是也。

谨按：附药象一门者何？盖欲人按病察方，按方察药，使药性与病情相合，坦然无疑。慨然药服，则药无不效，病无不瘳矣。夫医之为道，曰脉理，曰药性，曰经络，曰运气，曰病机，曰治法，此六者不可缺一焉。学医之者，先熟于药性，何以言之？良医用药如良将之用兵，良医知药之性，则可以制方而□□，良将知兵之法，则可以破敌而取胜，其理一也。故录标本阴阳，升降浮沉，药象，主治气味厚薄，引经报使，根茎异用，补泻重轻，君臣佐使，大小缓急，治有奇偶，取其要者，附于《医学真经》卷末，共成一帙，以为仁斋先生之全书，而使观览也。[①]

---

① 此后有"新刊医学真经附遗药象卷之二终"，今删去。

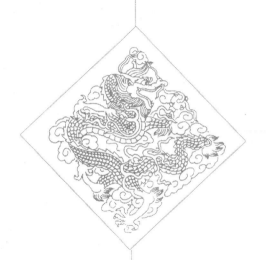

杨士瀛学术思想研究

杨士瀛是我国南宋著名的医学家，本书收录他存世的四部医学著作，即《仁斋直指方论》二十六卷，《仁斋小儿方论》五卷，《仁斋伤寒类书》七卷，《医脉真经》二卷，共四十卷。这是业经肯定的杨士瀛医学著作全集，为今人研究杨士瀛的学术思想，学习其治疗经验，提供了一份较完整的文献资料。

一、生平著作简介

（一）生平

杨士瀛，字登父，号仁斋。福建福州人。生活于南宋（13 世纪），具体生卒年代待考。

杨士瀛早年矢志学医，于《内经》、《难经》、《伤寒论》、《金匮要略》悉心钻研；其学上宗汉魏，下逮西晋、隋唐以至宋金名医，博采众长，融会贯通，独成一家，对后学颇有影响。

（二）著作简介

1.《仁斋直指方论》

《仁斋直指方论》（又名《新刊仁斋直指附遗方论》）二十六卷，成书于景定五年（公元 1264 年）。

卷一为总论，论述阴阳五行、荣卫气血等基础理论；卷二为论治提纲，论述病因、治则及多种病证的诊断治疗；卷三至卷十九论述诸风、诸气、痰涎、虚劳、消渴等内科杂证证治；卷二十为眼目诸证证治；卷二十一为耳、鼻、唇舌、咽喉、齿诸证证治；卷二十二至二十五论外科证治；卷二十六为妇科证治及血证证治。每门之下，先列"方论"，述生理病理、证候表现及治疗概要，次列"证治"，条陈效方，各明其主治药物组成及服用方法。

其每条之后题曰附遗者，则为明嘉靖年间朱崇正所续。本书为杨氏代表作。杨氏自序云："明白易晓之谓直，发踪以示之谓指，剖前哲未言之蕴，摘诸家已效之方，济以家传，参之《肘后》，使读者心目了然，对病识证，因证得药，犹绳墨诚陈之不可欺，庶几仁意周流，瘅瘅相续，非深愿欤？"杨氏精于内外妇儿诸科，其于辨证论治，多独具卓识，别有创见，以"气为血帅"之说最为著名。对五脏阴阳虚实，营卫气血等论述颇详。现存元刻本（残）、明嘉靖二十九年（公元 1550 年）朱崇正刊本、明刻本、清抄本及日本抄本等，又见于《四库全书》，1989 年福建科学技术出版校注本。

2.《仁斋小儿方论》

《仁斋小儿方论》（又名《仁斋直指小儿方论》、《婴儿指要》）五卷，成书于南宋景定元年（公元 1260 年）。全书分初生、变蒸、惊、中风、疳、热、伤寒、痰嗽、脾胃、丹毒、杂证、疮疹等十二门，载医论一百一十余篇，附图、歌诀、证共五十四则。

全书阐述详备，颇多创见。如治胎毒，不用水银、朱砂等；治痘疹，忌泻下药，倡温热之品，且重调护；提出治搐先予截风，治风先予利惊，治惊先予豁痰，治痰先予解热。若其四证俱有，又当兼施并理。其每条之后题"附"者，则为明嘉靖朱崇正所续。凡此，皆为后世儿科医家所宗。现存明嘉靖新安黄镀刊本、民国间镈书局石印本、日本抄本等。

3.《仁斋伤寒类书》

《仁斋伤寒类书》（又名《伤寒类书活人总括》）七卷，成书于南宋景定元年（公元 1260 年）。卷一为活人证治赋，主要论述外感风、寒、暑、湿、热诸种脉证治法，区分病证表里及脏腑受病深浅；卷二为伤寒总括,主要论述伤寒六经病证的辨证用药;卷三为伤寒证治,论述表里,汗、下、温等法的运用,以及春温,夏热、风温、湿温、风湿、中湿、中暑、温疫等病的证治;卷四至卷六分述发热、恶风、四逆、发黄、吐血等多种证候的证治;卷七论述小柴胡汤加减法,伤寒诸笃证、伤寒戒忌、产妇伤寒、小儿伤寒等。杨氏以总括《伤寒论》、《类证活人书》两书内容为主,并参合己见而成此书。书中对温热辨治较详,指出中暑与夏月热病证治的异同,风湿与湿温的脉象区别和选方的不同,以及痉病、温疟、温疫等病的证治。用药除《伤寒论》方剂之外,还因证选用桂枝石膏汤、柏子升麻汤、人参败毒散、香薷散、黑膏方、疟母煎丸等具有清热祛暑解毒功效方剂。补充了不少临床常见的证候,选方用药亦随之加减变化。每一条目之前,均将主要内容编为歌括,以提纲挈领。至于内容考证,正如《四库全书总目》所谓:"《伤寒》亦称朱崇正附遗,然核其全编,每条皆文义相属,绝无所谓附遗者。惟卷一活人证治赋后有司天在泉图、五运六气图、伤寒脉法指掌图,目录注有一附字耳。或因此卷有附遗而牵连题及七卷。或因《直指》有附遗而牵连题及此书,均未可定"。

现存版本有元刻本,明嘉靖二十九年(公元1550年)朱崇正刻本,清道光八年(公元1228年)鲍泰圻重校活字本等,并见于《鲍氏汇校医学四种》、《仁斋直指医学四种》。又见于《四库全书》。

4.《医脉真经》

《医脉真经》(又名《医学真经》)二卷,约成书于宋景定二年(公元1261年)。首载察脉总括,脉诀,论述"七表、八里、九道"及杂证诸脉机理及脉象,附"五脏脉候虚实冷热引经用药证治图"(惜明嘉靖本未见此图),后论五脏病虚实证、论崇脉、绝脉。本书以《脉诀》为本,参合宋以前诸家之言,去其谬误,撷其精华。杨氏认为是:"发先哲未尽之言,而揆之理;约诸子异同之说,而归之正。"此话并不夸张。其中如三部九候论、脏腑部位论、诊候论、脉病消息论等各篇,皆简要易明,发前人所未发,为时人所重。末别附"药象门"一卷为朱崇正新增,多为李杲著作内容。现存元刻本(残)、明嘉靖二十九年(公元1550年)黄镀刻本、清抄本及日本抄本。

二、对《伤寒论》的研究

杨氏研究伤寒,以《伤寒论》和《类证活人书》为主,参与己见,多有发挥,其特点如下:

1. 重视脉证合参

朱肱在诊断上强调脉证合参以辨病性,指出:"大抵问而知之观其外,切而知之以察其内,证之与脉不可偏废"(《类证活人书》卷第二)。杨氏亦曰:"脉以证别,证因脉寻","据脉以验证,问证而对脉,证如此脉亦如此,一依条例用药,证与脉略同,则加减其间,证与脉大异则消息揣量"(《仁斋伤寒类书》卷一)。杨氏还认识到有些病证的性质判断主要决定于脉诊,所以十分重视脉象。如"中暑与夏月热病外证皆相似,但中暑脉虚弱,肢节不疼,热病脉洪盛,肢体病重"杨氏还解释"中暑何以脉虚?暑伤气而不伤形,热则气散也"(《仁斋伤寒类书》卷一),脉证合参辨病性,从而指导临床。

2. 明辨伤寒温暑

杨氏注重辨病与辨证相结合,在书中详论了春温、夏热、风湿、中湿、温毒、中暑、痉病、温疟、疫病以及痰证伤食、虚烦脚气等病的鉴别诊断。如歌曰："春温浮紧易轻安，发热头痉渴嗽干；夏月伤寒为热病，脉来洪盛疗应难"。指出："夏月伤寒是为热病，发热、头疼、肢体痛肿，或恶寒，或恶热，其脉洪盛，用药不可太温，如桂枝、麻黄、青龙之属，须以黄芩，升麻佐之。"若"热病二日外，脉仍数，邪犹在经络未入脏腑者，桂枝石膏汤。三月至夏，谓之晚发，柏子升麻汤"。又如"温毒治法通用玄参升麻汤，黑膏亦主之，或用败毒散加紫草。"（《仁斋伤寒类书》卷三）承袭了晋唐医家除热解毒法及方药。

如论风温与湿温的区别，杨氏曰："风温尺寸俱浮，素伤于风，因而伤热，风与热搏，而发风温。惟其有风则四肢缓纵而不收也。其证身热，自汗，头疼，发渴，昏睡或体重不仁，谨勿发汗，汗之则谵语，烦扰，目乱，无精"。而"湿温寸濡而弱，尺小而急，素伤于湿，因而中暑，湿与热搏，即发湿温，其状胸腹满，头目痛，发壮热，苦妄言，身上汗多，两胫逆冷，倦怠恶寒，若妄发其汗，使人不能言，耳聋不知痛处，其身青面色变是重暍，而医杀之。"（《仁斋伤寒类书》卷三）

3. 类证鉴别明理

《仁斋伤寒类书》卷四至卷六，对发热、潮热、寒热、寒热似疟、热多寒少、汗后寒热、下后有热、恶风、恶寒、背恶寒、厥、四逆等五十个主要症状作精辟的分析，如"发热何以明之？太阳发热则恶寒，阳明发热则自汗，少阳发热必有干呕之证矣。"这是类证鉴别。"热邪在表，病属太阳，此表热而里不热也；热邪在里，病属阳明，此里热盛而达于表也。若表证未罢，邪气传里，里未作实，病在表

证之间里证之间；若传经之邪至于少阳，病在二阳三阴之间，其热皆轻，于纯在表，纯在里也。"这是从发热之状态以辨内外之病位及机理。

三、对气血学说的研究与发展

《内经》对气血的生成，生理、病理、治疗，均有丰富的论述，后世医家多有所阐发。杨士瀛对气血学说的完善，起了很大的作用。《仁斋直指方论》一书，全面地论述了气血的生理、病理，气血诸疾的病因病机，临床证候，辨证要点，治疗规律，用药特点等。

1. 气血为人身之根本

气血是人体最宝贵的物质，《素问·调经论》："人所有者，血与气耳"，人之所以有正常的生理机能，是因为血气和，荣卫通。如《灵枢·天年》所谓："血气已和，荣卫已通，五脏生成，神气舍心，魂魄毕具，乃成为人"。杨士瀛根据《内经》气血理论，进一步阐发了人身气血的重要作用。在《仁斋直指方论·血荣气卫论》中开宗明义指出："人之一身，所以得全其性命者，气与血也。盖气取诸阳，血取诸阴。人生之初，具此阴阳，则亦具此血气，血气者，其人身之根本乎"。认为气血为人身之源，为生命活动之基础。"血何以为荣？荣行脉中，滋荣之义也。气何以为卫？卫行脉外，护卫之意也。然则荣与卫气岂独无所自来哉？曰：人受谷气于胃，胃为水谷之海，灌溉经络，长养百骸，而五脏六腑皆取其气。故清者为荣，浊者为卫。"说明水谷精微化生于血荣气卫，气血濡养脏腑经脉，使其发挥各自的功能。

2. 气为血之帅

《灵枢·营卫生会》篇云:"血之与气,异名同类。"指出气血同源于水谷精气,二者在生理情况下相互联系,不可分离;在病理情况下彼此影响,互为因果。对于气血关系,杨氏首次提出:"气者,血之帅也,气行则血行,气止则血止,气温则血滑,气寒则血凝,气有一息之不运,则血有一息之不行。"(《仁斋直指方论·血荣气卫论》)强调气的推动作用,是血液循行的动力。

3. 气血失调 百病由生

《素问·八正神明论》曾说:"血气者,人之神,不可不谨养"。气血流通,是健康的前提。若气血运行不畅,则会引起病理改变。正如《素问·调经论》说:"血气不和,百病乃变化而生。"杨氏亦认为,气血荣卫"一窒碍焉,则百病由此而生。"气之为病,常发"寒、热、恚、怒、喜、忧、愁;聚而为积、痞、疝、瘕、癥、疢、癖。"杨氏还描述了气逆、气滞、气陷等症状:"上为头旋,中为五隔,下为脐间动气,或喘促,或咳噫。聚则中满,逆则足寒,凡此者,气使之然也。"血之为患,"其妄行则吐衄,其衰涸则虚劳。蓄之在上、其人忘,蓄之在下,其人狂。"杨氏还描述了血寒、血热等表现:"逢寒则筋不荣而挛急,挟热则毒内瘀而发黄。在小便者,为淋痛;在大便者,为肠风。"气血是人体生命活动的重要物质基础,在致病因素的影响下,其病理复杂多变。

4. 调气为上 调血次之

气血病的治疗,杨氏提出"调气为上,调血次之"的原则。从治法上看,气之有病,本当调气;而血之有病,则未尝不可先调其气,或兼以调血,或继以调血;对气血同病者,调气之品往往兼有调血之功,反之,调血之药并没有调气之

效。亦"调血之剂,以之调气而乖张"(《仁斋直指方论·血荣气卫论》)之意。如木香、官桂、细辛、厚朴、乌药、香附、三棱、莪术之类,用以调气为主,但用之调血,亦颇有作用。反之,如当归、地黄等药,用之血证十分恰当,而用于气证则功效较低,甚至由于其性滋腻,反而阻碍脾胃气机,而加重病情。由于"气取诸阳",因而治疗上要"先阳后阴"。清·吴瑭进一步发挥曰:"血虚者,补其气而血自生;血滞者,调其气而血自通;血外溢者,降其气而血自生;血内溢者,固其气而血自止"(《温病条辨·治血论》)。杨氏治疗气血病"调气为先,调血次之"这一治则,是有其理论和临床实践基础的,且对后世颇有影响。

四、对脾胃学说的研究

脾胃学说是中医关于脾胃生理、病理及其证治规律的学说,是中医理论体系的重要组成部分,导源于《内经》,形成于金元而代有发展。杨氏早在南宋医学实践中对脾胃理论的具体应用多有发挥,兹择其要,分述如下。

1. 脾为精血之养 胃为水谷之海

《素问·五脏别论》曰:"胃者,水谷之海,五脏之大源也"。《素问·玉机真脏论》又曰:"五脏者,皆禀气于胃;胃者,五脏之本"等等,这些说明了《内经》对五脏的功能有明确的认识,并十分重视脾胃的作用。杨氏继承发展了《内经》脾胃学说。

在《仁斋小儿方论·脾胃》中说:"凡人以胃气为本",认为"人受谷气于胃,胃为水谷之海,灌溉经络,长养百骸,而五脏六腑皆取其气"(《仁斋直指方论·血荣气卫论》)。在《仁斋直指方

论·五脏所主论》中指出："在天之湿，在地为土，在人为脾，惟脾则主湿"，"湿喜伤脾"，"脾居中州又所以为精血脉气之养也"，"脾之平脉和缓而大"，进一步强调了脾胃的生理功能，在《仁斋直指方论·泄泻方论》中指出："胃为水谷之海，其精英则流布以养脏腑，其糟粕则传送以归大肠"。在《仁斋直指方论·论崩中带下》中又说："胃者，中央之土，又所以主肌肉而约血水也"。概括了后世所谓脾主肌肉，脾统血等功能。在诊断上，杨氏说："诸脉皆缓，吾知其病出于脾"（《仁斋直指方论·五脏所主论》），强调脉证相参，辨证论治。

2. 脾土一亏　百病根源

杨氏认为脾胃的盛衰在疾病的发生、发展的传变中起着关键的作用。饮食不节，劳役过度，寒温失调，均能损伤脾胃，从而导致运化失常，元气不充，五脏六腑皆失其养，故百病所由生。对常见病症的病因病机，杨氏以脾胃理论进行分析。如"湿能伤脾，脾土一亏，百病根源发轫于此矣"（《仁斋直指方论·中湿论》），脾病的临床表现为："脾病，面黄，善思，善嗜，体重，节疼，四肢不收，怠惰喜卧，腹满泄利，饮食不消，当脐动气，脉来缓大者，脾家正形也"（《仁斋直指方论·脉病逆顺论》）。如论风缓，先叙述脾胃生理功能"脾主肌肉、四肢，胃为水谷海，所以流布水谷之气，周养一身"，若"脾胃既虚，肢体失其所养，于是风邪袭虚，由腠理而入肌肉，由肌肉而入脾胃，安得不为缓废乎？"（《仁斋直指方论·风缓》）从而发展了《内经》"治痿独取阳明"理论。

杨氏对于脾胃病的辨证十分详尽，如论呕吐曰："呕吐出于胃气之不和，人所共知也。"接着进一步分析了各种不同原

因引起呕吐的证治。"寒而呕吐，则喜热恶寒，四肢凄清，法当以刚壮温之；热而呕吐，则喜冷恶热，烦躁口干，法当温凉解之。痰水证者，唾沫，怔忪，先渴后呕，与之消痰逐水辈；宿食证者，胸腹胀满，醋闷吞酸，与之消食去积辈"（《仁斋直指方论·呕吐》），如此条分缕析，为临证所参考。

杨氏对与脾胃有关病症病因病机的论述，亦颇有独到见解。如"阴阳愆伏，荣卫凝滞，三焦不能宣行，脾胃不能传布，此胀满之所由生也"，"脾土受湿，不能制水，水渍于肠胃而溢于体肤，辘辘有声，怔忪喘息，是为水胀"（《仁斋直指方论·胀满》）。再如论水饮的发生，"人惟脾土有亏，故平日所饮水浆不能传化，或停于心下，或聚于胁间，或注于经络，或溢于膀胱，往往因此而致病矣"（《仁斋直指方论·水饮》）。

杨氏上述分析，以脾胃生理、病理为核心，对与脾胃有关的各种疾病的病因、病机作了精辟的阐发，对临床辨证论治有着重要的指导意义。

3. 论治脾胃　方法独特

在临证中，调理脾胃不仅是各种急慢性疾病善后收功的常规治法，而且在疾病过程中，尤其是慢性疾病只要出现脾胃不足，或脾胃气机紊乱，从脾论治就成为首要大法。杨氏针对脾胃失调不同的病机与证候，制定了多种多样的调理脾胃方法。

（1）理胃气　鼓邪外出

杨氏在《仁斋直指方论·血荣气卫论》中论及用当归、地黄辈，调血无以逾此。然其性缠滞，每于胃气有亏焉。胃气既亏，则五脏六腑之气亦馁矣。因此，以和胃气为要。例如呕吐痰涎，胃虚不食，以致发热，若与凉剂退热，则胃气愈虚，热愈不退。惟先以助胃止吐为本，其

热自退。纵热不退，但得胃气已正，亦可旋与解热之剂。又有伤寒发大热，屡经寒凉疏转，其热仍前，但用和调胃气，自然无事。杨氏认为脾胃为人身之本，调理胃气有助于正气充足，鼓邪外出，于此可见一斑。

（2）虚实分治　润燥得宜

杨氏精于辨证，在《仁斋直指方论·虚实分治论》中指出："少壮新病攻邪为主，老衰久疾补虚为先"。但是"若夫阴虚火动，脾胃衰弱。真阴者水也，脾胃者土也。土虽喜燥，然太燥则草木枯槁；水虽喜润，然太润则草木湿烂。是以补脾胃补肾之剂务在润燥得宜，亦随病加减焉。"虚实分治，润燥得宜的提法对后世医家颇有影响，如清·叶桂"脾喜刚燥，胃喜柔润"的观点亦是在吸收《内经》及历代名医精华的基础上提出的。

（3）治湿之法　通利小便　益脾顺气

杨氏认为："治湿之法，通利小便为上，益脾顺气为次之"，半夏、茯苓、苍术、白术、官桂、干姜皆要药耳（《仁斋直指方论·湿》）。通利小便，使湿有出路，这些都是切实的经验之谈，为后学者所效法。

（4）崩中带下　固卫厚脾

杨氏不但精于内科而且精于妇科，对于崩中带下的治法，别有见解。他说"胃者，中央之土，又所以主肌肉而约血水也。卫气与胃气俱虚则肌弱而肤空，血之与水不能约制，是以涓涓漏卮，休作无时而不暂停矣。"然而一般治法是固崩止带，杨氏认为："然则封之止之，其可不加意于固卫厚脾之剂乎？此桂枝附子汤以固卫，而人参、白术、茯苓、草果、丁香、木香，以之厚脾，二者俱不可缺也"（《仁斋直指方论·论崩中带下》）。脾统

血，脾健则血有所归摄。卫气者，所以温分肉，充皮肤，肥腠理，司开阖。卫气充则开阖有节，崩带不作。

（5）噤口痢　健脾佐以开窍

杨氏对噤口痢的治法别具一格。在《仁斋直指方论·噤口痢》中指出："下痢禁口不食，虽曰脾虚，盖亦热气闭隔心胸所致也，俗用木香则失之温，用山药则失之闭，惟真料参苓白术散加石菖蒲末，以道地粳米饮乘热调下，或用人参、茯苓、石莲子肉入些菖蒲与之。"杨氏将噤口痢的病机责诸"脾虚，热气闭隔心胸"，治疗时用参苓白术散健脾，用菖蒲开胸膈，十分符合临床实际。李时珍十分欣赏杨氏此治法，并认为杨氏方中菖蒲一味是关键药物，因而将上述内容载入"菖蒲"之下。

五、对儿科的研究

杨氏擅长内科杂病和儿科。《仁斋小儿方论》分为初生、变蒸、惊、中风、疳、积、热、伤寒、脾胃、丹毒、杂症、疮疹等12类，系统阐述儿科各种常见病的辨证论治。

1. 详论惊风　四证八候

北宋以前，惊风统属于痫证门，合称为"惊痫"。《太平圣惠方》首将惊风分为急惊、慢惊。钱乙亦以急慢论说，但在病因、病机、论治上有更进一步的论述。关于惊厥的原因，《诸病源候论》认为是风、惊、食三种。钱乙指出，急惊风是心肝的"热盛则风生"，由外感热邪或素蕴痰热，或伤食积滞，或惊恐引起。慢惊风多因"病后，或吐泻脾胃虚损"而生风。杨氏以为"其始也，皆因肝脏虚而得之。虚能发热，热则生风。是以风生于肝，痰生于脾，惊出于心，热出于肺，而心亦主

热"，"惊、风、痰、热，合为四证。四证已具，八候生焉。搐、搦、掣、颤、反、引、窜、视曰八候"（《仁斋小儿方论·惊》）。杨氏最早提出惊风"四证八候"，并把之作为惊风的论病之纲，内容简明精要，又切于实用，为后世医家所效法。

对于急惊风的治疗，杨氏除承袭钱乙"急惊合凉泻"用泻青丸泻肝热，导赤散泻心火之外，提出由于惊风的病机是"热盛生痰，痰盛生惊，惊盛生风，风盛发搐"。鉴于小儿生理特点是"脏腑柔嫩，易实易虚，易冷易热"。所以"急惊虽当下，切不可过用寒凉及银、粉、巴、硝辈荡涤太骤。水银、腻粉、巴豆、芒硝、铅霜、蟾酥、脑、麝等剂，医家不得已而用之，仅去痰即止"（《仁斋小儿方论·惊》），反映了杨氏注重小儿生理特点，反对用药猛峻的特点。

对于慢惊风的治疗，杨氏亦宗钱乙"慢惊合温补"法，提出"须当审问源流"，因病而异，对症下药，杨氏谆谆告诫，"慢惊虽属阴，亦须准较阴阳亏盛浅深如何，不可纯用温药及燥烈太热之剂，惟于生胃气中加以截风定搐，全蝎、花蛇、僵蚕、白附、天麻、南星辈为良。"反映了杨氏时时不忘顾护脾胃的特点。

2. 论治疳证　纲领井然

"疳"证是以小儿慢性消化不良和营养失调所造成的证候群的总称。杨氏在《仁斋小儿方论·疳》中开首便谓："儿童二十岁以下其病为疳，二十岁以上为病劳。疳与劳，皆气血虚惫，肠胃受伤致之，同出而异名也。"比较明确地指出疳的特征。

在病因方面，杨氏认为："疳皆脾胃病，内无津液而作也"。其证候多样，在分类方面，以五脏别之，分为心疳、肝疳、肾疳、肺疳、脾疳。析而论之，又把五疳出虫，命曰蛔疳、脊疳、脑疳、干疳、疳渴、疳泻、疳痢、疳肿胀、疳劳、无辜疳、丁奚、哺露，简明扼要地归纳了各种证候。疳证的治法，首先需顾护脾胃。钱乙认为："小儿易为虚实，脾虚不受寒温，服寒则生冷，服温则生热"。杨氏深谙此理，认为疳证"多寒热虚实夹杂，须酌量虚实而取之"，"虚者则先与利导，才得一泄，急以和胃之剂，为之扶虚。"如此先补后攻，或先攻后补随证使用于临床。

杨氏对钱乙、董汲、刘昉、陈文中等医家的学术思想都有研究，以钱乙的学术思想对其影响最大。《仁斋小儿方论》对后世亦有一定影响。如元·曾世荣《活幼心书》、明·朱橚《普济方》、明·鲁伯嗣《婴童百问》、明·王大纶《婴童类萃》、清·夏禹铸《幼科铁镜》、清·沈金鳌《幼科释迷》等书皆有引载杨氏的儿科学术思想和方药，由上可见《仁斋小儿方论》对中医儿科承前启后的作用。

综上所述，杨士瀛学验俱丰，而且对医学理论的探讨和创新做出了重要贡献。如他首论小儿惊风"四证八候"，并将之作为惊风的辨病纲领，切于实用，为后世医家所效法。又如《仁斋直指方论·癌》记载："癌者，上高下深，岩穴之状，颗颗累垂，裂如瞽眼，其中带青"，对体表癌肿特征作了形象的正确描述。但由于杨氏著作年代久远，只有福建科学技术出版社在20世纪80年代出版了盛维忠、王致谱等校注的《仁斋直指方论》、《仁斋小儿方论》二书，为今人研究杨士瀛著作提供了有利条件，因此，有必要进一步研究杨士瀛著作及学术思想，指导临床科研和教学。

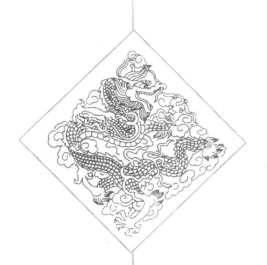

杨士瀛医学研究论文题录

1. 蔡捷恩. 宋代福建医家杨士瀛. 福建中医药　1988；19（5）：6

2. 方超，等. 从《仁斋直指方论》探讨杨士瀛的临证特点. 福建中医药　1992；23（2）：6

3. 刘德荣. 杨士瀛儿科学术经验初探. 北京中医学院学报　1992；15（4）：65

4. 丁春. 杨士瀛对小儿急惊风的诊治特点. 福建中医学院学报　1996；6（1）：42

5. 刘德荣，等. 杨士瀛《仁斋直指方论》的学术成就. 福建中医学院学报　1999；9（4）：39

6. 刘德荣，等. 杨士瀛《仁斋直指方论》的调治气血特点探析. 中华医史杂志　2000；30（1）：54

7. 丁春. 论杨士瀛治疗小儿脾胃病的学术思想. 福建中医学院学报　2000；10（3）：38

8. 王玉凤. 杨士瀛《仁斋直指方论》论治妇产科疾病的经验. 福建中医学院学报　2003；13（1）：49